北大医学"新时代"器官系统整合教材

供本科临床医学及相关专业用

生殖系统

名誉主编　乔　杰　魏丽惠

主　　编　王建六　杨慧霞　李　蓉

北京大学医学出版社

SHENGZHI XITONG

图书在版编目（CIP）数据

生殖系统 / 王建六，杨慧霞，李蓉主编．—北京：北京大学医学
出版社，2022.10
ISBN 978-7-5659-2633-4

Ⅰ．①生…　Ⅱ．①王…②杨…③李…　Ⅲ．①生殖医学－医学
院校－教材　Ⅳ．①R339.2

中国版本图书馆CIP数据核字（2022）第065701号

生殖系统

主　　编： 王建六　杨慧霞　李　蓉
出版发行： 北京大学医学出版社
地　　址： （100191）北京市海淀区学院路38号　北京大学医学部院内
电　　话： 发行部 010-82802230；图书邮购 010-82802495
网　　址： http：//www.pumpress.com.cn
E - m a i l： booksale@bjmu.edu.cn
印　　刷： 北京强华印刷厂
经　　销： 新华书店
责任编辑： 崔玲和　　**责任校对：** 靳新强　　**责任印制：** 李　啸
开　　本： 850 mm×1168 mm　1/16　印张：36.75　字数：1043千字
版　　次： 2022年10月第1版　2022年10月第1次印刷
书　　号： ISBN 978-7-5659-2633-4
定　　价： 135.00元

编委会

编写人员（按姓名汉语拼音排序）

陈俊雅　陈　练　陈　扬　迟晓春　郭晓玥
贺豪杰　侯艳茹　胡　君　李明珠　刘　喆
马京梅　宋　耕　孙　笑　王　威　吴　郁
许　琦　燕　鑫　杨　静　杨　艳　张晓波
赵连明　郑兴邦　周敬伟

绘　　图　詹瑞玺

没有全民健康就没有全面小康。身处我国医学教育和健康事业发展的最佳历史机遇期，医学教育承担起培养高水平医疗人才的历史使命。人民群众对医疗健康的更高需求以及健康中国战略的全面推行、全球的新技术发展、生命科学进步，对全球疫情防治的反思和新医科建设都对医学人才培养提出了更高要求。

纵观全球医学教育发展，自 1910 年的 Flexner 报告发表以来，医学教育沿着以学科为基础、以问题为基础、以卫生系统为基础和以健康为基础的脉络发展。在健康需求和医学教育的新时代交汇点，以器官系统为中心的整合式教学模式，较传统的学科模式在结果导向的医学人才培养中更具适用性，更加符合胜任力导向目标。

整合课程通过打破学科之间的界限，实现基础医学知识、临床医学、公共卫生和医学人文知识与技能的有机整合，从而为医学生合理知识结构及能力素养的建立奠定基础，并通过对知识学习总量的合理控制，减少不必要的学时数，为胜任力导向医学教育的实施预留出时间和空间。

2019 年，北京大学医学部全面启动新时代医学教育改革，以问题为导向，抓住促进学科交叉、完善信息化建设、提高创新能力培养等关键词迎难而上，确定了"引领中国医学教学的发展方向、创造中国医学教学的美好未来"的改革愿景；提出了"革新传统的教学理念和模式、提高教师队伍的教学水平、培养拔尖医学创新人才"的改革目标。通过创新教学模式，打破基础医学、临床医学、公共卫生、医学人文等学科内部和学科之间的界限，创建以"医学基础综合 + 器官系统课程"为主的课程模式，将原来以学科、教师为主的知识呈现方式的教学转变为以器官系统、学生为中心的知识建构过程，引导学生主动构建螺旋式上升的知识体系。同时，通过早期接触临床、高度融合的课程体系和系统的临床思维培养，增强临床医学专业学生的职业认同感，激发学生的学习热情和潜力，培养学生自主学习、终身学习的能力，树立"大卫生""大健康"的观念。

整合课程系列教材与课程体系保持一致的整合内涵和编排逻辑，围绕肌肉骨骼血管、呼吸、消化、神经、血液、精神、内分泌、风湿病、泌尿、生殖系统和儿童健康与疾病共 12 个模块，并以临床诊断学基础贯穿全程，突破学科界限组织教学内容，将传统以学科为单位的知识传授，转换成以人体系统为单元的知识和能力要求。

教材是学生学习的直接依据，是实现立德树人和学科育人的重要途径。本套教材旨在探索多维度整合，包括基础与基础间、临床与临床间的横向整合，基础与临床间的纵向整合，以及跨学科整合，实现基础与临床的相互观照。以内容整合为外在抓手，以思维培养为贯穿主线，将整合的内涵和思维外显化、具象化。在内容选择上，始终以本科生培养目标和未来临床所需为标准，体现核心知识，帮助学生构建知识图谱，为学生的未来发展搭建"脚手架"。希冀通过以上努力，使这套教材由老师教授所用的"教材"向学生自主学习所需的"学材"转变，将学生培养成爱学、善学、精学且具有人文情怀的未来医者。

琢之磨之，玉汝于成。"北大医学"在时代进步的浪潮中，坚定自信，扎实践行，提质增效，将谱写出医学教育内涵式发展的新篇章。

乔 杰

  为落实"新时代"新一轮教学改革要求，以培养扎根中国大地、服务中国百姓、具有国际视野的北大医学人才为培养目标，北大医学打破原有教学组织模式，依据各专业的培养目标，定制各专业特色课程体系，以专业培养需求为主导，量体裁衣，精细化定制了一套全新的教学课程。

  生殖系统课程是一门基础与临床医学相结合的器官系统整合课程，既深入浅出地讲解相关基础知识，又有的放矢地加入临床案例，并强化基础知识与临床的融合。《生殖系统》是为临床医学专业学生设计的参考书籍，以妇产科学教学大纲为基础，由北大医学基础医学院与北京大学临床医院各专业的权威专家联合编写。本教材以自主学习为导向，以生殖系统基础教学结合临床教学为学习途径，以女性生殖系统各个器官为中心，进行器官系统整合教学，涉及解剖学、组织胚胎学、遗传学、生理学、病理学、病理生理学、妇产科学和生殖医学等相关内容，打破学科界限，实现了以器官系统为中心的整合。本教材分为五大篇，包括生殖系统导论；生殖器官整合课程，包括卵巢、子宫、输卵管、子宫颈、阴道、外阴、妊娠滋养细胞疾病、乳腺、睾丸9章节；生育调节，包括生育力低下与生育调控两个章节；妊娠与分娩，包括孕期保健、胎儿医学、母体医学、分娩、产褥期五个章节；以及生殖系统用药和特殊检查及相关内镜技术。本教材力求凸显医学教育的整体性，培养学生系统地认识人体结构功能与疾病发生、发展与转归的规律，充分体现从宏观到微观、从结构到功能、从正常到异常、从表象到分子机制，从基础到临床的学习过程，并力求将生殖系统的经典内容与反映临床前沿的新知识有机结合，达到学与用的自然过渡，为即将进入临床的医学生打下坚实的基础。

  生殖系统教学作为重要的教改内容之一，在本次改革过程中，得到了诸多专家、学者的大力支持，在此一并致谢。教材中如有不当之处，请广大师生批评、指正！

目录

第四篇
妊娠与分娩

第五篇
生殖系统用药、
特殊检查及相关
内镜技术

第一篇

生殖系统导论

第一章

生殖系统的组成

学习目标

- **基本目标**
  1. 描述男性及女性内生殖器中生殖腺、生殖管道及附属腺体的大体结构及功能。
  2. 熟悉男性及女性外生殖器的大体结构。
  3. 概括盆腔内的主要血管和淋巴结。
  4. 概括会阴的概念。

- **发展目标**
  1. 分析盆底组织的三层结构。
  2. 区分盆壁筋膜、盆脏筋膜及盆筋膜间隙。

案例1-1

　　某患者，女性，62岁，有两次难产史，因压力性尿失禁至医院就诊。医师建议进行盆底肌训练以改善症状。

　　问题：

　　1. 盆底肌训练是要恢复哪些肌肉的功能？

　　2. 经产妇患压力性尿失禁的原因是什么？

案例1-1解析

第一节　女性生殖系统概述

　　女性生殖系统包括内生殖器和外生殖器。内生殖器位于小骨盆腔内，由生殖腺（卵巢）、输送管道（输卵管、子宫和阴道）和附属腺（前庭大腺）组成（图1-1）。外生殖器即女阴，包括阴阜、大阴唇、小阴唇、阴道前庭、阴蒂和前庭球。卵巢产生卵子并分泌女性激素。卵子成熟后，排至腹膜腔，经输卵管腹腔口进入输卵管，在输卵管内受精后迁移至子宫，植入子宫内膜，发育成为胎儿。正常分娩时，胎儿出子宫口经阴道娩出。

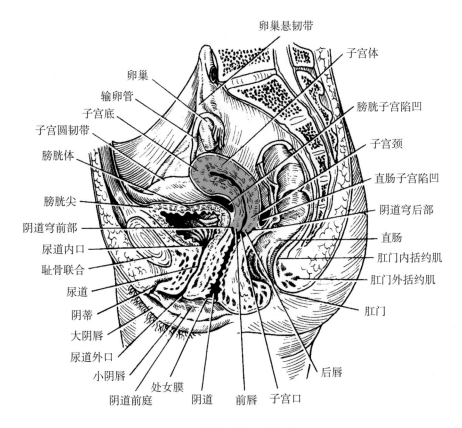

图 1-1 女性盆部正中矢状面

一、女性内生殖器

女性内生殖器包括阴道、子宫、输卵管及卵巢，后二者合称为子宫附件（uterine adnexa）（详见各个章节分述）。

二、女性外生殖器

女性外生殖器（图 1-2）即女阴（vulva），包括以下结构。

（一）阴阜

阴阜（mons pubis）是位于耻骨联合前面的皮肤隆起，富含皮脂腺和汗腺，深面含有较多的脂肪组织，性成熟期以后，皮肤表面生有呈倒三角形分布的阴毛。阴毛的疏密和色泽存在种族和个体差异。

（二）大阴唇

大阴唇（labium majus）为一对纵行隆起的皮肤皱襞，从阴阜向后伸展到会阴，在发生学上相当于男性的阴囊。大阴唇外侧面的皮肤常有皮脂腺、汗腺和色素沉着，成人长有阴毛；内侧面为粉红色，光滑，有皮脂腺，但无阴毛。皮下为疏松结缔组织和脂肪组织，含丰富的血管、淋巴管和神经，外伤后易形成血肿。大阴唇的前、后端左右相互连合。未产妇两侧大阴唇自然合拢。产后女性两侧大阴唇向两侧分开，绝经后大阴唇可萎缩。

（三）小阴唇

小阴唇（labium minus）位于大阴唇的内侧，是一对纵行、较薄的皮肤皱襞，表面光滑，无阴毛，富有弹性。两侧小阴唇向前端延伸为阴蒂包皮和阴蒂系带。两侧小阴唇后端彼此会合成阴唇系带。

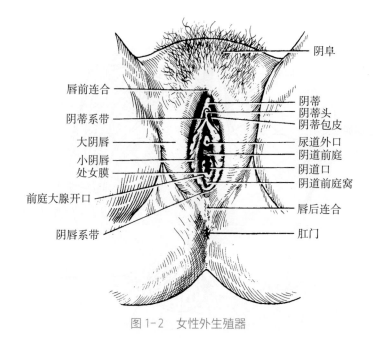

图1-2 女性外生殖器

（四）阴道前庭

阴道前庭（vaginal vestibule）是指位于两侧小阴唇之间的裂隙。前部有尿道外口，后部有阴道口。阴道口两侧有前庭大腺导管的开口和前庭小腺排泄管的开口。

（五）阴蒂

阴蒂（clitoris）由两个阴蒂海绵体组成，在性兴奋时勃起。阴蒂脚埋于会阴浅隙内，附着于耻骨下支和坐骨支，两侧向前结合成阴蒂体，表面有阴蒂包皮包绕；露在包皮外面的部分为阴蒂头，富有感觉神经末梢（图1-3）。

（六）前庭球

前庭球（bulb of vestibule）相当于男性的尿道海绵体，呈蹄铁形，分为较细小的中间部和较大的外侧部。中间部在尿道外口和阴蒂体之间的皮下。外侧部较大，前端细小，后端钝圆，位于大阴唇的皮下（图1-3）。

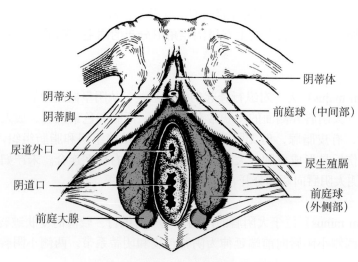

图1-3 阴蒂、前庭球及前庭大腺

（七）外生殖器的血供

外生殖器由阴部外动脉的阴唇前动脉和阴部内动脉的阴唇后动脉、前庭球动脉、阴蒂深动脉及阴蒂背动脉供血。静脉大部分入阴部内静脉；一部分入阴部外静脉。前庭球的静脉入阴部内静脉、闭孔静脉及髂内静脉。阴蒂背静脉入阴部静脉丛。阴蒂深静脉入阴部内静脉。

（八）外生殖器的淋巴回流和神经支配

外阴淋巴回流至腹股沟浅淋巴结，然后可至腹股沟深淋巴结，深部淋巴管与直肠、阴道的淋巴管吻合，入髂内淋巴结。外阴部的神经主要来自阴部神经。

第二节　男性生殖系统概述

男性生殖系统（图1-4）包括内、外生殖器两部分。内生殖器由睾丸、生殖管道（附睾、输精管、射精管及男性尿道）及附属腺（前列腺、精囊和尿道球腺）组成。睾丸是男性的主要生殖器官，可以分泌雄激素和产生精子。精子从睾丸内产生后进入附睾，进一步发育成熟，通过输精管道，最终通过尿道排出体外。外生殖器包括阴茎和阴囊。男性生殖系统的功能是繁衍后代、种族延续、形成并促进个体第二性征发育（如骨骼粗壮、肌肉发达、声音低沉浑厚、喉结突出、长胡须等）及性行为。

一、男性内生殖器

（一）睾丸

睾丸（testis）为男性生殖腺，能产生精子（男性生殖细胞）和分泌雄激素。因此，睾丸既是男性生殖器，又是内分泌组织（详见章节分述）。

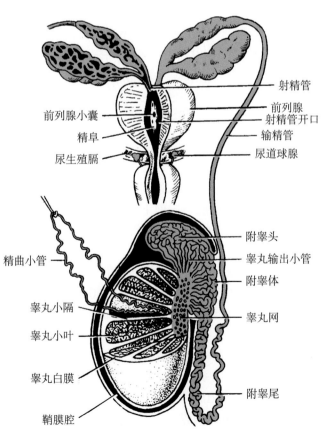

图1-4　男性生殖系统模式图

（二）生殖管道

生殖管道包括附睾、输精管、射精管和男性尿道（图1-4）。

1．附睾（epididymis）　呈新月形，主要由附睾管组成，附于睾丸的后上方，分为三部分：上端膨大钝圆，为附睾头，通过睾丸输出小管与睾丸相连；中部为附睾体；下端较细为附睾尾，向后内上方移行于输精管。附睾全长6～7 cm，由一条旋转的附睾管组成。由睾丸产生的精子在附睾得以继续发育、成熟并增强其活力。

2．输精管（ductus deferens）　是一条长约45 cm的肌性管道，也是精索的主要结构之一，与附睾管相延续，随精索进入腹股沟管，经腹股沟深环进入盆腔，至膀胱底部与精囊腺排泄管汇合成射精管。输精管可分为四部分，分别是睾丸部、精索部、腹股沟部和盆部。

精索（spermatic cord）为从腹股沟管深环至睾丸上端之间的一条柔软的圆索状结构。精索内容物有：输精管、睾丸动脉、提睾肌动脉、输精管动脉及静脉、蔓状静脉丛、淋巴管、生殖股神经的生殖支、提睾肌神经和睾丸神经丛的交感神经成分、鞘韧带等。精索被膜由深至浅依次是：由腹横筋膜延续而成的精索内筋膜、由部分腹横肌和腹内斜肌的肌纤维形成的提睾肌以及由腹外斜肌腱膜延续而成的精索外筋膜（图1-5）。

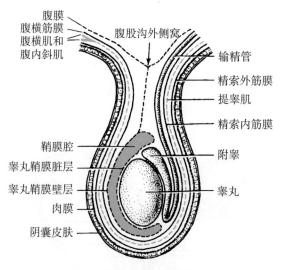

图1-5　阴囊的结构和精索被膜的模式图

3．射精管（ejaculatory duct）　由输精管末端与两侧精囊的输出管汇合而成，是输精管道中最短的一段，长约2 cm。起始于前列腺底，向前下方斜行穿经前列腺实质，开口于尿道前列腺部的精阜，前列腺小囊的两侧。输精管的管壁有平滑肌纤维，射精时能有力地收缩，帮助精子射出。

4．男性尿道（male urethra）　兼有排尿和排精的功能。起于膀胱的尿道内口，止于阴茎头的尿道外口，长16～22 cm，管径0.5～0.7 cm。男性尿道可分为前列腺部、膜部及海绵体部三部分（图1-6）。尿道前列腺部、尿道膜部及尿道球部的位置较固定，连贯形成凸向后下方，称为耻骨下弯。在阴茎松软时，阴茎自然下垂，位于阴茎根、体内的尿道凸向前上方，称为耻骨前弯。耻骨下弯是恒定的，耻骨前弯在上提阴茎或当阴茎勃起时可以变直。临床上在做膀胱镜检查等操作时，应注意到这种方位关系。男性尿道全程的管径粗细不等，有3个狭窄和3个扩大。3个狭窄分别位于尿道内口、尿道膜部及尿道外口，上述狭窄是尿路结石下行于尿道时易于嵌顿的部位；3个扩大分别位于尿道前列腺部、尿道球部及尿道舟状窝。

（三）附属腺

附属腺包括精囊、前列腺和尿道球腺，其分泌物参与精液的形成。

1. 精囊（seminal vesicle） 又称精囊腺，是一对长椭圆形的囊状腺体，位于膀胱底的后方，输精管壶腹的外侧。精囊所产生的精囊液为淡黄色黏稠的液体，有营养及稀释精子的作用，由其排泄管导入射精管，参与精液的组成。

2. 前列腺（prostate） 为不成对的实质性器官，是男性生殖器官中最大的附属腺体，位于盆腔的膀胱与尿生殖膈之间。前列腺的上方与膀胱颈、精囊和输精管壶腹相邻；其下方与尿生殖膈相接。在临床上作直肠指诊时，隔着直肠前壁向前可触及实质感的前列腺。前列腺呈前后略扁的栗子形。上端宽大，称为前列腺底；下端尖细，称为前列腺尖；前列腺底与前列腺尖之间的部分，称为前列腺体。其前面微凸，后面平坦，并在中线上有纵行的浅沟，称为前列腺沟。前列腺腺体部分的组织学分区（图 1-7）包括移行区（围绕尿道前列腺部近侧段的两侧，占腺体实质的 5%，是良性前列腺增生的好发部位）、中央区、外周区（位于前列腺的后方、两侧及尖部，占腺体实质的 70%，为前列腺癌的好发部位）。

3. 尿道球腺（bulbourethral gland） 是一对豌豆大的球形腺体，直径 2～3 mm，包埋于尿生殖膈（会阴深隙）内。尿道球腺的分泌物为尿道球腺液，其排泄管开口于尿道球部，参与精液的组成。

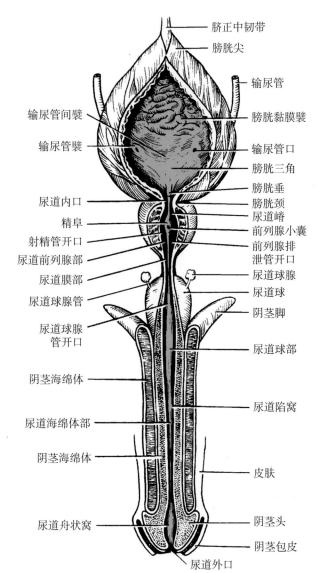

图 1-6 膀胱和男性尿道冠状面（前面观）

尿道内口、脐正中韧带、膀胱尖、输尿管、膀胱黏膜襞、输尿管口、膀胱三角、膀胱垂、膀胱颈、尿道嵴、前列腺小囊、前列腺排泄管开口、尿道球腺、尿道球、阴茎脚、尿道球部、尿道陷窝、皮肤、阴茎头、阴茎包皮、尿道外口、输尿管间襞、输尿管襞、精阜、射精管开口、尿道前列腺部、尿道膜部、尿道球腺管、尿道球腺管开口、阴茎海绵体、尿道海绵体部、阴茎海绵体、尿道舟状窝

二、男性外生殖器

男性外生殖器包括阴茎和阴囊。

（一）阴茎

阴茎（penis）可分为头、颈、体、根四部分和背、腹侧两面。阴茎由 2 条阴茎海绵体（cavernous body of penis）和 1 条尿道海绵体（cavernous body of urethra）构成（图 1-8）。阴茎包皮在阴茎头的腹侧中线上形成皱襞，称为包皮系带（frenulum of prepuce）。幼年时，阴茎头被包于包皮腔内。随年龄增长，阴茎逐渐发育增长，包皮也逐渐向后退缩，包皮口逐渐扩大，阴茎头遂显露于外。若成年后阴茎头仍被包于包皮腔内，包皮口过小，甚至经翻转亦难以显露阴茎头，临床上称之为包皮过长或包茎（phimosis）。

（二）阴囊

阴囊（scrotum）位于会阴前面、阴茎的下方（图 1-9）。阴囊壁由外向内有 6 层，依次为皮肤、肉膜、精索外筋膜、提睾肌、精索内筋膜和睾丸鞘膜壁层（图 1-5）。

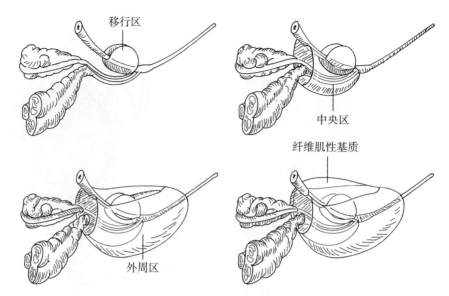

图 1-7 前列腺腺体部分的组织学分区

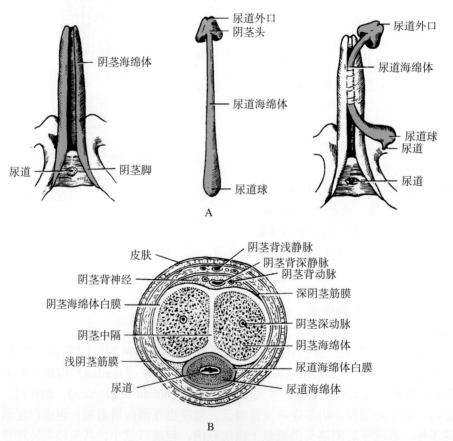

图 1-8 阴茎的形态和结构
A. 形态；B. 结构（横断面）

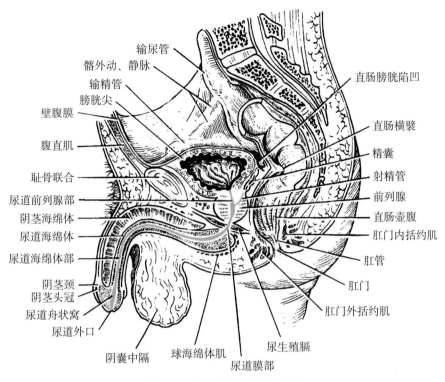

图 1-9 男性盆部正中矢状面

（图中标注）

输尿管
髂外动、静脉
输精管
膀胱尖
壁腹膜
腹直肌
耻骨联合
尿道前列腺部
阴茎海绵体
尿道海绵体
尿道海绵体部
阴茎颈
阴茎头冠
尿道舟状窝
尿道外口
阴囊中隔
球海绵体肌
尿道膜部
尿生殖膈
肛门外括约肌
肛门
肛管
肛门内括约肌
直肠壶腹
前列腺
射精管
精囊
直肠横襞
直肠膀胱陷凹

第三节 盆部及会阴

盆部（pelvis）位于躯干的下部。骨盆构成盆部的支架，是躯干和下肢的连接桥梁。盆部包括盆壁、盆膈及盆腔脏器等。盆腔借骨盆上口与腹腔相通，生殖、泌尿和消化系统的部分器官，以及血管、淋巴结、神经等位于盆腔内。骨盆上口（superior pelvic aperture）是由耻骨联合上缘、耻骨结节、耻骨嵴、耻骨梳、弓状线、骶翼前缘和骶岬连成的环形界线，是盆部的上界。尾骨尖、耻骨联合下缘和两侧的骶结节韧带、坐骨结节、坐骨支、耻骨下支围成骨盆下口（inferior pelvic aperture），是盆部的下界。骨盆上口向上开放，腹腔与盆腔相通，小肠常降入盆腔。会阴（perineum）指盆膈以下封闭骨盆下口的全部软组织，即广义的会阴，临床常称为盆底。狭义的会阴即临床所指的会阴，在男性指阴囊根部到肛门之间的部位；在女性指阴道前庭与肛门之间的部位，又称为产科会阴。若在两侧坐骨结节之间做一假想连线，可将会阴分为后方的肛区和前方的尿生殖区（图 1-10）。

一、盆底

盆底由外向内由三层组织构成：外层由浅层筋膜与其深面的 3 对肌肉及 1 块括约肌组成；中层即泌尿生殖膈，由上、下 2 层坚韧的筋膜及 1 层薄肌肉组成，覆盖于耻骨弓与坐骨结节所形成的盆底前部三角形平面上；内层即盆膈，为盆底最坚韧的一层，由肛提肌及筋膜所组成。

盆底肌是会阴最重要的结构，尤其是组成盆膈和尿生殖膈的肌群更为重要。盆膈（pelvic diaphragm）由肛提肌和尾骨肌及覆盖其上、下面的筋膜构成。上表面的筋膜称为盆膈上筋膜（superior fascia of pelvic diaphragm），下表面的筋膜称为盆膈下筋膜（inferior fascia of pelvic diaphragm）（图 1-11）。盆膈封闭骨盆下口的大部分，仅在其前方两侧肛提肌的前内侧缘之间留有一狭窄裂隙，称为盆膈裂孔，由下方的尿生殖膈封闭。盆膈有支持和固定盆内脏器的作用，

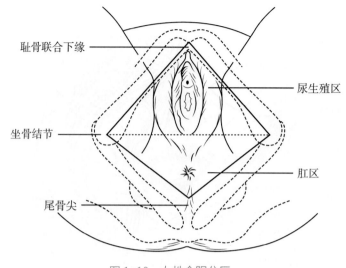

图 1-10　女性会阴分区

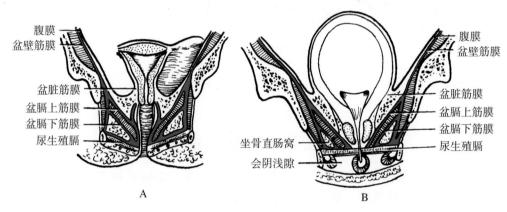

图 1-11　盆膈
A. 女性；B. 男性

并可与腹肌和膈协同增加腹内压。盆膈和尿生殖膈封闭整个骨盆下口，有承载骨盆腔及腹腔脏器的作用。

（一）外层

外层位于外生殖器及会阴皮肤及皮下组织的下面，有一层会阴浅筋膜（superficial fascia of perineum），又称科利斯筋膜（Colles' fascia），其深面有 3 对肌肉（1 对球海绵体肌、1 对坐骨海绵体肌、1 对会阴浅横肌）和 1 块肛门外括约肌（图 1-12）。

肛门外括约肌（external anal sphincter）一般分为皮下部、浅部和深部三个部分，为围绕肛门的环形肌束，前端会合于会阴中心腱，后端与肛尾韧带相连。会阴中心腱（perineal central tendon）又称为会阴体（perineal body），是纤维性中隔，长约 1.25 cm，肛门外括约肌、球海绵体肌、会阴浅横肌、会阴深横肌和肛提肌等诸肌起止于此，可加固盆底，女性较男性更具有弹性，分娩时起重要作用。

（二）中层

中层为泌尿生殖膈，由上、下两层坚韧的筋膜及其间的一对会阴深横肌及尿道括约肌组成，覆盖于由耻骨弓、两侧坐骨结节形成的骨盆出口前部三角形平面的尿生殖膈上，又称为三角韧带，其中有尿道和阴道穿过（图 1-13）。

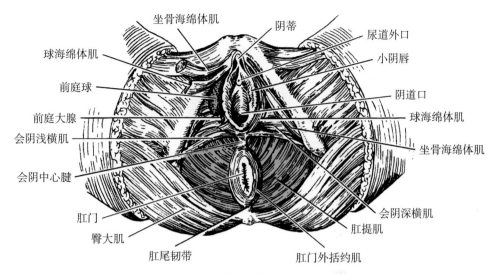

图 1-12 女性盆底肌

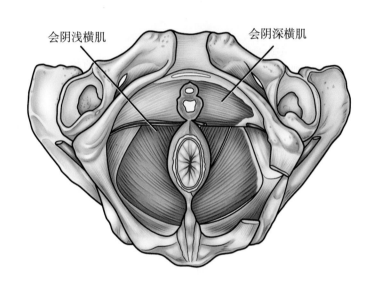

图 1-13 女性盆底肌深层

（三）内层

内层为盆膈（pelvic diaphragm），是骨盆底最坚韧的一层，由肛提肌、尾骨肌及其内、外各覆一层筋膜组成（图 1-14，图 1-15），自前向后依次有尿道、阴道和直肠穿过。

1. 肛提肌（levator ani muscle） 每侧肛提肌自前内向后外依次为耻尾肌、耻骨直肠肌和髂尾肌。

（1）耻尾肌（pubococcygeus）：是肛提肌中最前内侧的部分，起于耻骨体后面（起点高于耻骨直肠肌平面）和肛提肌腱弓的前部，向后下方，止于阴道壁、会阴中心腱、肛管壁、肛尾韧带，并在肛门后方附着于尾骨。

（2）耻骨直肠肌（puborectalis）：位于中间部，是肛提肌中最为粗厚强大的部分，起自耻骨体后面的下部和尿生殖膈上筋膜，与对侧的肌纤维交织并参与肛尾韧带的组成。在肛尾韧带的前下方，两侧的耻骨直肠肌绕过直肠与肛管结合处的后方，形成较发达的 U 形吊带，并与直肠纵肌相交织，且沿肛管纵肌下降，深部至肛门内括约肌，浅部至肛门外括约肌，当该肌收缩时，

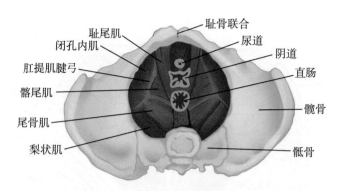

图 1-14　女性肛提肌和尾骨肌上面观

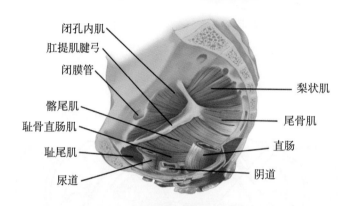

图 1-15　女性肛提肌和尾骨肌侧面观

可减小直肠与肛管向后开放的角度，起到意志性地阻止粪块从直肠进入肛管的作用，延缓排便时间，减轻肛门外括约肌的负担。

（3）髂尾肌（iliococcygeus）：是肛提肌后份宽而薄的部分，发育因人而异，有时大部分纤维化成半透明的膜状。

2. 尾骨肌（coccygeus）　又名坐骨尾骨肌，是一对薄弱的三角形肌，位于髂尾肌之后，上缘与梨状肌相接，后外侧面与骶棘韧带融合。尾骨肌收缩时，可使尾骨向前外侧运动；若两侧肌同时收缩，则可使尾骨向前移动。中年以后，骶尾关节常常骨化成不动关节，故尾骨肌失去运动关节的作用。

肛提肌与尾骨肌对盆腔和腹腔的内脏器官具有承托和支持作用，当盆底肌、腹壁肌与膈共同收缩时，则使腹压升高。这在用力呼吸、咳嗽、呕吐、排便和分娩等活动中均起到重要的作用。发育不良的肛提肌可能发生较为罕见的会阴疝。

二、盆筋膜

盆筋膜（pelvic fascia）可分为盆壁筋膜和盆脏筋膜。

（一）盆壁筋膜

盆壁筋膜（parietal pelvic fascia）也称为盆筋膜壁层，向上越过界线与腹内筋膜相延续。位于梨状肌内表面的部分为梨状肌筋膜，覆盖闭孔内肌内表面的部分为闭孔筋膜。从耻骨体盆腔面到坐骨棘，闭孔筋膜呈线形增厚，称为肛提肌腱弓，为肛提肌和盆膈上、下筋膜提供起点和附着处。盆膈上筋膜覆盖肛提肌和尾骨肌的上表面，前方和两侧附着于肛提肌腱弓。盆膈下筋膜贴于肛提肌和尾骨肌的下表面，前端附着于肛提肌腱弓，后端与肛门外括约肌的筋膜融合，构成坐骨直肠窝的内侧壁。

位于骶骨前方的部分称为骶前筋膜（presacral fascia），又称为 Waldeyer 筋膜，较为致密，是一个在磁共振成像（MRI）图像上可看见的结构。左、右腹下神经和下腹下神经丛位于它的表面。骶前筋膜与骶骨之间有骶正中动脉、骶外侧静脉和骶静脉丛。由于部分静脉外膜与筋膜融合，外科手术在骶前筋膜后方做解剖分离可能伤及这些静脉，引起出血。

（二）盆脏筋膜

盆脏筋膜（visceral pelvic fascia）也称为盆筋膜脏层（图 1-16）。在盆腔脏器穿过盆膈或尿生殖膈时，由盆壁筋膜向上反折，呈鞘状包裹脏器形成。盆脏筋膜紧靠盆部器官，在肛提肌上表面与肛提肌筋膜相延续，在后上方与梨状肌筋膜相延续。在盆壁筋膜与盆脏筋膜相交处，筋膜较为致密，被称为盆内筋膜。

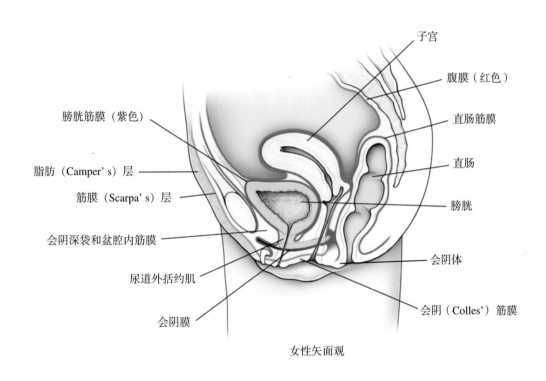

图 1-16 女性盆腔正中矢状面

男性直肠与膀胱、前列腺、精囊及输精管壶腹间（女性在直肠与阴道之间）有一冠状位的结缔组织隔，称为直肠膀胱隔（rectovesical septum），在女性为直肠阴道隔（rectovaginal septum）。

（三）盆筋膜间隙

盆筋膜间隙是盆壁筋膜与覆盖盆腔的腹膜之间形成的潜在筋膜间隙。这些筋膜间隙有利于手术分离脏器，血液及其他液体也易于在间隙内聚集。重要的间隙有耻骨后间隙、膀胱旁间隙、直肠旁间隙、直肠后间隙（图 1-17）。

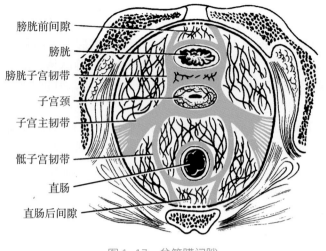

膀胱前间隙

膀胱

膀胱子宫韧带

子宫颈

子宫主韧带

骶子宫韧带

直肠

直肠后间隙

图 1-17　盆筋膜间隙

第四节　盆腔内主要血管和淋巴结

一、动脉

腹主动脉在第 4 ~ 5 腰椎体之间的稍左侧分为左、右髂总动脉（图 1-18），其分叉处称为主动脉杈（aortic bifurcation）。髂总动脉（common iliac artery）分别至左、右骶髂关节处再分为髂内动脉和髂外动脉。

髂内动脉（internal iliac artery）斜向内下进入小骨盆，至坐骨大孔上缘处，即分为前、后两

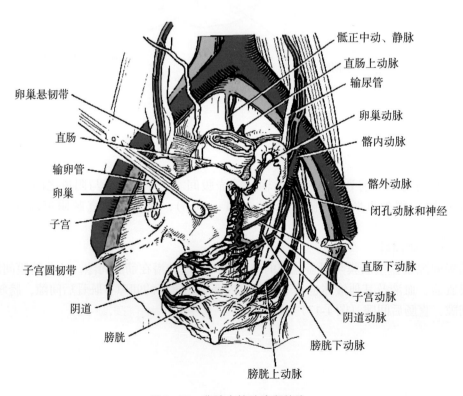

卵巢悬韧带

直肠

输卵管

卵巢

子宫

子宫圆韧带

阴道

膀胱

骶正中动、静脉

直肠上动脉

输尿管

卵巢动脉

髂内动脉

髂外动脉

闭孔动脉和神经

直肠下动脉

子宫动脉

阴道动脉

膀胱下动脉

膀胱上动脉

图 1-18　盆腔内的动脉和静脉

个短干。髂内动脉的后方与同名静脉伴行，其分支有脏支和壁支两种（图 1-19）。脏支主要包括脐动脉、膀胱下动脉、输精管动脉或子宫动脉、直肠下动脉和阴部内动脉。壁支主要包括髂腰动脉、骶外侧动脉、闭孔动脉、臀上动脉和臀下动脉。

髂外动脉（external iliac artery）从骶髂关节前面与髂内动脉分离后，沿腰大肌内侧缘下降至腹股沟韧带中点，经血管腔隙至股部，移行于股动脉。右侧髂外动脉较左侧的略长，前者长约 11.28 cm，后者长约 10.55 cm。

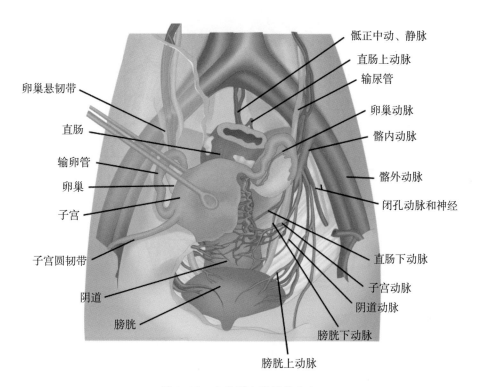

图 1-19 女性髂内动脉的分支

二、静脉

左、右髂总静脉是收纳盆部和下肢静脉血的总干（图 1-20）。髂总静脉（common iliac vein）由髂外静脉和髂内静脉在骶髂关节的前方髂总动脉分叉处下方组成。髂总静脉一般均无瓣膜。它们的属支，除髂内、外静脉外，还接受髂腰静脉血液，而左髂总静脉还收纳骶正中静脉的血液。

髂内静脉（internal iliac vein）是髂总静脉最大的属支之一，它的属支除脐静脉外，都与髂内动脉的分支同名。壁支主要有臀上静脉、臀下静脉、闭孔静脉、骶外侧静脉等。脏支包括膀胱静脉、前列腺静脉（男）、子宫静脉（女）、阴道静脉、直肠下静脉、阴部内静脉等，它们均起自盆腔静脉丛。盆内器官周围有丰富的静脉丛（图 1-21），包括前列腺静脉丛（男性）、膀胱静脉丛、子宫静脉丛、阴道静脉丛、直肠静脉丛等。各静脉丛之间相互吻合。

髂外静脉（external iliac vein）是股静脉的延续，全长均被腹膜覆盖。其属支有腹壁下静脉、旋髂深静脉、耻骨静脉、髂腰静脉等。

三、淋巴结

盆腔内淋巴结一般沿血管排列，可分为脏器旁淋巴结及盆壁淋巴结。脏器旁淋巴结主要有膀胱旁淋巴结、子宫旁淋巴结、阴道旁淋巴结和直肠旁淋巴结。盆壁淋巴结主要沿大血管排列，主要有髂外淋巴结、髂内淋巴结和骶淋巴结等。盆部淋巴结的输出管注入左、右腰淋巴结，其

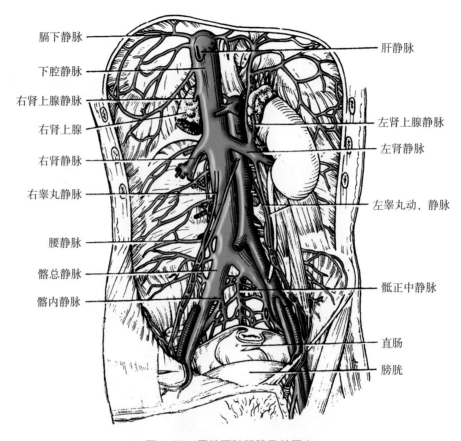

膈下静脉
下腔静脉
右肾上腺静脉
右肾上腺
右肾静脉
右睾丸静脉
腰静脉
髂总静脉
髂内静脉

肝静脉
左肾上腺静脉
左肾静脉
左睾丸动、静脉
骶正中静脉
直肠
膀胱

图 1-20　男性下腔静脉及其属支

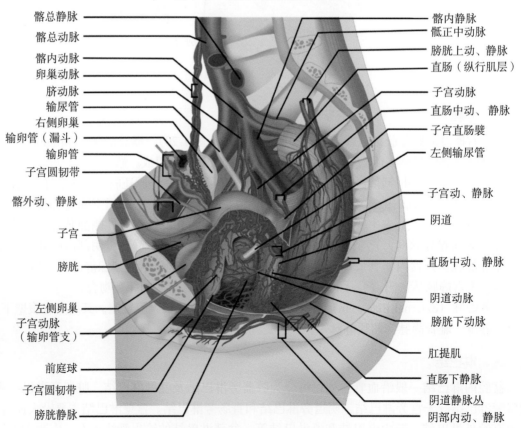

髂总静脉
髂总动脉
髂内动脉
卵巢动脉
脐动脉
输尿管
右侧卵巢
输卵管（漏斗）
输卵管
子宫圆韧带
髂外动、静脉
子宫
膀胱
左侧卵巢
子宫动脉
（输卵管支）
前庭球
子宫圆韧带
膀胱静脉

髂内静脉
骶正中动脉
膀胱上动、静脉
直肠（纵行肌层）
子宫动脉
直肠中动、静脉
子宫直肠襞
左侧输尿管
子宫动、静脉
阴道
直肠中动、静脉
阴道动脉
膀胱下动脉
肛提肌
直肠下静脉
阴道静脉丛
阴部内动、静脉

图 1-21　女性盆腔的静脉及静脉丛

输出管形成左、右腰干，注入乳糜池。

（一）腰淋巴结

腰淋巴结（lumbar lymph node）沿腹主动脉及下腔静脉周围配布，根据位置不同，可分为左、右腰淋巴结及中间腰淋巴结（图 1-22）。

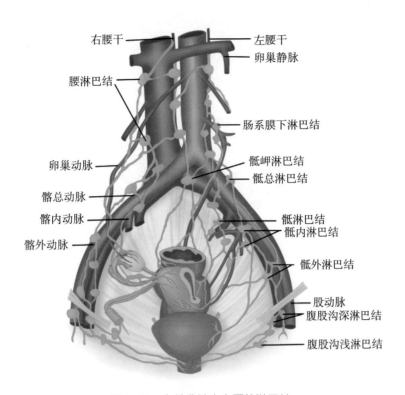

图 1-22　女性盆腔内主要的淋巴结

（二）髂外淋巴结

髂外淋巴结（external iliac lymph node）沿髂外动、静脉排列，可见 3 ～ 10 个，根据位置也可分为外侧、中间和内侧三群，称为髂外外侧淋巴结、髂外中间淋巴结和髂外内侧淋巴结（图 1-23）。

（三）髂内淋巴结

髂内淋巴结（internal iliac lymph node）沿髂内动脉主干及其壁支和脏支配布。沿髂内动脉壁支排列的有闭孔淋巴结，臀上、下淋巴结和骶淋巴结；沿髂内动脉脏支及盆腔内脏器配布的有膀胱旁淋巴结、子宫旁淋巴结、阴道旁淋巴结以及直肠旁淋巴结等（图 1-23）。

（四）腹股沟淋巴结

腹股沟淋巴结（inguinal lymph node）位于腹股沟韧带下方，大腿根部的前面，以阔筋膜为界，分为浅、深两群，即腹股沟浅淋巴结和腹股沟深淋巴结（图 1-24）。

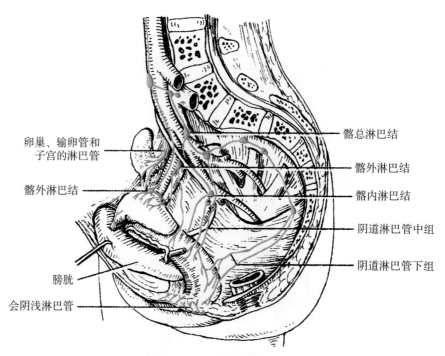

卵巢、输卵管和
子宫的淋巴管

髂外淋巴结

膀胱

会阴浅淋巴管

髂总淋巴结

髂外淋巴结

髂内淋巴结

阴道淋巴管中组

阴道淋巴管下组

图 1-23　女性盆部淋巴结

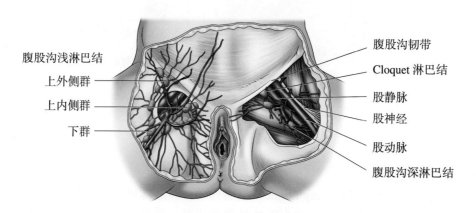

腹股沟浅淋巴结

上外侧群

上内侧群

下群

腹股沟韧带

Cloquet 淋巴结

股静脉

股神经

股动脉

腹股沟深淋巴结

图 1-24　腹股沟淋巴结

参考文献

[1] 丁文龙，刘学政. 系统解剖学 [M]. 9 版. 北京：人民卫生出版社，2018.

[2] 张卫光，张雅芳，武艳. 系统解剖学 [M]. 4 版. 北京：北京大学医学出版社，2018.

[3] 张朝佑. 人体解剖学 [M]. 3 版. 北京：人民卫生出版社，2009.

[4] 奈特主编. 奈特人体解剖彩色图谱 [M]. 张卫光主译. 6 版. 北京：人民卫生出版社，2015.

[5] 徐丛剑，华克勤. 实用妇产科学 [M]. 4 版. 北京：人民卫生出版社，2018.

[6] 王建六，廖利民，任东林. 盆底医学 [M]. 北京：北京大学医学出版社，2021.

[7] PATRICK W T. Grant's Dissector [M]. 15th ed. Philadelphia：Lippincott Williams & Wilkins，2013.

[8] RACHEL K. Cunningham's Manual of Practical Anatomy [M]. 16th ed. New York：Oxford University Press，2018.

（陈春花　张卫光）

第二章
生殖系统的发生

学习目标

- **基本目标**

  1. 描述生殖腺的发生，解释原始生殖细胞的来源、生殖腺嵴的出现、原始生殖腺的形成与分化。

  2. 描述生殖管道的形成、性分化；比较中肾管的改建、中肾旁管（米勒管）的形成与演变。

  3. 描述外生殖器的性分化、生殖结节与生殖隆突的形成；区别男、女性外生殖器的分化。

- **发展目标**

  运用生殖腺、生殖管道发生的知识解释生殖系统的先天性畸形。

案例2-1

某患者，女，16岁，因"原发闭经，外生殖器异常16年"入院。患者为足月顺产儿，出生后即发现外阴发育异常，大阴唇融合，未见阴道，无阴茎。13岁开始，体毛增多，喉结发育，阴蒂增大，无月经来潮，无周期性下腹痛或腹胀。入院体格检查：无乳房发育，体毛稍多，喉结稍大。外生殖器检查：阴蒂肥大，长约3.5 cm，大阴唇融合，外阴有1.0 cm开口，未见明确阴道，尿道口似位于外阴开口内，双侧腹股沟似可触及条索状结构，未触及睾丸。

妇科彩超：子宫后位2.0 cm×2.2 cm×1.6 cm（子宫小），内膜厚0.2 cm，双卵巢（-），右卵巢内最大囊泡0.9 cm。腹部CT：双侧肾上腺增生。染色体核型分析：46，XX。初始诊断：两性畸形。后经会诊诊断为先天性肾上腺皮质增生症。

问题：

1. 患者染色体核型为46,XX，为什么外生殖器表现异常？

2. 性腺、生殖管道及外生殖器分化与哪些激素有关？

案例2-1解析

生殖系统主要器官均起源于间介中胚层。胚胎发育第4周，随胚体侧褶的形成，间介中胚层逐渐向腹侧移动，并与体节分离，形成左、右两条纵行的索状结构，称为生肾索（nephrogenic cord），生肾索头端分节，称为生肾节（图2-1A）。胚胎第4周末，生肾索体积不断增大，从胚体后壁突向体腔，在背主动脉两侧形成左、右对称的一对纵行隆起，称为尿生殖嵴（urogenital ridge），它是发生肾、生殖腺及生殖管道的原基。不久，尿生殖嵴中部出现一条纵沟，将其分为内、外两部分，外侧部为中肾嵴（mesonephric ridge）；内侧部为生殖腺嵴（gonadal ridge）（图2-1B，图2-2）。

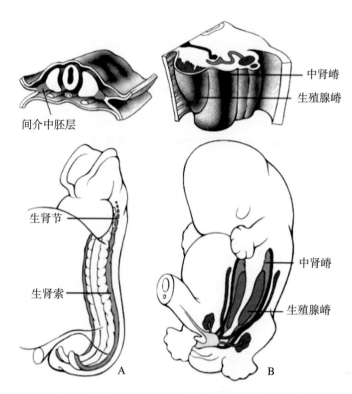

图 2-1 生殖系统发生的原基示意图
A. 生肾节和生肾索的发生；B. 中肾嵴和生殖腺嵴的发生

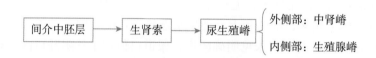

图 2-2 生殖系统发生原基

在胚胎早期（第6周前），男性和女性的生殖系统是相似的，称为生殖器官未分化期。胚胎第7周，男性、女性生殖系统开始分化。胚胎的外生殖器则要到第9周才能辨认性别。因此，生殖系统（包括生殖腺、生殖管道及外生殖器）在发生中均可分为性未分化和性分化两个阶段。

第一节 生殖腺的发生和分化

生殖腺来自生殖腺嵴表面的体腔上皮、生殖腺嵴的间充质及原始生殖细胞3个不同的部分。

一、未分化性腺的发生

人胚胎发育第 5 周，生殖腺嵴表面的体腔上皮增厚，称为表面上皮或生殖上皮（germinal epithelium）。生殖腺嵴表面上皮向其下方的间充质生出许多不规则的上皮细胞索，称为初级性索（primary sex cord）。胚胎第 4 周时，位于卵黄囊后壁近尿囊处有许多源于胚外内胚层的大圆形细胞，称为原始生殖细胞（primordial germ cell）。它们于胚胎第 6 周经背侧肠系膜陆续向生殖腺嵴迁移，约在 1 周内迁移完成，原始生殖细胞进入初级性索内（图 2-3，图 2-4）。此时的生殖腺称为未分化性腺，无性别分化。生殖腺的性分化决定于胚胎细胞是否含有 XY 染色体。因 Y 染色体的短臂上有性别决定基因，称为 Y 染色体性别决定区（sex-determining region of Y，SRY），而 SRY 基因编码的产物为睾丸决定因子（testis-determining factor，TDF）。有 TDF，未分化的性腺将发育为睾丸；无 TDF 者，则发育为卵巢。

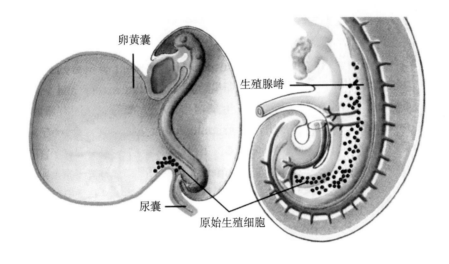

图 2-3　原始生殖细胞的迁移示意图

二、睾丸的发生

若胚胎细胞的性染色体为 XY 时，人胚第 7 周，在睾丸决定因子的作用下，初级性索增殖，并与表面上皮分离，向生殖腺嵴深部生长，分化为细长弯曲的袢状生精小管，其末端相互连接形成睾丸网。人胚第 8 周时，表面上皮下方的间充质形成一层白膜，分散在生精小管之间的间充质细胞分化为睾丸间质细胞，并分泌雄激素。胚胎时期的生精小管为实心细胞索，内含两类细胞，即由初级性索分化来的支持细胞和原始生殖细胞分化的精原细胞。生精小管的这种结构状态持续至青春期前（图 2-4，图 2-5）。

三、卵巢的发生

若胚胎细胞的性染色体为 XX 时，则未分化性腺自然向卵巢方向分化。卵巢的形成比睾丸晚。人胚第 10 周后，初级性索向深部生长，在该处形成不完善的卵巢网。随后，初级性索与卵巢网都退化，被血管和基质所替代，成为卵巢髓质。此后，生殖腺表面上皮又一次向深层间充质内长出许多含有原始生殖细胞的上皮索，称为次级性索（secondary sex cord）或皮质索（cortical cord），它们较短，分散于皮质内。约在人胚第 16 周时，皮质索断裂成许多孤立的细胞团，即为原始卵泡。原始卵泡的中央是一个由原始生殖细胞分化来的卵原细胞，周围是一层由

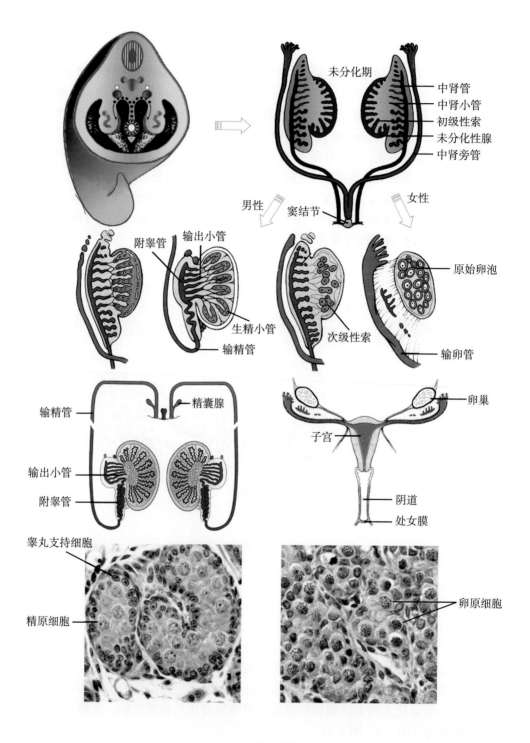

图 2-4　性腺分化

皮质索细胞分化来的小而扁平的卵泡细胞。卵泡之间的间充质组成卵巢基质（图 2-4，图 2-5）。胚胎时期的卵原细胞可分裂增生，并分化为初级卵母细胞，停留在第一次成熟分裂的前期。足月胎儿的卵巢内有 100 万 ~ 400 万个原始卵泡，尽管在母体促性腺激素的刺激下，有部分原始卵泡可生长发育，但它们很快退化，而大多数的原始卵泡一直持续至青春期前仍保持着静止状态。

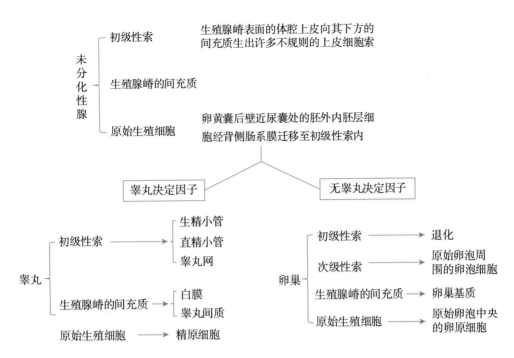

图 2-5　生殖腺与生殖管道的发生和分化示意图

四、睾丸和卵巢的下降

生殖腺最初位于后腹壁的上方，在其尾侧有一条由中胚层形成的索状结构，称为引带（gubernaculum），它的末端与生殖隆起相连，随着胚体长大，引带相对缩短，导致生殖腺的下降。第 3 个月时，生殖腺已位于盆腔，卵巢即停留在骨盆缘稍下方，睾丸则继续下降，于第 7 ～ 8 个月时抵达阴囊。当睾丸下降通过腹股沟管时，腹膜沿腹股沟管向阴囊方向突出形成一个盲囊，称为鞘突，鞘突包于睾丸的周围，并随同睾丸进入阴囊，形成鞘膜腔。然后，鞘膜腔与腹膜腔之间的通道逐渐封闭（图 2-6）。

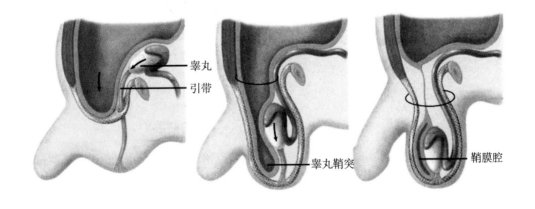

图 2-6　睾丸的下降示意图

第二节 生殖管道的发生和分化

一、生殖管道未分化期

人胚第 6 周时，男、女两性胚胎都具有两套生殖管道，即中肾管和中肾旁管。

（一）中肾管

中肾管的形成较复杂。人胚第 4 周初，位于颈第 7～14 体节的外侧，生肾索的头端部分（分节，也称为生肾节）形成数条横行的上皮细胞索（前肾小管），其外侧端均向尾部延伸，并互相连接成一条纵行的前肾管。前肾小管于第 4 周末即退化，但前肾管的大部分保留，向尾部继续延伸（图 2-7）。第 4 周末，继前肾小管之后，位于第 14～28 体节外侧的生肾索内，从头至尾相继发生许多横行小管，称为中肾小管。中肾小管呈"S"形弯曲，其内侧端膨大并凹陷成肾小囊，内有从背主动脉分支而来的毛细血管球，即肾小球，两者共同组成肾小体；中肾小管外侧端与向尾侧延伸的前肾管相吻合，于是前肾管改称为中肾管（mesonephric duct），又称为沃尔夫管（Wolffian duct）。中肾管尾端通入泄殖腔（图 2-7）。至第 2 个月末，中肾小管大部分退化，仅留下中肾管及尾端小部分中肾小管。

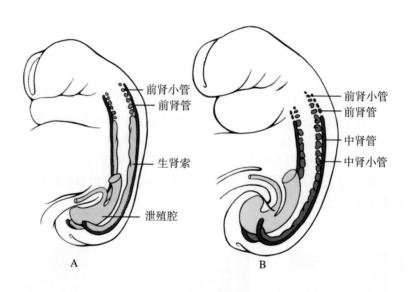

图 2-7 前肾管、中肾管发生示意图
A. 第 24 天；B. 第 25 天

（二）中肾旁管

中肾旁管（paramesonephric duct），又称为米勒管（Müllerian duct），是由中肾嵴的体腔上皮内陷卷褶而成的，上段位于中肾管的外侧，两者相互平行；中段弯向内侧，越过中肾管的腹面，到达中肾管的内侧；下段的左、右中肾旁管在中线合并。中肾旁管上端呈漏斗形开口于腹腔，下端是盲端，突入尿生殖窦的背侧壁，在窦腔内形成一隆起，称为窦结节（sinus tubercle），又称为米勒结节（Müllerian tubercle）。中肾管开口于窦结节的两侧（图 2-4）。而尿生殖窦是泄殖腔分隔的腹侧份，在人胚第 4～7 周时，尿直肠隔将泄殖腔分隔为背侧的直肠和腹侧的尿生殖窦两个部分。

二、女性生殖管道的分化

若生殖腺分化为卵巢，因缺乏睾丸间质细胞分泌雄激素的作用，中肾管逐渐退化；同时，因缺乏睾丸支持细胞分泌的抗中肾旁管激素的抑制作用，中肾旁管则充分发育。中肾旁管上段和中段分化形成输卵管；两侧的下段在中央愈合形成子宫及阴道穹。阴道的其余部分则由尿生殖窦后壁的窦结节（内胚层）增生而成的阴道板形成。阴道板起初为实心结构，在胚胎第5个月时演变成管道，内端与子宫相通，外端与尿生殖窦腔之间有处女膜相隔（图2-4，图2-8，图2-9）。

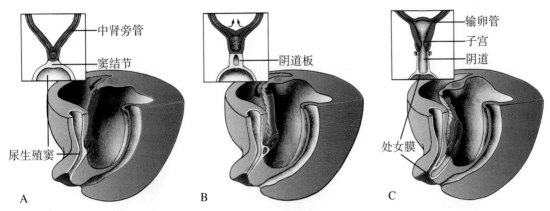

图 2-8 子宫与阴道的形成示意图
A. 第9周；B. 第10周；C. 第20周

三、男性生殖管道的分化

若生殖腺分化为睾丸，间质细胞分泌的雄激素促进中肾管发育，同时支持细胞产生的抗中肾旁管激素抑制中肾旁管的发育，使其逐渐退化。雄激素促使与睾丸相邻的十几条中肾小管发育为附睾的输出小管，中肾管头端增长弯曲成附睾管，中段变直形成输精管，尾端成为射精管和精囊腺（图2-4，图2-9）。

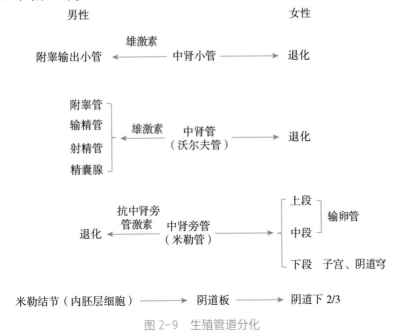

图 2-9 生殖管道分化

第三节　外生殖器的发生

一、未分化期

人胚第9周前，外生殖器不能分辨性别。第5周初，尿生殖膜的头侧形成一隆起，称为生殖结节（genital tubercle）。尿生殖膜的两侧各有两条隆起，内侧的较小，为尿生殖褶（urogenital fold），外侧的较大，为生殖隆起（genital swelling），又称为阴唇阴囊隆起（labioscrotal swelling）。尿生殖褶之间的凹陷为尿道沟，沟底覆有尿生殖膜。第7周时，尿生殖膜破裂（图2-10）。

二、男性外生殖器分化

在雄激素的作用下，外生殖器向男性发育。生殖结节伸长形成阴茎，两侧的尿生殖褶沿阴茎的腹侧面从后向前合并成管，形成尿道海绵体部。左、右生殖隆起移向尾侧，并相互靠拢，在中线处愈合成阴囊（图2-10）。

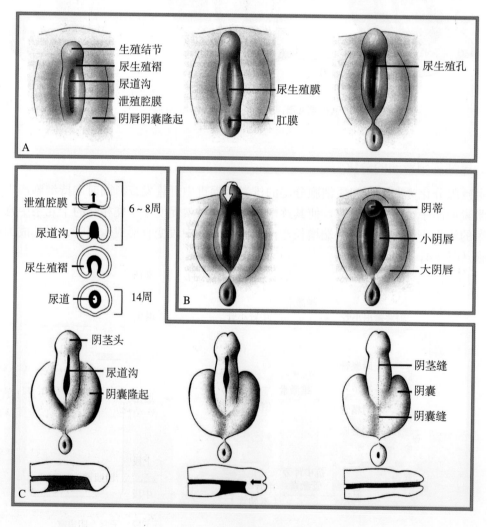

图 2-10　外生殖器的发生示意图
A. 外生殖器未分化期；B. 女性外生殖器的发育；C. 男性外生殖器的发育

三、女性外生殖器分化

因无雄激素的作用，外生殖器自然向女性分化。生殖结节略增大，形成阴蒂。两侧的尿生殖褶不合并，形成小阴唇。左、右生殖隆起在阴蒂前方愈合，形成阴阜，后方愈合形成阴唇后连合，未愈合的左、右大部分为大阴唇。尿道沟扩展，并与尿生殖窦下段共同形成阴道前庭（图 2-10）。

整合思考题答案

整合思考题

1. 女性出生后卵巢内原始卵泡数量能否增加？

2. 核型 46,XX，SRY 基因若移位在 X 染色体上，患者性腺是什么？

参考文献

[1] 唐军民，张雷. 组织学与胚胎学 [M]. 4 版. 北京：北京大学医学出版社，2018.

[2] 成令忠，钟翠平，蔡文琴. 现代组织学 [M]. 上海：上海科学技术文献出版社，2003.

（吴　俊）

第三章

性分化异常

学习目标

- **基本目标**

  分析常见性分化异常的病因、诊断及处理。

案例3-1

某患者，28 岁，社会性别女性。因体检 B 超发现盆腔内包块入院。20 年前因"右侧腹股沟疝"行疝修补手术；10 年前因"原发闭经"就诊于某医院，行 B 超检查提示先天性子宫缺如。入院体格检查：身高 170 cm，体重 59 kg；女性体型，乳房发育尚可，乳晕及乳头发育欠佳，腋毛稀疏。妇科检查：女性外阴，会阴部毛发稀疏，大阴唇、小阴唇发育欠佳，阴道呈盲端，长 6 cm，未见宫颈，盆腔内偏左可触及直径约 8 cm 的实性肿物，活动稍差，边界清楚，无压痛，未及子宫。性激素检查：黄体生成素（LH）57.93 IU/L，卵泡刺激素（FSH）13.24 IU/L，雌二醇（E_2）71.90 pg/ml，孕酮（P）2.39 ng/ml，催乳素（PRL）23.05 ng/ml，睾酮（T）25.17 nmol/l（女性＜2.6 nmol/L）；脱氢表雄酮 359.69 μg/dl。复查 B 超提示：子宫缺如，盆腔左附件区可见形态不规则结节状实性不均回声肿物，7.2 cm×8.0 cm×5.1 cm，血流信号丰富，RI 0.41～0.54；染色体检查：46,XY；为进一步诊治，收入院。

问题：

患者的诊断及进一步处理措施是什么？

案例3-1解析

第一节　性发育异常的分类

一、人类性别分类

1. **染色体性别（核性别）**　男性 46,XY；女性 46,XX。
2. **性腺性别**　卵巢与睾丸各有自己的结构特征，卵巢应有卵泡，睾丸应有生精小管。
3. **内、外生殖器性别**　男性有输精管、附睾、精囊、前列腺、阴茎与阴囊；女性有输卵管、子宫、阴道、阴蒂、大阴唇、小阴唇。
4. **性激素性别**　睾丸主要产生雄激素；卵巢主要产生雌激素。

5．社会性别　一个人在社会中按男性或女性抚养与生活称为社会性别。在治疗及处理性发育异常患者时需要考虑社会性别，尤其是对于一个成年人，改变社会性别将会对患者的精神和心理造成严重的影响。

6．心理性别　一个人的性格、爱好、行为、思想、性欲、认同感等符合一种性别，称为心理性别。

二、性发育异常疾病分类

正常个体，6 种性别一致。北京协和医院妇产科葛秦生教授根据多年的临床与基础研究，从上述 6 种性别中选择了性发育过程中 3 个最关键的环节（性染色体、性腺与性激素）作为分类的基础，将性发育异常疾病按病因分为：①性染色体异常，包括性染色体数目与结构异常。②性染色体正常，但性腺发育异常。③性染色体正常，性腺性质正常，但性激素异常。

第二节　性染色体异常疾病

一、先天性卵巢发育不全

Turner 于 1938 年首先描述了此类患者，临床特征为身材矮小、蹼颈和幼儿型女性外生殖器，以后亦称此疾病为特纳综合征（Turner syndrome）。本病发病率为新生婴儿的 10.7/10 万，占胚胎死亡的 6.5%，是一种最常见的性发育异常。单一的 X 染色体多数来自母亲，因此失去的 X 染色体可能由于父亲的精母细胞性染色体不分离所致。

【临床表现】

临床特点为身材矮小、生殖器与第二性征不发育、条索状性腺和一组躯体的发育异常。患者身高一般低于 150 cm。女性外阴，发育幼稚，有阴道，子宫小。躯体特征为面部多痣、内眦赘皮、耳大位低、腭弓高、后发际低、颈短而宽、蹼颈、胸廓桶状或盾形、乳头间距大、乳房及乳头均不发育、肘外翻、第 4 或第 5 掌骨或跖骨短、掌纹通关手、下肢淋巴水肿、肾发育畸形、主动脉弓狭窄等。智力多数发育正常。LH 和 FSH 从 10 ～ 11 岁起显著升高，且 FSH 的升高大于 LH 的升高。

特纳综合征的染色体除 45,X 外，可有多种嵌合体，如 45,X/46,XX，45,X/47,XXX，或 45,X/46,XX/47,XXX 等。临床表现根据嵌合体中哪一种细胞系占多数而异。特纳综合征亦可由于性染色体结构异常，如 X 染色体长臂等臂 Xi（Xq），短臂等臂 Xi（Xp），长臂或短臂缺失 XXq⁻，XXp⁻，形成环形 Xxr 或易位。临床表现与缺失多少有关。

性腺为条索状，长 2 ～ 3 cm，宽 0.5 cm，在相当于卵巢的部位，显微镜下观察可见条索内有薄的皮质、髓质和门部。

【诊断】

除临床特征外，首先进行染色体核型检查，染色体为 45,X，需有足够数量的细胞以明确是否有嵌合体的存在。需要筛查可能伴有的其他并发症，包括心血管异常、甲状腺异常、肝肾异常等，以便进行相关的预防和治疗。

【治疗】

治疗目的是促进身高增长，刺激乳房与生殖器发育，防治骨质疏松。

对促进身高增长的治疗方法仍有争议。替勃龙含有雌、孕、雄三种激素，可从 9 ～ 11 岁开始用药，起始隔日或每日 1.25 mg（半片），并随年龄增长而逐渐加量至每日 1 片，是一种价廉、有效的治疗方法，并可改善骨量，是无法承受生长激素治疗患者的良好选择。

生长激素（GH）治疗效果较为肯定。当患者身高在生长曲线上低于正常女孩的 − 2.0 SD，尤其是生长速度低于每年 5 cm 的患者，应考虑给予 GH 治疗。缺点是价格昂贵、需要每日注射、易有糖耐量受损、可能出现轻度的肢端肥大症。

用雌激素刺激乳房和生殖器发育效果良好，但需长期使用。过早应用雌激素促使骨骺早期愈合。一般先促进身高增长，骨骺愈合后再用雌激素促进乳房和生殖器发育。大约在 13 岁时（骨龄 > 11 岁）单独使用低剂量雌激素治疗，如戊酸雌二醇（补佳乐）1 mg/d 或结合雌激素 0.3 mg/d，可引起一个短暂的生长突增，并可诱导与同龄人相当的第二性征发育。对于有子宫的特纳综合征患者，应采用雌孕激素周期疗法（参照性激素补充治疗）。

二、生精小管发育不良

生精小管发育不良又称为克兰费尔特综合征（Klinefelter syndrome），是一种性染色体数目异常的性发育异常，典型的核型为 47,XXY，亦可有嵌合，性腺为睾丸。发生率为 1/1000 ~ 1/600 男婴。幼年时尿道下裂。患者一般因到青春期睾丸与阴茎不发育，部分患者因乳房发育或肥胖而就诊。患者有正常分化的男性外生殖器，有正常的中肾管，缺乏中肾旁管，睾酮水平低下，LH 和 FSH 显著升高。患者身材偏高，睾丸小而硬，生精小管退化而呈玻璃样变性，无生精现象，寿命明显短于正常男性。

三、超雌

超雌（super-female）为女性有 2 个以上的 X 染色体，是由于正常或异常的卵母细胞或精母细胞在第二次减数分裂中发生不分离。其特点是智力低下，生殖器发育幼稚，子宫小。X 越多，智力低下程度越严重，临床常被误诊为唐氏综合征（俗称先天愚型）。

四、XO/XY 性腺发育不全

染色体为 45,X/46,XY，因而命名为 XO/XY 性腺发育不全，性腺可为双侧发育不全的睾丸或卵巢，一侧发育不全的睾丸或卵睾与一侧发育不全的卵巢或条索状性腺。个别卵巢病理可有原始卵泡，保留卵巢对此类患者亦十分重要。条索状性腺病理学检查尚难以区分是发育不全的卵巢或睾丸。性腺不发育侧，中肾旁管系统发育；有功能的睾丸侧，中肾管将发育。若睾丸发育不全，该侧可有部分中肾管与中肾旁管两个系统的内生殖器。外生殖器的发育主要根据所分泌的睾酮水平，睾酮不足时将出现外生殖器模糊。

临床诊断时需注意：①血中没有 45,X/46,XY 嵌合存在，尚不能除外其他组织中存在嵌合体，可能需进行多种组织染色体检查；②血中 45,X/46,XY 细胞之比不反映其他组织中这些细胞的比例。

凡有 Y 染色体而性腺发育不全者，性腺发生肿瘤的可能性较大。为预防肿瘤，若按女性生活，预防青春期后出现男性化，应在青春期前切除发育不全的睾丸。

第三节 性腺发育异常

性腺发育异常，性染色体检查正常，但由于某些因素的影响，性腺在胚胎不同时期发生不同程度的发育不全或退化，造成性发育异常。此类性腺发育异常中以单纯性腺发育不全为最多见，且又可分为 XX 与 XY 单纯性腺发育不全，其中又以前者最多见。目前认为 XY 单纯性腺发育不全的主要病因是 *SRY* 基因的异常或 SRY 蛋白作用所必需的另一种基因的功能丧失。

一、XY 单纯性腺发育不全

【临床表现】

在胚胎早期睾丸不发育，未分泌睾酮和米勒管抑制物（MIS），中肾旁管未被 MIS 抑制而发育为输卵管、子宫与阴道上段，外生殖器未受雄激素影响而发育为女性外阴。其临床特点为正常的女性内、外生殖器，双侧条索状性腺，染色体为 46,XY，称为 XY 单纯性腺发育不全（XY pure gonadal dysgenesis）。Swyer 于 1955 年首先描述了此类疾病，故本病亦称为 Swyer 综合征。此类患者出生后均按女性生活，常因青春期乳房不发育或原发闭经而就诊。

患者的生长和智力正常，但部分患者体型类似去睾者，上肢长，指距大于身高。原发闭经，青春期无女性第二性征的发育，阴毛、腋毛无或稀少，乳房不发育。内、外生殖器发育幼稚，有输卵管、子宫与阴道。用人工周期可来月经。

成年后的血清促性腺激素水平升高，雌激素水平低下，骨密度显著低于正常，双侧条索状性腺组织学上表现为纤维性结缔组织，有时类似于波状的卵巢间质，但无卵泡。

【鉴别诊断】

XY 单纯性腺发育不全需与完全性雄激素不敏感综合征（完全型睾丸女性化）和 46,XY 17α- 羟化酶缺乏相鉴别。

【处理】

XY 单纯性腺发育不全患者中，30% ~ 60% 发生生殖细胞肿瘤，是性发育异常中最易发生肿瘤的病种。可能的原因包括：①条索状性腺的异常组织和腹腔内的环境相互促进而诱导肿瘤发生；②导致发生 XY 单纯性腺发育不全的基因突变也可能导致肿瘤的发生。肿瘤的类型以生殖细胞瘤（无性细胞瘤和精母细胞瘤）、性母细胞瘤及支持细胞瘤为主，其他恶性肿瘤（如内胚窦瘤、胚胎癌和绒毛膜癌等）均少见。因此对所有的 XY 单纯性腺发育不全患者，应切除条索状性腺以避免肿瘤的发生。青春期后，应给予周期性雌孕激素补充治疗以促进女性第二性征的发育，并预防骨质疏松，并可通过供卵和体外胚胎移植（试管婴儿）使 XY 单纯性腺发育不全患者成功妊娠。

二、XX 单纯性腺发育不全

染色体为 46,XX，表现型为女性，身高正常，原发闭经，神经性耳聋发生率稍高。乳房及第二性征不发育，内、外生殖器为发育不良的女性，有输卵管、子宫与阴道。用人工周期可以来月经。性腺呈条索状，出生后均按女性生活，因青春期乳房不发育或原发闭经而就诊。成年时血清雌激素水平低下，促性腺激素水平升高。

性腺发育不全可来自基因突变，亦可由于染色体异常，因此染色体正常并不能除外性腺发育不全。因基因而造成性腺发育不全，其姊妹或母系其他后裔有可能发生此病。青春期后应给予周期性雌孕激素补充治疗，可来月经，并促进女性第二性征的发育，预防骨质疏松。

三、真两性畸形

真两性畸形（true hermaphroditism）具有卵巢与睾丸两种性腺组织。性腺可以是单独的卵巢或睾丸，亦可以是卵巢与睾丸在同一侧性腺内，称为卵睾（ovotestis）。真两性畸形中性腺以卵睾为多见。性腺分布多种多样，可以是一侧为卵巢，另一侧为睾丸；或双侧均为卵睾；或一侧为卵巢或睾丸，另一侧为卵睾；或一侧为卵睾，另一侧无性腺。

【临床表现】

若性腺为卵睾，中肾旁管多数不被抑制。一般均有子宫，但发育程度不一。外生殖器多为发育不良的男性，有尿道下裂，单侧有阴囊及性腺。胚胎期雄激素不足，出生时阴茎与阴囊发育不明显，常作为女性生活。当小孩长大，阴茎发育而引起注意来就诊。约半数性腺在腹股沟内，有时在疝修补术时发现有性腺。约 2/3 的真两性畸形成年后乳房发育，有一部分能来月经，亦有男性按月尿血。无智力低下。

真两性畸形染色体多数为 46,XX，也可为 46,XY（约占 12%）或其他各种嵌合，如 46,XX/

46,XY,45,X/46,XY,46,XX/47,XXY,46,XX/47,XXY/49,XXYYY 等。睾丸的发育需要有 Y 染色体，但真两性畸形常没有 Y 染色体而有睾丸，可能是由于：①发生了 SRY 基因的易位（约占 2/3）；②常染色体或 X 染色体发生突变导致 SRY 时，发生睾丸分化；③少数可能是由于染色体检查不够详细而漏诊 XY 嵌合型，真两性畸形发生的根本原因尚在研究之中。

【诊断与鉴别诊断】

外生殖器有阴茎或阴囊而性染色体为 46,XX 时，应考虑真两性畸形。对于真两性畸形，最后必须经性腺病理学检查有卵巢和睾丸组织才能达到准确诊断。真两性畸形有时不易与 45,X/46,XY 性腺发育不全和先天性肾上腺皮质增生症相鉴别，它们的外生殖器发育异常类似。

【治疗】

真两性畸形发育不全的睾丸发生恶性肿瘤较为少见，46,XX 的肿瘤发生率为 4%，46,XY 的肿瘤发生率为 10%。手术时应保留与社会性别相同的正常性腺。必要时手术时可对性腺做活检，并送冰冻病理学检查。若睾丸部分位于腹腔或腹股沟，应将睾丸固定至阴囊内。若为卵睾，在切除卵巢组织时，应包括少量睾丸组织。同时切除子宫、输卵管，无须切除全部阴道。若社会性别为女性，应切除全部睾丸组织，保留正常的卵巢组织。外生殖器应根据社会性别考虑适时矫形，以便患者能结婚或生育。

四、睾丸退化

此类患者性染色体为 46,XY。男性胚胎从妊娠 8～9 周开始外生殖器分化，在 18～20 周时完成外生殖器的分化。若胚胎期，睾丸在退化之前分泌一段时期的睾酮和中肾旁管抑制因子，则外生殖器可有不同程度的男性化和中肾旁管不全退化。如阴唇融合，阴蒂稍增大，尿道口在阴蒂根部，属胚胎早期的表现。剖腹探查见双侧有发育不全的输卵管，无子宫。双侧性腺为条索状，病理学检查见不发育的性腺，无肿瘤。青春期后用雌激素使第二性征发育，成年后考虑施行阴道成形术。

第四节　性激素与功能异常

此组患者性染色体正常，性腺性质与性染色体相符，而主要表现为性激素的合成和（或）功能异常。性激素的合成过程需要多种酶，性激素起作用需要相应的受体。合成酶的缺乏、受体的异常或受体后的异常将影响性激素的产生和作用，形成各种性发育异常。

一、雄激素过多

（一）先天性肾上腺皮质增生症

雄激素分泌过多最常见的原因是酶的缺乏。肾上腺皮质在合成类固醇激素的过程中缺乏 21-羟化酶或 11β- 羟化酶而使皮质醇的合成减少，引起促肾上腺皮质激素（ACTH）分泌增加。过度分泌的 ACTH 刺激肾上腺皮质的束状带增生，产生过量的 11- 去氧皮质酮和 11- 去氧皮质醇的前体物质，这些前体中的一部分则通过 17α- 羟化酶 /17,20- 裂解酶转而进入雄激素合成途径，进而产生过多的雄激素，在女性患者中造成女性男性化，在男性患者中表现为男性假性性早熟。女性患者染色体为 46,XX，性腺为卵巢，内生殖器有输卵管和子宫，但外生殖器可有不同程度的男性化。

多数 21- 羟化酶缺乏患者在出生至 5 岁间发病，迟发性肾上腺皮质增生症患者于月经初潮后不久开始出现月经稀发、多毛及痤疮。先天性与迟发性肾上腺皮质增生症的区别在于后者生殖器畸形不明显，而且较为少见。临床需与多囊卵巢综合征相鉴别。

【21- 羟化酶缺乏临床表现】

先天性肾上腺皮质增生症以 21- 羟化酶缺乏最常见，约占 95% 以上。男、女两性发病率相同，约占新生儿的 1/10 000。21- 羟化酶基因位于第 6 号染色体短臂上（6p21）。其病理特征为：①皮质醇分泌缺乏；②皮质醇 21c 类固醇前体增多；③肾素和血管紧张素分泌增加；④雄激素分泌增加。

1. 单纯男性化型　21- 羟化酶缺乏导致的女性男性化在胚胎 8 ～ 12 周开始，因此女性患者出生时外生殖器有不同程度的男性化表现。Prader 将不同程度的外生殖器男性化分为 5 型。

（1）外阴分型

Ⅰ型：阴蒂稍大，阴道口与尿道口正常。

Ⅱ型：阴蒂较大，阴道口为漏斗型，但阴道口与尿道口仍分开。

Ⅲ型：阴蒂显著增大，阴道与尿道开口于一个共同的尿生殖窦。

Ⅳ型：阴蒂显著增大似阴茎，阴茎基底部为尿生殖窦，类似尿道下裂，生殖隆起部分融合。

Ⅴ型：阴蒂似男性阴茎，尿道口在阴茎头部，生殖隆起完全融合，此型常被误认为有隐睾与尿道下裂的男性。

胎儿在 20 周前发病时，外生殖器正在分化与形成的过程中，若此时受增高睾酮的影响，可使生殖结节和尿道褶发育为阴茎，生殖隆起不同程度地融合，外生殖器类似男性，如Ⅳ型、Ⅴ型。若胎儿在 20 周后发病，阴道与尿道已分化形成，外生殖器将表现为Ⅰ型、Ⅱ型。

（2）生长速度快，骨骺愈合早：儿童期，一般在小于 4 岁的一个时期出现生长速度快，平均身高与大 1 ～ 4 岁儿童的一致。骨骺愈合早，骨龄大于实际年龄，最后的身高比正常同龄人矮，未治疗的患者身高一般在 140 ～ 150 cm。

（3）抵抗力差：由于皮质醇分泌减少，应激能力差，易感冒、发热等。

（4）女性患者男性第二性征发育早：如阴毛、腋毛、胡须、毳毛、喉结、音低、痤疮等在儿童期即出现。肌肉发达，体力较同龄者强。乳房不发育。

2. 失盐型　21- 羟化酶缺乏重型患者除男性化外，尚有失盐的表现，占患者总数的 1/3 ～ 1/2。新生儿一般在出生后 2 个月内出现呕吐、脱水、不进食、体重下降或伴有休克。血钾高，钠与氯低，尿素氮浓度增高。女性若出现外生殖器男性化及失盐，应考虑为严重的 21- 羟化酶缺乏。

【诊断与鉴别诊断】

临床上若婴儿有外生殖器畸形、高血压或呕吐、脱水、失盐等表现，应考虑有先天性肾上腺皮质增生症的可能。成年女性原发闭经，或偶有继发闭经而有男性化表现者，亦应考虑先天性肾上腺皮质增生症的可能性。应注意了解有无家族史。

地塞米松抑制试验：采用五日法中剂量地塞米松抑制试验。口服地塞米松 0.75 mg，每 6 h 1 次，共 5 d，于服药前和服药后 1 d、3 d、5 d 上午 8 时抽血测血清 17α- 羟孕酮；服药前和服药 5 d 后上午 8 时抽血测血清睾酮水平。一般正常人血清 17α- 羟孕酮基础水平 < 2 ng/ml（相当于 6.06 nmol/L）。先天性肾上腺皮质增生症 21- 羟化酶缺乏时血清 17α- 羟孕酮基础水平可高达 10 ～ 1000 ng/ml（30.3 ～ 3030 nmol/L）。抑制试验后可抑制至正常范围。分泌雄激素的肿瘤不被抑制。

【内科治疗】

先天性肾上腺皮质增生症单纯男性化与高血压型补充足量肾上腺皮质激素以抑制促肾上腺皮质激素释放激素（CRH）- ACTH 的分泌，从而抑制肾上腺产生过多的雄激素，纠正电解质代谢紊乱并阻止骨骺过早愈合。临床常用醋酸可的松、氢化可的松、泼尼松、泼尼松龙、地塞米松或合并使用上述药物治疗。开始用大剂量 5 ～ 7 d，与抑制试验相仿，以迅速抑制 ACTH 而抑制肾上腺的分泌。然后减至最小的维持剂量保持血 17α- 羟孕酮在正常范围。绝大多数 4 岁以内患者用醋酸可的松每日 12.5 ～ 25 mg，5 ～ 10 岁每日 25 ～ 37.5 mg，10 岁以上每日 37.5 mg。

一日量分 2 ~ 3 次口服，最好 40% 的剂量在早上服。遇应激（如感染、外伤、手术等）时，需增加激素剂量 1 ~ 3 倍。开始时每个月测一次血 17α- 羟孕酮协助调整剂量，稳定后可每 3 ~ 6 个月复查。女性患者需终身服药。

若在 2 岁以内诊断而开始治疗，就能较好地控制阴蒂继续增大与其他男性化的发展，可抑制骨骺过早愈合而造成的身材较矮，月经初潮后乳房开始发育。11 岁时开始治疗，骨骺已愈合，身材不易增高。有些男性化体征（如音低、喉结）治疗后改进不明显。婚后亦能妊娠，但易在 3 ~ 4 个月时自然流产，妊娠期应继续服药。

失盐型患者可经及时、正确的诊断和抢救而挽救生命，否则多数在 3 个月内死亡。治疗需静脉滴注氢化可的松 25 ~ 100 mg/d 与生理盐水（含盐 2 ~ 5 g/d）。待呕吐停止、脱水纠正，可逐渐减量及改为口服至维持量。

【手术治疗】

女性外生殖器畸形需手术整形治疗。整形手术应予保留血管和神经的阴蒂缩小术，扩大融合的会阴。外生殖器属Ⅳ型、Ⅴ型而已按男性生活者，成年后不易改变性别，可行阴茎成形术，切除女性内生殖器。

【产前诊断与治疗】

此病为遗传性疾病，有家族史者可于孕 8 ~ 10 周作绒毛活检术进行 DNA 检测，但较困难。亦可在妊娠 4 个月时取羊水测定胎儿性别和 17α- 羟孕酮、雄烯二酮或采血测 17α- 羟孕酮。

（二）11β- 羟化酶缺乏

11β- 羟化酶基因位于第 8 号染色体长臂（8q22）。11β- 羟化酶缺乏时，皮质醇与醛固酮的合成均减少，去氧皮质酮、去氧皮质醇与雄激素均增多，但无失盐的表现，血压升高是 11β- 羟化酶缺乏的特征。

（三）非肾上腺来源的雄激素过多

1. 外源性雄激素过多　此类并不多见，若母亲于妊娠期因先兆流产或其他原因服用合成孕激素类药物，如炔诺酮、异炔诺酮或睾酮等，可造成女性胎儿外生殖器男性化。在妊娠 12 周前用药可出现阴囊融合。阴蒂增大与用药持续时间有关。

2．母源性雄激素过多　曾有报道母亲妊娠期雄激素过多而女性胎儿男性化后发现母亲有卵巢分泌雄激素肿瘤。

二、雄激素缺乏

雄激素合成不足亦可发生于多种酶的缺乏，如 20, 22- 碳链酶、3β- 羟类固醇脱氢酶、17α- 羟化酶、17, 20- 碳链酶与 17β- 羟类固醇脱氢酶。前两者缺乏患儿在出生后均早期夭折，后三者缺乏患儿除表现为雄激素缺乏外，尚有相应的肾上腺激素分泌不足，其中以 17α- 羟化酶不足较为多见。

（一）17α- 羟化酶缺乏

17α- 羟化酶存在于肾上腺和性腺，此酶缺乏时 17α 羟化作用受阻，肾上腺合成皮质醇、睾酮和雌二醇及其他相应的代谢产物明显减少。皮质醇低时，ACTH 增多，不需 17α- 羟化酶参与生物合成的激素（如 11- 去氧皮质酮、皮质酮和 18- 羟皮质酮）均明显升高，它们均有保钠排钾的作用。

【临床表现】

患者因缺乏性激素，外生殖器为女性，按女性生活。性腺内缺乏 17α- 羟化酶时性激素合成受阻。男性患者睾酮、脱氢表雄酮和雄烯二酮合成受阻。外生殖器为女性幼稚型，性腺为发育不全的睾丸，可位于盆腔、腹股沟或阴唇，因胚胎期 MIS 分泌正常，无子宫与输卵管，阴道呈盲端。女性患者雌激素合成受阻，卵巢发育不全，外生殖器发育幼稚，第二性征不发育。由于缺乏雌激素的抑制，骨骺愈合晚，身材偏高。高血压和低血钾，抵抗力差，易感冒、发热。

【诊断与鉴别诊断】

临床遇到有高血压、低血钾、原发闭经、性激素低下、第二性征不发育的患者，应考虑17α- 羟化酶缺乏的可能。17α- 羟化酶缺乏患者睾酮和雌二醇水平低下，对人绒毛膜促性腺激素（HCG）刺激试验无反应。FSH 和 LH 增高。皮质醇水平低下，ACTH 刺激试验反应不良。

【治疗】

对 46,XY 的 17α- 羟化酶缺乏患者，需切除发育不全的睾丸，以防治肿瘤的发生。内科治疗需用糖皮质激素替代治疗，如地塞米松、泼尼松等，用药后血压下降，血钾上升，用药方法同21- 羟化酶缺乏。到达青春期后需行雌激素补充治疗，以促进女性第二性征的发育，并防治骨质疏松。

（二）5α- 还原酶缺乏

男性外生殖器的分化与发育依赖于靶器官内的 5α- 还原酶将循环的睾酮转化为双氢睾酮。缺乏 5α- 还原酶Ⅱ，出生时外生殖器多为女性表现，阴道为盲端，无子宫，中肾管分化良好，前列腺不发育。其染色体为 46,XY 时，性腺为睾丸，睾酮分泌和作用正常。本病是一种家族性常染色体隐性遗传病。患者分布呈现一定的区域性，较为少见。部分 5α- 还原酶缺乏者青春期发育时睾酮分泌增多，转化为双氢睾酮亦增多，男性化改变明显。

三、雄激素不敏感综合征

雄激素不敏感综合征（androgen insensitivity syndrome，AIS）临床较为常见，占原发闭经的6% ～ 10%，发病率为出生男孩的 1/64 000 ～ 1/20 000。染色体为 46,XY，是一种性连锁隐性遗传性疾病。目前认为雄激素靶器官上的雄激素受体出现障碍而导致对雄激素不反应或反应不足，因此提出了"雄激素不敏感"的名称，并逐渐取代了"睾丸女性化"的名称。

【临床分类】

1976 年 Prader 等根据患者有无男性化表现，将 AIS 患者分为无男性化表现的完全型雄激素不敏感综合征（complete AIS，CAIS）和有男性化表现的不完全型雄激素不敏感综合征（incomplete AIS，IAIS）两大类。

1. 完全型雄激素不敏感综合征　患者自幼均按女性生活。在婴幼儿期，个别患者可因大阴唇或腹股沟包块而就诊，行疝修补术时发现疝内容物为睾丸。成年后原发闭经，女性体态，青春期乳房发育但乳头发育差，阴毛、腋毛无或稀少，女性外阴、大阴唇、小阴唇发育较差，阴道呈盲端，无子宫颈和子宫，人工周期无月经。性腺可位于大阴唇、腹股沟或腹腔内。在胚胎期，AIS 患者睾丸间质细胞分泌的睾酮由于雄激素受体异常，双氢睾酮对泌尿生殖窦和外生殖器不起作用，而导致分化成阴道下段与女性外阴。睾丸支持细胞能分泌正常的 MIS，米勒管被抑制而没有输卵管、子宫、子宫颈和阴道上段。

2. 不完全型雄激素不敏感综合征　与完全型雄激素不敏感综合征主要区别在于有不同程度的男性化，包括增大的阴蒂和阴唇的部分融合，青春期有阴毛、腋毛发育。

【激素改变】

青春期后睾丸分泌睾酮增加，由于雄激素受体缺陷，导致睾酮对下丘脑 - 垂体 - 卵巢轴的负反馈调节不足，使 AIS 患者的 LH 水平高于正常男性；FSH 的分泌与正常男性水平相同或升高。升高的 LH 又刺激睾丸分泌更多的睾酮和雌激素。雌激素主要来自睾丸，少量由雄烯二酮和睾酮在外周组织中经芳香化作用转化而来，因而青春期后 AIS 患者的睾酮和雌激素处在正常高限或升高。HCG 刺激后，有血睾酮和双氢睾酮（DHT）的正常增加。

【肿瘤的发生】

AIS 患者睾丸发生肿瘤的风险为 6% ～ 9%，生殖细胞肿瘤恶性程度较低，偶尔为精原细胞瘤。生殖细胞肿瘤恶变的危险随年龄增长而增加，20 岁时恶变率为 3%～5%，50 岁时可达30%。非生殖细胞肿瘤包括支持细胞和间质细胞肿瘤，最常见的是腺瘤，其中以支持细胞腺瘤最为常见。

【鉴别诊断】

CAIS 需注意与 46,XY 单纯性腺发育不全和 17α- 羟化酶缺乏症相鉴别，列于表 3-1。

表 3-1　CAIS 与 46,XY 单纯性腺发育不全和 17α- 羟化酶缺乏症的鉴别

	CAIS	46,XY 单纯性腺发育不全	17α- 羟化酶缺乏症
原发闭经	+	+	+
乳房发育	+	—	—
阴毛、腋毛	—	—	—
外生殖器	女性	女性	女性
阴道	盲端	有	盲端或有
子宫颈	无	有	无或有
子宫	无	有	无或有
人工周期出血	无	有	无或有
性腺	睾丸（发育不全）	睾丸（条索）	睾丸（发育不全）
染色体	46,XY	46,XY	46,XY
雄激素	正常或升高	低下	低下
雌激素	正常或升高	低下	低下
高血压	无	无	有
低血钾	无	无	有

【产前诊断和遗传分析】

AIS 为 X 性连锁隐性遗传性疾病，对一个女性携带者来说，其 46,XY 后代中患 AIS 的可能性为 1/2；其 46,XX 后代中有 1/2 是携带者。对有 AIS 家族史者，可进行产前绒毛或滋养细胞组织活检作 DNA 分析。

【处理】

此类患者可结婚，不能生育。在 CAIS 中，只需切除双侧性腺，行疝修补术即可按女性生活。按女性生活的 IAIS 需切除双侧性腺，必要时行外阴整形或阴道成形术。按男性生活的 IAIS 则需行隐睾纠正和外生殖器整形。AIS 诊断明确后，对性腺切除的时机仍有争议，一般在女性第二性征发育后尽早切除性腺。

参考文献

[1] 葛秦生. 临床生殖内分泌学：女性与男性 [M]. 北京：科学技术文献出版社，2001.
[2] 孙爱军. 实用生殖内分泌疾病诊治精要 [M]. 北京：中国医药科技出版社，2013.

（杨　欣）

第二篇

生殖器官各论

第四章

卵 巢

学习目标

- **基本目标**

1. 识别女性内生殖器及外生殖器的解剖特点、邻近器官及其相互关系。

2. 识别卵巢一般组织结构。描述各期卵泡（原始卵泡、初级卵泡、次级卵泡、成熟卵泡）形态结构和卵细胞成熟分裂。解释黄体的形成、结构和功能。说明排卵过程和机制。

3. 理解卵巢的生理功能及其周期性变化、月经周期调节。

4. 运用卵巢功能调节知识，理解下丘脑-垂体-卵巢-子宫闭经的病因，概括各类闭经诊断要点和治疗原则。

5. 运用卵巢功能的知识，理解围绝经期、绝经早期和绝经晚期症状及辅助检查要点。

6. 运用卵巢功能的知识，分析多囊卵巢综合征临床表现、内分泌激素的改变以及诊断要点和治疗原则。

7. 理解卵巢肿瘤发病机制及高危因素。

8. 理解卵巢肿瘤常见类型及其病理特征。

9. 复述卵巢良、恶性肿瘤临床表现以及良性肿瘤的常见并发症。

10. 概括卵巢良性与恶性肿瘤诊断与鉴别诊断、治疗原则。

- **发展目标**

1. 运用下丘脑-垂体-卵巢轴及其功能调节，分析多囊卵巢综合征治疗、合并不孕症的治疗，预防子宫内膜癌的方法。

2. 运用卵巢癌的病因学说，分析基因检测对卵巢癌治疗及预防的价值。

第一节　卵巢的解剖

一、形态与位置

卵巢（ovary）（图 4-1）为女性生殖腺，是产生女性生殖细胞（卵子）和分泌女性激素的器官。

1．卵巢的形态　左、右各一，灰红色，质较韧、硬，呈扁平的椭圆形。幼年时期的卵巢体积较小，表面光滑。进入青春期后，卵泡开始发育、排卵，此后经多次排卵，其表面的瘢痕增多，凹凸不平。卵巢的大小和形态也因人因年龄不同而异。即使在同一个女性，左、右卵巢也并不一致，一般左侧大于右侧。成人卵巢大小约 4 cm×3 cm×1 cm，重量为 5 ~ 6 g。35 ~ 45 岁开始卵巢逐渐缩小，绝经期以后可逐渐缩小到原体积的 1/2。由于卵巢屡次排卵，卵泡破裂萎缩，由结缔组织代替，故其实质渐次变硬。卵巢实质由浅层的皮质和深层的髓质组成。皮质是卵巢的主体，内含有大小不等处于不同发育阶段的卵泡、黄体和它们退化形成的残余结构及间质组织。成熟的卵泡经卵巢表面将卵细胞（卵子）排至腹膜腔。一般每个月只有一个卵泡发育成熟，左、右卵巢交替排卵。女性一生共排卵 420 ~ 500 个。排卵后的卵泡形成黄体，黄体能分泌孕酮和少量的雌激素。未受孕时，黄体在 2 周后变成结缔组织，形成白体。卵巢的髓质由位于中央的疏松结缔组织、血管、神经和淋巴管等构成。

2．卵巢的位置　卵巢位于子宫两侧，盆腔侧壁的髂内、外动脉分叉处的卵巢窝内。卵巢可分为内、外侧面，前、后缘和上、下端。其外侧面对向盆腔侧壁；内侧面朝向盆腔，多与回肠紧邻，又名肠面。上端钝圆，与输卵管伞相接触，称为卵巢输卵管端（tubal extremity of ovary）；下端借卵巢固有韧带连于子宫，称为卵巢子宫端（uterine extremity of ovary）。前缘借卵巢系膜连于子宫阔韧带，称为系膜缘，其中央为血管、神经等出入的卵巢门（hilum of ovary）；后缘游离，称为独立缘，较隆凸，朝向内方。

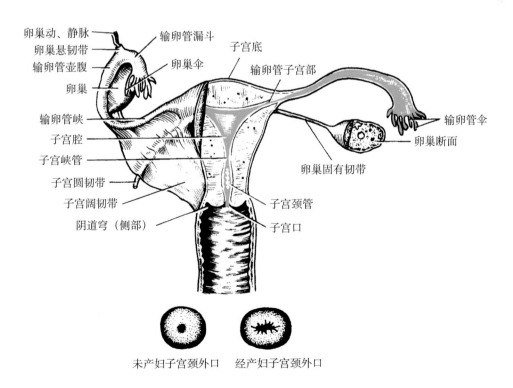

未产妇子宫颈外口　　经产妇子宫颈外口

图 4-1　卵巢、输卵管及子宫的形态

卵巢位于子宫底的后外侧，与盆腔侧壁相接。当妊娠时，由于子宫的增大，卵巢的位置也随之改变。卵巢属于腹膜内位器官，完全被子宫阔韧带后叶包裹形成卵巢囊。卵巢与子宫阔韧带间的腹膜皱襞，称为卵巢系膜，很短，内有至卵巢的血管、淋巴管和神经通过。卵巢位于卵巢窝内，外侧与盆腔侧壁的腹膜相接，但其移动性很大，位置多受大肠充盈程度的影响。卵巢窝在髂内、外动脉起始部的交角内，前界为脐动脉索，后界为输尿管和髂内动脉。窝底由闭孔内肌及覆盖其表面的盆筋膜和腹膜壁层构成。在窝底处的腹膜外组织内，有闭孔血管和神经通过。

胎儿卵巢的位置与男性睾丸的位置相似，位于腰部和肾的附近。新生儿卵巢位置较高，略成斜位。成人的卵巢位置较低，长轴近于垂直位，卵巢输卵管端位于骨盆入口平面的稍下方，髂外静脉附近，恰与骶髂关节相对。卵巢子宫端向下，居盆底腹膜的稍上方，与子宫外侧角相接。系膜缘位于脐动脉索后方。游离缘位于输尿管前方。老年人的卵巢位置更低。卵巢的位置可因子宫位置的不同而受影响。当子宫左倾时，左卵巢稍向下移位，卵巢子宫端稍转向内方；右倾时，则相反。卵巢输卵管端及其后缘上部被输卵管伞和输卵管漏斗覆盖。

二、卵巢的固定韧带

卵巢在盆腔内的位置主要靠韧带来维持。这些韧带包括卵巢悬韧带（suspensory ligament of ovary）、卵巢固有韧带（proper ligament of ovary）和卵巢系膜。卵巢悬韧带临床又称为骨盆漏斗韧带（infundibulopelvic ligament），是腹膜形成的皱襞，起自小骨盆侧缘，向下至卵巢的输卵管端，韧带内含有卵巢血管、淋巴管、神经丛、结缔组织及平滑肌纤维。该韧带是临床手术寻找卵巢动、静脉的标志。卵巢固有韧带又称为卵巢子宫索（utero ovarian cord），由结缔组织和平滑肌纤维构成，表面覆以腹膜，形成腹膜皱襞，自卵巢子宫端连至子宫与输卵管结合处的后下方。另外，子宫阔韧带后层覆盖卵巢和卵巢固有韧带形成卵巢系膜（图4-2），也起固定卵巢的作用。

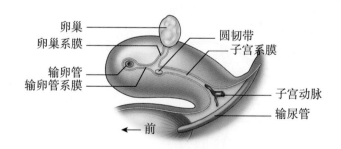

图 4-2　卵巢系膜的矢状断面

三、卵巢的血管、淋巴和神经

1. 血管　卵巢由卵巢动脉和子宫动脉的卵巢支供血。动脉从卵巢门进入髓质，形成螺旋状分支，并呈辐射状伸入皮质，在卵泡膜和黄体内形成毛细血管网，再由毛细血管网集合成微静脉，然后在髓质内汇成小静脉，经卵巢门离开。小静脉在卵巢系膜内构成卵巢静脉丛，最后会集成卵巢静脉，与同名动脉伴行。左侧卵巢静脉注入左肾静脉，右侧卵巢静脉直接注入下腔静脉。

依据卵巢动脉和子宫动脉的卵巢支对卵巢血供的状况，将其动脉供应分为四型（图4-3）。

Ⅰ型：由子宫动脉和卵巢动脉的分支互相吻合共同营养卵巢，为混合供应型，是卵巢血液供应最常见的类型。

Ⅱ型：仅由卵巢动脉营养卵巢，为卵巢动脉供应优势型。

Ⅲ型：仅由子宫动脉营养卵巢，为子宫动脉供应优势型。

Ⅳ型：子宫动脉的分支供应卵巢的内侧部，卵巢动脉的分支供应卵巢的外侧部，为均衡供应型，属于卵巢血液供应的变异。

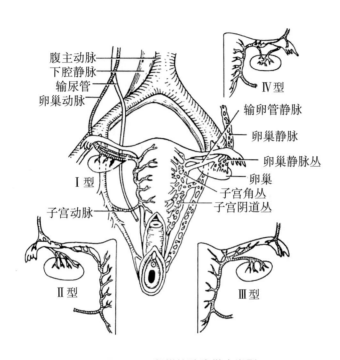

图4-3 卵巢的动脉供应类型

Ⅰ型．子宫动脉与卵巢动脉共同营养型；Ⅱ型．卵巢动脉供应优势型；Ⅲ型．子宫动脉供应优势型；Ⅳ型．子宫动脉与卵巢动脉各营养一半卵巢型

由于卵巢的血管分布存在着上述差异，在行输卵管结扎术时，为防止损伤供应卵巢的血管分支，一般强调结扎部位选择在输卵管的中1/3部。结扎时应特别注意保存子宫、卵巢血运的完整性。一旦影响了输卵管系膜间的血运，即可能导致卵巢功能障碍，造成术后月经改变。

2. 淋巴　卵巢实质内含有毛细淋巴管网，这些淋巴管与动脉的关系极为密切。卵巢皮质和髓质的毛细淋巴管网相通。由皮质卵泡膜及黄体周围毛细淋巴管网发出的淋巴管，沿血管进入髓质，与髓质的淋巴管吻合，继而走向卵巢门。自卵巢门发出6～8条集合淋巴管，进入卵巢系膜，与输卵管及子宫的集合淋巴管汇合。左侧卵巢的集合淋巴管注入主动脉外侧淋巴结及主动脉前淋巴结。右侧卵巢的集合淋巴管主要汇入中间腰淋巴结，一部分汇入右腰淋巴结的腔静脉前淋巴结。

由于卵巢、输卵管及子宫的集合淋巴管在卵巢系膜内可互相吻合，所以三个器官的淋巴可经共同的径路注入腰淋巴结。当集合淋巴管受阻时，一个器官的淋巴通过集合淋巴管间的吻合，可能逆流至另一个器官，故盆部的炎症或肿瘤可循此途径从一个器官传播至另一个器官。卵巢的炎症或肿瘤，除累及腰淋巴结外，尚可侵犯髂内淋巴结、髂外淋巴结、闭孔淋巴结和腹股沟淋巴结。

3. 神经　卵巢的神经来自卵巢神经丛和子宫神经丛，与动脉一同由卵巢门入髓质。在髓质内形成神经丛。再由该丛发出神经纤维进入皮质内，多分布于血管壁。在次级卵泡内形成末梢感受器。在黄体内终止于黄体细胞之间。在闭锁卵泡的内膜中可见神经纤维。另外，生殖上皮和白体都有极细的神经纤维分布。

（陈春花　张卫光）

第二节　卵巢的微细结构

一、卵巢的组织结构

卵巢（ovary）是一对略扁的椭圆形实质性器官，表面覆盖有被膜，包括表面上皮（单层扁平上皮或单层立方上皮）及上皮下的白膜（薄层致密结缔组织）。卵巢实质由浅层的皮质和深层的髓质构成。皮质较宽厚，含有不同发育阶段的卵泡、闭锁卵泡、间质腺及黄体等，以上结构之间是富含网状纤维和梭形基质细胞的结缔组织。髓质较狭窄，为疏松结缔组织，与皮质无明显分界（图4-4～图4-6）。近卵巢门处有少量平滑肌细胞和门细胞，卵巢的血管、淋巴管和神经由此出入。门细胞（hilus cell）是较大的上皮样细胞，细胞结构与睾丸间质细胞类似，也具有分泌雄激素的功能。

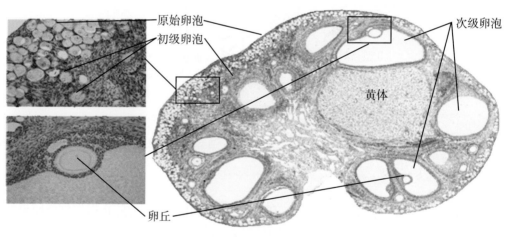

图 4-4　猫卵巢光镜结构模式图

二、卵泡的发育与成熟

卵巢的年龄变化

女性生殖细胞生长在卵泡内，随卵泡发育而逐渐成熟。卵泡由一个卵母细胞和包绕在其周围的卵泡细胞组成。卵泡的生长发育是一个连续的过程，按其结构变化，一般分为原始卵泡、生长卵泡和成熟卵泡3个阶段。

1. 原始卵泡（primordial follicle）　位于皮质浅层，白膜下方，数量最多，体积最小，由中央一个初级卵母细胞（primary oocyte）和周围单层扁平的卵泡细胞（follicular cell）组成（图4-4，图4-5）。初级卵母细胞呈圆形，体积较大，直径为 30 ～ 40 μm。细胞核大而圆，染色质稀疏，着色浅，核仁大而明显。卵泡细胞体积小，呈扁平形，细胞核扁圆，着色深，细胞与外周结缔组织之间隔有薄层基膜。卵泡细胞具有支持和营养卵母细胞的作用，两者之间有许多缝隙连接。

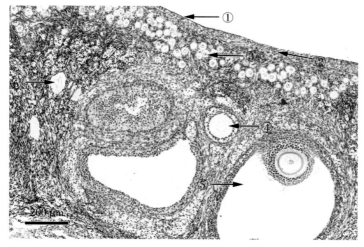

图 4-5 猫卵巢局部低倍光镜像
①表面上皮；②白膜；③原始卵泡；④初级卵泡；⑤次级卵泡；⑥闭锁卵泡

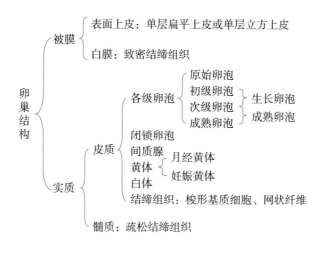

图 4-6 卵巢结构

2. 生长卵泡（growing follicle） 生长卵泡又分为初级卵泡和次级卵泡两个阶段。

（1）初级卵泡（primary follicle）：卵泡细胞开始生长、增殖、变化，由单层扁平变成单层立方、单层柱状再变成多层（可达 5～6 层）。这一变化过程中的卵泡均称为初级卵泡。初级卵泡的主要结构特点是：①初级卵母细胞体积增大，细胞核也变大，细胞质内的粗面内质网、高尔基复合体和游离核糖体等细胞器增多。②卵泡细胞由扁平形变为立方形或柱状，随后细胞层数也增殖为多层。③在卵母细胞和卵泡细胞之间出现一层较厚的富含糖蛋白的嗜酸性膜，称为透明带（zona pellucida），它由卵母细胞和卵泡细胞共同分泌形成。电镜下可见卵母细胞表面的微绒毛和卵泡细胞的突起均伸入透明带内，卵泡细胞的长突起还穿越透明带，与卵母细胞膜接触。卵泡细胞之间以及卵母细胞和卵泡细胞之间均有缝隙连接。这些结构有利于各细胞之间物质交换、细胞代谢、沟通信息、协调功能。④随着初级卵泡的增大，卵泡周围的结缔组织梭形细胞逐渐密集形成卵泡膜（theca folliculi），它与卵泡细胞之间仍隔以基膜（图 4-5，图 4-7）。

（2）次级卵泡：其特点是出现了卵泡腔。随着初级卵泡继续发育，当卵泡细胞增至 6～12 层时，在卵泡细胞之间会出现一些大小不等的液腔，小的液腔逐渐融合形成大的液腔，出现液腔的卵泡被称为次级卵泡（secondary follicle）（图4-4，图4-5，图4-8）。次级卵泡的结构特点是：①卵泡细胞之间出现卵泡腔，腔内充满由卵泡细胞分泌的糖胺多糖和卵泡膜血管渗出的血浆组成的卵泡液（follicular fluid），内含营养物质（如血浆蛋白、透明质酸等）、垂体和卵巢分泌的激素（如雌激素、卵泡刺激素等）以及生长因子等多种生物活性物质，对卵泡的发育、成熟具有重要作用。②随着卵泡液的增多和卵泡腔的扩大，初级卵母细胞及其周围的卵泡细胞被挤到卵泡的一侧，形成一个凸向卵泡腔的丘状隆起，称为卵丘（cumulus oophorus）。紧靠透明带的一层高柱状卵泡细胞呈放射状排列，称为放射冠（corona radiata）。初级卵母细胞的体积已达到最大，直径为 125～150 μm，以后不再长大。③分布在卵泡腔周边的卵泡细胞构成卵泡壁，光镜下整层细胞呈颗粒状，故称为颗粒层（stratum granulosum），颗粒层的细胞被称为颗粒细胞（granulosa cell）。④此时卵泡膜也逐渐分化为内、外两层，分别称为内膜层（theca interna）和外膜层（theca externa）。内膜层含有较多的多边形或梭形的膜细胞（theca cell）和丰富的毛细血管，膜细胞具有分泌类固醇激素细胞的电镜结构特征，在黄体生成素的调节下，可合成和分泌雄激素。外膜层细胞较少，血管也较少，胶原纤维较多，并含有少量平滑肌纤维。

3. 成熟卵泡（mature follicle）　是卵泡发育的最后阶段。腔大、液多、壁薄是其特点。卵泡体积很大，直径可达 20 mm，并向卵巢表面突出。颗粒细胞不再增殖，颗粒层变薄（图4-4）。具有一个大卵泡腔的次级卵泡和成熟卵泡又称为囊状卵泡（vesicular follicle）。此时初级卵母细胞继续分裂，并在排卵前 36～48 h 完成第一次成熟分裂，产生一个次级卵母细胞（secondary oocyte），其随即进入第二次成熟分裂，并停止于分裂中期。各级卵泡结构比较见图4-9。

卵泡在发育的过程中还具有内分泌功能，主要分泌雌激素。雌激素的分泌是颗粒细胞和膜细胞在卵泡刺激素（follicle stimulating hormone，FSH）和黄体生成素（luteinizing hormone，LH）的作用下协同完成的。膜细胞合成的雄激素透过基膜进入颗粒细胞，在芳香化酶系的作用下将雄激素转变为雌激素，这种合成方式被称为"两细胞学说"。合成的雌激素小部分进入卵泡腔，大部分释放入血，调节子宫内膜等靶器官的生理活动（图4-10）。

三、排卵

在月经周期的第14天左右，垂体释放 LH 量急剧上升，LH 促使成熟卵泡破裂，卵母细胞自卵巢排出的过程称为排卵（ovulation）。LH 峰值的出现使成熟卵泡内的卵泡液剧增，卵泡更

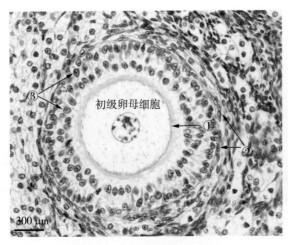

图 4-7　猫卵巢初级卵泡光镜像
①透明带；②卵泡膜；③卵泡细胞

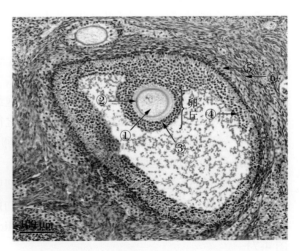

图 4-8　猫卵巢次级卵泡光镜像
①初级卵母细胞；②透明带；③放射冠；④颗粒层；⑤内膜层；⑥外膜层

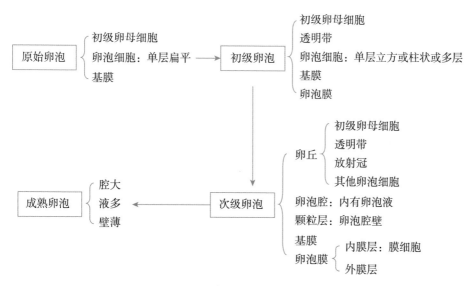

图 4-9 各级卵泡结构比较

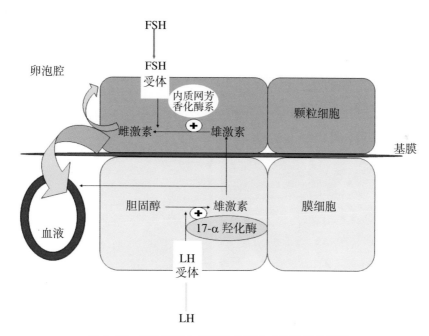

图 4-10 颗粒细胞与膜细胞协同合成雌激素示意图

向卵巢表面突出，卵泡壁、白膜和表面上皮变得更薄，局部缺血，形成一个圆形透明的卵泡斑（follicular stigma）（图 4-11）。继而卵泡斑处的结缔组织被胶原酶和透明质酸酶解聚，在 LH 的作用下，颗粒细胞合成的前列腺素使卵泡膜外层的平滑肌收缩，最终导致卵泡斑破裂，次级卵母细胞及其周围的透明带和放射冠随卵泡液一同从卵巢排出。

卵泡发育与卵母细胞
成熟分裂

四、黄体的形成和退化

排卵后，残留在卵巢内的卵泡壁塌陷成皱襞，卵泡膜的结缔组织和血管伸入颗粒层，在 LH 的作用下，逐渐发育分化为一个体积很大并富含血管的内分泌细胞团，新鲜时呈黄色，称为黄体（corpus luteum）（图 4-4）。颗粒细胞分化为颗粒黄体细胞（granulosa lutein cell），体积较大，呈多角形，染色较浅，数量较多，分布于黄体的中央部；膜细胞分化为膜黄体细胞（theca lutein

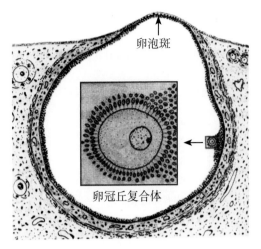

图 4-11 成熟卵泡光镜结构模式图示卵丘和卵泡斑

cell），体积较小，呈圆形或多角形，染色较深，数量较少，分布于黄体的周边部，并随结缔组织伸入颗粒黄体细胞之间（图 4-12）。两种细胞均具有分泌类固醇激素细胞的电镜结构特征。黄体的主要功能为分泌孕激素和一些雌激素，前者由颗粒黄体细胞分泌，后者主要由两种细胞协同分泌。

黄体的发育因排出的卵细胞是否受精而有所不同。若卵细胞未受精，黄体维持 2 周即退化，称为月经黄体（corpus luteum of menstruation）；黄体细胞逐渐变小、退化，黄体逐渐被结缔组织替代，变为白色瘢痕，称为白体（corpus albicans）（图 4-12）。若卵细胞受精，黄体在胎盘分泌的人绒毛膜促性腺激素（human chorionic gonadotropin，HCG）的作用下继续发育长大，直径可达 4 ~ 5 cm，称为妊娠黄体（corpus luteum of pregnancy）。妊娠黄体可维持 4 ~ 6 个月，之后退化为白体。妊娠黄体的颗粒黄体细胞还分泌松弛素（relaxin），可以抑制妊娠子宫平滑肌收缩，以维持妊娠；分娩时，它还可以使子宫颈扩张，使耻骨联合松弛，以利于胎儿娩出。

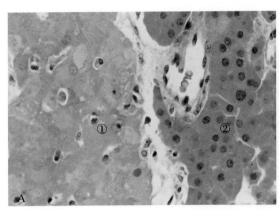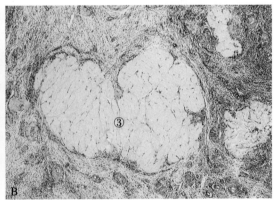

图 4-12 人妊娠黄体（A）和白体（B）光镜像
①颗粒黄体细胞；②膜黄体细胞；③白体

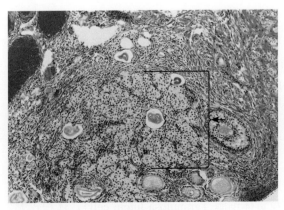

图 4-13 猫卵巢闭锁卵泡光镜像
箭头示闭锁卵泡

五、卵泡闭锁与间质腺

退化的卵泡称为闭锁卵泡（atretic follicle）（图 4-13）。卵泡闭锁可以发生在卵泡发育的各个时期，故其形态和结构各不相同。大多数卵泡的退化发生在原始卵泡阶段。原始卵泡闭锁时，卵母细胞先出现核固缩，细胞形态不规则，卵泡细胞变小且分散，最后两种细胞均自溶，被巨噬细胞和中性粒细胞吞噬。初级卵泡和早期次级卵泡闭锁时与原始卵泡相似，还可见卵泡腔塌陷，透明带皱缩为不规则形的嗜酸性环状物，后退化消失。晚期次级卵泡闭锁时变化较复杂，卵泡塌陷，卵泡膜的血管和结缔组织伸入颗粒层和卵丘，膜细胞体积增大，形似黄体细胞，并被结缔组织和血管分隔成分散的细胞团或索，称为间质腺（interstitial gland）。间质腺具有分泌雌激素的作用。

小测试

（吴　俊）

第三节　卵巢功能的调节

一、卵巢的功能及周期性变化

卵巢是女性产生、排出卵子并分泌甾体激素和多肽激素的重要器官。

1. 卵泡发育的激素调节　根据卵泡的形态、大小、生长速度和组织学形态，卵泡的发育可分为始基卵泡、窦前卵泡、窦状卵泡和成熟卵泡4个阶段。

青春期后，卵泡从进入生长周期到排卵约需要85 d，可分为非促性腺激素依赖阶段和促性腺激素依赖阶段。每个月经周期的黄体期都会有一群（约20个）卵泡即使在低水平促性腺激素的作用下也会继续发育，经过60 ~ 70 d，发育到直径达2 ~ 4 mm的窦状卵泡。月经的第1 ~ 4日，血中雌激素、孕激素水平低，解除对下丘脑-垂体轴的负反馈作用，FSH水平上升，这群窦状卵泡由非促性腺激素依赖生长进入促性腺激素依赖的快速生长阶段，称为卵泡的募集（recruitment）。约在月经周期第7日，在被募集的发育卵泡群中，FSH阈值最低的一个卵泡优先发育成为优势卵泡（dominant follicle），其余的卵泡逐渐退化闭锁，这个现象称为选择（selection）。月经周期第11 ~ 13日，优势卵泡增大至直径18 mm左右，分泌雌激素量增多，使血清雌激素量达到200 ~ 300 pg/ml，形成了成熟卵泡，并向卵巢表面突出，准备排卵。

2. 排卵的激素调节　卵母细胞及其包绕的透明带、放射冠和部分卵丘细胞一起排出卵巢的过程称为排卵（ovulation）。

排卵前，成熟卵泡可分泌大量雌二醇，血液循环中雌二醇水平达到对下丘脑起正反馈调节作用的峰值（$E_2 \geq 200$ pg/ml），从而促使下丘脑分泌、释放大量的促性腺激素释放激素激动剂（gonadotropin releasing hormone agonist，GnRH-a），进而刺激垂体分泌、释放大量的促性腺激素（gonadotropin，Gn），出现LH/FSH峰值。LH峰是即将排卵的可靠指标，常出现于卵泡破裂前36 h，平均持续48 h。在LH峰的作用下，初级卵母细胞排出第一极体，完成第一次减数分裂，成熟为次级卵母细胞。次级卵母细胞随即进行第二次减数分裂并停滞于第二次减数分裂中期（metaphase Ⅱ，MⅡ），成为成熟卵子，具备受精能力。在LH峰的作用下，排卵前卵泡黄素化，可产生少量孕酮。LH/FSH排卵峰与孕酮协同激活卵泡液内结缔组织胶原酶、蛋白溶解酶等，溶解卵泡壁隆起的尖端部分的胶原，形成排卵孔（stigma）。同时，LH/FSH峰出现可使前列腺素（prostaglandin，PG）及组胺分泌增多，此两种物质可使卵泡壁血管扩张，通透性增强，易于卵泡破裂。排卵时卵泡液中PG分泌量亦可达到高峰，在PG及神经作用下，卵巢皮质及卵泡外膜层平滑肌纤维收缩，促使卵泡破裂及卵母细胞释放。

3. 卵巢的内分泌功能　卵巢除分泌甾体激素外，还可以分泌一些多肽激素、细胞因子和生长因子。

（1）多肽激素

1）抑制素：由卵巢颗粒细胞分泌，分为抑制素A和抑制素B。抑制素B通过对FSH的负反馈作用调节配子发育，可监测女性的性腺功能。

2）抗米勒管激素（anti-Müllerian hormone，AMH）：由早期卵泡颗粒细胞分泌，抑制卵泡启动募集和卵泡生长，是反映卵巢储备功能的重要指标。

（2）细胞因子和生长因子：卵巢还可以分泌白细胞介素 -1、肿瘤坏死因子 -α、胰岛素样生长因子、血管内皮生长因子、表皮生长因子、成纤维细胞生长因子、转化生长因子、血小板衍生生长因子等细胞因子和生长因子，通过自分泌或旁分泌形式也参与卵泡生长发育的调节。

（薛　晴）

二、月经及月经周期的调节

月经（menstruation）是青春期下丘脑 - 垂体 - 卵巢轴逐渐成熟、卵巢周期性排卵并分泌雌激素和孕激素，子宫内膜周期性脱落而出现的阴道出血（图 4-14，图 4-15）。

1. 月经初潮　女性第一次月经称为月经初潮，发生在 13 ~ 15 岁，早者在 11 ~ 12 岁，晚者在 17 ~ 18 岁。营养状况好，月经初潮发生早；身体较弱，月经初潮发生晚。月经受遗传、疾病、手术、放疗、化疗和饮食的影响。周期性的月经形成说明已经到达青春期晚期，生殖系统功能成熟。

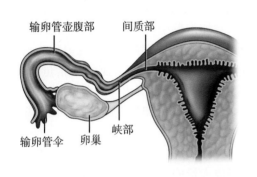

图 4-14　女性生殖系统内生殖器冠状面

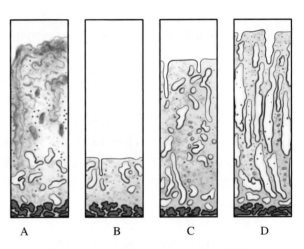

图 4-15　子宫内膜在月经周期中的变化
A. 月经期；B. 增殖期；C. 排卵期；D. 分泌期

2. 月经周期　月经期出血第 1 天为月经开始，两次月经第 1 天间隔称为 1 个月经周期。大部分女性月经周期、月经量及月经持续时间和月经期症状基本固定。月经周期为 21 ~ 35 d，平均为 28 ~ 30 d，月经持续时间为 2 ~ 7 d。月经周期少于 21 d 为月经期过短，超过 35 d 为月经期过长。1 个月经周期失血总量在 50 ~ 80 ml，超过 80 ml 称为月经过多（表 4-1）。

表 4-1　正常排卵周期女性月经特点

	正常	异常
月经持续时间	4 ~ 6 d	< 2 d，> 7 d
月经量	50 ~ 80 ml	> 80 ml
月经周期	21 ~ 35 d	< 21 d，> 35 d
平均失铁量	16 mg	

3. 正常月经特点　正常女性月经是有规律的和自限性的。排卵后如果没有受孕，黄体退化，血中雌、孕激素水平下降，子宫内膜脱落出血产生月经。月经血不凝。

4. 人类子宫内膜的血管系统　子宫动脉在子宫肌层形成弓形动脉，分支为放射状动脉、直小动脉、螺旋小动脉，支持上 2/3 子宫内膜。

5．月经周期及出血、止血机制　正常月经起始，子宫内膜塌陷血流淤滞在血管内导致血管内凝血，血小板血栓限制出血，最初 12 h 出血量少；24 ~ 36 h 内膜脱落，血管残端暴露，出血量增多，螺旋小动脉节律性收缩、前列腺素 -2α（PGF-2α）增多诱发子宫肌层收缩，压迫血管止血；血小板活化因子释放，控制子宫出血；子宫内膜上皮修复 48 h 内完成，血管修复，血管因子、生长因子及细胞外基质甚至干细胞均参与此过程，月经血量逐渐减少，出血停止，月经期结束。

6．月经周期子宫内膜及其他生殖器官的变化　卵巢分泌雌、孕激素作用于子宫内膜及其他生殖器官，发生周期性变化，其中以子宫内膜最为重要。

以月经周期 28 d 为例，说明子宫内膜的变化。

子宫内膜的组织学变化：子宫内膜分为功能层和基底层，功能层在子宫内膜表面，月经期脱落；基底层在月经后再生修复功能层。子宫内膜功能层在月经周期变化分为增殖期、分泌期、月经期 3 个阶段。

子宫内膜增殖期

1）增殖期（proliferative phase）：在雌激素的作用下，内膜功能层上皮、腺体、间质、血管均呈增殖性改变。为月经周期第 5 ~ 14 日，与卵巢卵泡期相对应。子宫内膜厚度自 4 ~ 5 mm增长至 8 ~ 10 mm。

2）分泌期（secretory phase）：月经周期第 15 ~ 28 日，卵巢的黄体期。孕激素、雌激素共同作用，子宫内膜转化为分泌期。子宫内膜厚度为 8 mm 以上。

子宫内膜分泌期

3）月经期（menstrual period）：月经周期第 1 ~ 4 日，黄体功能完全消退，雌激素、孕激素水平处于基础状态。子宫内膜脱落，此时对应的是卵巢内的卵泡募集阶段。

为了维持妊娠，其他生殖器变化如下：

（1）宫颈黏液：子宫颈高柱状腺上皮在雌激素水平升高时外移，降低时内移，形成了鳞柱上皮移行带。鳞柱上皮移行带是子宫颈癌的高发部位。

月经出血的形成

（2）阴道黏膜：阴道上段上皮变化最为明显。在雌激素的作用下，底层细胞增生，糖原营养丰富；排卵后，阴道表层细胞脱落，转化为角化前细胞，使阴道自净。

（3）输卵管：受精后，受精卵通过输卵管到达子宫腔并在宫腔内生长发育。输卵管异常易发生输卵管妊娠。

（4）乳腺：雌激素促进乳腺腺管发育，孕激素促进乳腺小叶及腺泡生长。

7．其他内分泌腺及前列腺素对女性生殖系统的影响

（1）甲状腺：甲状腺功能亢进症或甲状腺功能减退症可导致女性月经异常和生育功能下降。

（2）肾上腺：肾上腺皮质能分泌少量雄激素及极微量雌激素、孕激素。

（3）胰腺：胰腺分泌胰岛素，促使卵巢产生过多的雄激素。

（4）前列腺素（prostaglandin，PG）：在卵巢、子宫内膜、输卵管黏膜均有分布，PGF-2α能促使子宫内膜螺旋小动脉收缩，与月经期内膜脱落及原发性痛经有关。

（王　颖）

三、妇女一生各阶段的生理特点

根据年龄和生理特征将女性的一生分为 7 个阶段。

1．胎儿期　是指从卵母细胞受精至出生的这段时间，大约 266 d。在胚胎第 3 周末，起源于外胚层的原始生殖细胞开始分化、增殖、迁移，大约在胚胎第 6 周时迁移至生殖嵴，形成原始性腺，此时的性腺具有双向分化潜能。来源于父亲的 Y 染色体短臂上的性别决定区（SRY）决定了性腺向睾丸发育，在没有 SRY 存在的情况下，原始性腺被动地向卵巢方向分化，原始生

殖细胞转化为卵原细胞，原始性腺发育为卵巢。妊娠第 6 周时，体腔上皮内陷，形成纵向成对的 2 条中肾旁管（米勒管）。女性胚胎则自发向女性生殖道发育，在胚胎第 9 周，双侧中肾旁管上端形成双侧输卵管，下段融合形成子宫及阴道。在无睾酮作用的情况下，生殖结节分化形成阴蒂、小阴唇及大阴唇等女性外生殖器。

2．新生儿期 从胎儿娩出至出生后 4 周称为新生儿期。在此阶段，女性新生儿受母体激素水平的影响，生殖器官有一定程度的发育。

3．儿童期 从出生 4 周到 12 岁左右定义为儿童期。儿童期分为儿童早期和儿童晚期。

儿童早期指出生后 4 周到 8 岁以前。生殖器因缺少性激素的刺激，为幼稚型。卵巢长而窄，卵泡虽能大量自主生长，但仅发育到窦前期即萎缩、退化。6 ～ 8 岁，肾上腺开始发育。肾上腺雄激素可能有助于大脑的结构和功能发育。

儿童后期指从 8 岁到青春期之前。此阶段促性腺激素释放激素（GnRH）从下丘脑脉冲释放，刺激腺垂体分泌卵泡刺激素（FSH）和黄体生成素（LH），分别启动女性的卵子发生和雌二醇的释放。生殖器从幼稚型变为成人型。乳房开始发育，逐步向青春期过渡。

4．青春期 从乳房发育等第二性征出现至生殖器官发育成熟，获得性生殖能力的生长发育期称为青春期。世界卫生组织（WHO）定义青春期为 10 ～ 19 岁。下丘脑的 GnRH 神经元控制青春期的开始。这些神经元脉冲性分泌 GnRH，导致青春期的变化。

5．性成熟期 从青春期晚期开始，下丘脑 - 垂体 - 卵巢轴功能进一步成熟，在垂体分泌的促性腺激素的作用下，通过对性激素的正、负反馈作用，在卵巢内形成优势卵泡，同时在体内形成激素水平的周期性变化，使子宫内膜在性激素的作用下周期性脱落。此阶段是妇女生育功能最旺盛的时期，也称为生育期。

6．围绝经期 为卵巢功能开始衰退至最后一次月经的时期。此期由于卵巢对促性腺激素敏感性下降，导致体内 FSH 和 LH 升高，使卵泡不能发育成熟及排卵，因而月经不规律。最终由于卵巢内卵泡耗竭，导致月经永久性停止，停经后 12 个月可判定为绝经。在围绝经期，女性可出现血管舒缩障碍，表现为潮热、出汗等；还可出现神经精神症状，如失眠、抑郁、烦躁或易怒等。

7．绝经后期 为绝经后的生命时期。妇女 60 岁以后卵巢功能完全耗竭，机体逐渐老化，进入老年期。生殖器官进一步萎缩、老化，生殖道黏膜菲薄，易感染而发生老年性阴道炎。在此阶段，骨质吸收大于骨质生成，促使骨质丢失，而导致骨质疏松，可导致腰、背、四肢疼痛及关节痛。

（沈 浣）

四、性激素的合成、代谢及生理作用

卵巢合成及分泌的激素主要为雌激素、孕激素及少量雄激素。这些激素的结构与胆固醇相似，均具环戊烷多氢菲环及甾核，故此类激素被称为甾体激素（steroid hormone）。

1．雌激素 雌激素是女性体内最重要的性激素之一。

在黄体生成素（luteinizing hormone，LH）的刺激下，卵泡膜内胆固醇经线粒体内细胞色素 P450 侧链裂解酶催化，形成孕烯醇酮，这是甾体激素合成的限速步骤；而后形成睾酮和雄烯二酮。后两者由卵泡膜细胞进入颗粒细胞内，成为雌激素的前身物质。卵泡刺激素（follicle-stimulating hormone，FSH）与颗粒细胞上的 FSH 受体结合后激活芳香化酶，将睾酮和雄烯二酮分别转化为雌二醇和雌酮，进入血液循环和卵泡液中。卵巢雌激素的合成是在卵泡膜细胞和颗粒细胞两种细胞的参与下共同完成的，故称雌激素的合成为双细胞和双促性腺激素假说（two-cell，two-gonadotropin hypothesis）（图 4-16）。

雌激素主要在肝内代谢，雌二醇和雌酮的代谢产物是雌三醇，雌三醇与葡萄糖醛酸或硫酸

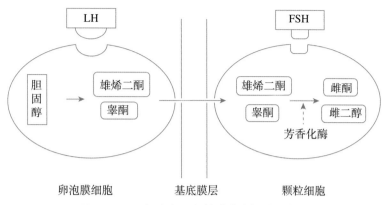

图 4-16　双细胞和双促性腺激素假说示意图

LH. 黄体生成素；FSH. 卵泡刺激素

盐结合后，大部分经由尿液排出体外，小部分由胆汁排出参与肠肝循环。

雌激素的主要作用是促进和维持女性生殖器官的发育及第二性征的出现，并可在卵泡周期协同 FSH 促进卵泡发育。还可促进子宫收缩、输卵管蠕动，促进阴道上皮细胞角化以及促进水钠潴留。

2. 孕激素　孕激素主要包括孕酮和 17α- 羟孕酮等，其中孕酮是黄体分泌的主要类固醇激素。排卵后，卵泡黄素化，黄体内毛细血管增生，颗粒细胞可以获取大量的胆固醇，大量合成孕酮。

孕酮主要经肝代谢，孕二醇是其代谢产物。孕二醇与葡萄糖醛酸结合，经由尿液排出。一方面，孕激素在雌激素作用的基础上，可进一步促使女性生殖器官和乳房发育，为妊娠准备条件，具有协同作用；另一方面，雌激素和孕激素又有拮抗作用，孕激素限制子宫内膜增生，并使增生的子宫内膜转化为分泌期子宫内膜。其他拮抗作用表现在子宫收缩、输卵管蠕动、宫颈黏液变化、阴道上皮细胞角化和脱落、水钠潴留等方面。

3. 雄激素　卵巢内生成的雄激素主要为雄烯二酮、少量的睾酮及脱氢表雄酮等，主要由卵巢泡膜间质细胞分泌。雄激素是由孕烯醇酮合成雌激素过程中的关键中间产物，有两条途径：①在 17α- 羟化酶（17α-hydroxylase）、17,20- 裂解酶（17,20-lyase）和 3β- 羟类固醇脱氢酶作用下，孕烯醇酮经羟化、裂解、脱氢逐步转化为脱氢表雄酮和雄烯二酮；②在 3β- 羟类固醇脱氢酶作用下脱氢，再经 17α- 羟化酶作用羟化、裂解生成雄烯二酮（图 4-17）。

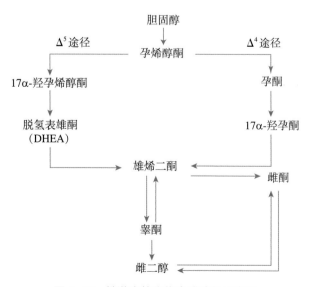

图 4-17　性激素的生物合成途径示意图

雄激素主要经肝代谢，经由尿液排出。雄激素是合成雌激素的重要前体，并可维持女性性欲。

（薛 晴）

五、下丘脑 – 垂体 – 卵巢轴及其功能的调节

下丘脑、垂体、卵巢被称为下丘脑 - 垂体 - 卵巢轴（hypothalamic-pituitary-ovarian axis）。下丘脑将神经信息转化为 GnRH 作用到垂体、卵巢，卵巢对上级中枢产生正、负反馈作用（图 4-18 ～图 4-20）。

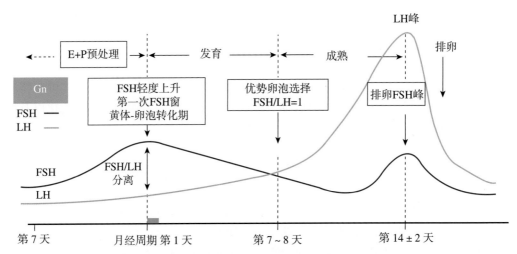

图 4-18 月经周期中卵泡发育 – 激素变化示意图

FSH. 卵泡刺激素；LH. 黄体生成素；E. 雌激素；P. 孕激素；Gn. 促性腺激素

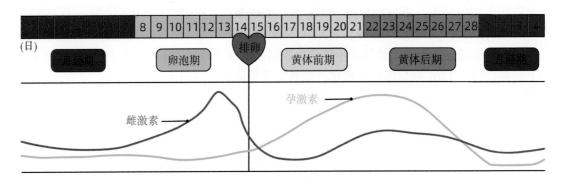

图 4-19 月经周期与卵巢排卵、激素变化图

促性腺激素释放激素（GnRH）

1. 中枢生殖激素 包括下丘脑和腺垂体分泌的激素。

（1）促性腺激素释放激素（gonadotropin-releasing hormone，GnRH）：GnRH 是十肽激素，由下丘脑弓状核神经细胞合成和分泌，通过垂体门脉循环输送到腺垂体（图 4-21 ～图 4-24）。GnRH 分泌呈持续脉冲式，脉冲间隔时间为 60 ～ 120 min，调节垂体促性腺激素的合成和分泌。GnRH 促进垂体合成和分泌 FSH 和 LH，也受到 FSH 和 LH 和卵巢性激素作用。此外，GnRH 还受去甲肾上腺素、多巴胺、内啡肽、5- 羟色胺和褪黑素等递质的调节。

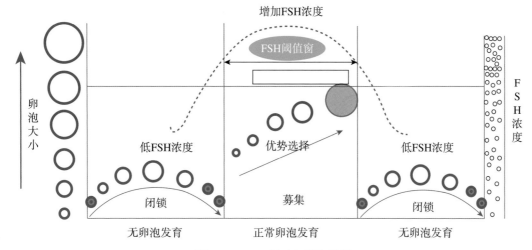

图 4-20 FSH 浓度与卵泡选择
FSH. 卵泡刺激素

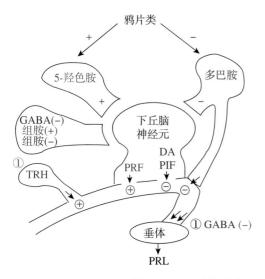

图 4-21 下丘脑神经元对垂体的影响
GABA. γ- 氨基丁酸；PRL. 催乳素；PRF. 催乳素释放因子；
DA. 多巴胺；PIF. 催乳素释放抑制因子；VIP. 血管活性肠
肽；TRH. 促甲状腺激素释放激素

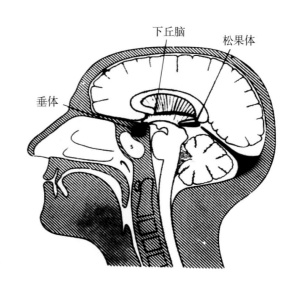

图 4-22 下丘脑 - 垂体矢状面图

（2）垂体生殖激素：腺垂体分泌的激素有 FSH、LH 和催乳素。

腺垂体促性腺细胞分泌 FSH 和 LH。受 GnRH 脉冲式分泌调控，也受雌、孕激素正反馈和负反馈调控。腺垂体还分泌促甲状腺素（TSH）。FSH、LH、TSH 与人绒毛膜促性腺激素（human chorionic gonadotrophin, HCG）均为糖蛋白类激素，由 α 与 β 两个亚单位肽链以共价键结合而成。

催乳素（prolactin, PRL）主要受多巴胺抑制调节。

2. 下丘脑 - 垂体 - 卵巢轴相互关系　下丘脑 - 垂体 - 卵巢轴是一个完整而协调的神经内分泌系统。下丘脑分泌 GnRH，调节垂体 LH 和 FSH 脉冲式释放，控

高泌乳素血症引起闭经、溢乳的机制

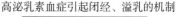

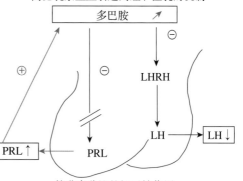

GnRH分泌的反馈调节

催乳素分泌的短反馈作用
肿瘤对内源性多巴胺不敏感而LHRH↓

图 4-23 闭经泌乳综合征的作用机制
LHRH. 促黄体素释放激素；PRL. 催乳素；LH. 黄体生成素

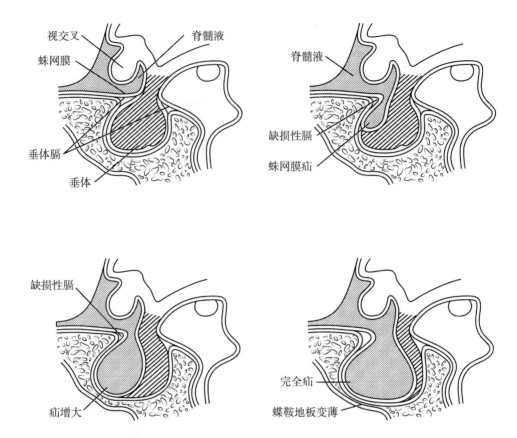

图 4-24　空蝶鞍的发病机制

下丘脑-垂体-卵巢-子宫的周期性变化

制性腺发育和性激素的分泌。卵巢在促性腺激素作用下周期性排卵并分泌雌、孕激素，同时对中枢激素合成和分泌又具有反馈调节作用。

3. 月经周期中下丘脑 - 垂体 - 卵巢轴的变化　性激素反馈作用于中枢，使下丘脑 GnRH 和垂体 FSH、LH 合成或分泌增加时，称为正反馈（positive feedback）。反之，使之合成或分泌减少者，称为负反馈（negative feedback）。

因此，月经来潮是一个生殖周期失败，而另一个生殖周期开始的标志。

（王　颖）

六、青春期第二性征、体格、心理等的变化

青春期第二性征的评估"Tanner分期"

1. 青春期第二性征的变化　青春期泛指从性发育不成熟到性成熟的过渡期，这期间有两大生理事件：一是性腺功能初现，是指垂体激素（卵泡刺激素和黄体生成素）激活性腺；二是肾上腺功能初现，是指肾上腺皮质对雄激素的合成增加。由于乳腺组织发育主要是在卵巢产生的雌二醇作用下，而阴毛的出现主要是由肾上腺产生的雄激素作用引起，故女孩青春期第二性征的变化以乳房和阴毛的发育为标志。

2. 青春期体格的变化

（1）身体的加速生长：青春期身体的直线快速生长，称为青春期猝长（pubertal growth spurt），略早于乳房发育，一般为 12 岁。平均生长速度为每年 9 cm。月经初潮后身高一般只增长 3 ~ 5 cm。从猝长开始到生长停止，女孩平均身高增长 20 ~ 25 cm。身高增长会使中轴骨骼

（躯干、颅骨）和附肢骨骼（四肢）均生长，四肢加速生长的时间早于躯干，肢体远端早于近端，青春期后期的生长突增主要发生于躯干。

（2）形体的变化：女孩骨盆带软骨细胞对雌激素发生反应，使骨盆横径增宽。青春期头颅虽然继续生长，但改变的程度不大。面颅在青春期有显著变化，主要是额窦、上颌窦、鼻和下颌骨的生长。

（3）身体组成的改变：青春期体重和身体成分会发生显著变化，尤其是瘦体重和体脂率（体脂含量）。青春期早期，体重指数（BMI）每年的增加主要来自瘦体重的变化。随后，BMI的增加往往是因为脂肪量增加。女子在青春期生长的脂肪称为性脂肪（sex fat），主要分布于腹部、臀部和下肢。

女性骨矿物质募集速率大约在月经初潮年龄达峰，比身高增速达峰时间晚 9 ~ 12 个月。女性身体钙总量的一半是在青春期储存的。青春期垂体、甲状腺、肾上腺及胰腺的增长速度也明显加快。

3. 青春期心理的变化　青春期女孩的情绪和智力也发生明显的变化。青春期成熟的开始时间可能会影响社会心理功能。在青春期，女孩的抑郁症患病率是男孩的 2 倍。

当青春期发育时机与实际年龄不匹配时，青春期发育可能产生特别负面的心理影响。早熟女孩的自尊心和身体满意度可能出现更大程度的下降，出现精神病理学改变的可能性更大。

（沈　浣）

第四节　卵巢相关疾病

一、功能性疾病

（一）闭经

【概述】

闭经指月经的非正常停止。闭经分为两种：原发闭经和继发闭经。原发闭经为终身无月经来潮，发生率不到 0.1%。如果年满 13 岁，还未出现第二性征，或年满 15 岁或第二性征出现 3 年后仍无月经初潮，可考虑为原发闭经。继发闭经是指既往有月经来潮，由于某种原因导致停经时间达到既往 3 个月经周期或者 6 个月者，发生率约为 4%。

【卵巢性闭经】

卵巢性闭经的原因包括性腺发育障碍、性腺衰竭、卵巢卵泡功能障碍和多囊卵巢综合征。

1. 与性染色体异常相关的性腺发育障碍和性腺衰竭　性腺发育障碍是原发闭经的主要原因，约占原发闭经的 50%。性腺发育障碍者 75% 存在染色体异常。

X 染色体数目异常（特纳综合征、X 三体、多体或嵌合体）或结构异常（Xp 或 Xq 微缺失、异染色体、常染色体与 X 染色体平衡易位）常导致卵巢发育障碍和性腺衰竭。

特纳综合征（45,XO）是引起性腺发育障碍的最常见原因，发生率约为 1/2500。胎儿由于缺失一条 X 染色体，卵巢呈现为无功能的纤维性腺条索。患者没有青春期发动，表现为第二性征缺失及原发闭经，以及高水平的促性腺激素和绝经期水平的雌激素。其他特征性表现还包括身体异常 [身材矮小、蹼颈、肘外翻、盾胸、发迹低、掌骨短、心血管异常（如主动脉狭窄）、肾异常]。

X 染色体结构异常是导致卵泡丢失加速的另一个原因，与原发性卵巢功能不全（premature ovarian insufficiency，POI）相关。POI 是指 40 岁之前发生卵巢功能衰竭，定义为年龄小于 40 岁、闭经至少 4 个月、FSH > 25 IU/L（测定 2 次，间隔至少 1 个月）。脆性 X 染色体前突变（FMR1）

与性染色体异常相关的性腺发育障碍和性腺衰竭

半乳糖血症

常见的自身免疫病导致
卵巢功能不全的机制

药物和放疗导致卵巢
功能不全

卵巢卵泡功能障碍

是 X 染色体结构异常，是除特纳综合征外导致原发性卵巢功能不全最常见的先天性病因。某些 X 染色体易位可以引起闭经。单纯性性腺发育障碍症患者的核型为 46,XY（Swyer 综合征）或 46,XX，其性腺亦为纤维条索状，表现为原发闭经。

2. 与常染色体基因突变相关的性腺衰竭　包括睑裂狭小 - 眼睑下垂 - 内眦赘皮内翻综合征和半乳糖血症。

3. 自身免疫病与卵巢功能不全　自身免疫病与 POI 之间存在很强的相关性。39% 的 POI 女性合并自身免疫病，最常见的是自身免疫性甲状腺炎所导致的甲状腺功能减退。淋巴细胞自身免疫性卵泡炎可能是导致 POI 的发病机制。

4. 感染与卵巢功能不全　最常见的感染是腮腺炎性卵巢炎，破坏卵巢组织，减少卵母细胞池。盆腔结核是罕见原因。

5. 医源性原因导致的卵巢功能不全　医源性原因导致的 POI 占 25%。最常见的原因是癌症的化疗或盆腔放疗，卵巢手术尤其是双侧卵巢巧克力囊肿剥除术也是常见病因。化疗药物可损害卵泡的成熟，使原始卵泡耗竭。卵母细胞对放射线损伤非常敏感。

6. 卵巢卵泡功能障碍　卵巢抵抗综合征（ovarian resistance syndrome）由卵泡上的促性腺激素受体基因突变所致。患者染色体核型为 46,XX，卵巢内有原始卵泡，但由于相应受体突变对促性腺激素无反应。根据血清 FSH 和 LH 升高，卵巢活检有正常、多个原始卵泡，对外源性促性腺激素无反应，可以做出诊断。

【卵巢性闭经的评估】

初步筛查需要详细询问月经情况、有无自身免疫病、糖尿病、甲状腺功能异常等，有无放、化疗病史。全身检查包括听力、精神状态评估等，应行常规妇科检查及乳腺检查，了解生殖器发育及第二性征发育情况，行盆腔超声检查，了解子宫和卵巢发育情况，有无窦状卵泡及卵泡生长情况。测定血清促甲状腺素、催乳素、FSH、LH 和雌二醇水平。

对所有原发闭经患者都应该进行染色体核型分析。对于所有 POI 患者，建议常规筛查脆 X 染色体前突变。对于年龄小于 30 岁的继发闭经患者，应行染色体核型分析，以明确是否有性染色体异常或存在隐性 Y 染色体。

特纳综合征患者应咨询心内科专家并行心脏超声检查及血压监测，以及肾脏超声检查。

【卵巢性闭经的处理】

PIO 女性的生育问题

关注患者是否含有 Y 染色体、有无青春期发育、雌激素靶组织过早老化的问题以及生育问题。对高促性腺激素性闭经且染色体含 Y 者，应切除性腺，防止恶变。对青春期延迟者，应该补充雌激素，诱导青春期发育，目标是发展第二性征、诱发青春期生长突增、获得正常身高和峰值骨量。POI 女性需要长期补充雌激素至生理绝经年龄，以降低由于过早出现的雌激素低下导致的骨质疏松、心血管疾病、神经退行性变性疾病的风险。这类患者的生育功能通常无法恢复。

【卵巢性闭经的鉴别诊断】

功能失调性下丘脑性
闭经

导致闭经的原因除了卵巢相关性疾病外，还有下丘脑相关疾病、垂体相关疾病及生殖道异常。

1. 下丘脑性闭经（hypothalamic amenorrhea）　原因包括功能失调性下丘脑性闭经（functional hypothalamic amenorrhea，FHA）、先天性 GnRH 分泌降低或缺乏以及下丘脑肿瘤。

功能失调性下丘脑性闭经是继发闭经的主要原因之一，可导致严重的低雌激素血症和闭经。FHA 的 3 种主要诱因是应激、剧烈运动和饮食失调。机制是由于抑制了下丘脑 - 垂体 - 卵巢轴中的促性腺激素释放激素（GnRH）的分泌。

下丘脑肿瘤引起闭经
的特点

先天性 GnRH 分泌降低或缺乏是下丘脑性闭经的少见原因，这类患者常有第二性征发育不全、原发闭经，有些患者还存在嗅觉减退或缺失 [卡尔曼综合征（Kallmann syndrome）]。有些患者可能存在其他常染色体基因异常。

由下丘脑肿瘤引起的闭经比较少见，常见的是颅咽管瘤，由于其可以压迫垂体门脉系统，影响多巴胺从下丘脑到垂体的运输，引起高催乳素血症，从而抑制排卵，导致闭经。

对于下丘脑性闭经的评估，需详细询问病史，了解有无环境应激事件、生活方式主要包括运动强度、饮食习惯等，是否服用精神类药物，如催眠药等。

体格检查应注意有无溢乳和高雄激素血症表现（例如痤疮、多毛症、异常脱发）。需检测血清 LH、FSH、催乳素、甲状腺激素、雌激素和雄激素水平。其 LH 和 FSH 水平可正常或降低，雌激素常降低或处于正常低限。其他垂体分泌激素多数处于正常范围。下丘脑闭经通过抑制甲状腺轴导致甲状腺功能减退，这会影响基础代谢率。特别是 FHA 妇女中的三碘甲状腺原氨酸（T_3）和甲状腺素（T_4）降低而 TSH 水平未受影响。

多数患者孕激素试验（口服醋酸甲羟孕酮 10 mg/d，7 d）阴性，反映了患者内膜缺乏基础的雌激素刺激。

FHA 治疗的目的是重建正常有排卵的月经周期。治疗的正确选择和成功取决于正确识别病因，生活方式调整以后，约 80% 的患者会恢复正常有排卵的月经周期。

对于有生育要求又不能恢复正常月经周期的患者，可以进行促排卵治疗。

下丘脑性闭经患者由于长期雌激素水平低下，使其成为骨质疏松症的高危人群。因此对于没有生育要求有子宫的女性，应给予雌、孕激素补充治疗，对于无子宫的女性，应给予雌激素补充治疗，并定期行骨密度检测。

功能失调性下丘脑性闭经患者促排卵治疗中的注意事项

2. 垂体性闭经　垂体肿瘤、空蝶鞍综合征、产后大出血垂体坏死 [希恩综合征（Sheehan syndrome）] 等都可以导致垂体性闭经。

催乳素分泌性腺瘤是最常见的垂体肿瘤，占所有垂体腺瘤的 70%，是引起垂体性闭经的主要原因。

催乳素分泌及调控

血清催乳素水平 > 25 ng/ml 即可诊断为高催乳素血症。高催乳素血症引起月经稀发或闭经的机制是其抑制 GnRH 脉冲性释放，降低卵巢对促性腺激素的敏感性。催乳素瘤的临床症状包括溢乳、月经不规律或闭经、不孕，有些患者由于肿瘤压迫作用，会出现头痛及视野改变。

空蝶鞍综合征为先天性蝶鞍横膈发育不全，致蛛网膜下腔突入垂体窝所致，也可继发于外科手术、放疗后或垂体肿瘤梗死。垂体柄受压、多巴胺运输受阻导致催乳素分泌增加，是其导致闭经的原因。

催乳素测定的影响因素

产后垂体坏死（希恩综合征）患者常有严重产后出血性低血压、循环衰竭和休克病史，可表现为部分或全部垂体功能减退。由于促性腺激素分泌减少，导致卵泡不能正常生长发育，引起闭经。

对于高催乳素血症引起的闭经，可以用多巴胺受体激动药治疗，可以直接抑制垂体催乳素的分泌，降低循环中催乳素水平，并使卵巢对促性腺激素反应趋于正常，从而恢复正常月经。目前使用的多巴胺受体激动药有溴隐亭、卡麦角林和喹高莱。

溴隐亭用药注意事项

垂体腺瘤也可手术治疗，放射治疗效果不如手术治疗。特殊情况下可用 γ 刀治疗。

对希恩综合征导致的闭经，没有生育要求者，应给予雌、孕激素补充治疗；有生育要求者，可以应用促性腺激素诱导卵泡生长发育。

3. 生殖道异常导致的闭经　生殖道异常包括米勒系统（子宫、输卵管、阴道）异常和外生殖器异常，具体包括米勒管发育不全、处女膜闭锁、阴道横隔以及后天性子宫破坏。

米勒管发育不全

米勒管发育不全又称为 Mayer-Rokitansky-Küster-Hauser 综合征，患者子宫及阴道表现为完全不发育或部分发育，占所有原发闭经病例的 10% 左右。雄激素不敏感综合征染色体核型为 46,XY，表型为女性，原发闭经。

处女膜闭锁为女性生殖道梗阻的最常见原因，发生率约为 0.1%。多数在月经初潮后发现处女膜完整而膨出伴阴道积血而诊断。行处女膜切除术为解除梗阻的有效手段。

雄激素不敏感综合征

阴道横隔发生率小于 1/20 000。有 80% 阴道横隔位于阴道上部及中部，需通过超声检查及

MRI 确诊。手术切除是唯一的治疗方法。

宫腔粘连占继发闭经患者的 7%，常继发于流产刮宫、子宫黏膜下肌瘤切除术后、子宫成形术后，当宫腔弥漫性瘢痕组织替代正常子宫内膜时，患者可出现闭经。孕激素试验和雌孕激素序贯试验均呈阴性。

（李红真）

（二）女性围绝经期

【定义】

1. 绝经（menopause）　指卵巢功能停止所致永久性无月经来潮状态。女性 40 岁以上月经完全停止 1 年以上可判定为绝经。绝经分为自然绝经（natural menopause）和人工绝经（induced menopause）。前者指卵巢内卵泡耗竭，或残余的卵泡对促性腺激素丧失反应，卵泡不再发育和分泌雌激素而刺激内膜生长，导致绝经；后者是指手术切除双侧卵巢或接受放射线治疗和化疗等损伤卵巢功能，进而导致绝经。

2. 绝经过渡期　为卵巢功能开始衰退直到最后一次月经的时期，是妇女由成熟期进入老年期的一个过渡时期，一般发生于 45 ~ 55 岁。

3. 围绝经期（perimenopausal period）　是妇女自生育期的规律月经过渡到绝经的阶段，包括从出现与卵巢功能下降有关的内分泌、生物学和临床特征起，至末次月经后 1 年。

【症状及辅助检查】

绝经期综合征（menopausal syndrome，MPS）又称更年期综合征（climacteric syndrome），指妇女绝经前后出现的一系列因雌激素水平降低导致的相关症状。早期症状主要是血管舒缩症状、神经精神症状和躯体症状，绝经数年后逐渐出现泌尿生殖道萎缩性变化、代谢改变、心血管疾病、骨质疏松及认知功能下降等。

1. 月经模式改变　是出现最早的临床症状，主要分为 3 种类型：①月经周期缩短，月经量减少，直至绝经；②月经周期不规则，月经周期和经期延长，月经量增多，甚至大出血或出血淋滴不断，然后逐渐减少而停止；③月经突然停止，较少见。

2. 血管舒缩症状　患者主要表现为潮热、多汗。潮热起自前胸，涌向头颈部，然后波及全身。夜间或应激状态易促发。

3. 神经症状　患者往往出现激动、易怒、焦虑、多疑、情绪低落、自信心降低、情绪失控等症状。记忆力减退及注意力不集中、睡眠障碍也是常见表现。

4. 泌尿生殖道症状　包括外阴及阴道干燥或瘙痒、性交困难及疼痛、性欲低下、子宫脱垂、阴道前后壁膨出、膀胱或直肠膨出、尿频、尿急、压力性尿失禁，由于局部抵抗力下降，易出现老年性阴道炎及反复发作的尿路感染。

5. 代谢异常和心血管疾病　可有血压升高或波动；心悸，心律失常（常为房性期前收缩），或伴轻度供血不足。体重增加明显，糖、脂代谢异常，血管弹性下降、管腔狭窄，继而发生动脉粥样硬化、冠状动脉粥样硬化性心脏病（冠心病）等。

6. 骨关节疼痛和骨质疏松　绝经早期的骨量快速丢失和骨关节退行性变性可导致腰背、四肢及关节疼痛。骨骼的抗压能力逐渐下降，出现椎体压缩性骨折致驼背，桡骨远端、股骨颈等部位易发生骨折。

7. 辅助检查

（1）性激素测定：有助于判断卵巢的功能状态。①卵泡刺激素（follicle-stimulating hormone，FSH）：> 40 U/L，提示卵巢功能衰竭；②抑制素 B（inhibin B，INH B）：血清 INH B ≤ 45 ng/L 是卵巢功能减退的最早标志，比 FSH 更敏感；③抗米勒管激素（anti-Müllerian hormone，AMH）：≤ 0.5 ~ 1.0 ng/ml 预示卵巢储备功能下降；④雌激素：雌激素水平可为正常、升高或降低，取决于患者所处的阶段，绝经期雌激素水平将降到极低。

（2）妇科超声：提示基础状态卵巢的窦状卵泡数量减少、卵巢容积缩小、子宫内膜变薄。

（3）骨密度和骨标志物检查：骨密度用于确诊有无骨量减少或骨质疏松。骨标志物检查可协助诊断为原发性骨质疏松或继发性骨质疏松。

【围绝经期排卵功能障碍性异常子宫出血的诊治原则】

1．围绝经期排卵功能障碍性异常子宫出血（abnormal uterine bleeding-ovulatory dysfunction，AUB-O）的诊断

（1）病史：应详细询问出血史，包括出血模式、出血频率、出血量和出血时间、平素月经情况；排除妊娠；了解既往史及相关家族史（包括潜在的出血性疾病）。

（2）体格检查：包括全身体格检查和妇科检查。

（3）辅助检查

1）尿或血 HCG 检测：除外妊娠相关疾病。

2）血常规：评估出血的严重程度，协助诊断贫血、血液系统、感染等多种疾病。

3）妇科超声。

4）性激素水平。

5）凝血功能。

2．AUB-O 的治疗　治疗原则为控制急性出血、调整月经周期、保护子宫内膜、避免再次重度出血。

（1）止血

1）无贫血或轻度贫血时，应用孕激素止血，也称"子宫内膜脱落法"或"药物刮宫"，适用于生命体征稳定、血红蛋白（Hb）≥ 90 g/L 者。药物有地屈孕酮、黄体酮、醋酸甲羟孕酮等。

围绝经期急性重症出血的具体治疗方案

2）围绝经期急性重症出血的处理：维持生命体征平稳，扩容、补液、输血。药物治疗为首选，性激素配合止血药、抗贫血等手段，必要时行诊断性刮宫手术止血。

（2）调节周期：孕激素或复方口服避孕药（COC）可以使月经周期稳定，也是巩固疗效、避免反复出血及预防子宫内膜病变的关键。

1）口服孕激素：分为后半周期疗法和全周期疗法。

后半周期疗法：控制月经周期良好，减少月经量的作用有限，不适合月经过多者。

全周期疗法：月经过多者采用。

2）左炔诺孕酮宫内缓释节育系统（LNG-IUD）：作为宫内节育器高效避孕的同时，可长期、有效地保护子宫内膜，减少子宫内膜病变发生风险，特别适合病程长、病情反复发作、肥胖和围绝经期患者，不能改变月经周期，可以明显减少月经量。

3）低剂量 COC：高效避孕，同时可良好地控制月经周期，围绝经期要关注 COC 的禁忌证。

4）雌孕激素序贯疗法：适用于已经出现因为雌激素降低引起的绝经症状，需要进行绝经相关激素补充者。

（3）手术治疗：适用于药物治疗无效或有药物治疗禁忌证，难治且无生育要求者。

1）子宫内膜去除术：适用于药物治疗无效或不能耐受药物治疗，又不愿切除子宫者。

2）子宫切除术：患者经各种治疗方法治疗效果不佳，应行子宫切除术。

【激素替代疗法的适应证和禁忌证】

1．适应证

（1）绝经期综合征：月经紊乱、潮热、多汗、睡眠障碍、疲倦、情绪障碍等。

（2）泌尿生殖道萎缩的相关症状：阴道干涩，外阴阴道疼痛、瘙痒，性交疼痛，反复发作的萎缩性阴道炎，反复下尿路感染，夜尿、尿频、尿急等。

（3）低骨量及骨质疏松症：可作为预防年龄＜ 60 岁及绝经 10 年内女性骨质疏松的一线方案。

2．禁忌证

（1）已知或可疑妊娠；

（2）原因不明的异常阴道出血；

（3）已知或可疑患有乳腺癌；

（4）已知或可疑患有性激素依赖性恶性肿瘤；

（5）最近6个月内患有活动性静脉或动脉血栓栓塞性疾病；

（6）严重肝、肾功能不全；

（7）血卟啉症、耳硬化症；

（8）现患脑膜瘤（禁用孕激素）。

【激素替代疗法常用方案、用药途径、副作用及危险性】

应用激素治疗时，应在综合评估治疗目的和风险的前提下，采取最低有效剂量。没有必要限制激素治疗的期限，但在应用激素治疗期间应至少每年进行一次个体化危险/收益评估，根据评估情况决定是否继续或长期应用。

1．激素治疗的方案 可采用单纯雌激素、单纯孕激素，以及雌、孕激素联合应用的治疗方案。

（1）单纯雌激素：适用于已切除子宫，不需要保护子宫内膜的妇女。

（2）单纯孕激素：适用于绝经过渡期，调整卵巢功能衰退过程中出现的月经异常问题，可周期性使用。

（3）雌、孕激素联合应用：适用于有完整子宫的妇女。联合应用雌、孕激素保护子宫内膜。

2．用药方法及用药途径

（1）口服

1）需要保护子宫内膜的患者：多采用雌、孕激素联合应用。

周期序贯用药：模拟生理周期，在使用雌激素的基础上，每个月经周期后10～14 d加用孕激素10～14 d，停药2～7 d，适用于年龄较轻，绝经早期或愿意有月经样定期出血的妇女。

连续联合用药：每日联合应用雌激素和孕激素，不停药。避免周期性出血，适用于年龄较长或不愿意有月经样出血的绝经后妇女。

替勃龙：为组织选择性雌激素活性调节剂，其代谢产物具有雌、孕、雄激素3种活性，1.25～2.5 mg/d，连续使用。

2）子宫缺失患者：单纯口服雌激素治疗，可用戊酸雌二醇0.5～2 mg/d，连续使用。

（2）经皮给药：尚未控制的糖尿病及严重的高血压、有血栓形成倾向、胆囊疾病、癫痫、偏头痛、哮喘、高催乳素血症者可采用，可用雌二醇透皮贴剂或凝胶。

（3）经阴道给药：适用于绝经时间长，仅以泌尿生殖道萎缩症状为主诉者，有雌三醇乳膏、普罗雌烯乳膏、普罗雌烯阴道胶囊等。

3．副作用及风险

（1）异常子宫出血：多为突破出血，了解有无服药错误，超声检查子宫内膜，必要时进行诊断性刮宫，排除子宫内膜病变。

（2）雌激素副作用：剂量过大可引起乳房胀痛、白带增多、头痛、水肿、色素沉着等。

（3）孕激素副作用：包括抑郁、易怒、乳房胀痛和水肿，极少数患者有短期体重增加。

（4）子宫内膜癌。

（5）乳腺癌。

中医药的运用

绝经对女性远期健康的影响

（耿　力）

（三）多囊卵巢综合征

多囊卵巢综合征（polycystic ovary syndrome，PCOS）是导致育龄女性月经失调及无排卵性不孕的最常见的妇科内分泌疾病（图 4-25）。

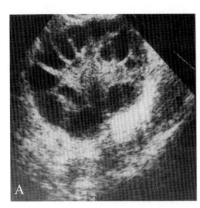
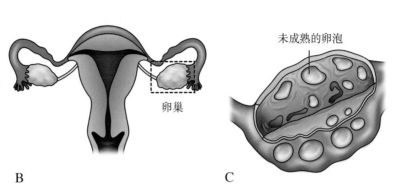

图 4-25　多囊卵巢综合征的超声影像及示意图
A. 超声影像；B. 多囊卵巢外观示意图；C. 多囊卵巢剖面示意图

【临床表现】

1．月经失调　为主要症状，由于稀发排卵或不排卵导致月经失调或闭经。患者没有规律的月经周期，月经量时多时少，出血时间时长时短，甚至出现功能性子宫出血等症状。

2．不孕　由于不排卵、稀发排卵及排卵无规律而导致不孕。此外，可通过子宫内膜容受性改变、全身代谢异常、黄体功能不足等多方面影响正常妊娠。

3．高雄激素体征

（1）多毛：体毛生长浓密，呈现男性特征，常见部位有上唇、乳周、下腹部正中、大腿内侧、肛周等，阴毛多。

（2）痤疮：特点为反复发作的大面积痤疮，常位于额部、双颊、鼻、下颌、背部和胸部等，最初表现为粉刺，以后可演变为脓疱、结节、皮脂腺囊肿、瘢痕等。

（3）雄激素性秃发（androgenetic alopecia，AGA）：头顶部的毛发脱落，稀少，与雄激素水平过高引起皮肤油脂分泌旺盛相关，占 PCOS 患者的 3.2% ～ 34.8%。

4．肥胖　是 PCOS 的常见表现，50% 以上患者出现超重（体重指数＞ 24 kg/m²）/ 肥胖（体重指数＞ 28 kg/m²），呈现腹型肥胖的特征，即女性腰臀比增加（腰围 / 臀围＞ 0.8）。

5．黑棘皮症　颈背部、腋下、乳房下、腹股沟、阴唇等皮肤皱褶处出现灰褐色色素沉着，呈对称性，皮肤增厚，质地柔软，是高胰岛素血症的表现。

多毛诊断标准

【内分泌改变】

PCOS 的病理改变主要为卵巢不排卵或稀发排卵，大量的窦状卵泡在卵巢中呈持续存在状态，不能生长、发育、成熟、排出，失去了正常生长周期的规律。下丘脑 - 垂体 - 卵巢轴的促性腺激素及性激素周期性变化失调，出现一系列的内分泌异常。

1．LH、FSH 比例失衡　下丘脑分泌促性腺激素释放激素（GnRH）频率异常，导致 LH 分泌过多，FSH 相对较少，LH 与 FSH 比值升高。

2．雌激素位于早中卵泡水平　LH 分泌过多，抑制了正常卵泡发育，卵巢中堆积大量的窦状卵泡，窦状卵泡中颗粒细胞分泌雌激素，所以雌激素水平达到早卵泡到早中卵泡水平。

3．雄激素水平升高　高 LH 水平促进卵巢卵泡膜细胞分泌过多的雄激素；血清中高胰岛素水平也可以刺激雄激素水平升高，同时高胰岛素水平可以抑制肝分泌的性激素结合蛋白，使血清中游离雄激素水平升高。

4. 胰岛素抵抗 外周组织对于胰岛素的敏感性降低，胰岛素的生物效能低于正常，称为胰岛素抵抗（insulin resistance，IR）。IR 导致胰岛素分泌代偿性增加，出现高胰岛素血症。50% ～ 75% 的 PCOS 患者存在胰岛素抵抗，引起糖代谢和脂代谢异常，出现血糖升高、血脂异常。原因主要由胰岛素受体和受体后缺陷引起。PCOS 患者生理剂量胰岛素有类似 LH 样作用，促进卵巢卵泡膜细胞雄激素分泌增加；高胰岛素水平更加强了这一功能。

【诊断】

目前该疾病比较公认的诊断标准是由欧洲胚胎与生殖协会（ESHRE）/ 美国生殖协会（ASRM）2003 年制定的鹿特丹诊断标准。

1. 稀发排卵或无排卵。

2. 高雄激素的临床表现和（或）高雄激素血症。

3. 卵巢多囊样改变，即一侧或双侧卵巢均有 ≥ 12 个，直径 2 ～ 9 mm 的小卵泡，和（或）卵巢体积增大，每侧超过 10 ml（卵巢体积 = 长 × 宽 × 厚 ×50%；排除囊肿及优势卵泡）。

符合上述 3 条中的 2 条，并排除可能导致以上临床表现的其他疾病：如为高雄激素的临床表现和（或）高雄激素血症，需排除其他高雄激素病因（先天性肾上腺皮质增生症、库欣综合征、分泌雄激素的肿瘤等）。如为稀发排卵或无排卵，需排除其他引起排卵障碍的疾病（高催乳素血症、卵巢早衰、垂体或下丘脑性闭经，以及甲状腺功能异常）。

【鉴别诊断】

1. 低促性腺素性功能减退症 患者出现闭经，卵巢窦状卵泡数量可以较多，但是血清性激素 FSH、LH、E_2、P 均低下。

2. 卵巢早衰 女性 40 岁以前闭经，卵巢萎缩，体积减小，窦状卵泡数量减少或者测不到，FSH > 40 IU/L，雌激素 < 30 ng/ml。

3. 先天性肾上腺皮质增生症 常见于 21- 羟化酶缺乏引起的不典型性肾上腺皮质增生症，测定血清 17α- 羟孕酮水平有助于鉴别。

4. 库欣综合征 患者有高雄激素血症，但是突出的表现是由皮质醇过多引起的，如满月脸、向心性肥胖等，血皮质醇和 ACTH 水平升高可鉴别。

5. 分泌雄激素的肿瘤 卵巢组织中卵泡膜细胞瘤、卵巢支持 - 间质细胞瘤、卵巢类固醇细胞瘤和肾上腺分泌雄激素肿瘤，可以通过超声等影像学检查协助鉴别诊断。

【治疗】

PCOS 是一类高度异质性疾病，有不同的临床表现。治疗原则是解决患者的就医诉求，并且进行教育和常年管理。治疗目标包括：调整月经周期，控制高雄激素血症及胰岛素抵抗，预防远期并发症，对有生育要求者诱导排卵从而治疗不孕。

1. 改变不良生活方式 减重是超重和肥胖 PCOS 患者首选的治疗方法，也是教育患者终身应遵循的生活方式。减重有助于减轻胰岛素抵抗，降低雄激素水平，恢复自然排卵，恢复月经周期，患者可能自然受孕；有排卵性的月经周期对于预防子宫内膜癌有效；胰岛素抵抗改善对于预防 2 型糖尿病和心血管系统疾病均有益。改变生活方式即控制饮食的量和结构，特别是控制糖类和油脂的摄入，加强体育锻炼，将体重控制在正常 BMI 范围内。

2. 对于无排卵或稀发排卵 PCOS 合并不孕者的治疗 在生活方式改变的基础上，进行促排卵治疗，遵循从简单、经济、合并症少的治疗方法开始的原则。

（1）一线治疗：口服促排卵药。

1）枸橼酸氯米芬（clomiphene citrate，CC）：是雌激素受体拮抗药，它与雌激素受体的结合力强于体内雌激素，但是无对应生物学作用，与内源性雌激素相竞争，与下丘脑和垂体受体结合，解除对垂体分泌促性腺激素的负反馈，促进 FSH 和 LH 的分泌，从而促使卵泡发育。CC 促排卵效果可达到 60% ～ 80%，但是由于 CC 与雌激素受体的结合力强于内源性雌激素，导致雌激素水平低下，表现为子宫内膜容受性下降和宫颈黏液少，不利于精子穿过和胚胎的着床发育，所以 CC 治疗虽然排卵率高，但是受孕率相对较低。使用方法：从月经来潮 3 ～ 5 d 开始，50 ～ 100 mg/d，口服，共用 5 d。可以通过基础体温、超声等监测排卵情况。一般可以连续使用 3 ～ 6 个月经周期。如果无效，建议使用其他促排卵方案。

2）来曲唑（letrozole，LE）：为第二代芳香化酶抑制药，抑制雄激素向雌激素转化，血清中雌激素降低，反馈性引起垂体 FSH 的分泌，诱导卵泡生长、发育。与 CC 不同的是，由于 LE 的半衰期短，停用 LE 后，卵泡的颗粒细胞分泌雌激素水平逐渐升高，对于宫颈黏液和子宫内膜生长的影响较 CC 低，受孕率相对较好。使用方法：从月经来潮 3 ～ 5 d 开始，2.5 ～ 5 mg/d，口服，共用 5 d。一般可以连续使用 3 ～ 6 个月经周期。

促性腺激素的用法和
注意事项

（2）二线治疗：在一线药物治疗效果不佳时采用。

1）注射用促排卵药：促性腺激素（gonadotropin，Gn）成分为 FSH，或 FSH 加 LH，直接促进卵泡生长发育，为皮下或肌内注射制剂。由于该类药物使用剂量过大时容易出现多个卵泡发育，存在多胎妊娠和卵巢过度刺激综合征发生风险，建议采用低剂量缓慢递增方案，密切监测卵泡发育、患者症状及血清雌激素水平。使用方法：从月经来潮 3 ～ 5 d 开始，37.5 ～ 75 IU/d，肌内注射，4 ～ 5 d 后，超声监测卵泡发育状况，调整 Gn 用量，当卵泡直径平均达到 18 mm 时，肌内注射 HCG 5000 ～ 10 000 IU，激发排卵。一般可以连续使用 3 ～ 6 个月经周期。

2）腹腔镜卵巢打孔术：PCOS 排卵障碍的重要原因之一是过量分泌的雄激素抑制卵泡发育。卵巢打孔术的主要作用在于减少卵泡膜细胞数量，减少雄激素分泌对于卵泡发育的影响，术后卵泡能够自然发育。目前该手术实施相对减少。

腹腔镜卵巢打孔术的
应用方法和问题

（3）三线治疗：使用一、二线治疗方法，患者仍不能妊娠时，可以考虑实施人工授精或体外受精胚胎移植术（IVF-ET）。

3．子宫内膜癌的预防 PCOS 患者的长期雌激素水平刺激子宫内膜增生，缺乏孕激素的保护和拮抗以及正常月经周期的子宫内膜脱落，子宫内膜病理性增生，子宫内膜癌的患病概率升高，对于 1 年少于 4 次的月经患者，更要特别关注。

对于闭经和月经失调的 PCOS 患者，建议使用月经后半期补充孕激素或口服短效避孕药的方法人工制造月经周期，预防功能失调性子宫出血，降低子宫内膜病理性增生及子宫内膜癌的发生率。

三线治疗的注意事项

（1）周期性口服短效避孕药：短效避孕药中有雌、孕激素成分，子宫内膜可以周期性脱落，对于子宫内膜有保护作用，又有降低内源性雄激素的作用。

（2）月经后半期孕激素治疗：使子宫内膜在孕激素作用下由增殖期转化为分泌期，撤退出血，模仿月经周期，对于子宫内膜保护及预防功能性子宫出血均有益。

（3）左炔诺孕酮宫内缓释节育系统：含左炔诺孕酮 52 mg，宫腔内局部释放量为 20 μg/d，抑制子宫内膜生长，对子宫内膜有保护作用。

多囊卵巢综合征的病
因研究治疗进展和对
女性远期健康的影响
及知道

（田 莉）

二、卵巢肿瘤

（一）卵巢良性肿瘤

案例4-1

　　某患者，女性，35岁，因"体检发现卵巢囊肿并持续存在1年"收入院。1年前超声检查发现右侧卵巢囊肿，直径5～6 cm。1个月前复查B超提示：右侧附件区可见无回声肿物，大小6.2 cm×5.3 cm，边界清楚，内见一分隔，无血流。患者平素月经规律，5～6 d/28～32 d，量中等，无痛经。G2P1，工具避孕。既往无特殊疾病史。妇科检查示：子宫前位，正常大小，无压痛；右侧附件区可触及囊性肿物，直径约6 cm，光滑，可活动，无压痛；左附件区未及包块及压痛；三合诊检查直肠子宫陷凹未及结节，无触痛。辅助检查：血肿瘤标志物CA12-5、CA19-9、CEA、AFP均正常。

　　问题：

　　1. 该患者的诊断及依据是什么？

　　2. 卵巢良性肿物有哪些组织学类型？

【临床表现】

　　卵巢良性肿瘤是常见的妇科肿瘤，各个年龄均可发病。患者多无症状，肿物较大时可伴有腹胀或者腹部扪及包块。若肿瘤增大充满盆腹腔，可出现压迫症状，如尿频、便秘、气短、心悸等。妇科检查可在子宫一侧或者双侧触及球形肿块，多为囊性，表面光滑、活动、无压痛、与子宫无粘连。超声检查是最重要的辅助检查手段，可在一侧或双侧卵巢见囊性、内壁光滑、无血流、边界清晰的肿物。CA12-5多在正常范围。可以出现以下并发症。

　　1. **卵巢肿瘤蒂扭转** 为常见并发症，10%的卵巢肿瘤可出现蒂扭转。蒂部由卵巢固有韧带、骨盆漏斗韧带、部分阔韧带及输卵管构成（图4-26）。蒂扭转时，患者突然出现一侧下腹部剧痛，常伴有恶心、呕吐，检查腹部压痛，可有轻度肌紧张及反跳痛。妇科检查时，于患侧可及张力大的肿块，肿块表面尤以蒂部压痛明显。

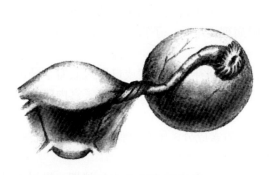

图4-26 卵巢肿瘤蒂扭转

　　2. **卵巢肿瘤破裂** 3%的卵巢肿瘤可发生。自发性破裂常因肿瘤增长速度过快引起；外伤性破裂可因腹部外伤或挤压、分娩、性生活、过于用力的妇科检查或腹部穿刺引起。腹痛因破口大小、流入腹腔内囊液性质及量而程度不等。检查腹部压痛，有肌紧张及反跳痛。妇科检查时，原有卵巢肿瘤消失，或可扪及缩小、张力不大的肿块。

　　3. **卵巢肿瘤感染** 多发生于肿瘤扭转或破裂后，或因阑尾脓肿扩散引起。临床可见发热、腹痛、腹肌紧张。腹部肿物有压痛、反跳痛。白细胞计数升高。

　　4. **恶变** 卵巢良性肿瘤可发生恶变，恶变早期无症状，不易发现。若发现肿瘤生长迅速，尤其为双侧性，应疑为恶变。

【诊断和鉴别诊断】

　　1. **卵巢良性肿瘤与卵巢恶性肿瘤的鉴别** 列于表4-2。

表 4-2 卵巢良性肿瘤与卵巢恶性肿瘤的鉴别

鉴别内容	良性肿瘤	恶性肿瘤
病史	病程长，生长缓慢	病程短，生长快
包块部位及性质	单侧多，囊性，表面光滑，活动	双侧多，实性、囊实性，不规则，固定，阴道穹后部结节或包块
腹水征	多无	常有腹水，可能查到恶性肿瘤细胞
全身情况	良好	可有体重下降、消瘦、恶病质
CA 12-5	升高不明显	明显升高
超声检查	多为液性暗区，边界清晰，可有间隔，无或少血流	囊实性包块，边界不清，回声杂乱，可有实性成分，有血流

2．卵巢瘤样病变 又称为生理性囊肿，以滤泡囊肿和黄体囊肿多见。多为单侧，直径＜ 5 cm，壁薄，两三个月后会自行消失。

3．输卵管卵巢囊肿 多为炎性囊性积液，常有不孕或盆腔疼痛病史，双侧附件区条形囊性包块，边界欠清晰，活动受限。可伴有轻度压痛。

4．子宫肌瘤 浆膜下肌瘤或者肌瘤囊性变容易与卵巢实体瘤或者囊肿混淆。肌瘤常与子宫关系更加密切，超声多可以有效鉴别。

5．妊娠子宫 当卵巢肿物较大时，会与中、晚孕增大的子宫混淆。但妊娠有停经史，超声可以鉴别。

6．卵巢子宫内膜异位囊肿 患者多有痛经，包块可以为单侧或双侧，但多位于子宫后方，不活动，伴或不伴有疼痛，直肠子宫陷凹可触及结节。超声显示以囊性为主的包块，囊内回声多呈点状，可伴有肠管粘连。可有 CA12-5 升高。

【处理原则】

本病一经发现，应行手术治疗。对于较小的囊性肿物，可以观察，2 ~ 3 个月后复查超声。手术目的：明确诊断，切除肿瘤。术中可疑恶性者，应送快速冰冻病理学检查。手术可通过腹腔镜或开腹进行，一般体积较大者，或多个分隔可疑多房黏液性肿物，或不完全除外恶性，为防止囊肿剥除过程中破裂，更倾向于开腹手术。根据手术范围，可进行囊肿剥除、附件切除或全子宫联合一侧或双侧附件切除手术。手术方式取决于患者的年龄、生育情况、肿瘤的性质等。

【卵巢良性肿瘤的类型】

卵巢良性肿瘤最常见 3 种类型。①卵巢上皮性肿瘤：浆液性肿瘤、黏液性肿瘤、内膜样肿瘤和 Brenner 瘤等；②卵巢生殖细胞良性肿瘤：成熟性畸胎瘤和卵巢甲状腺肿等单胚层畸胎瘤；③卵巢良性性索间质肿瘤：卵巢纤维瘤和卵泡膜细胞瘤（图 4-27）。

1．卵巢浆液性囊腺瘤 占卵巢良性肿瘤的 25%，多为单侧、囊性。肿瘤体积变化很大，但直径须大于 1 cm，直径小于 1 cm 者应归入卵巢皮质包涵囊肿。肿瘤表面光滑、壁薄，囊内充满淡黄色或清亮液体。镜下见囊壁为纤维结缔组织，内衬具有输卵管上皮分化特征的细胞，主要由代表输卵管浆液性上皮分化的立方上皮和代表输卵管纤毛细胞分化的柱状上皮构成。衬覆上皮均为单层或者复层，区域小于整个肿瘤体积的 10%，否则需要归入交界性浆液性肿瘤（图 4-28）。当肿瘤内间质成分占优势、呈纤维瘤样增生时，称为浆液性腺纤维瘤 / 浆液性囊腺纤维瘤。

2．卵巢黏液性囊腺瘤 占卵巢良性肿瘤的 20%。目前认为该肿瘤部分起源于畸胎瘤中的胃肠黏膜成分、部分起源于 Brenner 瘤的黏液化生成分，另有部分起源不明。肿瘤绝大多数发生于 20 ~ 50 岁，临床表现无特异性，突出特征是体积较大。如囊肿较大压迫膀胱，可引起尿频、排

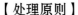

案例4-1的鉴别诊断

案例4-1的处理原则

尿困难；压迫直肠，可引起下坠感及大便不畅。95%为单侧，多房。表面光滑，呈灰白色。切面常为多房，囊腔内充满胶冻样黏液，囊内很少有乳头生长。镜下见囊壁为纤维结缔组织，内衬单层、无明显异型性的子宫颈型、胃型或肠型黏液柱状上皮（图4-29）。术前通过影像学辅助检查可对良、恶性做一个初步判断（图4-30）。卵巢黏液性肿瘤容易复发，手术一般推荐一侧附件切除术。

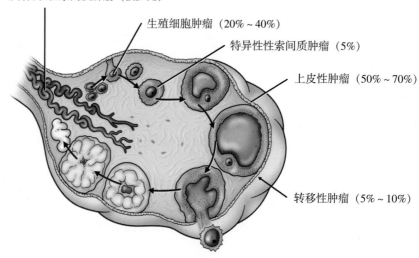

图 4-27 卵巢肿瘤的组织学分类与来源

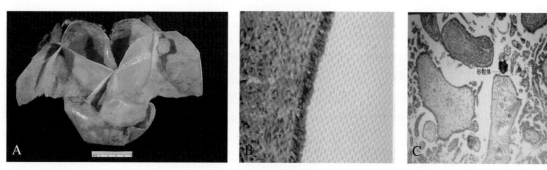

图 4-28 卵巢浆液性肿瘤大体标本
A.肿瘤切开剖面图，内部光滑；B.囊肿内皮为单层立方上皮；C.交界性浆液性肿瘤，并且有微乳头结构

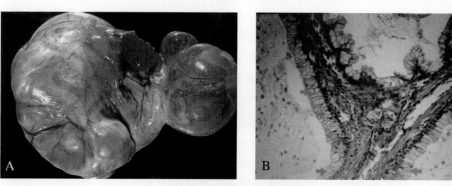

图 4-29 卵巢黏液性肿瘤
A.大体标本；B.病理：可见分泌黏液的柱状上皮和杯状细胞

3.卵巢成熟性畸胎瘤　常见，是由来自两个或三个胚层[外胚层、中胚层和（或）内胚层]完全成熟的组织所构成的良性生殖细胞肿瘤。目前认为肿瘤起源于原始生殖细胞。主要发生于育龄女性。患者多无症状。偶有表现为下腹部不适，如囊肿发生蒂扭转、破裂、感染或恶变时，可出现相应的症状。单侧多见，约10%为双侧发生。一般中等大小，通常直径5～10 cm。多为圆形，表面光滑或呈分叶状，切面为囊性或实性。囊内含有皮质和毛发，亦可见牙齿和骨骼等。囊壁上可见头节，表面附有毛发，可见牙齿（图4-31）。镜下可见来自外胚层的鳞状上皮、皮肤附属器以及神经外胚层组织（包括神经胶质、室管膜和小脑）；来自中胚层的脂肪、平滑肌、骨和软骨；来自内胚层的呼吸道上皮、消化道上皮、甲状腺和唾液腺等。

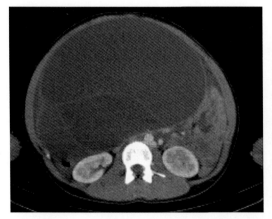

图4-30　卵巢黏液性囊腺瘤CT图像

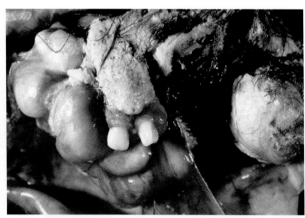

图4-31　卵巢成熟性畸胎瘤剖面可见毛发与头节、牙齿

4.卵泡膜细胞瘤　主要由形似于卵泡膜细胞构成的卵巢性索间质来源的良性肿瘤，发病率远低于纤维瘤。本病多见于绝经后女性，中位发病年龄为59岁，常分泌激素。患者可有月经紊乱、雄性化特征、子宫内膜增厚等。遗传学特征，通常认为不具有*FOXL2*基因突变。肿瘤绝大多数为单侧，体格检查附件区包块多表现为实性、活动、边界清、无压痛。超声影像为均一的实性回声包块。手术一般需要切除患侧附件。

大体观察，肿瘤直径多为5～10 cm，为实性、灰白、表面略不平的肿物，与卵巢正常组织难有分界。切面多为黄褐色，偶可见灶状灰白色区域，结构均匀；镜下可见肿瘤细胞形态一致，具有明显苍白色的胞质、胞膜界限不清，可呈合体样改变。核呈卵圆形或圆形，分裂象罕见。背景中可见多少不等的胶原。网织纤维围绕单个细胞，常表达性索间质标志物（图4-32）。

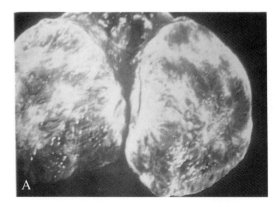
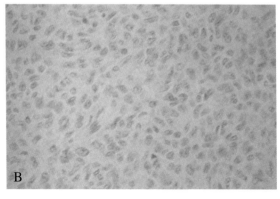

图4-32　卵巢卵泡膜细胞瘤
A.剖面呈实性、黄白色；B.可见大而圆的细胞

5. 卵巢纤维瘤 来源于卵巢非特异性间质、由纤维母细胞和多少不等胶原构成良性性索间质肿瘤，是卵巢最常见的性索间质肿瘤。本病好发于中年女性，中位发病年龄48岁。患者一般无症状，偶可伴有激素水平升高导致的相应改变。少数患者会因肿瘤分泌的生物活性物质而出现副肿瘤综合征，导致腹膜间皮的渗出增加，产生大量腹水，切除肿瘤后腹水消失，称为"Meiges"综合征。在遗传学特征方面，常见12号染色体的三体或者四倍体，但无*FOXL2*基因突变。肉眼观察，肿瘤呈质韧、实性肿物，直径多为5～10 cm（图4-33）。肿物镜下呈现为多少不等的胶原纤维背景上，呈束状排列的梭形细胞，细胞质稀少、核梭形或卵圆形，分裂象罕见。可不同程度地表达性索间质标志物。

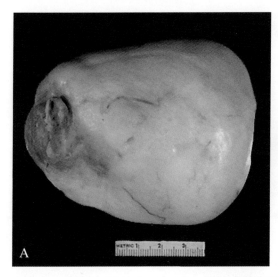 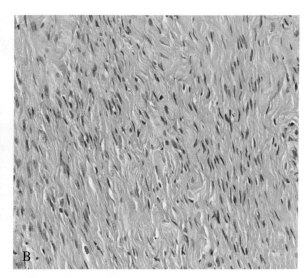

图4-33 卵巢纤维瘤

A.大体标本；B.多少不等的胶原纤维背景上，呈束状排列的梭形细胞。细胞质稀少、核梭形或卵圆形，分裂象罕见

【治疗方式的选择】

腹腔镜手术被广泛采用，根据患者的年龄、囊肿大小等个体化选择。

1. 卵巢浆液性肿瘤和畸胎瘤 年轻患者行囊肿剥除术，最大限度地保留卵巢功能。

2. 卵巢黏液性肿瘤、卵泡膜细胞瘤 建议行患侧附件切除术，因前者做剥除术复发率较高；后者一般很难看到肿物与正常卵巢组织的分界，无法剥除。

3. 手术途径的选择 体积较小的肿物可行腹腔镜手术，尽量完整地剥除肿物；若术中出现囊肿破裂，应将盆、腹腔彻底清洗干净，一般不会引起种植；但如黏液性囊肿破裂，可能会导致黏液播散种植于腹膜，引起腹膜假黏液性肿瘤，甚至引起腹腔的广泛粘连。对于巨大的卵巢肿物，建议行开腹手术。在保护好切口的情况下，穿刺囊肿变小后自较小的腹部切口取出。

4. 切除肿物后需剖视肿物切面 观察有无乳头及囊内液的性质，必要时送冰冻病理学检查。

（郭红燕 刘从容）

卵巢良性肿瘤相关急腹症

案例4-2

　　某患者，女性，56 岁。因"绝经 5 年，腹胀 3 年，大便异常半年，阴道出血 2 d"入院。1 个月前行胃镜检查，病理提示"慢性胃炎"。近半年来，大便变细，伴排便不尽感。外科就诊，直肠指诊无异常，1 年内体重下降 3 kg。既往史：8 年前右侧乳腺癌手术化疗史。家族史：母亲患乳腺癌。体格检查：腹部移动性浊音（+）。妇科检查：子宫前位，正常大小，活动差，双侧附件均可触及大小约 6 cm×7 cm×6 cm 包块，囊实性，与子宫分界不清，不活动；直肠子宫陷凹可触及数个结节。

　　问题：

　　1．该患者的初步诊断是什么？

　　2．还要做何种检查明确诊断？

　　3．如果术后病理为卵巢高级别浆液性癌，术中探查右附件包块，大网膜瘤饼，盆腹腔弥漫转移，分期是什么？治疗原则是什么？

　　4．如果术后病理为卵巢高级别浆液性癌，要做哪些基因检测？其目的是什么？

　　5．如果术后病理为卵巢高级别浆液性癌，患者女儿 38 岁，已经生育，咨询如何预防卵巢癌，医师应给出的建议是什么？

案例4-2解析

（二）卵巢恶性肿瘤

　　卵巢恶性肿瘤（ovarian malignant tumor）的发病率在女性生殖道癌瘤中占第 2 位，病死率居首位。

卵巢上皮性癌

　　卵巢上皮性癌占卵巢恶性肿瘤 85%～90%，多见于中老年女性。

【发病高危因素】

　　1．已明确的高危因素

　　家族史：20%～25% 患者有家族史，10%～15% 患者有 *BRCA1*、*BRCA2* 胚系突变。遗传性卵巢癌综合征（hereditary ovarian carcinoma syndrome，HOCS）包括以下三种情况。对遗传学高风险个体，推荐进行基因检测和遗传风险评估。

　　（1）遗传性乳腺癌—卵巢癌综合征（hereditary breast ovarian carcinoma，HBOC）：即卵巢癌患者家族一、二级亲属中有 3 个或 3 个以上的乳腺癌患者，占 HOCS 的 65%～75%。本病主要由于 *BRCA1* 和 *BRCA2* 基因突变所致，属于常染色体显性遗传性疾病。*BRCA* 基因突变者罹患乳腺癌的概率是 65%～74%，*BRCA1* 基因突变者罹患卵巢癌的概率是 39%～46%，*BRCA2* 突变导致卵巢癌的概率（12%～20%）略小。

　　（2）林奇（Lynch）综合征：卵巢癌患者一级亲属中有 3 个或 3 个以上非息肉性结肠癌或子宫内膜癌患者，占 HOCS 患者的 10%～15%。该综合征患者一生中有极高的风险罹患结肠癌（85%），发病率最高的妇科恶性肿瘤是子宫内膜癌（40%～60%），其次为卵巢癌（10%～12%）。

　　（3）遗传性特异位点卵巢癌（hereditary site specific ovarian carcinoma，HSSOC）：卵巢癌患者家族中有 2 个或 2 个以上卵巢癌患者，占 HOCS 患者的 10%～15%。

　　2．可能有关的因素　接触滑石粉、月经初潮年龄较小、绝经年龄较晚、初次分娩年龄大于35 岁、使用激素替代疗法、未生育、应用诱发排卵药物、未哺乳、种族背景以及社会环境等。

　　3．可能的保护因素　口服避孕药。有遗传性卵巢癌综合征病史者进行预防性附件切除。

遗传性卵巢癌综合征

【发病机制】

目前认为，卵巢上皮性癌的组织学起源具有多样性。卵巢高级别浆液性癌以及发生于盆腹腔的"原发性腹膜癌"大部分是输卵管上皮内癌（tubal intraepithelial carcinoma，TIC）脱落种植后发生的，支持"输卵管起源学说"。低级别浆液性癌也可能由正常输卵管上皮脱落至卵巢表面，内陷形成包涵囊肿，通过交界性肿瘤逐步恶变而来。据此提出了浆液性肿瘤的"二元论模型"。子宫内膜异位可能是卵巢透明细胞癌和子宫内膜样癌的组织学来源。多途径起源学说还需要更多的证据。

根据临床病理和分子遗传学特征，卵巢上皮性癌可分为Ⅰ型和Ⅱ型。Ⅰ型肿瘤生长缓慢，临床患者多为Ⅰ型，预后较好；组织学类型包括低级别浆液性癌、黏液腺癌、低级别子宫内膜样腺癌和透明细胞癌等；分子遗传学特征是 *KRAS*、*BRAF*、*PIK3CA*、*ERBB2* 和 *PTEN* 基因突变，高频微卫星不稳定。Ⅱ型肿瘤进展快速，就诊即为临床晚期，预后极差；组织学类型包括高级别浆液性腺癌、高级别子宫内膜样癌、未分化癌及癌肉瘤；分子遗传学特征主要为 *p53* 基因突变。

【病理】

1. 低级别浆液性癌与高级别浆液性癌   虽然二者均主要起源于输卵管上皮，在形态上也具有一定的交叉性，但由于发病机制显著不同，二者在病理形态、生物标志物、治疗和临床转归上具有显著不同（表4-3）。

表 4-3   卵巢低级别浆液性癌与高级别浆液性癌的鉴别

临床病理特征		卵巢低级别浆液性癌	卵巢高级别浆液性癌
分类归属		Ⅰ型卵巢癌	Ⅱ型卵巢癌
卵巢上皮性癌中占比		10% ~ 15%	60% ~ 70%
发病机制		多由卵巢交界性浆液性肿瘤恶变而来；常见 *KRAS*、*NRAS*、*BRAF*、*USP9X* 和 *EIF1AX* 基因突变	多由输卵管的浆液性上皮内癌进展而来，并种植于卵巢 几乎所有肿瘤均具有 *p53* 基因突变和复杂的拷贝数变异。40% 具有同源重组修复缺陷（homologous recombination deficient，HRD），其中 20% 由 *BRAC1/2* 突变（15% 胚系，7% 左右体系）所致，其余由 *BRAC1* 甲基化和其他同源重组基因遗传变异所致
肉眼	单双侧	常为双侧，呈乳头状生长	通常为单侧，肿瘤体积大、外生、囊实性、常见大面积坏死
	与输卵管的关系	通常与输卵管清晰分离	输卵管通常被包裹于肿瘤内，肉眼无法清楚分离，偶在输卵管伞端可见结节状肿物
	腹膜腔受累	可有	常广泛
组织学	生长方式	可见小巢状、腺样、乳头、微乳头和内翻性乳头等多种生长方式；与交界性浆液性肿瘤最大的不同是出现了浸润性病变，表现为上述形态排列的细胞自由漂浮于无衬覆上皮的裂隙内	通常为实性、乳头状、迷路样、腺样或筛状；具有 HRD 的肿瘤通常具有 SET [实性（solid）、内膜样（endometrial-like）、移行（transitional）] 生长方式
细胞学	核异型性	轻、中度，偶见小核仁，核最大径相差 3 倍以内	核大，具有显著异型性，核最大径相差 3 倍以上，可见多核细胞
	分裂象	3 ~ 5 个 /10 HPF（0.24 mm²）	> 12 个 /10 HPF（0.24 mm²），可见病理性核分裂象

续表

临床病理特征		卵巢低级别浆液性癌	卵巢高级别浆液性癌
细胞学	坏死	罕见	常见
组化标志物	$p53$	野生型表达模式：阳性细胞数通常小于80%，染色信号强弱不等	突变型表达模式，具体有3种：①错义突变型：80%以上的细胞核弥漫强阳性；②无义突变型：背景正常细胞阳性，但所有肿瘤细胞均完全阴性；③或者胞质弥漫阳性但细胞核阴性/弱阳性
	$p16$	肿瘤细胞斑驳阳性	>50%的肿瘤细胞弥漫阳性
		表达 CK7、PAX8、ER 和 WT1	

2. 卵巢内膜样癌与透明细胞癌　二者均为子宫内膜异位相关性癌，在发病机制、病理形态、生物标志物和临床转归上具有一定交叉性，可并存。二者的临床病理特征异同总结列于表4-4。

表4-4　卵巢内膜样癌与透明细胞癌的鉴别

临床病理特征		卵巢内膜样癌	卵巢透明细胞癌
分类归属		Ⅰ型卵巢癌	Ⅰ型卵巢癌
卵巢上皮性癌中占比		10%	15%
发病机制		85%～90%来源于子宫内膜异位症，一小部分来源于内膜样腺纤维瘤或交界性内膜样腺纤维瘤 约1/4患者同时伴有宫体的内膜样癌（子宫–卵巢同步性内膜样癌）或子宫内膜增生 常见 CTNNB1（53%）、PIK3CA（40%）、PTEN（17%）、KRAS（30%）和 ARIAD1（30%）基因突变 偶见 POLE 外切酶功能域突变（0～5%）；MMR-D（0～13%）和 p53 突变（9%～13%）	50%～74%伴有子宫内膜异位囊肿，可伴有透明细胞腺纤维瘤/交界性透明细胞腺纤维瘤 最常见 ARIAD1（40%～50%）基因突变，并常同时伴 PIK3CA 基因突变。偶见以下遗传异常：TERT 启动子甲基化（10%）、KRAS 突变（10%）、p53 突变（<10%）及 MMR-D（0～6%）
肉眼		通常单侧、表面光滑。切面呈囊实性或囊内息肉状，可见出血、坏死 内膜样癌通常体积较大（平均直径11 cm）	透明细胞癌的体积变化较大
镜下	组织学	形态与宫体的内膜样癌相似 需要强调的是，有时卵巢的内膜样癌会同时出现类似浆液性分化的矮立方上皮并伴有比较明显的子宫颈型黏液上皮的分化，过去曾将此种形态独立命名为"卵巢浆黏液性癌"。但最新研究认为上述为内膜样癌的一种形态亚型，因此2020版 WHO 已经取消"卵巢浆黏液性癌"，而统一纳入了"卵巢内膜样癌"	可见3种结构：①管囊状，腔内可见嗜酸性浓稠分泌物；②乳头状，通常无复杂分支、轴心切面呈圆形；③实性区域
	细胞学		矮立方和鞋钉样细胞多衬覆于管囊状结构内或乳头状结构，一般没有高柱状细胞；实性区域多为胞质透明或者嗜酸性细胞。细胞核大但较为单一，偶见散在多形性，但极少弥漫存在。核分裂象通常较少

临床病理特征		卵巢内膜样癌	卵巢透明细胞癌
镜下	间质		常见间质玻璃样变性和黏液变性，玻璃样小体和沙砾体少见
组化及分子标志物	特征性标志物	PAX 8（+）；ER（+）；PR（+）；WT-1（-）；NapsinA（-）；Vimentin（+）	PAX 8（+）；NapsinA（+）；HNF-1b（+）；ER（-）；PR（-）；WT-1（-）
	彼此鉴别	NapsinA（-）；PR（+）	NapsinA（+）；PR（-）
	与高级别浆液性癌鉴别	WT-1（-）；p53（野生型）；部分病例存在MMR-D；BRAC1/2 没有突变	NapsinA（+）；HNF-1b（+）；WT-1（-）；p53（野生型）；部分病例存在MMR-D；BRAC1/2 没有突变
	与低级别浆液性癌鉴别	WT-1（-）	NapsinA（+）；HNF-1b（+）；WT-1（-）
	与黏液性癌相鉴别	Vimentin（+）；PR（+）	通常形态上容易识别、无须组化鉴别
预后		疾病特异性 5 年生存率：ⅠA/ⅠB 期＞95%；ⅠC/Ⅱ期 89%；Ⅲ/Ⅳ期 51%。同步性子宫 - 卵巢内膜样癌具有克隆性，目前认为均是由子宫原发的内膜样癌转移至卵巢。但因部分病例是通过输卵管发生的惰性转移，故如同时符合以下条件，则属于低危组，可不行化疗：低级别内膜样癌、侵及子宫浅肌层、仅累及一侧卵巢，无其他部位受累、无脉管内瘤栓	疾病特异性 5 年生存率：ⅠA/ⅠB 期 87%；ⅠC/Ⅱ期 70%；Ⅲ/Ⅳ期 24%

3. 黏液腺癌 卵巢黏液腺癌占卵巢上皮性癌的 3%～4%，发病率远低于上述卵巢癌组织学亚型。黏液腺癌大多起源于畸胎瘤中的消化道黏膜成分，经过交界性黏液性肿瘤恶变而来，因此常具有消化道黏膜上皮的形态和免疫表型。主要的遗传学变异包括：CDKN2A 拷贝数的丢失、KRAS 和 p53 基因突变、ERBB2（HER2）扩增（常发生于具有 p53 基因突变的病例中）。

卵巢黏液腺癌是病理诊断上最为复杂和令人困惑的组织学类型，最困难的就是对原发性和转移性黏液腺癌的鉴别。目前缺乏明确的鉴别指标，以下特征具有参考意义，列于表 4-5。

表 4-5 原发性卵巢黏液腺癌和转移性卵巢黏液腺癌的鉴别

	原发性卵巢黏液腺癌	转移性卵巢黏液腺癌
来源	多来源于畸胎瘤中的消化道黏膜成分	原发肿瘤多来源于消化系统，尤其是阑尾
肉眼	通常体积巨大（直径多＞10 cm）、单侧，囊实性，表面光滑，鲜有破裂和与周围组织的粘连	通常直径小于 10 cm、双侧发生、以实性为主、同时伴广泛腹腔内转移或腹膜假黏液瘤
组织学	可同时检见彼此移行的良性黏液性囊腺瘤、交界性黏液性囊腺瘤和黏液腺癌的结构	常为分化良好的高、中分化腺癌，细胞异型性较小。部分为低分化、可见印戒细胞
	多为融合性浸润：高度复杂的腺体之间缺乏间质、彼此拥挤排列，上述结构连续出现的最大径线＞5 mm。也可与毁损性浸润并存	多为毁损性浸润：细胞学恶性、结构简单的不规则腺体、细胞巢和单个细胞浸润性生长于硬化性癌性间质中。也可以融合性浸润的方式存在
组化标志物	由于原发性卵巢黏液性癌多起源于畸胎瘤中的胃肠黏膜成分，而转移性卵巢黏液腺癌多来自消化系统，故组化标志物在二者的鉴别诊断中意义非常有限	

　　卵巢黏液腺癌与卵巢交界性黏液性肿瘤的鉴别是临床实践中的另一个诊断难点，需在广泛取材（2块/厘米肿瘤直径）后依据是否存在"融合性浸润"进行判断，因此国际上的冰冻病理学检查诊断准确率仅为40%～70%，远低于其他肿瘤。

　　如果肿瘤为Ⅰ期，则整体预后非常好，5年生存率可高达91%，但Ⅱ期和Ⅲ期肿瘤患者5年生存率则仅有76%和17%。只有融合性浸润方式的病例比出现侵袭性浸润方式的病例预后较好。肿瘤复发通常出现于3年内，对化疗反应欠佳。大多数出现卵巢外广泛受累的患者死于疾病。

【转移途径】

　　1. 直接蔓延和种植　卵巢癌的转移途径主要是直接蔓延和腹腔种植。肿瘤穿破包膜，直接种植在邻近器官，并广泛种植在腹膜及大网膜，甚至横膈，引起全腹腔转移（图4-34）。

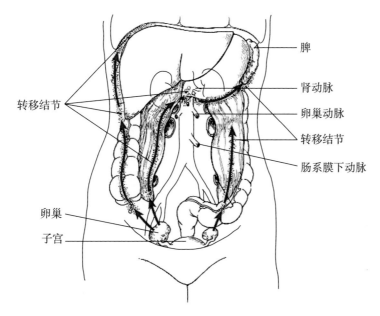

图 4-34　卵巢癌的直接蔓延和种植

　　2. 淋巴转移　可由卵巢淋巴管向上至腹主动脉旁淋巴结，向外至髂内、髂外及髂总淋巴结；也可经圆韧带至腹股沟淋巴结（图4-35）。

　　3. 血行转移　发生较少，晚期癌可经血行转移到肺、肝、骨骼、脑等。

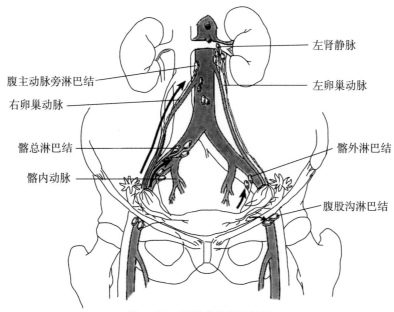

图 4-35　卵巢癌的淋巴转移

【卵巢癌分期】

采用国际妇产科联盟（FIGO）制定的手术病理分期（表 4-6）。

表 4-6 卵巢癌、输卵管癌、原发性腹膜癌的手术病理分期（FIGO，2014 年）

I	肿瘤局限于卵巢或输卵管
	I a 肿瘤局限于一侧卵巢（包膜完整）或输卵管，卵巢和输卵管表面无肿瘤；腹水或腹腔冲洗液未找到癌细胞
	I b 肿瘤局限于双侧卵巢（包膜完整）或输卵管，卵巢和输卵管表面无肿瘤；腹水或腹腔冲洗液未找到癌细胞
	I c 肿瘤局限于单侧或双侧卵巢 / 输卵管，并伴有如下任何一项：
	I c1：手术导致肿瘤破裂
	I c2：手术前肿瘤包膜已破裂或卵巢 / 输卵管表面有肿瘤
	I c3：腹水或腹腔冲洗液发现癌细胞
II	肿瘤累及一侧或双侧卵巢或输卵管，并有盆腔扩散（在骨盆入口平面以下）或原发性腹膜癌
	II a 蔓延和（或）转移到子宫和（或）输卵管和（或）卵巢
	II b 蔓延至盆腔其他组织
III	肿瘤累及一侧或双侧卵巢、输卵管或原发性腹膜癌，伴有细胞学或组织学证实的盆腔外腹膜转移或证实存在腹膜后淋巴结转移
	III a
	III a1：仅有腹膜后淋巴结阳性（细胞学或组织学证实）
	III a1（i）期：转移灶最大直径 ≤ 10 mm
	III a1（ii）期：转移灶最大直径 > 10 mm
	III a2：显微镜下观察盆腔外腹膜受累，伴或不伴腹膜后阳性淋巴结
	III b 肉眼盆腔外腹膜转移，病灶最大直径 ≤ 2 cm，伴或不伴腹膜后阳性淋巴结
	III c 肉眼盆腔外腹膜转移，病灶最大直径 > 2 cm，伴或不伴腹膜后阳性淋巴结（包括肿瘤蔓延至肝包膜和脾，但未转移到脏器实质）
IV	超出腹腔外的远处转移
	IV a：胸腔积液中发现癌细胞
	IV b：腹腔外器官实质转移（包括肝实质转移和腹股沟淋巴结和腹腔外淋巴结转移）

【临床表现】

1. 症状

（1）年龄：多发生在 40 岁以上。

（2）腹胀和腹部不适：腹部发胀，肠胃胀气伴腹痛，常有腹部包块，或合并腹水。如出现破裂、出血等，常为急腹症。

（3）月经不调及内分泌功能障碍：功能性肿瘤患者可出现月经紊乱、闭经、绝经后阴道出血。

（4）消瘦：晚期患者可出现恶病质。

2. 体征

（1）妇科检查：肿物多为双侧，实性或囊实性，不规则，活动度差。三合诊检查于阴道穹后部可触及结节。

（2）全身检查：腹部常有包块，伴有腹水时可有移动性浊音；晚期可触及腹股沟、腋下或锁骨上淋巴结肿大。

【诊断】

1. 根据病史、家族史及临床表现，结合辅助检查确定　①肿块是否来源于卵巢；②肿块性质是否为肿瘤；③肿瘤的良、恶性；④肿瘤可能的组织学类型；⑤恶性肿瘤的转移范围。

2. 辅助检查

（1）影像学检查：①经阴道彩色多普勒超声：注意有无腹水，肿物囊实性，边界是否完整，腔内有无乳头状突起。卵巢癌通常血流丰富，且为低阻血流（RI ＜ 0.45）。②增强 CT 或 MRI：发现小病灶、判断晚期患者肿瘤的转移情况、淋巴结有无转移。PET/CT：特别对复发性卵巢癌的诊断具有较高的价值。

（2）血清肿瘤标志物

1）CA12-5：对浆液性癌更具有特异性，临床符合率达 80% ～ 90%。

2）HE4：即人附睾分泌蛋白 4，早期卵巢癌表达率和特异性略高于 CA12-5。

3）CA19-9：在胰腺和胆道系统的恶性肿瘤升高明显，对卵巢黏液性癌和透明细胞癌有一定价值。

4）CEA：常见于结肠癌、乳腺癌、肺癌等，卵巢黏液癌可以增高。

5）AFP：对卵巢卵黄囊瘤有特异性，对未成熟畸胎瘤、无性细胞瘤有参考意义。

6）β-HCG：对卵巢原发绒毛膜癌有意义，对胚胎癌有参考意义。

7）性激素：颗粒细胞瘤、卵泡膜细胞瘤可产生雌激素；睾丸母细胞瘤等可分泌雄激素。

（3）细胞学检查：抽取腹水、胸腔积液，行细胞学检查找癌细胞。

（4）组织病理学检查：对部分晚期患者，通过细针穿刺或腹腔镜下活检送病理学检查确诊。

（5）基因检测：活检获得组织病理学确诊后，可进行包括 *BRCA1/2* 基因在内胚系、体细胞突变检测。

（6）必要时选择的检查：纤维结肠镜、胃镜、乳腺彩超等排查转移癌。

【鉴别诊断】

1. 卵巢良性肿瘤　本病需与卵巢良性肿瘤鉴别。

2. 子宫内膜异位症　盆腔有粘连性肿块及阴道穹后部可触及结节，血 CA12-5 也可升高。但多有痛经史，HE4 常为阴性。B 超、腹腔镜检查可鉴别。

3. 生殖器结核　因消瘦、食欲缺乏，合并腹水、盆腔包块，CA12-5 升高而易与卵巢癌混淆，但结核病患者常有低热，多有不孕或其他部位结核病史，月经过少或闭经。影像学检查有助于诊断。有时需短时间抗结核治疗观察疗效，必要时手术探查（图 4-36），根据病理学检查确定。

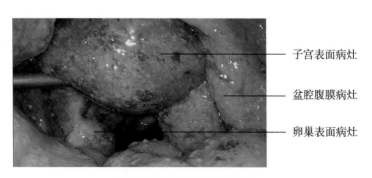

子宫表面病灶

盆腔腹膜病灶

卵巢表面病灶

图 4-36　结核性盆腔腹膜炎

4. 慢性盆腔炎　如输卵管卵巢脓肿。

5. 生殖道以外的肿瘤　与位于盆腔的腹膜后肿瘤、直肠癌、乙状结肠癌等鉴别。

6. 与卵巢转移性肿瘤相鉴别　来自子宫、泌尿道、胃肠道、乳腺等转移性肿瘤鉴别。

【治疗】

治疗原则：早期患者首选手术，晚期患者以手术为主，辅助化疗、靶向治疗等综合治疗。

1. 手术　是主要的治疗方法，初次手术的彻底性与预后密切相关。

（1）分期性手术（staging surgery）：适用于Ⅰ期和Ⅱa期卵巢癌，包括：行腹部纵切口（从耻骨联合至脐上4横指）；留腹水或腹腔冲洗液检查癌细胞；经仔细探查并行横膈、肝表面、可疑腹膜等部位活检，对易转移部位随机盲检；全子宫、双侧附件切除术，结肠下大网膜切除术，腹主动脉旁和盆腔淋巴结切除术，黏液性肿瘤行阑尾切除术。有经验的医师对经选择的患者可以做腹腔镜手术。

（2）肿瘤细胞减灭术（cytoreductive surgery）：对Ⅱb期以上的晚期患者，手术应尽可能切除原发及转移病灶，使残留病灶直径≤1 cm，最好无肉眼残留（满意的肿瘤细胞减灭术）。手术范围应视能否满意切除肿瘤而定。除分期性手术的范围外，常行部分肠管、膀胱切除术，甚至行根治性盆腔脏器切除术。还需要进行上腹部手术，包括横膈肿瘤剥除术、脾切除术、肝部分切除术、胆囊切除术、胃部分切除术、胰体尾切除术等。盆腔和腹主动脉旁淋巴结是否常规切除还有争议。在达到无肉眼残留的情况下，临床检查阴性的淋巴结可以不切除。如肿瘤残余较大，也不必进行淋巴结切除术。

（3）保留生育功能的手术（sporing fertility surgery）：对年轻渴望生育的患者，手术除保留子宫及健侧附件外，其他同分期性手术。须严格掌握手术指征：Ⅰa期G1。对于Ⅰb期，可以仅保留子宫。对于Ⅰc期和透明细胞癌需要慎重，需患者充分知情同意。

（4）间歇性肿瘤细胞减灭术（interval debulking surgery）：部分患者有高龄等手术禁忌因素或Ⅲc及Ⅳ期判断无法切净时，可以在获得组织学诊断后做新辅助化疗，然后进行间歇性肿瘤细胞减灭术。

腹腔热灌注化疗

2. 化疗　除经过全面分期手术的Ⅰa和Ⅰb期、G1以外，几乎其他所有患者均需化疗。最常用的化疗方案是以铂类为基础的联合化疗，列于表4-7，其中铂类联合紫杉醇为公认的首选一线方案。黏液性癌可选择氟尿嘧啶+四氢叶酸+奥沙利铂或者卡培他滨+奥沙利铂联合化疗。癌肉瘤可用卡铂或顺铂或紫杉醇联合异环磷酰胺化疗。老年患者可用卡铂单药。一般采用静脉全身给药，对于初次手术达到满意减瘤的患者，也可采用腹腔联合化疗。早期患者3～6个疗程，晚期患者6个疗程。此外，腹腔热灌注化疗（hyperthermicintraperitoneal chemotherapy，HIPEC）可以在初治Ⅲ期患者行间歇性肿瘤细胞减灭术中达到无肉眼残留后，使用顺铂100 mg/m^2。

表4-7　卵巢上皮性癌常用化疗方案

静脉化疗方案	适用于Ⅱ～Ⅳ期，高级别浆液性癌，内膜样癌（2/3级），透明细胞癌，癌肉瘤
首选方案	紫杉醇175 mg/m^2，＞3 h静脉滴注；卡铂（AUC 5～6），＞1 h静脉滴注，疗程间隔3周
	紫杉醇175 mg/m^2，＞3 h静脉滴注；卡铂（AUC 5～6），＞1 h静脉滴注，贝伐珠单抗7.5 mg/kg，静脉滴注30～90 min，疗程间隔3周，共5～6个疗程。后续贝伐珠单抗12个疗程
	紫杉醇175 mg/m^2，＞3 h静脉滴注；卡铂（AUC 5～6），＞1 h静脉滴注；疗程间隔3周，共6个疗程。第2个疗程第一日贝伐珠单抗15 mg/kg，静脉滴注30～90 min，疗程间隔3周，共22个疗程
其他推荐方案	紫杉醇60 mg/m^2，＞1 h静脉滴注；卡铂（AUC 2），＞30 min静脉滴注；疗程间隔1周，共18周
	多西紫杉醇60～75 mg/m^2，＞1 h静脉滴注；卡铂（AUC 5），＞1 h静脉滴注；疗程间隔3周
	卡铂（AUC 5）+脂质体阿霉素30 mg/m^2，疗程间隔4周
	紫杉醇80 mg/m^2，＞1 h静脉滴注，间隔1周（第1、8、15日）；卡铂（AUC 5～6），＞1 h静脉滴注；疗程间隔3周

续表

静脉联合腹腔 化疗方案	适用于满意肿瘤细胞减灭术的Ⅱ～Ⅲ期患者
	紫杉醇 135 mg/m²，＞24 h 静脉滴注，第 1 日；顺铂 75～100 mg/m²，第 2 日腹腔注射；紫杉醇 60 mg/m²，第 8 日腹腔注射，疗程间隔 3 周

注：曲线下面积（area under the curve，AUC）指根据患者的肌酐清除率计算卡铂剂量。

3. 内分泌治疗　低级别（G1）浆液性/内膜样癌，可以使用内分泌治疗，包括芳香化酶抑制药（如阿那曲唑、来曲唑、依西美坦）、醋酸亮丙瑞林、他莫昔芬。

4. 维持治疗　维持治疗指在完成既定的化疗周期数，肿瘤得到最大限度缓解后，再延长治疗，使患者保持受益的治疗方法，应用的靶向药物包括两大类。

（1）血管内皮生长因子（VEGF）抑制剂——贝伐珠单抗（bevacizumab）：用于初次化疗的联合用药和维持治疗（表 4-7）。只在高危人群（Ⅳ期，不可手术的Ⅲ期及Ⅲ期术后残余病灶＞1 cm 患者）中有生存获益。

PARP抑制剂作用机制

（2）多腺苷二磷酸核糖聚合酶（PARP）抑制剂：无论作为初始治疗后一线维持治疗，还是铂敏感复发性卵巢癌的维持治疗，均有效。一线维持治疗中，有胚系或者体系 *BRCA* 突变患者获益更大。

5. 复发性卵巢癌的治疗　卵巢癌一旦复发，预后较差，治疗时优先考虑患者的生活质量。对铂敏感复发且能切净肿瘤的患者可以考虑手术。对铂敏感复发的患者通常再选择以铂类为主的联合化疗，达到部分或完全缓解后用 PARP 抑制剂进行维持治疗；对铂耐药复发的患者预后最差，应选用二线药物，如吉西他滨、脂质体阿霉素、拓扑替康、依托泊苷等，联合贝伐珠单抗。

*BRCA*基因检测对象、时机、方法和目的

【预后与监测】

1. 预后相关因素　年龄、手术病理分期、组织类型及分化程度、治疗方法、残留病灶、全身情况等。

2. 随访　卵巢癌易复发，高峰期在术后 2～3 年，应终生定期随访。治疗后 2 年内每 2～4 个月一次，术后 3～5 年内每 3～6 个月一次，5 年后每年一次。每次复查均应了解有无临床症状，常规行全身和妇科三合诊检查，测定肿瘤标志物，并定期进行腹部及盆腔影像学检查。

【预防】

1. 筛查　对普通人群，目前没有有效的筛查手段，采用阴道彩超联合血清 CA12-5 对高风险人群的筛查价值也有待验证。

2. 预防性手术　有必要对卵巢癌高风险人群进行 *BRCA* 基因检测和遗传咨询，对携带者进行管理或者密切随访。①携带 *BRCA* 基因有害突变的妇女，建议完成生育后实施降低卵巢癌风险的预防性双侧卵巢和输卵管切除术。②基于卵巢癌的"输卵管起源学说"，在因良性疾病实施保留卵巢的子宫切除术时，建议可同时切除双侧输卵管。但是，尚没有证据替代双侧卵巢输卵管切除的预防价值。③对可疑林奇综合征的妇女进行错配修复基因的检测，有突变的妇女进行严密监测或在完成生育后推荐行子宫、双侧卵巢和输卵管切除术。

卵巢交界性肿瘤

【卵巢肿瘤合并妊娠】

卵巢肿瘤合并妊娠比较常见，较非妊娠期危害大。良性 90% 以上为成熟性囊性畸胎瘤及浆液性或黏液性囊腺瘤。恶性肿瘤合并妊娠较少见，占妊娠合并卵巢肿瘤的 5%，但危害更严重，年轻孕妇常为无性细胞瘤，其次为胚胎癌、未成熟畸胎瘤及内胚窦瘤。40 岁左右孕妇以卵巢上皮性癌较多见。由于妊娠，盆腔充血，肿瘤增长迅速，恶性肿瘤易扩散。早期妊娠可因肿瘤嵌入盆腔引起流产；中期妊娠时随子宫增大，肿瘤易发生蒂扭转，成为急腹症；晚期妊娠可导致胎方位异常；分娩时可引起肿瘤破裂或出现梗阻性难产。其临床症状不明显，常在早孕行三合诊检查或出现并发症时被发现，需根据病史、临床表现、B 超检查诊断。根据妊娠时间、肿瘤

大小及性质决定治疗方法。

如卵巢肿瘤高度怀疑为恶性，为保全孕妇性命，应尽早手术治疗，而不以妊娠作为主要考虑。当考虑良性肿瘤时，可参考下列情况进行处理：

1. 早期妊娠 如卵巢肿瘤直径小于 5 cm，不能完全排除妊娠期黄体囊肿，可密切观察。

2. 中期妊娠 妊娠 14 ~ 16 周，最宜施行手术，可经腹腔镜或开腹行单侧附件切除或单纯肿瘤剔除术，术后应保胎防止流产。

3. 妊娠 28 周以后 手术较难进行，且易引起流产及早产，最好能等待至胎儿成熟或产后进行。

4. 妊娠晚期 如肿瘤已被推至盆腔外，无阻塞产道可能，可在产后手术。如肿瘤阻塞产道，可根据情况行剖宫产术，同时切除肿瘤。

妊娠期发生卵巢肿瘤并发症，如卵巢肿瘤蒂扭转、破裂或可疑恶性，均应立即手术。

（李 艺 崔 恒 刘从容）

恶性生殖细胞肿瘤

卵巢生殖细胞肿瘤来源于胚胎生殖腺的原始生殖细胞，包括了多种不同组织学类型的肿瘤，约占所有卵巢肿瘤的 20%，仅 3% 左右为恶性肿瘤。

卵巢恶性生殖细胞肿瘤（ovarian malignant germ cell tumor）常见于年轻女性，19 岁以下常见，包括幼女。患者的首发症状包括腹痛、腹部包块、异常阴道出血、腹胀等。由于恶性生殖细胞肿瘤生长迅速，可因继发肿瘤破裂或蒂扭转导致腹痛，故单侧肿瘤常可在早期发现。卵巢恶性生殖细胞肿瘤与上皮性癌的手术病理分期相同。

卵巢恶性生殖细胞肿瘤患者可行保留生育功能的手术，不受期别限制。Ⅰ期可行单侧附件切除术或双侧附件切除术同时保留子宫，需要进行全面的手术分期以排除更晚期疾病，对于外观正常的对侧卵巢不建议活检或探查，对于儿童和青春期的早期患者，可以不进行全面分期性手术（即不切除淋巴结，大网膜仅需活检）。希望保留生育功能的晚期患者可以在保留正常子宫及卵巢的同时进行满意的肿瘤细胞减灭术。无生育要求患者则常规行分期性手术或肿瘤细胞减灭术。

卵巢恶性生殖细胞肿瘤患者预后的改善得益于化疗取得的巨大进步。成人恶性生殖细胞肿瘤除Ⅰ期无性细胞瘤与Ⅰ期 G1 未成熟畸胎瘤外，均需要辅助化疗。儿童和青春期患者Ⅰa 期和Ⅰb 期无性细胞瘤、Ⅰa 期 G1 未成熟畸胎瘤、Ⅰa 期胚胎癌和Ⅰa 期卵黄囊瘤可选择化疗或观察，其余均需要辅助化疗。初始治疗首选标准化疗方案为 BEP（博来霉素 / 依托泊苷 / 顺铂）。对于保留生育功能的年轻患者，在化疗中应注意对卵巢功能予以保护。

接受规范化治疗后，卵巢恶性生殖细胞肿瘤患者 5 年生存率可以超过 85%。随访参照卵巢上皮性癌，但前 2 年非无性细胞瘤患者的随访间隔时间应缩短为 2 个月。

1. 卵巢无性细胞瘤（ovarian dysgerminoma） 是由最原始、尚未出现性别觉醒的生殖细胞所发生的、无任何特殊分化的生殖细胞肿瘤，占原发性卵巢恶性肿瘤的 1%，是卵巢最常见的恶性生殖细胞肿瘤。80% 以上发生于 30 岁以下的儿童和年轻女性以及某些具有女性表型的性腺发育障碍患者。通常是在偶然的情况下被发现，例如常规产前检查或原发闭经检查期间。后者常与性腺发育障碍有关，此类患者常存在与 Y 染色体有关的异常核型，并常合并性腺母细胞瘤。80% 的患者可检见 i12p 或 12p 的扩增。30% ~ 50% 的患者可检见 *KIT* 基因突变、30% 的患者中存在 *KIT* 扩增，无性细胞瘤临床早期相对多见。绝大多数是实性和分叶状肿瘤，大小各异，平均直径 15 cm（图 4-37A）。切面似鱼肉样，呈黄色或奶油色，可见出血、坏死和囊性变。一旦发现有钙化区域，则提示肿瘤可能伴有性腺母细胞瘤。镜下，肿瘤由巢状和片状形态高度一致的原始生殖细胞构成，其间被纤维结缔组织分隔，并伴有多少不等的淋巴细胞（图 4-37B）。肿

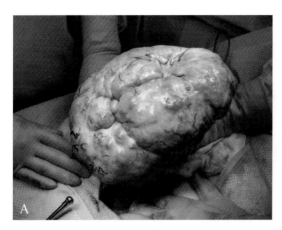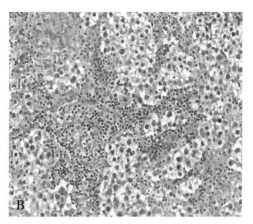

无性细胞瘤案例

图 4-37 卵巢无性细胞瘤

A. 肉眼观，实性分叶状，质地似鱼肉样，呈黄色或奶油色。B. 镜下观，肿瘤由巢状和片状形态高度一致的原始生殖细胞构成，其间被纤维结缔组织分隔，并伴有多少不等的淋巴细胞

瘤细胞表达原始生殖细胞的标志物：OCT4、SALL4、KIT（CD117）和 D2-40。相较于其他卵巢恶性生殖细胞肿瘤，无性细胞瘤发生于双侧卵巢的比例较高，为 10% ～ 20%。临床可伴有 LDH 升高，偶有 HCG 增高。对化疗和放疗均比较敏感。单纯无性细胞瘤患者的 10 年无疾病生存率达 90% 以上。对于混合有其他恶性生殖细胞肿瘤成分的非单纯无性细胞瘤，诊断和治疗多取决于合并的恶性生殖细胞肿瘤成分。

2. 卵黄囊瘤（yolk sac tumor） 是另一种原始生殖细胞肿瘤，约占恶性卵巢生殖细胞肿瘤的 20%，常与无性细胞瘤伴随存在。肿瘤显示多种分化特征，包括胚外内胚层（次级卵黄囊和尿囊）以及胚体内胚层（肠、肝和间叶组织）。肿瘤少见，恶性程度高，易发生远处转移。绝大多数患者发病年龄小于 30 岁，平均为 19 岁。75% 的病例具有 i12p 的遗传学异常。最常见的症状是腹部增大、急性腹痛。肿瘤常为单侧发生，实性、质脆、易破裂，直径通常超过 15 cm（图 4-38A）。显微镜下观察可见多种生长方式：最常见代表卵黄囊分化特征的网状和微囊结构（图 4-38B），偶见相似于大鼠内胚窦（该肿瘤曾用"内胚窦瘤"命名）结构的 Schiller-Duval（SD）小体（图 4-38C）。此外，还可见包括前肠/呼吸系统、肠和肝结构（图 4-38D ～ F）在内的胚体内胚层分化特征。临床常伴有 AFP 升高，可用于监测肿瘤治疗效果、判断复发。组化表达 SALL4、LIN28、AFP 和 glypican-3（GPC3）和 ZBTB16，也可同时表达肠组织特异性标志物 CDX2、肝组织特异性标志物 Hep Par-1 以及前肠/呼吸系统特异标志物 TTF1。

卵黄囊瘤案例

3. 胚胎性癌（embryonal carcinoma） 单纯病例极罕见，目前所报道的绝大部分病例均为混合性恶性生殖细胞肿瘤的一个组成成分。恶性程度高，局部侵袭性强，易早期转移。肿瘤具有同时向胚内和胚外组织分化的能力。平均发病年龄 15 岁。患者可合并有激素水平异常的相关症状，如青春期早熟、异常阴道出血、闭经或多毛等。肿瘤常为单侧发生，实性、质软，常伴有出血和梗死（图 4-39）。临床可伴有 β-HCG、AFP 升高。

4. 未成熟畸胎瘤（immature teratoma） 是由未成熟组织和数量不等的成熟组织所构成的畸胎瘤，少见。本病常见于年龄小于 20 岁的年轻女性。与原始生殖细胞肿瘤伴发的未成熟畸胎瘤可出现 12p 扩增或 i12p，而单纯的未成熟畸胎瘤则与成熟性畸胎瘤可能来自共同的发育阶段的生殖细胞，因此无 12p 扩增或 i12p。常见症状为腹部增大、腹痛、腹部包块、恶心、呕吐以及发热。临床可伴有 β-HCG、AFP 升高。肿瘤通常单侧发生，体积大，切面呈鱼肉状，灰褐色，囊实性，可有出血和坏死（图 4-40A）。肿瘤常包括来自 3 个胚层的组织，依据单张病理切片内未成熟神经外胚层组织所占面积的最大值进行组织学分级（G1 ～ 3）（图 4-40B）。未成熟畸胎瘤可阳性表达 SALL4、SOX2 和 glypican-3（GPC3）蛋白。特别需要强调的是，肿瘤中只要有

未成熟畸胎瘤案例

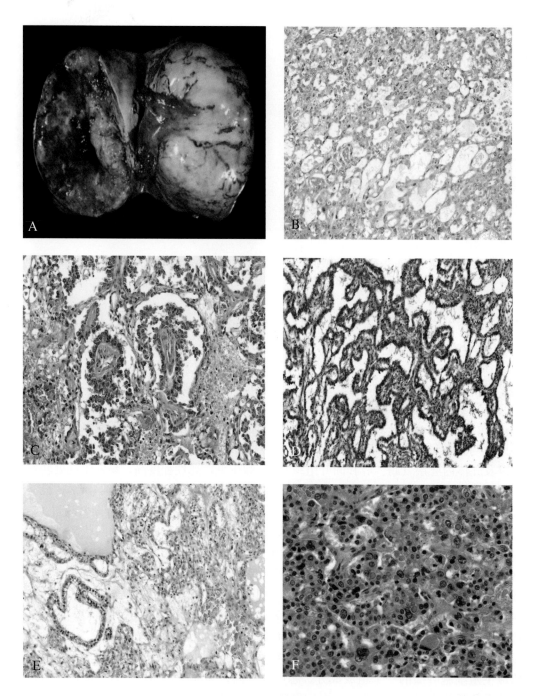

图 4-38 卵黄囊瘤

A. 外观和剖面图；B. 网状及微囊结构；C.SD 小体；D. 前肠 / 呼吸系统；E. 肠样分化；F. 肝样分化

成熟性畸胎瘤恶变案例

灶状卵黄囊瘤的成分出现，就应归入混合性生殖细胞肿瘤。一旦出现 AFP 增高，应详尽取材，除外伴发卵黄囊瘤的可能。未成熟畸胎瘤偶可伴发破裂及神经组织在腹膜腔内的播散，形成腹膜胶质瘤病，由成熟神经组织所构成的腹膜胶质瘤病应被视为良性。临床上可见未成熟畸胎瘤经过化疗后转变为成熟性畸胎瘤的"逆转"现象，或于卵巢外出现成熟性畸胎瘤组织，后者亦称成长性畸胎瘤综合征（growing teratoma syndrome）。

5. 成熟性畸胎瘤恶变（teratoma with secondary malignant transformation） 少见，发生于约 2% 的成熟性囊性畸胎瘤，多见于绝经期女性。肿瘤常为单侧发生，一般直径在 15 ～ 20 cm（图 4-41）。最常见的是鳞状细胞癌，占 75% 以上。预后差。

卵巢恶性性索间质肿瘤

卵巢性索间质肿瘤占卵巢肿瘤的 5% ~ 10%，来源于原始性腺中的性索组织和特殊间叶组织。肿瘤具有向男女两性分化的特点，因此常具有内分泌功能，可导致性早熟、月经紊乱或绝经后出血等内分泌失调症状，又称功能性卵巢肿瘤。卵巢恶性性索间质肿瘤（ovarian malignant sex cord stromal tumor）包括成人型颗粒细胞瘤、幼年型颗粒细胞瘤、伴环管样结构的性索间质肿瘤和部分支持细胞 - 间质细胞肿瘤等，此类肿瘤常为低度恶性或潜在恶性。诊断时多处于早期，预后较好，5 年生存率达 80%。

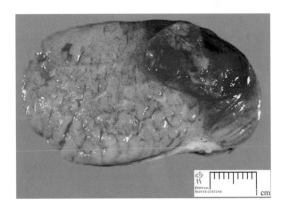

图 4-39 卵巢胚胎性癌

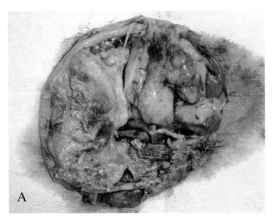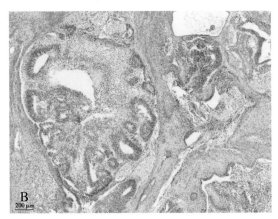

图 4-40 卵巢未成熟畸胎瘤
A. 肉眼观；B. 镜下可见大量原始神经管

卵巢恶性性索间质肿瘤的手术病理分期与卵巢上皮性癌相同。

对于有生育要求的患者，可行保留生育功能的全面分期性手术（可以不行淋巴结切除）或肿瘤细胞减灭术。对于复发患者，多主张行再次肿瘤细胞减灭术。

卵巢恶性性索间质肿瘤 I 期低危患者术后可以选择观察。I 期高危（I C 期、分化差等）或 I 期中危（有异源成分）患者可以选择观察或化疗。Ⅱ ~ Ⅳ期患者可选择化疗，或对局限性病灶进行放疗。目前化疗首选方案是 TC 方案（紫杉醇 / 卡铂）。其他方案包括：依托泊苷 / 顺铂（EP）、博来霉素 / 依托泊苷 / 顺铂（BEP）。

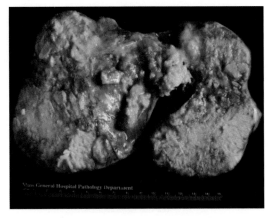

图 4-41 卵巢成熟性畸胎瘤恶变

成人型颗粒细胞瘤
案例

1. **成人型颗粒细胞瘤**（adult granulose stromal cell tumors） 由不同生长方式的粒层细胞构成，并伴有多少不等的纤维母细胞和卵泡膜细胞，是最常见的卵巢恶性性索间质肿瘤，约占全部卵巢肿瘤的 1%，常见于围绝经期女性。绝大部分成人型颗粒细胞瘤具有 *FOXL2* 基因特异性（p.Cys134Trp）的错义突变。肿瘤常单侧发生，实性，可合并囊性变，常见出血（图

4-42A）。显微镜下观察，肿瘤最常见弥漫性生长方式，另可见条索状、梁状和岛状，并可见考尔－埃克斯纳（Call-Exner）小体（图 4-42B）。偶见巨滤泡和肉瘤样结构。当肿瘤主要以梭形细胞构成时，在形态学上与卵泡膜细胞瘤难以鉴别，此时通过基因测序发现 *FOXL2* 基因 c.402C ＞ G（p.Cys134Trp）错义突变是鉴别诊断的关键，免疫组化对二者鉴别没有意义，网织纤维染色可见网织纤维包绕肿瘤细胞巢而非单个肿瘤细胞，可协助确诊成人型颗粒细胞瘤。典型的肿瘤细胞形态单一、胞质空亮、有核沟，呈石榴籽样（图 4-42C）。Ⅰ期患者超过 90%。肿瘤常具有内分泌功能，以分泌雌激素为主，约 10% 患者可合并子宫内膜癌。此类肿瘤是典型的低度恶性肿瘤，临床上具有远期复发的特点（平均复发时间 5 ～ 10 年），故应延长随访时间。有推荐抑制素 B（inhibin B，INH B）作为颗粒细胞瘤的肿瘤标志物。

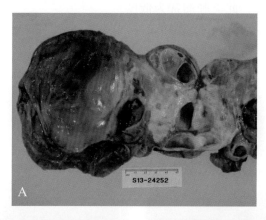

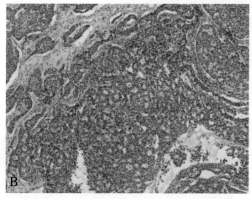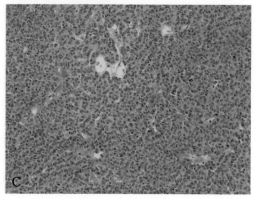

图 4-42　卵巢成人型颗粒细胞瘤

A．大体剖面图；B．镜下可见考尔 - 埃克斯纳（Call-Exner）小体；C．缎带样结构以及石榴籽样细胞核

2．**幼年型颗粒细胞瘤**（juvenile granulosa cell tumor）　与成人型颗粒细胞瘤是完全不同的肿瘤，二者在遗传学、临床表现和预后上均有显著差异，列于表 4-8。

表 4-8　成人型颗粒细胞瘤与幼年型颗粒细胞瘤的鉴别

	成人型颗粒细胞瘤	幼年型颗粒细胞瘤
发病机制	*FOXL2* 基因特异性点突变	*AKT* 通路（*AKT1&GNAS* 基因突变）的异常激活
发病率	占卵巢颗粒细胞瘤的 95%	占卵巢颗粒细胞瘤的 5%
流行病学	患者年龄通常大于 30 岁，常见于围绝经期，青春期前 ＜ 1%	50% 为青春期前，罕见 30 岁后发病
病理形态学	滤泡成熟，常见考尔 - 埃克斯纳（Call-Exner）小体；核染色质较淡，常有核沟；罕见黄素化	滤泡不成熟，有黏液分泌，罕见考尔 - 埃克斯纳（Call-Exner）小体；核染色质较深，罕见核沟；黄素化常见

续表

	成人型颗粒细胞瘤	幼年型颗粒细胞瘤
生物学行为	低度恶性，复发率 20% ~ 30%，多为远期（> 5 年）复发，需终生随访	如果局限于卵巢内，预后极好，一般呈良性。约 5% 伴有破裂、腹水细胞学阳性和卵巢外播散，呈侵袭性，并多于 2 ~ 3 年内复发

卵巢支持-间质细胞瘤
案例

3. 卵巢支持 - 间质细胞瘤（Sertoli-Leydig cell tumor）　是由不同比例及分化程度的支持细胞和莱迪希细胞共同构成的肿瘤（图 4-43A），少见，占所有卵巢肿瘤的 0.5% 以下。以往曾命名为男性母细胞瘤、睾丸母细胞瘤。可发生于任何年龄段，平均年龄 25 岁，常伴男性化特征（如多毛、阴蒂增大、秃发等）。肿瘤常单侧发生，实性，仅限于卵巢者占 97%（图 4-43B）。近半数（15% ~ 97%）肿瘤具有 *DICER* 基因 RNase Ⅲ b 功能阈的热点突变，其中部分为胚系突变，并伴有 DICER1 综合征。网状型和伴有异源性分化的形态亚型高度提示具有 *DICER* 突变。少数（0 ~ 22%）肿瘤具有 *FOXL2* 基因 c.402C > G（p.Cys134Trp）错义突变。*DICER* 和 *FOXL2* 突变具有排他性，二者均只出现在中、低分化者的肿瘤。目前认为只有高分化亚型呈良性生物学行为，其余均为恶性肿瘤。5 年生存率为 70% ~ 90%。

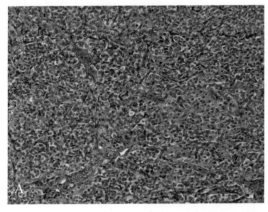
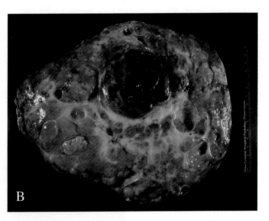

图 4-43　卵巢支持 - 间质细胞瘤
A. 镜下可见肿瘤由支持细胞和莱迪希细胞共同构成；B. 肿瘤肉眼所见

卵巢转移性肿瘤

卵巢转移癌案例

卵巢转移性肿瘤（tumors metastatic to the ovaries）约占卵巢肿瘤的 5%。通常是晚期疾病的表现。肿瘤可来源于女性生殖道的其他部位，如子宫内膜，亦可来源于身体的其他器官，其中超过 50% 来自消化道，其次为乳腺。

肿瘤播散至卵巢有 3 种途径：淋巴播散最为重要；其次是血源性播散；还有经体腔播散。肿瘤多为双侧，直径常小于 10 ~ 13 cm，以实性为主，可伴囊性改变。需要特别强调的是，并非所有卵巢转移性肿瘤均呈高度恶性。少量卵巢转移性肿瘤是发生于子宫体的低度恶性肿瘤（如高分化内膜样癌）和子宫颈（如 Silva A 型生长方式的宫颈腺癌）通过输卵管这一自然通道蔓延至卵巢，而非通过淋巴和血源性转移。部分该类转移性肿瘤具有惰性生物学行为和较良好的预后。

Krukenberg 瘤亦称为转移性印戒细胞癌（metastatic signet-ring cell carcinoma），占所有卵巢转移性肿瘤的 3% ~ 8%，肿瘤常为实性，均匀，剖面具有典型的凝胶状坏死和出血表现（图 4-44A）。具有典型的显微镜下特征：可见包含大量印戒细胞的卵巢细胞间质（图 4-44B）。此类肿瘤最常来源于胃。肿瘤的治疗原则取决于原发肿瘤的性质，需要多学科间协作。

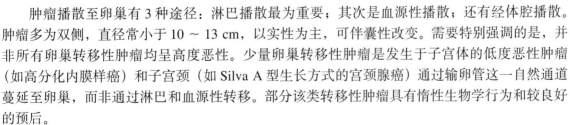

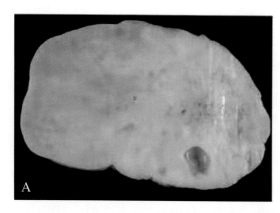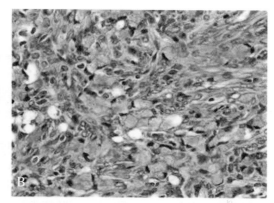

图 4-44 卵巢转移性印戒细胞癌
A. 肿瘤剖面图；B. 镜下特征

（朱丽荣 燕 鑫 刘从容）

（三）卵巢子宫内膜异位囊肿

【概述】

子宫内膜异位症（简称内异症）是指有生长功能的子宫内膜组织（腺体和间质）出现在子宫腔被覆内膜及子宫肌层以外的部位，可生长、浸润、反复出血，形成结节及包块，引起疼痛和不孕等。子宫内膜异位症的临床病理类型可分为腹膜子宫内膜异位症（peritoneal endometriosis，PEM）、卵巢子宫内膜异位症（endometriosis of the ovary，OEM）、深部浸润型子宫内膜异位症（deep infiltrating endometriosis，DIE）、其他部位的子宫内膜异位症（other endometriosis，OtEM）。卵巢子宫内膜异位症形成囊肿者，称为子宫内膜异位囊肿，习惯称"巧克力囊肿"（图 4-45）。

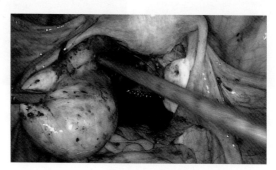

图 4-45 左侧卵巢子宫内膜异位囊肿

卵巢子宫内膜异位囊肿（ovarian endometrioma）根据囊肿大小和粘连情况分为 I 型和 II 型。I 型：为卵巢皮质凹陷形成，囊肿直径多 < 2 cm，囊壁多有粘连、层次不清，手术不易剥离。II 型分为 A、B、C 3 个亚型。II A：卵巢表面小的子宫内膜异位症种植病灶合并生理性囊肿，如黄体囊肿或滤泡囊肿，几乎无粘连，囊肿层次清楚，手术易剥离；II B：卵巢囊肿壁有轻度浸润，与周围组织有轻度粘连，囊肿层次较清楚，手术较易剥离；II C：囊肿有明显浸润或多房，体积较大，常合并广泛而致密的粘连，囊肿层次不清楚，手术不易剥离。

【发病机制】

本病的发病机制至今尚不清楚。主要的学说为 Sampson 于 1920 年提出的经血逆流学说。逆流至盆腔的子宫内膜经黏附、侵袭、血管性形成等过程，得以种植、生长、发生病变；郎景和院士认为在位内膜本身的一些特质可能决定了其黏附、侵袭及血管形成能力增强，提出了在位内膜决定论学说。其他机制包括体腔上皮化生、血管及淋巴转移学说以及干细胞理论等。

【临床表现】

本病主要症状有慢性盆腔痛、性交疼痛、月经失调和不孕。

1. 疼痛　是子宫内膜异位症的主要症状之一，表现形式多样，如慢性的非规律性腹痛、性交疼痛和痛经。但 27% ~ 40% 患者无疼痛症状。

2. 包块　17% ~ 44% 患者合并盆腔包块（子宫内膜异位囊肿），1/3 ~ 1/2 患者合并 DIE，多在同侧骶韧带上。

3. 不孕　患者的不孕症发病率可高达 40% 左右。

【诊断】

1. 临床症状和体征　患者具有上述症状及体征。

2. 影像学检查　彩超检查有诊断价值，典型的超声影像为无回声区内有密集光点，可为多房囊肿或囊内有分隔。

3. 腹腔镜检查　在明确诊断的同时即可治疗。

4. 血清 CA12-5 水平　CA12-5 升高多见于重度子宫内膜异位症、盆腔有明显粘连，子宫内膜异位囊肿破裂。

【鉴别诊断】

1. 卵巢恶性肿瘤　早期无症状，有症状时多呈持续性腹痛、腹胀，病情发展快，一般情况差，血清 CA12-5 和 HE4 的表达水平多显著升高，超声图像显示包块为混合性或实性，血流丰富。

2. 盆腔炎性包块　多有急性或反复发作的盆腔感染史，疼痛无周期性，平时亦有下腹部隐痛，可伴有发热、白细胞计数增高等，抗生素治疗有效。

3. 子宫腺肌病　痛经症状与子宫内膜异位症相似，但疼痛多位于下腹部正中且程度更剧烈，子宫多均匀性增大、质硬，伴有月经量增多或异常子宫出血，常与子宫内膜异位症共存。

【治疗】

1. 药物治疗　适应证：①卵巢子宫内膜异位囊肿直径 < 4 cm；②有盆腔疼痛；③诊断应比较明确，不能除外卵巢肿瘤时，应行腹腔镜手术。

治疗疼痛的常用药物除非甾体抗炎药（NSAID）外，还有口服避孕药、孕激素类药物、孕三烯酮、促性腺激素释放激素激动剂（GnRH-a）或拮抗剂及中医药等。西药治疗子宫内膜异位症痛经效果相差不大，副反应各不相同。有证据可以缩小卵巢子宫内膜异位囊肿的药物主要是孕激素类药物、GnRH-a 和孕三烯酮等。

（1）地诺孕素：为高效孕激素，无雌激素和雄激素活性，有一定的抗雄激素活性。每天 2 mg 口服，治疗疼痛安全、有效。用药后卵巢囊肿逐渐缩小甚至消失。该药可以长期服用，对子宫腺肌病有效，适合无生育要求且合并子宫腺肌病患者的长期维持治疗。合并子宫腺肌病伴贫血患者可以先用 GnRH-a 3 针，之后用地诺孕素维持治疗。本药对复发患者也有效。

（2）GnRH-a：是目前公认的治疗子宫内膜异位症的有效药物，对卵巢子宫内膜异位囊肿有一定缩小作用，适用于合并子宫腺肌病伴贫血患者、合并子宫肌瘤或有雌激素及孕激素使用禁忌证者。自月经期最初 5 d 内开始皮下注射（戈舍瑞林，3.6 mg/ 支；或醋酸亮丙瑞林，3.75 mg/ 支）或肌内注射（曲普瑞林，3.75 mg/ 支），每 4 周 1 针，共用 6 针。用药后 2 周内可因短暂血雌激素水平上升引起一过性疼痛加重和乳房胀痛，之后副反应主要为绝经症状，如潮热、出汗、性情急躁、头痛、失眠、阴道干涩、性欲改变、抑郁和乳房缩小等。患者用药后多从第 2 个月开始闭经。长期用药可引起骨钙丢失，停药后可逐步恢复。

（3）孕三烯酮：治疗子宫内膜异位症疼痛有效，有一定的缩小卵巢子宫内膜异位囊肿的作用。该药有雄激素样副作用，部分患者用药后肝转氨酶升高，适合作为二线用药，疗程为半年。自月经期第 1 ~ 5 日内开始服用，每次 2.5 mg，每周 2 次，连服半年。以闭经为准，可加大用药量，但最大用量为每周 10 mg。用药期间要定期检查肝功能。

（4）其他药物：可试用复方口服避孕药（COC），先周期性用药，如果无效，则可改成连续用药。COC 连续用药可以避免月经来潮，减少激素撤退症状，效果比周期性用药好。但 COC 对 40 岁以上或有高危因素（如糖尿病、高血压、有血栓史及吸烟史）的患者，要警惕栓塞的风险。

若患者有生育要求，可以使用地屈孕酮治疗。地屈孕酮 20 mg/d 可治疗子宫内膜异位症痛经，不抑制排卵。对疑有黄体功能不足的黄体期，使用地屈孕酮还可能提高自然受孕率。

在药物治疗期间，建议每 3 个月复查一次，包括询问病史、盆腔检查和超声检查。若药物治疗期间囊肿长大达到手术指征，则建议手术治疗。

2．手术治疗　适应证：①卵巢子宫内膜异位囊肿直径 ≥ 4 cm；②合并不孕；③药物治疗疼痛效果不佳。

（1）术前生育力评估：卵巢子宫内膜异位囊肿剥除手术容易引起卵巢储备功能降低。故对年轻有生育要求者及不孕患者，在腹腔镜手术前，应全面评估、考虑手术对卵巢储备功能的影响，尤其是年龄超过 35 岁、双侧卵巢型子宫内膜异位症、术前有月经紊乱的高危患者。如已合并卵巢功能低下，不宜手术，应直接行体外受精胚胎移植术。对于复发性囊肿，不建议反复手术。

子宫内膜异位囊肿药物治疗的注意事项

（2）术式：手术以腹腔镜手术为首选，推荐囊肿剥除术。对无生育要求的年长患者（比如年龄 ≥ 45 岁），可以行患侧附件切除术。循证医学证据显示，与囊肿穿刺术及囊内壁电凝术比较，囊肿剥除术术后复发率更低，妊娠率更高。对合并不孕的患者，如果直肠子宫陷凹封闭，应分离粘连，切除病灶，开放直肠子宫陷凹。在安全的前提下尽可能切除 DIE 病灶，否则术后疼痛复发率高。

卵巢子宫内膜异位囊肿合并不孕的治疗

（3）术后管理：①有生育要求者，如果术中病灶切除较彻底，术后 6 ～ 12 个月是妊娠的最佳时期，建议积极试孕。有痛经者，可以口服地屈孕酮 20 mg/d（d5 ～ 25），继续试孕。疑有黄体功能不足者，可以在月经后半期使用黄体酮或地屈孕酮补充治疗。合并子宫腺肌病或行子宫肌瘤剔出术者，术后用药治疗 3 ～ 6 个月再试孕，需要做助孕治疗者应尽早咨询生殖医师。②无生育要求者，术后药物治疗及长期管理可有效地减少卵巢子宫内膜异位囊肿的复发。GnRH-a 半年疗程后序贯 COC 或地诺孕素或左炔诺孕酮宫内缓释节育系统（LNG-IUD）均可预防卵巢子宫内膜异位囊肿复发。在药物治疗过程中，应定期检测异位病灶的大小，是否有输尿管受累，并注意子宫内膜异位症癌变征兆及伴随其他高危恶性肿瘤的监测。

【预防】

1．药物预防　阻止或减少月经血逆流，可以减少腹膜子宫内膜异位症病灶形成，阻止卵泡生长和排卵，可能延缓卵巢子宫内膜异位囊肿的形成及生长速度，因此，阻止月经或减少月经量及抑制排卵可以作为子宫内膜异位症的一级预防。对有痛经或月经相关疼痛症状的妇女，推荐使用复方口服避孕药、长效避孕针、皮下埋植剂及左炔诺孕酮宫内缓释节育系统（LNG-IUD），既可缓解疼痛症状，又有避孕作用，还有子宫内膜异位症一级预防的作用。

2．纠正引起月经血逆流的疾病　如先天性梗阻性生殖道畸形、继发性子宫颈粘连等。

3．防止医源性播散　尽量避免多次宫腔手术操作；缝合子宫壁避免缝线穿过子宫内膜，手术结束反复冲洗腹壁切口；经前避免行输卵管通畅试验、子宫颈及阴道手术，尽量防止内膜碎片在盆腔或切口处种植。

（周应芳）

整合思考题

1. 根据卵巢的结构特点，列表比较4种常见组织学类型的卵巢恶性肿瘤的不同特征。

2. 根据卵巢上皮性肿瘤的高危因素和发病机制，如何制订相应的预防策略？

整合思考题答案

参考文献

[1] 张卫光，张雅芳，武艳．系统解剖学［M］．4版．北京：北京大学医学出版社，2018．

[2] 张朝佑．人体解剖学［M］．3版．北京：人民卫生出版社，2009．

[3] 基思·L·莫尔，阿瑟·F·达利，著．临床应用解剖学［M］．4版．李云庆主译．郑州：河南科学技术出版社，2006．

[4] 唐军民，张雷．组织学与胚胎学［M］．4版．北京：北京大学医学出版社，2018．

[5] 廖秦平，乔杰，郑建华．妇产科学［M］．3版．北京：北京大学医学出版社，2013．

[6] 徐丛剑，华克勤．实用妇产科学［M］．4版．北京：人民卫生出版社，2018．

[7] 陈子江．生殖内分泌学［M］．北京：人民卫生出版社，2016．

[8] 谢幸，孔北华，段涛．妇产科学［M］．9版．北京：人民卫生出版社，2018．

[9] 谢幸，马丁，孔北华．中国妇科恶性肿瘤临床实践指南［M］．6版．北京：人民卫生出版社，2020．

第五章

子 宫

第一节　子宫的解剖

案例5-1解析

子宫（uterus）（图4-1）位于小骨盆中央，膀胱和直肠之间，其壁厚腔小，是孕育胎儿的肌性器官。其形态、大小、位置及结构随年龄、月经周期和妊娠而改变。

一、子宫的形态

成人未孕子宫前后稍扁，呈倒置的梨形。长7～9 cm，最宽径约4 cm，厚2～3 cm，重40～50 g，容量约5 ml。子宫分为底、体、颈三部分。子宫底（fundus of uterus）为输卵管子宫口水平以上隆突的部分，钝圆而游离，与回肠袢和乙状结肠相接触。子宫颈（neck of uterus）是子宫下端较窄而成圆柱状的部分，成人未孕时长约2.5 cm。在未产妇，宫颈外口多呈圆孔状，分娩后则为横裂状。子宫颈阴道部是宫颈癌的好发部位。子宫体（body of uterus）为子宫底与子宫颈之间的部分。子宫体和子宫颈的比例因年龄和卵巢功能而异，青春期前为1：2，育龄期妇女为2：1，绝经后为1：1。子宫与输卵管相接处称子宫角（horn of uterus）。子宫体与子宫颈阴道上部间稍狭细的部分称子宫峡（isthmus of uterus）。非妊娠子宫此部不明显，长约1 cm，其上端因解剖上狭窄，称为解剖学内口；其下端因此处子宫内膜转变为子宫颈黏膜，称为组织学内口。妊娠后，子宫峡逐渐变长，形成"子宫下段"，成为软产道的一部分，至妊娠末期可延至7～11 cm。此处是产科进行剖宫产术的部位，可避免进入腹膜腔，减少感染的机会。

子宫的内腔较为狭窄，可分为两部。在子宫体内者称子宫腔（cavity of uterus），呈底在上、尖向下，前后略扁的三角形腔隙。底的两端为输卵管子宫口，尖向下连通子宫颈内腔，即子宫颈管（canal of cervix of uterus）。子宫颈管呈梭形，其上口通子宫腔，向下开口于阴道，称子宫口（orifice of uterus）。未产妇的子宫口为圆形，边缘光滑、整齐；经产妇的子宫口呈横裂状。子宫口的前、后缘分别称为前唇和后唇，后唇较长，位置也较高。成人未孕子宫的内腔，从子宫口到子宫底长6～7 cm，子宫腔长约4 cm，其最宽处为2.5～3.5 cm。

二、子宫的位置

子宫位于盆腔的中央，前为膀胱，后为直肠，下端接阴道，两侧有输卵管和卵巢。正常成年子宫呈前倾前屈位。前倾是指整个子宫向前倾斜，子宫长轴与阴道长轴间形成向前开放的夹角，约为90°；前屈是指子宫体长轴与子宫颈长轴之间形成一个向前开放的钝角，约为170°。子宫的这些夹角的异常，是导致女性不孕的原因之一。

膀胱上面的腹膜向后折转覆盖子宫前面，形成膀胱子宫陷凹（vesicouterine pouch），转折处约在子宫颈的高度。子宫后面的腹膜从子宫体向下移行至子宫颈及阴道后穹的上面，再反折至直肠的前面，形成一个较深的直肠子宫陷凹（rectouterine pouch），是女性腹膜腔在直立位时最低的部位。子宫颈阴道部由阴道穹后部和直肠子宫陷凹与直肠前壁分隔，在分娩期间，当胎儿头抵达子宫颈管外口时，通过直肠指检，就可以比较精确地测定子宫口扩张的程度。

三、子宫的固定

子宫主要靠韧带、盆膈和尿生殖膈的托持以及周围结缔组织的牵拉等作用维持前倾前屈位（图5-1）。

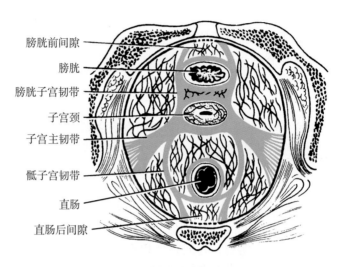

图 5-1 子宫固定装置模式图

膀胱前间隙
膀胱
膀胱子宫韧带
子宫颈
子宫主韧带
骶子宫韧带
直肠
直肠后间隙

1．子宫阔韧带（broad ligament of uterus） 位于子宫两侧，由双层腹膜构成，近似呈冠状位。其内侧缘于子宫侧缘处移行为子宫前、后面的腹膜；外侧缘移行为盆腔侧壁腹膜；上缘游离，包裹输卵管（伞部无腹膜遮盖），其外侧端移行为卵巢悬韧带，内含卵巢动、静脉；下缘移行为盆底腹膜。子宫阔韧带前层覆盖子宫圆韧带，后层覆盖卵巢和卵巢固有韧带。前、后两层之间有疏松结缔组织、子宫动脉、子宫静脉、神经、淋巴管等走行。

2．子宫圆韧带（round ligament of uterus） 是由平滑肌纤维和结缔组织构成的一对扁索状韧带，长12~14 cm，起自子宫体前面子宫角的前下方，在子宫阔韧带前层的覆盖下，向前外侧弯行，到达两侧骨盆侧壁后，经腹股沟管深环进入腹股沟管，出腹股沟管浅环后分散为纤维束状，止于阴阜和大阴唇的皮下。

3．子宫主韧带（cardinal ligament of uterus） 又称宫颈横韧带，位于子宫阔韧带基底部两层腹膜之间，看上去像韧带组织，实际上只是由围绕子宫血管周围的结缔组织和神经构成的。它连接于盆筋膜腱弓与子宫颈及阴道上端之间，膀胱旁间隙的后界，内有阴道及子宫静脉丛、子宫动脉、神经及淋巴管穿行。输尿管末段与子宫动脉交叉行于其中。韧带上方与阔韧带的腹膜外组织连续，下与盆膈上筋膜愈着，对子宫起着重要的固定作用。

4．子宫骶韧带（uterosacral ligament） 由结缔组织和平滑肌纤维构成，起自第2~4骶椎前的骨面，经直肠两侧向前，止于宫颈内口平面后方的肌层和阴道上份的外侧壁，并与盆膈上筋膜相融合。它主要由平滑肌、盆腔脏器自主神经、混合结缔组织和血管组成。其内侧为直肠，外侧为输尿管，是术中的重要标志。向后上方牵引子宫颈，与子宫圆韧带协同，维持子宫前屈。

子宫脱垂是指子宫位置沿阴道向下运动，使子宫颈低于坐骨棘水平，严重者全部子宫可脱出阴道口外。由于难产等原因损伤了子宫的固定装置和支持结构，如子宫的韧带、盆膈、尿生殖膈和会阴中心腱，可引起子宫脱垂。老年性结缔组织松弛和子宫后倾等，也易使子宫脱垂。

四、子宫的血管和淋巴管

(一) 动脉

子宫的动脉主要为子宫动脉，除营养子宫外，还分支至子宫圆韧带、子宫阔韧带、输卵管、卵巢及阴道。子宫动脉与卵巢动脉在卵巢和卵巢固有韧带起始部之间，以不同形式互相吻合，其中以子宫动脉的卵巢支与卵巢动脉主干相吻合者最多见。子宫底支也发出分支至子宫圆韧带，沿圆韧带走行，终末与腹壁下动脉吻合。分布于子宫壁内的动脉支（为2级支）有20～40条，其行径或直或曲，并且两侧者在子宫中线处互相吻合（图5-2）。

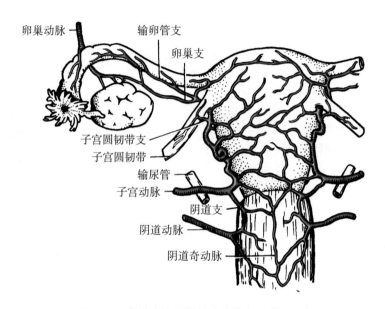

图 5-2 女性内生殖器的动脉分布（前面观）

(二) 静脉

子宫的静脉较发达，于子宫角外侧和子宫下部的两侧分别形成静脉丛。前者收集子宫体上部和子宫底及输卵管的静脉血，此丛为子宫角静脉丛，汇成子宫上静脉，属于卵巢静脉的重要属支；后者收集子宫体下部、子宫颈及阴道上部的静脉血，汇成子宫静脉（子宫下静脉），有1～2支，注入髂内静脉。此丛前接膀胱静脉丛，后连直肠静脉丛，向上与子宫角静脉丛相吻合，向下与阴道静脉丛相交通，故合称子宫阴道静脉丛。妊娠子宫的动脉支将血液运至胎盘的绒毛间隙，然后再经子宫静脉回流入髂内静脉。

(三) 淋巴管

子宫的黏膜层、肌层和浆膜层均有毛细淋巴管网。黏膜层的毛细淋巴管网主要在固有膜内。性成熟期以后的子宫黏膜层有浅、深两层毛细淋巴管网；经产妇的子宫或妊娠期的子宫，其黏膜层的毛细淋巴管变粗，网眼变小，即毛细淋巴管比较密集。子宫肌层的毛细淋巴管网位于肌纤维束间的结缔组织内。子宫肌内层的毛细淋巴管较细，网眼较小，毛细淋巴管比较密集；外层肌的管径较粗、网眼较大，毛细淋巴管较为稀疏。内、外肌层的毛细淋巴管相互吻合，并与黏膜层的毛细淋巴管网相交通。经产妇子宫肌层的毛细淋巴管管径比未经产者约粗 2 倍，网眼较小；妊娠期子宫肌层的毛细淋巴管管径相差悬殊，最细的仅 30 μm，最粗的可达 150 μm；更年期肌层的毛细淋巴管管径明显变细（15 ～ 20 μm）。浆膜层的毛细淋巴管网位于间皮下的纤维组织内，汇入其深侧的淋巴管丛。自该丛发出的集合淋巴管注入局部淋巴结（图 5-3）。

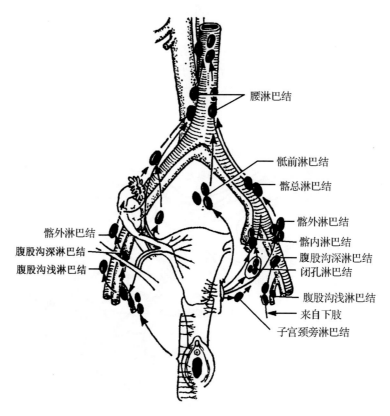

图 5-3 女性生殖器淋巴结

1. 子宫颈及子宫体下部 1/3 的淋巴管 从子宫颈和子宫体下部发出 3~5 条集合淋巴管，在子宫阔韧带内沿子宫动脉外行，主要注入髂外淋巴结，部分淋巴管汇入髂间淋巴结及髂内淋巴结。子宫颈下部的一部分集合淋巴管，穿经子宫主韧带向外行，注入闭孔淋巴结。子宫颈的集合淋巴管有 12 条，沿骶子宫韧带绕直肠两侧向后，注入骶淋巴结或骶岬淋巴结。根据上述淋巴流向，宫颈癌根治手术时，必须清除全部髂外、髂内淋巴结，闭孔淋巴结以及骶淋巴结和骶岬淋巴结等。

2. 子宫体上部 2/3 和子宫底的淋巴管 此部可发出 2 ～ 5 条集合淋巴管，在子宫阔韧带内，于卵巢系膜内与卵巢的淋巴管相汇合，继而沿卵巢动脉，经卵巢悬韧带向上行，至肾下极平面，转向内注入腰淋巴结。其中子宫左、右侧半淋巴管的具体注入淋巴结的情况，和左、右卵巢的基本相同。由子宫底部两侧发出的 1 ～ 3 条集合淋巴管，沿子宫圆韧带向前上方经行，至腹股沟管内口处，一部分转向下，注入腹股沟深淋巴结或髂外淋巴结；另一部分经腹股沟管出皮下环，注入腹股沟浅淋巴结。有的学者未能证实沿圆韧带注入腹股沟浅淋巴结。但子宫颈癌时可转移至此组淋巴结。故宫颈癌根治术应同时清除腹股沟浅、深两组淋巴结。子宫体和子宫颈的淋巴管，在阔韧带内与膀胱底和体的淋巴管汇合，有时这些淋巴管可注入同一局部淋巴结。子宫和直肠的淋巴管均参与直肠子宫陷凹的淋巴管网。

五、子宫的神经支配

子宫的神经来自子宫阴道丛，与子宫动脉一起走行在子宫阔韧带底部和子宫主韧带上部的连接处。子宫阴道丛是盆丛之一，下腹下丛延伸到盆腔内脏，交感、副交感和内脏传入纤维都经过该丛。

整 合 思 考 题

1. 简述维持子宫前倾前屈的结构。

2. 子宫检查的方法有哪些？

3. 子宫切除术时应该注意哪些结构？

整合思考题答案

第二节　子宫的微细结构

子宫为有腔的肌性器官，腔窄壁厚，呈前后略扁的倒置梨形，分底部、体部和颈部三部分。子宫壁由外向内分为外膜、肌层和内膜三层（图 5-4）。

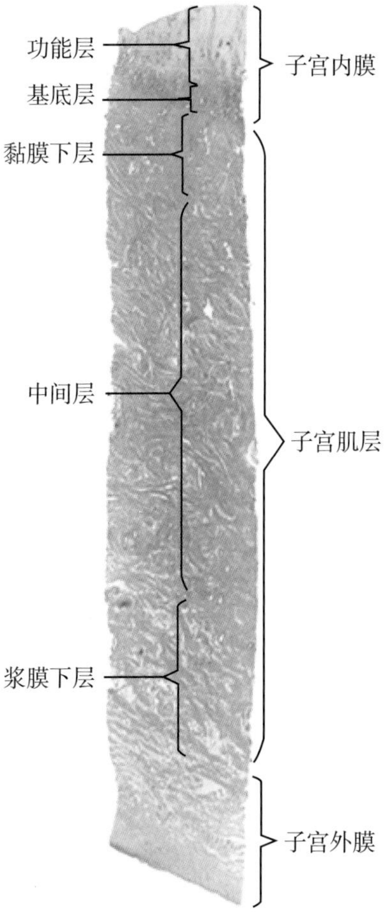

一、子宫外膜

子宫外膜（perimetrium）在子宫底部和体部为浆膜，其他部位为纤维膜。

二、子宫肌层

子宫肌层（myometrium）很厚，由大量的平滑肌束和结缔组织组成。肌层分界不明显，自内向外大致可分为黏膜下层、中间层和浆膜下层。黏膜下层和浆膜下层主要为纵行平滑肌束，中间层较厚，为内环行和外斜行平滑肌束，其中含大量血管。肌层的收缩活动可以帮助精子向输卵管运行、经血排出及胎儿娩出。成年妇女子宫平滑肌纤维长 30 ～ 50 μm，妊娠时不仅肌纤维体积增大，肌纤维长度可长达 500 ～ 600 μm，而且由于肌纤维分裂增殖，结缔组织中未分化的间充质细胞也可分化为新的肌纤维，致使肌纤维的数量也增多。分娩后，有些肌纤维逐渐恢复至正常大小，有些肌纤维自溶而被吸收，增大的子宫又恢复原状。

三、子宫内膜

子宫内膜（endometrium）由单层柱状上皮和固有层组成。上皮与输卵管上皮相似，主要由纤毛细胞和分泌细胞组成，纤毛细胞数量少，而分泌细胞数量多。上皮向固有层内凹陷形成许多子宫腺（uterine

图 5-4　子宫壁切片光镜像

功能层

基底层

黏膜下层

中间层

浆膜下层

子宫内膜

子宫肌层

子宫外膜

gland）。子宫腺一般为单管状腺，开口于子宫腔，腺上皮与子宫表面上皮相似，腺体末端近肌层处常有分支，偶尔还穿入肌层浅部（图 5-5）。纤毛细胞数量可随卵巢激素的周期性变化而变化，雌激素影响下纤毛细胞增多，而孕激素影响下纤毛细胞减少；分泌细胞顶部有微绒毛，其数量、长度和形态也有周期性变化。

固有层较厚，血管丰富。子宫内膜的血管来自子宫动脉的分支，其穿入子宫壁直达子宫肌层中间层，在此形成弓形动脉。从弓形动脉发出许多放射状小动脉分支，垂直穿入内膜。在内膜与肌层交界处，每支小动脉分为两支：一支为短而直的基底动脉，分布于内膜深层（内膜基底层）并对其进行营养；另一支为主干，称为螺旋动脉，在内膜中弯曲走行，至内膜浅层形成毛细血管网。毛细血管汇入小静脉，穿过肌层，汇合成子宫静脉（图 5-5）。螺旋动脉对卵巢激素的周期性变化很敏感。固有层中还含有大量梭形或星形的基质细胞及网状纤维。基质细胞的细胞核大而圆，细胞质较少，细胞分化程度较低，可合成和分泌胶原蛋白，并随子宫内膜的周期性变化而增生、分化；网状纤维构成子宫内膜的网架，其含量也随子宫内膜的周期性变化而改变（图 5-6）。子宫内膜可分为深浅两层。浅层较厚，称为功能层（functional layer）（图 5-4）。自青春期起，在卵巢激素的作用下，功能层每个月发生一次周期性剥脱和出血，为月经。妊娠时，此层则继续增厚以适应受精卵的种植和发育。深层较薄，称为基底层（图 5-4），其紧靠肌层，内含较多的细胞和纤维，显得较为致密。此层经期时不脱落，有增生和修复功能层的作用。

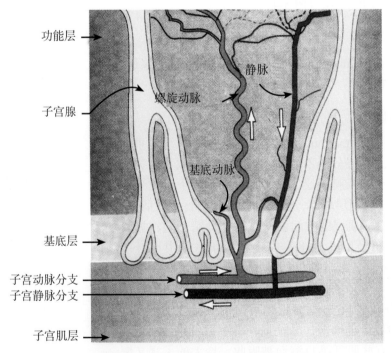

图 5-5　子宫内膜血管与腺体示意图

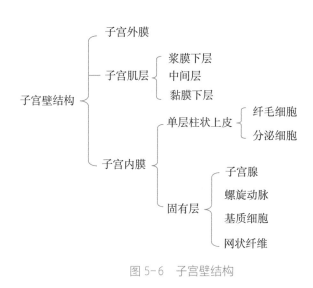

图 5-6　子宫壁结构

（吴　俊）

第三节　子宫生理

一、子宫内膜周期性变化

子宫内膜分为基底层和功能层。基底层不受卵巢激素变化的影响，在月经后再生形成子宫内膜功能层；功能层受卵巢分泌的孕酮和雌激素的影响，呈现出周期性增殖和分泌，在月经期坏死、剥脱的特性。以 1 个月经周期为 28 d 为例，子宫内膜在月经周期的 3 个时期中，其组织形态发生周期性的改变（图 5-7）。

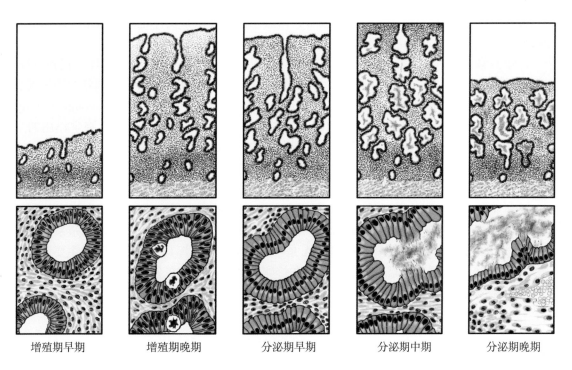

| 增殖期早期 | 增殖期晚期 | 分泌期早期 | 分泌期中期 | 分泌期晚期 |

图 5-7　月经周期中子宫内膜的周期性变化

1．月经期（menstrual phase）　月经周期的第 1 ～ 4 日，相当于卵巢卵泡期的早期。由于卵巢孕激素和雌激素的分泌量骤然下降，螺旋动脉痉挛性收缩，内膜血流减少，因而内膜功能层发生缺血、变性、坏死。血管破裂后，血细胞在上皮下的细胞间隙聚集。当上皮破裂时，坏死的内膜组织剥脱，与血液一起经阴道排出，形成月经血。月经血呈暗红色，含有子宫内膜碎片、宫颈黏液及脱落的阴道细胞，每次月经血量最少 20 ml，最多 80 ml，平均 50 ml。因剥离的子宫内膜中含有纤溶酶原激活物，能使血中纤溶酶原转变为纤溶酶，导致月经血中纤维蛋白被分解液化，故月经血一般黏稠，但不发生凝固。

2．增殖期（proliferative phase）　月经周期的第 5 ～ 14 日，此时卵巢内一些被募集的卵泡快速生长发育，并分泌雌激素。在雌激素的作用下，月经期后的子宫内膜由基底层开始快速增生修复，内膜的厚度由早期的 1 ～ 2 mm，增厚至晚期达 3 ～ 5 mm。内膜基质细胞分裂增殖；腺上皮细胞增生活跃，细胞呈柱状，常见核分裂象，细胞核不规则排列；子宫腺增多、增长并轻度弯曲；组织水肿明显，小动脉变长、管腔扩大。至月经周期第 14 日时，卵巢内通常有一个卵泡发育成熟并排卵，子宫内膜随之转入分泌期。

3．分泌期（secretory phase）　月经周期的第 15 ～ 28 日，相当于卵巢黄体期。排卵后形成的黄体分泌大量孕激素和雌激素，子宫内膜在孕激素和雌激素的作用下继续增生、变厚。在月经周期的第 15 ～ 19 日，子宫腺进一步变长、弯曲、腺腔扩大，腺上皮细胞的细胞核呈现圆形，位于细胞的中线位置；腺上皮细胞核下区开始出现含糖原的小泡，为分泌期早期的组织学特征。进入月经周期的第 20 ～ 23 日，即分泌期中期，子宫内膜分泌活跃，内膜的厚度也达到峰值。子宫腺呈锯齿状，膜上皮细胞的细胞核降到基底部，糖原由膜上皮细胞的核下区转移到细胞顶部核上区，而后腺上皮细胞的顶端胞膜破裂，细胞内的糖原以顶浆分泌方式排入腺腔。此间间质高度水肿，螺旋动脉进一步变长、卷曲。子宫内膜中的梭形基质细胞继续分裂增殖，到分泌期晚期增大变圆，发生蜕膜化（decidualization）改变，细胞质内充满糖原和脂滴，这些变化有利于进入宫腔的早期胚胎的存活和植入。如果排卵未受精，黄体退化，孕激素和雌激素的分泌量逐渐减少，子宫内膜主要因失去孕激素的支持而剥脱出血，进入下一个月经期。

二、子宫内膜的激素受体

子宫内膜受雌激素和孕激素的共同调节，内膜中的甾体激素受体也以雌激素受体和孕激素受体为主，这两种受体在子宫内膜中高表达，并呈现周期性变化。

1．雌激素受体（estrogen receptor，ER）　有两大类：一类是经典的核受体，包括 ERα 和 ERβ（分别由基因 *ESR1*、*ESR2* 编码）；另一类是膜受体，即细胞膜上 G 蛋白耦联的雌激素受体（G protein-coupled estrogen receptor，GPER 或 GPER1；最早称为 G protein-coupled estrogen receptor 30，GPR30）。在正常月经周期的子宫内膜中，ERα 是雌激素发挥生物学作用的主要亚型，而在子宫内膜相关疾病，如子宫内膜异位症中，ERβ 和 GPER 也发挥重要作用。子宫内膜中雌激素受体的表达在增殖期增加，在分泌期明显减少。

2．孕激素受体（progesterone receptor，PR）　有两类：一类是核受体，包括 PR-A 和 PR-B 两种亚型，通过配体激活的方式介导孕酮的基因组效应；另一类是 G 蛋白耦联的膜受体（membrane progesterone receptors，mPRs），介导孕酮的非基因组效应。在女性生殖系统中，孕酮主要通过与其核受体结合发挥作用，PR-A 是孕酮在子宫中发挥其生物学作用的主要亚型。在增殖期，雌激素诱导了孕激素受体的表达，在排卵时达到高峰；在分泌期，由于血孕酮水平的升高，使孕激素受体的表达下降。

小测试

（康继宏）

第四节 子宫病理

子宫体疾病涉及良性病变以及恶性肿瘤性病变，病变可以来源于子宫内膜上皮，也可以来源于子宫内膜间质、子宫肌壁平滑肌及其他间叶组织。

一、子宫内膜增生性病变

子宫内膜增生性病变是一组异质性病变，包括轻微可逆的子宫内膜腺体增生至子宫内膜样癌，主要病因是雌激素过度刺激而无孕激素拮抗保护。

子宫内膜增生症在 2003 年第三版 WHO 分类中分为 4 型：①单纯性增生（simple hyperplasia without atypia）；②复杂性增生（complex hyperplasia without atypia）；③单纯性不典型增生（simple atypical hyperplasia）；④复杂性不典型增生（complex atypical hyperplasia）。2014 年第四版 WHO 分类对子宫内膜增生病变的命名与分类进行了简化及调整，主要分为两大类：不伴有不典型性的增生和不典型增生 / 子宫内膜样上皮内瘤变。2020 年第五版 WHO 分类仍延续第四版的二级分类以及名称。

1. 不伴有不典型性的增生（hyperplasia without atypia） 其同义词包括良性子宫内膜增生、不伴有不典型性的子宫内膜单纯性增生及复杂性增生，由于单纯性增生与复杂性增生二者的生物学行为无明显差异，且诊断的重复性不高，因此，WHO 分类不主张再区分，但国内一些临床医师认为两者在处理上略有不同，在病理诊断时，仍可以同时注明是单纯性增生还是复杂性增生。

大体观察：子宫内膜增厚。刮宫时，刮出的组织较多，有时局灶内膜增厚，形成类似息肉或有囊性蜂窝样结构。

显微镜下观察：子宫内膜腺体类似增殖期腺体，但形状和大小不一，可见囊性扩张的腺体，腺体的增生常超过间质的增生，腺体与间质比例增加，常＞1：1，但无显著细胞异型性（图 5-8）。

2. 子宫内膜不典型增生 / 子宫内膜样上皮内瘤变（atypical hyperplasia/endometrial intraepithelial neoplasia，AH/EIN） AH 和 EIN 属于子宫内膜样癌的癌前病变，只是命名体系不同，其病理形态表现、生物学行为以及临床处理基本相同，故将两者等同起来进行诊断更为合适。由于子宫内膜不典型增生中的异型程度的判断缺乏客观指标，且其与临床进展无关，因而现已不主张对子宫内膜不典型增生再进行分级。

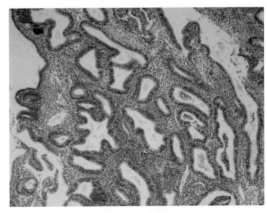

图 5-8 子宫内膜增生症
子宫内膜腺体增生，增生的腺体大小不等，排列密集，腺体与间质比例增加（大于 1：1）。

大体观察：难以与不伴有不典型性的子宫内膜增生区别，不同之处在于内膜增厚更为弥漫，且厚度可达 1 cm，局部也可形成类似息肉样的病变。

显微镜下观察：增生的腺管排列拥挤，腺体之间仅有很少的内膜间质分隔；与不伴有不典型性的增生不同之处是腺上皮细胞出现异型性，表现为细胞核增大，核变圆，失去极性，核仁明显（图 5-9），这种异型增生常为局灶性，并与周围残留的正常的子宫内膜腺体形成差异性。

二、子宫内膜癌

绝大部分子宫上皮性肿瘤是起源于子宫内膜上皮成分的恶性肿瘤。大部分子宫内膜癌属于激素依赖性，好发于围绝经期或绝经期妇女，AH/EIN 是其癌前病变，此型内膜癌被命名为子宫

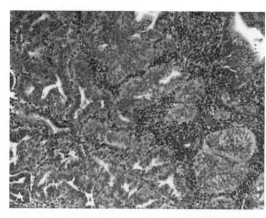
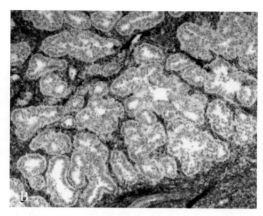

图 5-9　子宫内膜不典型增生 / 子宫内膜样上皮内瘤变

A. 子宫内膜腺体排列拥挤，部分腺体背靠背，腺上皮细胞核增大，复层排列，与残留非病变腺体上皮细胞（左下方）相比较有明显差异（不典型性）；B. 免疫组化染色显示不典型增生的腺体 PTEN 表达缺失（呈蓝色），而间质细胞及残留腺体呈棕色表达

内膜样癌，多数病例临床进展缓慢，预后较好。另有 10% ～ 15% 的子宫内膜癌与雌激素无关，发病年龄晚于子宫内膜样癌约 10 年，多见于绝经后老年女性，具有代表性的组织类型是浆液性癌，常伴有 p53 肿瘤抑制基因突变，具有高度侵袭性，预后差。

　　子宫内膜癌的组织学类型较多，目前比较公认的分类方法是 WHO 女性生殖道肿瘤分类所给出的子宫内膜癌的分类方案（表 5-1）。

表 5-1　2020 年第五版 WHO 子宫内膜癌分类方案

子宫内膜样癌	中肾性腺癌
浆液性癌	鳞状细胞癌
透明细胞癌	黏液癌，肠型
未分化癌	中肾样腺癌
混合细胞癌	癌肉瘤

　　1. 子宫内膜样癌（endometrioid carcinoma）　是子宫内膜癌中最常见的类型。大体观察，子宫内膜常弥漫增厚，可见突入宫腔的外生性肿瘤，也可浸润子宫肌壁，肿瘤常伴有出血、坏死（图 5-10A）。显微镜下观察：肿瘤具有腺管结构，高分化时类似于增殖期子宫内膜。但腺体结构复杂，相互吻合形成筛状或迷路结构，其间原有的子宫间质细胞消失，有时腺腔内可见坏死碎片。腺上皮被覆单层或假复层柱状细胞，细胞核增大、变圆，核分裂象增多，部分病例中，腺上皮可以出现鳞状分化（图 5-10B）。肿瘤腺体浸润子宫肌层是癌变的一个重要标志。

　　2. 浆液性癌（serous carcinoma）　是一种具有高度侵袭性的原发于子宫内膜的腺癌，与雌激素刺激无关。分子遗传学改变主要是 p53 基因突变。组织学特征为具有乳头状结构，细胞成簇，核异型性明显，可见多形和巨大的嗜酸性核仁，核分裂象易见（图 5-11A）。免疫组化染色：p53 常呈现弥漫的强阳性表达（图 5-11B），ER 和 PR 常呈低表达。

　　子宫内膜浆液性癌的早期病变被命名为浆液性上皮内癌（serous endometrial intraepithelial carcinoma，SEIC），表现为子宫内膜表面或其下的腺体中出现类似浆液性癌的异型肿瘤细胞，没有或仅有微小的间质浸润（图 5-12A），并且这些异型肿瘤细胞对 p53 呈强阳性表达（图 5-12B）。它常与浸润性浆液性腺癌共同存在，即使单独出现时，也可发生盆腔及腹膜播散性病变。因此，临床医师应知晓 SEIC 不是癌前病变，它同样具有高度侵袭性，只是病变表浅而微

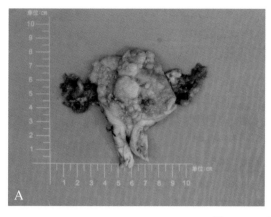
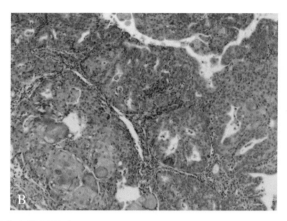

图 5-10　子宫内膜样腺癌

A. 大体观察，宫腔内膜可见弥漫突出的菜花样肿瘤；B. 显微镜下观察，可见结构复杂的腺体成分，腺体相互吻合，形成筛孔及迷路结构，局灶腺体伴有鳞状分化

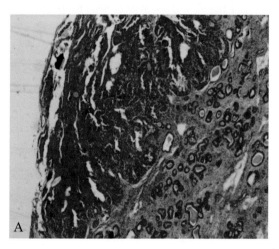
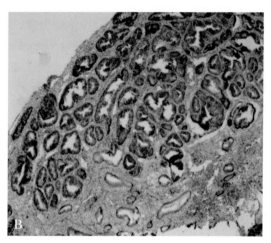

图 5-11　子宫内膜浆液性癌

A. 显微镜下观察，肿瘤形成腺管结构，部分腺管内可见乳头状结构，细胞核异型性明显；B. 免疫组化染色显示肿瘤腺体 $p53$ 弥漫阳性

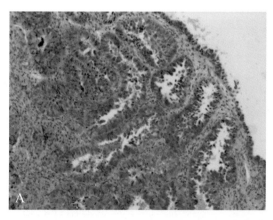
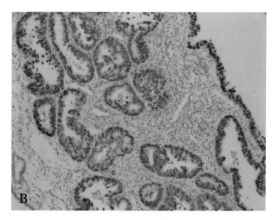

图 5-12　子宫内膜浆液性上皮内癌（SEIC）

A. 显微镜下观察子宫内膜息肉表面或其下的腺体被衬核大深染的异型肿瘤细胞；B. 免疫组化染色显示这些细胞 $p53$ 强阳性

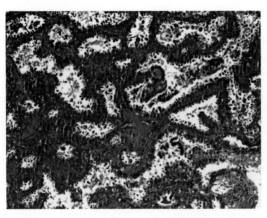

图 5-13　子宫内膜透明细胞癌

显微镜下观察，肿瘤呈现腺管及乳头状结构，肿瘤细胞具有透明胞质及淡染胞质，可见肿瘤细胞核呈现鞋钉样突入腺腔

小，一旦病理诊断 SEIC，临床应按照浸润性浆液癌进行分期性手术，以确定患者的预后。

3．透明细胞癌（clear cell carcinoma）　也属于非激素拮抗相关性子宫内膜癌。分子遗传学改变：除部分病例有 *p53* 基因突变，还常伴有 *PIK3CA* 等基因的突变。组织学上，肿瘤由透明细胞或鞋钉细胞组成，可排列呈实性、腺管状、乳头状等形态（图 5-13）。

4．混合细胞癌（mixed cell carcinoma）　指由明确的两种或更多组织类型的子宫内膜癌组成，其中一种至少是浆液性癌或透明细胞癌类高级别癌成分，其中以子宫内膜样癌混合浆液性癌最为常见。以往认为高级别癌成分＞10% 时提示肿瘤预后差。但近年研究发现，任何比例的高级别癌都会影响预后，因此，WHO 分类中提出，只要在子宫内膜癌中出现浆液性癌等高级别癌成分，无论数量多少，都应在病理报告中体现出来，临床医师也应特别予以关注。

5．未分化癌和去分化癌（undifferentiated and dedifferentiated carcinoma）　未分化癌是指不具有任何分化的子宫内膜癌，显微镜下观察，肿瘤缺乏明显的巢状或小梁状以及腺样结构，肿瘤细胞大小相对一致，小至中等大小，缺乏分化特征，核分裂象多。去分化癌则显示肿瘤中分化好的子宫内膜样癌和未分化癌，其中分化较好的子宫内膜样成分多位于靠近宫腔的浅表层，而未分化癌成分多位于其下方。分子遗传学研究显示，未分化癌常伴有 *SMARCA4* 及 *SMARCB1* 基因突变。

6．癌肉瘤（carcinosarcoma）　是具有上皮及间叶双向分化的高度恶性肿瘤，以往称为恶性米勒混合瘤。大体观察，肿瘤经常呈现息肉状突入宫腔内（图 5-14A）。显微镜下观察，肿瘤由高级别癌和肉瘤成分组成，癌成分常为高级别子宫内膜癌，常伴有 *p53* 基因突变，间叶成分可以是无特殊分化的高级别肉瘤，也可以是横纹肌肉瘤、软骨肉瘤以及骨肉瘤（图 5-14B）。近年研究认为，该肿瘤起源上皮细胞，肿瘤发生了上皮 - 间叶转化。

近年来，越来越多的研究报道子宫内膜癌的分子分型对于患者的预后判断优于传统的组织病理学分型。子宫内膜癌的分子分型是根据 2013 年 TCGA 项目提出的，该研究纳入 373 例子宫内膜癌，将子宫内膜癌分成 4 种分子亚型：DNA 聚合酶 ε（DNA polymerase epsilon，POLE）

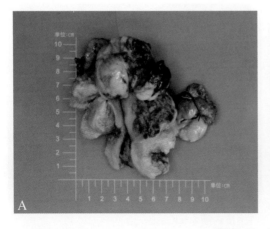
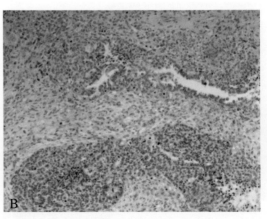

图 5-14　子宫癌肉瘤

A. 大体观察，宫腔内可见巨大息肉状肿瘤，部分区域伴有出血、坏死；B. 肿瘤由高级别子宫内膜腺癌与梭形细胞肉瘤组成

突变型、微卫星不稳定型（microsatellite instability，MSI）、低拷贝数型、高拷贝数型。第五版 WHO 分类基于 TCGA 分型也将子宫内膜样癌的分子分型纳入子宫内膜癌分类中，具体为：POLE 突变型，错配修复缺陷型（mismatch repair-deficient，MMD-d），无特异性分子改变的亚型（no specific molecular profile，NSMP），*p53* 突变型。在预后方面，POLE 突变型预后最好；其次为 MSI、MMD-d；低拷贝数型、NSMP 位于中间；高拷贝数型、*p53* 突变型预后最差。

三、子宫间叶性肿瘤

子宫间叶性肿瘤可起源于子宫平滑肌组织、子宫内膜间质以及其他少见的间叶组织。其中子宫平滑肌瘤是妇科肿瘤中最为常见的肿瘤，绝大部分肿瘤为良性平滑肌瘤。但是有少部分子宫平滑肌瘤呈现恶性生物学行为，需要通过组织病理学进行诊断，另有一些病例组织病理学表现可能介于良性和恶性之间，造成病理诊断的困难，并且其生物学行为也不确定，故称其为不能确定恶性潜能的平滑肌肿瘤，其分类列于表 5-2。

表 5-2　WHO 子宫间叶性肿瘤分类（2020 年第五版）

子宫间叶性肿瘤	平滑肌肉瘤，非特殊性
平滑肌瘤，非特殊类型	梭形细胞平滑肌肉瘤
脂肪平滑肌瘤	上皮样平滑肌肉瘤
卒中性平滑肌瘤	黏液样平滑肌肉瘤
水肿性平滑肌瘤	子宫内膜间质肿瘤
分割性（叶状）平滑肌瘤	子宫内膜间质结节
富于细胞的平滑肌瘤	低级别子宫内膜间质肉瘤
黏液样平滑肌瘤	高级别子宫内膜间质肉瘤
上皮样平滑肌瘤	未分化子宫肉瘤
共质体性（伴有奇异性核的）平滑肌瘤	类似于卵巢性索肿瘤的子宫肿瘤
平滑肌瘤病，非特殊性	血管周上皮细胞肿瘤
静脉内平滑肌瘤病	良性
恶性潜能未定的平滑肌瘤	恶性
转移性平滑肌瘤	炎症性肌纤维母细胞瘤

（一）子宫平滑肌瘤

子宫平滑肌瘤是妇科肿瘤中最为常见的肿瘤，绝大部分肿瘤为良性平滑肌瘤。但是也有少部分子宫平滑肌瘤呈现恶性生物学行为，需要通过组织病理学进行诊断，另有一些病例组织病理学表现可能介于良性和恶性之间，造成病理诊断的困难，并且其生物学行为也不确定，故称其为不能确定恶性潜能的平滑肌肿瘤。

1. 子宫平滑肌瘤（leiomyoma of the uterus）　是子宫体发生的最常见的良性间叶性肿瘤。依据细胞形态、生长方式，又分为多个亚型（表 5-2）。

大体观察，肿瘤可以位于子宫黏膜下、肌壁间和浆膜下，可为单个或多发，瘤体可以呈圆形或类圆形，肿瘤切面质地较硬韧，多为白色或淡粉红色，编织状或旋涡状，边界清楚但无包膜（图 5-15A）。肿瘤常可继发红色样变（肿瘤出血性梗死并溶血）、液化、透明变性、水肿、黏液样变性、囊性变、脂肪变性、脂肪浸润和钙化等。

显微镜下观察，经典平滑肌瘤瘤细胞形似正常平滑肌细胞，呈现长梭形、杆状核、两端钝圆，细胞核形态温和，核分裂象很少，一般＜ 4 个 /10HPF，肿瘤中无凝固性坏死（图 5-15B）。

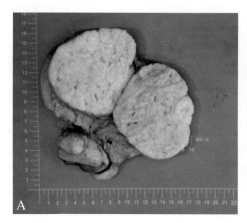
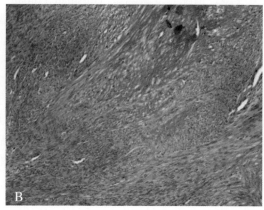

图 5-15　子宫平滑肌瘤

A. 大体观察，子宫肌壁间可见界限清楚的巨大肿瘤，切面呈现灰白色，质地硬韧，肿瘤边界清楚；B. 肿瘤由梭形细胞组成，细胞一致，无异型，核分裂象少见，局灶伴有玻璃样变

2．子宫平滑肌肉瘤（leiomyosarcoma of the uterus）　子宫平滑肌肉瘤好发于 40 岁以上的妇女。大体观察，除黏液样平滑肌肉瘤外，其余差异不大，通常肿瘤的体积较大，平均直径在 8.0 cm 以上。与子宫平滑肌瘤不同，平滑肌肉瘤通常为单发，很少伴有平滑肌瘤。大多数平滑肌肉瘤切面质地软而细腻，呈鱼肉样，颜色发灰，编织状不明显，切开时肿瘤不向表面突起（图 5-16A）。肿瘤常出现灶状、片状出血和坏死，这些病灶边缘不规则，分布不均匀。显微镜下观察，肿瘤细胞丰富，细胞核染色深，核仁明显，核分裂象多见，常超过 10 个 /10HPF。经常可以找到肿瘤细胞凝固性坏死，有些病例可以看到肿瘤细胞侵犯血管（图 5-16B）。

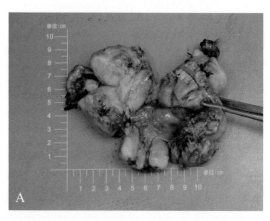
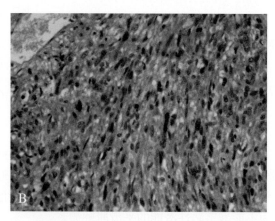

图 5-16　子宫平滑肌肉瘤

A. 大体观察，子宫肌壁巨大肿瘤，肿瘤与周围肌壁界限不清，切面质地细腻，局灶可见出血、坏死；B. 显微镜下观察，肿瘤由梭形细胞组成，细胞核深染，核仁明显，核分裂象多见

子宫平滑肌肉瘤中还有两种特殊类型。

（1）上皮样平滑肌肉瘤：显微镜下观察，肿瘤细胞呈现上皮样分化，细胞质嗜酸或透亮，肿瘤同样具有普通型平滑肌肉瘤的一些恶性特征，但是，其核分裂象标准要较普通型平滑肌肉瘤低，如核分裂象＞ 5 个 /10HPF，就要考虑上皮样平滑肌肉瘤的可能性。

（2）黏液样平滑肌肉瘤：肿瘤体积常较大，切面呈胶冻样。显微镜下观察，肿瘤性的平滑肌细胞被黏液样物质分隔开，由于肿瘤组织中有大量的黏液基质，使得肿瘤细胞被分散，故肿瘤细胞并不丰富，甚至呈现稀少表现，因而，诊断黏液性平滑肌肉瘤的标准为≥ 2 个 /10HPF。

3. 恶性潜能未定平滑肌肿瘤（smooth muscle tumour of uncertain malignant potential，STUMP）当一些病例根据上述标准不能肯定地诊断为良性或恶性的平滑肌肿瘤，且其诊断有可能导致不同的临床治疗及预后意义时，可使用"不能确定恶性潜能的平滑肌肿瘤"。

（二）子宫内膜间质肿瘤

1. 子宫内膜间质结节（endometrial stromal nodule） 是子宫内膜间质细胞来源的良性肿瘤。大体观察，肿瘤界限清楚，具有光滑的非浸润性边缘。显微镜下观察，肿瘤由类似增殖期子宫内膜间质细胞的肿瘤细胞构成，边界清楚。间质中出现类似增殖期子宫内膜中的螺旋小动脉，肿瘤中不出现血管侵犯。

2. 低级别子宫内膜间质肉瘤（low grade endometrial stromal sarcoma，LG-ESS） 大体观察，表现为孤立的、位于肌壁间或突入宫腔的肿物，肿瘤边界不清，周围肌壁组织中可见结节状及舌状浸润的肿瘤成分。部分病例肿瘤可沿着子宫旁的血管浸润生长，形成蠕虫样表现。肿瘤切面显示为黄色到棕褐色，质地较子宫平滑肌瘤软（图 5-17A）。显微镜下观察，肿瘤由一致的、类似于增殖期子宫内膜间质细胞的肿瘤细胞组成，缺乏明显的不典型性和多形性，核分裂象较少（图 5-17B）。免疫组化染色显示：肿瘤细胞雌 / 孕激素受体（ER/PR）阳性，CD10 弥漫强阳性表达。分子病理学显示大约 2/3 的肿瘤出现多个基因的融合，其中 t（7；17）（p15；q21）产生的 JAZF1-SUZ12 基因融合最为多见。

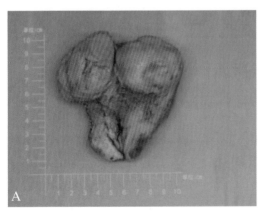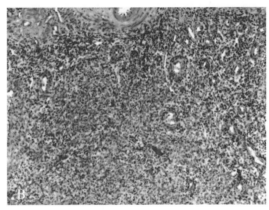

图 5-17 低级别子宫内膜间质肉瘤

A. 大体观察，肿瘤呈灰黄色，质地细腻，肿瘤部分区域与周围肌壁界限不清楚；B. 显微镜下观察，肿瘤由一致的、类似于增殖期子宫内膜间质细胞的肿瘤细胞组成，肿瘤与周围组织边界不清，可见舌状浸润的肿瘤成分

3. 高级别子宫内膜间质肿瘤（high grade endometrial stromal sarcoma，HG-ESS） 肿瘤由一致的高级别的圆形或梭形细胞组成，细胞丰富、核分裂象易见（图 5-18A），有时，肿瘤中可伴有低级别子宫内膜间质肉瘤样区域，且常呈现纤维黏液样特征，肿瘤呈融合性和破坏性生长，常侵入深肌层。免疫组化染色，高级别圆形肿瘤细胞 CD10、ER、PR 常阴性，CyclinD1（＞70%）阳性（图 5-18B），而低级别梭形细胞区域 CD10、ER、PR 可阳性，CyclinD1（＜ 50%）异质性表达。这一肿瘤最常见的分子遗传学改变是：t（10；17）（q22；p13），产生 YWHAE-FAM22 融合基因。近年又发现 BCOR 融合相关性高级别子宫内膜间质肉瘤，这一肿瘤细胞经常呈现梭形，间质常伴有黏液变性。

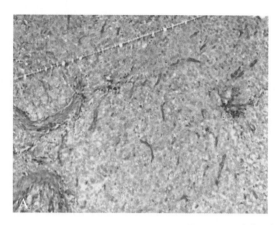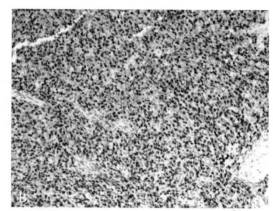

图 5-18　高级别子宫内膜间质肉瘤

A. 肿瘤由圆形细胞组成，细胞异型性明显，可见核分裂象；B. 免疫组化染色显示肿瘤细胞 CyclinD1 弥漫阳性

（三）其他少见的子宫间叶性肿瘤

1. 未分化子宫肉瘤（undifferentiated uterine sarcoma，UUS）　肿瘤呈浸润性生长。肿瘤细胞高度异型，失去子宫内膜间质细胞的特点，核分裂象多见（> 10 个 /10HPF，有时接近 50 个 /10HPF）。肿瘤中常出现广泛的坏死，具有高度恶性生物学行为。病理诊断时需除外高级别子宫内膜间质肉瘤、癌肉瘤以及未分化癌等高度恶性肿瘤。

2. 其他少见间叶性肿瘤　包括炎症性肌纤维母细胞瘤、类似卵巢性索间质的子宫肿瘤、血管周上皮样细胞肿瘤及横纹肌肉瘤等少见肿瘤。

（沈丹华）

第五节　子宫相关疾病

一、异常子宫出血

异常子宫出血（abnormal uterine bleeding，AUB）是妇科门诊常见的症状，可引起患者贫血、继发感染、不孕、子宫内膜增生或腺癌，甚至需切除子宫。欧美国家每 3 人就有 1 人有月经过多，我国缺乏大样本流行病学数据，妇科门诊就诊的患者以排卵功能异常导致的异常子宫出血为主。

【正常月经、月经周期和异常子宫出血相关的定义】

1. 正常月经和月经周期　月经是指伴随卵巢周期性变化而出现的子宫内膜周期性脱落及出血。正常有排卵的育龄妇女在一个卵巢周期的末期，如果所排出的卵子未受精，则黄体退化，血内雌、孕激素水平随之下降，出现子宫内膜脱落出血，临床上表现为月经。规律月经的出现是生殖功能成熟的重要标志。对月经的正规描述至少应包括以下 4 个要素：①月经周期的长度；②月经周期的规律性；③月经期出血的天数；④月经期出血量。

2. 异常子宫出血相关术语

（1）异常子宫出血：是指与正常月经的月经周期频率、规律性、月经期长度、月经期出血量任何一项不符合，源自子宫腔的异常出血。需排除妊娠和产褥期相关的出血，也不包含青春发育期前和绝经后出血。

（2）慢性异常子宫出血：指在过去 6 个月中大多数时间存在月经量、月经周期和频率异常的子宫腔出血，无须立即处理。

（3）急性异常子宫出血：指突然发生的大量出血，需要立即处理以预防进一步的失血，可单独出现，也可出现于慢性 AUB 的基础之上。

（4）经间出血（intermenstrual bleeding，IMB）：指有清晰规律的月经周期，在可预期的月经之间出现的出血，包括随机出现的出血和每个周期固定时间出现的出血。按出血的时间可分为卵泡期出血（postmenstrual spotting）、围排卵期出血（periovulation spotting）、黄体期出血（premenstrual spotting）。月经过多是指单个月经周期内，月经血量超过 80 ml，并持续数个月经周期。

【正常子宫内膜出血及修复的机制】

正常子宫内膜出血的过程包括内膜上部 2/3（即功能层）的崩解、脱落、修复、重建。正常月经的自限机制为：子宫内膜同步剥脱，局部前列腺素的作用，子宫内膜局部凝血功能增强。月经出血 24 h 起子宫内膜与血管的修复与再生即开始，第 5 ~ 6 天完成。首先是血管内血栓形成，即血小板黏附及聚集功能、凝血功能及基底层螺旋动脉收缩功能正常。如果血小板数目、凝血因子浓度减少或其功能异常，则出血量增多，持续时间延长。雌、孕激素水平同时下降后，子宫内膜功能层在 2 ~ 3 d 内脱落干净，然后在雌激素、子宫内膜内皮素（endothelin，ET）及生长因子 [表皮生长因子（EGF）、血管内皮生长因子（VEGF）、碱性成纤维细胞生长因子（BFGF）、转化生长因子 -β（TGF-β 等）] 的影响下，内膜及血管上皮再生，修复创面而止血。若子宫内膜过度增厚，且脱落慢或不完全，则出血量多，出血时间延长。

【雌孕激素水平与子宫内膜出血的关系】

除雌、孕激素联合撤退引起的月经出血外，引起内膜出血的原因还可表现为雌激素撤退出血、雌激素突破出血、孕激素撤退出血和孕激素突破出血。

1. 雌激素撤退出血　为体内雌激素水平突然大幅度下降，或雌激素治疗中断或减量一半以上发生的子宫出血。

2. 雌激素突破出血　为相当浓度的雌激素长期作用，无孕激素对抗，临床常见于青春期无排卵性功能失调性子宫出血。

3. 孕激素撤退出血　雌激素作用持续，孕激素作用中断，建立在子宫内膜已呈增殖相的基础上，见于人工周期模拟月经出血。

4. 孕激素突破出血　因孕激素与雌激素水平比例不恰当所致，不能维持分泌期子宫内膜完整性，如雌激素不足而孕激素继续治疗将引起间断性出血，见于部分单一孕激素成分避孕药使用中出血。

【AUB 的分类】

2010 年 11 月国际妇产科联盟（FIGO）正式接受了非妊娠育龄女性 AUB 病因的 PALM-COEIN 分类系统。其命名基于每个疾病首字母缩写，其中 PALM 组存在可以用影像学技术和（或）组织病理观察到的结构异常，包括子宫内膜息肉（polyp）、子宫腺肌病（adenomyosis）、子宫肌瘤（leiomyoma）、恶变和癌前病变（malignancy and hyperplasia）。COEIN 组不存在上述结构异常，包括凝血障碍（coagulopathy）、排卵障碍（ovulatory disorders）、子宫内膜原因（endometrium）、医源性因素（iatrogenic）、未分类（not classified）。任一患者可有 1 个或多个引起 AUB 或与 AUB 有关的病因，诊断表达为单病因，例如，异常子宫出血 - 子宫肌瘤（黏膜下）；多病因，例如，异常子宫出血 - 子宫肌瘤，排卵障碍。

1. 子宫内膜息肉所致 AUB（AUB-P）　在 AUB 原因中，21% ~ 39% 为子宫内膜息肉，70% ~ 90% 的子宫内膜息肉有 AUB 症状，表现为 IMB、月经过多、不规则出血、不孕。中年后、肥胖、高血压、使用他莫昔芬的妇女容易出现。腺体的不典型增生或恶变比率为 0 ~ 12.9%。通常可经盆腔 B 超检查发现，最佳检查时间为月经周期第 10 日之前；确诊需在宫腔镜下摘除，行病理学检查。应除外子宫内膜息肉样变。

治疗：无症状直径＜1 cm 的息肉 1 年内自然消失率约为 27%。对体积较大、有症状的息肉，推荐行宫腔镜下息肉摘除术。术后复发风险为 3.7% ~ 10.0%；对已完成生育或近期不愿生育者，可考虑使用复方口服避孕药（combined oral contraceptive，COC）或左炔诺孕酮宫内缓释节育系统（levonorgestrel-releasing intrauterine system，LNG-IUD），以减少复发风险。

2．子宫腺肌病所致 AUB（AUB-A）　子宫腺肌病可分为弥漫型及局限型（即子宫腺肌瘤）。主要表现为月经过多和经期延长，部分患者可有 IMB、不孕。多数患者有痛经。治疗详见子宫腺肌病章节。

3．子宫平滑肌瘤所致 AUB（AUB-L）　根据生长部位，子宫平滑肌瘤可分为影响宫腔形态的黏膜下肌瘤与其他肌瘤，前者最可能引起 AUB，常表现为经期延长或月经过多。通常可经盆腔 B 超、宫腔镜检查发现。治疗详见子宫平滑肌瘤章节。

4．子宫内膜癌和不典型增生所致 AUB（AUB-M）　是 AUB 少见而重要的原因，常见于多囊卵巢综合征（PCOS）、肥胖、使用他莫昔芬的患者，偶见于有排卵而黄体功能不足者。临床主要表现为不规则子宫出血，可与月经稀发交替发生。少数为 IMB，患者常有不孕。确诊需行子宫内膜活检病理学检查。治疗详见子宫内膜癌及子宫内膜不典型增生章节。

5．全身凝血疾病所致 AUB（AUB-C）　导致 AUB 的全身凝血相关疾病主要包括凝血障碍性疾病、血小板数量及功能异常性疾病、血管壁异常性疾病，长期使用抗凝血药导致的 AUB 应归属于医源性 AUB（AUB-I）。

临床表现：AUB-C 患者除了有原发疾病症状外，主要表现为月经过多，如为先天性凝血因子缺乏，多数患者月经过多症状从月经初潮开始。除了月经过多症状外，也可有经期延长及阴道不规则出血的表现。最常见的是血管性血友病（von Willebrand disease），其中约 90% 可通过详问病史确定。有出血家族史；满足下列 3 项中任何 1 项即为筛查阳性，应做进一步评估，包括请血液学专家会诊和（或）进行血管性血友病因子和瑞斯托霉素辅助因子的检测。①自月经初潮就有月经过多；②具备下面 1 条：产后出血、外科手术相关的出血、牙科相关操作的出血；③下述症状中具备 2 条或 2 条以上：每个月 1 ~ 2 次瘀伤、每个月 1 ~ 2 次鼻出血、频繁牙龈出血。

治疗：血液科治疗血液病，妇科协助治疗月经过多。AUB-C 的一线治疗为药物治疗，如氨甲环酸、COC、孕激素、可用于控制急性出血，LNG-IUD、COC、孕激素可用于长期调控月经。

6．子宫内膜局部异常所致 AUB（AUB-E）　诊断依据：月经周期规律，有正常排卵的月经过多症状，缺乏其他明确病因，可能是子宫内膜局部止血机制异常引起，包括缺乏血管收缩因子、纤溶酶原激活物过多引起纤溶亢进和促血管扩张物质产生过多。

治疗：

（1）药物治疗：为首选。推荐的药物治疗顺序为：LNG-IUD，适合于近 1 年以上无生育要求者；氨甲环酸，抗纤溶治疗或非甾体抗炎药（NSAID），可用于不愿或不能使用性激素治疗或想尽快妊娠者；COC，孕激素子宫内膜萎缩治疗，如炔诺酮 5 ~ 15 mg/d，或地屈孕酮 20 mg/d，从月经周期第 5 日开始，连续服用 20 ~ 21 d。

（2）手术治疗：刮宫术仅用于紧急止血及病理学检查，对于无生育要求者，可以考虑保守性手术，如子宫内膜切除术。

7．医源性 AUB（AUB-I）　常见外源性性甾体激素治疗时发生的非预期子宫内膜出血（突破出血），及 LNG-IUD 妇女在置入后前 6 个月频繁出现的出血。有关口服避孕药引起的出血，首先应排除漏服，强调规律服用。应用 LNG-IUD 或皮下埋置剂引起的出血可期待治疗，做好放置前咨询。

8．未分类的 AUB（AUB-N）　对一个特定的患者来说，因未充分诊断、检查，或极端罕见，可能存在一些引起或不引起 AUB 的情况，包括子宫动静脉畸形或子宫动静脉瘘、子宫肌层肥厚。

9．排卵障碍相关 AUB（AUB-O）。

案例5-2

某患者，女性，51岁。主因"月经紊乱半年，大量阴道出血7 d"就诊。患者平素月经规律，5 d/30 d，月经量中等，无痛经。半年前开始出现月经紊乱，周期延长为40～60 d，经期不变，月经量无明显变化。末次月经（LMP）2017-10-25。7 d前无明显原因出现月经量增多，经期延长。月经量较前增多2倍左右，每天使用卫生巾10余片，均湿透，伴"头痛、乏力"等不适急诊就诊。5年前诊断为"高血压"，予"拜新同"治疗。体格检查：生命体征平稳，正常女性外阴，阴道内见多量鲜红色血迹，擦拭后见子宫颈光滑，子宫前位，活动度好，双侧附件（-）。B超：子宫大小正常，子宫内膜厚1 cm，回声不均，双附件未见明显异常；血常规：血红蛋白86 g/L；尿HCG：阴性。

问题：
1. 该患者AUB的诊断依据是什么？
2. 该患者AUB的处理原则是什么？

案例5-2　参考答案

【排卵障碍的病因】

排卵障碍包括各种原因导致的无排卵、稀发排卵与黄体功能不足。

1. 病因　无排卵主要由下丘脑-垂体-卵巢轴（HPO轴）功能异常引起，常见于青春期、绝经过渡期，生育期亦可因多囊卵巢综合征、肥胖、精神压力大、高催乳素血症、甲状腺及肾上腺疾病等引起。无排卵可以是持续的，也可以是间断或暂时的。无排卵时，卵巢无黄体形成及孕酮分泌，引起子宫内膜增殖过度，发生雌激素突破出血或撤退出血，子宫内膜不规则剥脱，导致各种类型的AUB。大多数能通过药物取得良好的治疗效果。

2. 症状　患者常表现为不规律的月经，月经量、经期、频率、周期均可异常，出血时间不可预料，出血量变化很大，有些患者则可能引起大出血。

【子宫内膜病理学改变】

1. 子宫内膜崩解　病理表现为原子宫内膜结构被破坏，腺体塌陷，腺体排列拥挤，间质解离，可见泡沫组织细胞及含铁血黄素沉积，也可伴有化生性改变（图5-19）。

2. 雌激素撤退出血及突破出血　子宫内膜腺体与间质崩解与坏死，表现为不同程度增生的腺体与崩解的腺体与间质混杂存在（图5-20）。

3. 无排卵性内膜增生所致出血　临床与病理名称不统一，有的命名为持续性增生或不规则增生，其子宫内膜增生程度介于正常增殖期与单纯性子宫内膜增生症之间，病理表现为腺体与间质均增生，少数腺体扩张，形态不规则，局灶呈现单纯性增生表现（图5-21）。

4. 子宫内膜分泌反应不足　由于黄体发育不充分或过早萎缩，导致孕激素分泌不足，病理表现为子宫内膜分泌不足，间质水肿不明显，腺体与间质表现不同步，腺体与间质改变延迟于正常月经周期，诊断需结合临床病史。

5. 子宫内膜不规则脱落　也称为黄体萎缩不全或持续性黄体，子宫内膜持续受孕激素影响，导致子宫内膜不规则脱落，病理表现为在月经期第5～6日诊断性刮宫时，仍可见到分泌期腺体，同时混合有增殖期以及月经期子宫内膜成分。

6. 不伴有不典型性的增生（hyperplasia without atypia）　其同义词包括良性子宫内膜增生、不伴有不典型性的子宫内膜单纯性增生及复杂性增生，由于单纯性增生与复杂性增生二者的生物学行为无明显差异，且诊断的重复性不高，因此，WHO分类不主张再区分，但国内一些临床

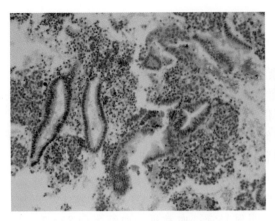
图 5-19　子宫内膜崩解
显微镜下观察，腺体结构破坏，间质解离

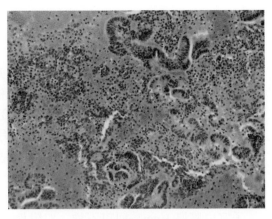
图 5-20　雌激素撤退出血
显微镜下观察，子宫内膜腺体呈现增生表现，部分腺体
结构破坏，间质崩解

医师认为两者处理上略有不同，在病理诊断时仍可以同时注明是单纯性增生还是复杂性增生。

大体观察：子宫内膜增厚，刮宫时，所刮出的组织较多，有时局灶内膜增厚，形成类似息肉或有囊性蜂窝样结构。

显微镜下观察：子宫内膜腺体类似增殖期腺体，但形状和大小不一，可见囊性扩张的腺体，腺体的增生常超过间质的增生，腺体与间质比例增加，常＞1∶1，但无显著细胞异型性（图5-22）。

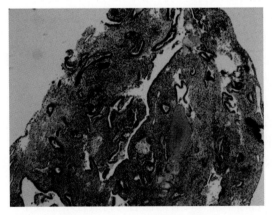
图 5-21　子宫内膜不规则增生
显微镜下观察，子宫内膜腺体呈现增生表现，但腺体大
小不等，部分腺体扩张，形态不规则

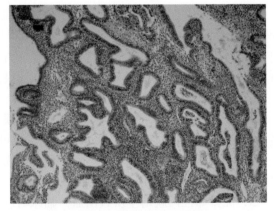
图 5-22　子宫内膜增生症
子宫内膜腺体增生，增生的腺体大小不等，排列密集，
腺体与间质比例增加（＞1∶1）

【AUB-O 的诊断流程】

1. 病史　详细询问异常出血的类型，发病时间，有无停经史，注意患者的年龄、月经史、婚育史、避孕措施及伴随疾病。除外妊娠或产褥期相关的出血（图5-23，图5-24）。

2. 体格检查　测量身高、体重，检查有无贫血、泌乳、体毛、腹部包块等，妇科检查可及时发现性征，确定出血来源，排除子宫颈、阴道病变，发现子宫结构异常。

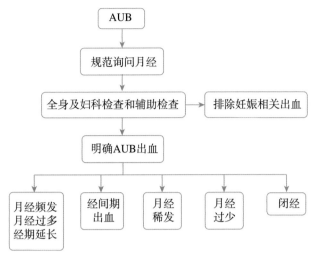

图 5-23 AUB 出血模式诊断流程图

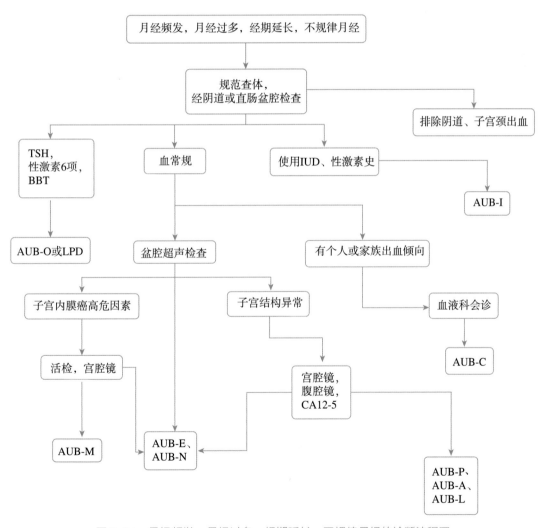

图 5-24 月经频发、月经过多、经期延长、不规律月经的诊断流程图

注：性激素 6 项包括 FSH、LH、催乳素（PRL）、雌二醇（E_2）、睾酮（T）、孕酮（P）；子宫内膜癌高危因素包括年龄 ≥ 45 岁、持续无排卵、肥胖；TSH. 促甲状腺素；BBT. 基础体温；IUD. 宫内节育器；AUB. 异常子宫出血；AUB-O. 排卵障碍相关 AUB；LPD. 黄体功能不足；AUB-I. 医源性 AUB；AUB-C. 全身凝血疾病所致 AUB；AUB-M. 子宫内膜癌和不典型增生所致 AUB；AUB-E. 子宫内膜局部异常所致 AUB；AUB-N. 未分类的 AUB；AUB-P. 子宫内膜息肉所致 AUB；AUB-A. 子宫腺肌病所致 AUB；AUB-L. 子宫平滑肌瘤所致 AUB

3．辅助检查

（1）全血细胞计数：确定有无贫血及血小板减少。

（2）凝血功能检查：除外 AUB-C。

（3）尿妊娠试验或血 HCG 检测：排除妊娠及妊娠相关疾病。

（4）盆腔 B 超检查：排除或发现 AUB-P、AUB-A、AUB-L、AUB-M、AUB-N 的线索。

（5）基础体温（BBT）测定：BBT 单相提示无排卵，体温升高 ≤ 11 d 可提示黄体功能不足，高温期体温下降缓慢伴经前出血提示子宫内膜不规则脱落。

（6）性激素测定：估计下次月经前 5 ～ 9 d（相当于黄体中期）进行血清孕酮测定，判断有无排卵。排除雄激素、催乳素水平增高导致的无排卵。必要时行甲状腺功能测定。

（7）子宫内膜取样：诊断性刮宫手术（diagnostic curettage）简称诊刮，其目的是止血和获得子宫内膜的病理学诊断。对年龄 ≥ 45 岁、长期不规律子宫出血、有子宫内膜癌高危因素（如高血压、肥胖、糖尿病等）、B 超提示子宫内膜过度增厚及回声不均匀、药物治疗效果不显著者，应行诊断性刮宫并行病理学检查，除外子宫内膜病变，有条件的推荐宫腔镜直视下活检。为确定卵巢排卵和黄体功能，应在经前期或月经来潮 6 h 内刮宫。不规则出血或大出血时可随时刮宫。

【治疗】

1．止血　治疗的目的是控制急性大出血、规律月经、减少出血量、预防复发、防治子宫内膜病变，同时避孕、预防贫血等。

AUB-O 是由于卵巢不分泌孕激素或孕激素分泌不足的妇科内分泌疾病，性激素是 AUB-O 治疗过程中首选的药物。

（1）药物治疗：在初步排除器质性病变后，急性重症 AUB 的治疗多首选药物治疗。止血的方法包括孕激素内膜脱落法、大剂量雌激素内膜修复法（目前国内因无静脉与肌内注射的雌激素制剂，口服制剂起效慢，不建议在急性 AUB 止血期常规使用）、大剂量各类 COC 或高效合成孕激素内膜萎缩法。若药物治疗控制效果不佳，还要重新考虑器质性病变的可能性。辅助止血药有氨甲环酸及中药等。用药方法及药物剂量的选择与患者年龄、出血量、出血速度、贫血严重程度、患者是否耐受、是否有生育要求相关。

1）子宫内膜脱落法：也称为"药物刮宫"，因停药后短期即有撤退出血，适用于阴道出血量不多、生命体征稳定、血红蛋白 ≥ 80 g/L 者。此方法有撤退后阴道出血量多的风险。用法：地屈孕酮 10 ～ 20 mg，每日 2 次，共 10 ～ 14 d；口服微粒化黄体酮 200 ～ 300 mg，每日 2 次，共 10 ～ 14 d；醋酸甲羟孕酮 5 ～ 10 mg，每日 1 ～ 2 次，共 10 ～ 14 d；炔诺酮 2.5 ～ 5 mg，每日 1 ～ 2 次，共 10 ～ 14 d；黄体酮针剂 20 ～ 40 mg，肌内注射，每日 1 次，共 3 ～ 5 d。

2）复方口服避孕药：适用于青春期及育龄期女性急性止血和月经周期调控，围绝经期女性慎用。使用前需排除禁忌证，评估血栓风险。在急性 AUB 的治疗中，COC 中的炔雌醇和孕激素协同起效，达到快速止血目的，多数患者在使用后 24 h，出血量明显减少，72 h 出血停止。每日剂量由患者的出血量及血红蛋白等因素决定，尽可能选择最低有效剂量。用法：含炔雌醇 30 ～ 35 μg 的 COC 药物每 12 h 1 片至每 6 h 1 片，应用 5 ～ 7 d，直到月经停止。逐渐减量每 8 h 1 片（2 ～ 7 d），到每 12 h 1 片（2 ～ 7 d），到每日 1 片，完成 28 d 治疗后停药或等待患者血红蛋白正常后停药。停药阴道出血 3 ～ 5 d 后，再次服用 COC，每日 1 片。建议每个月使用 1 盒 COC，连续应用 3 ～ 6 个月。

3）内膜萎缩法：大剂量高效孕激素的作用使子宫内膜同步呈分泌期变化而止血，并且子宫内膜在高效孕激素的持续作用下由分泌期向萎缩转变，停药后出现集中性撤退出血。内膜萎缩法适用于血红蛋白较低者。使用大剂量高效合成孕激素，如炔诺酮（妇康片）5 ～ 15 mg/d、甲羟孕酮 10 ～ 30 mg/d 等，连续用药 10 ～ 21 d，待出血停止、贫血纠正后停药。也可在出血完全停止后维持原剂量治疗 3 d，如仍无出血，即可开始减量，减量以不超过原剂量的 1/3 为原则，每 3 d 减量一次，直至每日最低剂量而不再出血为维持量，维持至血红蛋白正常，停药即可。连续使用 3 个周期后，撤退出血量明显减少。

（2）其他辅助治疗

1）矫正凝血功能：出血严重时，可补充凝血物质，如纤维蛋白原、血小板、新鲜冻干血浆或全血。

2）矫正贫血：对中、重度贫血患者，在上述治疗的同时给予铁剂和叶酸治疗，必要时输血。

3）抗感染治疗：当出现出血时间长、贫血严重、抵抗力差或合并感染的临床征象时，应及时应用抗生素。

4）氨甲环酸：为非激素类止血药，多作为激素类止血的辅助用药。其作用机制为可逆性阻断纤溶酶原的赖氨酸结合位点，防止纤维蛋白降解，竞争性抑制纤溶酶原激活为纤溶酶，抑制子宫内膜纤溶酶原激活物，降低纤溶和血凝块分解，减少月经量。口服有效，半衰期 2 h，24 h 内 40% ～ 70% 以原型经尿排泄。推荐剂量：静脉注射，10 mg/kg，每 8 h 可重复；口服，20 ～ 25 mg/kg，每 8 h 可重复。

（3）手术治疗：若患者病情危急不适合药物治疗、存在药物治疗的禁忌证或药物治疗失败时，或高度怀疑子宫内膜病变需要病理确诊时，需行紧急手术治疗。手术方式的选择应考虑患者的全身状况、可能存在的潜在的子宫内膜病理情况及是否有生育要求。一旦急性出血被控制，应过渡为长期的药物控制治疗。

1）分段诊刮：单纯的分段诊刮只有止血、明确子宫内膜病理诊断的作用，所以"一次应用有效"。后续周期控制需要药物治疗，应避免反复、不必要使用。

2）子宫动脉栓塞术：如子宫动静脉瘘所致月经过多，仅用于抢救生命，作为二线治疗方案，虽有治疗后再次妊娠的报道，但妊娠合并症增加，并存在治疗后内膜血供受损及内膜损失的可能，导致下次受孕困难，且有卵巢早衰的风险。

3）子宫腔福莱（Foley）导尿管压迫（注射生理盐水 5 ～ 30 ml）：用于急性大量出血，无明显子宫内膜器质性疾病的患者。

4）宫腔镜检查及手术：疑有子宫内膜器质性病变、子宫内膜息肉、子宫黏膜下肌瘤所致急性出血时，可行宫腔镜下诊断性刮宫、息肉切除术、子宫黏膜下肌瘤切除术。

5）子宫内膜切除术：仅推荐用于有排卵性月经过多、其他治疗方式无效、患者无生育要求且已经排除子宫内膜癌风险者，子宫大小 < 12 周，宫腔深度 < 14 cm。子宫内膜增生的患者存在不能完全切除内膜、有子宫内膜增生复发的风险，不建议使用。

6）子宫切除术：对无生育要求、药物治疗无效者，尤其是年龄过大、不宜随访或者病理诊断为癌前病变或癌变者，子宫全切术疗效确切。

2．调整周期　止血后，AUB-O 的病因并未去除，症状常复发。因此，AUB-O 止血后仍需长期管理，包括调经治疗、预防复发、避免贫血、防治子宫内膜增生和预防子宫内膜癌。

青春期女性（13 ～ 18 岁）：该年龄段 AUB-O 最常见的原因是下丘脑 - 垂体 - 卵巢轴不成熟、PCOS 和肥胖。周期调整可选择孕激素。如果病因是 PCOS 合并高雄激素，周期调整应选择COC。

性成熟期女性（19 ～ 39 岁）：该年龄段 AUB-O 最常见原因是 PCOS、肥胖或甲状腺功能异常等。如患者有生育要求，周期调整选择天然孕激素；如无生育要求，周期调整可选择 COC。对于暂时无生育要求、存在子宫内膜增生性病变的 AUB-O 患者，可首选 LNG-IUD。

围绝经期女性（40 岁至绝经）：AUB-O 的原因是卵巢功能下降，周期调整选择口服孕激素或 LNG-IUD，如有绝经症状，则需要加雌激素改善症状。

（1）孕激素后半周期治疗（孕激素定期撤退法）：适用于各年龄段体内有一定雌激素水平的

患者，推荐使用对下丘脑 - 垂体 - 卵巢轴无抑制或抑制较轻的天然孕激素或地屈孕酮。从撤退出血或月经周期第 11 ～ 15 日起，使用口服孕激素，如地屈孕酮 10 ～ 20 mg/d，或微粒化黄体酮胶囊 200 ～ 300 mg/d，共 10 ～ 14 d，醋酸甲羟孕酮 4 ～ 10 mg/d，炔诺酮 2.5 ～ 5 mg/d，共 10 ～ 14 d，酌情应用 3 ～ 6 个周期。

（2）COC：适用于月经量多、痤疮、多毛、痛经、经前期综合征、有避孕要求的患者。用法：从药物撤退出血或月经来潮第 1 ～ 5 日开始口服，每日 1 片，连用 21 ～ 28 d 为 1 个周期，3 个周期为一个疗程，病情反复者可延长至 6 个周期或以上。COC 能使月经量减少 40% ～ 50%，规律月经周期，提供高效避孕，适用于青春期及性成熟期的患者，特别是合并高雄激素表现的 AUB-O 患者。绝经过渡期患者如排除了使用 COC 的禁忌证，可以在密切观察下使用。

（3）LNG-IUD：在宫腔内局部定期释放低剂量孕激素（LNG 20 μg/d）。子宫内膜局部高浓度的孕激素可使子宫内膜腺体萎缩，间质高度蜕膜化，既可避孕，又可显著减少出血量，抑制子宫内膜增生。与口服药物相比，LNG-IUD 胃肠道反应及对肝、肾功能影响较少，尤其适用于无生育要求及绝经过渡期的 AUB-O 患者。一次放置可维持 5 年，达到长期管理的效果。

（4）连续孕激素治疗：又称为孕激素长周期治疗，适用于孕激素后半周期治疗撤退出血量多的患者，也适用于子宫内膜增生不伴有不典型的增生的 AUB-O 患者，特别是绝经过渡期患者。从撤退出血或月经周期第 5 日开始用药，连续用药 21 ～ 25 d，根据患者情况使用 3 ～ 6 个周期。用法：地屈孕酮 10 ～ 30 mg/d，醋酸甲羟孕酮 8 ～ 10 mg/d，炔诺酮 2.5 ～ 5 mg/d。

（5）雌孕激素序贯疗法：少数的情况，如孕激素治疗后不出现撤退出血，考虑是内源性雌激素水平不足，可用雌孕激素序贯疗法，也可使用复合制剂，如戊酸雌二醇片 / 雌二醇环丙孕酮片复合包装（克龄蒙）、雌二醇片 / 雌二醇地屈孕酮片复合包装（芬吗通）。

（杨　欣）

二、痛经与经前期综合征

（一）痛经

案例5-3

　　某患者，女性，20 岁。因痛经 7 年就诊。月经初潮 12 岁，月经周期基本规律，月经量不多，偶有痛经。13 岁起痛经加重，于月经第 1 日最重，表现为下腹部坠痛，严重时伴头痛、恶心、呕吐及四肢厥冷，需注射安痛定或哌替啶后 15 ～ 30 min 方可缓解。平时无腹痛，白带不多，无性生活史。门诊检查外阴发育无异常，直肠指诊子宫正常大小，子宫及宫旁无包块及压痛。彩超显示子宫后位，形态及大小正常，双附件区无充血及包块。

　　问题：

　　1. 该病例的诊断是什么？

　　2. 该病例如何治疗？

案例5-3解析

　　原发性痛经是医学尚未攻克的难题之一。临床表现为经期痉挛性下腹痛而不伴有子宫、输卵管、卵巢的器质性病变。

【流行病学】

痛经在月经初潮或初潮后 1 年内就开始，在年轻妇女中发生率为 40% ～ 50%，痛经高峰人群年龄为 20 ～ 24 岁，此后随年龄增长逐渐减少。

【发病机制】

原发性痛经发生原因尚不清楚。研究显示，原发性痛经只发生于排卵月经周期，其症状高潮期与月经血刺激释放前列腺素高峰期吻合，提示与前列腺素过多关系密切。此外，有不同的研究分别显示精神、体质、营养不良、肥胖、吸烟与原发性痛经有关。多数不支持运动与此有关。

中医学认为痛经是寒邪滞于胞宫而致经血运行不畅而作痛。

过晚出现的痛经需排除器质性疾病。

【临床表现】

出血开始或开始后几小时发生阵发性痉挛性下腹痛，持续 2 ～ 3 d 自行缓解，通常月经第 1、2 日或前 24 ～ 36 h 最严重。疼痛发生于耻骨后方，向大腿内侧放射，经常伴随腰骶痛、恶心、呕吐，常伴发腹泻。大部分患者发作时不需治疗或偶尔服药而不需就医。大约 15% 原发性痛经患者症状严重，影响学习和生活。个别患者症状极重，与急腹症、异位妊娠相似。

除无性生活经历的轻、中度痛经少女，原发性痛经患者均应做排除性盆腔检查，结果经常无阳性发现。

【辅助检查】

无有针对性的实验室检查。

【诊断】

病史中，痛经起始年龄、每次痛经严重时疼痛与出血量的关系、持续时间、症状描述，以及没有阳性检查发现是诊断的重要线索。可以得出独立诊断。

【鉴别诊断】

首先需排除生殖道畸形引起的月经血梗阻性痛经。痛经开始时间过晚者需与子宫内膜异位症、子宫腺肌病、盆腔炎相鉴别。偶发者需与卵巢囊肿蒂扭转相鉴别。症状严重者需排除妊娠相关出血性疾病，例如流产和异位妊娠。

【治疗及预防】

本病的治疗包括迅速缓解疼痛和安抚患者情绪。

1. 预防方法 月经期保持心情愉快，避免进食生冷食物及受寒。少饮用咖啡、茶和碳酸饮料。

2. 中医治疗 使用活血化瘀中药。对于不能耐受药物及对药物顾虑较重的患者，可考虑针灸及理疗。对少女进行心理疏导有一定的作用。

3. 西药治疗 非甾体抗炎药（NSAID）可迅速消除疼痛，使患者恢复日常活动。短效口服避孕药是有避孕需求患者的一线选择。对重度痛经患者，可考虑非周期连续使用。长效醋酸甲羟孕酮或左炔诺孕酮宫内缓释节育系统临床有效，可作为部分原发性痛经患者的选择。其他可选择维生素 B_1、维生素 B_6、维生素 E、鱼油、磷虾油、镁剂、茴香。

4. 手术治疗 极少数严重的药物治疗无效的患者可采用手术治疗。在患者充分知情同意的情况下，可考虑行骶前神经切除术、子宫切除术。不推荐行子宫骶骨韧带切断术。

（二）经前期综合征

案例5-4解析

案例5-4

某患者，女性，37岁。因经前期头痛20年就诊。月经初潮12岁，大约20年前开始经常头痛，时间大多在月经前1周，有时在月经期。发作严重时伴恶心、呕吐、烦躁，服用阿咖片（止痛片）后半小时头痛逐渐缓解。近5～6年头痛发作频繁，程度加重，发作时情绪烦躁，经常迁怒于丈夫和孩子，引起家庭不和谐。曾就诊于神经内科，脑电图、头颅CT检查无异常发现。

问题：

1．该病例的诊断是什么？
2．该病例如何治疗？

经前期综合征（premenstrual syndrome，PMS）于1931年由Frank首先提出，指女性月经前期及月经期发生的影响妇女日常生活和工作、涉及躯体和精神行为的症候群。

【流行病学】

约85%以上妇女至少在月经前有一种不适症状。由于诊断标准不统一，世界各地报道PMS发病率差异很大（8.75%～99.5%）。症状大多开始于14～17岁，25～35岁最严重。中、重度者占12.4%～20.7%。

【发病机制】

痛经患者中PMS占71%，提示两者有重叠的发病因素。传统观点认为此病的发病诱因是雌、孕激素比例失衡，孕激素撤退可能是PMS的发病因素。但部分学者认为性激素通过调节中枢内神经递质相互作用而产生PMS症状。目前已经明确中枢机制在PMS病理学中发挥重要作用。

近年来，陆续有研究显示，在月经前期及月经期，PMS患者血β-内啡肽、5-羟色胺或γ-氨基丁酸浓度降低；动物实验发现GABA受体变化直接导致类似PMS症状发生；多巴胺受体激动药可以缓解PMS症状，因此推测PMS的产生可能与神经内分泌功能紊乱有关。也有研究提示，低血糖或甲状腺激素异常以及维生素B_6、微量元素缺乏与PMS发病有关。

【临床表现】

月经前开始出现胸闷、头痛、水肿、乳房胀痛、腹痛、盆腔痛、心悸、湿疹、食欲改变、焦虑、易怒、情绪低落、疲劳、嗜睡或失眠、眩晕、注意力不集中、协调力变差等症状。症状会随着月经的到来而缓解或消失。这些症状造成患者生活质量降低，经济负担增加，严重者身体功能受损。

妇科及神经系统检查常缺乏阳性发现。

【辅助检查】

躯体检查常无阳性结果，或所发现的异常无法解释PMS的症状。

【诊断】

本病没有明确的生理诊断依据。以往参照美国妇产科协会诊断标准（参见二维码）。问卷包括自我评价和累计症状评价，可导出中度至重度PMS的诊断。随着评价方法的不断改进，出现了不同的评价方法，如经前评估量表（SPAF）、每日症状严重程度日记（DRSP）、经前症状问卷（PSQ）。

经前情绪障碍DSM-Ⅳ诊断标准

【鉴别诊断】

本病需与神经系统器质性病变、抑郁症、焦虑症相鉴别。结合病史的周期性发病，与月经周期的关系最重要，必要时可以借助专科检查排除诊断。

【治疗】

1. 雌、孕激素治疗 口服避孕药，例如屈螺酮炔雌醇片（优思悦），对症状有一定的缓解。维生素 B_6 每日 $50 \sim 100$ mg，可能有效，副作用小。

2. 其他抑制排卵药物治疗 完全抑制排卵可减轻月经前期情感和身体症状，例如 GnRH-a、达那唑，但副作用大。

3. 中药治疗 根据个体辨证给予疏肝解郁、理气散结、清热泻火方剂。

4. 非药物治疗 对月经生理加强认知和培训。客观地看待症状和月经前期生理变化。西方学者采用生物反馈 - 行为疗法，疗效好而无副作用。

（王朝华）

三、子宫肌瘤

案例5-5

某患者，女性，53 岁。3 年前体检发现子宫肌瘤，直径约 2 cm，未予处理。2 年前患者自然绝经，后定期复查彩超，发现子宫肌瘤逐渐增大，1 个月前彩超提示子宫左前壁不均质低回声团，与子宫肌壁界限清，考虑为子宫肌瘤，大小约 66 mm × 50 mm × 46 mm。患者自发病以来无不规则阴道出血、腹痛、尿频、便秘、乏力等其他不适。既往身体健康。体格检查见外阴、阴道、子宫颈无异常，子宫增大如孕 8 周，左前壁可触及增大的肌瘤样结节，活动度好，无压痛，双附件区未及异常。

问题：

1. 患者的主要诊断是什么？

2. 下一步的主要治疗措施是什么？是否具有手术指征？

案例5-5解析

子宫肌瘤（uterine myoma）是女性生殖器最常见的良性肿瘤，由平滑肌和纤维结缔组织构成，常见于 30 ~ 50 岁女性，20 岁以下少见。据尸检统计，30 岁以上妇女约 20% 有子宫肌瘤。伴随着超声的普及和人们健康意识的增强，子宫肌瘤的检出率有上升趋势。

【分类与病理特征】

1. 子宫肌瘤分类

（1）根据肌瘤生长位置与子宫肌壁的关系，分为浆膜下肌瘤、肌壁间肌瘤和黏膜下肌瘤（图 5-25）。

（2）根据肌瘤生长部位与子宫解剖的关系，分为宫体肌瘤、峡部肌瘤、宫颈肌瘤、阔韧带肌瘤、寄生肌瘤和特殊部位肌瘤。

（3）根据肌瘤对生殖预后的影响，国际妇产科联盟提出子宫肌瘤 9 型分类方法。

子宫肌瘤9型分类方法

2. 子宫肌瘤变性 是指肌瘤失去原有质韧色白的典型结构（图 5-26）。

（1）玻璃样变（hyaline degeneration）：又称为透明变性，最常见。肌瘤剖面旋涡状结构消失，由均匀透明样物质取代。镜下见病变区肌细胞消失，为均匀透明无结构区。

（2）囊性变（cystic degeneration）：子宫肌瘤玻璃样变继续发展，肌细胞坏死、液化，即发生囊性变，此时肌瘤变软，需与妊娠子宫和卵巢囊肿相鉴别。镜下见囊腔由玻璃样变的肌瘤组织构成，内壁无上皮覆盖。

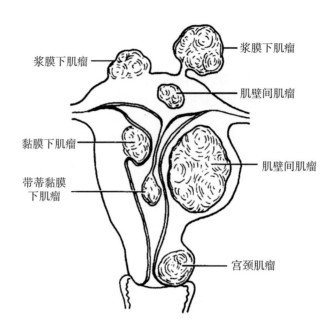

图 5-25　子宫肌瘤分类

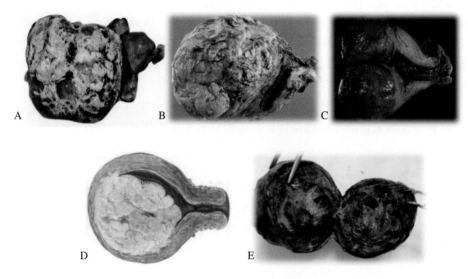

图 5-26　子宫肌瘤变性
A.玻璃样变；B.囊性变；C.红色样变；D.肉瘤样变；E.钙化

（3）红色样变（red degeneration）：多见于妊娠期或产褥期，为肌瘤的一种特殊类型坏死。发生机制尚不清楚，可能与肌瘤内退行性变性引起血栓及溶血、血红蛋白渗入肌瘤内有关。临床可表现为剧烈腹痛，伴恶心、呕吐、发热，白细胞计数升高，体格检查肌瘤增大、压痛明显。肌瘤剖面为暗红色，可有腥臭味，质软，旋涡状结构消失。镜检见组织高度水肿，假包膜内大静脉及瘤体内小静脉血栓形成，广泛出血伴溶血，肌细胞减少，细胞核溶解或消失，并有较多脂肪小球沉积。

（4）肉瘤样变（sarcomatous change）：肌瘤恶变为肉瘤少见，仅为 0.4% ~ 0.8%，多见于绝经后肌瘤增大、疼痛伴出血者。没有证据表明绝经前快速增长的肌瘤有肉瘤样变的可能。肌瘤恶变后，组织变软且脆，切面呈灰黄色，似生鱼肉状，与周围组织界限不清。镜下见平滑肌细胞增生，排列紊乱，旋涡状结构消失，细胞有异型性。

（5）钙化（calcification）：多见于蒂部细小、血供不足的浆膜下肌瘤以及绝经后妇女的肌瘤。肌细胞脂肪变性后，进一步分解成三酰甘油，再与钙盐结合，沉积在肌瘤内。X线检查可清楚地见到钙化影像。镜下可见钙化区为层状沉积，呈圆形，有深蓝色微细颗粒。

3．特殊类型子宫肌瘤

（1）富于细胞型平滑肌瘤：是最常见的特殊类型子宫肌瘤，临床表现和大体观与普通平滑肌瘤无区别，镜下可见肿瘤有丰富的密集排列的平滑肌细胞，缺乏纤维组织和血管。

（2）高分裂象平滑肌瘤：镜下见较多的核分裂象，可达5～15个/10HPF，但无异常核分裂、细胞不典型性及瘤细胞坏死，属于良性疾病。

（3）非典型平滑肌瘤：临床表现和大体观与普通平滑肌瘤无区别，镜下见细胞多形性，细胞核大而浓染，有多核巨细胞，核分裂象少，0～1个/10HPF，通常仅局灶性出现。

（4）血管型平滑肌瘤：大体观切面较红，镜下可见丰富的血管，与瘤细胞围绕排列，核分裂象极少。

（5）上皮样平滑肌瘤：罕见，与普通平滑肌瘤细胞的梭形细胞形态不同，部分或全部瘤细胞呈圆形或多角形，类似上皮细胞样排列，核分裂象少，大多为良性。

（6）静脉内平滑肌瘤病：罕见，肌瘤向脉管内生长，或脉管本身的平滑肌组织增生并突向管腔，多为静脉内，偶可出现在淋巴管内，可沿管腔延伸至下腔静脉甚至心脏，镜下细胞形态正常，核分裂象少。该病手术治疗难度大，术后易复发。

（7）播散性腹膜平滑肌瘤病：罕见，可见多发平滑肌瘤小结节弥漫分布于盆腹腔腹膜及盆腹腔脏器表面，与恶性肿瘤种植转移外观相似，但对周围组织无浸润，组织学为良性，核分裂象少。该病常需行全子宫、双附件及子宫外肿瘤切除，术后易复发。

（8）良性转移性平滑肌瘤：平滑肌瘤转移至盆腔淋巴结或肺，无瘤细胞坏死、细胞不典型性或异常分裂象。该病进展缓慢，影响肺功能者需手术切除肺部病变。

【临床表现】

1．症状　本病好发于育龄妇女，多无明显症状，仅在体检时被发现。症状与肌瘤部位、是否变性相关，而与肌瘤大小、数目关系不大。

（1）月经量增多与经期延长：是子宫肌瘤最常见的症状，多见于大的肌壁间或黏膜下肌瘤。肌瘤使宫腔增大、内膜面积增加并影响子宫收缩，还可使其周边静脉受挤压，导致子宫内膜静脉丛充血与扩张，从而引起月经量增多、经期延长。黏膜下肌瘤伴有坏死感染时，可有不规则阴道出血或血样脓液排出。长期月经量增多可继发贫血，出现面色苍白、心悸、气短、乏力等症状。

（2）下腹部包块：肌瘤生长使子宫增大超过妊娠3个月大小时，多在耻骨联合上方触及质硬、不规则形的包块，晨起憋尿时明显。患者亦可因巨大黏膜下肌瘤脱出阴道外而就诊。

（3）白带增多：肌壁间肌瘤使宫腔面积增大、内膜腺体分泌增多，并伴有盆腔充血致使白带增多；黏膜下肌瘤一旦继发感染，可有大量脓性白带；如果再有溃烂、坏死、出血时，可有血性、脓性、恶臭的阴道溢液。

（4）压迫症状：生长在子宫前壁下段的肌瘤压迫膀胱引起尿频、尿急；子宫颈肌瘤可造成排尿困难；后壁肌瘤可致下腹部坠胀、便秘等不适。子宫阔韧带肌瘤或巨大宫颈肌瘤向侧方生长，嵌入盆腔内压迫输尿管使上尿路受阻，而形成输尿管扩张或肾盂积水。

（5）其他症状：包括下腹部坠胀、腰酸背痛，致经期不适；肌瘤红色样变时急性下腹痛，可伴有恶心、呕吐及肌瘤生长处蒂部子宫局部压痛；浆膜下肌瘤蒂扭转可发生急性下腹痛；黏膜下肌瘤向宫腔外排出时亦可出现腹痛；黏膜下肌瘤和引起宫腔变形的肌瘤可致不孕或流产。

2．体征　与子宫肌瘤大小、位置、数目及有无变性相关。大的子宫肌瘤可在下腹部扪及实性不规则包块。妇科检查扪及子宫增大，表面不规则，有单个或多个结节状突起。浆膜下肌瘤可扪及单个实性球状包块，与子宫有蒂相连。黏膜下肌瘤位于宫腔内者，子宫均匀增大，脱出于子宫颈外口者，窥器检查即可见到子宫颈口处有肿物，表面呈粉红色，子宫颈四周边缘清楚；若伴感染，可有坏死、出血及脓性分泌物附着。

【诊断】

根据病史及体格检查，诊断多不困难。超声是最常用的辅助检查方法，用以区分其他盆腔肿块。MRI 可准确地判断肌瘤大小、数目和位置，临床应用逐渐增加，特别是对有生育要求的女性，预行子宫肌瘤剔除术之前，对术式的选择和手术预期有较大帮助。如果有必要，可行宫腔镜、腹腔镜、子宫输卵管造影等协助诊断。

【鉴别诊断】

1．妊娠子宫　子宫肌瘤囊性变时，质地较软，应与妊娠子宫鉴别。妊娠者有停经史、早孕反应、伴随停经月份增加的子宫进行性增大，血 / 尿 HCG 阳性。超声可协助诊断。

2．卵巢肿瘤　多无月经改变，肿块呈囊性或囊实性，位于子宫一侧。应注意卵巢实性肿瘤与带蒂浆膜下肌瘤的鉴别。超声、MRI、肿瘤标志物或腹腔镜均可协助诊断。

3．子宫腺肌病　可有子宫增大、月经过多等。局限性子宫腺肌病类似子宫肌壁间肌瘤，质硬。子宫腺肌病多有继发性痛经，子宫均匀增大，较少超过妊娠 3 个月大小。超声、CA12-5、MRI 可协助诊断。但两者可以并存。

4．子宫恶性肿瘤

（1）子宫肉瘤：好发于老年女性，生长迅速，多有腹痛、腹部包块及不规则阴道出血。超声、MRI 可协助诊断。

（2）子宫内膜癌：以绝经后出血为主要临床表现，好发于老年女性。子宫呈均匀增大或正常，质软。应注意围绝经期妇女，子宫肌瘤可伴发子宫内膜癌。诊断性刮宫或宫腔镜检查可协助鉴别。

（3）子宫颈癌：有不规则阴道出血，接触性出血，白带增多、有异味，阴道排液等症状。外生型子宫颈癌较易区分，内生型子宫颈癌应与子宫颈黏膜下肌瘤鉴别。超声、子宫颈脱落细胞学检查［液基薄层细胞学检查（TCT）＋ 人乳头瘤病毒（HPV）］、子宫颈活检（阴道镜下多点活检）、子宫颈管搔刮及分段诊刮后送病理学检查，根据病理结果予以确诊或排除。

5．其他　卵巢子宫内膜异位囊肿、盆腔炎性包块、子宫畸形等，可根据病史、体征及超声检查予以鉴别。

【治疗】

1．治疗原则　应根据患者的年龄、症状、是否有生育要求，制订个体化的治疗方案。同时要参考肌瘤生长部位和生长速度，肌瘤的类型、大小、数目等因素决定治疗方案。

2．治疗方法

（1）保守治疗：无症状、非特殊部位、体积小的子宫肌瘤，通常无须治疗，特别是近绝经期女性，每 3 ~ 6 个月随访一次即可。绝经后子宫肌瘤多数可萎缩，症状减轻或消失，若随访过程中出现症状或子宫肌瘤增长，建议进一步治疗。

（2）药物治疗：适用于症状轻、近绝经期或全身情况不宜手术者。

促性腺激素释放激素类似物（gonadotropin-releasing hormone agonist，GnRH-a）：采用大剂量连续或长期非脉冲式给药，可抑制 FSH 和 LH 分泌，使雌激素降至绝经后水平，以缓解症状并抑制子宫肌瘤生长，使其萎缩。但部分患者停药一段时间后子宫肌瘤会增长。用药 6 个月以上可出现绝经期症状、骨质疏松等副作用。用药指征：缩小肌瘤以利于妊娠；术前准备控制症状、纠正贫血、缩小肌瘤、降低手术难度，利于微创术式实施；对于近绝经期女性，可诱导绝经，免于手术。通常选择长效制剂，每个月皮下注射 1 次。例如亮丙瑞林（leuprorelin）每次 3.75 mg；戈舍瑞林（goserelin）3.6 mg，每个月皮下注射 1 次。米非司酮（mifepristone）每日 12.5 mg，可作为术前用药或诱导绝经，但不宜长期使用（建议亮丙瑞林、戈舍瑞林 2～3 个月，米非司酮 6 个月），因其拮抗孕激素后，子宫内膜长期受雌激素刺激，增加子宫内膜增生的风险。

（3）手术治疗：是有症状子宫肌瘤的主要治疗方法。

1）适应证：月经过多导致贫血，药物治疗无效；严重腹痛、性交疼痛或慢性腹痛、带蒂肌瘤扭转引起的急性腹痛；子宫体积明显增大或引起膀胱、直肠等压迫症状；因肌瘤导致不孕或流产；可疑肉瘤样变等。

2）手术方式

子宫肌瘤切除术（myomectomy）适用于希望保留生育功能或渴望保留子宫的患者。黏膜下肌瘤或大部分突向宫腔的肌壁间肌瘤，可行宫腔镜子宫肌瘤切除术（transcervical resection of myoma，TCRM）。突入阴道内或位于子宫颈外口处的子宫黏膜下肌瘤，可行经阴道子宫肌瘤切除术（vaginal myomectomy，VM）。肌壁间或浆膜下子宫肌瘤，可行腹腔镜子宫肌瘤切除术（laparoscopic myomectomy，LM）或开腹子宫肌瘤切除术。由于子宫肌瘤的生长特性，约 50% 术后复发，其中 1/3 患者需再次手术。

子宫切除术（hysterectomy）适用于无须保留子宫或可疑恶变的患者，包括全子宫切除和次全子宫切除。术前应进行全身体格检查，特别是子宫颈脱落细胞学筛查，排除子宫颈恶性病变。围绝经期月经异常的子宫肌瘤患者，要排除子宫内膜癌。

（4）其他治疗

1）子宫动脉栓塞术（uterine artery embolization，UAE）：通过阻断子宫动脉及其分支，减少子宫肌瘤的血供，延缓子宫肌瘤的生长，缓解症状。此方法有引起卵巢功能减退和增加潜在妊娠并发症的风险，对有生育要求者不推荐使用。

2）宫腔镜子宫内膜切除术（transcervical resection of endometrium，TCRE）：用于月经过多、无生育要求且希望保留子宫或因全身合并症不能耐受子宫切除术者。

TCRE

3）高强度超声聚焦消融（high intensity focused ultrasound ablation，HIFUA）：是在超声或 MRI 引导下，将体外低强度的超声波聚焦于体内的目标区域，形成高能量密度的焦点，致焦点区域的组织快速升温，在很短的时间内发生凝固性坏死，即消融。HIFUA 适用于有手术指征且要求保留子宫者，尤其适合于不能耐受或不愿意手术治疗者。

HIFUA

4）射频消融术（radiofrequency ablation，RFA）：通过将高频率的交流电（300～500 kHz）转化为热能，使目标组织发生不可逆的凝固、变性、坏死效应，又称为自凝刀。

5）微波消融术（microwave ablation，MWA）：使用微波辐射器把某个频率的电磁波（常用为 2450 MHz 和 915 MHz）能量转换成微波的辐射能，后者被组织吸收而转换成热能，致使被作用组织局部温度瞬间升高而发生凝固、坏死。

6）冷冻治疗（cryosurgery）：通过宫腔内冷冻治疗小型黏膜下子宫肌瘤，或损坏子宫内膜以控制子宫肌瘤合并月经过多，改善贫血甚至达到闭经目的。此两种方法临床应用较少。

【子宫肌瘤的病因】

子宫肌瘤的确切病因尚未明确，因好发于生育年龄、青春期前少见、绝经后萎缩或消退，提示其发生可能与性激素相关。生化检测证实，子宫肌瘤中雌二醇的雌酮转化明显低于正常肌组织；子宫肌瘤中雌激素受体浓度明显高于周边组织，故认为子宫肌瘤组织局部对雌激素的高敏感性是子宫肌瘤发生的重要因素之一。还有研究证实，孕激素有促进子宫肌瘤有丝分裂、刺激子宫肌瘤生长的作用。细胞遗传学研究显示，25%～50% 的子宫肌瘤患者存在细胞遗传学异常，包括 12 号和 14 号染色体长臂片断相互换位、12 号染色体长臂重排、7 号染色体长臂部分缺失等。分子生物学研究提示，子宫肌瘤由单克隆平滑肌细胞增殖而成，多发性肌瘤由不同克隆细胞形成。

【子宫肌瘤合并妊娠的处理】

子宫肌瘤合并妊娠占子宫肌瘤患者的 0.5% ~ 1%，占妊娠患者的 0.3% ~ 0.5%。子宫肌瘤小、无症状者常被忽略，实际发病率高于报道。

子宫肌瘤对妊娠及分娩的影响与子宫肌瘤的类型、大小和部位相关。黏膜下肌瘤多影响受精卵着床，导致妊娠早期流产；肌壁间肌瘤过大可致宫腔变形或内膜供血不足引起流产；生长位置较低的肌瘤可阻碍胎先露下降，导致妊娠晚期及分娩时胎方位异常、低置胎盘或前置胎盘、产道梗阻性难产；胎儿娩出后易因胎盘粘连、附着面大或排出困难及子宫收缩不良导致产后出血；妊娠期和产褥期肌瘤易发生红色样变，大多保守治疗有效，少数需手术干预。

妊娠合并子宫肌瘤多能自然分娩，但应预防产后出血。若子宫肌瘤阻碍胎儿下降，应行剖宫产术终止妊娠，建议由经验丰富的医师施行。是否须同时切除子宫肌瘤，应视子宫肌瘤的部位、大小、患者的病情综合决定。现在越来越多的文献报道，剖宫产术中同时切除子宫肌瘤，近、远期预后良好。

（尹　玲）

四、子宫腺肌病

案例5-6

某患者，女性，41 岁。因"人工流产后痛经 6 年"就诊。患者 6 年前因早孕行人工流产术，手术顺利，术后出现经期下腹痛，并进行性加重，需服用止痛药并卧床休息。2 年前出现月经量增多，约为平时的 2 倍。G3P1，无再生育要求。体格检查：子宫球形增大，如妊娠 3 个月大小，质硬，后壁不平，有触痛结节，直肠黏膜光滑，双附件区未触及异常。

问题：

1．该病例考虑子宫腺肌病可能性大，还需要做哪些辅助检查？
2．该病例最恰当的治疗方法是什么？

案例5-6解析

子宫腺肌病是子宫内膜腺体和（或）间质出现在子宫肌层中，并刺激周围平滑肌细胞和纤维细胞增生包裹，形成结节状或弥漫性病变的一种疾病，表现为异常子宫出血、痛经或不孕，但其中 1/3 患者可无症状。该病常与子宫内膜异位症和子宫肌瘤等其他妇科疾病共存，其病理生理机制尚不明确，治疗也没有通用的指南可遵循，需要终身管理，包括控制疼痛和出血、治疗不孕和改善妊娠结局。

【流行病学】

无论是组织病理学，还是影像学，子宫腺肌病的诊断标准都不统一，因此，其确切的人群患病率尚不清楚。由于之前子宫腺肌病的诊断多来自切除的子宫标本的病理诊断，回顾研究其最常见的危险因素包括年龄超过 40 岁、多产、既往行剖宫产术或子宫手术。但近年来，由于非手术诊断的增多，越来越多的年轻妇女、不孕症、痛经或异常子宫出血患者诊断该病。在接受辅助生殖技术的妇女中，其患病率为 20% ~ 25%，而在子宫内膜异位症患者中，该病患病率为 20% ~ 80%。在一般人群中，子宫腺肌病的超声诊断率为 20.9%。

【发病机制】

子宫腺肌病的发病机制尚不明确，雌激素和孕激素及其受体、炎症因子、细胞外基质蛋白酶、生长因子和神经血管生成因子可能在其中起主要作用。

子宫内膜细胞和组织异位出现在子宫肌层中的方式有两种假设：子宫内膜迁移学说和子宫内膜化生学说，主流是子宫内膜迁移学说。

1. 子宫内膜迁移学说 根据子宫内膜迁移学说，子宫内膜的迁移途径分为2种：外迁和内迁。外迁是主要的途径，即子宫内膜基底层的干细胞通过受损的结合带向外侵入子宫肌层。子宫内膜基底层和子宫肌层间没有基膜，使得子宫内膜细胞外迁容易发生。同时，结合带的肌层经常慢性蠕动性收缩，导致持续性微损伤，引起炎症，进而促进局部雌激素分泌增加，局部雌激素增多又加剧了蠕动性收缩，进而形成恶性循环。这些损伤为内膜细胞侵袭肌层创造了条件。一些医源性损伤也可能参与了这一机制，如多产、剖宫产术、子宫的手术。子宫内膜的内迁多发生于子宫的后壁，且多合并深部浸润型子宫内膜异位症。随月经血逆流到盆腔的内膜干细胞侵袭子宫后壁，首先形成子宫内膜异位症病灶，再逐渐向肌层浸润，进而形成子宫腺肌病病灶。

想一想：该病例有哪些诱因？

2. 子宫内膜化生学说 子宫肌层中胚胎或成人干细胞在特定内环境下可化生形成新发的异位子宫内膜组织，形成子宫腺肌病病灶。

3. 子宫内膜易感性 子宫结合带损伤等只是为内膜细胞侵入肌层创造了必要条件，子宫内膜细胞能否侵入肌层并存活还取决于内膜细胞的异常特性。子宫腺肌病在位内膜细胞和组织在雌孕激素分泌及受体多态性、局部炎症因子、细胞外基质蛋白酶、生长因子和神经血管生成因子的分泌等多方面，均与正常内膜不同，且在位内膜与异位的内膜具有相似的特性。这些易感性使得子宫内膜细胞具有较高的迁移侵袭能力和异位生存与化生能力，进而促进了子宫腺肌病的发病。

【临床表现】

1. 症状 子宫腺肌病的常见临床表现为继发性进行性加重的痛经、异常子宫出血、不孕以及不良妊娠结局。其临床症状多样，严重程度可与体征不平行。

（1）疼痛：是子宫腺肌病最常见的临床症状。典型的疼痛为继发性进行性加重的痛经，痛经大多为下腹部和盆腔深部弥漫性疼痛，但部分可有局限性疼痛点。痛经迁延不愈者可转为或同时伴有慢性盆腔痛。部分患者可出现性交疼痛或排便痛，大多合并有盆腔子宫内膜异位症，特别是深部浸润型病灶。但约1/3患者可无临床症状。其疼痛的病理生理机制为局部高雌激素刺激以及由此产生的炎症反应，使得子宫平滑肌前列腺素的产生增多，同时子宫收缩力增强和失去协调性，以及宫内压增高。

（2）异常子宫出血：子宫腺肌病是引起异常子宫出血较常见的一种疾病，大多表现为月经量进行性增多，严重者可伴不同程度的贫血，部分患者可同时出现月经期延长，但月经周期正常。月经量增多的原因，一是子宫体积增大、子宫内膜面积增加；二是子宫肌壁间病灶影响子宫肌纤维收缩。

（3）生育力下降：包括不孕和不良妊娠结局。

1）不孕：由于子宫腺肌病缺乏统一、准确的非手术诊断标准，其确切的不孕发生率尚不明确，一般认为约为20%。体外受精胚胎移植术时临床妊娠率也显著降低，每周期临床妊娠率可低至12%。导致不孕的可能原因包括：①病灶导致的宫腔解剖结构扭曲、异常。②结合带蠕动紊乱，失去正常的节律性和方向，宫内压力升高，导致精子和受精卵运输异常。③子宫内膜胚胎容受性异常，包括雌激素、孕激素、炎症因子、氧化应激等异常，着床分子和黏附分子表达减少，胚胎发育基因（*HOXA 10*基因）功能异常。

2）不良妊娠结局：妊娠后，多种不良妊娠结局的发生率也高于正常。流产率增加了1倍，达31%；体外受精胚胎移植术持续妊娠率和活产率降低；早产和胎膜早破风险分别增加近1倍；

剖宫产术、小于胎龄儿、死产、产后出血、胎儿畸形、子痫前期、前置胎盘和胎盘早剥的风险也显著增高。这些产科并发症的发病机制可能与子宫内膜局部炎症因子、前列腺素的分泌增多、子宫收缩力的改变，以及由此引起的蜕膜 - 滋养层发育不良有关。

（4）压迫症状：子宫增大可压迫邻近器官引起相关的临床症状，如压迫膀胱可引起尿频，如压迫肠管可引起肠刺激症状。

（5）长期疼痛以及不孕引起的精神心理相关的躯体障碍：如抑郁、自身免疫病等。

2．体征　子宫常呈球形增大，后壁突出，质硬，可活动，可有轻触痛。合并子宫腺肌瘤时可不规则增大。但常合并子宫内膜异位症，子宫后壁可不平，有触痛结节，活动度差。

【辅助检查】

1．经阴道超声检查　是诊断子宫腺肌病最常用的方法，应用广泛、价格低廉、准确性高、敏感性为 65%～81%、特异性为 65%～100%。超声特征如下：子宫增大；子宫肌层不对称增厚，特别是后壁增厚；子宫肌层内囊肿或界限不清高回声结节；子宫肌层扇形阴影；结合带不规则增厚或中断。

2．磁共振成像　子宫腺肌病在 T2 加权像上表现为结合带增厚，小于 8 mm 一般可排除子宫腺肌病，大于 12 mm 则可诊断。增生的肌纤维和异位子宫内膜组织表现为肌层内界限不清的低信号区，囊性变则为小的高信号区。出血区域则在 T1 加权序列上显示清楚，表现为高信号病灶。

L75s
想一想：该病例需要哪些辅助检查？

3．膀胱镜、结肠镜检查　怀疑膀胱或肠道受累时，可行膀胱镜或结肠镜检查。

4．CA12-5、CA19-9 测定　CA12-5 常中度升高，且与子宫体积和疼痛程度有一定相关性，CA19-9 也偶有升高。

5．血常规测定　常有小细胞低色素性贫血。

6．尿常规、粪便常规和潜血检查　怀疑泌尿道、消化道受累时应检查。

【诊断与分型】

子宫腺肌病的诊断分为非手术诊断和病理诊断。

1．非手术诊断　由于大多数子宫腺肌病不需手术治疗，非手术诊断是最常用的诊断方法。根据进行性继发性痛经伴或不伴月经量增多，子宫增大、质硬，B 超或磁共振成像典型影像，可诊断为子宫腺肌病。

2．病理诊断　是金标准，包括子宫切除标本或病灶剔除标本病理。

3．分型　根据磁共振成像病灶与肌壁关系，可分为 4 型：内在型、外在型、壁内型和不确定型。根据组织学特点，可分为弥漫性、局限性和囊性子宫腺肌病。不同的类型临床表现往往不同。

【鉴别诊断】

本病需与子宫肌瘤、子宫肉瘤、子宫内膜异位症等疾病鉴别。

【伴随疾病】

由于具有相似的发病机制，子宫腺肌病常与一些疾病伴随发生，如子宫内膜异位症和子宫肌瘤，特别是子宫内膜异位症。

L72s
想一想：该病例合并有哪种疾病？

【治疗】

尽管恶变率很低，但子宫腺肌病对妇女的生活质量的负面影响可贯穿其一生，因此需制订终生管理计划。具体治疗措施应高度个体化，取决于患者的年龄、生育状况、临床症状和患者意愿。

1．观察　如患者无明显症状，无再生育要求，可定期观察。

2．药物治疗　主要有非甾体抗炎药、孕激素类药物和 GnRH-a。

（1）非甾体抗炎药：适用于轻、中度痛经，无或轻微月经量增多不伴贫血者。

（2）孕激素类药物：孕激素如地诺孕素，每日 2 mg，通过抗子宫内膜增殖和抗感染作用，使子宫内膜蜕膜化和萎缩，减轻疼痛和减少月经量。左炔诺孕酮宫内缓释节育系统也是一种有效、可逆和长期的治疗子宫腺肌病的方法，可减少月经出血、疼痛和子宫体积。年轻无生育需求者也可口服短效避孕药治疗。

（3）GnRH-a：通过抑制下丘脑-垂体-卵巢轴，抑制排卵，降低雌激素水平，使异位的子宫内膜细胞凋亡，减轻痛经、治疗贫血、减小子宫体积，也可提高助孕技术成功率。常见的副作用为低雌激素引起的骨钙量丢失和神经血管舒缩功能障碍，可通过反向添加治疗。GnRH-a 皮下或肌内注射，每 4 周 1 次，应用 6 个周期。

（4）GnRH-a 联合孕激素序贯治疗：子宫体积大于妊娠 14 周或重度月经量增多致中、重度贫血者，可首先应用 GnRH-a 3 个周期，待子宫体积缩小和贫血纠正后，再序贯应用孕激素类药物，如地诺孕素、短效口服避孕药或左炔诺孕酮宫内缓释节育系统。

3. 手术治疗　一般应用于药物治疗无效，无生育要求者。常用的手术治疗措施有子宫内膜消融、宫腔镜子宫内膜切除和病灶切除、腹腔镜或开腹病灶切除、高强度超声聚焦和子宫动脉栓塞。年龄较大者可行子宫切除术。部分合并不孕、反复助孕失败者，病灶切除有改善生育能力的可能。

4. 助孕治疗　合并不孕者，应积极助孕治疗。宫腔内人工授精疗效有争议，常用措施为体外受精胚胎移植术。

想一想：该病例最恰当的治疗方法是什么？

（李华军）

五、子宫内膜不典型增生

案例5-7

某患者，女性，27 岁。因"月经量多伴头晕、乏力 2 周"就诊。患者 13 岁月经初潮，17 岁无诱因开始出现月经不规律，1～20 d/7～30 d，月经量不定，最多时每日使用 10 片卫生巾，每片均湿透，量少时成点滴状出血，不伴血块、痛经等不适。曾经分别于 4 年前和 1 年前因异常子宫出血行"宫腔镜检查术 + 病灶切除术"2 次，病理结果均为"子宫内膜单纯性增生伴息肉"，术后给予月经后半周期口服黄体酮胶囊 0.2 g/d，用药时有规律月经。本次发病前自行停用黄体酮半年，2 周前出现阴道大量出血，顺腿流下，伴血块，头晕，在当地医院就诊，超声：子宫 5.4 cm×4.8 cm×4.2 cm，内膜增厚 2.1 cm，双附件区未见异常，子宫动脉血流 RI 0.77，PI 1.27，子宫内膜血流 RI 0.52，PI 0.83。血红蛋白 58 g/L。既往身体健康，结婚 3 年一直未避孕未怀孕，其爱人精液检查正常。G0P0，身高 1.67 m，体重 73.5 kg。

问题：

1. 该患者有哪些子宫内膜不典型增生的高危因素？
2. 子宫内膜不典型增生患者如何确诊，年轻未生育患者的处理原则是什么？

案例5-7解析

【概述】

子宫内膜不典型增生（atypical endometrial hyperplasia）是子宫内膜的一种病理情况。病变发生于子宫内膜腺体，确诊须依靠组织病理学检查中发现腺上皮细胞的异型性。2014 年，世界卫生组织将子宫内膜增生分为良性增生和不典型增生 / 子宫内膜上皮内肿瘤（endometrial intraepithelial neoplasm，EIN）。

子宫内膜不典型增生与良性增生不同，它是子宫内膜样腺癌的癌前病变，10 年内进展为子宫内膜癌的可能性较大，大约为 25%。

与子宫内膜良性增生类似，子宫内膜不典型增生也是由于无对抗的雌激素水平过高或者孕激素对抗作用的相对失衡导致的。其发生的高危因素包括基因因素、未产、胰岛素抵抗、无排卵月经（如多囊卵巢综合征、围绝经期）、某些卵巢肿瘤（如卵巢颗粒细胞瘤）、激素替代疗法、免疫抑制治疗（器官移植后）、感染以及林奇综合征等。

通常，子宫内膜不典型增生的发生晚于良性增生，但早于子宫内膜癌。与子宫内膜癌高发人群为绝经后妇女不同，小于 40 岁的子宫内膜不典型增生患者占 80.4%。作为一种癌前病变，子宫内膜不典型增生如果不经治疗，或将发展为子宫内膜癌。进展为子宫内膜癌的速度取决于多种因素，如组织病理学中表现的结构异常程度和核异型性的存在情况。文献报道，有 8% ~ 29% 的子宫内膜不典型增生患者进展为子宫内膜癌，远远高于良性增生进展为癌的概率（1% ~ 3%）；绝经后患者的恶变率较高，大约为 1/4，绝经前患者的恶变率约为 3%。子宫内膜不典型增生进展为子宫内膜癌的时间长短不一，通常是一个漫长的过程，文献报道为 1 ~ 20 年。27.5% 的患者在 20 年内发生恶变。30% ~ 50% 的子宫内膜不典型增生患者同时合并子宫内膜样癌，这可能与两者在病理学上不易区分或样本量采集不足有关。

【临床表现及诊断】

子宫内膜不典型增生常见的临床表现为异常子宫出血，如经期延长、周期不规律、月经量过多、经间出血。它很少出现在月经正常的患者，有些月经正常的妇女因不孕症就诊时被偶然发现。妇科检查多数无特殊发现，合并子宫肌瘤或子宫腺肌病时可以出现相应的子宫改变，如痛经、子宫增大等。超声检查提示子宫内膜厚度增加或正常，或者回声不均，子宫内膜血流多数无特殊改变，出血较多时，宫腔内可能出现流动波。结合是否合并子宫内膜不典型增生的高危因素，如肥胖、不孕症、长期无排卵月经、多囊卵巢综合征、胰岛素抵抗等，为确诊，应当行组织病理学检查。

诊断时，通过询问病史，了解是否存在高危因素，结合临床表现、妇科检查和超声检查，做出初步诊断，确定诊断则依靠组织病理学结果。

尽管组织病理学检查时子宫内膜不典型增生诊断的金标准仍然存在子宫内膜不典型增生与低级别的子宫内膜癌不能区分或者重复性较差的问题。在美国的一项双盲研究中发现，不同病理医师对子宫内膜不典型增生诊断的一致性仅为 49.8%。足够多的组织标本将增加诊断的可重复性，不同医师对于结构异常及细胞不典型性的理解是导致诊断不一致的主要原因。

【鉴别诊断】

1. 子宫内膜增生　即不合并不典型增生的单纯性增生或复杂性增生。此时患者的临床表现与不典型增生极为类似，可以出现各种异常子宫出血，如月经量增多、经期延长、经间出血或不规则阴道出血等，合并感染时可能伴有腹痛及发热。妇科检查无特殊，超声检查可能提示子宫内膜增厚或正常，依靠分段诊刮或宫腔镜下活检术，获取子宫内膜组织，行组织病理学检查可确诊。

2. 子宫内膜息肉或子宫黏膜下肌瘤　此时患者表现为月经量过多、经期延长，可能合并不同程度的贫血和（或）腹痛。子宫内膜息肉或子宫黏膜下肌瘤脱出至子宫颈外口之外时妇科检查可以直接发现病灶，多数位于宫腔内部，妇科检查无特殊发现。超声检查时可以发现宫腔内异常回声，同时合并子宫内膜不典型增生时无法区分。因此单独的影像学检查不能达到确诊的目的。北京大学人民医院的资料显示，子宫内膜息肉在绝经前和绝经后都有可能同时发生子宫内膜不典型增生或子宫内膜癌，绝经前的发生率为 0.48%，绝经后的发生率则上升为 3.55%。此时息肉平均直径为 1.6±0.8 cm。90% 合并异常子宫出血，提出绝经后子宫内膜息肉患者，尤其是伴有异常子宫出血的较大息肉，应当尽快手术。确诊仍然依靠宫腔镜下活检术或分段诊刮，获取子宫内膜组织，行组织病理学检查。

3. 子宫内膜癌　本病为妇科恶性肿瘤，其高危因素和临床表现与子宫内膜不典型增生极为类似，甚至可以与之同时存在。确诊仍然是依靠组织病理学诊断。

【治疗】

尽早发现并及时治疗子宫内膜不典型增生，可以预防子宫内膜癌的发生。

子宫内膜不典型增生的治疗分为保守治疗和手术治疗。应当根据患者的年龄、生育需求、进展为子宫内膜癌的风险情况综合评估，制订个体化治疗方案。

保守治疗适用于年轻并有生育要求的患者，孕激素是主要的治疗药物。常用的保守治疗药物为口服大剂量孕激素，如醋酸甲羟孕酮（medroxyprogesterone acetate，MPA）250 ~ 500 mg/d 或醋酸甲地孕酮（megestrol acetate，MA）160 ~ 320 mg/d，临床实践证明孕激素治疗有效。治疗后的疾病逆转率为 50% ~ 90%，生育年龄患者达完全缓解后，可以妊娠分娩。停用孕激素后复发率较高，为 25% ~ 40%。口服大剂量孕激素也有相应的副作用，如肝酶升高、体重增加、液体潴留、血栓形成及异常子宫出血等，因此对于孕激素使用禁忌者、不能耐受者、肥胖患者也可采用其他的保守治疗方法，包括注射促性腺激素释放激素类似物（gonadotropin-releasing hormone analogue，GnRH-a）和（或）联合放置左炔诺孕酮宫内缓释节育系统（levonorgestrel-releasing intrauterine system，LNG-IUD）。除此之外，应同时去除子宫内膜不典型增生的高危因素，如控制糖尿病及胰岛素抵抗、减重等。完成生育者，原则上应行手术治疗，如子宫全切术。

保守治疗时，患者需严密监测，每 3 个月行组织病理学检查，直至连续两次组织病理学检查达到完全缓解。完全缓解时，不再出现不典型子宫内膜腺上皮，镜下呈现腺上皮细胞萎缩性改变或分泌期改变，间质细胞蜕膜样改变和鳞状上皮化生。疾病进展或连续 6 个月治疗无反应或反复复发的患者，可考虑手术治疗。未行手术治疗的患者达到完全缓解后，仍需口服小剂量孕激素或短效避孕药，或放置 LNG-IUD 维持治疗，防止复发，并每年行超声或组织学检查。

子宫内膜不典型增生治疗前后的宫腔镜图像

（周　蓉）

六、子宫内膜癌

案例5-8

某患者，女性，42 岁。因"不规则阴道流血 3 个月"就诊。患者既往月经规律，3 个月前开始出现不规则阴道出血，量少于月经量，无头晕、心悸。G3P2，工具避孕。既往身体健康。父亲和姑姑患结肠癌。

问题：
1. 该病例的诊断是什么？
2. 该病例的治疗方法是什么？

案例5-8参考答案

子宫内膜癌（endometrial carcinoma）是发生于子宫内膜的上皮性恶性肿瘤，为女性生殖道三大恶性肿瘤之一，约占女性全身恶性肿瘤的 7%，占女性生殖道恶性肿瘤的 20% ~ 30%。发病率在欧美发达国家居女性生殖系统恶性肿瘤的第 1 位，在中国为第 2 位。近年来，子宫内膜癌发病率在世界范围内呈现上升趋势。

【发病相关因素】

1. 性激素分泌失衡　子宫内膜癌的发病原因尚未明确，但多数患者的发病与雌激素相关，据此 Bokhman 将子宫内膜癌分为两型：Ⅰ型为雌激素依赖型（estrogen-dependent），患者常合并有肥胖、高血压、糖尿病、多囊卵巢综合征、不孕、卵巢颗粒细胞瘤，或长期服用雌激素。其发生可能是在缺乏孕激素拮抗的雌激素长期作用下，发生子宫内膜增生症，继而癌变。该类型约占子宫内膜癌的 80%，常为子宫内膜样癌，肿瘤分化较好，雌孕激素受体阳性率高，预后较好。Ⅱ型为非雌激素依赖型（estrogen-independent），其发病与雌激素无明确关系，患者常为老年体型瘦弱妇女，病理类型多为浆液性癌、透明细胞癌、癌肉瘤等。肿瘤恶性程度高，分化差，雌孕激素受体多呈阴性，预后不良。

2．糖脂代谢紊乱 流行病学调查显示，子宫内膜癌患者多伴有肥胖、糖尿病、高血压，临床统称为"子宫内膜癌三联征"。绝经前，肥胖主要与代谢失调和无排卵有关，因为患者无排卵，缺乏孕激素的分泌，使得子宫内膜长期处于缺乏孕激素拮抗的单一雌激素的作用下，进而发生癌变。绝经后，妇女肾上腺分泌的雄激素可以在脂肪组织内经过酶的作用转化为雌激素，肥胖患者脂肪组织越多，血浆中雌酮的水平也越高，子宫内膜长期受到无孕激素拮抗的雌酮的影响，也可导致子宫内膜癌变。糖尿病是子宫内膜癌发病的高危因素，糖尿病患者的子宫内膜癌患病率是非糖尿病患者的 1.72 倍，其可能通过呼吸酶系统损伤、胰岛素样生长因子作用等途径促进子宫内膜癌的发生。流行病学提示高血压患者发生子宫内膜癌的概率增加，尚无研究直接揭示高血压与子宫内膜癌的关系，推测高血压是垂体功能紊乱的表现之一，垂体功能紊乱，促性腺功能异常，卵巢功能失常而不排卵，子宫内膜缺乏孕激素拮抗作用而长期处于增殖状态，进而导致子宫内膜癌的发生。

3．遗传因素 约 10% 的子宫内膜癌患者存在遗传特征，其中较常见的是林奇综合征（Lynch syndrome），外科也称之为遗传性非息肉结直肠癌综合征（hereditary non-polyposis colorectal cancer syndrome，HNPCC）。这是一种常染色体显性遗传病，由 *MLH1*、*MSH2*、*MSH6* 和 *PMS2* 等错配修复基因缺陷引起。

【分型】

传统的 Bokhman 分型和 WHO 组织病理学分型对子宫内膜癌患者的预后评估和治疗决策具有重要的指导意义。但是，传统分型也存在一定的局限性及不足。例如 Bokhman 子宫内膜癌亚型分类不准确，Ⅰ型和Ⅱ型存在重叠，即便均为Ⅰ型，预后也不尽相同；同样，在组织病理学上均为子宫内膜样癌，多数患者长期随访无复发，但也有子宫内膜样癌患者术后短期即出现盆腔复发或远处转移，预后差。2013 年癌症基因组计划（The Cancer Genome Atlas，TCGA）整合了基因组学、转录组学、蛋白组学、基因拷贝数量和甲基化等多组学数据，将子宫内膜癌重新分为 4 类不同的分子亚型：①多聚酶 ε 基因（polymerase epsilon，POLE）超突变组；②微卫星不稳定高突变组；③低拷贝数异常（copy number abnormalities-low，CNL）组；④高拷贝数异常（copy number abnormalities-high，CNH）组。这个分子分型可以很好地区分患者的预后：POLE 超突变型患者具有最佳的预后，而 CNH 型患者预后最差，微卫星不稳定高突变组和 CNL 组则预后中等。分子分型弥补了传统分型的不足。例如，分子分型将高级别子宫内膜样癌进一步进行危险分层：有的高级别子宫内膜样癌属于 POLE 超突变组，其预后良好，术后可以仅观察随访；而有的高级别子宫内膜样癌则属于高拷贝数异常组，其预后很差，此类患者则需要进行术后辅助治疗。

【转移途径】

子宫内膜癌多数生长缓慢，局限于子宫内膜或在子宫腔内时间较长，部分特殊病理类型（浆液性腺癌、透明细胞癌、癌肉瘤和高级别子宫内膜样癌）可发展很快，短期内出现转移。子宫内膜癌的主要转移途径为直接蔓延、淋巴转移，晚期可有血行转移。

1．直接蔓延 初期癌肿可沿子宫内膜蔓延生长，向上可沿子宫角达输卵管，向下可累及子宫颈。若癌肿向肌壁浸润，可穿透子宫肌层，累及子宫浆肌层，种植于盆腹膜、直肠子宫陷凹及大网膜。

2. 淋巴转移 为子宫内膜癌的主要转移途径。当癌肿累及深肌层或癌组织分化不良时，易发生淋巴转移。转移途径与癌肿生长部位有关：宫底部癌肿常沿阔韧带上部淋巴管网经骨盆漏斗韧带转移至腹主动脉旁淋巴结。子宫峡部或已累及子宫颈管癌灶的淋巴转移途径与子宫颈癌相同，可累及宫旁、闭孔、髂内、髂外及髂总淋巴结。

3. 血行转移 晚期癌肿经血行转移至全身各个器官，常见部位为肺、肝、骨等。

【分期】

子宫内膜癌的分期采用国际妇产科联盟（FIGO，2009 年）手术病理分期，列于表 5-3。不行手术者，可采用临床分期（FIGO，1971 年），列于表 5-4。

表 5-3 子宫内膜癌手术病理分期（FIGO，2009 年）

Ⅰ 期	肿瘤局限于子宫体
ⅠA	肿瘤浸润深度 < 1/2 肌层
ⅠB	肿瘤浸润深度 ≥ 1/2 肌层
Ⅱ 期	肿瘤侵犯宫颈间质，但无宫体外蔓延
Ⅲ 期	肿瘤局部和（或）区域扩散
ⅢA	肿瘤累及浆膜层和（或）附件
ⅢB	阴道和（或）宫旁受累
ⅢC	盆腔淋巴结和（或）腹主动脉旁淋巴结转移
ⅢC1	盆腔淋巴结阳性
ⅢC2	腹主动脉旁淋巴结阳性伴（或不伴）盆腔淋巴结阳性
Ⅳ 期	肿瘤侵及膀胱和（或）直肠黏膜，和（或）远处转移
ⅣA	肿瘤侵及膀胱和（或）直肠黏膜
ⅣB	远处转移，包括腹腔内和（或）腹股沟淋巴结转移

表 5-4 子宫内膜癌临床分期（FIGO，1971 年）

Ⅰ 期 肿瘤局限于宫体
ⅠA 期 子宫腔深度 ≤ 8 cm
ⅠB 期 子宫腔深度 > 8 cm
Ⅱ 期 肿瘤累及子宫体及子宫颈，但未超出子宫
Ⅲ 期 肿瘤播散于子宫体外，局限于盆腔内（阴道、宫旁组织可能受累，但未累及膀胱、直肠）
Ⅳ 期 肿瘤播散于盆腔内，累及膀胱或直肠（黏膜明显受累），或有盆腔外转移

【临床表现】

1. 症状 约 90% 的患者可出现以阴道出血为主的症状，在诊断时无症状者少见。

（1）阴道出血：主要表现为绝经后阴道出血，量一般不多。尚未绝经者可表现为经期延长或不规则阴道出血。

（2）阴道排液：多为血性液体或浆液性分泌物，合并感染时则有脓血性排液，恶臭。

（3）下腹部疼痛及其他：若癌肿累及子宫颈内口，可引起宫腔积脓，出现下腹部胀痛及痉挛样疼痛。晚期浸润周围组织或压迫神经可引起下腹部及腰骶部疼痛。晚期可出现贫血、消瘦及恶病质等相应症状。

2. 体征　早期患者妇科检查可无异常发现。晚期可有子宫明显增大，合并宫腔积脓时可有明显压痛，子宫颈管内偶有癌组织脱出，触之易出血。癌灶浸润周围组织时，子宫固定或在宫旁可触及不规则结节状物。

【诊断】

1. 病史及临床表现　对于绝经后阴道出血、绝经过渡期月经紊乱者，均应排除子宫内膜癌。对有以下情况的异常阴道出血妇女，要警惕子宫内膜癌：①有子宫内膜癌发病高危因素者，如肥胖、不孕、绝经延迟者；②有长期应用雌激素或雌激素增高疾病史者；③有结直肠癌、乳腺癌、子宫内膜癌家族史者。

2. 影像学检查　经阴道 B 超检查可了解子宫大小、宫腔形状、宫腔内有无占位、子宫内膜厚度、肌层有无浸润及深度，可对异常阴道出血的原因做出初步判断，并为进一步检查的选择提供参考。彩色多普勒显像可显示丰富的血流信号，血流信号可呈低阻。其他影像学检查更多地用于治疗前评估，磁共振成像（MRI）对肌层浸润深度和子宫颈间质浸润有较准确的判断，计算机体层成像（CT）可协助判断有无子宫外转移。

3. 诊断性刮宫（diagnostic curettage）　标本的组织学检查结果是子宫内膜癌的确诊依据。诊断性刮宫是常用而有价值的诊断方法。应行分段诊刮（fractional curettage），以同时了解宫腔和子宫颈的情况。但诊断性刮宫对于病灶较小的患者存在漏诊的可能。

4. 宫腔镜检查　可直接观察宫腔及子宫颈管内有无癌灶存在，癌灶大小及部位，直视下取材活检，对局灶型子宫内膜癌漏诊率低。

5. 其他

（1）子宫内膜抽吸活检（endometrial aspiration biopsy）：方法简便，国外报道诊断的准确性与诊断性刮宫相当，但国内尚未普遍开展。

（2）血清 CA12-5 测定：有子宫外转移者，血清 CA12-5 会升高。CA12-5 也可作为疗效观察的指标。

【鉴别诊断】

绝经后及围绝经期阴道出血为子宫内膜癌最常见的症状，故子宫内膜癌应与引起阴道出血的各种疾病相鉴别。

1. 功能失调性子宫出血　以月经紊乱（月经量增多、经期延长及不规则阴道出血）为主要表现。妇科检查无异常发现，诊断性刮宫和活组织检查可以确诊。

2. 萎缩性阴道炎　主要表现为血性白带。检查时可见阴道黏膜变薄、充血或有出血点、分泌物增多等。B 超检查宫腔内无异常发现，治疗后可好转。必要时行诊断性刮宫。

3. 子宫黏膜下肌瘤或内膜息肉　有月经过多或不规则阴道出血，可行 B 超检查、宫腔镜检查以及诊断性刮宫以明确诊断。

4. 内生型子宫颈癌、子宫肉瘤及输卵管癌　均可有阴道排液增多或不规则阴道出血。内生型子宫颈癌因癌灶位于子宫颈管内，子宫颈管变粗、硬或呈桶状。子宫肉瘤可有子宫明显增大、质软。输卵管癌以间歇性阴道排液、阴道出血、下腹部隐痛为主要症状，可有附件包块。分段诊刮及影像学检查可协助鉴别。

【治疗】

子宫内膜癌的主要治疗方法为手术、放疗及药物（化学药物及激素）治疗。应根据肿瘤累及范围及组织学类型，结合患者年龄及全身情况制订适宜的治疗方案。早期患者以手术为主，术后根据高危因素选择辅助治疗。影响子宫内膜癌预后的高危因素有：非子宫内膜样癌或高级别腺癌、深肌层浸润、脉管间隙受侵、肿瘤体积大、子宫颈转移、淋巴结转移和子宫外转移等。晚期采用手术、放疗、药物治疗等综合治疗措施。

1. 手术治疗　为首选的治疗方法。手术目的一是进行手术病理分期，确定病变范围及与预后相关因素；二是切除病变子宫及其他可能存在的转移病灶。术中首先留取腹水或腹腔冲洗液进行细胞学检查，然后全面探查腹腔内脏器，对可疑病变取样送病理学检查。子宫切除标本应在术中常规剖检，确定肌层侵犯深度，必要时可行冰冻切片检查，以进一步决定手术范围。手术可经腹、经腹腔镜或经阴道进行。切除的标本应常规进行病理学检查。

Ⅰ期患者行筋膜外全子宫切除及双侧附件切除术，并选择性地进行淋巴结切除。美国国立综合癌症网络（NCCN）指南认为符合以下情况者，淋巴结转移率低，可不进行淋巴结切除：① G1 ~ 2；②肌层浸润深度 < 1/2；③癌灶最大直径 < 2 cm。

存在下述情况者，需要进行腹主动脉旁淋巴结切除：①肌层浸润深度 ≥ 1/2；② G3；③特殊病理类型（浆液性癌、透明细胞癌和癌肉瘤等）。

Ⅱ期行筋膜外/广泛全子宫切除及双侧附件切除术，同时行盆腔及腹主动脉旁淋巴结切除术。Ⅲ期和Ⅳ期的手术应个体化，以尽可能切除所有肉眼可见病灶为目的，手术范围类似卵巢癌，进行肿瘤细胞减灭术。

2. 放疗　是治疗子宫内膜癌有效的方法之一，分为腔内照射及体外照射两种。腔内照射多用后装治疗机腔内照射，高能放射源为 ^{60} 钴或 ^{137} 铯。体外照射常用 ^{60} 钴或直线加速器。

（1）单纯放疗：仅用于有手术禁忌证或无法手术切除的晚期患者。腔内照射总剂量为45 ~ 50 Gy。体外照射总剂量为 40 ~ 45 Gy。对Ⅰ期 G1、不能接受手术治疗者，可选用单纯腔内照射，其他各期均应采用腔内腔外照射联合治疗。

（2）放疗联合手术及化疗：术后放疗是Ⅰ期高危和Ⅱ期子宫内膜癌最主要的术后辅助治疗手段，可降低局部复发，改善无瘤生存期。术后辅助放疗可能使有深肌层浸润、G3 及淋巴结转移者获益。对Ⅲ期和Ⅳ期病例，通过放疗、手术及化疗联合应用，可提高疗效。

3. 化疗　为晚期或复发子宫内膜癌综合治疗措施之一，也可用于术后有复发高危因素患者的治疗，以期减少盆腔外的远处转移。常用化疗药物有顺铂、多柔比星、紫杉醇、环磷酰胺、氟尿嘧啶、丝裂霉素、依托泊苷等。可单独或联合应用，也可与孕激素合并应用。子宫浆液性癌术后应给予化疗，方案可用紫杉醇联合卡铂等。

4. 孕激素治疗　主要用于晚期或复发癌，也可试用于极早期要求保留生育功能的年轻患者。其机制可能是孕激素与癌细胞孕激素受体结合形成复合物进入细胞核，延缓 DNA 和 RNA 复制，抑制癌细胞生长。孕激素以高效、大剂量、长期应用为宜，至少应用 12 周以上方可评定疗效。孕激素受体（PR）阳性者有效率可达 80%。常用药物：醋酸甲羟孕酮 250 ~ 500 mg/d 口服；甲地孕酮 160 ~ 320 mg/d 口服。长期使用可有水钠潴留、水肿或药物性肝炎，甚至血栓栓塞等副作用。

5. 免疫和靶向治疗　子宫内膜癌患者中 MSI-H 比例较高，有研究报道高达 30% 左右，美国 FDA 批准帕博利珠单抗用于 MSI-H/dMMR 的全瘤种患者，因此对于晚期/复发 MSI-H/dMMR 子宫内膜癌患者，可以考虑进入相关临床研究。近年来，研究报道对于非 MSI-H/dMMR 的晚期/复发子宫内膜癌患者，应用帕博利珠单抗联合仑伐替尼也有一定的有效率。关于子宫内膜癌患者的免疫和靶向治疗，国内外学者正在进行大量的临床研究，有一定的应用前景。

【预后】

影响子宫内膜癌患者预后的因素主要有：①肿瘤的恶性程度及病变范围，包括手术病理分期、组织学类型、肿瘤分级、肌层浸润深度、淋巴转移及子宫外转移等；②患者全身状况；③治疗方案的选择。

【随访】

治疗后应定期随访。本病 75% ~ 95% 复发出现在术后 2 ~ 3 年内。随访内容应包括详细询问病史、盆腔检查、胸部 X 线检查、腹盆腔彩超、血清 CA12-5 检测等，必要时可进行 CT 及 MRI 检查。一般术后 2 ~ 3 年内每 3 个月随访 1 次，3 年后每 6 个月随访 1 次，5 年后每年随访 1 次。

【预防】

子宫内膜癌的预防措施包括：①重视绝经后妇女阴道出血和绝经过渡期妇女月经紊乱的诊治；②正确掌握雌激素应用指征及方法；③对有高危因素的人群，如肥胖、不孕、绝经延迟、长期应用雌激素及他莫昔芬等，应密切随访或监测；④加强对林奇综合征妇女的监测，有建议提出可在 30～35 岁后开展每年一次的妇科检查、经阴道超声和内膜活检，完成生育后可预防性切除子宫和双侧附件。

子宫内膜癌保留生育功能治疗

由于生活方式的转变，子宫内膜癌发病率不断升高，且呈现出年轻化的趋势。流行病学调查结果提示，美国 1.6% 的子宫内膜癌患者年龄为 20～34 岁，6.1% 为 35～44 岁。由于子宫内膜不典型增生及子宫内膜癌的发生与持续无对抗的雌激素作用有关，所以部分多囊卵巢综合征及妊娠期妇女易患此病。如果按照子宫内膜癌规范的分期性手术，这些患者将会失去生育能力。但由于子宫内膜癌诊断时多为早期，并且对于激素治疗有效，所以对于年轻的子宫内膜癌患者，可以酌情进行保留生育功能治疗。子宫内膜癌保留生育功能的适应证主要包括：G1 内膜样癌、影像学肿瘤局限在内膜、影像学无可疑转移、无药物治疗或妊娠禁忌、患者须对子宫内膜癌的非标准治疗充分知情等。目前也有学者尝试将适应证扩展到 G2 或浅肌层侵犯患者。治疗方案及药物主要包括甲羟孕酮、甲地孕酮、含孕酮 IUD 及体重控制等。具体方案学者仍在不断探索和改良。患者需定期进行子宫内膜活检及影像学检查，疾病缓解后积极助孕，分娩后需考虑后续治疗。

子宫内膜癌前哨淋巴结活检

子宫内膜癌手术行淋巴结切除的目的是明确肿瘤的分期，以帮助选择后续治疗，并期望可以改善患者的预后。在 SEER 研究资料中，根据梅奥标准确诊的淋巴结转移低危和高危患者淋巴结转移率仅分别为 1.4% 和 6.4%。研究指出，对于评价为淋巴结转移低危的子宫内膜癌患者，系统淋巴结切除对其明确分期的作用不大。2009 年 *LANCET* 发表 ASTEC 的随机对照研究，结果提示，对于早期子宫内膜癌患者，盆腔淋巴结切除对于提高患者总生存率和无瘤生存率均无显著益处。北京大学人民医院的回顾性研究也有上述相同结论。前哨淋巴结是原发肿瘤发生淋巴结转移所必经的第一站淋巴结，理论上，恶性肿瘤患者如果发生淋巴结转移，则可在前哨淋巴结中有阳性发现，而如果前哨淋巴结检测为阴性，则发生淋巴结转移的可能性较小。前哨淋巴结示踪技术在恶性肿瘤中的应用使得淋巴结状态评估的作用及淋巴结切除的弊端得到了平衡。目前，前哨淋巴结示踪技术已在子宫内膜癌诊治中得到了广泛的应用。子宫内膜癌前哨淋巴结切除在明确患者肿瘤分期方面的作用，目前认为前哨淋巴结切除和病理超分期能明确早期子宫内膜癌患者的分期，且超分期可检出传统组织学无法检出的转移淋巴结。子宫内膜癌前哨淋巴结切除在协助确定患者辅助治疗方面，目前认为前哨淋巴结超分期更有利于术后辅助治疗的选择，但其在高危患者中的意义、淋巴结引流途径、示踪剂选择等仍在进一步研究中。

整合思考题

简述子宫内膜癌的分子分型及意义。

L7u
整合思考题答案

（王志启　王建六）

七、子宫肉瘤

案例5-9 ————————————————————————————————

某患者，女性，48 岁。因"发现子宫肌瘤 3 年，快速增大伴有不规则阴道出血半年"就诊。患者 3 年前体格检查 B 超提示单发子宫肌瘤，直径约 10 mm，定期复查。半年前 B 超复查仍为单发子宫肌瘤，直径约 20 mm。半年来，患者偶有月经中期不规则阴道出血，口服中药治疗，无明显改善。10 d 前患者就诊行超声检查发现子宫多发中、低回声结节，最大结节直径约 60 mm，结节内部回声不均，子宫内膜厚 5 mm，子宫肌瘤血流丰富，RI 0.42。妇科检查：外阴（-），阴道通畅，阴道各壁无出血点及包块，子宫颈光滑，子宫前位，约妊娠 13 周大小，前壁突起包块，直径 6～7 cm，质地略软，子宫活动好，无压痛，双附件（-）。

L78u
案例5-9解析

问题：

1. 该患者的可能诊断是什么？

2. 为进一步明确诊断，还应该进行哪些辅助检查？

3. 该患者的治疗方案如何选择？手术范围如何确定？

——

　子宫肉瘤（uterine sarcoma）发病率低，占女性生殖道恶性肿瘤的 1%，占子宫恶性肿瘤的 3%～7%。因缺乏特异性症状和体征，术前诊断较为困难，常于全子宫或子宫次全切除术后、子宫肌瘤切除后或活检等行术后病理学检查得以诊断。本病恶性程度高，预后较差。

【分类】

根据 2017 年 NCCN《子宫肿瘤临床实践指南》，子宫肉瘤分为以下类型（表 5-5）。

表 5-5　子宫肉瘤分类

子宫平滑肌肉瘤（uterine leiomyosarcoma，uLMS）
低级别子宫内膜间质肉瘤（low-grade endometrial stromal sarcoma，low-grade ESS）
高级别子宫内膜间质肉瘤（high-grade endometrial stromal sarcoma，high-grade ESS）
未分化子宫肉瘤（undifferentiated uterine sarcoma，UUS）
其他罕见的子宫间叶来源肉瘤：腺肉瘤、血管周上皮样细胞肿瘤、横纹肌肉瘤

【诊断】

1. 临床表现

（1）症状：子宫肉瘤一般无特殊症状，可表现为类似子宫肌瘤或子宫内膜息肉的症状。①不规则阴道出血：为最常见的症状；②下腹部疼痛、下坠等不适感；③压迫症状：如肿物较大，压迫膀胱或直肠，出现尿急、尿频、尿潴留、便秘等症状。

（2）体征：①子宫平滑肌肉瘤可位于子宫黏膜下和肌层，可与子宫肌瘤同时存在；②子宫内膜间质肉瘤可表现为子宫颈口或阴道内发现软脆、易出血的息肉样肿物；③未分化子宫肉瘤多发生在子宫内膜，形如息肉，常充满宫腔，使子宫增大、变软，肿瘤可突出于阴道内。

2．辅助检查

（1）阴道彩色多普勒超声检查：可初步鉴别诊断子宫肉瘤和子宫肌瘤，应注意有无低阻血流。

（2）诊断性刮宫：对子宫内膜间质肉瘤有较大诊断价值，对子宫平滑肌肉瘤的诊断价值有限。

（3）术中剖视标本：切面是否呈鱼肉状，质地是否均匀一致，有无出血、坏死，有无编织状结构，必要时做冰冻切片检查。

（4）病理诊断：石蜡切片病理诊断是子宫肉瘤最重要的诊断方法。

【转移】

子宫肉瘤的转移途径主要有以下 3 种。①血行播散：是平滑肌肉瘤的主要转移途径，子宫内膜间质肉瘤及未分化子宫内膜肉瘤的宫旁血管内瘤栓较为多见；②直接浸润：肿瘤可直接蔓延到子宫肌层甚至浆膜层；③淋巴结转移：子宫内膜未分化肉瘤较易发生淋巴结转移。

【分期】

2009 年 FIGO 首次根据子宫肉瘤的类型进行分期。在子宫平滑肌肉瘤分期中，不仅将肿瘤侵及深度、淋巴结受侵、血管淋巴管内瘤栓等列入分期中，还将肿瘤大小纳入分期，列于表 5-6。在子宫内膜间质肉瘤分期标准中，Ⅰ期标准与子宫平滑肌肉瘤不同，其他分期类似，列于表 5-7。

表 5-6 子宫平滑肌肉瘤分期（FIGO 2009 年）

Ⅰ期	肿瘤局限于子宫体
ⅠA	肿瘤直径 ≤ 5 cm
ⅠB	肿瘤直径 > 5 cm
Ⅱ期	肿瘤侵犯盆腔
ⅡA	附件受累
ⅡB	盆腔其他组织受累
Ⅲ期	肿瘤侵犯腹腔内器官（不仅仅是肿瘤突出达腹腔）
ⅢA	一个部位被侵犯
ⅢB	一个以上部位被侵犯
ⅢC	盆腔和（或）腹主动脉旁淋巴结转移
Ⅳ期	
ⅣA	累及膀胱和（或）直肠黏膜
ⅣB	远处转移

表 5-7 子宫内膜间质肉瘤和腺肉瘤分期（FIGO 2009 年）

Ⅰ期	肿瘤局限于子宫体
ⅠA	肿瘤局限于子宫内膜 / 子宫颈内膜，无肌层侵犯
ⅠB	肌层浸润 ≤ 1/2
ⅠC	肌层浸润 > 1/2
Ⅱ期	肿瘤侵犯盆腔
ⅡA	附件受累
ⅡB	盆腔其他组织受累
Ⅲ期	肿瘤侵犯腹腔内器官（不仅仅是肿瘤突出达腹腔）
ⅢA	一个部位被侵犯

续表

ⅢB	一个以上部位被侵犯
ⅢC	盆腔和（或）腹主动脉旁淋巴结转移
Ⅳ期	
ⅣA	累及膀胱和（或）直肠黏膜
ⅣB	远处转移

注：癌肉瘤分期按照子宫内膜癌 FIGO 2009 分期。

【治疗】

本病以手术治疗为主，必要时辅助放疗、化疗和内分泌治疗。

1．手术治疗　手术是子宫肉瘤主要的治疗方法。Ⅰ期子宫肉瘤标准手术方式为筋膜外子宫切除 ± 双附件切除术（年轻子宫平滑肌肉瘤患者在充分知情同意下可考虑保留卵巢）；Ⅱ期及以上能手术者可行筋膜外子宫切除术 + 双附件切除术 + 肿瘤细胞减灭术。除非淋巴结病理性增大，否则不需要切除淋巴结。

2．放射治疗　敏感性不高，一般认为术后辅助放疗有助于预防盆腔复发，提高 5 年生存率。一般采用盆腔外照射和阴道内照射。

3．化疗　敏感性较低，化疗药物可单药或联合应用，推荐的联合化疗方案包括多柔比星 + 吉西他滨（推荐用于子宫平滑肌肉瘤）；多柔比星 + 异环磷酰胺等。单药以多柔比星疗效较好。

4．激素治疗　适用于低级别子宫内膜间质肉瘤或激素受体（ER/PR）阳性的子宫平滑肌肉瘤。常用激素类药物主要包括醋酸甲羟孕酮（medroxyprogesterone acetate，MPA）、醋酸甲地孕酮（megestrol acetate，MA）、芳香化酶抑制药、GnRH 类似物等。

【预后】

子宫肉瘤的预后较差，5 年总生存率约为 20%。FIGO 分期Ⅰ、Ⅱ、Ⅲ、Ⅳ期的子宫肉瘤患者 5 年生存率分别为 51%、13%、10% 和 3%。预后相关因素包括肉瘤类型、分期以及治疗方法等。

（王建六）

八、子宫畸形

案例5-10

某患者，女性，22 岁。原发闭经，14 岁时诊断为先天性无阴道，B 超发现盆腔两侧似有发育不全的幼稚子宫，性激素正常。体格检查双侧乳腺发育正常，外阴女性型，无阴道，行阴道成型手术。术中子宫如图 5-27 所示。

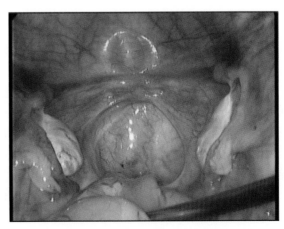

图 5-27　先天性无子宫，无阴道
（图片由深圳大学第三附属医院罗光楠提供）

（一）纵隔子宫

【定义】

纵隔子宫（septate uterus）是胚胎发育时期双侧中肾旁管融合形成子宫，其隔膜吸收障碍所致，是临床上最常见的子宫发育异常，占 80% ～ 90%。

【分型】

1. 不全纵隔子宫 纵隔在子宫颈内口以上将宫腔部分分离。

2. 完全纵隔子宫 宫腔完全分离直至子宫颈内口，可合并子宫颈和（或）阴道发育异常，常见为双子宫颈、阴道纵隔。

在欧洲人类生殖与胚胎学会、欧洲妇科内镜协会（ESHRE/ESGE）分类标准（表 5-8）中对应的类型为 U2（U2a 指不全纵隔子宫，U2b 指完全纵隔子宫）。

表 5-8 欧洲人类生殖与胚胎学会、欧洲妇科内镜协会（ESHRE/ESGE）生殖道发育异常分类系统

子宫发育异常		子宫颈 / 阴道发育异常
主类	亚类	补充子类
U0 正常子宫		子宫颈
U1	a. T 型子宫	C0：正常子宫颈
	b. 幼稚子宫	C1：子宫颈纵隔
	c. 其他	C2：双子宫颈
U2 纵隔子宫	a. 不全纵隔	C3：单子宫颈发育不良
	b. 完全纵隔	C4：发育不全
U3 双体子宫	a. 不全性	
	b. 完全性	阴道
	c. 合并纵隔	V0：正常阴道
U4 单角子宫	a. 对侧有功能的残角子宫（交通或不交通）	V1：阴道纵隔（非梗阻型）
	b. 对侧无功能的残角子宫	V2：阴道纵隔（梗阻型）
U5 子宫发育不全	a. 功能性始基子宫（单侧或双侧）	V3：阴道横隔 / 无孔处女膜
	b. 始基子宫	V4：无阴道
U6 未能归为上述分类的其他发育异常		

【诊断】

1. 临床表现及体征 患者常以复发流产、不孕或早产而被发现，或体检时偶然被发现。

2. 辅助检查

（1）超声检查：是最常用的诊断方法。在超声声像图上，纵隔子宫的典型特征为两个内膜回声区域，子宫底部浆膜面完整，无凹陷或切迹，是与双角子宫和双子宫畸形鉴别的重要依据。三维超声能够显示子宫的冠状平面，对于诊断准确性更高。

（2）盆腹腔 MRI 检查：能够综合评估子宫、子宫颈及阴道形态特点，同时评估泌尿系发育异常情况。

宫腔镜检查是在直视下评估宫腔和子宫颈管结构及形态改变的微创方法，联合腹腔镜或者 B 超能够一并观察子宫外形特征。

【鉴别诊断】

本病需与宫腔粘连、双角子宫、双子宫等相鉴别。宫腔粘连的粘连带位于宫腔中部，易误

认为不全纵隔子宫，宫腔镜检查或 MRI 检查可协助明确诊断。双角子宫及双子宫也表现为双宫腔，宫腹腔镜检查或 MRI 检查可协助明确诊断。

【治疗】

大部分纵隔子宫不影响生育，无须手术治疗，当出现反复流产、早产、不孕或胎儿生长受限等情况时，则应实施手术治疗。手术原则是切除纵隔组织，恢复宫腔正常形态。手术时机以月经干净后 1 周内为宜。

宫腹腔镜下子宫纵隔切除术手术要点：

1. 腹腔镜探查　探查盆腔，明确纵隔子宫诊断后，在腹腔镜监视下行宫腔镜手术。

2. 宫腔镜手术　全面了解双侧宫腔形态及双侧输卵管开口等情况，在一侧宫腔操作时，另外一侧可置入球囊或金属探条为指示，以针状电极自子宫纵隔下极向上切开纵隔组织至宫底部。通过腹腔镜下透光试验，调暗腹腔镜光源亮度，将宫腔镜依次置于子宫底部及两侧子宫角，见子宫腔内透出的光亮均匀一致时，表明纵隔组织已基本切除。合并阴道纵隔时可同期切除，详见阴道纵隔所述。

（二）单角子宫

【定义】

单角子宫是胚胎发育时期中肾旁管侧方融合障碍所致，表现为一侧中肾旁管发育正常，与正常的子宫颈及阴道相通；另外一侧发育不全，形成不同程度的发育异常（图 5-28）。

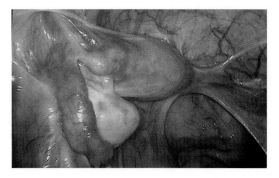

图 5-28　左侧单角子宫

【分型】

1. 单角子宫伴功能性残角子宫　一侧为单角子宫，对侧为交通或不交通的功能性残角子宫。

2. 单角子宫伴无功能的残角子宫　一侧为单角子宫，对侧为无功能性的残角子宫。

ESHRE/ESGE 分类标准中对应的类型为 U4（U4a 指单角子宫伴功能性残角子宫，U4b 指单角子宫伴无功能的残角子宫）。

【诊断】

1. 临床表现及体征　患者的临床表现与残角子宫的类型有关。功能性残角子宫与单角子宫相交通时，月经血可排出，残角子宫无功能，上述情况患者无明显临床症状；功能性残角子宫与单角子宫不交通，可导致周期性经期腹痛，成为患者就诊的主要原因。

2. 辅助检查　盆腔 MRI 检查能够判断残角子宫是否具有内膜，是否与单角子宫相交通，明确诊断残角子宫的类型。CA12-5 检测可协助判断是否合并存在子宫内膜异位症。泌尿系 B 超能够检查是否合并泌尿系发育异常。

【鉴别诊断】

本病需与子宫肌瘤相鉴别。无功能的残角子宫易被误认为是浆膜下子宫肌瘤，盆腔 MRI 检查有助于鉴别。

【治疗】

有周期性腹痛患者，为避免继发性子宫内膜异位症或残角子宫妊娠的发生，可择期在腹腔镜下切除残角子宫。无腹痛症状的残角子宫患者，若经超声或 MRI 证实残角子宫有宫腔，宜择期在腹腔镜下切除残角子宫。

（三）双体子宫

【定义】

双体子宫（bicornuate uterus）是胚胎发育过程中双侧中肾旁管融合形成子宫时发生异常，

完全性的融合障碍形成两个独立的子宫体和子宫颈，亦称为双子宫（uterus didelphys）；部分融合障碍形成不同程度的宫体分离，单个子宫颈，亦称双角子宫（bicornuate uterus）。

【分型】

在 ESHRE/ESGE 分类标准中，本病分为 3 个亚型。

1．U3a　指不全双体子宫，子宫底部内凹未达子宫颈水平，仅部分宫腔分离。

2．U3b　指完全性双体子宫，子宫底部内凹，将子宫体完全分离直至子宫颈水平，伴或不伴宫颈、阴道发育异常。

3．U3c　指双体纵隔子宫，是双侧中肾旁管融合障碍并发吸收障碍，宫底部组织内凸，厚度大于子宫壁厚度的 150%。

【诊断】

1．临床表现与体征　患者常有不孕、流产、早产、胎儿生长受限或分娩障碍等病史。

2．辅助检查　超声检查：二维超声检查子宫底向下凹陷，三维超声能够获得冠状面图像，有助于明确诊断。盆腔 MRI 检查：能够综合评估子宫、子宫颈及阴道的发育异常。泌尿系 B 超：能够评估是否伴泌尿系发育异常。宫腹腔镜联合检查：能够直接观察子宫内、外的形态特点，是评估子宫发育异常的金标准。

【鉴别诊断】

本病需与纵隔子宫相鉴别。纵隔子宫有两个子宫腔，但是子宫底部无凹陷，是最重要的鉴别点。

【治疗】

患者有早产、流产、不孕等病史，并排除其他因素引起，可行手术治疗。手术原则是融合双侧子宫体，恢复子宫正常的解剖结构。手术方式可选择宫腹腔镜联合子宫融合术。

（杨　欣）

参考文献

[1] 唐军民，张雷．组织学与胚胎学［M］．4 版．北京：北京大学医学出版社，2018．

[2] 成令忠，钟翠平，蔡文琴．现代组织学［M］．上海：上海科学技术文献出版社，2003．

[3] 陈乐真．妇产科诊断病理学［M］．2 版．北京：人民军医出版社，2010．

[4] 郑文新，沈丹华，郭东辉．妇产科病理学［M］．北京：科学出版社，2013．

[5] TAVASSOLI F A，DEVILEE P．WHO classification of tumours．Pathology and genetics of tumours of the breast and female genital organs［M］．3rd ed．Lyon：IARC press，2003．

[6] KURMAN R J，CARCANGIU M L，HERRINGTON C S，et al．WHO classification of tumours of female reproductive organs［M］．4th ed．Lyon：IARC press，2014．

[7] KIM K R，LAX S F，LAZAR A J，et al．Tumours of the uterine corpus．In：WHO classification of tumors editorial board edit：WHO Classification of tumors［M］．5th ed．Lyon：IARC press，2020．

[8] 谢幸，苟文丽．妇产科学．8 版［M］．北京：人民卫生出版社，2014．

[9] 曹泽毅．中华妇产科学［M］．3 版．北京：人民卫生出版社，2014．

[10] 子宫肌瘤的诊治中国专家共识专家组．子宫肌瘤的诊治中国专家共识［J］．中华妇产科杂志，2017，52（12）：793-800．

[11] SANDERSON P A，CRITCHLEY H O D，WILLIAMS A R W，et al．New concepts for an old problem：the diagnosis of endometrial hyperplasia［J］．Hum Reprod Update，2017，23（2）：232-254．

[12] TRAVAGLINO A，RAFFONE A，SACCONE G，et al．Endometrial hyperplasia and risk of coexistent cancer：WHO vs EIN criteria [J]．Histopathology，2018，74（5）：676-687．

[13] PARKASH V，FADARE O，TORNOS C，et al．Committee opinion No. 631：endometrial intraepithelial neoplasia [J]．Obstet Gynecol，2015，126（4）：897．

[14] KAMINSKI P，BOBROWSKA K，PIETRZAK B，et al．Gynecological issues after organ transplantation [J]．Neuro Endocrinol Lett，2008，29（6）：852-856．

[15] BOBROWSKA K，KAMIŃSKI P，CYGANEK A，et al．High rate of endometrial hyperplasia in renal transplanted women [J]．Transplant Proc，2006，38（1）：177-179．

[16] NISKAKOSKI A，PASANEN A，PORKKA N，et al．Converging endometrial and ovarian tumorigenesis in Lynch syndrome：Shared origin of synchronous carcinomas [J]．Gynecol Oncol，2018，150（1）：92-98．

[17] MILLS A M，SLOAN E A，THOMAS M，et al．Clinicopathologic comparison of Lynch syndrome-associated and "Lynch-like" endometrial carcinomas identified on universal screening using mismatch repair protein immunohistochemistry [J]．Am J Surg Pathol，2016，40（2）：155-165．

[18] REED S D，NEWTON K M，CLINTON W L，et al．Incidence of endometrial hyperplasia [J]．Am J Obstet Gynecol，2009，200（6）：678．e1-6．

[19] SHERMAN M E．Theories of endometrial carcinogenesis：a multidisciplinary approach [J]．Mod Pathol，2000，13（3）：295-308．

[20] VAN DER MEER A C，HANNA L S．Development of endometrioid adenocarcinoma despite Levonorgestrel-releasing intrauterine system：a case report with discussion and review of the RCOG/BSGE Guideline on the Management of Endometrial Hyperplasia [J]．Clin Obst et，2017，7（1）：54-57．

[21] KURMAN R J，NORRIS H J．Evaluation of criteria for distinguishing atypical endometrial hyperplasia from well-differentiated carcinoma [J]．Cancer，1982，49（12）：2547-2559．

[22] ROYAL COLLEGE OF OBSTETRICIANS & GYNAECOLOGISTS．Management of Endometrial Hyperplasia，Green Top Guildeline 67，2016，Available．from：www．rcog．org．uk/en/guidelines-research-services/guidelines/gtg67/

[23] SIEGEL R L，MILLER K D，JEMAL A．Cancer statistics 2018 [J]．CA Cancer J Clin，2018，68（1）：7-30．

[24] 唐志坚，周蓉，鲍冬梅，等．子宫内膜息肉恶变 42 例临床分析 [J]．中华妇产科杂志，2014，49（3）：204．

[25] 周蓉，鹿群，刘国莉，等．早期子宫内膜癌保留生育功能治疗专家共识 [J]．中国妇产科临床杂志，2019，20（4）：369-373．

[26] 王建六．妇产科诊疗常规 [M]．2 版．北京：中国医药科技出版社，2012．

[27] 曹泽毅．妇科常见肿瘤诊治指南 [M]．6 版．北京：人民卫生出版社，2010．

[28] 杨欣．异常子宫出血诊治精粹 [M]．北京：北京大学医学出版社，2020．

第六章

输卵管

第一节 输卵管的结构

案例6-1

某患者，女性，33 岁。因"未避孕未孕 1.5 年，发现左侧输卵管积水 1 个月"收入院。患者平素月经规律，5 d/33 ~ 35 d，月经量中等，无痛经。自行使用排卵试纸监测排卵可见周期排卵，未经超声监测排卵。内分泌检查未见异常。男方精液检查未见异常。造影提示右侧输卵管通畅，左侧输卵管典型积水。既往史无特殊。

术中所见：子宫无明显异常。双侧卵巢正常大小，表面可见卵泡及排卵斑。阴道穹后部及双侧骶韧带表面可见典型陈旧及新鲜了宫内膜异位症病灶。右侧输卵管外观及伞端形态良好。左侧输卵管伞端正常。在伞端上方约 1 cm 处与近端输卵管完全断裂，近端部分形成典型积水。切开近端部分积水，可见褐色稀薄液体流出，管腔黏膜消失。给予人造伞瓣，外翻缝合整形治疗。

案例6-1（续）

　　术后处理与结局：术后给予促性腺激素释放激素激动剂治疗 3 个周期，月经恢复第一周期自然妊娠。

　　问题：

　　1．请描述输卵管管腔与伞端的正常结构。这些结构的意义是什么？

　　2．何种疾病能够使原本丰富的壶腹部管腔黏膜消失？

　　3．输卵管在行使其功能时主要由什么结构发挥作用？

案例6-1解析

　　输卵管（oviduct）是一对弯长的喇叭形管道，连于子宫底的两侧（图 4-1）。它包在子宫阔韧带的上缘内，常与卵巢合称为子宫附件。

　　左侧输卵管与乙状结肠相邻；右侧输卵管与阑尾和右侧输尿管的第 2 个狭窄处靠近。

　　输卵管的动脉来自子宫动脉和卵巢动脉，二者间互相吻合。静脉一部分入卵巢丛，一部分入子宫阴道丛。输卵管的淋巴管主要与卵巢和子宫上部的淋巴管同入腰淋巴结。输卵管的神经来自子宫阴道丛和卵巢丛。

小测试

　　输卵管为肌性管道，长 10 ～ 14 cm，由外向内分为漏斗部、壶腹部、峡部和子宫部 4 段，管壁均由黏膜、肌层和浆膜 3 层组成（图 6-1）。

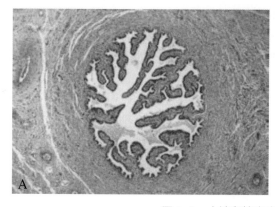
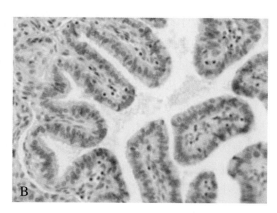

图 6-1　人输卵管壶腹部（横切）光镜结构像
A．低倍像；B．高倍像

一、黏膜

　　黏膜沿输卵管长轴向管腔突出形成许多皱襞。由于部位不同，皱襞高低、数量均不同。在子宫部仅具有 3 ～ 4 个纵行嵴，所以在峡部横断面上略呈十字样的狭小管腔。当纵行皱襞达峡部远端 1/2 段时开始增高、增多，越往输卵管远端移行，皱襞越来越多，越来越高，至壶腹部时充满管腔，管腔横切面上充满纵横曲折的黏膜，伞端黏膜则呈高度树枝状。黏膜上皮为单层柱状，由纤毛细胞和分泌细胞组成（图 6-2）。此外，还有少量楔形细胞和淋巴细胞。这种淋巴细胞也被称为"亮细胞"，过去曾被以为是上皮的干细胞，后来免疫组化证实，其实是黏膜内的淋巴细胞。

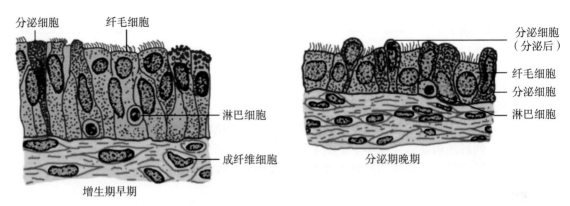

图 6-2 输卵管上皮高倍光镜结构模式图

（一）纤毛细胞

纤毛细胞的细胞核呈圆形或卵圆形，染色浅，细胞游离面有纤毛。纤毛向子宫方向摆动，有助于卵子和受精卵向子宫方向移动。

> **想一想**
>
> 如果纤毛向相反方向摆动或者根本不动，对生殖会有什么样的影响？

（二）分泌细胞

分泌细胞位于纤毛细胞之间，染色较深，细胞核呈长椭圆形，染色也较深。细胞游离面有微绒毛，顶部的细胞质内含有分泌颗粒，其分泌物构成输卵管液。输卵管液内含有氨基酸、葡萄糖、果糖和少量乳酸等。分泌物在纤毛表面形成黏稠的膜，不仅对卵细胞有营养作用，而且还可以防止病原菌从子宫经输卵管侵入腹腔。

输卵管上皮细胞有明显的周期性变化。在子宫内膜增生晚期（卵巢排卵前），纤毛细胞变成高柱状，纤毛增多，此后细胞逐渐变矮，纤毛减少。雌激素可促进纤毛细胞的生长，孕激素则可拮抗雌激素的作用。从增生晚期至分泌晚期，分泌细胞功能旺盛，细胞增高，顶部的细胞质内充满分泌颗粒。分泌细胞以顶浆分泌方式释放分泌物后，细胞变矮。在月经期和妊娠期，上皮细胞矮小。输卵管上皮这种随月经周期而改变有什么临床意义？

（三）楔形细胞

楔形细胞被挤压在其他细胞之间，细胞核染色深而狭长，仅有少量或无细胞质。在月经前期和月经期，楔形细胞较多而明显。近年研究认为，楔形细胞实际上是分泌细胞随月经周期变化过程中的一种现象。

黏膜的固有层为薄层结缔组织，含较多的血管和少量散在的平滑肌。

二、肌层

肌层为平滑肌，分为内纵、外环两层。肌肉活动呈节段性收缩和蠕动，有助于生殖细胞和受精卵的输送。纵肌收缩可使输卵管管腔扩张，环肌收缩可使输卵管管腔缩窄。临床上，结节性峡部输卵管炎可表现为输卵管上皮侵入输卵管肌层，继发引起肌层肥大，管壁肌层散布输卵管黏膜上皮所形成的腺腔，其周围有粗厚的平滑肌包绕，可致输卵管管腔完全阻塞。

三、浆膜

浆膜由间皮和富含血管的疏松结缔组织构成。

输卵管4段各部分结构根据功能差异略有变化。

1．漏斗部　为输卵管末端的膨大，游离缘有许多指状突起，形似伞状，又称为输卵管伞端。纤毛细胞最多，肌层最薄，无纵行肌。卵子进入输卵管主要是由于输卵管伞端的捡拾作用。伞端的黏膜和浆膜交界处在排卵和炎症时容易粘连，甚至粘连到卵巢表面。近年来的研究发现，此部位是干细胞的巢穴，不良条件易激发细胞癌变，所以是输卵管原发高级别浆液性癌的起源细胞。

输卵管峡部与精子

2．壶腹部　长而宽，皱襞最发达，高大而分支，故管腔极不规则（图6-2）。纤毛细胞同漏斗部一样，很丰富，肌层较薄，环行肌明显，纵行肌散在分布。壶腹部是卵子受精的部位。

3．峡部　直而细，皱襞和纤毛细胞减少，而肌层最厚，由内纵、中环和外纵3层平滑肌组成，中层环行，与环绕输卵管的血管平行。峡部为输卵管结扎常用部位。

小测试

4．子宫部　穿于子宫壁内，短而窄，皱襞和纤毛细胞最少，上皮移行为子宫内膜上皮。

输卵管具有极其复杂而精细的生理功能，对拾卵、精子获能、卵子受精、受精卵输送及早期胚胎的生存和发育起着重要作用。若输卵管结构出现问题，将引发各种疾病。

知识拓展

　　输卵管逆行感染如果没有选择性，那么左侧输卵管管腔内黏膜的损伤可能来自什么？前述患者术后妊娠的关键因素是什么？

　　（可以结合手术中盆腔所见以及积水对胚胎着床的影响进行思考、分析）

（吴　俊）

第二节　输卵管相关疾病

一、盆腔炎性疾病

案例6-2

　　某患者，女性，23岁。因"人工流产术后40 d，下腹痛伴排尿痛20 d，加重3 d"就诊。患者40 d前因早孕行人工流产术，自述手术顺利，术后未复查。术后阴道少量出血约10 d，术后2周恢复性生活。20 d前出现下腹部隐痛，伴排尿困难，阴道分泌物呈脓性，有异味。校医院诊断为阴道炎并发尿道炎，予以口服抗生素治疗后症状缓解。3 d前腹痛再次加重，伴低热就诊。既往身体健康，G3P0，人工流产3次，自述有多个性伴侣。

案例6-2解析

　　问题：

　　1．该患者有哪些盆腔炎的高危因素？

　　2．盆腔炎的诊断标准是什么？

盆腔炎（pelvic inflammatory disease，PID）是女性上生殖道感染引起的一组疾病，包括子宫内膜炎、输卵管炎、输卵管卵巢脓肿和盆腔腹膜炎。性传播感染（sexually transmitted infection，STI）的病原体如淋病奈瑟球菌、沙眼衣原体是PID主要的致病微生物，一些需氧菌、厌氧

菌、病毒和支原体等也参与 PID 的发生。引起 PID 的致病微生物多数是由阴道上行而来的，且多为混合感染。PID 如果没有得到及时治疗，会导致不孕症、输卵管妊娠、慢性盆腔痛等诸多后遗症。

【分类】

PID 是累及女性上生殖道的一大类疾病的通称。最常见累及输卵管，称为输卵管炎。PID 也可累及盆腔周围脏器，具体分类列于表 6-1。

表 6-1　盆腔炎的分类

疾病	特点
子宫内膜炎	累及子宫腔，常为盆腔炎的中间阶段
输卵管炎	炎症蔓延至输卵管，最常累及输卵管黏膜，导致管腔闭锁
输卵管积脓	输卵管炎进一步发展，伞端闭锁，脓液聚集
输卵管卵巢炎（图 6-3）	累及输卵管、卵巢，常形成输卵管卵巢脓肿（TOA）
盆腔腹膜炎	累及盆腔腹膜，常伴有盆腔积液
肝周围炎	累及肝被膜，又称为 Fitz-Hugh Curtis 综合征（图 6-4）
败血症	病原体进入循环系统，导致多脏器衰竭

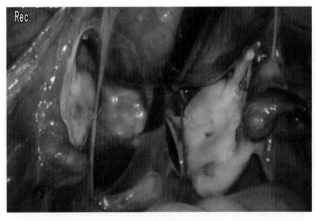

图 6-3　盆腔输卵管卵巢炎

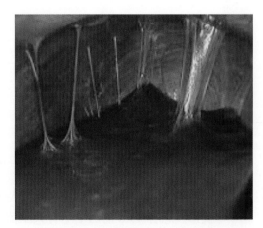

图 6-4　Fitz-Hugh Curtis 综合征

【病原体和高危因素】

女性生殖道有一套维持正常菌群的机制，如果这种机制被打破，就会诱发盆腔炎的发生。急性盆腔炎（病程 ≤ 30 d）最常见微生物从子宫颈或阴道蔓延至子宫内膜、输卵管和邻近结构。超过 85% 的感染归因于性传播病原体（最常见的为沙眼衣原体和链球菌，尤其是年轻性生活活

知识拓展

输卵管炎的组织病理学演化过程

在典型病例疾病的早期，黏膜被覆急性炎性渗出物，输卵管充满脓液，也就是输卵管积脓。如果粘连部分或完全封闭了输卵管伞端，管腔内的脓性渗出物就会溶解，并被清澈的液体（即输卵管积水）所代替（图 6-6，图 6-7）。组织学上可见皱襞不同程度的脱落，导致黏膜表面光滑、无皱褶、水平延伸。随着感染进展到慢性期，淋巴细胞和浆细胞在渗出物中占比增大，输卵管皱襞的融合变得更加明显，产生滤泡样的网络结构，此时称为滤泡性输卵管炎。严重的输卵管炎可同时累及卵巢和输卵管周围组织，表现为急性卵巢炎、卵巢和输卵管周围炎。最严重时，卵巢被化脓性炎所累，导致输卵管卵巢脓肿，并终止于广泛的输卵管卵巢粘连，导致输卵管和卵巢解剖结构模糊。较轻的感染通常不会延伸到浆膜表面，虽然输卵管卵巢可以出现粘连，但依然能保持原有的解剖关系。

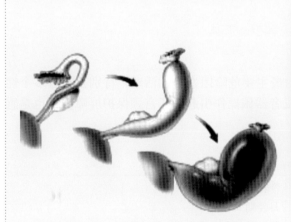

图 6-6 输卵管积水演化模式图

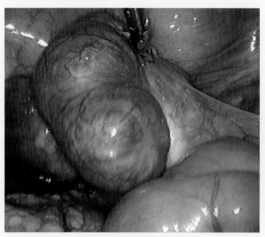

图 6-7 输卵管积水

跃的患者），约 15% 归因于下生殖道定植的呼吸道或肠内细菌（框 6-1，图 6-5）。亚临床盆腔炎的病因与急性盆腔炎的病因相似，可能是普通盆腔炎的 2 倍。慢性盆腔炎（病程 > 30 d）多见于由于结核分枝杆菌或放线菌引起的慢性感染。

框 6-1 PID 常见病原体

沙眼衣原体	溶血链球菌
淋病奈瑟球菌	普雷沃菌
支原体	消化链球菌
金黄色葡萄球菌	流感嗜血杆菌
阴道加德纳菌	结核分枝杆菌（罕见）
大肠埃希菌	放线菌病（稀有，与宫内节育器使用有关）
脆弱拟杆菌	

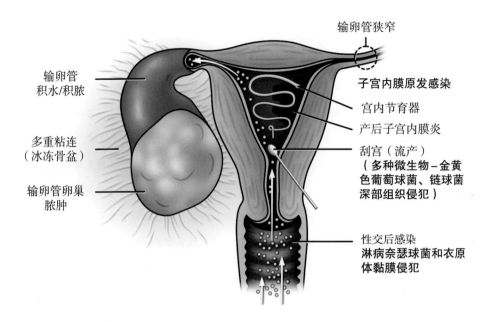

输卵管狭窄

输卵管
积水/积脓

子宫内膜原发感染

宫内节育器

产后子宫内膜炎

多重粘连
（冰冻骨盆）

刮宫（流产）
（多种微生物－金黄
色葡萄球菌、链球菌
深部组织侵犯）

输卵管卵巢
脓肿

性交后感染
淋病奈瑟球菌和衣原
体黏膜侵犯

图 6-5　PID 常见病因和病原体

　　性活跃的年轻女性 PID 的风险最高。PID 的最主要危险因素是性活动，特别是在有多个性伴侣和不洁性生活的情况下。此外，月经出血或者器械操作引起的子宫颈保护屏障受损也是感染的重要风险因素（框 6-2）。

框 6-2　PID 高危因素

年龄小于 25 岁	性伴侣有性传播感染
性活跃	月经期
有多个或新的性伴侣	最近的子宫颈或子宫内器械操作
初次性交年龄小	单身状态
先前的 PID 或 STI	较低的社会经济地位
当前感染性疾病	物质滥用

想一想

辐射解剖和组织胚胎

女性生殖道的自我防御机制有哪些？

想一想

1. 衣原体、支原体和细菌的区别是什么？

2. 上述病原细菌哪些是需氧菌？哪些是厌氧菌？二者的生物学特性有何区别？

病例 6-2 中患者具有哪些高危因素？

想一想解析

【临床表现】

PID 最常见的临床表现是双侧下腹痛或者盆腔痛，常出现于月经期或者月经后不久。右上腹部疼痛提示 Fitz-Hugh Curtis 综合征。其他症状包括阴道异常分泌物或者不规则阴道出血。严重者可能会有恶心、呕吐、腹泻或厌食症，或可能伴有发热、发冷、心动过速等感染症状。也可表现为性交疼痛以及排尿困难。可出现发热，但并非典型症状。上生殖道感染和炎症可以导致缺乏症状的长期生殖障碍，称为亚临床盆腔炎性疾病。许多由输卵管异常引起不孕的女性并没有盆腔炎性疾病史，但血清学检查发现许多患者之前有沙眼衣原体和淋病奈瑟球菌感染。对这些女性的输卵管进行活检检查，发现有 PID 病史的输卵管上皮明显被破坏（图 6-8）。

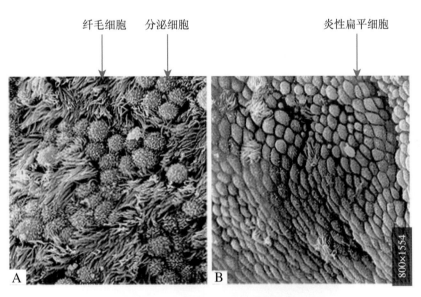

纤毛细胞　分泌细胞　　　　　　　　炎性扁平细胞

图 6-8　正常和异常的输卵管上皮

A.电镜下正常的输卵管上皮；B.盆腔炎性疾病发病后的输卵管上皮

应测量患者的体温、心率等基本生命体征，评估感染的迹象，除外败血症。腹部检查可能会有局部压痛、反跳痛、肌紧张、腹部或盆腔肿块。妇科检查可能会有阴道分泌物湿法涂片大量白细胞，子宫颈脓性黏液分泌物（图 6-9），呈黄色或绿色。双合诊子宫颈触痛、附件区压痛以及子宫压痛等，约有 95% 的急性盆腔炎患者会出现盆腔压痛，但缺乏特异性。

【诊断】

目前尚无用于诊断 PID 的金标准。症状和体格检查表现可能是轻度的、非特异性的，很难进行明确的诊断。很多患有 PID 的女性也可能没有任何临床症状，仅仅因不孕症就诊。临床正确

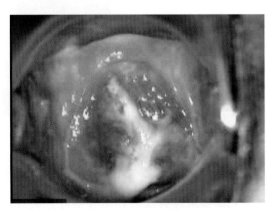

图 6-9　子宫颈脓性分泌物

诊断 PID 比较困难，而延误治疗会导致后遗症的产生，美国疾病预防控制中心（CDC）推荐的 PID 诊断标准是目前临床使用较为广泛的诊断标准（表 6-2）。

表 6-2　PID 诊断标准

最低诊断标准	子宫触痛；附件触痛；宫颈举痛
附加诊断标准	发热（口腔温度 > 38.3℃）
	阴道或宫颈黏液脓性分泌物
	阴道分泌物盐水湿片镜检白细胞增多
	红细胞沉降率增快
	C 反应蛋白升高
	实验室检查淋病奈瑟球菌或沙眼衣原体阳性
最特异的标准	子宫内膜活检发现子宫内膜炎的组织学证据
	经阴道超声检查或磁共振成像显示输卵管壁增厚、管腔积液、合并或不合并盆腔积液或输卵管卵巢脓肿
	腹腔镜检查有符合 PID 的异常发现：输卵管表面充血，输卵管水肿，输卵管伞端或浆膜层有脓性渗出物

对所有怀疑盆腔炎性疾病的患者，应该进行子宫颈或阴道分泌物核酸扩增试验以检测是否感染沙眼衣原体和淋病奈瑟球菌，如果结果显示阳性，则可确诊盆腔炎性疾病。阴道分泌物需做白细胞数和细菌性阴道炎相关检查，包括阴道上皮细胞、pH 以及胺臭味试验等。经子宫颈吸取子宫内膜做组织学检查可见浆细胞和中性粒细胞增多，可作为确诊盆腔炎性疾病的证据，但其为有创性检查，需病理学诊断。腹腔镜诊断输卵管炎准确度高，但为有创性，费用高（图 6-10）。经阴道超声（图 6-11，图 6-12）简便易行，诊断准确度依赖于超声医师的水平。MRI 对于输卵管炎症具有高度敏感性，但由于价格昂贵，也不作为常规推荐（图 6-13，图 6-14）。

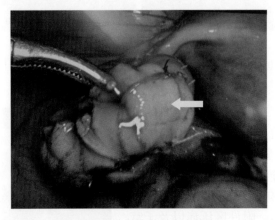

图 6-10　输卵管黏膜完全消失

【长期并发症】

PID 如果没有及时诊断并治疗，会导致一系列并发症（框 6-3）。比如炎症损害输卵管管腔内的纤毛细胞，黏膜褶皱扁平，导致伞端粘连、闭锁，影响卵子拾取、运输以及受精卵的运输，输卵管积水还可能反流入宫腔，机械冲刷胚胎并有胚胎毒性，导致胚胎种植失败。输卵管

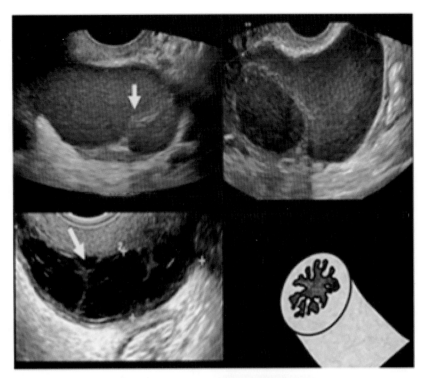

图 6-11 输卵管积脓 / 积水超声表现

输卵管水肿、增粗，可见积液，输卵管黏膜皱襞消失，可见分隔

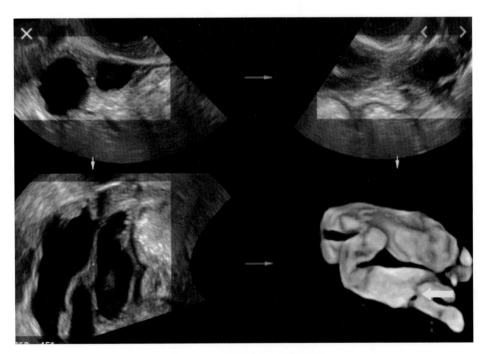

图 6-12 输卵管积水三维超声

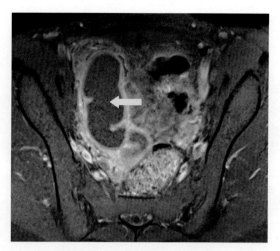

图 6-13　输卵管积脓 MRI 特征

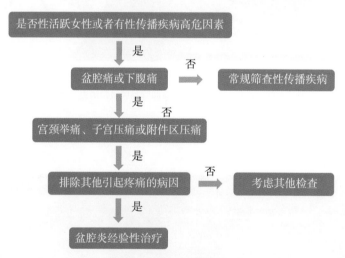

图 6-14　2014 年 PID 诊断流程推荐（CDC）

积水或继发的盆腔粘连会导致慢性盆腔痛，可能影响多达 1/3 PID 后的女性。一项 100 000 名 20 ~ 24 岁女性的 PID 队列研究发现，有 18 600 例慢性盆腔痛、16 800 例不孕症、8550 例异位妊娠。研究还表明，异位妊娠和不孕症随着 PID 发作次数和疾病严重程度而逐渐加重。

框 6-3　PID 长期并发症

复发性 PID	慢性盆腔痛
输卵管积水	不孕症
盆腔粘连	异位妊娠

想一想解析

想 ● 想

PID 为什么会导致盆腔粘连？

【治疗】

1. **药物治疗** 治疗盆腔炎所选择的抗生素必需同时对淋病奈瑟球菌及沙眼衣原体感染有效。必须根据经验选择广谱抗生素。子宫颈管筛查淋病奈瑟球菌和沙眼衣原体阴性并不能排除上生殖道淋病奈瑟球菌和沙眼衣原体感染的可能,故所有治疗方案均应对这两种病原体感染有效。盆腔炎性疾病的患者常伴有细菌性阴道炎,且常在上生殖道的样品中检测到厌氧菌,故推荐使用可覆盖厌氧菌的抗生素。生殖道支原体多数对多西环素有耐药性,可用莫西沙星替代。静脉给药应在临床症状改善后继续应用至少 24 h,然后改为口服治疗,总治疗时间至少 14 d(表 6-3,框 6-4)。

框 6-4 PID 住院治疗指征

外科急腹症,如阑尾炎和异位妊娠不能排除者
孕妇
口服抗生素治疗 48 ~ 72 h 无效
不能遵循或不能耐受门诊口服抗生素治疗
严重感染,如恶心、呕吐、高热(体温 > 38.3 ℃)
输卵管卵巢脓肿

表 6-3 PID 药物治疗方案

非静脉给药	**方案 A**:β- 内酰胺类抗生素,头孢曲松 250 mg,肌内注射,单次给药;或头孢西丁 2 g,肌内注射,单次给药。单次肌内给药后改为其他第二代或第三代头孢菌素类药物,例如头孢唑肟、头孢噻肟等,口服给药,共 14 d。如所选药物不覆盖厌氧菌,需加用硝基咪唑类药物,如甲硝唑 0.4 g/12 h,口服;为治疗非典型病原微生物,可加用多西环素 0.1 g/12 h,口服(或米诺环素 0.1 g/12 h,口服);或阿奇霉素 0.5 g/d,口服,1 ~ 2 d 后改为 0.25 g/d,5 ~ 7 d
	方案 B:喹诺酮类抗菌药物(氧氟沙星、左氧氟沙星)加硝基咪唑类药物(甲硝唑);氧氟沙星 0.4 g/12h,口服;或左氧氟沙星 0.5 g/d,口服。为覆盖厌氧菌感染,可加用甲硝唑 0.4 g/ 12 h,口服,共 14 d。莫西沙星单药 0.4 g/d,共 14 d
静脉给药	**方案 A**:β- 内酰胺类抗生素,如二代或三代头孢菌素类、头霉素类、氧头孢类:头孢替坦 2 g/12 h,静脉滴注;或头孢西丁 2 g/6 h,静脉滴注。若 β- 内酰胺类抗生素无法覆盖厌氧菌病原微生物,需要加硝基咪唑类药物,如甲硝唑 0.5 g/12 h,静脉滴注。而对于不典型病原微生物,用多西环素、米诺环素或阿奇霉素来进行治疗,多西环素 0.1 g/12 h,口服,连用 14 d;米诺环素 0.1 g/12 h,口服,连用 14 d;阿奇霉素 0.5 g/d,静脉滴注或口服,1 ~ 2 d 后改为口服 0.25 g/d,5 ~ 7 d
	方案 B:喹诺酮类抗菌药物可以覆盖需氧菌和不典型病原菌微生物,氧氟沙星 0.4 g/12 h,静脉滴注;或左氧氟沙星 0.5 g/d,静脉滴注。而对于厌氧菌,需要用硝基咪唑类药物(甲硝唑),甲硝唑 0.5 g/12 h,静脉滴注
	方案 C:β- 内酰胺类抗生素 + 酶抑制剂类联合抗菌药物,如氨苄西林钠舒巴坦钠 3 g/6 h,静脉滴注;或阿莫西林克拉维酸钾 1.2 g/6 ~ 8 h,静脉滴注。为覆盖厌氧菌,可加用硝基咪唑类药物,如甲硝唑 0.5 g/12 h,静脉滴注。为覆盖非典型病原微生物,可加用多西环素 0.1 g/12 h,口服,连用 14 d;或米诺环素 0.1 g/12 h,口服,连用 14 d;或阿奇霉素 0.5 g/d,静脉滴注或口服,1 ~ 2 d 后改为口服 0.25 g/d,5 ~ 7 d
	方案 D:克林霉素 0.9 g/8 h,静脉滴注;加用庆大霉素,首次负荷剂量为 2 mg/(kg·h),静脉滴注或肌内注射,维持剂量 1.5 mg/(kg·8 h)

想一想解析

想 — 想

1. β- 内酰胺类抗生素、喹诺酮类抗菌药物、氨基糖苷类抗生素的抗菌机制是什么？

2. 细菌耐药性产生的机制是什么？

3. β- 内酰胺类抗生素 + 酶抑制剂联合使用的原理是什么？

4. 上述哪些药物是时间依赖性，哪些药物是浓度依赖性？

2. 手术治疗 主要分为紧急手术和择期手术。紧急手术主要用于药物治疗无效（盆腔脓肿治疗 48 ～ 72 h 症状持续不缓解或者脓肿增大）和在药物治疗过程中出现脓肿破裂的盆腔炎患者。择期手术主要用于经药物治疗 2 周以上，肿块持续存在或增大的盆腔炎患者。对于绝经后女性，肿物持续存在时需要警惕恶性肿瘤的可能。可根据情况选择经腹手术或腹腔镜手术。手术范围应根据病变范围、患者年龄、一般状况等全面考虑。原则上应以切除病灶为主。年轻妇女应尽量保留卵巢；对年龄较大、双侧附件受累或附件脓肿屡次发作者，可行子宫全切术 + 双侧附件切除术。对极度衰弱或危重患者，须按具体情况决定手术范围。若盆腔脓肿位置低，可经阴道切开引流。

想一想解析

想 — 想

患者因盆腔脓肿行开腹双侧附件切除术，请列出切开腹壁所经过的解剖结构及切除附件所需要切断的解剖结构。

新进展	PID 与 IUD

1. 因耐喹诺酮淋病奈瑟球菌增加，喹诺酮类药物不作为盆腔炎性疾病的首选推荐。
2. IUD 放置 20 d 以后，不增加 PID 的患病风险。
3. 带环 PID 患者药物治疗 48 ～ 72 h 如果症状改善，不需要取出 IUD。

3. PID 后遗症的治疗 PID 引起的不孕症，可采用辅助生殖技术或者生殖外科手术。慢性盆腔痛可对症治疗或中医理疗。如 PID 反复发作，在抗生素治疗基础上可根据具体情况予以手术治疗。

【随访和性伴侣治疗】

使用药物治疗的 PID 患者，应在 72 h 内随诊，明确有无临床情况的改善，如退热、腹部压痛或反跳痛减轻、子宫及附件区压痛减轻、宫颈举痛减轻。如果未见好转，则建议进一步检查并调整治疗方案。对于沙眼衣原体和淋病奈瑟球菌感染的 PID 患者，还应在治疗结束后 4 ～ 6 周重新检查上述病原体。对 PID 出现症状前 60 d 内接触的性伴侣进行 STI 检查和治疗。

知识拓展

输卵管积水并发不孕症的手术治疗

有 25%～30% 的不孕症是输卵管性不孕症，最常见的是由于 PID 远期并发症导致输卵管积水。输卵管积水的助孕治疗可以考虑生殖外科整形手术或者辅助生殖技术。由于输卵管积水对于胚胎的机械冲刷和毒性作用，会降低一半的体外受精（IVF）妊娠率，因此即使患者选择 IVF，也需要胚胎移植前处理积水的输卵管。对于年轻、卵巢储备功能良好、男方精液正常的患者，首选生殖外科整形手术，腹腔镜术中需要评估输卵管预后。整形预后良好的特征为：周围没有致密范围大的粘连、管腔黏膜丰富、管腔扩张小于 3 cm 以及完好保留的丰富的输卵管系膜。预后差的病变特点为：广泛而致密的输卵管周围粘连、管腔黏膜稀疏或完全消失、管壁纤维增厚，血管、淋巴管增生严重。预后良好的输卵管积水整形后的宫内妊娠率和异位妊娠发生率分别为 45%～50% 和 2%～8%。而输卵管损伤严重时，上述数值则变为 0～20% 和 0～17%。因此建议对于预后良好的输卵管（图 6-15），可以考虑输卵管远端造口成形术（图 6-16，图 6-17），否则建议切除或者近端结扎输卵管，术后 IVF。

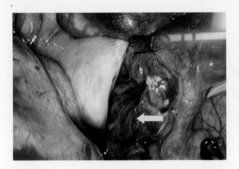

图 6-15 预后良好的输卵管：管腔黏膜
完好

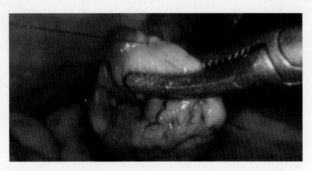

图 6-16 输卵管伞端成形图

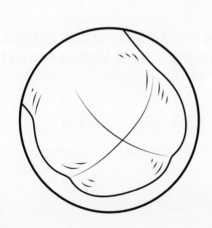
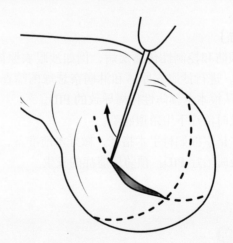

图 6-17 输卵管远端造口成形术，"X" 形切开及外翻缝合法

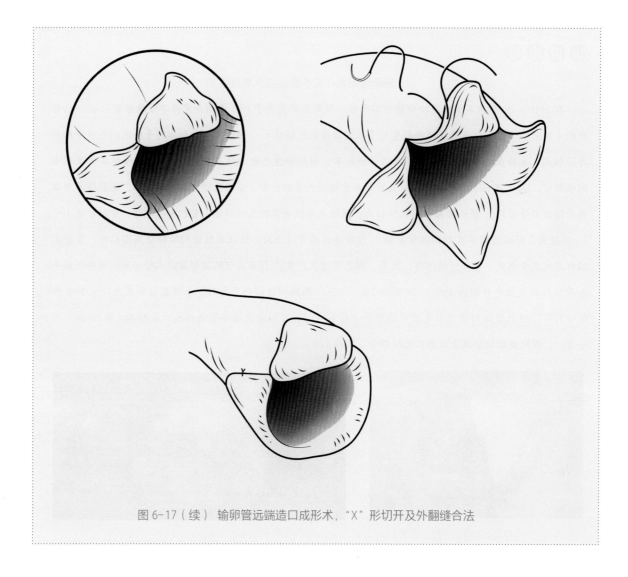

图 6-17（续）　输卵管远端造口成形术，"X"形切开及外翻缝合法

【预防】

1. 预防和控制性传播疾病，例如沙眼衣原体和淋病奈瑟球菌感染；对 25 岁以上的高感染风险女性，进行沙眼衣原体和淋病奈瑟球菌筛查。全面性教育、提高避孕套的使用率和提供避孕套可以从根本上预防性传播导致的 PID。

2. 及时治疗下生殖道感染。

3. 严格掌握妇科手术指征，做好术前准备，手术时注意无菌操作，预防感染。

4. 及时治疗 PID，预防后遗症的发生。

想一想解析

想一想

　　PID 的一级、二级和三级预防各是什么？

（郑兴邦　侯艳茹　关　菁）

二、生殖器结核

案例6-3

某患者幼年患结核病，住院治疗20余天后症状完全缓解出院，无后续治疗。患者结婚数年不孕，经检查发现输卵管粘连，追寻病史时才回忆起这段结核病的发生与治疗过程。患者因不孕行腹腔镜探查术。

问题：

1. 结核病是如何传播的？
2. 为什么结核分枝杆菌在盆腔可以长驱直入迅速蔓延？
3. 结核分枝杆菌是怎样攻击输卵管的？（结合输卵管结构思考）
4. 结核病的治疗应该遵循什么原则？

案例6-3手术图片及解析

【流行病学】

由结核分枝杆菌引起的女性生殖道炎症称为生殖器结核（genital tuberculosis），多见于20～40岁女性。近年来，随着耐药结核分枝杆菌和获得性免疫缺陷综合征的增加，生殖器结核临床发病率有升高趋势。

2015年，全球有1000万新增结核病例，50万女性死于结核，其中28%并发人类免疫缺陷病毒（HIV）感染。生殖器结核占肺外结核的9%，但由于生殖器结核大多数临床症状不明显，很多患者是在不孕症筛查中被发现的，因此实际比例可能更高。我国仍为结核病高发国家。

【传播途径和病理】

生殖器结核主要为继发感染，多继发于肺、肾、消化道、骨骼结核后，在极个别情况下，亦有原发感染的可能（表6-4）。

表 6-4　生殖器结核传播途径

血行感染	是最主要的感染途径。原发灶（肺部最常见）进入血液 → 输卵管 → 子宫内膜及卵巢
直接蔓延	结核性腹膜炎或肠系膜淋巴结结核可沿腹膜直接蔓延至输卵管；输卵管结核亦可蔓延至腹膜导致结核性腹膜炎
淋巴播散	腹部脏器结核 → 输卵管，极少见
性传播	附睾结核或泌尿道结核的男性 → 女性子宫颈、阴道或外阴结核，极为罕见

发病部位最常见为输卵管（95%～100%），以后依次为子宫内膜（50%～60%）、卵巢（20%～30%）、子宫颈（5%～15%）、子宫肌层（2.5%）和外阴/阴道（1%）。结核分枝杆菌感染的生殖器官的形态差异很大，早期感染器官外观正常（图6-18）。输卵管壶腹部（图6-19）显示出最早的变化，纤维化后会变得肿胀，伞端外翻呈烟斗嘴状。浆膜面可见多个粟粒样结节（图6-20），管腔内会充满干酪样坏死（图6-21）。结核性子宫内膜炎通常是局灶性的，最早出现于子宫角。晚期子宫内膜结核可见溃疡、干酪样坏死和出血。如果发生宫腔粘连，可能导致子宫腔部分闭塞。结核晚期，卵巢和邻近的盆腔器官之间发生粘连，导致附件包块。

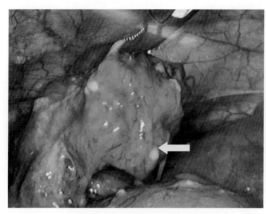

图 6-18　输卵管结核早期
仅在黏膜面可见点状粟粒样病变

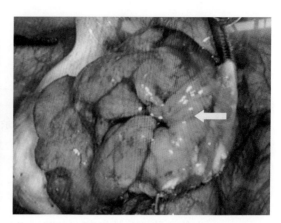

图 6-19　输卵管壶腹部水肿融合

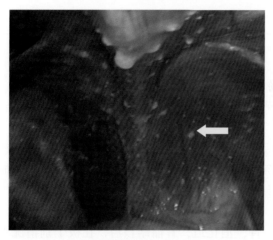

图 6-20　盆腔腹膜多发粟粒样结节

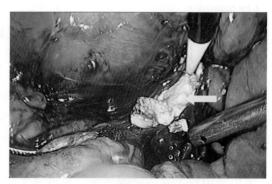

图 6-21　输卵管结核晚期
输卵管内充满干酪样坏死

想一想解析

想 一 想

1. 机体对于结核分枝杆菌的主要免疫动员细胞是什么？属于哪一型超敏反应？

2. 结核肉芽肿的病理学特征是什么？除结核外，请列举常见的肉芽肿性疾病。

【临床表现】

生殖器结核发病隐匿，大多数患者没有明显的临床症状，或者仅仅因为不孕症筛查而被发现。症状可表现为以下几个方面。①月经失调：早期可有月经过多，晚期可出现月经稀少或闭经。②下腹部坠痛：由盆腔炎症和粘连引起，经期腹痛加重。③全身症状：若为活动期，可有结核病的一般症状，如发热、盗汗、乏力、食欲缺乏、体重减轻等，有时仅有经期发热。④不孕：由于输卵管管腔阻塞、输卵管周围粘连及黏膜纤毛被破坏，输卵管僵硬、蠕动受限，丧失其运输功能，可引起不孕。在原发性不孕患者中，生殖器结核常为主要原因之一。

临床体征多不明显。妇科检查子宫活动度较差。双侧输卵管增粗，呈条索状。子宫两侧可触及包块，质地坚硬，活动度差。

【辅助检查和诊断流程】

辅助检查和诊断流程见表 6-5，图 6-22。

表 6-5 辅助检查

子宫内膜病理学检查	为诊断子宫内膜结核最可靠的依据，但由于早期子宫内膜结核患者依然有比较正常的月经而导致子宫内膜周期性剥脱，此时的子宫内膜活检中很少能看到典型的干酪样坏死，缺乏结核病理诊断的依据。虽然宫角部子宫内膜更容易发现病变，但刮宫多难获取
X 线检查（胸部、盆腔，必要时消化道、泌尿道）	有助于发现原发灶。盆腔 X 线片中发现多个相当于淋巴结或输卵管、卵巢部位的钙化影，对诊断生殖器结核的意义较大
子宫输卵管造影	为输卵管性不孕症的一线筛查方法，结核病表现多样，典型影像为双侧输卵管串珠样或铁丝状改变
腹腔镜检查	可以直接诊断并取材送病理学诊断
结核分枝杆菌检查	抗酸染色
	结核分枝杆菌培养：准确，但由于结核分枝杆菌生长缓慢，需较长时间才能得到结果
	分子生物学方法：如聚合酶链反应（PCR），有假阳性可能
结核菌素试验	强阳性代表活动性感染，阳性代表既往感染，但应注意有假阳性和假阴性的可能

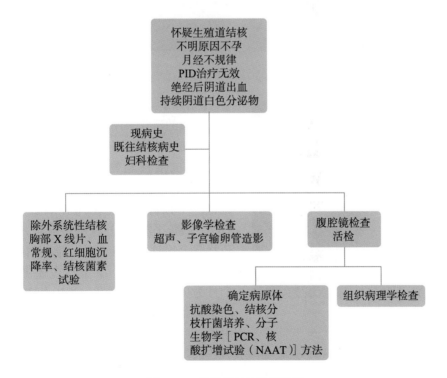

图 6-22 生殖器结核诊断流程

知识拓展

生殖器结核的子宫输卵管造影表现

生殖器结核的子宫输卵管造影表现多种多样，可以表现为：①附件区不规则的钙化点；②输卵管阻塞；③输卵管管腔有多个狭窄，部分呈现典型串珠样（图6-23）；④输卵管轮廓凹凸不平；⑤输卵管管腔细小、走行僵直，如铁丝状（图6-24）；⑥输卵管峡部膨大呈杆状；⑦输卵管远端造影剂点滴状充盈，如玫瑰花样；⑧壶腹部斑点状外观；⑨输卵管积水和远端阻塞呈现囊袋状；⑩造影剂逆流入静脉和淋巴管。最为常见的造影图像（图6-25）为输卵管近端阻塞或者远端扩张，输卵管僵硬和造影剂逆流。

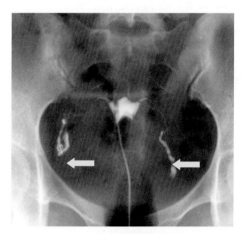

图6-23　串珠样改变

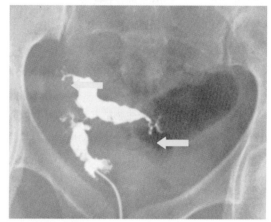

图6-24　铁丝状改变

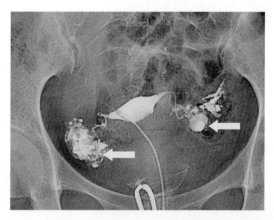

图6-25　典型输卵管结核造影图像

【治疗】

本病的治疗采用抗结核药物治疗为主，休息、营养为辅的治疗原则。

1. 抗结核药物治疗　对90%女性生殖器结核有效。药物治疗应遵循早期、联合、规律、适量、全程的原则。采用异烟肼（H）、利福平（R）、乙胺丁醇（E）及吡嗪酰胺（Z）等抗结核药物联合治疗6～9个月。推荐两阶段短疗程药物治疗方案，前2～3个月为强化期，后4～6个月为巩固期或继续期。2010年WHO结核病诊疗指南指出，生殖器结核的抗结核药物的选择、用法、疗程参考肺结核病。常用的治疗方案：强化期2个月，每日异烟肼、利福平、吡嗪酰胺及乙胺丁醇4种药物联合应用，后4个月为巩固期，每日连续应用异烟肼、利福平（简称2HRZE/4HR）；或巩固期每周3次间歇应用异烟肼、利福平（2HRZE/4H3R3）。强化期每日异烟肼、利福平、吡嗪酰胺、乙胺丁醇4种药物联合应用2个月，巩固期每日应用异烟肼、利福平、乙胺丁醇4个月（2HRZE/4HRE）；或巩固期每周3次应用异烟肼、利福平、乙胺丁醇连续4个月（2HRZE/4H3R3E3）。第一个方案可用于初次治疗的患者，第二个方案多用于治疗失败或复发的患者。

想一想

抗结核药物治疗的原则与规范。

2. **支持疗法**　急性期患者至少应休息 3 个月，慢性期患者可以从事部分工作和学习，但要注意劳逸结合，加强营养，适当参加体育锻炼，增强体质。

3. **手术治疗**　出现以下情况应考虑手术治疗：①盆腔结核肿块经药物治疗后缩小，但不能完全消退。②盆腔结核肿块治疗无效或治疗后又反复发作者，或难以与盆腹腔恶性肿瘤鉴别者。③盆腔结核形成较大的肿块或包裹性积液者。为避免手术时感染扩散，提高手术后治疗效果，手术前后需应用抗结核药物治疗。手术以全子宫及双侧附件切除术为宜。对于年轻妇女，应尽量保留卵巢功能；对病变局限于输卵管而又迫切希望生育者，可行双侧输卵管切除术，保留卵巢及子宫。由于生殖器结核所致的粘连常较广泛而致密，术前应口服肠道消毒药物并作清洁灌肠，手术时应注意解剖关系，避免损伤。对于有生育要求患者，应同时作宫腔镜，以除外子宫内膜结核。

想一想

四大结核治疗药物异烟肼、利福平、乙胺丁醇及吡嗪酰胺的治疗机制和主要副作用是什么？

（郑兴邦　侯艳茹　关　菁）

三、输卵管妊娠

案例6-4

　　某患者，女性，32 岁。因"急性下腹部痉挛性疼痛 4 h"就诊。患者自述末次月经为 1 周前，量明显少于平时的月经量，颜色暗红。4 h 前患者突感下腹部阵发性坠痛，进行性加重。恶心、呕吐 2 次。排大便 2 次，量不多，便后出汗、头晕、眼前发黑。G1P1，4 年前足月顺产一男婴，工具避孕。检查：T 37℃，BP 90/50 mmHg，P 100 次 / 分，R 20 次 / 分，皮肤较苍白，下腹部压痛及反跳痛，右侧重于左侧，移动性浊音（+）。妇科检查阴道内有少量暗红色血，子宫颈光滑，无组织阻塞，有宫颈举痛，子宫前位，正常大小，活动，有压痛，右侧附件不能对合，压痛重，左侧检查不满意。尿妊娠试验（+）。

　　问题：

　　1. 生育年龄女性急性下腹痛的鉴别诊断有什么？

　　2. 该患者下一步应选择的辅助检查是什么？

　　3. 该患者的治疗方案是什么？

　　受精卵在子宫腔外着床发育的异常妊娠过程，称为异位妊娠（ectopic pregnancy，EP）（图 6-26），包括输卵管妊娠（图 6-27，图 6-28）、宫颈妊娠、卵巢妊娠、腹腔妊娠等，以输卵管妊

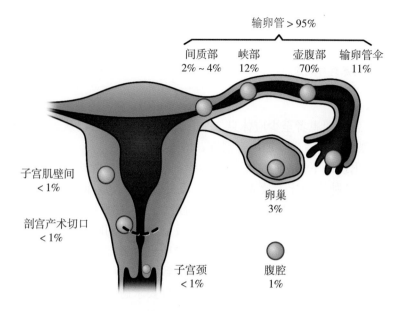

图 6-26 异位妊娠

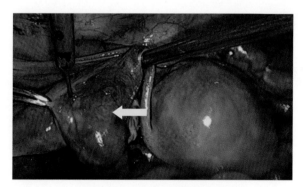

图 6-27 输卵管壶腹部妊娠

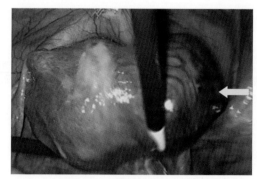

图 6-28 输卵管间质部妊娠

娠最为常见。异位妊娠在早期妊娠中的发生率约为 2%，因异位妊娠破裂导致的死亡人数占妊娠早期死亡人数的 75%，占所有妊娠相关死亡人数的 9%。

【发病原因和高危因素】

本病确切的病因尚未明确，可能与以下因素有关（框 6-5）：

1. 输卵管异常 慢性输卵管炎可导致管腔皱褶粘连、管腔部分阻塞；阑尾炎、盆腔结核、腹膜炎及子宫内膜异位症可导致输卵管周围粘连、输卵管扭曲和僵直，导致输卵管狭窄、部分阻塞或者蠕动异常；输卵管相关手术后的粘连或手术部位瘢痕狭窄、输卵管绝育术后瘘管形成或再通，均可延迟或者阻止受精卵进入宫腔，从而着床在输卵管而发生输卵管妊娠；输卵管发育不良时，输卵管细长且迂曲，肌层发育差，黏膜纤毛缺乏，可影响受精卵的正常运行；输卵管憩室或副伞等先天畸形亦可导致输卵管妊娠。

2. 受精卵游走 卵子在一侧输卵管受精，经宫腔进入对侧输卵管后种植（受精卵内游走）；或游走于腹腔内，被对侧输卵管捡拾（受精卵外游走），由于游走时间较长，受精卵发育增大，故种植于对侧输卵管而形成输卵管妊娠。

3. 避孕失败 宫内节育器（IUD）避孕失败而受孕时发生输卵管妊娠的概率达到 53%。

50% 的异位妊娠没有明确的高危因素。既往有异位妊娠病史的女性复发风险增加，输卵管绝育术后妊娠也是高危因素，据报道 1/3 的双侧输卵管绝育术后妊娠为异位妊娠，发生率为 7.3/1000 例绝育术。

框 6-5　输卵管妊娠的高危因素

既往输卵管妊娠病史
输卵管手术史，包括输卵管绝育术
STI 或 PID 病史
盆腔手术史
不孕症和辅助生殖技术助孕（尤其是多胎移植），输卵管性不孕异位妊娠风险最高
吸烟
IUD 避孕失败
年龄大于 35 岁

【临床表现】

典型的临床表现为停经后阴道出血和腹痛。

1．腹痛　患侧下腹部剧烈疼痛，随即可能波及全腹。疼痛的程度与性质和内出血的量及速度有关。如为破裂，内出血量多且迅速，刺激腹膜而产生剧烈疼痛，可波及全腹。如为输卵管流产，则出血量较少，较缓慢，腹痛往往限于下腹部或一侧，疼痛程度亦较轻。有少数病例出血量多，血流至上腹部，刺激膈肌，产生上腹部及肩部疼痛，常误诊为上腹部急腹症。

2．停经　停经时间的长短大多与输卵管妊娠部位有关。输卵管峡部或壶腹部妊娠者常在 6～8 周出现腹痛症状。输卵管间质部妊娠，由于周围肌层组织较厚，常在妊娠 3～4 个月发生破裂，故患者有较长时间的停经。注意有 25% 的患者没有明显停经史。

3．不规则阴道出血　输卵管妊娠受损或终止后，HCG 下降，卵巢黄体分泌的激素下降，子宫内膜发生退行性变性及坏死，蜕膜呈碎片状或完整排出，引起子宫出血。出血常为不规则点滴状，呈深褐色，量较少，部分患者出血量如月经量。

4．晕厥与休克　腹痛同时有头晕、视物模糊、出冷汗、心悸，甚至晕厥。晕厥和休克的程度与腹腔内出血的速度及量有关。

常见体征：盆腔压痛、附件区压痛、腹部压痛、宫颈举痛。其他体征：面色苍白、腹胀、子宫增大、直立性低血压、休克、心动过速（心率＞100 次/分）或低血压（血压＜100/60 mmHg）。

【诊断】

任何性生活活跃的育龄妇女一旦出现腹痛或者阴道出血，即应进行妊娠筛查，无论是否有避孕措施。有明确的异位妊娠高危因素的孕妇，即使没有症状，也应该进行筛查评估以排除异位妊娠。

1．超声诊断　经阴道超声检查（图 6-29）是诊断输卵管妊娠的首选方法。最早于妊娠 5～6 周或者胚胎移植后 24 d，经阴道超声提示附件区可见含有卵黄囊和（或）胚芽的异位妊娠

知 识 拓 展

血 HCG 超声阈值

当血 HCG 水平超过一特定界值时，超声检查可显示正常宫内妊娠，此界值即为血 HCG 超声阈值。以往文献报道血 HCG 超声阈值为 1500～2500 U/L。但此数值受不同实验室检测方法和超声医师水平的影响。多胎妊娠孕妇的 HCG 值均高于同孕龄单胎妊娠，超声确诊时其血 HCG 值往往高于 2000 U/L。因此，如果血 HCG 超声阈值应用于异位妊娠的诊断，阈值应予以提高至 3500 U/L，以避免潜在的误诊以及终止正常宫内妊娠。

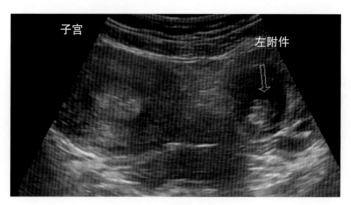

图 6-29 异位妊娠超声

囊，可明确诊断异位妊娠（框 6-6）。

框 6-6　妊娠早期超声检查结果分类

异位妊娠——宫外妊娠囊并可见卵黄囊和（或）胚胎（+/- 胎心）
可能异位妊娠——不均质附件包块或宫外类似卵黄囊结构
不明部位妊娠（PUL）——无宫内妊娠或宫外妊娠的超声表现
可能宫内妊娠——宫内卵巢囊样结构
宫内妊娠——宫内妊娠囊并可见卵黄囊和（或）胚胎（+/- 胎心）

注：Barnhart.2011。

2．血 HCG　单独的血 HCG 测定不能用于异位妊娠的诊断，应结合患者的病史、症状和超声检查协助诊断。连续的血 HCG 测定有助于区分正常妊娠与异位妊娠。

3．诊断性刮宫　如果排除正常宫内妊娠，可通过诊断性刮宫检查宫内刮出物是否有绒毛、种植部位滋养细胞和螺旋动脉被改建等胚胎种植部位的特异性形态学改变来鉴别早期宫内妊娠流产与异位妊娠。

4．经阴道后穹隆穿刺术　当异位妊娠破裂或者流产后，腹腔内有积血，经阴道穹后部穿刺可穿刺出不凝血。

【治疗】

1．期待治疗　适应证：无腹痛或合并轻微腹痛的病情稳定患者，超声未提示有明显的腹腔内出血，妊娠囊平均直径不超过 3 cm 且没有心管搏动，血 HCG 水平 1000 ～ 2000 U/L 或更低，有随访期条件。如随访期间患者出现明显腹痛，血 HCG 持续上升或血 HCG 水平大于 2000 U/L，则需进一步治疗。

2．甲氨蝶呤治疗　甲氨蝶呤（MTX）是应用最广泛的药物。MTX 是四氢叶酸合成拮抗药，干扰 DNA 合成，导致滋养细胞分裂受阻，胚胎停止发育、死亡。

适应证：生命体征平稳；HCG 低于 1500 U/L；输卵管妊娠未破裂；无明显腹腔内出血；输卵管肿块小于 35 ～ 40 mm、未见心管搏动；具备随访条件。

想一想解析

 想 一 想

四氢叶酸参与 DNA 合成的哪个步骤？

MTX 治疗禁忌证列于表 6-6。

表 6-6　MTX 治疗禁忌证

绝对禁忌证	相对禁忌证
宫内妊娠	超声探及胚芽心管搏动
免疫功能缺陷	初始 HCG 水平高（1500 ~ 5000 U/L）
中、重度贫血，白细胞减少症，血小板减少症	超声提示异位妊娠包块直径超过 4 cm
MTX 过敏	患者拒绝输血治疗
活动期肺部疾病	
活动期消化性溃疡	
临床显著的肝功能异常	
临床显著的肾功能异常	
哺乳期	
异位妊娠破裂	
生命体征不平稳	
无随访条件	

目前文献报道有 3 种 MTX 治疗方案（表 6-7）用于治疗异位妊娠：①单剂量方案；②两次剂量方案；③多剂量方案。

表 6-7　MTX 治疗方案

单剂量方案

第 1 天：MTX 单一剂量肌内注射 50 mg/m^2

肌内注射后第 4 天、第 7 天监测血 HCG

如果血 HCG 下降超过 15%，每周随访血 HCG 至正常水平

如果血 HCG 下降小于 15%，再次 MTX 肌内注射 50 mg/m^2，继续监测血 HCG

如果两次 MTX 肌内注射后血 HCG 不降，考虑手术治疗

如果血 HCG 在随访期间处于平台期或上升，考虑为持续性异位妊娠，应给予 MTX 治疗

两次剂量方案

第 1 天：第一次剂量 MTX 肌内注射 50 mg/m^2

第 4 天：第二次剂量 MTX 肌内注射 50 mg/m^2

肌内注射后第 4 天、第 7 天监测血 HCG

如果血 HCG 下降超过 15%，每周随访血 HCG 至正常水平

如果血 HCG 下降小于 15%，第 7 天再次 MTX 肌内注射 50 mg/m^2，第 11 天监测血 HCG

如果第 11 天血 HCG 较第 7 天下降超过 15%，每周随访血 HCG 至正常水平

如果第 11 天血 HCG 较第 7 天下降小于 15%，第 11 天再次 MTX 肌内注射 50 mg/m^2，第 14 天监测血 HCG

如果 4 次 MTX 肌内注射后血 HCG 不降，考虑手术治疗

如果血 HCG 在随访期间处于平台期或上升，考虑为持续性异位妊娠，应给予 MTX 治疗

续表

多剂量方案

第 1 天、第 3 天、第 5 天、第 7 天 MTX 肌内注射 1 mg/kg，第 2 天、第 4 天、第 6 天、第 8 天间隔给予四氢叶酸肌内注射 0.1 mg/kg

MTX 肌内注射当日测血 HCG，持续监测直到血 HCG 较前一次下降 15%

如果血 HCG 下降超过 15%，中止 MTX 治疗，每周随访血 HCG 直至正常水平（最终可能需要 1、2、3 或者 4 次剂量）

如果 4 次 MTX 肌内注射后血 HCG 不降，考虑手术治疗

如果血 HCG 在随访期间处于平台期或上升，考虑为持续性异位妊娠，应给予 MTX 治疗

　　MTX 治疗成功率为 70% 左右（表 6-8）。随机对照试验表明，MTX 与保留输卵管手术治疗相比，两者间治疗后输卵管通畅率、重复异位妊娠和后续自然妊娠率均无差异。

表 6-8　MTX 治疗成功率

初始 HCG 值（U/L）	成功率（%）
＜ 1000	88
1000 ~ 2000	71
2000 ~ 3000	59
3000 ~ 4000	50
＞ 4000	42

知识拓展

分离痛

　　MTX 治疗后，部分患者会在用药后 2 ~ 7 d 出现下腹痛，称为分离痛（separation pain），原因可能为用药后药物对胚胎组织细胞毒作用导致流产产生的疼痛，一般 4 ~ 12 h 缓解，不需要手术处理。这种疼痛需要与异位妊娠破裂导致的疼痛进行鉴别。

　　MTX 的副反应与治疗剂量和持续时间有关。最常见的副反应有胃肠道反应（肠胀气、恶心、呕吐、口腔炎）、肝酶暂时轻度升高。严重副反应为骨髓抑制、肺纤维化、非特异性肺炎、肝硬化、肾衰竭和胃溃疡等。

　　MTX 治疗期间需要监测血 HCG 水平、血常规、肝功能、肾功能。

　　3. 手术治疗　目前腹腔镜微创手术已取代开腹手术，成为异位妊娠的主要手术手段。异位妊娠手术分为输卵管切除术和输卵管切开取胚术。手术方式的选择需要根据患者的病情和术者的经验决定。经腹手术适用于生命体征不稳定、有大量腹腔内出血、腹腔镜检查中视野受限者。

想一想解析

> **想一想**
>
> 　　某患者，女性，24岁，未婚，有男友，拟近期结婚。诊断为输卵管妊娠，拟行手术。患者告知医师自己既往曾有异位妊娠病史（与前男友性生活导致），已经切除了一侧输卵管，因此要求本次手术无论如何必须保留患侧输卵管，并且恳求医师不能告知现男友，害怕会导致感情破裂。作为医师，该如何回应患者的要求？

（郑兴邦　侯艳茹　关　菁）

四、其他类型异位妊娠

（一）宫颈妊娠

受精卵着床和发育在子宫颈管内者称为宫颈妊娠（cervical pregnancy），极罕见，发病率约为 1/18 000。近年来，随着辅助生殖技术的大量应用，发病率有所增高。本病多见于经产妇，有停经及早孕反应，由于受精卵着床于以纤维组织为主的子宫颈部，故妊娠一般很少维持至 20 周。临床主要症状为无痛性阴道出血或血性分泌物，出血量一般由少到多，也可为间歇性阴道大量出血。不伴腹痛是其临床特点。妇科检查子宫颈显著膨大，呈桶状，变软、变蓝，子宫颈外口扩张，边缘很薄，内口紧闭，子宫体大小及硬度正常或稍大、稍软。诊断主要依赖超声检查：子宫颈管膨胀，颈管内有完整的妊娠囊，有时还可见到胚芽或胎心，子宫颈内口闭合，宫腔空。确诊后可行宫颈管吸刮术，术前应做好输血准备或于术前行行子宫动脉栓塞术以减少术中出血；术后用纱布条填塞子宫颈管创面或应用小水囊压迫止血，若流血不止，可行双侧髂内动脉结扎。若效果不佳，应及时行子宫全切术，以挽救患者生命。

（二）卵巢妊娠

卵巢妊娠（ovarian pregnancy）指受精卵在卵巢着床和发育，发病率为 1∶50 000 ～ 1∶7000。临床表现与输卵管妊娠相似，主要症状为停经、腹痛及阴道出血。卵巢妊娠多在早期破裂，破裂后可引起腹腔内大量出血，甚至休克。B 超检查示子宫腔内未见妊娠囊；附件区可见包块，为胚囊或胚芽；妊娠囊周围壁厚且较疏松（卵巢组织）。病理诊断标准为：①双侧输卵管正常。②胚泡位于卵巢组织内。③卵巢及胚泡以卵巢固有韧带与子宫相连。④胚泡壁上有卵巢组织。治疗以手术治疗为主。手术时应尽量保留卵巢组织，可根据病灶的大小及范围行卵巢妊娠病灶切除术、卵巢楔形病灶切除术或部分卵巢切除术。如卵巢破坏严重，可行患侧附件切除术。

（三）剖宫产切口部妊娠

剖宫产切口部妊娠（cesarean scar pregnancy，CSP）是指受精卵着床于前次剖宫产术子宫切口瘢痕处的异位妊娠，限于妊娠早期（≤ 12 周）。若未终止，继续妊娠会发展为凶险性前置胎盘。CSP 的发生率为 1∶2216 ～ 1∶1800。CSP 早期无特异性的临床表现，或仅有类似先兆流产的表现，如少量阴道出血、轻微下腹痛等。CSP 可以造成清宫手术中及术后难以控制的大出血、子宫破裂、周围器官损伤，甚至导致切除子宫等。诊断方法首选超声检查，典型的超声表现为：①宫腔内、子宫颈管内空虚，未见妊娠囊；②妊娠囊着床于子宫前壁下段肌层（相当于前次剖宫产术子宫切口部位），部分妊娠囊内可见胚芽或胎心搏动；③子宫前壁肌层连续性中断，妊娠囊与膀胱之间的子宫肌层明显变薄，甚至消失。治疗方法有药物治疗、手术治疗或两者联合治疗。子宫动脉栓塞术是用于辅助治疗 CSP 的重要手段，与药物治疗或手术治疗联合可更有效地处理 CSP。手术方法分为清宫手术、妊娠物清除术及子宫瘢痕修补术、子宫切除术。妊娠物清除术及子宫瘢痕修补可通过开腹、腹腔镜（或联合宫腔镜）、经阴道途径手术。

（郑兴邦　侯艳茹　关　菁）

五、输卵管良性肿瘤

输卵管良性肿瘤（benign tumor of fallopian tube）十分罕见，多数仅在其他手术中偶然被发现，很难统计其确切的发生率。1982 年 Tatum 根据细胞类型，将输卵管良性肿瘤分类如下。①上皮性肿瘤：腺瘤、乳头状瘤、息肉；②内皮细胞瘤：血管瘤、淋巴瘤、包涵囊肿；③间叶性肿瘤：平滑肌瘤、脂肪瘤、软骨瘤、骨瘤；④生殖细胞瘤：囊性畸胎瘤生殖细胞残迹（germinal rests）、中肾管甲状腺瘤或其他混合瘤。本节仅介绍几种主要的类型，列于表 6-9。

表 6-9　常见输卵管良性肿瘤

分类	亚分类	临床表现	诊断与鉴别诊断	治疗和预后
上皮性肿瘤	腺瘤	腺瘤样瘤，最常见，良性，生育年龄多见，不典型，术中无意发现。检查：直径 ≤ 3 cm，位于子宫一侧，输卵管浆膜下，质硬	B 超，CT，免疫组化角蛋白（keratin）阳性。本瘤易与输卵管淋巴管瘤和平滑肌瘤混淆	手术切除患侧输卵管，预后良好
上皮性肿瘤	乳头状瘤	极少见，生长于输卵管黏膜，多发，与输卵管炎和积水并发，生育年龄多见，常不孕，下腹部疼痛及月经过多，形成阴道排液、腹水，甚至呈脓性。检查：附件实性肿块，较小	B 超，CT，必要时 HSG。病理确诊。本瘤临床表现类似输卵管癌，应注意鉴别	手术切除患侧输卵管。本瘤偶有恶变，术中行冰冻切片检查
间叶性肿瘤	平滑肌瘤	极少见，小的多无临床症状，但可致不孕。大的出现变性、扭转等引起腹痛，甚至急腹症	术前难以诊断	治疗可行肿瘤切除术或患侧输卵管切除术
生殖细胞瘤		畸胎瘤，罕见，多为良性，以 40 岁以下常见，多无症状，少数出现腹痛或月经不规则。检查：患侧触及囊实性肿物	B 超，多难以于术前与卵巢畸胎瘤区别	手术切除患侧输卵管，如带蒂，可行肿瘤切除术。术中如可疑，应行冰冻切片检查

（李　艺）

六、输卵管恶性肿瘤

案例6-5

某患者，女性，60 岁，阴道出血 2 个月，分段诊刮病理结果阴性，持续存在少量出血。1 个月前开始阴道流出浆液性黄色水样分泌物，时有时无，有时为血性，子宫颈癌筛查 TCT 和 HPV 均正常，给予抗感染治疗。半个月前患者出现腹痛症状。妇科检查：外阴、阴道（−），子宫颈光滑，子宫萎缩，左附件扪及囊实性肿物，直径约 5 cm，活动差，无压痛。彩超：左附件囊实性肿物。CA12-5 210 U/ml。家族中母亲乳腺癌，姨患卵巢癌。

问题：

1. 输卵管癌真的罕见吗？为什么容易误诊？
2. 输卵管癌如何筛查？如何预防？

案例6-5解析

输卵管恶性肿瘤（malignant tumor of fallopian tube）以上皮来源的输卵管癌最常见，其他如绒毛膜癌、癌肉瘤、肉瘤等都极罕见，列于表 6-10。

表 6-10 罕见输卵管恶性肿瘤

肿瘤		临床表现	诊断与鉴别诊断	治疗
绒毛膜癌	多由输卵管妊娠的滋养层细胞演变而来	多见于生育年龄妇女，平均发病年龄约为 30 岁。输卵管绒癌由于所在部位关系，能较早出现输卵管妊娠的症状。而来源于异位胚性残余者还可出现性早熟，如生长过快、乳房增大、月经来潮等。妇科检查宫颈举痛明显，子宫大小正常或稍大，附件可触及不规则柔软的肿块，活动度差	血或尿 HCG 滴度增高，有助于病情监测。肺部 CT：有助于确定转移病灶。与子宫内膜癌、附件炎性肿块、卵巢肿瘤和异位妊娠相鉴别	参照子宫恶性滋养细胞肿瘤的治疗原则
癌肉瘤	就形态学与生物学性能而言，与子宫中胚叶混合性瘤相似	几乎都发生于绝经后妇女，临床表现与输卵管癌相似。妇科检查时在附件区可触及实性肿块	与子宫内膜癌、附件炎性肿块、卵巢肿瘤相鉴别	治疗原则同输卵管癌
肉瘤	起源于输卵管黏膜或肌层	可发生于任何年龄的妇女。临床表现为不规则阴道出血，阴道持续或间歇性流黄色水样分泌物，有时伴恶臭。下腹部可发现肿块，肿块生长迅速。早期即可出现恶病质，但多至晚期才出现疼痛症状。妇科检查时可于子宫一侧或双侧触及实性肿块。可出现腹水征	与附件炎性肿块、子宫内膜癌、卵巢肿瘤相鉴别	治疗原则同输卵管癌

原发输卵管浆液性癌（primary fallopian tube serous carcinoma，PFTSC）主要发生于绝经后妇女。过去认为是女性生殖道较少见的恶性肿瘤，近年研究显示，在 *BRCA* 突变携带者中，切除的输卵管中可发现 5%～15% 的输卵管浆液性上皮内癌（serous tubal intraepithelial carcinoma，STIC）。病变多发生在伞端。伞端是多数盆腔浆液性癌的发源地，因而，在 40% 的盆腔高级别浆液性癌中可以发现 STIC 病变。输卵管癌的组织病理学特点、分期和治疗方法与卵巢上皮性癌类似。

女性输卵管绝育术传统方法是在峡部抽芯包埋，根据输卵管伞端是多数盆腔浆液性癌的发源地的理论，应该怎样改进绝育术？

想一想解析

知识拓展

SEE-FIM 输卵管取材

根据输卵管是多数盆腔浆液性癌的发源地，输卵管取材应采用全面取材法（sectioning and extensively examining the fimbriated end，SEE-FIM），将输卵管（特别是伞端）全部取材（图6-30）。

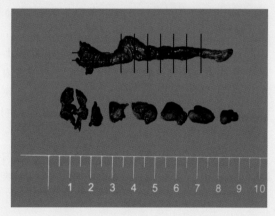

图6-30　SEE-FIM 取材示意图

自壶腹部切断伞端，纵向剖开伞端管腔，依次全部切取，同向包埋

【病因】

本病病因不清。目前认为，输卵管癌与卵巢上皮性癌均起源于米勒管上皮，有相似的病因学基础和基因异常，如 *p53* 突变等，并与 *BRCA1* 和 *BRCA2* 基因突变有关。

知识拓展

卵巢癌、输卵管癌与腹膜癌中，大约 20% 涉及遗传因素

1. 大多数遗传性卵巢癌与 *BRCA1* 或 *BRCA2* 基因病理性突变有关。至少 15% 高级别非黏液性卵巢癌女性存在 *BRCA1*、*BRCA2* 的胚系突变，更重要的是，这些妇女中约 40% 的人没有乳腺癌／卵巢癌家族史。

2. 有害性 *BRCA1*、*BRCA2* 遗传性突变是主要的遗传风险因素。携带 *BRCA1*、*BRCA2* 胚系突变基因的女性发生卵巢癌、输卵管癌和腹膜癌的潜在风险显著升高。通常这类癌症的特征是较散发癌的发病年龄小，尤其具有胚系 *BRCA1* 突变携带者，诊断的中位年龄在 40 余岁。

3. 错配修复基因的遗传突变与林奇综合征相关。携带这些突变基因的妇女多种癌症的风险增加，包括结直肠癌、子宫内膜癌及卵巢癌。所发生的卵巢癌，组织学上往往为内膜样或透明细胞，且通常为 I 期。

有明显的上皮性卵巢癌、输卵管癌或腹膜癌家族史患者，特别是明确的胚系突变者，建议应在经过合理咨询和完成生育之后，行降低风险的双侧输卵管卵巢切除术。妇科肿瘤学会（SGO）以及美国国立综合癌症网络（NCCN）指南建议，所有诊断为卵巢癌、输卵管癌或腹膜癌的妇女，不论其年龄和家族史如何，应接受遗传咨询并接受基因检测。家族史提示林奇综合征的妇女，应行合适的遗传咨询和基因测试。

【病理】

本病病变多为单侧，70% 发生于壶腹部。输卵管膨大、增粗，形似腊肠，肿块直径多为 3 ~ 6 cm，切面见输卵管管腔扩大，有乳头状或菜花状病灶（图 6-31）。输卵管癌绝大多数是高级别浆液性癌。输卵管上皮内癌（tubal intraepithelial carcinoma，TIC）属于早期浆液性腺癌，并非癌前病变。TIC 的存在证明卵巢或腹膜高级别浆液性癌大多数源自输卵管（图 6-32）。

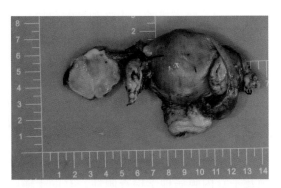

图 6-31　右侧输卵管高级别浆液性癌大体解剖图

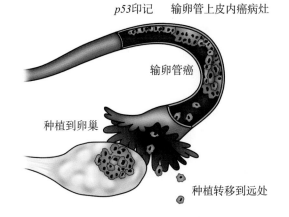

图 6-32　输卵管上皮内癌

想一想

输卵管癌如何筛查？如何预防？

想一想解析

【转移途径】

输卵管癌的转移方式与卵巢上皮性癌类似，包括局部及腹腔扩散、淋巴和血行转移。脱落的癌细胞经开放的输卵管伞端转移至腹腔，种植在腹膜、大网膜、肠表面；也可以直接侵入输卵管壁肌层，然后蔓延至邻近器官。常可直接转移至腹主动脉旁淋巴结和（或）盆腔淋巴结。血行转移少见或仅发生于晚期，可转移至肺、肝、脑等器官。

【分期】

目前应用卵巢癌、输卵管癌、原发性腹膜癌的手术病理分期（FIGO，2013 年）。

【临床表现】

输卵管癌患者常有原发或继发不孕史。早期无症状，体征多不典型，容易漏诊、误诊。典型临床表现为阴道稀水样排液、下腹部疼痛及盆腔肿块，称为输卵管癌"三联征"。

1. 异常阴道出血　阴道出血见于 50% 的患者，特别是绝经后妇女，如果分段诊刮结果阴性而症状持续存在，应考虑输卵管癌的可能性。

2. 阴道排液　10% 的患者有阵发性阴道排液，为浆液性黄色水样分泌物，常为间歇性，有时为血性。

3. 下腹痛　在输卵管癌形成的过程中，输卵管伞端被肿瘤组织堵塞，当管内液体淤积，内压升高，输卵管蠕动增强时，患者出现腹痛症状，阴道排出淡黄色或血性稀薄液体后，腹痛可减轻。

4．盆腔肿块 常在子宫一侧或后下方扪及囊性或囊实性肿物，大小不等，活动受限或固定。肿块因阴道排液后缩小，液体积聚后再增大。

体征包括：

（1）盆腔检查：由于输卵管癌多合并炎症粘连，盆腔检查时常与附件炎性肿物相似。肿物可为实性、囊性或囊实性，位于子宫一侧或后方，有的深陷于直肠子宫陷凹内，多数活动受限或固定不动。

（2）腹水：较少见。腹水发生率为 10% 左右。

【诊断】

输卵管癌术前诊断十分困难，常被误诊为卵巢癌或子宫内膜癌，或是在输卵管积水、输卵管积脓等手术时被发现。80% 的患者术前发现盆腔或附件区肿物。诊断需注意以下几个方面：

1．临床特征 输卵管癌三联征（trial of tubal carcinoma）：阴道排液、腹痛和盆腔包块，同时存在的病例较少。输卵管癌二联征（bigerminal signs of tubal carcinoma）：阴道排液和盆腔包块，诊断率高。

2．辅助诊断

（1）阴道细胞学检查：由于输卵管与宫腔相通，从输卵管脱落的癌细胞理论上应比卵巢癌更容易经阴道排出，因此涂片中找到癌细胞的机会也应较高。如临床具备输卵管癌二联征，阴道涂片阳性，而子宫颈和子宫内膜检查又排除癌症存在者，应考虑为输卵管癌的诊断。

（2）子宫内膜检查：对绝经后阴道出血或不规则阴道出血，阴道排液者，经一次全面的分段诊刮，详细探查宫腔，除外黏膜下肌瘤，如子宫颈及子宫内膜病理学检查阴性，有助于输卵管癌的诊断。如病理学检查发现癌，首先应考虑子宫内膜癌，但不能除外输卵管癌宫腔转移。

（3）B 超和 CT：B 超对输卵管形态改变的诊断准确率高。结合 CT、PET/CT 或 MRI 检查，可确定肿物的位置、大小、性质及腹水情况，并了解盆腔其他器官及腹膜后淋巴结有无转移。

（4）血清 CA12-5 测定：可以用来对输卵管癌进行诊断、监测及预后评估。

（5）腹腔镜检查：见输卵管增粗，外观似输卵管积水，有时可见赘生物。

【鉴别诊断】

1．附件炎性包块 仅凭盆腔肿块很难鉴别。如有间歇性排液，则应考虑输卵管癌。

2．卵巢肿瘤 由于二者病变解剖位置邻近，易造成诊断上的困难；输卵管癌肿块较固定，且表面呈结节或腊肠样改变。

3．子宫内膜癌 有时也有阴道排液现象，但是通常没有子宫外肿块，诊断性刮宫可以明确诊断。

4．转移性输卵管癌 常见卵巢癌与子宫体癌累及输卵管。

【治疗】

原发性输卵管癌的组织学特征、生物学行为与预后相关因素均与卵巢浆液性癌相似，因此输卵管癌处理原则参照卵巢上皮性癌。以手术为主，辅以化疗、靶向治疗等综合治疗。早期患者行分期性手术；晚期则行肿瘤细胞减灭术。除了 I 期、G1 患者不需要化疗，其他患者多采用以铂类为基础的联合化疗。

【预后】

预后相关因素与卵巢上皮性癌相似，但预后更差。

【随访】

本病随访参照卵巢上皮性癌。

（刘从容 李 艺）

参考文献

[1] 唐军民，张雷．组织学与胚胎学 [M]．4 版．北京：北京大学医学出版社，2018．

[2] 成令忠，钟翠平，蔡文琴．现代组织学 [M]．上海：上海科学技术文献出版社，2003．

[3] 詹阳，刘从容．输卵管炎症性病变的病理特征 [J]．中国实用妇科与产科杂志，2019，35 （1）：72-76．

[4] 中华医学会妇产科学分会感染性疾病协作组．盆腔炎症性疾病诊治规范（2019 修订版）[J]．中华妇产科杂志，2019，54 （7）：433-437．

[5] CENTERS FOR DISEASE CONTROL AND PREVENTION（CDC）．Pelvic inflammatory disease （PID）．2015a [updated 2015，November 17]．Available from：http：//www．cdc．gov/std/pid/stats．htm．

[6] YEH J M，HOOK III E W，GOLDIE S J．A refined estimate of the average lifetime cost of pelvic inflammatory disease [J]．Sex Transm Dis，2003，30 （5）：369-378．

[7] BRUNHAM R C，GOTTLIEB S L，PAAVONEN J．Pelvic inflammatory disease [J]．N Engl J Med，2015，372 （21）：2039-2048．

[8] WORKOWSKI K A，BOLAN G A，CENTERS FOR DISEASE CONTROL AND PREVENTION．Sexually transmitted diseases treatment guidelines，2015 [J]．MMWR Recomm Rep，2015，64 （33）：924．

[9] GRACE G A，DEVALEENAL D B，NATRAJAN M．Genital tuberculosis in females [J]．Indian J Med Res，2017，145 （4）：425-436．

[10] Treatment of Tuberculosis：Guidelines．4th ed．Geneva：World Health Organization，2010．

[11] AMERICAN COLLEGE OF OBSTETRICIANS AND GYNECOLOGISTS' COMMITTEE ON PRACTICE BULLETINS—GYNECOLOGY．ACOG practice bulletin No．193：tubal ectopic pregnancy [J]．Obstet Gynecol，2018，131 （3）：e91-e103．

[12] PETERSON H，XIA Z，HUGHES J，et al．The risk of ectopic pregnancy after tubal sterilization [J]．N Engl J Med，1997，336 （11）：762-767．

[13] 王玉东，陆琦．输卵管妊娠诊治的中国专家共识 [J]．中国实用妇科与产科杂志，2019，35 （7）：780-787．

[14] 谢幸，孔北华，段涛．妇产科学 [M]．9 版．北京：人民卫生出版社，2018．

第七章
子宫颈

案例7-1

某患者，女性，47 岁，G2P0，2018 年筛查正常；2019 年后 HPV 阳性至今，计划 IVF-ET。细胞学：ASCUS，HPV+，我院复合细胞学及细胞免疫组织化学（图 7-1）。

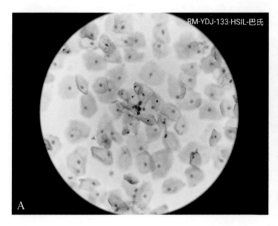
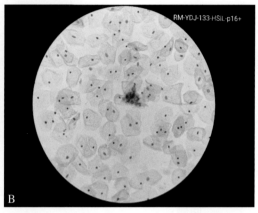

图 7-1 细胞学图像
A. 细胞学 HSIL；B. 细胞免疫组织化学：*p*16+

阴道镜印象：充分检查，3 型转化区，鳞柱交接不完全可见，涂醋酸后宫颈转化区内广泛致密醋白，上唇 10 点较明显，伴粗大镶嵌，紊乱伴袖口样腺体开口（图 7-2）。

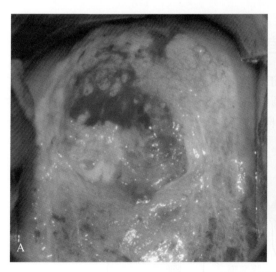
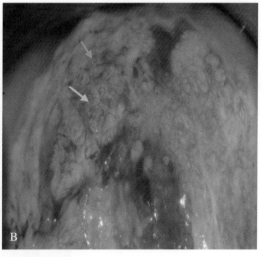

图 7-2 阴道镜图像
涂醋酸后，A 图 7.5 倍，B 图 15 倍。黄色剪头：粗大镶嵌，蓝色剪头：袖口样腺体开口

病理结果：（宫颈 5 点外，12°）活检标本：黏膜慢性炎，大部分为腺上皮，局灶可见少许鳞状上皮，呈高级别鳞状上皮内病变（HSIL/CIN2 级）。宫颈 9°：（HSIL/CIN2 ~ 3 级）；宫颈 10° 间质可见小巢鳞状上皮，细胞核增大，建议免疫组化除外 HSIL/CIN2 ~ 3 级）及腺性病变。12°，ECC 局灶高级别鳞状上皮内病变（HSIL/CIN2 ~ 3）伴累腺（图 7-3）。

案例7-1（续）

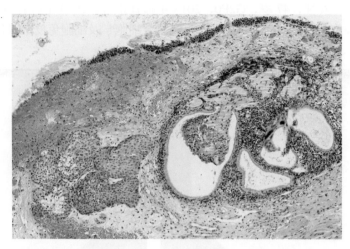

图 7-3 活检病理图像

案例7-1解析

问题：

1．子宫颈高级别病变的好发部位是哪里？

2．转化区如何分型，有何意义？

3．子宫颈高级别病变的阴道镜表现是什么？

第一节 子宫颈的微细结构

子宫颈（cervix）简称宫颈（图7-4），位于子宫下端，呈圆柱状，突入阴道顶端腔内，构成子宫颈阴道部（vaginal part of cervix）。子宫颈腔称为子宫颈管，呈梭形。上端称为子宫颈内口，与子宫峡部相连，下端称为子宫颈外口，通向阴道（图7-5）。

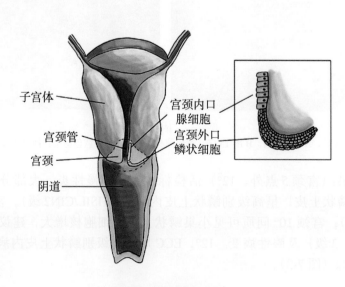

子宫体
宫颈管
宫颈
阴道

宫颈内口
腺细胞
宫颈外口
鳞状细胞

图 7-4 宫颈解剖示意图

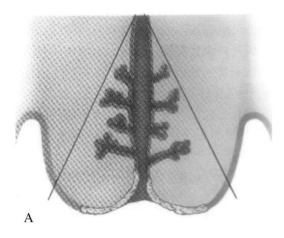
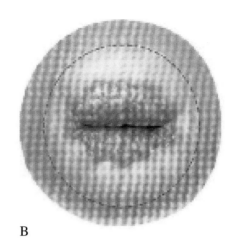

A　　　　　　　　　　　　　　　　　B

图 7-5　子宫颈管模式图

A.子宫颈外口，鳞 - 柱状交接部；B.子宫颈外口柱状上皮异位

　　子宫颈分为外膜、肌层和黏膜。与子宫体不同，子宫颈处的外膜为纤维膜；肌层的平滑肌少，远不如子宫体发达，致密结缔组织较多；黏膜又称为子宫颈内膜，由上皮和固有层构成，固有层内没有子宫螺旋动脉，营养由子宫动脉提供。

　　子宫颈管上皮由单层柱状上皮构成，向固有层内凹陷，形成较大的腺样隐窝，有很多分支，又称为子宫颈腺（图 7-6）。子宫颈管上皮分泌的黏液是女性白带的主要组成成分。上皮主要由分泌细胞、纤毛细胞和储备细胞（reserve cell）构成。分泌细胞核大，染色深，位于细胞基底部，可分泌黏液，细胞周期性变化明显。增殖期，分泌细胞逐渐增高，分泌能力逐渐增强；分泌期，分泌活跃，细胞逐渐变低。纤毛细胞成群或单个分布于分泌细胞之间，其上有动纤毛，纤毛摆动，可将黏液向阴道排出。储备细胞体积小，位于柱状细胞与基膜之间，散在分布，细胞可增殖修复受损的上皮。

　　子宫颈阴道部上皮为复层鳞状上皮，与子宫颈管的单层柱状上皮在子宫颈外口交接，称为鳞 - 柱状交接部（图 7-6），两者分界清晰。这个分界会发生生理性的移动，这个移动的区域称为子宫颈上皮移行带（transformation zone），或称为转化区。胎儿期，这个分界位于子宫颈外口，称为原始鳞 - 柱状交接部。青春期后，在雌激素的作用下，子宫颈发育增大，子宫颈管黏膜外翻到子宫颈阴道部，使柱状上皮暴露在阴道腔内。在阴道微环境的作用下，柱状上皮逐渐被复层鳞状上皮取代，形成新的生理性鳞 - 柱状交接部。在原始鳞 - 柱状交接部和生理性鳞 - 柱状交接部之间，就是子宫颈上皮移行带，是子宫颈癌的好发部位。

　　在月经周期中，子宫颈黏膜不发生周期性脱落，但子宫颈腺所分泌黏液的性质有所改变。

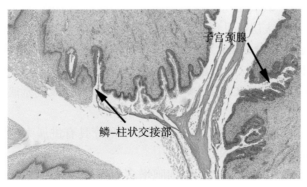

子宫颈腺

鳞–柱状交接部

图 7-6　子宫颈切片光镜像

在女性激素的影响下，宫颈黏液的黏稠度会发生周期性变化。在排卵期，雌激素使分泌细胞分泌的黏液多而稀薄，利于精子通过，涂片干燥后观察，可见黏液形成羊齿植物叶状结晶；在黄体期，孕激素会使黏液变得黏稠而呈酸性，阻碍精子通过，涂片观察，可见无定型物质和结晶的碎片。在妊娠期，子宫颈腺分泌的黏液更加黏稠，在子宫颈管形成黏液栓，阻止精子运行和微生物侵入。

子宫颈在妊娠期会变硬，使胎儿能够保持在子宫内。分娩前，子宫颈形态改变，其内结缔组织发生重构，大量胶原纤维消失，子宫颈变软、扩张，使胎儿容易娩出。

（迟晓春　吴　俊）

第二节　子宫颈病理

一、子宫颈肿瘤

子宫颈肿瘤最常见的是鳞状上皮来源的肿瘤，其次是腺性来源肿瘤，其他组织来源的肿瘤在子宫颈较少见。

（一）子宫颈鳞状上皮内病变

子宫颈鳞状上皮在癌变发生之前可以出现不同程度的异型增生，这些病变可以通过 HPV 及细胞学筛查或阴道镜检查发现。2020 年第 5 版 WHO 分类仍沿用鳞状上皮内病变的两级分类，即低级别鳞状上皮内病变（LSIL）和高级别鳞状上皮内病变（HSIL），同时标明是 HSIL/CIN2、HSIL/CIN3（表 7-1）。

表 7-1　子宫颈鳞状上皮内病变分类变化

传统分类	2003 年第 3 版 WHO 分类	2014 年第 4 版 WHO 分类	2020 年第 5 版 WHO 分类
轻度不典型增生	CIN 1	LSIL	LSIL/CIN 1
中度不典型增生	CIN 2	HSIL	HSIL/CIN 2
重度不典型增生	CIN 3		HSIL/CIN 3
原位腺癌			

1. 低级别鳞状上皮内病变（LSIL/CIN1）

显微镜特征：鳞状上皮的基底及副基底样细胞增生，显示细胞核极性轻度紊乱，有轻度的异型性，但异常增生的细胞一般不超过上皮的下 1/3 层，核分裂象也局限于此层。上皮的上 2/3 层为分化成熟的上皮成分，其间常可见挖空细胞，这是一种由 HPV 感染后导致的细胞表现，细胞核增大，核周出现空晕，表层可见角化不全及角化不良细胞（图 7-7）。

免疫组化染色特征：大部分 LSIL/CIN1 对 $p16$ 呈现阴性或是点状及小灶状阳性表达。约 1/3 的 LSIL/CIN1 可以呈现 $p16$ 阳性，这种阳性表达主要位于基底层或副基底层，并不代表其为 HSIL，其意义尚待观察及研究。在 LSIL/CIN1 中，Ki-67 主要在基底层及副基底层表达，其阳性细胞比例 < 30%。

2. 高级别鳞状上皮内病变（HSIL）　是指如果不治疗具有进展为浸润性癌风险的鳞状上皮内病变，包括 HSIL/CIN2、HSIL/CIN3。

显微镜特征：HSIL 鳞状上皮肿瘤异型细胞增多，不局限在上皮的基底及副基底层，异型增生的细胞扩展到上皮 1/2 及以上层面（HSIL/CIN2，图 7-8），甚至上皮全层（HSIL/CIN3，图

7-9A），这些细胞核质比增加，核分裂象数量增多，出现在上皮 1/2 及以上层面，有时还可看到病理性核分裂象。

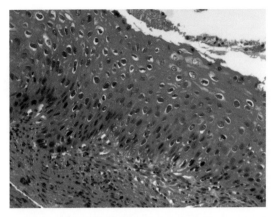

图 7-7　子宫颈低级别鳞状上皮内病变（LSIL/CIN 1）
子宫颈鳞状上皮的上 2/3 层为分化成熟的上皮成分，其中可见挖空细胞，基底及副基底样细胞轻度异型增生，偶见核分裂象

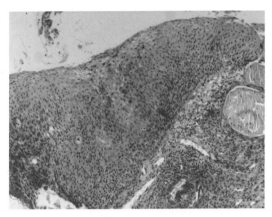

图 7-8　子宫颈高级别鳞状上皮内病变（HSIL/CIN 2）
子宫颈鳞状上皮中表层尚可见分化，伴有挖空细胞，异型细胞扩展到上皮 1/2 层面，并可见核分裂象

免疫组化染色特征：p16 在 HSIL 时病变上皮呈现连续大片状深棕色染色（图 7-9B）。Ki-67：HSIL 的上皮 > 30% 以上细胞呈现阳性，且阳性细胞分布超过上皮的 1/2 以上层面。

（二）子宫颈腺样癌前病变

子宫颈腺样癌前病变即原位腺癌（adenocarcinoma in situ，AIS），是子宫颈腺性肿瘤癌前病变，如果不进行治疗，具有进展为浸润性腺癌的风险。

大体观察：由于病变主要位于子宫颈管，很难通过阴道镜发现病变。多数 AIS 是局灶性的，但有 13% ~ 17% 的病例为多灶性，少数病例可以呈跳跃性。因此，临床活检时，子宫颈管内膜的搔刮对于排除 AIS 及腺性肿瘤非常重要。

显微镜特征：几乎所有的 AIS 均累及子宫颈表面上皮和腺体。正常腺体结构尚保存，HPV 感染相关性 AIS 黏膜上皮或腺腔上皮被覆核大、深染且有核仁的恶性细胞，细胞核分裂活性增加，胞质内黏液减少，病变上皮细胞与正常腺上皮细胞之间可见转化（图 7-10A），非 HPV 依赖性胃型 AIS，细胞质嗜酸性或淡染，细胞核有异型性。

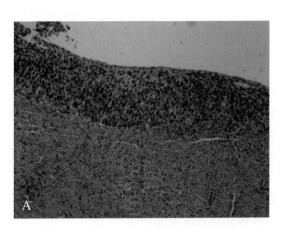
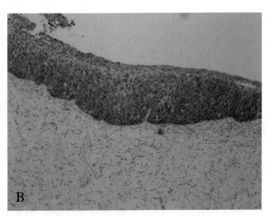

图 7-9　子宫颈高级别鳞状上皮内病变（HSIL/CIN 3）
A. 子宫颈鳞状上皮 > 2/3 层面出现异型细胞，细胞密集，核分裂象易见，仅在表层见少量分化细胞；B. p16 免疫组化染色显示病变上皮呈现弥漫成片的深棕色

免疫组化染色特征：HPV 感染相关性 AIS，*p*16 常呈弥漫强阳性表达（图 7-10B）。Ki-67 呈高表达。ER 和 PR 表达有明显丢失。而非 HPV 依赖性 AIS，*p*16 一般呈现阴性，但同样可显示 ER 和 PR 表达丢失。

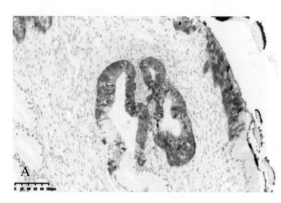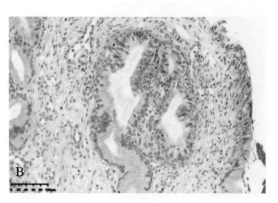

图 7-10　子宫颈原位腺癌（HPV 感染相关性）

A. 子宫颈部分黏膜腺体被具有恶性细胞学表现的上皮所替代；B. 免疫组化染色显示子宫颈黏膜腺体中的异型细胞呈现 *p*16 弥漫强阳性

想一想解析

> **想一想**
>
> 1. 何为子宫颈高级鳞状上皮内病变？
> 2. AIS 的病理特点是什么？

二、子宫颈癌

子宫颈癌是女性最常见的生殖道恶性肿瘤，转移途径以直接蔓延和淋巴转移为主。目前应用的是国际妇产科联盟（FIGO）2018 年分期（表 7-2）。

（一）子宫颈鳞状上皮癌

1. 浅表浸润性鳞状细胞癌　也称为微小浸润性鳞状细胞癌、早期浸润性鳞状细胞癌，是指只能在显微镜下观察到、且浸润深度 ≤ 3 mm 的最早期浸润性鳞状细胞癌（图 7-11），临床 FIGO 分期中为 Ⅰa1 期。

2. 浸润性鳞状细胞癌　子宫颈浸润性鳞状细胞癌是由不同分化程度的鳞状细胞组成的浸润性癌，也是子宫颈最常见的恶性肿瘤。约 90% 子宫颈鳞状细胞癌与高危性 HPV 持续感染相关，但近年也发现有少部分病例与 HPV 感染无关。

（1）大体表现

1）较为早期的病变子宫颈黏膜表面粗糙、隆起以及呈红色的颗粒样病变。

2）进展期的肿瘤可以见到累及子宫颈口的肿物，肿瘤可以累及阴道穹，有些肿瘤可以在子宫颈壁弥漫生长，导致子宫颈管变硬、变粗，形成"桶形子宫颈"（图 7-12）。

（2）显微镜特征：子宫颈鳞状细胞癌依据生长方式、细胞形态、组织结构等分为以下组织类型。

1）角化型：此型更多地见于非 HPV 依赖性鳞状细胞癌（图 7-13）。

2）非角化型：该型是最常见的 HPV 感染相关性鳞状细胞癌（图 7-14）。

3）其他较为少见的病理学类型包括：乳头状（图 7-15）、基底细胞样、疣状、鳞状移行型以及淋巴上皮瘤样型。

知识拓展

1. 子宫颈鳞状上皮内病变定义的分类演变（表7-1）

20世纪50年代病理学家将子宫颈上皮内病变称为子宫颈上皮内不典型增生（cervical intraepithelial hyperplasia），并根据病变程度分为轻、中和重度不典型增生。2003年第3版WHO分类将这种癌前鳞状上皮病变命名为子宫颈上皮内瘤变（cervical intraepithelial neoplasia，CIN），并分为CIN1、CIN2和CIN3。为了提高诊断的可重复性，并与临床进展更为相关，2014年第4版WHO分类将其命名为鳞状上皮内病变（squamous intraepithelial lesion，SIL），根据其现阶段或是未来癌变的风险性，并且采用与子宫颈细胞学命名相一致的分级方案分为两级：低级别鳞状上皮内病变（low-grade squamous intraepithelial lesion，LSIL），相对应CIN1；高级别鳞状上皮内病变（high-grade squamous intraepithelial lesion，HSIL），相对应CIN2、CIN3。2020年第5版WHO分类仍沿用鳞状上皮内病变的两级分类（LSIL和HSIL），但是由于HSIL病变中CIN2与CIN3临床处理有所差异，故提出对HSIL病变需要标注HSIL/CIN2、HSIL/CIN3，以便更为精准地管理子宫颈鳞状上皮内病变。

2. 子宫颈腺性癌前病变

2003年第3版和2014年第4版WHO分类将原位腺癌（adenocarcinoma in situ，AIS）列入，也称为高级别子宫颈腺上皮内病变（high-grade cervical glandular intraepithelial neoplasia，HG-CGIN），该病变是子宫颈腺性肿瘤癌前病变。这一病变是指子宫颈腺上皮呈现恶性表现，如果不进行治疗，具有进展为浸润性腺癌的风险。由于子宫颈腺性病变与鳞状病变不同，具有一定比例的子宫颈腺性病变与HPV感染不相关，在2020年第5版WHO分类中，将原位腺癌进一步分为HPV感染相关性AIS（HPV-associated）和非HPV依赖性（HPV-independent）AIS，后者约占子宫颈腺癌的20%，与HPV感染无关，常显示胃型分化。

（二）子宫颈腺癌

1. 子宫颈早期浸润性腺癌 也称为微小浸润性腺癌，是浸润性腺癌最早期的形式，浸润间质＜5mm，淋巴结转移的危险性极低。临床FIGO分期为Ⅰa期。

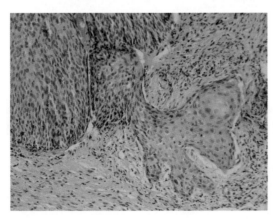

图7-11 子宫颈浅表/微小浸润性鳞状细胞癌

在表层高级别鳞状上皮内病变（HSIL/CIN3）下方可见异型上皮巢突破基底膜呈现树根样向间质生长

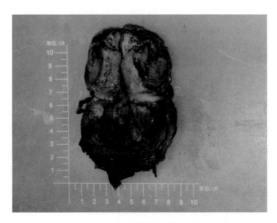

图7-12 子宫颈鳞状细胞癌

大体所见，子宫颈结构破坏，可见肿块突入颈管，表面有出血、坏死

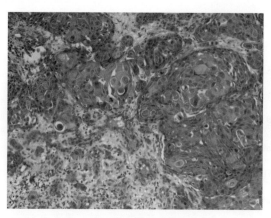

图 7-13　角化型鳞状细胞癌

显微镜下观察，可见巢片状分布的肿瘤成分，细胞质较丰富，略呈嗜酸性，可见角珠形成

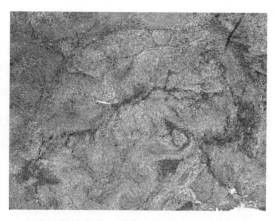

图 7-14　非角化型鳞状细胞癌

显微镜下观察，可见肿瘤细胞呈巢片状浸润生长，胞质不丰富，核异型性明显，肿瘤巢中无角化成分

（1）大体表现：难以观察到明确肿物，表现类似于原位腺癌（AIS）。

（2）显微镜特征：早期浸润性腺癌的细胞学改变与 AIS 相近，与之不同的是组织结构的变化：具有异型细胞的腺体超过原有子宫颈腺体的位置，浸润到周围间质中，表现为腺体更加密集、形状更不规则，出现乳头、筛状及融合的腺体结构。但这些异型浸润的腺体深度不超过 5 mm（图 7-16）。

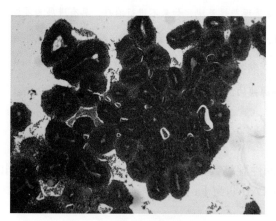

图 7-15　乳头状鳞状细胞癌

显微镜下观察，可见肿瘤由粗细不等的乳头组成，乳头中心为纤维血管轴心，表面被覆的鳞状上皮类似 HSIL（CIN 3）

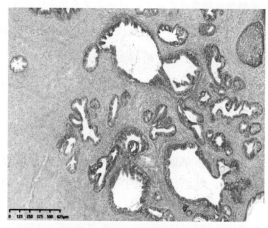

图 7-16　早期浸润性腺癌（HPV 感染相关性腺癌）

子宫颈管壁间质中可见排列紊乱的腺体，细胞具有异型性

2．子宫颈浸润性腺癌　是指具有明确间质浸润，显示腺性分化的子宫颈癌。子宫颈浸润性腺癌也分为 HPV 感染相关性腺癌和非 HPV 依赖性腺癌：HPV 感染相关性腺癌占子宫颈腺癌的75%；非 HPV 依赖性腺癌以胃型腺癌最具代表性，占子宫颈腺癌的 10% ～ 15%。

（1）大体表现：大约 50% 的病例可以在阴道镜下看到子宫颈外生性肿物，少部分病例可以在子宫颈表面形成溃疡，极少部分病例在子宫颈上看不到明确的肿物，但子宫颈管壁弥漫增厚（图 7-17）。

（2）显微镜特征：依据肿瘤中腺体结构、细胞中黏液成分的多少以及其他组织结构进行组织病理学分型，其中 HPV 感染相关性浸润性腺癌分为普通型（图 7-18）和黏液型，而非 HPV

依赖性浸润性腺癌包括胃型腺癌（图 7-19）、透明细胞癌（图 7-20）和中肾型腺癌。

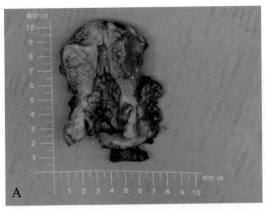 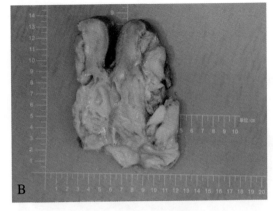

图 7-17 子宫颈浸润性腺癌大体标本

A．HPV 感染相关性浸润性腺癌，显示子宫颈管腔内布满息肉状肿瘤，质地糟脆，易出血；B．非 HPV 依赖性胃型腺癌，该例伴有双子宫双宫颈畸形，子宫颈管扩张，管壁僵硬，质地脆，其间可见大小不等的囊腔

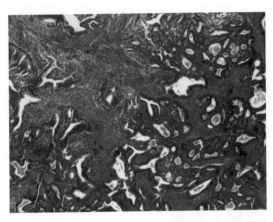 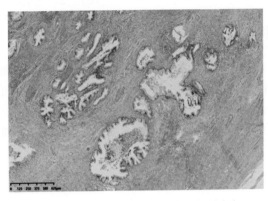

图 7-19 非 HPV 依赖性子宫颈胃型腺癌

分化好时也称为微偏性腺癌或恶性腺瘤。显微镜下观察：子宫颈管壁间质中出现一些分支状的腺体成分，这些腺体类似于正常子宫颈腺体，细胞分化较好，胞质富于黏液，但其排列紊乱，腺腔内可见乳头或上皮簇，部分细胞核有异型性

图 7-18 HPV 感染相关性子宫颈浸润性腺癌普通型

子宫颈管壁间质中可见排列紊乱的腺体浸润，腺体结构不规则，相互融合、共壁，部分腺腔内可见乳头状结构，细胞异型性明显

（三）其他少见类型的子宫颈肿瘤

1．子宫颈神经内分泌肿瘤 女性生殖系统的神经内分泌肿瘤推荐采用胃肠道神经内分泌肿瘤的分类方法，将其分为低级别神经内分泌肿瘤和高级别神经内分泌癌，发生在子宫颈的神经内分泌肿瘤绝大部分与 HPV 感染相关。

（1）低级别神经内分泌肿瘤：在子宫颈极为少见，包括类癌及非典型类癌。

（2）高级别神经内分泌癌：大体观察，常常在子宫颈形成肿块，表面出现坏死及溃疡。显微镜下观察，依据细胞形态分为小细胞癌和大细胞癌。

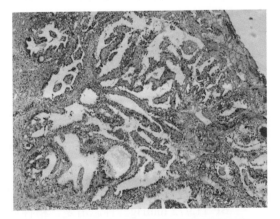

图 7-20 非 HPV 依赖性子宫颈透明细胞癌

子宫颈黏膜下可见排列紊乱的腺体，腺上皮细胞胞质透亮，细胞核有异型性，突入腺腔

小细胞癌是子宫颈神经内分泌肿瘤中最常见的类型，这一型肿瘤类似于肺的小细胞癌，细胞呈短梭形或卵圆形，核质比高，核分裂象易见（> 10 个 /10HPF），常可见坏死（图 7-21A），免疫组化染色常显示神经内分泌标记阳性（图 7-21B），Ki-67 指数高。这一肿瘤的预后很差，文献报道子宫颈小细胞癌患者 5 年生存率仅为 14% ～ 39%。

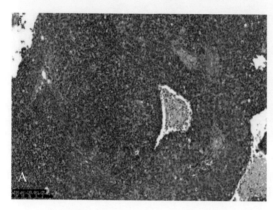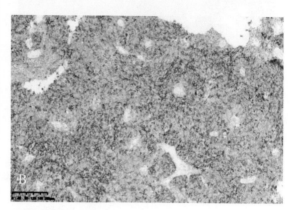

图 7-21　子宫颈小细胞神经内分泌癌

A. 苏木精 - 伊红（HE）染色显示肿瘤细胞呈短梭形，细胞排列密集，核质比高；B. 免疫组化染色，肿瘤细胞胞质呈现突触素阳性

2．其他　上皮源性肿瘤包括腺鳞癌、基底细胞样癌等；间叶性肿瘤包括平滑肌瘤、平滑肌肉瘤、横纹肌肉瘤以及腺泡状软组织肉瘤；子宫颈还可以发生子宫颈上皮和间叶混合性肿瘤，包括腺纤维瘤、腺肌瘤、不典型息肉样腺肌瘤、腺肉瘤以及癌肉瘤等。其他更为罕见的肿瘤包括色素性、生殖细胞、滋养细胞、淋巴组织和继发性恶性肿瘤等。

（沈丹华）

第三节　子宫颈相关疾病

一、子宫颈炎性疾病

宫颈炎是妇科常见疾病之一，包括子宫颈阴道部炎症及子宫颈管黏膜炎症。因子宫颈阴道部鳞状上皮与阴道鳞状上皮相延续，阴道炎症均可引起子宫颈阴道部炎症。由于子宫颈管黏膜上皮为单层柱状上皮，抗感染能力较差，易发生感染。临床多见的宫颈炎是急性子宫颈管黏膜炎，若急性宫颈炎未经及时诊治或病原体持续存在，可导致慢性宫颈炎。

（一）急性宫颈炎

案例7-2

某患者，女性，28 岁。因"白带增多，腰骶部坠痛 1 周"入院。患者于 1 周前无明显诱因出现白带增多，白带呈脓性，伴腰骶部及下腹部坠痛，曾自行腹部热敷，效果不佳，来院就诊。既往身体健康。体格检查：T 36.3 ℃，P 82 次 / 分，R 18 次 / 分，BP 115/75 mmHg。神志清楚，精神尚可，体检配合。妇科检查：外阴发育正常，阴道通畅，分泌物增多，呈脓性，子宫颈充血、水肿、压痛明显。初步诊断：急性宫颈炎。

案例7-2解析

案例7-2（续）

问题：

1. 诊断依据是什么？
2. 应如何治疗？

急性宫颈炎（acute cervicitis）指子宫颈发生急性炎症，包括局部充血、水肿、上皮变性、坏死，黏膜、黏膜下组织、腺体周围见大量中性粒细胞浸润，腺腔中可有脓性分泌物。急性宫颈炎可由多种病原体引起，也可由物理因素、化学因素刺激或机械性子宫颈损伤、子宫颈异物伴发感染所致。

【病因及病原体】

性传播疾病病原体：淋病奈瑟球菌及沙眼衣原体，主要见于性传播疾病的高危人群。内源性病原体：部分宫颈炎的发病与细菌性阴道病病原体、生殖支原体感染有关，但也有部分患者的病原体尚不清楚。沙眼衣原体及淋病奈瑟球菌均感染子宫颈管柱状上皮，沿黏膜面扩散引起浅层感染，病变以子宫颈管明显。除子宫颈管柱状上皮外，淋病奈瑟球菌还常侵袭尿道移行上皮、尿道旁腺及前庭大腺。

【临床表现】

大部分患者无症状，有症状者主要表现为阴道分泌物增多，呈黏液脓性，阴道分泌物刺激可引起外阴瘙痒及灼热感。此外，可出现经间出血、性交后出血等症状，若合并尿路感染，可出现尿急、尿频、尿痛。妇科检查见子宫颈充血、水肿、黏膜外翻，有黏液脓性分泌物附着，甚至从子宫颈管流出，子宫颈管黏膜质脆，容易诱发出血，若为淋病奈瑟球菌感染，因尿道旁腺、前庭大腺受累，可见尿道口和阴道口黏膜充血、水肿以及多量脓性分泌物。

【诊断】

出现两个特征性体征之一、显微镜检查子宫颈或阴道分泌物白细胞增多，可做出急性宫颈炎的初步诊断。宫颈炎诊断确立后，需进一步做沙眼衣原体和淋病奈瑟球菌检测。

1. 两个特征性体征中一个或两个同时具备　①于子宫颈管或子宫颈管棉拭子标本上，肉眼见到脓性或黏液脓性分泌物；②用棉拭子擦拭子宫颈管时，容易诱发子宫颈管内出血。

2. 白细胞检测　子宫颈管分泌物或阴道分泌物中白细胞增多，后者需排除引起白细胞增多的阴道炎症。①子宫颈管脓性分泌物涂片革兰氏染色，中性粒细胞＞30个/HPF；②阴道分泌物湿片检查白细胞＞10个/HPF。

3. 病原体检测　应进行沙眼衣原体和淋病奈瑟球菌检测。检测有无细菌性阴道病及滴虫阴道炎，检测方法详见阴道炎章节。

若宫颈炎进一步加重，可导致上行感染，因此对宫颈炎患者应注意有无上生殖道感染。

【治疗】

治疗原则是力求彻底清除病原体，以免进展成为慢性宫颈炎。治疗方法主要为抗生素药物治疗。可根据不同情况采用经验性抗生素治疗及针对病原体的抗生素治疗。淋菌性宫颈炎推荐的首选药物为头孢曲松（头孢三嗪），备用药物有大观霉素（壮观霉素）、青霉素、氧氟沙星、左氧氟沙星、依诺沙星等，治疗时需同时加服多西环素（强力霉素）。沙眼衣原体性宫颈炎推荐的首选药物为阿奇霉素或多西环素，备用药物有盐酸米诺环素（美满霉素）、氧氟沙星、红霉素等。当急性宫颈炎出现大量脓性分泌物时，应根据药敏试验选择抗生素进行治疗。假丝酵母菌和滴虫性宫颈炎的治疗方法同阴道炎的治疗方法。

（赵　超）

（二）慢性宫颈炎

案例7-3

某患者，女性，40 岁。白带增多同时伴有腰部酸痛半年。患者于半年前出现白带增多，并且伴有腰部酸痛。既往身体健康。体格检查：T 36.7 ℃，P 80 次 / 分，R 20 次 / 分，BP 110/70 mmHg，全身体格检查无异常。妇科检查：外阴发育正常，子宫颈肥大、轻度糜烂，白带增多，子宫颈充血、黏膜光滑，子宫大小正常，双侧附件（−）。初步诊断：慢性宫颈炎。

问题：

1．诊断依据是什么？

2．应该如何治疗？

慢性宫颈炎（chronic cervicitis）指子宫颈间质内有大量淋巴细胞、浆细胞等慢性炎症细胞浸润，可伴有子宫颈腺上皮及间质的增生和鳞状上皮化生。慢性宫颈炎可由急性宫颈炎迁延而来，也可为病原体持续感染所致，病原体与急性宫颈炎相似。

【临床表现】

慢性宫颈炎多无症状。少数患者可有持续反复发作的阴道分泌物增多，呈淡黄色或脓性，性交后出血，经间出血，偶有分泌物刺激引起外阴瘙痒或不适。妇科检查可发现黄色分泌物覆盖子宫颈口或从子宫颈口流出，或在糜烂样改变的基础上同时伴有子宫颈充血、水肿、脓性分泌物增多或接触性出血，也可表现为宫颈息肉或子宫颈肥大。

【诊断与鉴别诊断】

根据临床表现，可初步做出慢性宫颈炎的诊断，但应注意将妇科检查所发现的阳性体征与子宫颈的常见病理生理改变进行鉴别。

（1）子宫颈柱状上皮异位和子宫颈鳞状上皮内病变（squamous intraepithelial lesion，SIL）。

知识拓展

子宫颈柱状上皮异位

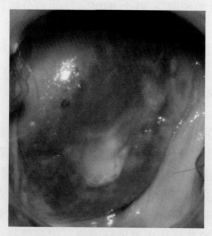

宫颈糜烂（cervical erosion）是指子宫颈外口处的子宫颈阴道部外观呈细颗粒状的红色区域，是一种临床征象。目前"宫颈糜烂"作为慢性宫颈炎的诊断术语已不再使用。

子宫颈柱状上皮异位（图 7-22）是生理性变化：女性进入青春期后，受卵巢激素影响，子宫颈柱状上皮外移异位至子宫颈管外口，即子宫颈阴道部，由于柱状上皮菲薄，异位的柱状上皮呈红色，成为生理性糜烂改变。生理性柱状上皮异位多见于青春期及生育期妇女雌激素分泌旺盛者、口服避孕药者或孕妇。

图 7-22　子宫颈柱状上皮异位

当有 HPV 持续感染，子宫颈鳞状上皮内病变（CIN）、早期子宫颈癌时，子宫颈也可呈糜烂样改变，此时需要通过子宫颈细胞学检查或 HPV 检测除外子宫颈癌前病变和子宫颈癌。当宫颈炎时，子宫颈黏膜充血、水肿，也会呈糜烂样改变，此时需要治疗炎症后再行子宫颈癌筛查。

（2）子宫颈腺囊肿（Naboth cyst）：绝大多数情况下是子宫颈的生理性变化。子宫颈转化区内鳞状上皮取代柱状上皮的过程中，新生的鳞状上皮覆盖子宫颈腺管口或深入腺管，将腺管口阻塞，导致腺体分泌物引流受阻，潴留形成囊肿。子宫颈局部损伤或子宫颈慢性炎症使腺管口狭窄，也可导致子宫颈腺囊肿（图 7-23）形成。镜下见囊壁被覆单层扁平、立方或柱状上皮。浅部的子宫颈腺囊肿检查见子宫颈表面突出单个或多个青白色小囊泡，容易诊断。子宫颈腺囊肿通常无须处理。但深部的子宫颈腺囊肿，子宫颈表面无异常，表现为子宫颈肥大，应与子宫颈腺癌相鉴别。

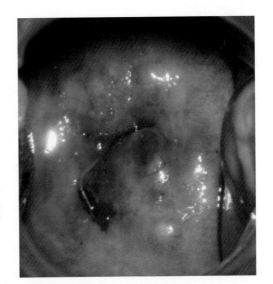

图 7-23 子宫颈腺囊肿

【治疗】

1. 慢性子宫颈管黏膜炎　对于持续性子宫颈管黏膜炎症，需了解有无沙眼衣原体及淋病奈瑟球菌的再次感染、性伴侣是否已进行治疗、阴道微生物群失调是否持续存在，针对病因给予治疗。

2. 宫颈息肉　行息肉摘除术，术后将切除的息肉送组织学检查。

3. 子宫颈肥大　一般无须治疗。

（赵　超）

二、子宫颈上皮内病变

子宫颈癌的筛查是子宫颈癌的二级预防。目前已知高危型 HPV 感染是引起子宫颈癌发病的主要因素。子宫颈癌发生、发展的特点是要经历癌前病变的阶段，从 HPV 感染到子宫颈癌前病变，再到子宫颈癌，需要 10～20 年时间。因此，癌前病变阶段是进行子宫颈癌防癌筛查的最重要的阶段。在癌前病变阶段，通过子宫颈病变规范化诊断三阶梯流程确诊有无癌前病变或早期子宫颈癌。第一阶梯，细胞学和（或）高危型 HPV 检测初筛；第二阶梯，对筛查异常者进行阴道镜检查；第三阶梯，阴道镜下对子宫颈异常部位取活检，进行组织病理学检查，最后确诊。

【子宫颈癌的筛查】

子宫颈癌筛查的方法主要有：①子宫颈细胞学检查；②高危型 HPV 检测，包括分型和不分型检测；③细胞学检查和高危型 HPV 检测联合应用筛查，又称为"联合筛查"或"双筛"。

1. 子宫颈细胞学检查　取子宫颈脱落细胞，经固定、染色、制片，通过显微镜观察细胞形态学的变化，可做出初步诊断。

细胞学的优点是取材方便、无创、简便易行、特异性好。不足之处是敏感性不足，存在假阴性，漏诊率为 20% 以上。另外，应特别注意的是，当位于子宫颈管内的腺上皮异常时，易漏诊。

2. 高危型 HPV 检测　通过在子宫颈取材，用分子生物学方法检测高危型 HPV。其优点是比细胞学检出子宫颈癌和癌前病变的敏感性高，大约90%以上的子宫颈癌高危型HPV呈阳性。高危型HPV阳性提示可能存在子宫颈病变。其不足是一些HPV阳性者仅为HPV一过性感染，并未发生病变，易出现过度诊断。另外，值得注意的是，少部分子宫颈癌和癌前病变是高危型HPV非依赖型，因此在筛查时要注意。

3．子宫颈癌筛查结果异常　包括细胞学筛查结果异常、高危型HPV阳性，要进一步行阴道镜检查。

知 识 拓 展

子宫颈癌筛查方法的现状与进展

1．细胞学筛查　自20世纪40年代就确立以子宫颈脱落细胞巴氏染色法作为子宫颈癌的筛查方法，以后逐渐规范，在发达国家，这种方法降低了子宫颈癌的死亡率，但也发现有20%左右的漏诊率，虽然在20世纪末采用液基细胞学和子宫颈细胞学贝塞斯达报告系统（TBS）提高了细胞学的筛查水平，但灵敏性依然不足。TBS将细胞学分为：鳞状上皮细胞异常，包括诊断意义不明的不典型鳞状上皮细胞（ASC-US）和不除外高度鳞状上皮内病变的不典型鳞状细胞（ASC-H），低度鳞状上皮内病变（LSIL），高度鳞状上皮内病变（HSIL），鳞癌。腺上皮细胞的异常（AGC）包括无具体指定的不典型腺上皮细胞和倾向瘤变的不典型腺上皮细胞、原位腺癌、腺癌。因为细胞学筛查影响因素很多，首先是取材环节，然后是固定和染色、制片的过程。因此，为减少细胞学筛查的假阴性率，筛查前要对妇产科医师进行培训，讲解筛查的重要性和取材的方法。在细胞学取材的时候，一定要充分暴露子宫颈，在直视下取材，不能遗漏子宫颈的转化区，因为转化区是子宫颈癌和癌前病变的好发部位。取材时尽量避开月经期；在有急性阴道炎症的时候，最好在控制感染后再取材。取材后要及时固定，以避免细胞在空气中干燥，从而成为假阴性。

2．高危型HPV检测　20世纪末，人们发现人乳头瘤病毒（HPV）感染是导致子宫颈癌发病的主要原因后，以高危型HPV作为子宫颈癌初筛方法得到广泛应用。其优点是筛查率的敏感性高达90%。特别是70%的子宫颈癌与HPV-16和HPV-18高危亚型相关，筛查结果为HPV-16和HPV-18应立即转行阴道镜检查。

高危型HPV检测方法除DNA检测外，还包括mRNA检测。高危型HPV持续性感染是子宫颈癌的病因，但是大部分HPV感染都能被机体自身清除掉，仅有极少数感染者有可能发展至子宫颈癌。要对广大妇女积极开展宣传教育，让广大妇女更多地了解子宫颈癌的危害，以及如何进行子宫颈癌筛查和为什么要做子宫颈癌筛查。在门诊的临床工作中，也要注重子宫颈癌筛查的宣传教育，重视机会性筛查。机会性筛查是对子宫颈癌筛查覆盖面不足的补充。为了确保子宫颈细胞学、高危型HPV检测能够规范、有质量地开展，子宫颈细胞学和高危型HPV检测都需要进行严格的质控，人员经培训和考核后上岗。

3．细胞学和高危型HPV检测联合筛查　是最有效的筛查方法，具有较高的敏感性，但因价格贵，多用于医院机会性筛查者。

当前，鉴于高危型HPV检测敏感性高，由仪器操作，标准统一，已有越来越多的国家采用高危型HPV检测作为初筛。

L187a
案例7-4解析

案例7-4

某患者，女性，31 岁，G2P0。1 个月前参加单位组织的子宫颈癌筛查，细胞学未见异常，HPV 检测 16 亚型阳性，经转行阴道镜检查，诊断为低级别上皮内病变，经多点活检病理证实 HSIL（CIN2）。既往未行子宫颈癌筛查，未接种过 HPV 疫苗。

问题：

1. 本病例处理原则是什么？

2. 患者尚未生育，要求保守观察，是否可行？

【子宫颈上皮内病变/宫颈上皮内瘤变的处理原则】

诊断和治疗子宫颈癌前病变，是减少子宫颈浸润癌的发病率及病死率的有效方法。子宫颈癌前病变包括高级别子宫颈鳞状上皮内病变（HSIL）及原位腺癌（AIS）。

1. 低级别子宫颈鳞状上皮内病变（LSIL/CIN 1）的管理　原则上无须治疗，临床观察。

2. 高级别子宫颈鳞状上皮内病变（HSIL/CIN2、HSIL/CIN3）的管理　应根据患者的年龄、生育要求、转化区类型、病变范围以及向颈管内延伸程度、活检病理类型、级别等选择。

常用治疗方法包括切除性治疗及消融性治疗。治疗方法的选择应规范化、个体化，应在阴道镜指导下选择。对于阴道镜下转化区完全可见者，可选择切除性治疗或消融性治疗，但对阴道镜下转化区不完全可见者，应选择切除性治疗，子宫全切术不应作为 HSIL 的首选治疗。

（1）切除性治疗：包括环形电切术（LEEP）[也称为大环电切术（LLETZ）]、针状电极电切术/异型电极电切术、冷刀锥切术（CKC）、激光锥切术等。由于其可获得可用于进一步组织病理学诊断的标本，目前已成为子宫颈癌前病变诊断和治疗的常用方法，其适应证包括：存在细胞学证据（HSIL、"AGC 倾向瘤变"、AIS 或癌）、阴道镜与组织学的诊断不一致；子宫颈管取材阳性（HSIL）；细胞学或阴道镜提示可疑浸润癌，但阴道镜下活检组织学未证实；细胞学或阴道镜活检组织学提示原位腺癌（AIS）；阴道镜活检组织学提示可疑微小浸润鳞状细胞癌；阴道镜检查不满意，特别是细胞学为高级别病变或子宫颈组织活检为 HSIL；HSIL 治疗后病变持续存在或复发等。

（2）消融性治疗：包括冷冻、冷凝、激光、电凝等。其优点是操作简单，无须麻醉，可在门诊进行；但因无法获得可用于进一步组织病理学诊断的标本而限制其使用。建议年轻、病变全部局限于子宫颈表面，未扩展至子宫颈管的 CIN2、细胞学及组织病理学结果间无明显差异、细胞学与阴道镜及病理学检查无子宫颈浸润癌证据、细胞学及组织病理学未提示子宫颈腺体的不典型增生、子宫颈管取样病理未见异常者选用。

案例7-5

某患者，女性，36 岁，G3P1，子宫颈癌筛查细胞学 AGC，HPV 检测 18 亚型阳性，转行阴道镜检查，诊断为转化区 3 型，阴道镜未见异常，经子宫颈管黏膜搔刮术（ECC），病理提示 HSIL（CIN3），AIS。既往 3 年前曾行子宫颈癌筛查，自述细胞学未见异常，未行 HPV 检测。未接种过 HPV 疫苗。

问题：

1. 下一步的处理原则是什么？

2. 患者尚未生育，是否可行保留生育管理？

L188a
案例7-5解析

3. 原位腺癌的管理原则　子宫颈原位腺癌（AIS）也称为高级别腺上皮内瘤变（HG-CGIN），目前认为是子宫颈浸润性腺癌的前驱病变，与 HPV 感染关系密切，特别是 16、18 亚型感染，50% 合并有鳞状细胞病变。发病率近年有升高趋势，发病的中位年龄为 30～39 岁，多数患者无症状，少数患者出现异常阴道出血。随着子宫颈癌筛查的覆盖率的增加，子宫颈鳞状上皮癌前病变及子宫颈浸润癌的发病率有下降趋势，但腺上皮病变的癌前病变及浸润癌的发病率无明显下降。子宫颈腺上皮病变的早期发现同样依赖于筛查，但常规细胞学筛查对腺上皮异常的检出敏感性差，由于病变有可能位于子宫颈管深部或位于腺体隐窝，而且可有多灶性，跳跃式病灶，阴道镜下可能无特异性改变，诊断依赖于宫颈锥切术后的病理结果。

（1）AIS 的诊断：对于阴道镜下多点活检或 ECC 病理提示的原位腺癌，或细胞学结果为 AGC-FN、AIS 者，虽经阴道镜检查 + 活检病理结果病变程度 ≤ LSIL，也建议行诊断性宫颈锥切术，进一步明确 AIS 诊断，除外浸润癌。

（2）AIS 的治疗：对于经宫颈锥切术后病理确诊为 AIS 者，子宫全切术是对无须保留生育功能者的根治性治疗方法。对于切缘阳性或残余颈管 ECC 阳性者，建议行再次宫颈锥切术明确诊断。

（3）子宫全切术术后随访：建议前 3 年每年进行一次细胞学 +HPV 检测，均为阴性者可改为每 3 年进行一次细胞学 +HPV 检测，持续 25 年。

（4）对于有生育要求的 AIS 患者的管理：年轻希望保留生育功能者，必须经宫颈锥切术明确诊断，且切缘阴性，同时有保留生育的愿意，并能够遵守随访者，方可选择保留生育的管理；经多次切除手术后不能达到切缘阴性者，不建议行保留生育的管理；对于接受保留生育管理者，在随访监测期间 HPV 始终阴性，已经完成生育者，可选择子宫全切术或继续随访。随访期间 HPV 阳性者，完成生育后，建议行子宫全切术。

（5）保留生育功能的 AIS 患者的随访：前 3 年建议每 6 个月进行一次细胞学联合 HPV 检测 + 子宫颈管取样，然后每年进行一次，至少 2 年，直至子宫全切术后；对于在前 5 年随访监测持续阴性者，可将随访间隔延长至每 3 年一次。

4. 子宫颈癌前病变治疗后的长期监测　子宫颈癌前病变治疗后虽然降低了其子宫颈癌的风险，但仍有 5%～10% 的病变残留 / 复发风险，尤其是在切缘阳性女性；子宫颈癌风险是普通女性的 2～4 倍；其 HPV 相关肿瘤风险（如外阴癌及癌前病变、阴道癌及癌前病变、肛门癌及癌前病变的风险）明显增高，治疗后应长期随访，至少 25 年。建议第一次随访在术后 6 个月，行细胞学联合 HPV 检测，如任一结果阳性，应转行阴道镜检查；结果为双阴性者，建议每 12 个月再次复查细胞学联合 HPV 检测。如果连续 3 年均阴性，可延长至每 3 年复查一次，持续 25 年以上。

5. 子宫颈癌前病变治疗后病变残留 / 复发者的管理　随访监测过程中发现有 HSIL 及以上病变残留 / 复发者，建议行重复性切除术；不能进行重复性切除或不愿接受再次切除者可行子宫全切术。

（耿　力　毕　蕙）

三、子宫颈癌

案例7-6

某患者，女性，40 岁，G3P2。偶有性生活后阴道少量出血，近 2 个月不规则阴道出血，伴白带增多，从未接受过子宫颈癌筛查。来院就诊。妇科检查：外阴（–），阴道少量血迹，子宫颈上唇可见重度糜烂样改变，下唇呈菜花状 2 cm，质地脆，有接触性出血，子宫及双附件无异常，双侧主骶韧带区增厚。血清学鳞状细胞癌抗原（SCC）3 ng/ml。阴道镜检查阴道穹未侵犯，活检病理学检查子宫颈鳞状细胞癌中分化。诊断为：子宫颈鳞状细胞癌 Ⅰ BG2。

问题：

1．还需要做哪些检查？

2．本病的处理原则是什么？

案例7-6参考答案

【流行病学】

子宫颈癌（cervical cancer）是妇女最常见的恶性肿瘤之一，全球每年约有 50 万新发病例，死亡 30 万例，其中鳞状上皮癌占 95% 以上，腺癌及腺鳞癌约占 5%，但近年来发现子宫颈腺癌的发生率明显增加。其他少见的腺癌组织类型还有神经内分泌腺癌、透明细胞癌、乳头状浆液性癌、微偏腺癌等。

【病因】

目前已经明确子宫颈癌是由人乳头瘤病毒（human papilloma virus，HPV）感染所致。人乳头瘤病毒在自然界广泛存在，主要侵犯人体皮肤和黏膜，导致不同程度的增生性病变。目前发现的 HPV 超过 100 种亚型。依据 HPV 对皮肤黏膜的致病性，将其分为低危型和高危型。高危型包括 16、18、31、33、35、39、51、52、56、58 等。低危型包括 6、11、40、42、43、44、54、81、CP6108 等。低危型 HPV 常在良性或低级别子宫颈病变中检测到，较少存在于癌灶中。通常只有持续性的 HPV 感染才会发展成为不同级别的宫颈上皮内瘤变（cervical intraepithelial neoplasia，CIN）或子宫颈癌。另外，也有资料显示，子宫颈癌的发生也可能与下列因素有关，如早婚、早育、多产、性生活紊乱、性卫生不良、有高危性伴侣等。

【组织发生与发展】

1．正常子宫颈上皮的生理　子宫颈上皮由子宫颈阴道部鳞状上皮与子宫颈管柱状上皮共同组成，两者交接部在子宫颈外口，称为原始鳞 - 柱状交接部或鳞柱交界。但此交接部并非恒定，当新生女婴在母体内受到婴儿胎盘单位分泌的高雌激素影响时，柱状上皮向外扩展，占据一部分子宫颈阴道部。当幼女期来的雌激素作用消失后，柱状上皮退至子宫颈管内。青春期和生育期，尤其是妊娠期雌激素增多，使柱状上皮又外移至子宫颈阴道部。绝经后雌激素水平低落，柱状上皮再度移至子宫颈管。这种随体内雌激素水平变化而移位的鳞 - 柱状交接部称为生理性鳞 - 柱状交接部。在原始鳞柱状交接和生理性鳞 - 柱状交接部间所形成的区域，称为移行带。在移行带形成的过程中，其表面被覆的柱状上皮逐渐被鳞状上皮所替代。

2．鳞状上皮化生（squamous metaplasia）和鳞状上皮化（squamous metplizationa）　前者为当鳞 - 柱状交接部位于子宫颈阴道部时，暴露于阴道的柱状上皮受阴道酸性环境影响，移行带区柱状上皮下未分化储备细胞开始增生，并逐渐转化为鳞状上皮。继之柱状上皮脱落，被复层鳞状上皮替代。此过程称为鳞状上皮化生。化生的鳞状上皮可分化为成熟的角化细胞，但一般均大小、形态正常一致。圆形和大的成熟鳞状细胞无明显表、中、底三层之分，也无核深染、异型性或异常分裂象。化生的鳞状上皮既不同于子宫颈阴道部的正常鳞状上皮，又不同于 CIN。镜检时可见到化生鳞状上皮和宫颈阴道部正常鳞状上皮，为两者的分界线。子宫颈管腺上皮也可发生鳞状上皮化生而形成鳞化腺体。

子宫颈阴道部鳞状上皮直接长入柱状上皮与其基底膜之间。支持柱状上皮完全脱落而被鳞状上皮替代，称为鳞状上皮化，多见于子宫颈糜烂愈合过程中。愈合后的上皮与子宫颈阴道部的阴道部上皮没有区别。鳞状上皮化和鳞状化生难以区别，由于临床意义不大，现在病理上很少使用。

3．子宫颈浸润癌的形成　当子宫颈上皮过度活跃，伴有一些外来致癌物刺激，或 CIN 继续发展，异型细胞突破上皮下基底膜，累及间质时，则形成子宫颈浸润癌。

4．子宫颈癌的转移途径　子宫颈癌的转移途径以直接蔓延及淋巴结转移为主，血行转移较少见。

【临床分期】
子宫颈癌临床分期采用 FIGO 2018 年分期（表 7-2）。

【临床表现】
早期子宫颈癌常无症状，也无明显体征。与慢性宫颈炎无区别，有时甚至见子宫颈光滑，尤其是老年妇女子宫颈有萎缩者，有些子宫颈癌患者病灶位于子宫颈管内。子宫颈阴道部外观正常，易被忽略而漏诊和误诊。患者一旦出现症状，主要表现为：

（1）阴道流血：年轻患者常表现为接触性出血，性生活、妇科检查后出血。出血量可多可少，根据病灶大小、侵及间质内血管情况而异。早期出血量少，晚期病灶较大，可表现为大量出血。一旦侵蚀较大血管，可能引起致命性大出血。年轻患者也可表现为经期延长、月经量增多等。老年患者常主诉绝经后不规则阴道出血。一般外生性癌出血较早，出血量也较多；内生性癌出血较晚。

（2）阴道排液：表现为阴道分泌物增多，可为血性，稀薄如水样或米泔样，晚期因癌组织破溃组织坏死，有腥臭味。继发感染有大量脓性或米汤样恶臭白带排出。

【治疗】
早期子宫颈癌首选手术治疗，局部晚期子宫颈癌（ⅠB3 和ⅡA 期）因肿瘤体积较大，应根据具体情况采用同步放化疗或手术治疗，ⅡB 期及以上分期病例首选同步放化疗。

1．手术治疗　适应证：ⅠA～ⅡA 期患者，无严重内、外科合并症，无手术禁忌证。还需根据患者全身情况判断是否能够耐受手术。肥胖患者需根据术者经验及体重指数决定治疗手段。

（1）手术范围：ⅠA1 期采用筋膜外子宫全切术；ⅠA2 期采用改良根治性子宫切除术（次广泛子宫切除术）；ⅠB～ⅡA 期采用根治性子宫切除术（广泛子宫全切术）及盆腔淋巴结切除术。

（2）手术治疗的优点：可以在术中进行全面的盆腹腔探查，有助于明确临床分期与手术病理分期的差异，根据具体情况进行个体化治疗。子宫颈鳞状细胞癌年轻患者，卵巢正常时还可以保留卵巢。为避免术后发现有高危因素补充放射治疗影响卵巢功能，可以在术中将卵巢向上悬吊，避开放射区域。

（3）手术治疗的缺点：手术有一定的风险，包括术中大血管损伤出血、输尿管损伤及其他脏器损伤、切口疝、神经损伤、阴道缩短影响性生活等。

2．放射治疗　可用于所有期别的大多数患者，无论年龄、体形、是否有合并症。目前同时应用化疗使放疗增敏，与单独放疗相比改善了无疾病进展和总体生存率。ⅡB 期以后的子宫颈癌大多数采用放射治疗，包括腔内及体外照射两方面。早期病例以腔内放疗为主，体外照射为辅；晚期病例则以体外照射为主，腔内放疗为辅。腔内照射有助于控制局部病灶，体外照射用

知识拓展

表 7-2　子宫颈癌临床分期（FIGO，2018）

FIGO 分期 [a]	描述
Ⅰ期	癌灶严格局限于子宫颈（扩散至子宫体，不改变分期）
ⅠA	仅在显微镜下诊断的浸润癌，所测量的间质浸润深度 < 5 mm [b]
ⅠA1	所测量间质浸润深度 < 3 mm
ⅠA2	所测量间质浸润深度 ≥ 3 mm，< 5 mm
ⅠB	所测量最大间质浸润深度 ≥ 5 mm 的浸润癌（病变范围超过 ⅠA 期），病灶仍局限于子宫颈
ⅠB1	间质浸润深度 ≥ 5 mm，病灶最大径线 < 2 cm 的浸润癌
ⅠB2	病灶最大径线 ≥ 2 cm，< 4 cm 的浸润癌
ⅠB3	病灶最大径线 ≥ 4 cm 的浸润癌
Ⅱ期	子宫颈癌侵犯超出子宫，但未扩散到阴道下 1/3 或骨盆壁
ⅡA	累及阴道上 2/3，无宫旁浸润
ⅡA1	癌灶最大径线 < 4 cm
ⅡA2	癌灶最大径线 ≥ 4 cm
ⅡB	有宫旁浸润，但未达骨盆壁
Ⅲ期	癌累及阴道下 1/3，和（或）扩散到骨盆壁，和（或）导致肾积水或无功能肾，和（或）累及盆腔和（或）腹主动脉旁淋巴结
ⅢA	癌累及阴道下 1/3，未扩散到骨盆壁
ⅢB	癌扩散到骨盆壁，和（或）导致肾积水或无功能肾（除外明确其他原因所致）
ⅢC	盆腔和（或）腹主动脉旁淋巴结受累，无论肿瘤的大小与范围，采用 r（影像学）还是 p（病理学）标记 [c]
ⅢC1	只有盆腔淋巴结转移
ⅢC2	腹主动脉旁淋巴结转移
Ⅳ期	癌已扩散超出真骨盆（泡状水肿不分为Ⅳ期）或已累及膀胱或直肠黏膜（活检证实）
ⅣA	扩散至邻近的盆腔器官
ⅣB	远处转移

说明：当有疑问时，应归入较低的分期。

a.　所有分期均可用影像学和病理学资料来补充临床发现，评估肿瘤大小和扩散程度，形成最终分期；

b.　淋巴脉管间隙（LVSI）浸润不改变分期，浸润宽度不再作为分期标准；

c.　对用于诊断Ⅲ C 期的证据，需注明所采用的方法是 r（影像学）还是 p（病理学）。例如，若影像学显示盆腔淋巴结转移，分期为Ⅲ C1r；若经病理学证实，分期为Ⅲ C1p。所采用的影像学类型或病理技术需始终注明。

于治疗盆腔淋巴结及宫旁组织等处的病灶。放疗并发症有放射性肠炎和膀胱炎。目前采用的子宫颈调强适形放射治疗技术既使病灶区的剂量增加，又使晚期放疗并发症大为减少。

3．化疗　是全身治疗，主要用于晚期或复发转移的患者，或作为放疗的增敏治疗。近年来，也有采用化疗作为手术后有复发高危因素患者的辅助治疗，以及局部巨块肿瘤的新辅助化疗。常用的化疗药物有铂类、博来霉素、环磷酰胺、异环磷酰胺、长春新碱、氟尿嘧啶等。化疗可采用静脉途径，也可采用子宫动脉插管化疗。

【预后】

子宫颈癌的预后与临床期别、病理类型及治疗方法有关。早期患者手术与放疗效果相近。腺癌放疗效果不如鳞状细胞癌。淋巴结无转移者预后好。晚期病例的主要死因包括肿瘤压迫双侧输尿管引起尿毒症；侵犯大血管引起出血；局部或全身感染；恶病质、转移或全身衰竭死亡。手术与放疗效果相近，腺癌放疗效果不如鳞状细胞癌，淋巴结无转移者预后好。

【随访】

子宫颈癌患者治疗结束后应定期随访，出院后 1 个月随访，以后每隔 2 ～ 3 个月复查一次。出院后第 2 年每 3 ～ 6 个月复查一次，以后每半年复查一次。第 6 年开始每年复查一次。随访内容除临床常规妇科检查外，需行阴道残端细胞学和 HPV 检查，子宫颈鳞状细胞癌查血清鳞状细胞癌抗原（SCC），必要时行胸部 X 线检查。

【早期筛查、诊断方法及鉴别诊断】

1. 筛查的起始和终止时间　目前对于子宫颈癌筛查的起始和终止时间各国有不同的规定，绝大多数国家规定 21 岁以下，65 岁以上者，如果过去 10 年筛查结果无异常，无 CIN 病史，无须再做子宫颈癌筛查。

2. 诊断方法　目前推荐的最佳筛查方案为 HPV 联合液基细胞学检查。对子宫颈癌筛查异常的患者，应进行阴道镜检查，如可疑子宫颈癌前病变或子宫颈癌，行子宫颈活组织检查以明确诊断。

3. 鉴别诊断　子宫颈癌需与宫颈炎或宫颈息肉等易引起出血的疾病进行鉴别，可通过子宫颈细胞学检查、阴道镜检查、子宫颈活检病理学检查以明确诊断。

【预防】

1. 普及防癌知识，开展性卫生教育，减少 HPV 感染。

2. 开展子宫颈癌的普查、普治。

3. 治疗子宫颈癌前病变。

4. 适时接种 HPV 疫苗。

（温宏武）

四、人乳头瘤病毒与子宫颈癌关系的研究进展

（一）HPV 亚型及其在子宫颈癌中的分布

人乳头瘤病毒（human papilloma virus，HPV）是 20 面体对称的无包膜核衣壳病毒，内部是一个环状双链 DNA 分子。HPV 是一个庞大的病毒家族，目前发现约 300 种亚型，其中约 200 种可感染人类，超过 150 种已经被完整测序，其中 40 多种易感染人体皮肤和黏膜，如生殖道、肛门及口咽部等，并可经性传播。HPV 不同亚型可根据其致病力大小分为高危亚型（high-risk HPV，HR-HPV）和低危亚型（low-risk HPV）。我国国家药品监督管理局根据 WHO 国际癌症研究机构（IARC）的建议，常见的 HR-HPV 包括 13 种（16、18、31、33、35、39、45、51、52、56、58、59、68），将 HPV-26、53、66、73、82 定为中危型 HPV，主要感染人类的黏膜，包括子宫颈上皮、阴道黏膜、口腔黏膜等，可引起子宫颈癌前病变、子宫颈癌及外生殖器癌等。常见的低危亚型（6、11、42、43、44）与生殖道、肛周疣（尖锐湿疣、扁平疣等）有关，研究发现，90% 以上的生殖道尖锐湿疣与 HPV-6 或 HPV-11 有关。

目前已明确 HR-HPV 的持续性感染是子宫颈癌（cervical cancer，CC）的最关键高危因素，导致了 95% ～ 99% 的子宫颈癌。而其中尤以 16、18 型最危险。研究发现，60.5% 的子宫颈癌组织中有 HPV-16 亚型感染，证明其导致了半数以上的子宫颈癌；其次是 HPV-18 亚型，导致了

16.5% 的子宫颈癌，这两种亚型导致了超过 70% 的子宫颈癌。2010 年一项世界范围内的研究总结了来自全球各大洲超过 1 万多例的子宫颈癌患者的样本检测，HPV-16 和 HPV-18 亚型阳性率占 71%，其次为 HPV-31、HPV-33、HPV-35、HPV-45、HPV-52、HPV-58 亚型，这 8 种亚型累计占 91%。此外，在 470 例腺癌中，HPV-16 和 HPV-18 和 HPV-45 亚型阳性比率为 94%。

（二）HPV 基因组

HPV 基因组约 8000 bp，包含不编码蛋白的长调控区（LCR），编码 L1 和 L2 两种晚期蛋白（衣壳蛋白），6 种"早期蛋白"（E1、E2、E4、E5、E6、E7），E2 编码的蛋白可抑制 E6 和 E7 的表达，E6 和 E7 编码的蛋白可调控病毒的生长和复制。URR 区域则是病毒逆转录区域，包括控制病毒基因组复制的基因序列（图 7-24 和表 7-3）。

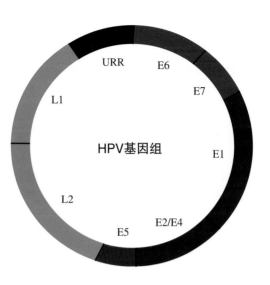

图 7-24　HPV 双链环状基因组

表 7-3　HPV 蛋白功能

HPV 病毒蛋白	蛋白的功能
E1	病毒 DNA 复制和转录
E2	病毒 DNA 复制，凋亡，抑制 E6/E7 的转录
E4	病毒 DNA 复制
E5	主要组织相容性复合体免疫识别部位
E6	降解 $p53$，改变细胞周期调节，使细胞耐受凋亡
E7	降解 pRb 基因，使细胞再进入细胞周期的 S 期，$p16$ 过度表达
L1	主要的病毒外壳蛋白
L2	次要的病毒外壳蛋白

（三）HPV 感染宿主细胞促使其癌变机制

HPV 进入宿主细胞后，其病毒 DNA 可插入并整合（integration）至人体细胞的 DNA 中来完成自我复制和病毒繁殖。HPV 整合通常出现在病毒 E1 和 E2 区，导致上调癌基因 $E6$ 和 $E7$。HPV 基因组编码的 $E6$ 和 $E7$ 基因过度表达，通过一系列途径抑制宿主的抑癌基因，如 HPV E6 降调节抑癌基因 $p53$，HPV E7 结合另一个重要的抑癌基因 pRb（retinoblastoma protein）来影响细胞周期；激活癌基因，如 c-myc 等；此外，由于病毒 DNA 的插入打断并破坏了宿主细胞基因组本身的完整性和稳定性，导致宿主细胞遗传学和表观遗传学不稳定，引起宿主细胞生物学特征改变，如逃避免疫检查，逃避凋亡，导致细胞失控的增生等，诱导上皮间质转换（epithelial-to-mesenchymal transition，EMT），进一步促进宿主细胞逐步向癌细胞转变。

（四）HPV 感染现状

HPV 的感染途径主要是性接触，任何与性活动有关的因素都是生殖道 HPV 感染的高危因素，如过早性生活、性伴侣数量多（包括性伴侣的性伴侣数量）。研究显示，虽然性行为时正确使用避孕套可降低感染 HPV 的概率，但避孕套未覆盖的部位仍可感染 HPV，因此避孕套无法完全杜绝 HPV 感染。此外，接触污染后的日常生活用品也可能感染 HPV。

HPV 感染在性活跃的年轻女性中较常见，有报道 80% 的成年女性一生中至少有过一次生殖道 HPV 感染，但大多数感染会被宿主在数月内免疫清除。研究显示，60% 的 HPV 感染者在感染后 1 年内自愈，而 90% 的感染者可在 2 年内自愈，而约 10% 的女性发展为持续感染，这些高危型 HPV 持续感染女性中少数经过 10 ~ 20 年进展为子宫颈癌。研究显示，HPV 清除率与年龄相关，年龄 < 30 岁年轻女性中，大约 80% 为一过性感染，而年龄每增加 5 岁，HPV 感染清除率则降低约 15%。我国 HPV 感染现状不容乐观，2000—2018 年统计的 25 ~ 45 岁的女性中，HPV 感染高达 19%，其主要型别为 HPV-16、HPV-52、HPV-58、HPV-53 和 HPV-18。

（五）子宫颈癌的筛查策略

目前临床 HPV 检测分为定量检测和分型检测。检测方法以杂交方法和 PCR 方法为主。我国中华预防医学会妇女保健分会制定了《子宫颈癌综合防控指南》，子宫颈癌筛查策略列于表 7-4。

表 7-4　子宫颈癌筛查策略

< 25 岁	不筛查			
%	细胞学检查	细胞学（–），每 3 年复查	ASCUS：HPV 分流	① HPV（+），阴道镜；HPV（–），3 年复查； ② 12 个月复查细胞学； ③无随访条件者，阴道镜
			> ASCUS，阴道镜	
30 ~ 64 岁	HR-HPV 检测	HPV（–），每 3 ~ 5 年复查	HPV（+）： 选择 1：细胞学分流（–），12 个月复查；> ASCUS，阴道镜； 选择 2：HPV-16/18（+），阴道镜；HPV-16/18（–），其他 HR-HPV（+），12 个月复查； 选择 3：VIA（–），12 个月复查；VIA（+），阴道镜	
	细胞学检查	细胞学（–），每 3 年复查	ASCUS：HPV 分流	① HPV（+），阴道镜；HPV（–），3 年复查； ② 12 个月复查细胞学； ③无随访条件者，阴道镜
			> ASCUS，阴道镜	
	HPV+ 细胞学联合筛查	HPV（–），细胞学（–），每 5 年复查	HPV（+），细胞学（–）： 选择 1：12 个月复查；> ASCUS，阴道镜； 选择 2：HPV-16/18（+），阴道镜；其他 HR-HPV（+），12 个月复查； HPV（+），细胞学（+）：≥ ASCUS，阴道镜 HPV（–），细胞学（+） ①高质量 ASCUS，3 年复查 HPV+ 细胞学； ②≥ LSIL，阴道镜	
	VIA 检查	VIA（–），每 2 年复查	VIA（+），阴道镜	
≥ 65 岁	如果过去 10 年筛查结果无异常，无 CIN 病史，终止筛查			

（王　悦）

五、HPV 疫苗

截至目前，HPV 持续感染仍没有有效的治疗手段。在过去的 20 年里，子宫颈癌发生率和病死率在发达国家显著下降，这归功于两方面的努力：子宫颈癌筛查计划（二级预防）和 HPV 疫苗接种（一级预防）。

HPV 疫苗（HPV vaccine）的开发采用 HPV-16 L1 基因剪接插入到蛋白表达系统中，如二价吸附疫苗（bv-HPV）采用杆状病毒；四价（qv-HPV）和九价（9v-HPV）HPV 疫苗采用酿酒酵母（saccharomyces cerevisiae）；双价疫苗 [bv-HPV（E.c）] 采用大肠埃希菌，双价疫苗 [bv-HPV（P.p）] 采用毕赤酵母，使其产生 HPV L1 衣壳蛋白，制备成具有 L1 免疫原性的疫苗，接种后诱发机体产生中和抗体对抗入侵的 HPV 病毒。由于 HPV 疫苗无病毒核酸，不含 E6/E7 DNA，不具备感染能力。在全球对适龄女性的临床试验得到很好的有效性和安全性。我国的临床试验结果表明，中国 9 ~ 45 岁女性在接种 HPV 疫苗 7 个月后，所有接种的受试者对 HPV16 或 HPV18 均有相同的免疫原反应，从 96% 到 100% 不等，9 ~ 14 岁女孩的抗体产量是成年女性的 2 ~ 3 倍。在对 18 ~ 45 岁成年女性的Ⅲ期临床试验中，二价和四价的四种疫苗对 CIN2 的疗效从 87.3% 到 100% 不等，12 个月时对 HPV 相关感染的预防达到 96% ~ 97%。临床试验表明，bv-HPV 和 qv-HPV 疫苗对 18 ~ 45 岁的妇女也安全。目前我国批准使用的 HPV 疫苗列于表 7-5。

表 7-5　我国已批准使用的 HPV 疫苗

	二价吸附疫苗（bv-HPV）	四价 HPV 疫苗（qv-HPV）	九价 HPV 疫苗（9v-HPV）	双价疫苗[bv-HPV（E.c）]	双价疫苗[bv-HPV（P.p）]
商品名	cervarixr（希瑞适）	gardasil（佳达修）	gardasil-9（佳达修-9）	Cecolin（馨可宁）	沃泽惠
生产企业	英国 GSK 公司（Glaxo Smith Kline）	美国默沙东公司（Merck Inc.）	美国默沙东公司（Merck Inc.）	中国厦门万泰	中国玉溪泽润生物
表达系统	杆状病毒	酿酒酵母	酿酒酵母	大肠杆菌	毕赤酵母
全球上市时间	2007	2006	2014	—	—
我国上市时间	2016	2017	2018	2019	2022
LVP 型别	16/18	6/11/16/18	6/11/16/18/31/33/45/52/58	16/18	16/18
VLP L1 蛋白剂量（μg）	20/20	20/40/40/20	30/40/60/40/20/20/20/20	40/20	40/20
佐剂	AS04	铝佐剂	铝佐剂	铝佐剂	铝佐剂
接种年龄（中国）	9 ~ 45 岁	9 ~ 45 岁	9 ~ 45 岁	9 ~ 45 岁	9 ~ 30 岁
接种年龄（美国）	已不用	9 ~ 45 岁	9 ~ 45 岁	-	
接种年龄（其他国家）	9 ~ 45 岁（欧洲部分国家 9 岁及以上）	9 ~ 45 岁（欧洲部分国家 9 岁及以上）	9 ~ 45 岁（欧洲部分国家 9 岁及以上）	-	

续表

	二价吸附疫苗 （bv-HPV）	四价 HPV 疫苗 （qv-HPV）	九价 HPV 疫苗 （9v-HPV）	双价疫苗 [bv-HPV（*E.c*）]	双价疫苗 [bv-HPV（*P.p*）]
免疫量	共接种3剂（9～14 岁接种2剂），每剂 0.5 ml	共接种3剂，每剂 0.5 ml	共接种3剂，每剂 0.5 ml	共接种3剂，每剂 0.5 ml（9～14 岁接种2剂），每剂 0.5ml	共接种3剂，每剂 0.5 ml（9～14 岁接种2剂），每剂 0.5 ml
接种部位	肌内注射，首选上臂三角肌	肌内注射，首选上臂三角肌	肌内注射，首选上臂三角肌	肌内注射，首选上臂三角肌	肌内注射，首选上臂三角肌
免疫程序	第 0、1、6 个月（9～14 岁第 0、6 个月）	第 0、2、6 个月	第 0、2、6 个月	第 0、1、6 个月（9～14 岁第 0、6 个月）	第 0、1、6 个月（9～14 岁第 0、6 个月）
预防 HPV 相关疾病（中国境内批准）	预防因高危型 HPV 16/18 所致的下列疾病：子宫颈癌、CIN 2/3 和 AIS、CIN1	预防因高危型 HPV 16/18 所致的下列疾病：子宫颈癌、CIN 2/3 和 AIS、CIN 1，	预防所含 HPV 型别引起的下列疾病：由 HPV 16/18/31/33/45/52/58 型引起的宫颈癌，由 HPV 6/11/16/18/31/33/45/52/58 型引起的 CIN 2/3 和 AIS、CIN 1，由 HPV 6/11/16/18/31/33/45/52/58 型引起的感染	预防因高危型 HPV 16/18 所致的下列疾病：子宫颈癌、CIN 2/3 和 AIS、CIN 1 HPV 16/18 引起的持续性感染	预防因高危型 HPV 16/18 所致的下列疾病：子宫颈癌、CIN 2/3 和 AIS、CIN 1
疫苗保护效力	保护效力为64.9%				

知识拓展

HPV 疫苗

目前所有 HPV 疫苗均为预防性疫苗，无治疗作用。因此，WHO 建议最好在接触 HPV 之前（即性生活以前）接种疫苗。同时，研究发现在小年龄组接种疫苗后产生的抗体高于大年龄组，对于 9～14 岁女孩或男孩，可以只进行 2 剂次接种，两剂间隔 6 个月，但目前在我国尚未批准对男性接种 HPV 疫苗。

对于疫苗的保护效力，现有的多价疫苗不能覆盖全部高危 HPV 亚型，已感染 HPV 者仍然可以接种疫苗预防其他型别感染。女性在接种疫苗后，仍需要接受子宫颈癌筛查。对于疫苗的保护效力，除 16/18 型外，九价 HPV 疫苗可对 HPV-31/33/45/52/58 提供直接保护效力，该 5 个型别 HPV 与 18% 的子宫颈癌相关，而双价和四价 HPV 疫苗对 HPV-31/33/45 具有一些交叉保护效力，该 3 个型别 HPV 与 13% 的子宫颈癌病例相关，因此，九价 HPV 疫苗与双价和四价 HPV 疫苗相比，增加了 5% 的保护效力。

由于 HPV 疫苗是蛋白而不是减毒或灭活的病毒疫苗，因此其安全性较好，不会导致接种者感染 HPV，其接种的不良事件多表现为接种部位局部反应，最常见的局部反应为疼痛、红斑和肿胀等；全身反应则包括发热、头痛、眩晕、肌肉痛、关节痛和胃肠道症状（恶心、呕吐、腹痛）等。

HPV 疫苗接种禁忌包括：①对疫苗的活性成分或任何辅料成分有超敏反应者禁用，注射本品后有超敏反应症状者，不应再次接种本品。②不建议给孕妇接种疫苗，妊娠期或备孕期妇女应推迟到妊娠期结束后再接种 HPV 疫苗，但接种后发现意外妊娠者，没有必要终止妊娠。③哺乳期女性慎重使用。④正患急性疾病者应在治愈后接种。⑤因部分女性有不同程度的经期不适，建议非经期接种。

（王　悦）

六、子宫颈肿瘤合并妊娠

【子宫颈良性肿瘤合并妊娠】

常见的子宫颈良性肿瘤有子宫颈平滑肌瘤、子宫颈乳头状瘤；少见的有子宫颈血管瘤等。

1. 子宫颈平滑肌瘤　是最常见的子宫颈良性肿瘤，在非妊娠女性中其发病率为子宫肌瘤的 1%～5%。子宫颈平滑肌瘤一般不影响妊娠，但偶有因阻碍精子进入宫腔，引起不孕。妊娠期子宫颈平滑肌瘤多发生在子宫颈后唇，可经超声诊断。妊娠时肌瘤增长迅速，且易引起出血、流产及早产，可造成胎方位异常、胎儿生长受限、前置胎盘或低置胎盘等。分娩时子宫颈平滑肌瘤可阻挡产道，造成难产，一般须行剖宫产术。由于妊娠期子宫颈平滑肌瘤增大、变软，血供丰富，易导致大出血，不主张剖宫产术时行子宫颈平滑肌瘤手术。

2. 妊娠期子宫颈乳头状瘤（cervical papilloma）　与妊娠有关，即与受妊娠黄体及胎盘分泌的雌激素刺激有关，常为单发。妇科检查可见乳头状物从宫口脱出，大小不一，质软，颜色灰红，易出血。妊娠期发生的乳头状瘤不需治疗，妊娠终止后肿瘤便逐渐消退。妊娠期子宫颈乳头状瘤需要与非妊娠期赘生性乳头状瘤鉴别，非妊娠期赘生性乳头状瘤在子宫颈上可见小的乳头状突起，直径多 < 1 cm，靠近鳞 - 柱状交接部，基底较宽。

【妊娠期子宫颈癌筛查原则及管理】

1. 概况　妊娠期子宫颈癌是指妊娠期和产后 6 个月内诊断的子宫颈癌。妊娠期子宫颈癌较少见。鉴于我国子宫颈癌筛查率不高，应常规在妊娠早期进行子宫颈癌筛查。

2. 妊娠期子宫颈癌筛查　妊娠期子宫颈癌筛查的目的是发现子宫颈癌。在初次进行产前检查时，应同时进行子宫颈癌筛查，尤其对从未接受过子宫颈癌筛查，或近 3～5 年内未接受过子宫颈癌筛查的孕妇。筛查方法以细胞学检查为主。在整个妊娠期取子宫颈脱落细胞进行细胞学检查不会对母儿造成不良影响。妊娠期发现细胞学异常的管理同非妊娠期：①低级别病变（ASCUS 和 LSIL），可做 HPV 检测，阳性者转行阴道镜检查；也可以延期至产后复查。②高级病变（ASC-H、HSIL、AGC）应转行阴道镜检查，由有经验的医师操作。③对组织学已确诊为子宫颈高级别病变者，在妊娠期每间隔 12 周阴道镜复查，对可疑病变进展者，可重复阴道镜下活检。④妊娠期组织病理学为腺细胞异常（AGC）的处理同高级别病变（CIN2/3），因 AGC 在随访中困难，需要高度警惕，在妊娠期每间隔 12 周做阴道镜检查，至产后复查。⑤妊娠期不做 LEEP/CKC，只有高度可疑为子宫颈浸润癌时，为明确诊断，才行局部手术。

【妊娠合并子宫颈癌的诊断及处理】

1．诊断　妊娠期子宫颈癌的诊断方法同非妊娠期。确诊为子宫颈癌后需做以下评估。

（1）对子宫颈癌恶性程度的评估：当组织病理学诊断为子宫颈癌时，应对子宫颈癌的恶性程度进行评估：组织学类型、临床分期、影像学检查（MRI）、肿瘤标志物［即鳞状细胞癌抗原（SCC）检测］等。

（2）对妊娠情况的评估：确诊子宫颈癌时的妊娠周数、胎儿情况（主要是对中、晚期妊娠者全面评估胎儿情况）。

2．处理　根据肿瘤情况和母胎状况，采取个体化管理方案。

（1）选择不继续妊娠：终止妊娠后与非妊娠期处理相同。

（2）选择继续妊娠保留胎儿：根据妊娠周数，采取个体化处理方案。

（李明珠　魏丽惠）

整合思考题

1．解释 HPV 引起子宫颈癌的分子生物学机制。

2．说出 HPV 疫苗在预防子宫颈癌中的意义、研究进展。

3．列举 WHO 提出的"加速消除子宫颈癌全球战略"内容。

整合思考题答案

参考文献

[1] 唐军民，张雷．组织学与胚胎学［M］．4 版．北京：北京大学医学出版社，2018．

[2] 廖秦平，乔杰．妇产科学［M］．4 版．北京：北京大学医学出版社，2019．

[3] 郑文新，沈丹华，郭东辉．妇产科病理学［M］．北京：科学出版社，2013．

[4] 中华预防医学会妇女保健分会．子宫颈癌综合防控指南［M］．北京：人民卫生出版社，2017．

[5] EGEMEN D，CHEUNG L C，CHEN X，et al．Risk estimates supporting the 2019 ASCCP Risk-Based Management Consensus Guidelines［J］．J Low Genit Tract Dis，2020，24（2）：132-143．

[6] WORLD HEALTH ORGANIZATION．WHO guideline for screening and treatment of cervical pre-cancer lesions for cervical cancer prevention，second edition［OL］．（2021-07-06）[2020-08-16]．https：//www．who．int/publications/i/item/9789240030824．

[7] 魏丽惠，赵昀，谢幸，等．妊娠合并子宫颈癌管理的专家共识［J］．中国妇产科临床杂志，2018，19（2）：190-197．

学习目标

- **基本目标**

1. 复述阴道的位置和微细结构。

2. 陈述阴道微生态系统平衡。

3. 举例说明滴虫阴道炎、外阴阴道念珠菌病及细菌性阴道病的临床表现、诊断、鉴别诊断及治疗方法。

4. 复述阴道上皮内瘤变的诊断及治疗原则。

5. 陈述原发性阴道恶性肿瘤的病理类型、临床表现、诊断及鉴别诊断。

6. 描述阴道横隔的临床表现、诊断及鉴别诊断。

7. 描述阴道斜隔综合征的类型及特点。

8. 复述盆腔器官脱垂的病因、临床表现、诊断与鉴别诊断、治疗方法。

9. 复述尿瘘的治疗原则。

10. 陈述粪瘘的主要病因及修补手术时机选择的原则。

11. 复述压力性尿失禁的定义。

12. 说明压力性尿失禁的病因。

13. 列举压力性尿失禁的评估方法和意义。

14. 概括压力性尿失禁的治疗原则。

- **发展目标**

1. 区分尿瘘的类型及鉴别方法。

2. 运用女性生殖器官发育过程解释阴道横隔和阴道斜隔的发生原因。

3. 了解原发性阴道恶性肿瘤的病因及治疗方法。

4. 运用盆腔器官量化分期进行盆腔器官脱垂的分期及诊断。

5. 通过盆腔器官脱垂的病理机制理解其治疗原则及各种治疗方法的适应证。

6. 区分女性压力性尿失禁的类型并复述常见尿失禁的治疗原则。

第一节　阴道的微细结构

阴道（vagina）是连接子宫和外生殖器的肌性管道，是月经血排出、性交及胎儿娩出的通道，位于小骨盆中央，前邻膀胱和尿道，后邻直肠。阴道由前、后壁及两个侧壁构成，前、后壁常处于相贴状态，因此阴道腔横切面呈"H"形。阴道上端宽阔，环绕子宫颈阴道部形成环形凹陷，称为阴道穹，分为前部、后部和两个侧部，以后部最深。阴道下部较窄，穿经尿生殖膈，以阴道口开口于阴道前庭。阴道本身没有腺体，其内的黏液来源于子宫颈腺体、阴道上皮的渗出液，并混有输卵管液、子宫其他部分内膜的分泌液。

阴道壁主要由 3 层结构组成：黏膜层、肌层、外膜。上皮厚约 0.4 mm，大体检查可见特征性的、横行的皱褶结构，被深浅不一的横沟分隔。因此，光镜下检查时，黏膜呈波浪状。阴道腔面被覆非角化的复层鳞状上皮，正常阴道黏膜缺少腺体，其表面的润滑主要通过黏膜分泌的液体以及宫颈黏液来完成。阴道壁平滑肌与子宫平滑肌相延续。外膜紧贴肌层外侧薄层致密结缔组织，与周围间质融合，连接阴道及其邻近结构。该层含许多静脉、淋巴管、神经束和小簇神经细胞。

一、黏膜

黏膜由未角化的复层扁平上皮和固有层构成。在松弛状态下，阴道黏膜形成横行的皱襞突入阴道腔（图 8-1）。

（一）阴道上皮

阴道上皮的分层

阴道上皮由复层扁平上皮细胞构成（图 8-2），细胞的形态、结构、脱落和更新受卵巢激素的影响而呈现周期性变化。子宫增殖期，在雌激素的作用下，阴道上皮基底层细胞分裂增生，上皮逐渐增厚，上皮细胞合成和聚集大量糖原。子宫分泌期，阴道上皮中间层细胞退化，中间层、表层细胞逐渐开始脱落。细胞脱落后，糖原在乳杆菌的分解下产生乳酸，形成酸性环境，可以抑制致病微生物的生长繁殖。绝经期后，雌激素水平降低，阴道上皮萎缩，细胞层数减少，阴道上皮细胞内糖原合成减少，导致阴道环境变为碱性，容易发生感染。由于上皮细胞的成熟度与体内雌激素水平呈正比，通过阴道涂片细胞学检查，可以间接了解卵巢的所处时期和功能状态。脱落细胞中除含有阴道上皮细胞外，还含有子宫颈及子宫内膜的脱落细胞，因此阴道涂片检查也是诊断子宫、子宫颈及阴道肿瘤的一种方法。

（二）阴道固有层

阴道固有层分为深层和浅层。浅层富含弹性纤维和毛细血管，向上皮的基底面形成许多乳头状突起；深层富含胶原纤维和静脉丛。固有层含有较多的淋巴细胞和中性粒细胞等，阴道腔内的 IgG 和 IgA 由固有层内的浆细胞合成，也参与抑制阴道内微生物的繁殖。

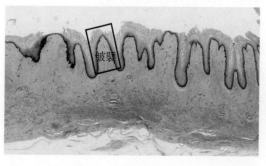

图 8-1　阴道壁纵切面

皱襞

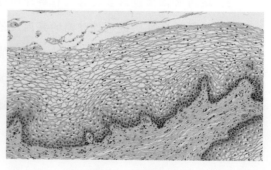

图 8-2　阴道上皮

二、肌层

阴道肌层与子宫肌层相延续，较子宫肌层薄，平滑肌束互相交错，大致可分为内、外两层。内层平滑肌为环形，外层平滑肌较厚，多为纵行。阴道口处有骨骼肌构成的括约肌。

三、外膜

阴道外膜由不规则的致密结缔组织构成，有丰富的弹性纤维、静脉丛、神经和淋巴管。

阴道是性交器官，也是月经血排出以及胎儿娩出的通道。由于阴道壁富含静脉丛，受损伤后，容易造成出血或形成血肿。此外，阴道上皮还具有一定的吸收功能，可以吸收一些激素，如精液内的前列腺素，也可以吸收精子抗原和细菌抗原，刺激机体产生相应的抗体，同时还可以通过阴道给药，如抗生素、人工合成的雌激素和孕激素等。但是阴道的吸收作用取决于被吸收物质的分子量、化学性质以及是否具有相应受体，此外也受阴道壁厚度的影响。

（迟晓春　吴　俊）

第二节　阴道病理

一、阴道上皮内瘤变

阴道鳞状上皮内病变与 HPV 感染密切相关，可分为低级别和高级别，形态学评价体系与子宫颈癌前病变类似。低级别鳞状上皮内病变（low-grade squamous intraepithelial lesion，LSIL）对应阴道上皮内瘤变 I 级（vaginal intraepithelial neoplasia，grade I，VaIN I），高级别鳞状上皮内病变（high-grade squamous intraepithelial lesion，HSIL）对应阴道上皮内瘤变 II 级或 III 级（vaginal intraepithelial neoplasia，grade II / III，VaIN II / III）。

LSIL（VaIN I）细胞增生及细胞异型主要在鳞状上皮下 1/3 层（基底层和副基底层），上皮浅层可见挖空细胞散在分布，挖空细胞增大，细胞质透明，细胞核大而皱缩，并可见双核细胞（图 8-3）。HSIL 常表现为上皮下 2 / 3 层（VaIN II）或全层（VaIN III）受累，被缺乏分化成熟的细胞替代，细胞异型性明显，核深染，染色质粗糙，核质比增高，各层均可见核分裂象，并可见病理性核分裂象（图 8-4）。

免疫组化：

（1）LSIL：p16 阴性或局灶弱阳性表达，Ki-67 鳞状上皮基底层、副基底层或下 1/3 层阳性（图 8-5，图 8-6）。

（2）HSIL：p16 弥漫阳性，Ki-67 鳞状上皮下 2/3 层到全层阳性（图 8-7，图 8-8）。

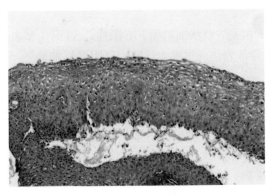

图 8-3　LSIL, VaIN I

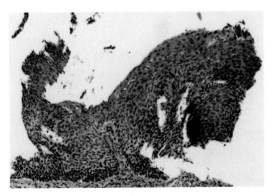

图 8-4　HSIL, VaIN II～III

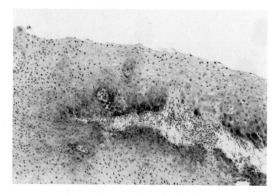

图 8-5 LSIL，*p*16

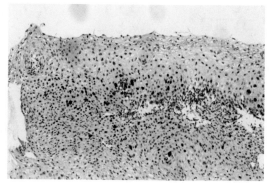

图 8-6 LSIL，Ki-67

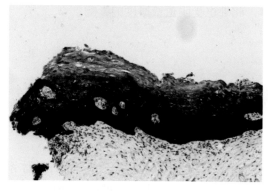

图 8-7 HSIL，*p*16

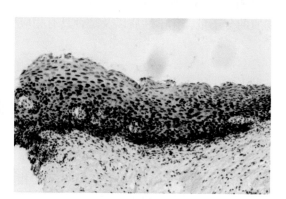

图 8-8 HSIL，Ki-67

二、阴道鳞状细胞癌

阴道肿瘤（无论是良性还是恶性）均少见。阴道鳞状细胞癌（vaginal squamous cell carcinoma，VaSCC）占阴道恶性肿瘤的 85%～90% 或以上，约 78% 与 HPV 感染相关，少部分与 HPV 感染无关。阴道腺癌更少见（5%～10%），多与 HPV 感染不相关，这与阴道鳞状细胞癌相反。

阴道鳞状细胞癌大体观察可表现为阴道溃疡性斑块、息肉样病变或阴道狭窄。组织学类型特点与子宫颈鳞状细胞癌基本一致，包括角化型、非角化型、基底样型、湿疣型及乳头状鳞状细胞癌，上述组织学类型可混合存在。非角化型鳞状细胞癌最常见。

镜下肿瘤细胞呈不规则岛状、巢状或者单个散在浸润生长，肿瘤周围纤维组织增生，伴急、慢性炎症细胞浸润。肿瘤细胞呈多角形或梭形，细胞质丰富、呈嗜酸性，细胞核大，呈圆形或卵圆形，核仁明显，常伴有多形性，核分裂象易见。伴有不同程度的鳞状分化特征，包括角化珠形成、单个细胞角化不良及细胞间桥。

免疫组化：p63、p40、角蛋白 5/6 阳性；与 HPV 相关的鳞状细胞癌 *p*16 阳性，*p*53 野生型表达；与 HPV 感染不相关的鳞状细胞癌 *p*16 多阴性，*p*53 异常表达（过度表达或完全阴性）常见。

三、阴道腺癌

阴道腺癌多与 HPV 感染无关，罕见。组织学上可分为透明细胞癌和非透明细胞癌两大类。而阴道 HPV 感染相关性腺癌非常罕见，目前仅有 1 篇相关文献报道了 4 例患者。

透明细胞癌好发于阴道上部。发病年龄呈双峰分布，大部分发生于年轻女性，与患者胚胎期己烯雌酚暴露相关。镜下肿瘤细胞多呈囊管状排列，也可呈乳头状或实性生长，细胞中、重度异型，细胞核增大，细胞质透明或呈嗜酸性，可见"鞋钉样细胞"，核分裂象较少见。免疫组织化学染色特点：CK7、EMA、pax-8、Napsin-A、HNF-1β 常阳性表达。非透明细胞癌组织学形态多样，镜下表现为子宫内膜样型、子宫颈型或黏液腺癌胃型、肠型或其他来源（中肾、神经内分泌等）。

（董　颖）

第三节　阴道相关疾病

一、阴道炎性疾病

案例8-1

某患者，女性，35 岁。因"外阴瘙痒伴白带增多 1 周"就诊。患者 1 周前出现外阴瘙痒，逐渐加重，持续发作，坐立不安，伴有轻度外阴疼痛，现已严重影响工作和生活，伴有白带增多。体格检查：外阴有抓痕。阴道严重充血，分泌物量多，呈糊状、黄色，外溢。子宫颈光滑、充血，双附件区未及异常。

问题：

1. 该患者可能患有哪种阴道炎？
2. 应如何治疗？

案例8-1解析

（一）阴道微生态系统平衡及其影响因素

阴道微生态是人体微生态的一部分。阴道菌群是一个复杂、独特和动态变化的微生态系统，由阴道的解剖结构、微生物菌群、局部免疫系统及机体的内分泌调节功能共同组成。在健康女性阴道内存在大量正常的微生物，如乳杆菌等，这些细菌对于维持宿主与环境的平衡，协调宿主阴道功能和保持阴道微生态平衡，发挥着至关重要的作用。基因组测序显示，阴道内有超过 300 种微生物定植，如阴道加德纳菌、阴道阿托波菌、普雷沃菌、支原体等。阴道微生态的临床评价系统分别从形态学和功能学上对阴道微生态环境进行评价，内容包括阴道菌群的优势菌、多样性和密集度、病原菌（如滴虫和真菌等）、乳杆菌分级、白细胞数量、上皮细胞和一些功能学指标，主要是测定阴道微生物的代谢产物及酶的活性（如 pH、唾液酸酶、白细胞酯酶、β- 葡萄糖醛酸酶、乙酰氨基葡萄糖苷酶）等。通过评价内容，可以分别进行 Nugent 评分和 Donders 评分，同时能反映乳杆菌和白细胞等的功能。两者互为补充，从而综合评价阴道微生态状况。若形态学检测与功能学检测结果不一致，目前以形态学检测为主要参考指标。年龄、月经周期、妊娠、分娩、哺乳、避孕和性生活等生理活动均能影响阴道微生态环境，一些病理情况（如感染性疾病、内分泌疾病以及抗菌药物、免疫抑制药和化疗药物的使用等）也会打破阴道微生态的平衡。

1. **乳杆菌**　健康的育龄期女性阴道内是一个以产过氧化氢（H_2O_2）的乳杆菌为优势菌、数种微生物共生、无真菌芽生孢子或菌丝及阴道毛滴虫等致病菌、pH 3.8 ~ 4.5 的微环境。乳杆菌是阴道内的益生菌，以其产 H_2O_2、乳酸、乳酸菌素，并竞争性黏附于阴道上皮、占据结合位点、消耗阴道内营养等方式获得其在阴道内的优势地位，抑制其他菌的过度增殖。自然界中，产乳酸的乳杆菌超过 130 种，其中人类阴道内的乳杆菌有 20 余种，可以利用阴道上皮细胞内的糖原代谢产生乳酸。健康女性的阴道内常以某一种或多种乳杆菌为优势菌，最常见的有卷曲乳杆菌（L. crispa-tus）、惰性乳杆菌（L. iners）、詹氏乳杆菌（L. jensenii）和加氏乳杆菌（L. gasseri）。

2. 年龄 绝经后妇女阴道内乳杆菌数量减少和产 H_2O_2 功能下降是导致老年性阴道炎发病的重要因素。临床上，在治疗绝经后老年性阴道炎时，在针对病原体治疗基础上考虑局部加用微生态制剂，以提高阴道乳杆菌数量、恢复阴道微生态环境平衡、降低老年性阴道炎发病率。

3. 激素水平 青春期前卵泡不成熟，绝经或长期闭经后卵巢功能衰退，雌激素水平降低，黏膜变薄，局部抵抗力降低，脱落的上皮细胞及糖原减少，乳杆菌的数量和功能下降，分泌物减少而 pH 上升，更加不利于乳杆菌的生长，使阴道环境变成中性或碱性，从而有利于阴道内胺、胺、吲哚等有毒物质的蓄积，刺激有害病原菌的生长繁殖，使阴道菌群失调状况逐渐加重，导致炎症的发生。

4. 妊娠 妊娠期间，雌、孕激素升高，雌激素与阴道上皮雌激素受体结合，使阴道上皮增生、变厚，促进糖原生成，从而影响阴道酸性环境。

5. 月经周期 雌、孕激素水平发生周期性变化，阴道黏膜上皮也随之改变，糖原含量及阴道 pH 发生改变，影响阴道微环境。

6. HPV 感染 厌氧菌过度生长与子宫颈 HPV 感染相关，阴道微生态失衡可能导致 HPV 病毒表达增强，并引起子宫颈细胞学改变。阴道内产 H_2O_2 的乳杆菌数量减少、厌氧菌增加、阴道 pH 升高、阴道内环境失调导致对病原微生物的抑制能力下降，HPV 清除困难，产生持续性感染。

7. 抗生素 长期大量使用抗菌药物可造成一种或几种敏感细菌数量减少或消失，阴道内存活细菌种类、数量、比例失调，阴道内细菌代谢出现改变，最终导致阴道微生态异常。

8. 妇科恶性肿瘤放疗及化疗后 放疗后，阴道优势菌（乳杆菌）缺失，导致菌群失调，阴道自净能力下降，革兰氏阴性菌和厌氧菌大量繁殖，从而引发阴道感染。阴道黏膜变薄，同时体内雌激素水平低下，阴道上皮内糖原含量降低或消失，pH 升高，有利于外源性病原菌侵入。化疗亦可导致机体局部或全身免疫防御体系受到破坏，阴道菌群紊乱，生殖道感染率升高。

阴道微生态评价具有临床意义，恢复阴道微生态平衡是阴道感染治疗的最终目标之一。阴道微生态评价有利于准确诊断各种单纯性阴道感染，并及时发现各种混合性阴道感染。阴道微生态检测评价系统不仅能够诊断临床常见类型的阴道感染，还能够对目前临床上仅存在症状、而传统阴道分泌物常规检查未发现特殊病原微生物、难以诊断的阴道感染患者进行微生态评价，从而提高临床诊断率，同时，不仅能够诊断单纯的阴道感染，还能够一次性发现混合性阴道感染，从而指导临床对因治疗。全面评价阴道微生态环境，在诊断明确的基础上，实施促进阴道微生态平衡的疗法。对于阴道感染，除按照诊治指南进行针对病原微生物的药物治疗外，还应该通过应用各种黏膜修复剂帮助修复阴道黏膜，应用阴道微生态制剂恢复以有功能的乳杆菌为主的弱酸性环境，促进阴道微生态的平衡和免疫调节，减少阴道感染反复发作。

（梁旭东）

（二）常见阴道炎及诊治

正常阴道内可能有多种细菌存在，但阴道的微生态环境整体是平衡的，这些微生物并不致病。阴道微生态处于动态的平衡状态中，平衡一旦被打破或外源病原体侵入，即可导致炎症发生。影响阴道生态平衡的主要因素之一为阴道 pH，体内雌激素水平、频繁性交、阴道灌洗等均可改变阴道 pH，进而影响阴道生态平衡。阴道菌群的变化也可影响阴道微生态平衡，如长期应用抗生素抑制乳杆菌生长，从而使其他致病菌成为优势菌。其他因素（如阴道异物）也可改变阴道微生态平衡，引起炎症。

【阴道炎的分类及病原微生物】

不同的病原微生物取代乳杆菌大量繁殖的过程就是各类阴道炎发病的过程。

常见阴道炎的类型及特征列于表 8-1。

表 8-1　阴道炎的类型及特征

疾病	优势的病原微生物	分类	感染原因	阴道乳杆菌状况
细菌性阴道病	厌氧菌	细菌	内环境紊乱	减少
阴道毛滴虫病	阴道毛滴虫	寄生虫	性传播	减少
外阴阴道假丝酵母菌病	假丝酵母菌	真菌	内环境紊乱	大多数正常
需氧菌阴道炎	需氧细菌	细菌	内环境紊乱	减少
溶细胞阴道病	乳杆菌	细菌	内环境紊乱	过度繁殖
老年性阴道炎	需氧或厌氧细菌	细菌	雌激素低，导致阴道黏膜抵抗力下降	减少
混合阴道炎	上述任何两种同时存在			通常减少

1．阴道毛滴虫病（trichomoniasis vaginalis，TV）　阴道毛滴虫是一种厌氧性寄生虫，呈梨形，大小为多核白细胞的 2～3 倍。其体部有波动膜，顶端有 4 根鞭毛，鞭毛随波动膜的波动而摆动。阴道毛滴虫只有滋养体而无包囊期。滋养体对不同环境有较强的耐受性，能在 25～40 ℃生长繁殖，3～5 ℃存活 2 h，46 ℃生存 20～60 min，在半干燥的环境中能存活 10 h。故阴道毛滴虫在脱离人体后也容易传播。阴道毛适宜在 pH 5.5～6 的环境中繁殖，pH 5 以下或 7.5 以上时其生长受到抑制。阴道毛滴虫有嗜血和耐碱的特性，故当月经来潮后，阴道 pH 升高，有利于阴道毛滴虫的繁殖，它能溶解阴道上皮细胞内的乳酸铁，便于炎症的发作。

2．外阴阴道假丝酵母菌病（vulvavaginal candidiasis，VVC）　80%～90% 的外阴阴道假丝酵母菌病是白色假丝酵母菌引起的，少数 VVC 可由光滑假丝酵母菌、近平滑假丝酵母菌或热带假丝酵母菌等引起。白色假丝酵母菌为卵圆形的单壁细胞，成群分布，有芽生孢子及细胞发芽伸长而形成的假菌丝。念珠菌不耐热，加热至 60 ℃ 1 h 即可死亡，但对干燥、日光、紫外线及化学制剂等的抵抗力较强。约有 10% 的未孕妇和 30% 的孕妇阴道中有假丝酵母菌寄生而无症状。当阴道内糖原增多，pH 降低时，假丝酵母菌容易繁殖并造成炎症，故多见于孕妇、糖尿病患者及应用雌激素者；大量长期使用抗生素后，阴道内正常菌群受到抑制，而使假丝酵母菌过度生长；长期应用免疫抑制药或糖皮质激素，可使患者的免疫功能下降。这些因素都能促使阴道感染而发生外阴阴道假丝酵母菌病。

3．细菌性阴道病（bacterial vaginosis，BV）　是以阴道内正常产生过氧化氢的乳杆菌减少或消失，而以兼性厌氧菌及厌氧菌增多为主导致的阴道感染。常见的病原体包括兼性厌氧菌（阴道加德纳菌）、厌氧菌（普雷沃菌、动弯杆菌、拟杆菌、阴道阿托普菌）以及解脲脲原体、人型支原体等。

4．老年性阴道炎（senile vaginitis）　因老年人卵巢功能减退，雌激素水平降低，阴道黏膜萎缩、变薄，上皮内糖原含量减少，乳杆菌减少，阴道内 pH 上升，便于细菌的侵入和繁殖，从而引起炎症。

【临床表现】

阴道炎的常见临床表现有外阴瘙痒、外阴灼痛等外阴刺激症状。另外，分泌物异常也非常常见，通常是分泌物增多、性状异常，有些有异常气味（表 8-2）。

表 8-2 阴道炎的临床表现

症状与体征	细菌性阴道病	阴道毛滴虫病	外阴阴道假丝酵母菌病	老年性阴道炎
无症状	10%～40%	85%	少见	可见
外阴瘙痒	轻微或无	有	严重	轻微
外阴灼热感	无	有	可能有	有
外阴刺痛	无	可能有	重症有	部分有
白带增多	明显	有	有	大部分有
白带颜色	灰白色	黄色或黄绿色	白色	黄色
白带性状	稀薄、均质	稀薄	豆渣样或凝乳样	稀薄
白带气味	鱼腥味	无	无	无
阴道壁充血	无	明显	明显	明显
白带泡沫	小部分有	常见	无	无
外阴皲裂	无	无	重症有	无
复发	常见	少见	可见	常见
泌尿系统症状	无	常见（90%）	可见	可见
pH	＞4.5	＞5 常见	大多数正常	＞4.5 常见

【诊断】

阴道炎种类繁多，症状具有相似性，因此很难通过主观判断确诊，通常推荐阴道分泌物检查判断病原微生物的种类（表 8-3，图 8-9～图 8-12）。

表 8-3 阴道炎诊断方法

检查项目	细菌性阴道病	阴道毛滴虫病	外阴阴道假丝酵母菌病	老年性阴道炎
生理盐水	线索细胞	活动的滴虫以及大量白细胞	40% 可见菌丝及芽孢	大量白细胞
10%KOH	有氨味释放	无特殊	80% 可见菌丝及芽孢	无特殊
革兰氏染色	Nugent 评分	可见滴虫虫体	80% 可见菌丝及芽孢	菌群异常常见
培养	不推荐	怀疑镜检假阴性时偶尔选用	复发或怀疑镜检假阴性患者推荐真菌培养及药敏试验	难治的患者推荐
核酸	由于是多种厌氧菌混合感染，需检查多种病原体核酸综合分析	推荐用于诊断	可用于鉴定种类	无相应诊断试剂
金标准	AMSEL ①均质稀薄的白带； ②pH＞4.5； ③胺试验阳性； ④线索细胞阳性或 Nugent 评分≥7分	悬滴法看活动虫体，备选为核酸或培养	10%KOH 或革兰氏染色找到假菌丝或芽生孢子，真菌培养作为辅助	有黏膜萎缩症状及白细胞增多

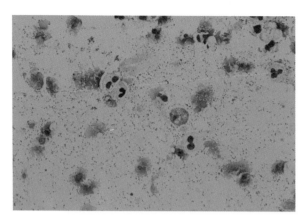
图 8-9 阴道毛滴虫病微生态照片

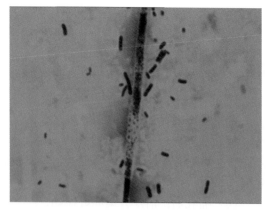
图 8-10 外阴阴道假丝酵母菌病微生态照片

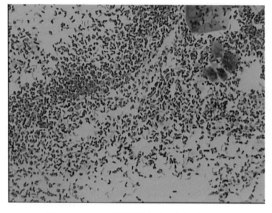
图 8-11 细菌性阴道病微生态照片

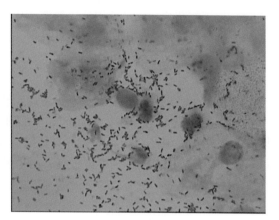
图 8-12 老年性阴道炎微生态照片

【治疗】

1. 阴道毛滴虫病 主要选用口服硝基咪唑类药物，包括甲硝唑和替硝唑（框 8-1）。

框 8-1 细菌性阴道病治疗方案

首选

口服方案：甲硝唑 400 mg，口服，每日 2 次，共 7 d。

局部用药：

　方案①：0.75% 甲硝唑凝胶 5 g，阴道用药，每日 1 次，共 5 d。

　方案②：甲硝唑阴道栓（片）200 mg，每日 1 次，共 5 ~ 7 d。

　方案③：2% 克林霉素软膏 5 g，阴道用药，每晚 1 次，共 7 d。

备选

　方案①：替硝唑 2 g，口服，每日 1 次，共 5 d。

　方案②：替硝唑 1 g，口服，每日 1 次，共 5 d。

　方案③：克林霉素 300 mg，口服，每日 2 次，共 5 d。

　方案④：克林霉素阴道栓 100 mg，睡前阴道用药，共 3 d。

（1）推荐方案：甲硝唑 2 g，单次顿服；或替硝唑 2 g，单次顿服。

（2）替代方案：甲硝唑 400 mg，口服，每日 2 次，共 7 d。

（3）主要不良反应：恶心、头痛、头晕、皮肤瘙痒、不适、疲乏感、口渴、尿频、水样阴道分泌物、阴道出血及阴道瘙痒。患者服用甲硝唑 48 h 内或服用替硝唑 72 h 内禁饮酒。

（4）对性伴侣的治疗：对阴道毛滴虫病患者的性伴侣应常规进行治疗，并告知患者及其性伴侣治愈前避免无保护性性接触。性伴侣的治疗选择替硝唑或甲硝唑单剂量 2 g 顿服。

（5）随访：治疗后 2～4 周复查。

（6）特殊情况：持续性阴道毛滴虫病需要延长治疗疗程。

（7）妊娠期：无须筛查滴虫，为降低新生儿感染的风险，妊娠期应对阴道毛滴虫病患者积极治疗。治疗前需签署知情同意书。口服甲硝唑单剂量 2 g 和口服甲硝唑 7 d 方案均可在妊娠期应用。

（8）哺乳期：治疗方案同妊娠期。

2．细菌性阴道病

（1）治疗指征：有症状的患者、妇科及产科手术前无论是否有症状者。

（2）抗厌氧菌疗法：可选用抗厌氧菌抗生素，如硝基咪唑类药物或克林霉素。

（3）微生态疗法：使用阴道局部乳杆菌疗法或中药治疗，能够帮助恢复阴道微生态。

（4）对性伴侣的治疗：性伴侣无须治疗。

（5）随访：如症状消失，无须随访。

（6）复发患者的处理：复发患者可考虑延长疗程。

（7）妊娠期：无须常规对无症状的孕妇进行 BV 筛查和治疗。有症状的孕妇以及无症状、但既往有感染相关流产或早产病史等高风险的孕妇均需筛查，筛查阳性者需进行治疗。妊娠期建议口服用药。可参考的用药方案包括：①甲硝唑 400 mg，口服，每日 2 次，共 7 d；②克林霉素 300 mg，口服，每日 2 次，共 7 d。

（8）哺乳期：以局部用药为主。

3．外阴阴道假丝酵母菌病（框 8-2）

框 8-2　VVC 治疗方案

单纯性 VVC ①咪康唑软胶囊 1200 mg，单次用药。 ②咪康唑栓或咪康唑软胶囊 400 mg，每晚 1 次，共 3 d。 ③咪康唑栓 200 mg，每晚 1 次，共 7 d。 ④克霉唑栓或克霉唑片 500 mg，单次用药。 ⑤克霉唑栓 100 mg，每晚 1 次，共 7 d。 ⑥制霉菌素泡腾片 10 万 U，每晚 1 次，共 14 d。 ⑦制霉菌素片 50 万 U，每晚 1 次，共 14 d。 ⑧氟康唑 150 mg，顿服，共 1 次。 **复杂性 VVC** ①重度 VVC：延长疗程，局部应用低浓度糖皮质激素软膏或唑类软膏缓解症状。 ②非白色假丝酵母菌 VVC：参考真菌培养和药敏试验结果，适当延长疗程。 ③宿主异常：无固定推荐方案，可以适当延长疗程。 ④复发性 VVC：治疗原则包括强化治疗和巩固治疗。根据培养和药物敏感试验选择药物。在强化治疗达到真菌学治愈后，给予巩固治疗至半年。

（1）治疗原则：积极去除 VVC 的诱因，规范化应用抗真菌药，首次发作或首次就诊是规范化治疗的关键时期。治疗前先进行分类，明确为单纯性或复杂性 VVC。

（2）治疗药物：可选用抗真菌药，口服和阴道局部应用均可。

（3）对性伴侣的治疗：性伴侣无须常规治疗。复发性 VVC 患者的性伴侣应同时检查，必要时给予治疗。VVC 急性期间避免性生活或性交时使用避孕套。治疗其他性传播疾病。

【随访】

症状持续存在或 2 个月内再发作者应进行随访。对于复发性 VVC，VC 在治疗结束后 7 ~ 14 d、1 个月、3 个月和 6 个月各随访一次，3 个月及 6 个月时建议同时进行真菌培养。

无须常规进行阴道冲洗。强调治疗的个体化。长期口服抗真菌药要注意监测肝、肾功能及其他毒性反应及副作用。

妊娠期：妊娠早期权衡利弊慎用药物。选择对胎儿无害的唑类阴道用药，而不选用口服抗真菌药治疗。

哺乳期：哺乳期治疗推荐阴道局部疗法。

4. 老年性阴道炎

（1）治疗原则：提高机体及阴道的抵抗力，抑制病原菌生长。

（2）抑制病原体：可选用抗生素，常用甲硝唑 400 mg，口服，每日 2 次，共 7 d；甲硝唑阴道栓 200 mg，每日 1 次，共 7 d。

（3）微生态疗法：使用阴道局部乳杆菌疗法或中药治疗，能够帮助恢复阴道微生态。

（4）改善阴道微环境：1% 乳酸液或 0.5% 醋酸液冲洗阴道，每日 1 次，以增加阴道的酸度。

（5）增加机体抵抗力：阴道局部应用雌激素或激素替代治疗（HRT），治疗前需排查妇科肿瘤。

（6）对性伴侣的治疗：性伴侣无须治疗。

（7）随访：如症状消失，无须随访。

（张 岱）

二、阴道良性肿瘤

阴道上皮内瘤变（vaginal intraepithelial neoplasia，VaIN）较宫颈上皮内瘤变少见，随着子宫颈癌筛查的覆盖面的扩大以及高敏感性筛查方法的引入，阴道上皮内瘤变的检出率增加。目前对于 VaIN 自然史的了解越来越多，已明确 VaIN Ⅲ 为阴道鳞状细胞浸润癌的癌前病变，如果不进行干预，有进展为阴道浸润癌的风险。

VaIN 根据上皮受累的深度分为 VaIN Ⅰ（累及上皮 1/3）、VaIN Ⅱ（累及上皮 2/3）、VaIN Ⅲ（累及超过上皮 2/3）。2012 年，美国病理医师学会及美国阴道镜和宫颈病理学会根据人乳头瘤病毒（human papilloma virus，HPV）病变的下生殖道肛门鳞状术语（lower anogenital squamous terminology，LAST）建议将阴道上皮内病变采用二分类命名法：低级别病变（VaIN Ⅰ）为低级别鳞状上皮内病变（low-grade squamous intraepithelial lesion，LSIL），高级别病变（VaIN Ⅱ/Ⅲ）为高级别鳞状上皮内病变（high-grade squamous intraepithelial lesion，HSIL）。

VaIN 的确切发病率目前尚不清楚。但据估计，在美国女性中为（0.2 ~ 0.3）/100 000。国内罕有 VaIN 的人群发病率报道，据复旦大学附属妇产科医院 2013—2015 年的临床资料，医院人群的 VaIN 总患者数量占下生殖道上皮内瘤变中的比率逐年升高，分别为 8.09%（372/4598）、12.45%（717/5760）、13.08%（834/6374），应引起重视。

【高危因素】

1. HPV 感染　虽然多种危险因素参与了阴道上皮内瘤变的形成，但 HPV 感染更常见。由于阴道上皮（尤其是阴道上 1/3 上皮）与子宫颈上皮具有相同的胚胎学起源，可通过阴道、子宫颈黏膜微创伤感染 HPV。一项全球协作研究发现，VaIN Ⅱ/Ⅲ 患者中 HPV 感染率可高达 96%，而最常见的亚型为 16 型（约占 59%）。VaIN 患者常既往或目前伴有其他下生殖道 HPV 相关肿瘤。有研究发现，因子宫颈 HSIL 行子宫全切术后女性有 7.4%VaIN Ⅱ/Ⅲ风险。一项荷兰的队列研究发现，有 CIN3 病史者患 HPV 相关恶性肿瘤及癌前病变的风险明显增加，VaIN Ⅲ发病风险是对照组的 25.65 倍，阴道浸润癌的发病风险是对照组的 86.08 倍。瑞典基于人群的队列研究显示，因 CIN 切除子宫和有 CIN3/AIS 史者的阴道癌发病风险较因子宫颈良性疾病切除子宫者明显增高。

2. 其他高危因素

（1）年龄：各国统计的 VaIN 患者的年龄均偏大，且 HSIL 的年龄高于 LSIL 的年龄。美国 2013 年的资料显示，VaIN 患者发病中位年龄为 51 岁，其中 VaIN Ⅰ、VaIN Ⅱ和 VaIN Ⅲ的发病年龄分别为 51 岁、48 岁及 52 岁。日本 2020 年报道的 VaIN 的发病中位年龄为 43.3 岁，其中 LSIL 和 HSIL 的平均发病年龄分别为 42.7 岁和 49.7 岁。我国 2018 年的临床研究显示，VaIN 患者的平均发病年龄为 45.8±12.6 岁，其中 LSIL 和 HSIL 的平均发病年龄分别为 45.0±12.6 岁以及 49.9±11.6 岁。

（2）绝经状态：有研究显示，绝经后女性 VaIN 发病风险是绝经前女性的 2.09 倍，可能由于绝经后雌激素水平下降，阴道上皮萎缩、菲薄，局部抵抗力下降，易被高危型 HPV 感染所致。

（3）放射治疗史：接受过阴道放射治疗的患者，阴道 HSIL 的发生风险是无放疗史患者的 2 倍，常发生于放疗后的 10～15 年。可能与放疗后阴道上皮萎缩、充血、水肿、黏膜抵抗力差等易致 HPV 感染有关。

（4）免疫功能异常：长期服用免疫抑制药或器官移植的患者是 HR-HPV 感染的高危人群，HPV 相关肿瘤发病风险（包括 VaIN 的发病风险）明显增加。其阴道上皮免疫屏障功能减退，致 VaIN 发生风险增加，且更易进展为更高级别的病变。

（5）其他因素：吸烟、过早性行为、多个性伴侣、多胎次、宫内己烯雌酚暴露、文化及经济水平低等因素均是增加 HPV 暴露的高危因素，亦与 VaIN 的发病风险增加相关。

【预防】

建议青少年接种 HPV 疫苗以预防疫苗相关型别的 HPV 感染，亦可预防疫苗相关亚型所致的病变，包括 VaIN，未来并将有可能预防阴道浸润癌。另外，安全的性行为、坚持使用避孕套等亦可减少 HPV 的暴露风险。

【自然病程】

VaIN 的自然病程目前尚未明确，缺乏前瞻性的随访研究。但在对 205 例活检诊断的高级别 VaIN 患者长达 57 个月的随访研究显示，12 例（5.9%）患者进展为浸润癌，进展中位时间为 54.6 个月（4～146 个月）。同时也发现，在诊断的 VaIN Ⅲ患者中，进展率明显高于 VaIN Ⅱ患者（15.4% $vs.$ 1.4%，$P < 0.0001$）；既往切除子宫者与未切除者相比，进展为浸润性阴道癌的风险明显增加（16.7% $vs.$1.4%，$P < 0.0001$）。

【诊断】

VaIN 患者通常无症状，少数患者可因性交后出血或阴道分泌物异常就诊，但绝大多数患者因子宫颈癌筛查异常行阴道镜检查时被检出。VaIN 的诊断主要依据阴道镜检查时对阴道尤其是阴道上 1/3 异常处行多点活检组织病理学诊断。阴道镜检查对阴道高级别病变检出的敏感性较高，有研究显示可高达 82.46%，在因筛查异常或因可疑症状、体征行阴道镜检查时，应全面评估下生殖道，并在最异常区域行多点定位活检以提高 HPV 相关肿瘤的检出率。同时应注意阴道病变常呈多灶性，阴道镜检查时应仔细评估阴道黏膜，尤其是在年轻患者阴道皱襞多或经产妇阴道松弛时。因子宫颈病变切除子宫的患者中，应对阴道黏膜尤其是断端两侧的隐窝处仔细检查，避免遗漏病变。

【治疗】

1. VaIN 治疗原则　对于低级别阴道上皮内病变（VaIN Ⅰ）者，建议随访；对于高级别阴道上皮内病变（VaIN Ⅱ、VaIN Ⅲ）者，因其有较高的进展为浸润癌的风险，尤其是 VaIN Ⅲ，建议治疗。

2. VaIN 治疗方法　有多种治疗方案可供选择，如切除性治疗、消融性治疗、外用药物治疗和阴道腔内近距离放射性治疗。

（1）外用药物治疗：对于年轻或多灶性高级别 VaIN 患者，推荐局部使用药物治疗，包括 5% 咪喹莫特乳膏、氟尿嘧啶乳膏、干扰素、三氯醋酸等。咪喹莫特为免疫反应调节剂，阴道给药耐受性好，疗效肯定，建议 5% 咪喹莫特乳膏每周阴道给药 3 次，连续使用 8 ~ 12 周。药物的副反应主要为阴道疼痛、红肿、溃疡等，故不推荐应用于绝经后女性；氟尿嘧啶乳膏建议每周使用 2 g，持续 10 ~ 12 周，其副反应较小，不改变阴道解剖结构，病情缓解率高。另外，HPV 治疗性疫苗目前正在研发中，未来有可能通过使用 HPV 治疗性疫苗治疗 VaIN。

（2）消融性治疗：年轻女性、多灶性病变且在阴道镜下病变范围完全可见时建议行消融性治疗，包括 CO_2 激光、电灼等，具有创伤小、操作简便、疗效肯定、可在门诊进行等优点，但治疗前必须行全面阴道镜评估并充分活检，组织病理学应明确除外浸润癌。目前临床上应用最广泛的是 CO_2 激光，对于病变范围广泛者，可分次治疗，间隔 1 ~ 2 个月；对于复发性患者，亦可重复实施 CO_2 激光治疗。

（3）切除性治疗：对于局灶性、复发性或不能除外浸润癌的 VaIN 患者，建议行切除性治疗。手术切除可提供再次病理诊断的标本，具有诊断和治疗的双重功效。但手术切除有可能影响阴道的解剖和功能，导致阴道挛缩或狭窄等，且有出现手术并发症（如出血、感染、脏器损伤等）的风险，故适用于保守治疗无效、病变进展风险高、不能除外浸润癌的患者。

（4）腔内近距离放射性治疗：虽然有效，但较少使用，因为单纯切除阴道断端或消融治疗通常可取得效果，并且腔内近距离放射性治疗的并发症发生率明显高于其他治疗。腔内近距离放射性治疗仅用于既往治疗失败、不适合手术或存在广泛多发性病灶的患者。腔内近距离放射性治疗引起的阴道并发症包括阴道萎缩、狭窄和缩短。这些解剖改变可影响性功能，并影响治疗后的随访及全面的阴道镜检查。

【治疗后监测】

VaIN 治疗后监测方法同 CIN 治疗后。建议在治疗后 6 个月行细胞学联合 HPV 检测，如果双阴性，建议治疗后前 3 年每年进行一次细胞学联合 HPV 检测，均阴性者其后可将监测间隔时间延长至每 3 年一次，持续 25 年以上。监测中如出现任何细胞学或 HPV 异常，均建议转行阴道镜检查。

【治疗后再复发的预防】

有研究显示，VaIN 治疗后复发概率可高达 20% ~ 30%，故治疗后预防 HPV 再感染非常重要。目前有研究发现治疗后接种 HPV 疫苗有减少病变复发的可能。同时戒烟，以及完全或充分治疗 HPV 相关肿瘤等均有可能减少复发。

（毕　蕙）

三、阴道恶性肿瘤

案例8-2解析

案例8-2

　　某患者，65 岁，女性。绝经 20 年，性交后间断阴道出血 2 年，间断阴道异常排液 1 个月，无异味。外院诊断为老年性阴道炎，按阴道炎治疗无好转。妇科检查：外阴（–），阴道后壁左侧上段可见大小为 3 cm 的质硬结节，子宫颈光滑，子宫萎缩，双附件未见异常。子宫颈癌筛查 TCT 正常。HPV-16 阳性。妇科超声提示：子宫萎缩，宫腔线清，双附件未见异常。鳞状细胞抗原 1.8 ng/ml。

　　问题：
　　1. 原发性阴道恶性肿瘤常见吗？病因是什么？
　　2. 原发性阴道恶性肿瘤有哪些病理类型？

　　原发性阴道恶性肿瘤（malignant tumor of vagina）来源于阴道组织，好发于老年女性。阴道鳞状细胞癌（squamous cell carcinoma）最常见。其他如阴道腺癌、阴道黑色素瘤、阴道肉瘤等少见，列于表 8-4。原发性阴道癌是一种罕见的恶性肿瘤，占女性生殖系统肿瘤的 1% ~ 2%，发病率为 0.04%，病死率为 0.02%。诊断原发性阴道恶性肿瘤时，需除外子宫颈癌、外阴癌、子宫内膜癌转移或复发等情况。

想一想解析

　　阴道是指附着在子宫颈、子宫主韧带及骶韧带至处女膜环水平阴道前庭之间的空间，是子宫与外界的通道。阴道上皮由非角化复层鳞状上皮构成，大多数研究认为组织来源于米勒管黏膜上皮和泌尿生殖窦。在正常情况下，阴道无黏液或柱状上皮，基质中有血管、纤维组织和平滑肌组织。原发性阴道恶性肿瘤是如何发生的？

表 8-4　阴道恶性肿瘤

肿瘤		临床表现	诊断与鉴别诊断	治疗
阴道黑色素瘤	多起源于阴道黏膜	平均发病年龄为 58 岁。体格检查阴道可见蓝黑色或者蓝棕色肿块、斑块或溃疡，多数发生在阴道前壁远端 1/3。有时也是非色素沉着的。原发的生殖道恶性黑色素瘤具有很强的浸润性。免疫染色 S-100 蛋白、HMB-45 和 melan-A 阳性。局部治疗很难控制，容易发生远处转移	与外阴黑色瘤鉴别	综合治疗，手术加化疗、放疗，免疫治疗（抗 CTLA-4 抗体和抗 PD-1 抗体）
阴道透明细胞癌	起源于阴道腺病、Wolffian 成分、尿道周围腺体、子宫内膜异位病灶	多发生在 20 岁以下，多数由于其母亲在妊娠期服用了己烯雌酚（DES）。患者的女儿发病时表现为息肉样肿块，多见于阴道前壁	与子宫内膜或卵巢透明细胞癌累及阴道相鉴别	透明细胞癌对放射治疗的敏感性较差，建议手术治疗

续表

肿瘤	临床表现	诊断与鉴别诊断	治疗
阴道肉瘤	包括平滑肌肉瘤、内膜间质肉瘤、横纹肌肉瘤（葡萄状肉瘤）、癌肉瘤等	常见横纹肌肉瘤，容易发生在婴幼儿，表现为突向阴道的软结节，像一大串葡萄	与外阴肿瘤鉴别	综合治疗，手术，化疗加放疗

【病因】

本病病因不清，一般认为与阴道黏膜长期受刺激或损伤有关。发病危险因素包括吸烟、长期使用免疫抑制药、人乳头瘤病毒（HPV）感染、有多个性伴侣和盆腔放疗史等。大约 70% 的阴道癌与 HPV 感染有关，HPV 感染可能发生阴道上皮内瘤变（VaIN），VaIN 发生阴道癌的风险增加，2%～5% 的 VaIN 发展为阴道癌。另外，因子宫颈 CIN 病变切除子宫时，不完全切除子宫颈导致阴道穹持续的上皮内瘤变后可能发展为阴道癌。年轻阴道透明细胞癌患者可能与其母亲妊娠时服用己烯雌酚（DES）有关。

知识拓展

阴道癌发生的两种可能机制

年轻阴道癌与老年性阴道癌的发病原因可能不同。阴道鳞状细胞癌可能有两种致癌途径，一种是 HPV 依赖途径，类似于子宫颈鳞状细胞癌；另一种为非 HPV 依赖途径，类似于外阴鳞状细胞癌。HPV 阳性肿瘤和 HPV 阴性肿瘤之间的差异归因于肿瘤生物学分子水平上。一些研究表明，二者的基因突变模式、杂合性丢失和染色体改变存在差异。

1. HPV 依赖途径　HPV 通过表达 HPV 相关癌基因蛋白 E7 和 E6，抑制肿瘤抑制蛋白视网膜母细胞瘤肿瘤抑制蛋白，促进肿瘤的生长。视网膜母细胞瘤抑制蛋白的失活导致细胞核和细胞质中 cyclin 依赖激酶抑制剂 $p16INK4A$（$p16$）上调。这种发病机制的肿瘤对化疗和放疗的标准治疗反应较好。

2. 非 HPV 依赖途径　非 HPV 相关的阴道鳞状细胞癌容易发生在老年人，可能在慢性炎症的环境中，激素及损伤对阴道黏膜产生影响，与外阴癌类似，发生机制可能涉及 $p53$ 突变和失活，$p53$ 突变发生频率更高，对化疗和放疗的标准治疗反应较差。

【病理】

阴道恶性肿瘤病理类型以鳞状细胞癌为主，占 90% 以上。其次是腺癌，阴道无腺体，发生腺癌首先应排除转移，最常见的阴道腺癌是透明细胞癌，泌尿生殖系统的发育异常、阴道腺病和子宫内膜异位症可能是阴道腺癌的起源，其他如恶性黑色素瘤、腺鳞癌及肉瘤等。组织学上可分为角化型、非角化型、基底样型、乳头状型和疣状型 5 种。大约 80% 的鳞状细胞癌中可以检测到 HPV，以 HPV-16 多见，HPV 最常见于角化型、非角化型、基底样型和疣状型 4 种。阴道镜、病理、MRI 图像见图 8-13～图 8-16。

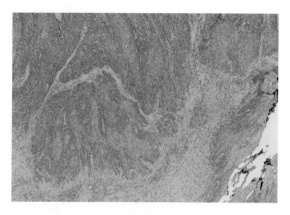
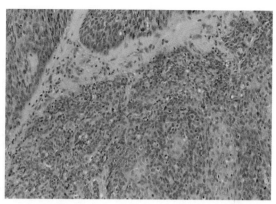

图 8-13 阴道鳞状细胞癌病理图像

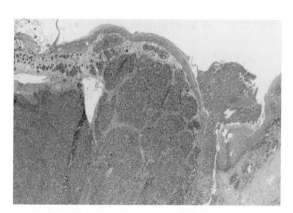
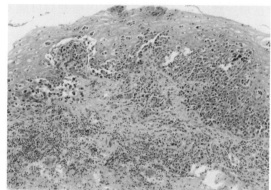

图 8-14 阴道恶性黑色素瘤病理图像

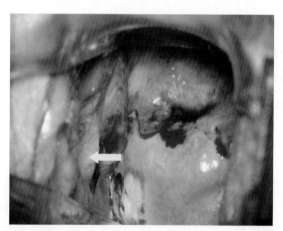
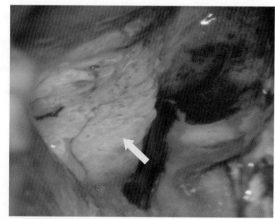

图 8-15 阴道鳞状细胞癌阴道镜图像
箭头所指为肿瘤

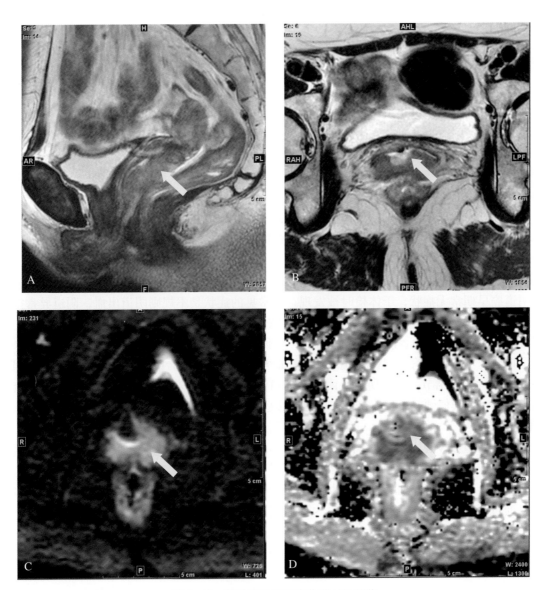

图 8-16　阴道鳞状细胞癌盆腔 MRI 图像
A. MRI 矢状位 T2WI；B. 横断位 T2WI；C. MRI 横断位同层面 DWI；D. ADC 图；箭头所指为肿瘤

 想一想

阴道癌如何筛查？如何预防？

想一想解析

【转移途径】

阴道癌可以沿阴道壁向周围组织蔓延，沿阴道壁横向扩散多于纵向扩散，仅 3.2% 患者累及整个阴道，很少侵犯直肠和膀胱。阴道癌的主要转移途径是淋巴转移，阴道中段、上段淋巴转移同子宫颈癌转移方式，转移到盆腔淋巴结；阴道下段淋巴转移同外阴癌转移方式，转移到腹股沟淋巴结。与外阴癌一样，浸润深度＞1 mm 可能是淋巴转移的早期风险。阴道癌血行转移少见，肺和骨是最常见的转移部位，其次是腹部、肝和大脑。

【分期】

目前阴道癌临床分期采用 2009 年 FIGO 分期。原发性阴道恶性肿瘤分期描述如下。

0 期：原位癌，上皮内癌；

Ⅰ期：肿瘤局限于阴道壁；

Ⅱ期：肿瘤穿透阴道壁组织，但未达盆壁；

　ⅡA 期：阴道旁浸润，未达盆壁；

　ⅡB 期：宫旁浸润，未达盆壁；

Ⅲ期：肿瘤达盆壁，和（或）生长到阴道下 1/3，和（或）尿流出阻塞（肾盂积水）导致肾脏问题；

Ⅳ期：肿瘤超出真骨盆或侵犯膀胱或直肠黏膜，膀胱黏膜泡样水肿不属于Ⅳ期；

　ⅣA 期：肿瘤扩散至邻近器官或转移至真骨盆以外；

　ⅣB 期：肿瘤扩散至远处脏器。

【临床表现】

阴道癌早期常无症状，于体检时被发现。最常见的症状是不规则阴道出血，阴道异常排液。白带可为血性、水样或米汤样，合并感染时为脓性白带，有恶臭味。也可表现为盆腔疼痛、性交困难、性交后阴道出血。晚期如累及膀胱、直肠，可出现血尿、血便、排尿或排便困难。

早期体征不典型，容易漏诊、误诊。病灶最常见阴道上 1/3 后壁，其次为下 1/3 前壁。阴道体格检查：可触及结节，大体所见，阴道肿瘤可呈结节状或菜花状，质硬，易出血。少数也可呈阴道狭窄，黏膜僵硬。全身体格检查可触及腹股沟淋巴结或锁骨上淋巴结肿大。

【诊断】

原发性阴道癌少见，继发性阴道癌多见。诊断一般不困难，但是需要详细询问病史，除外既往有临床或组织学证据的女性生殖器官肿瘤或其他阴道周围组织肿瘤。妇科检查应仔细，除外其他肿瘤转移至阴道，如果阴道鳞状细胞癌伴子宫颈癌，应被分类为子宫颈癌。阴道发现肿物可以通过活检进行组织病理学诊断。也可做阴道细胞学检测或阴道镜活检。诊断时需注意以下几个方面：

1. 临床特征　体格检查发现阴道结节、阴道异常排液。

2. 辅助诊断

（1）阴道细胞学及 HPV 检查：阴道肿瘤接近子宫颈，应阴道及子宫颈细胞同时送检测，阴道细胞学阳性，而子宫颈和子宫内膜检查又排除癌症存在者，应考虑为原发性阴道癌。

（2）阴道镜检查：确定肿瘤的位置和大小。

（3）影像学检查：B 超、CT、MRI 及 PET 可帮助确定肿物位置、大小及与周围脏器的关系，了解盆腔其他器官是否累及，腹膜后淋巴结及腹股沟淋巴结、远处脏器（如肺或肝等）有无转移。对于阴道肿瘤，盆腔磁共振成像对肿瘤显示更为清晰（图 8-16）。

（4）实验室检查：血常规、尿常规、肝功能、肾功能等。了解有无贫血、感染、肾功能不全等。

（5）血清肿瘤标志物：鳞状细胞癌抗原（SCC）测定可以用来帮助对阴道鳞状细胞癌的诊断、监测及预后评估。

（6）膀胱镜、直肠乙状结肠镜检查：必要时，可以通过膀胱镜、直肠乙状结肠镜检查，观察尿道、直肠累及情况。

【鉴别诊断】

继发于子宫颈癌、子宫内膜癌、外阴癌的阴道癌比原发性阴道癌更常见。

1. 子宫颈癌　肿瘤侵犯子宫颈阴道部时，应诊断为子宫颈癌。

2. 子宫内膜癌　有时子宫内膜癌累及子宫颈及阴道，诊断性刮宫及影像学检查可以帮助诊断。

3．尿道癌　如肿瘤局限于尿道，诊断为尿道癌。

4．子宫内膜异位症　可引起阴道子宫内膜样癌或透明细胞癌。

【治疗】

阴道癌是唯一一种在NCCN指南中没有临床实践指南的女性生殖系统癌症，目前尚无标准的治疗方法。阴道与膀胱、直肠间隔菲薄，治疗比较困难。应根据患者的年龄、分期、肿瘤大小、肿瘤位置、组织病理学类型、对器官保存和性功能要求进行个体化治疗。原则上放疗是主要的治疗手段，包括外照射和腔内照射。但是，根据病灶的位置和范围，手术治疗也是一种选择，FIGO建议初次手术可以适用于限于Ⅰ期或极少数Ⅱ期早期疾病和局限于黏膜的小病变。晚期患者通常采用放疗和（或）化疗及手术相结合的多模式治疗。

阴道上段肿瘤手术和放疗可参照子宫颈癌的治疗原则，阴道下段肿瘤可参照外阴癌的治疗原则。Ⅰ期和少数Ⅱ期患者病灶小，阴道上1/3肿瘤可以采用根治性手术，进行广泛子宫、阴道上段及盆腔淋巴结切除，阴道切缘至少1 cm。对于阴道下段的Ⅰ期患者，可行阴道大部分切除或者同时行腹股沟淋巴结切除，必要时切除部分尿道和外阴，行外阴阴道成形术。病灶位于中段或多中心发生者，可考虑全子宫、全阴道、盆腔及腹股沟淋巴结切除术，但是手术创伤大。据文献报道，早期手术较放疗预后好。Ⅱ期及以上期别需要全盆腔照射、插植或腔内放射治疗。化疗可以与放疗联合使用。ⅣA期出现直肠阴道瘘或膀胱阴道瘘，可行盆腔廓清术。近年来，CT或MRI引导下的三维适形放疗、调强放疗等可提高局部控制率和总体生存率。晚期患者可以联合化疗，化疗药物包括顺铂、紫杉醇、博来霉素及氟尿嘧啶等。介入治疗可应用于中、晚期阴道癌，采用双侧子宫动脉、阴道动脉选择性插管灌注化疗联合栓塞。目前靶向治疗和免疫治疗缺乏临床证据。

放疗后要注意并发症，常见的并发症包括放射性直肠炎、肠梗阻、出血性膀胱炎、直肠阴道瘘、膀胱阴道瘘和尿道狭窄等。

由于阴道和小骨盆内存在广泛的淋巴吻合，肿瘤的位置和淋巴流动方向之间的关系不明确，不能将阴道恶性肿瘤部位和淋巴流动方向明确联系起来，因此近年来对前哨淋巴结有研究，但是阴道恶性肿瘤发病少，可以借鉴发病率高的宫颈癌或外阴癌前哨淋巴结的研究结果，来帮助其临床治疗。前哨淋巴结定位和追踪阴道癌患者的淋巴引流路径可以帮助实施后续手术或放射治疗，减少过度治疗。

【预后】

本病预后相关因素包括年龄、临床分期、阴道肿瘤大小和部位、病理组织类型、淋巴结转移和不同治疗方式。肿瘤累及阴道近端的患者比累及阴道远端的患者生存率更高。累及整个阴道者预后较差。

【随访】

治疗后定期随访间隔时间如下：第1～3年每3个月一次，第4～5年每6个月一次，第6年及以后每年一次。每次随访内容包括病史采集、妇科及全身体格检查、细胞学和HPV检测、阴道镜活检、肿瘤标志物及影像学检查。

（吴　郁）

四、阴道畸形

案例8-3

　　某患者，女性，14岁。因"周期性下腹部疼痛半年余，发热、腹痛1 d"入院。患者自进入青春期后一直无月经来潮。近半年每2～3个月腹痛一次，持续3～4 d后可自行缓解，未诊治。1 d前患者再次腹痛，并伴发热，体温最高达39℃，经急诊收入院。体格检查：患者第二性征发育尚可，下腹部膨隆，可触及包块。外阴发育无异常，直肠指诊阴道中段向上呈囊性增大，盆腔可及子宫增大如妊娠10周大小，双附件区增厚，压痛明显。探针进入阴道仅3 cm。超声提示阴道中上段不均质液性回声延伸

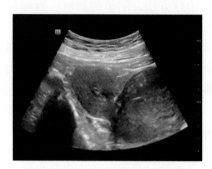

图 8-17　阴道内不均质回声

至宫腔，内有散在细小点状强回声，大小15 cm×12 cm×8 cm，双侧输卵管增粗，内有液性不均质回声（图8-17）。

　　问题：
　　1. 该患者最可能的诊断是什么？病因是什么？
　　2. 如何治疗？

　　阴道由中肾旁管［又称米勒管（Müllerian duct）］和泌尿生殖窦发育而来。胚胎第6周，在中肾管［又称沃尔夫管（Wolffian duct）］外侧，体腔上皮向外壁中胚叶凹陷成沟，形成中肾旁管。双侧中肾旁管融合形成子宫和部分阴道。胚胎第6～7周，原始泄殖腔被尿直肠隔分隔为泌尿生殖窦。胚胎第9周，双侧中肾旁管下段融合形成子宫阴道管。泌尿生殖窦上端细胞增生，形成窦—阴道球，并进一步增殖形成阴道板。自胚胎第11周起，阴道板开始腔化形成阴道。其间任何因素引起中肾旁管的形成与融合异常，都会导致泌尿生殖窦发育成阴道的过程异常，从而发生各种类型的阴道发育异常。阴道发育异常按临床表型可分为：先天性无阴道、阴道闭锁、阴道横隔、阴道纵隔和阴道斜隔综合征等。本节重点介绍阴道横隔和阴道纵隔。

　　（一）阴道畸形的分类
　　临床上常用的阴道发育异常分类系统包括两个：美国生育协会（American Fertility Society，AFS）分类系统（简称AFS分类）；欧洲人类生殖与胚胎学会（the European Society of Human Reproduction and Embryology，ESHRE）和欧洲妇科内镜协会（the European Society for Gynecological Endoscopy，ESGE）即ESHRE/ESGE分类系统（表8-5），前者侧重于从组织胚胎学起源分类，后者则侧重解剖描述。临床应用中采用解剖学异常分类更为便捷、可行。

表 8-5　阴道发育异常的 AFS 分类和 ESHRE/ESGE 分类

分类系统	类型	描述
AFS	中肾旁管发育不良	无阴道 / 阴道完全闭锁
	泌尿生殖窦发育不良	阴道下段闭锁
	中肾旁管垂直融合异常	阴道横隔
	中肾旁管侧面融合异常	阴道纵隔

案例8-3解析

续表

分类系统	类型	描述
	中肾旁管垂直 - 侧面融合异常	阴道斜隔
ESHRE/ESGE	V 0	正常阴道
	V 1	非梗阻性阴道纵隔
	V 2	梗阻性阴道纵隔
	V 3	阴道横隔
	V 4	阴道闭锁

（二）阴道横隔

阴道横隔（transverse vaginal septum）为两侧中肾旁管会合后的尾端与泌尿生殖窦相接处未贯通或部分贯通所致。阴道横隔可位于阴道内的任何部位，根据横隔的厚度分为薄型（< 1 cm）和厚型（> 1 cm），常合并泌尿生殖系统和消化系统畸形。

【分型】

根据横隔上是否有孔，分为两种类型：完全性阴道横隔又称为无孔型，多位于阴道下段；不完全性阴道横隔即有孔型，多位于阴道上段。

【临床表现】

1. 完全性阴道横隔（complete imperforate transverse vaginal septum）　儿童期常无症状，青春期随着月经来潮因经血潴留导致阴道上段、子宫甚至输卵管积血，临床上出现原发闭经和周期性腹痛，并呈进行性加剧。也可因盆腔积血继发输卵管卵巢脓肿和子宫内膜异位症。体格检查发现阴道为盲端，子宫颈不可见。横隔上方因积血可及囊性膨大，甚至可触及增大的子宫及附件囊肿。

2. 不完全性阴道横隔（incomplete transverse vaginal septum）　如横隔部位较高，孔较大，月经血能顺畅流出，临床可无症状而不易被发现，常于阴道分娩时影响胎先露下降时被发现。若横隔位置较低，也可因性生活不满意而就诊。隔上孔极小时，月经血引流不畅，表现为月经量少、淋漓不尽，或痛经、不孕等。如继发感染，则出现脓血性白带、异味甚至发热等。妇科检查见阴道内有隔膜，中部可见小孔，子宫颈经常不可见。肛诊时可扪及子宫颈及子宫体。

【诊断】

根据症状及体征，阴道横隔不难诊断。当横隔无孔且位置较高接近子宫颈时，应注意是否合并子宫颈闭锁或发育不良，超声可发现阴道上段、子宫及子宫颈有无扩张，有助于该病的诊断，并判断横隔的位置和厚度。MRI 是诊断阴道横隔的金标准，可判断阴道的深度、隔的厚度、子宫及输卵管扩张的程度。阴道横隔需要与处女膜闭锁、阴道闭锁及子宫颈发育不良相鉴别。

【治疗】

完全性阴道横隔一经诊断，应尽快手术治疗。避免经血潴留或引流不畅导致的子宫内膜异位症、盆腔感染及不孕症等。术中可先用粗针穿刺定位，再将横隔彻底切开。可将横隔上方的阴道黏膜部分分离拉向下方，覆盖横隔的创面，与横隔下方的阴道黏膜缝合。术后定期扩张阴道，防止粘连。对于没有经血潴留的薄型不完全性阴道横隔，可尝试使用阴道扩张器。分娩时，若横隔薄者，可于胎先露下降压迫横隔时切开横隔，胎儿娩出后再切除横隔；横隔厚者，应行剖宫产术。

（三）阴道纵隔

阴道纵隔（longitudinal vaginal septum）是由于胚胎时期中肾旁管下端发育异常，双侧中肾旁管会合后其中隔未消失或未完全消失所致，分为完全性阴道纵隔及不完全性阴道纵隔。阴道纵隔有时会合并其他生殖系统畸形，如双子宫、双宫颈、完全性纵隔子宫等。当纵隔偏向一侧并导致该侧阴道闭锁时，可出现经血潴留。

【分型】

根据纵隔长度是否达到处女膜缘，分为完全性阴道纵隔和不完全性阴道纵隔两种类型。完全性阴道纵隔一般附着在阴道前、后壁，从穹隆起直达处女膜缘，将阴道分为两侧，两侧的阴道孔道可等大，亦可一侧大一侧小。不完全性阴道纵隔通常未达阴道口或仅隔开阴道下端，上段阴道仍相互交通。

【临床表现】

完全性阴道纵隔患者多无症状，性生活和阴道分娩无影响时无须特别处理。不完全性阴道纵隔患者可有性交困难，分娩时胎先露下降可能受阻。阴道检查可见阴道被一纵行黏膜壁分为两条纵行通道，黏膜壁上端近子宫颈，完全性阴道纵隔下端达阴道口，不完全性阴道纵隔未达阴道口，或隔上部的两侧阴道互通。完全性阴道纵隔常合并双子宫。

【诊断】

绝大多数阴道纵隔患者无症状，有些是因性交困难就诊或在妇科检查时被发现，另一些可能因分娩时产程进展缓慢被发现。当纵隔偏向一侧并导致该侧阴道闭锁时，可有经血潴留；当阴道一侧积血时，宫腔积血，患者有周期性腹痛，B超检查见积血包块。超声及磁共振成像有助于明确隔的位置及可能合并的其他发育异常。

【治疗】

无症状的阴道纵隔无须特殊处理。当完全性或部分性阴道纵隔导致经血潴留、性交困难或阻碍分娩时，需要手术切除。

手术时机选择：有症状者应手术治疗。术前需要进行影像学检查，了解子宫、附件及泌尿系统情况，明确是否合并其他畸形。必要时行宫腔镜检查以了解并验证阴道和子宫发育情况及纵隔类型。手术切除纵隔，注意创面止血及防止粘连。切除时避免过于靠近阴道壁引起损伤。若阴道分娩时发现阴道纵隔，可当胎先露下降压迫纵隔时先切断纵隔的中部，待胎儿娩出后再切除纵隔缝合止血。

（四）阴道斜隔综合征

阴道斜隔综合征（oblique vaginal septum syndrome，OVSS）是一种较罕见的泌尿生殖道发育异常，发生率为0.1%～3.8%。其主要临床特征为：双子宫、双宫颈、双阴道、一侧阴道完全或不完全闭锁，绝大多数患者同时伴有闭锁阴道侧的肾、输尿管等畸形。临床表现复杂多样，目前国际上的名称尚不统一。

【分型】

本病通常分为三型（图8-18）。

Ⅰ型（无孔斜隔）：一侧阴道完全闭锁，隔后的子宫与外界及对侧子宫完全隔离，两子宫间和两阴道间无通道，宫腔积血积聚在隔后阴道腔甚至引起子宫输卵管积血。

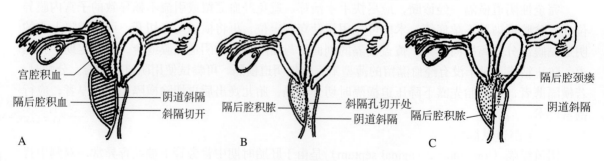

图8-18　阴道斜隔综合征的分型
A. Ⅰ型：无孔斜隔；B. Ⅱ型：有孔斜隔；C. Ⅲ型：无孔斜隔合并子宫颈瘘管

Ⅱ型（有孔斜隔）：一侧阴道不完全闭锁，隔上有小孔，隔后子宫与对侧隔绝，月经血可通过小孔流出，经常引流不畅。

Ⅲ型（无孔斜隔合并子宫颈瘘管）：一侧阴道完全闭锁，在两侧子宫颈之间或隔后阴道腔与对侧子宫颈之间有一瘘管，隔侧的月经血可通过另一侧子宫颈排出，但引流不畅。

【临床表现】

青春期前通常无症状，月经初潮后因经血潴留或经血引流不畅出现周期性腹痛。表现为进行性痛经、经期延长或阴道流脓、阴道壁肿物及盆腔肿物。长期积血可致感染，甚至盆腔脓肿。患者可表现为急性发作的腹痛、发热、恶心、呕吐等。体格检查阴道壁肿物，Ⅰ型斜隔囊肿直径可达 10 ~ 15 cm，部分患者因囊性包块位置较高而被误诊为盆腔包块。少数患者由于阴道壁包块或斜隔致性交困难而就诊。约 35% 患者合并不孕症。Ⅱ型和Ⅲ型阴道斜隔可见到阴道顶端或侧壁有脓液流出。患者可伴有一侧肾缺如，以右肾缺如更常见。也有双侧正常肾、肾旋转异常、双集合系统及双输尿管、肾发育不良伴患侧异位输尿管的报道。辅助检查手段包括超声、子宫输卵管造影（HSG）、磁共振成像及宫腹腔镜联合探查。

【治疗】

阴道斜隔一经发现，应尽快手术治疗。宫腔镜或阴道镜下阴道斜隔切除术是常用术式，也是解除生殖道梗阻最有效的方法。合并子宫畸形者，需结合具体情况决定术式，以解除梗阻、减少复发及保留生育功能为原则。

（孙秀丽）

五、阴道损伤性疾病

（一）盆腔器官脱垂

盆底支持系统维持盆腔器官处于正常位置并具有各自的正常功能，这个系统由盆底肌肉群、筋膜、韧带及神经组织组成。当盆底支持系统薄弱或松弛使盆腔器官下降到阴道下段或阴道口外时，即为盆腔器官脱垂（pelvic organ prolapse，POP）。临床上出现盆腔器官功能障碍的一系列症状，这些症状不危及生命，但或轻或重地影响患者的生活质量。美国的社区调查结果提示，当人均期望寿命 80 岁时，约有 11% 的妇女在一生中需要经历盆腔器官脱垂和尿失禁的手术，我国对城市女性 POP 整体患病率调查结果为 9.67%，70 岁以上人群患病率高达 26.11%。

案例8-4

某患者，女性，75 岁。因"外阴脱出块状物 6 年，加重 2 年"于门诊就诊。外阴脱出物影响走路，走路时不适，有摩擦感，平卧时脱出物不能回纳阴道内。伴排尿困难，尿不尽，有时需要手助还纳后才能排尿，有尿频、尿急、漏尿。排便困难。绝经 24 年，G4P2，阴道顺产 2 次，新生儿出生体重最大者 3600 g。该患者为农民，身体健康，年轻时做重体力劳动。爱人因病已去世 10 年。妇科检查：外阴已产型，腺体阴性，阴道通畅，阴道前后壁完全脱出处女膜缘外，子宫颈光滑，子宫颈外口最低点在处女膜缘外 7 cm，子宫后位，萎缩，质地中等，活动，无压痛，双附件区未及异常。盆腔器官量化分期（POP-Q staging）：Aa+3，Ba+7，C+7，GH 6，TVL 7，Ap+3，Bp+7，D+6。诊断为子宫脱垂Ⅳ度，阴道前后壁脱垂Ⅳ度。盆底症状影响量表（PFDI-20）137 分，因脱垂有症状，影响生活质量，要求治疗，经向患者介绍并解释治疗措施后，患者认为上子宫托麻烦、不易掌握护理方法，行手术治疗。

案例8-4解析

问题：
手术方式如何选择？

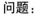

案例8-5

某患者，女性，32 岁。发现阴道脱出块状物 2 年，伴有腰酸和下腹部下坠不适，平卧时脱出物可回纳。患者身体健康，月经正常，G2P2，末次产为 2 年前，新生儿出生体重 4050 g。妇科检查：外阴已产型，腺体阴性，阴道通畅，子宫颈光滑，子宫颈最低点在处女膜缘 5 cm，子宫后位，正常大小，活动，无压痛，双附件区未及异常。盆腔器官量化分期（POP-Q staging）：Aa-3，Ba+4，C+4，GH 5，TVL 7，Ap-3，Bp+4，D-3，子宫颈长约 7 cm。盆底症状影响量表（PFDI-20）75.3 分。因脱垂影响站立和行走，患者的工作性质要求站立时间较长，脱垂严重影响其日常工作和生活，要求积极治疗。

问题：

治疗原则及依据是什么？

【病因】

多种因素与盆底支持系统的损伤相关。

1．**易发因素** 女性的骨盆出口形态与男性的比较相对宽大，盆底有 3 个通道，即尿道、阴道和肛门。

2．**诱发因素** 妊娠、分娩、巨大胎儿、难产助产、盆腔手术、放射治疗、胶原代谢紊乱对盆底肌及神经的损伤。

3．**促发因素** 慢性腹压增加，如长年咳嗽、慢性肺部疾病、吸烟、肥胖、便秘、从事重体力劳动和运动量大的职业。

4．**失代偿因素** 绝经和衰老。

知识拓展

盆底整体理论

盆底整体理论是 1990 年由 Peter PaPa Petros 和 Ulmustan 教授根据其近 20 年的科研工作和临床实践发展起来的整体理论。其核心内容是盆底的支持结构与盆腔器官功能相互关联为一个整体。盆底支持由 5 对韧带和 4 对肌肉相互抗衡完成，支持结构的缺陷可引起相应的器官功能异常，通过手术修复受损的筋膜和韧带，实现盆底解剖结构的重建，可以达到恢复盆底功能的目的。整体理论将盆底分为"三腔系统"，在发展过程中吸纳了 Delancey 教授的"三水平"理论和"吊床假说"，是目前妇科泌尿领域的指导性理论。

【临床解剖分区、盆腔器官量化分期和对生活质量影响程度的评估】

1．**临床解剖分区** 将盆腔在垂直方向分为前、中、后 3 个腔室。前腔室包括阴道前壁、膀胱、尿道；中腔室包括阴道穹（阴道顶）、子宫；后腔室包括阴道后壁、直肠。

2．**盆腔器官量化分期（POP-Qstaging）** 分别利用阴道前壁、阴道顶端、阴道后壁上的各 2 个解剖指示点（前壁 Aa、Ba，后壁 Ap、Bp，顶部 C、D）与处女膜的关系来界定盆腔器官脱垂的程度。与处女膜平行以 0 表示，位于处女膜以上用负数表示，处女膜以下则用正数表示。图 8-19 描述了盆腔器官量化分期的各个指示点及径线，具体的描述和正常范围列于表 8-6。

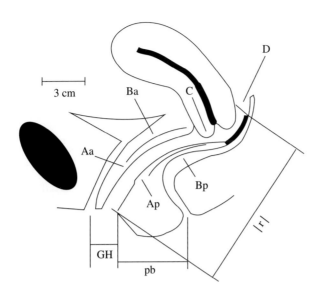

图 8-19　盆腔器官量化分期的各个指示点及径线

表 8-6　盆腔器官量化分期的指示点与径线

指示点或径线	描述内容	范围
Aa	阴道前壁中线距处女膜 3 cm 处，相当于尿道旁沟处	−3 ～ +3 cm
Ba	阴道顶端或阴道穹前部到 Aa 点之间阴道前壁上段中的最远点	无阴道脱垂时，此点位于 −3 cm，在子宫切除术后阴道完全外翻时，此点将为 +TVL
C	子宫颈或子宫切除后阴道顶端所处的最远端	−TVL ～ +TVL
D	有子宫颈时的阴道穹后部的位置，它提示子宫骶韧带附着到近端子宫颈后壁的水平	−TVL ～ +TVL 或空缺（子宫切除后）
Ap	阴道后壁中线距处女膜 3 cm 处，Ap 与 Aa 点相对应	−3 ～ +3 cm
Bp	阴道顶端或阴道穹后部到 Ap 点之间阴道后壁上段中的最远点，Bp 与 Ap 相对应	无阴道脱垂时，此点位于 −3 cm，在子宫切除术后阴道完全外翻时，此点将为 +TVL
GH（genital hiatus）	阴裂的长度	从尿道外口量至处女膜后缘中点的直线距离
pb（perineal body）	会阴体长度	从外阴裂隙的后缘至肛门中点的距离
TVL（total vaginal length）	阴道总长度	当 C 或 D 处于完全正常位置时，阴道最大深度的厘米数

　　测量各指示点及径线后，填至 3×3 表格量化描述，再进行分度。所用的 3×3 表格列于表 8-7。盆腔器官脱垂的分期标准列于表 8-8。

表 8-7　盆腔器官量化分期各测量值记录 3×3 表格

Aa	Ba	C
GH	pb	TVL
Ap	Bp	D

表 8-8　盆腔器官脱垂的分期标准

分期	内容
0	无脱垂。Aa、Ap、Ba、Bp 均在 −3 cm 处，C、D 两点在阴道总长度和阴道总长度 −2 cm 之间，即 C 点或 D 点量化值 <（TVL − 2 cm）
Ⅰ	脱垂最远端在处女膜平面上 > 1 cm，即量化值 < −1 cm
Ⅱ	脱垂最远端在处女膜平面上 < 1 cm，即量化值 > −1 cm，但 < +1 cm
Ⅲ	脱垂最远端超过处女膜平面 > 1 cm，但小于阴道总长度 −2 cm，即量化值 > +1 cm，但 <（TVL − 2 cm）
Ⅳ	下生殖道全长外翻，脱垂最远端即子宫颈或阴道残端脱垂超过阴道总长度 −2 cm，即量化值 >（TVL − 2 cm）

盆腔器官量化分期应在向下用力屏气时，以脱垂最大限度出现的最远端部位距离处女膜的正负值计算。

3. 生活质量影响评估　对 POP 导致患者生活质量影响的评估与解剖学测量具有同等重要意义。使用经过中文验证的问卷：盆底功能影响问卷简表（Pelvic Floor Impact Questionnaire-short form 7，PFIQ-7）和盆腔器官脱垂、尿失禁及性生活问卷（Pelvic Organ Prolapse-urinary incontinence sexual Questionnaire 12，PISQ-12）。通过问卷调查得分判定脱垂对患者的生活质量是否有影响和影响的程度，得分越高，对生活质量影响越严重。生活质量评分和盆腔器官量化分期一样是决定治疗与否、采用何种方式治疗和评估疗效的重要指标。

【临床表现】

1. 症状　Ⅰ期 POP 患者一般无症状，可在体检时被医师发现。Ⅱ～Ⅳ期 POP 患者依据脱垂的腔室不同出现相应不同的症状。主要症状包括与脱垂相关的泌尿系统、肛肠系统以及性功能的功能异常，部分患者可伴有精神心理方面的异常。

（1）脱垂症状：外阴有块状物脱出，站立、用力时明显，平卧休息时减轻，严重者不能还纳；外阴块状物导致走路活动时不适，有摩擦感，子宫颈阴道黏膜破溃出血、感染和分泌物增多；脱垂牵拉韧带筋膜、盆腔内血回流受阻致盆腔充血，患者感到腹部下坠和腰骶部酸痛。

（2）泌尿系统症状：前盆腔脱垂多伴有急迫性尿失禁、排尿困难、尿潴留和尿路感染，脱垂严重时可掩盖在未脱垂前存在的压力性尿失禁症状，有的患者需要变换体位或手助推回脱出物才能排尿。

（3）肠道症状：排便困难，肠道排空障碍，需要经阴道加压后才能排便。

（4）性生活：性生活不适和性交困难。

以上症状造成患者心理负担过重、情绪烦躁，影响外出活动和锻炼，导致生活质量下降。

2. 体征　妇科检查时可见阴道前壁、阴道穹、子宫颈和阴道后壁自阴道口脱出，脱出部位的黏膜常有增厚、角化。

【诊断】

根据病史和妇科检查即可做出诊断。妇科检查前，嘱患者向下屏气用力，使脱垂达到最重程度，将阴道窥器拆成单页，分别下压子宫颈和阴道后壁以暴露阴道前壁，上抬子宫颈和阴道前壁以暴露阴道后壁，按照盆腔器官量化分期标志点做测量。子宫颈脱垂需要测量子宫颈长度以除外子宫颈延长，阴道后壁脱垂需要做肛查区分是直肠膨出或者肠疝，超声或磁共振成像可以帮助明确诊断。有盆底肌训练计划的可同时做盆底肌力检查，伴有大便失禁者需要做肛门括约肌有无损伤的检查。

【鉴别诊断】

1. 阴道壁肿物　阴道黏膜下可触及有边界的囊性或实性肿物突出，不伴有阴道壁子宫颈的脱垂；脱垂的阴道壁呈半球形，软，无边界。

2. 子宫黏膜下肌瘤　有月经不规律、月经量多的病史，检查见实性红色肿物从子宫颈口脱出，大多伴有出血。无脱垂相关症状。

3. 慢性子宫内翻　极罕见。大多自产后发生，在阴道内见翻出的子宫体，表面被覆暗红色绒样的子宫内膜。妇科检查盆腔空虚，无子宫体。

【治疗】

POP 是一种影响生活质量的疾病，治疗选择以患者是否有症状和症状影响生活质量的严重程度来决定。当患者要求治疗时，医师需要根据患者的年龄、脱垂的部位、严重程度、有无生育要求、合并症、既往手术史等情况给予个体化的治疗方案。POP 的形式多样化，治疗和手术的方式复杂多样，手术方式仍在不断的探讨、改进中，每一种手术效果均有一定的时效性，不能保证终身不复发，老年患者多，伴有合并症多，在手术治疗前需要有良好的医患沟通，了解患者的期望，向患者解释所有治疗方式及每种治疗方式的利弊，提出患者能够理解和接受的治疗方式是十分重要的。根据患者意愿确定治疗方式。在 POP 治疗前，要做全面体格检查和妇科检查，术后需要定期和终生随访。

1. 观察和改变生活方式　如果患者无症状或症状对日常生活影响轻微，患者不选择任何治疗时，可以观察。告知患者要避免负重、便秘、慢性咳嗽、肥胖等增加腹压的情况，产后和老年人不做重体力劳动。

2. 非手术治疗　当 POP 影响生活质量，患者要求治疗时，可以选择非手术治疗。非手术治疗包括盆底肌训练，使用中医中药、子宫托。

盆底肌训练（Kegel 运动）可以锻炼薄弱的盆底肌肉组织，缓解症状并预防早期脱垂的进一步发展。针灸和中药治疗也有缓解症状的作用。这些治疗对脱垂程度减轻是否有效目前尚不明确。

子宫托是一种阴道内使用的装置，有支撑和填充两种类型，不同大小和型号，以适应不同形式和不同程度的脱垂。作为一线治疗方法，应该让所有寻求治疗的患者知晓，最适合用于对手术治疗有顾虑或不愿接受手术治疗的患者；有严重合并症不能耐受手术者；由于某些原因愿意先使用子宫托之后再考虑手术的患者。子宫托有试戴过程，试戴合适的子宫托需要定期取出、清理，可经阴道用抗生素、雌激素预防阴道感染和溃疡，向患者家属交代有阿尔茨海默病的患者遗忘子宫托可发生严重的嵌顿和膀胱直肠瘘。

3. 手术治疗　因 POP 严重影响生活质量、不愿上子宫托或者试戴子宫托失败患者要求手术治疗。手术治疗是重度 POP 的主要治疗手段，目的是将脱垂的器官复位，使器官功能恢复正常，缓解和消除症状，从而改善生活质量。

（1）手术方式分类

1）以是否采用替代材料修复分为自体组织修复和替代材料添加的修复手术。

自体组织修复：将脱垂组织缝合、固定于自身的筋膜和韧带组织上。

替代材料添加的修复手术：是采用生物补片或人工合成补片（mesh）添加的修复手术。因盆底组织退化损伤，自体组织修复术后复发率高，添加使用替代材料的手术可降低术后复发率。

2）以是否做重建手术分为盆底重建手术和非重建手术（阴道封闭术）。

（2）手术路径：有经阴道、经腹、经腹腔镜和联合路径手术。

（3）术式选择

1）前盆腔：筋膜折叠缝合术，补片添加的修复手术。

2）中盆腔：阴道 / 子宫骶骨固定术，骶棘韧带固定术，子宫骶韧带悬吊术，子宫颈延长可行曼彻斯特手术（子宫颈部分切除术和主、骶韧带固定）。

3）后盆腔：筋膜折叠缝合术，补片添加的修复手术，会阴体修补术。

对于老龄、合并症多、已经和今后无性生活要求的患者，经知情同意，可以做阴道封闭术。

【预防】

针对 POP 的影响因素，女性尽量不要长期从事重体力劳动。妊娠期合理饮食，避免分娩巨大胎儿。产后充分休息，积极做盆底肌训练，绝经后、老年人避免负重。积极治疗慢性咳嗽、便秘等。

（韩劲松）

生殖道瘘是指生殖道与其邻近器官间的异常通道，临床上以尿瘘（urinary fistula）最多见，其次为粪瘘（fecal fistula），两者可同时存在，称为混合性瘘。

（二）尿瘘

尿瘘是指生殖道与泌尿道之间形成的异常通道。表现为尿液自阴道流出。根据瘘管形成的部位，分为膀胱阴道瘘、宫颈膀胱瘘、尿道阴道瘘及输尿管阴道瘘等，其中以膀胱阴道瘘最多见，有时两种或多种尿瘘可并存。不同类型的尿瘘漏尿特征有所不同。

案例8-6

L159a
案例8-6解析

某患者，女性，48 岁。因"子宫全切术后 1 周，阴道排液 1 d"经门诊收入院。1 周前患者因"子宫腺肌病，贫血"收入院，行腹腔镜下子宫全切术。术后 5 d 出院。1 d 前患者出现阴道持续排液。入院体格检查：一般状态尚可，生命体征平稳，心脏、肺、腹部无明显异常，左肾区轻叩痛。妇科检查：外阴无异常，阴道内有较多淡黄色液体流出，盆腔未及明显异常。

问题：

1. 该患者可能的诊断是什么？病因是什么？

2. 要明确尿瘘的类型，需要做哪些检查？

【病因】

1. 手术损伤　妇科盆腔手术过程中泌尿系损伤是尿瘘常见的病因。可因解剖位置不清、操作不仔细或盆腔广泛粘连而损伤输尿管、膀胱或尿道，如术中未及时发现或修补失败，术后可形成尿瘘。随着微创手术的发展，能量器械引起的热辐射损伤引起的迟发性尿瘘逐渐增多。这种尿瘘多发生在术后 7 ~ 10 d。

2. 产伤　产伤所致的尿瘘多因难产处理不当所致，有坏死型和创伤型两类。坏死型尿瘘多由于各种原因导致第二产程延长，使阴道前壁、膀胱、尿道长时间被挤压在胎先露与耻骨联合之间，以致局部组织缺血、坏死脱落形成尿瘘。创伤型尿瘘因产科助产手术或剖宫产时操作不当直接损伤所致。随着产科技术的提高，我国因产伤引起的尿瘘明显减少。

3. 其他　其他少见的情况包括泌尿生殖系统结核、晚期生殖道或膀胱肿瘤、局部药物注射、长期放置子宫托压迫致组织坏死、盆腔放射治疗后、外伤、膀胱结石以及先天性输尿管口异位畸形等，均能导致尿瘘。

【临床表现】

1. 漏尿　多表现为阴道不自主的尿液流出。出现症状的时间因产生瘘孔的原因不同而有区别。手术过程中的直接损伤术后即开始漏尿。分娩时压迫引起及手术中的热损伤所致坏死型尿瘘，多在产后或手术后 3～7 d 开始漏尿。漏尿表现形式与瘘孔的部位、大小及患者的体位有关，膀胱阴道瘘如瘘口较大，患者表现为阴道大量持续的尿液流出，几乎无尿液经尿道排出，如膀胱内瘘孔小或瘘道弯曲，则在膀胱充盈时或体位改变时才有尿液经阴道漏出；尿道阴道瘘如瘘口位置在尿道括约肌上方，表现为膀胱充盈时漏尿，如瘘口在尿道括约肌下方，则平素无漏尿，排尿后尿液淋漓；输尿管阴道瘘常为单侧性，因对侧输尿管正常，患者除漏尿外，还有自控性排尿。

2．外阴皮炎　由于尿液长期浸渍刺激所致。

3．尿路感染　因瘘孔与外界相通，易上行感染，引发膀胱炎和肾盂肾炎。

4．输尿管肾盂扩张　输尿管阴道瘘可致患侧肾盂及输尿管不同程度的扩张。

5．其他症状　盆腔手术热损伤引起的尿瘘在发生坏死型漏尿前患者常有发热、患侧肾区叩痛等表现。部分患者因长期漏尿，可有焦虑、抑郁等精神心理问题。

【诊断】

1．病史　仔细询问病史，了解尿瘘发生的原因。

2．妇科检查　除确定尿瘘存在外，还应明确瘘孔的部位、大小、数目、周围瘢痕组织的情况，以及尿道括约肌和肾功能情况，以便制订治疗方案。较大的膀胱阴道瘘孔多可触及，用阴道窥器检查也能看到。如瘘孔过小或位于耻骨联合后方难以暴露时，应嘱患者取膝胸卧位，以单叶阴道拉钩将阴道后壁向上拉起，使瘘孔充分暴露。必要时用子宫探针或金属导尿管插入尿道，以了解尿道长度，有无狭窄、断裂，与阴道内的手指配合检查确定瘘孔位置。输尿管阴道瘘仅见阴道内有液体流出，触不到瘘口。

3．辅助检查

（1）亚甲蓝试验：目的在于鉴别尿瘘的类型，并可协助辨认位置不明的极小瘘孔。方法：将 200 ml 稀释亚甲蓝溶液经尿道注入膀胱，若见到有蓝色液体经阴道壁溢出者为膀胱阴道瘘；蓝色液体自子宫颈外口流出者为宫颈膀胱瘘；阴道内流出清亮尿液为输尿管阴道瘘。

（2）靛胭脂试验：亚甲蓝试验阴性者可静脉推注靛胭脂 5 ml，10 min 内见到瘘孔流出蓝色尿液，为输尿管阴道瘘。

（3）膀胱镜、输尿管镜检查：可了解膀胱内的情况，明确膀胱瘘孔位置、数目、大小、瘘孔与输尿管口和尿道内口的关系，有无结石、炎症、憩室等。由膀胱向输尿管插入输尿管导管或行输尿管镜检查，可以明确输尿管瘘口的部位。

（4）肾图：可进一步确诊输尿管阴道瘘，并了解双侧肾功能和上尿路通畅情况。

（5）排泄性尿路造影：在限制饮水 12 h 及充分肠道准备下，静脉注射 76% 泛影葡胺 20 ml 后，分别于注射后 5 min、15 min、30 min、45 min 摄片，以了解双侧肾功能及输尿管有无异常，用于诊断输尿管阴道瘘、结核性尿瘘和先天性输尿管异位。

【治疗】

本病的治疗以手术治疗为主。非手术治疗适用于分娩或手术后 1 周内发生的膀胱阴道瘘和输尿管阴道小瘘孔，留置尿管或输尿管导管，部分瘘口 2～4 周后有可能自行愈合。局部如有病变（恶性肿瘤、结核），需先对症处理。老年、体弱不能耐受手术者，可使用尿收集器。

1．手术时机　膀胱阴道瘘如为器械损伤造成的新鲜瘘孔，应立即修补。如有感染或局部组织坏死，应等待 3～6 个月，待局部炎症消除、瘢痕软化、血供恢复正常后再行手术治疗。一次手术修补失败者至少应等待 3 个月后再行手术治疗。手术于月经干净后 3～7 d 进行，以免术后月经来潮影响伤口愈合。输尿管阴道瘘发现后应尽早手术修补。

2．手术路径　原则上应根据瘘孔类型和部位选择不同手术路径。绝大多数膀胱阴道瘘和尿道阴道瘘可经阴道手术，输尿管阴道瘘多需经腹手术，可行开腹或腹腔镜手术，根据瘘的部位及大小酌情选择输尿管端端吻合或直接修补。如漏口位置较低，可行输尿管膀胱再植手术。术中放置输尿管导管，留置 3 ~ 6 个月。

3．术后护理　是保证手术成功的重要环节。应用抗生素预防感染，保持导尿管或膀胱造瘘管通畅，留置导尿管 7 ~ 14 d。

【预防】

经阴道手术分娩时，术前先导尿，术时严格遵守操作规程，术后常规检查生殖道和泌尿道有无损伤。进行妇科手术时，应辨清解剖关系，避免损伤。如发现损伤，应立即修补，热辐射损伤中可预防性放置输尿管导管，待术后 1 个月取出。正确处理分娩过程，手术操作应规范化。对产时软组织压迫过久，疑有损伤可能者，产后应留置导尿管，持续开放 10 ~ 14 d，保持膀胱空虚，改善组织血供，预防尿瘘形成。

（三）粪瘘

粪瘘（fecal fistula）是指肠道与生殖道之间形成了异常通道，致使粪便由生殖道排出，临床上以直肠阴道瘘多见。

案例8-7解析

案例8-7

某患者，女性，32 岁。2 年前经阴道会阴侧切分娩后自觉阴道不自主地排出稀便，于产后 7 d 在当地医院行手术修补，术后稀便及气体仍不受控制地经阴道排出。体格检查见阴道后壁距离处女膜缘内会阴侧切瘢痕 2 cm 处有凹陷，肛查肛门向上方直肠约 3 cm 与阴道相通。

问题：

1．患者可能的诊断及病因是什么？

2．如何治疗？

【病因】

本病的发病原因与尿瘘大致相同。另外，会阴Ⅲ度裂伤未及时缝合、缝合后未愈合，或会阴切开术缝合时缝线穿透直肠黏膜而未被发现，感染后可形成直肠阴道瘘。此外，恶性肿瘤侵犯直肠壁、盆腔根治性放疗等可引起直肠阴道瘘。先天性生殖器官发育畸形者，可伴有先天性直肠阴道瘘，且常与先天性肛门闭锁并存。

【临床表现】

瘘孔较大者，排便及排气均不能控制，粪便和气体由阴道漏出。若瘘孔小，则干便可控制，稀便和排气不能控制。阴道及外阴因受粪便及带有粪便的分泌物刺激，常发生慢性炎症。

【诊断】

大的瘘孔可在阴道窥器暴露下直接窥见；瘘孔较小者往往仅在阴道后壁见到一鲜红的肉芽样组织，插入探针，另一手指深入直肠内，如触及探针，即可确诊。阴道穹处小的瘘孔、小肠和结肠阴道瘘需行钡剂灌肠检查方能确诊。

【治疗】

手术修补为主要治疗方法。手术或产伤引起的粪瘘应即时修补。先天性直肠阴道瘘且无肛门闭锁者，应于月经初潮后进行修补，过早手术可引起阴道狭窄。组织坏死造成的粪瘘，应等待 3 ~ 6 个月，待炎症完全消退后再行手术。

【预防】

产时避免第二产程延长。注意保护会阴，避免会阴Ⅲ度撕裂。会阴切开术缝合后常规肛查，如发现有缝线穿透直肠黏膜，应立即拆除重缝。手术操作时需熟悉解剖结构，如可疑术中损伤直肠，应积极查找，及时发现，术中同期处理。

L122v
想一想解析

想一想

1. 阴道尿瘘和粪瘘的常见原因有哪些？
2. 阴道尿瘘和粪瘘修补手术时机选择的原则是什么？

（孙秀丽）

（四）女性压力性尿失禁

案例8-8

　　某患者，女性，48 岁。因"跑跳时漏尿 10 年，加重 1 年"就诊。患者 10 年前于阴道分娩后 3 个月出现跑步和跳绳时漏尿现象，不伴尿频、尿急，不伴走路时漏尿，偶有咳嗽和打喷嚏时漏尿，未予重视，亦未就诊。近 1 年出现漏尿加重现象，发展为走路时也有漏尿现象，而咳嗽、打喷嚏时每次均有漏尿，平素需使用卫生巾，仍无尿频、尿急、尿痛等表现。既往身体健康，否认食物、药物过敏史，否认手术、外伤史。患者平素月经规律，13 岁月经初潮，5 ~ 6 d/24 ~ 25 d，量中等，无痛经，近 1 年月经不规律，月经周期延长至每 45 d 至 3 个月一次，每次月经量少，末次月经为 2 个月前。患者已婚，G2P1，10 年前顺产一次，有侧切，新生儿体重 4025 g。家族史：母亲患盆腔器官脱垂和压力性尿失禁。余无特殊。体格检查：外阴已婚已产型，阴道通畅，分泌物少，子宫颈光滑，患者用力后见阴道前壁轻微膨出，子宫和阴道后壁无明显脱垂，压力诱发试验（+），抬举试验（+），盆腔器官量化分期：Aa-1，Ba-1，C-6，Ap-3，Bp-3，D-8，GH 5，Pb 4，TVL 8。子宫后位，经产大小，质地中等，活动好，无压痛，双附件区（-）。

L122v
案例8-8解析

　　问题：
　　该患者的初步诊断是什么？如何治疗？

　　国际尿控协会（International Continence Society，ICS）提出压力性尿失禁（stress urinary incontinence，SUI）的定义是腹压突然增加导致尿液不自主流出，不是由逼尿肌收缩或膀胱壁对尿液的压力引起的。其特点是正常状态下无漏尿，而腹压突然增加时尿液自动流出，由此引发社会和卫生问题。新近的流行病学调查显示，压力性尿失禁在绝经后妇女中的发生率高达 50% 以上。

　　【病因和发病机制】
　　盆底支持结构的损伤和缺陷是本病的主要原因，如妊娠和分娩的损伤、长期腹压增加、退行性变性、遗传因素等。本病还与一些尿道阴道手术、盆腔肿物压迫、体重指数过大、激素水平影响等相关。绝经后女性由于雌激素缺乏，尿道黏膜及黏膜下血管萎缩，使得尿道黏膜闭合作用丧失。

　　【临床分度】
　　1. **主观分度**　①轻度：尿失禁发生在咳嗽和打喷嚏时，每周至少发作 2 次；②中度：尿失禁发生在走路快等日常活动时；③重度：尿失禁在站立位时即发生。

2. 客观分度 以尿垫试验为标准, 1 h 尿垫试验分度如下: ①轻度 2 ~ 5 g; ②中度 5 ~ 10 g; ③重度 10 ~ 50 g; ④极重度 > 50 g。

【临床表现】

1. 症状 用力 (如咳嗽、大笑、跑跳、打喷嚏甚至走路及改变体位等) 时发生不自主漏尿, 无尿频、尿急等症状。

2. 体征 在患者膀胱充盈的情况下进行检查。取膀胱截石位, 嘱患者连续用力咳嗽数次, 可观察到尿道口有漏尿现象。有些患者可以同时检查到尿道膨出和阴道前壁膨出。

【诊断与评估】

1. 病史 了解尿失禁发生的诱因、伴随症状 (有无尿频、尿急), 每日使用尿垫或卫生巾的情况, 有无排尿困难 (尿线细、间断排尿和排尿滴沥等)。既往病史, 合并疾病, 有无妊娠史及生育情况等。引起尿失禁的诱因, 如咳嗽、起立、搬重物、负重时阴道口有无肿物感, 有无便秘。

2. 体格检查 腹部检查; 盆腔检查了解有无脱垂、盆底肌张力、雌激素状态; 肛查了解有无肿块、肛门张力和括约肌收缩力、会阴感觉、有无粪便嵌塞等; 骶神经检查了解会阴感觉、反射和足部运动。

3. 尿常规检查 排除感染、血尿和代谢异常。

4. 诱发试验 患者憋尿取截石位, 增加腹压时尿液从尿道口溢出, 停止动作后尿液流出停止, 则为诱发试验阳性; 反之为阴性。

5. 膀胱抬举试验 患者憋尿取截石位。检查者两手指放在阴道前壁尿道两侧, 嘱患者增加腹压, 如两手指上抬, 尿液流出停止, 则为阳性; 反之为阴性。

6. 棉签试验 用于判断尿道下垂的程度。患者取截石位。消毒后, 医师在尿道插入长 4 cm 的棉签, 应力状态下和无应力状态下, 棉签活动的角度超过 30° 为尿道下垂。

7. 尿垫试验 称重卫生巾, 开始 15 min 内患者饮用 500 ml 白开水, 稍事休息后感觉膀胱区有尿意时, 开始计时 30 min, 患者行走、上下一层楼的台阶, 最后 15 min, 患者坐立 10 次, 用力咳嗽 10 次, 原地跑步 1 min, 拾起地面物体 5 次, 再用自来水洗手 1 min。试验结束时, 称重尿垫, 要求患者排尿并测量尿量。试验后尿垫重量减去试验前尿垫重量即为漏尿量。试验结果如下:

阳性: 漏尿量 ≥ 2 g;

轻度: 2 g ≤ 漏尿量 < 5 g;

中度: 5 g ≤ 漏尿量 < 10 g;

重度: 10 g ≤ 漏尿量 < 50 g;

极重度: 漏尿量 ≥ 50 g。

8. 排尿日记 即记录每日的液体摄入种类、量等, 排尿次数、排尿时间、排尿量, 有无漏尿、尿急、尿失禁等。

9. 残余尿量测定 排尿后即可测量膀胱内的残存尿量, 正常应 < 50 ml。若残余尿量异常, 应考虑膀胱出口梗阻或存在其他问题。

10. 尿动力学检查 是在膀胱充盈和排空过程中测定表示膀胱和尿道功能的各种生理指标, 可用于评价膀胱容量、逼尿肌稳定性、逼尿肌的收缩能力、有无残余尿量、腹压漏尿点压力、最大尿流率、尿量、尿道压力和尿道闭合压等。

11. 膀胱镜检查 少于 2% 的尿失禁患者存在膀胱损害, 因此没有必要对尿失禁患者常规进行膀胱镜检查来排除肿瘤。

12. 其他特殊检查 包括磁共振成像、超声、膀胱镜、影像尿动力学检查等。

【治疗】

压力性尿失禁的治疗分为非手术治疗和手术治疗。

1. 非手术治疗　是压力性尿失禁的一线治疗方法，主要用于轻、中度患者，还可用于手术治疗前后的辅助治疗。

（1）生活方式干预：主要包括减轻体重、戒烟，禁止饮用含咖啡因的饮料，避免重体力劳动，避免参加增加腹压的活动，饮食调控、减少便秘等。

（2）盆底肌训练（pelvic floor muscle training，PFMT）：又称为 Kegel 运动，是指有意识地进行以肛提肌为主的盆底肌肉群的自主性收缩锻炼，以增强尿道阻力，从而减少漏尿。

（3）生物反馈治疗和电刺激治疗：生物反馈治疗指采用模拟声音或视觉信号来反馈提示正常和异常的盆底肌肉活动状态，以使患者或医师了解盆底肌锻炼的正确性，从而获得正确的、更有效的盆底肌锻炼。电刺激治疗是采用低频电流对盆底肌肉进行刺激，从而使相应的肌群收缩，增强肌肉的收缩力，以此达到治疗尿失禁的目的。

（4）子宫托治疗：近年来出现的新型子宫托，为尿道和膀胱颈提供不同程度的支撑，改善压力性尿失禁的症状。

（5）药物治疗

1）α1 肾上腺素能激动药：尿道主要受 α1 肾上腺素交感神经系统支配，该类药物通过对会阴部运动神经 α1 肾上腺素能受体作用，刺激尿道和膀胱颈平滑肌收缩，提高尿道出口阻力，改善漏尿症状。由于其副作用较大，一般不主张长期用药，指导患者在社交等特殊时段前服用。

2）三环类抗抑郁药：该类药能降低膀胱收缩并增加膀胱出口阻力，代表药物为丙米嗪，可引起口干、视物模糊、便秘、尿潴留等，还可引起镇静、嗜睡及定向力减退，心力衰竭患者可引起心律失常，老年患者应慎用。

3）雌激素：对于绝经后妇女，单用雌激素可缓解 10% ～ 30% 的压力性尿失禁症状，还可减轻尿频、尿急等症状。阴道内给药比口服给药疗效快。其作用机制可能为：刺激尿道上皮生长，增加尿道黏膜下静脉丛血供，增加盆底支持结构的张力等。

2. 手术治疗

（1）阴道前壁修补术（Kelly 手术）：该手术通过增加膀胱尿道后壁的作用，缩小尿道内径，极少部分可使膀胱颈位置稍提高，从而达到治疗目的。但该手术的效果较差，术后 1 年治愈率为 30% 左右，并随着时间的推移而下降。目前公认的是，该手术不能作为以尿失禁为主诉就医患者的首选手术方式，仅用于某些盆腔器官膨出合并轻度压力性尿失禁患者。

（2）耻骨后膀胱尿道悬吊术：即 Burch 手术。Burch 手术曾被认为是治疗压力性尿失禁的金标准，可经开腹和经腹腔镜进行。文献报道该手术的治愈率为 90% 左右。此手术的适应证为中度或重度压力性尿失禁以及保守治疗无效或复发者，但尿道固有括约肌衰竭或缺失的患者（此类患者一般表现为重度压力性尿失禁）则不适合使用。

（3）悬吊带术：该手术经下腹部切口在膀胱颈下做一隧道插入悬带，将两侧悬带缝到髂耻韧带上，形成很小的张力，该手术可用自身筋膜（腹直肌、圆韧带等）和尸体筋膜或合成材料硅胶带。由于创伤较大，该手术目前已较少使用。

（4）尿道中段无张力悬吊术：近年来，尿道下方悬吊带术，尤其是医用合成悬吊带发展迅速。已经代替 Burch 手术成为治疗压力性尿失禁的金标准术式。

（5）填充剂尿道注射：一般用于膀胱颈稳定且尿道括约肌缺损者，或作为以往手术治疗失败的老年患者再次治疗时的一种可选方法。

（陆　叶）

整 合 思 考 题

1. 阴道癌前病变及阴道癌病理方面与子宫颈病变相比有哪些异同？

2. 阴道微生态在临床使用中的优点和缺点是什么？

3. 因子宫颈癌前病变行子宫全切术后的女性是否需要定期监测？

4. 原发性阴道恶性肿瘤的主要诊断依据和鉴别诊断是什么？

5. 某患者，女性，75 岁。因"绝经 25 年，间断性少许阴道出血 1 个月，阴道脱出包块半年"就诊。患者自觉下腹部坠胀不适 3 年余，近半年阴道口脱出包块，晨起轻，活动后包块增大。患者咳嗽、打喷嚏时少许漏尿 10 余年，近半年漏尿减轻，自觉排尿无力，尿不尽。未定期体检。月经、婚姻史：50 岁自然绝经。患者 20 岁结婚，G5P2，均为阴道分娩。子女及爱人健在。分娩情况及新生儿出生体重：自述两次均在家分娩，自述有裂伤未缝合。一儿一女，新生儿体重不清楚。既往史：患高血压、糖尿病 10 余年，药物控制尚可。便秘多年。无手术史及外伤史。体格检查：一般情况尚可，生命体征平稳。心脏、肺、腹部未及明显异常。妇科检查：老年女性外阴，阴道口见脱出包块，可还纳。阴道穹前部有摩擦溃疡，大小为 2 cm×1.5 cm，子宫及附件未及异常。盆腔器官量化分期：Aa +2，Ba +6，C +3，Ap 0，Bp +2，D −2，TVL 8，GH 6，pb 1.5。

问题 1：患者最可能的诊断是什么？可能的病因是什么？

问题 2：患者的盆腔器官量化分期是什么？

问题 3：完整的诊断是什么？

问题 4：请给出治疗建议并说明理由。

整合思考题答案

参考文献

[1] 唐军民，张雷．组织学与胚胎学 [M]．4 版．北京：北京大学医学出版社，2018．

[2] HERRINGTON C S，KIM K R，KONG C S，et al．Tumors of the vagina．Female Genital tumours．WHO Classification of Tumors [M]．5th ed．Lyon：IARC，2019．

[3] 安瑞芳，张岱，刘朝晖，等．阴道微生态评价的临床应用专家共识 [J]．中华妇产科杂志，2016，51（10）：721-723．

[4] 曹泽毅，沈铿，魏丽惠．中国妇科肿瘤学 [M]．北京：人民军医出版社，2011．

[5] 中华医学会妇产科学分会妇科盆底学组．盆腔器官脱垂的中国诊治指南（2020 年版）[J]．中华妇产科杂志，2020，55（5）：300-306．

学习目标

- **基本目标**

  1. 理解外阴炎症的种类、病因、临床表现及防治方法。

  2. 理解外阴鳞状细胞癌的病因、病理、转移途径、临床分期、临床表现、诊断及治疗方法。

  3. 理解外阴上皮内瘤变的病理、临床表现、诊断及治疗原则。

  4. 理解处女膜闭锁的临床表现、诊断与治疗原则。

- **发展目标**

  1. 运用前庭大腺解剖知识，理解前庭大腺囊肿和脓肿甚至肿瘤的成因，分析各疾病的临床特点，选择治疗方案。

  2. 分析外阴上皮内瘤变、外阴色素减退性疾病与外阴鳞状细胞癌的关系，分析如何降低外阴鳞状细胞癌的发病率。

  3. 结合产后出血章节，总结外阴血肿或裂伤的病因、临床表现、诊断及治疗。

外阴指女性生殖器的外露部分，又称为外生殖器。外阴位于两股之间，前为耻骨联合，后为会阴，包括阴阜、大阴唇、小阴唇、阴蒂和阴道前庭。阴道前庭两侧为小阴唇，其内有尿道外口和阴道外口，后者是阴道与外界的通道。前庭大腺位于大阴唇后部，腺管开口于阴道前庭后方小阴唇与处女膜之间的沟内。外阴被覆复层鳞状上皮，其下方为皮肤的附属器，包括汗腺、皮脂腺、脂肪、肌肉和筋膜等。由于外阴处于隐蔽位置，局部有尿道口、阴道口并邻近肛门，故易受病原微生物感染发生炎症；外阴皮肤亦可发生特殊的色素减退性疾病和异常增生，甚至发生良、恶性肿瘤。因此，总体来说，外阴疾病包括炎症、肿瘤、损伤和畸形类疾病。外阴色素减退性疾病是外阴特有的一类疾病。

外阴相关疾病

一、外阴炎性疾病

（一）外阴毛囊炎和疖肿

【病因】

外阴毛囊炎（图 9-1）和疖肿是常见的由细菌感染引起的外阴皮肤化脓性炎症，多由葡萄球菌感染引起，也可继发于葡萄球菌或链球菌感染后的蜂窝织炎。外阴毛囊炎和疖肿可发生于任何年龄，搔抓、高温、潮湿、多汗为本病的诱发因素。

【临床表现】

本病好发于大阴唇外侧、阴阜等毛发覆盖部位，病灶可为单个或多个，通常表现为外阴毛囊口周围皮肤发红、肿胀、疼痛。初起为红色毛囊性丘疹，逐渐形成圆锥形脓疱，脓疱处可有毛发穿出，周围有红晕伴触痛。如果感染向深层发展，则可形成疖肿。

【诊断】

通常根据临床表现（以阴毛为中心的浅表性脓疱）即可做出外阴毛囊炎的诊断。如果脓疱浸润较深而大，局部红、肿、热、痛明显，中央有脓栓，则可诊断为外阴疖肿。脓液做细菌培养及药敏试验有助于抗生素的选择。

【治疗】

外阴毛囊炎和疖肿的治疗多以局部治疗为主，如 2% 莫匹罗星软膏、夫西地酸乳膏，严重者需口服抗生素治疗。如药物治疗效果不佳，局部脓肿持续不消退，可考虑手术切开引流。

（二）外阴尖锐湿疣

【病因】

外阴尖锐湿疣（图 9-2）是低危型人乳头瘤病毒感染外生殖器引起的皮肤疾病，主要通过性生活和直接接触传播。

【临床表现】

本病好发于阴蒂、阴唇、肛周、阴道前庭、尿道口，也可累及阴道和子宫颈。临床症状常不明显，部分患者有外阴瘙痒、烧灼痛或性交后疼痛。典型体征：初起为微小散在的乳头状疣，柔软，其上有细小的指样突起，或为小而尖的丘疹，质稍硬，孤立、散在或呈簇状，粉色或白色。病灶逐渐增大、增多，互相融合成鸡冠状或菜花状，顶端可有角化或感染溃烂。

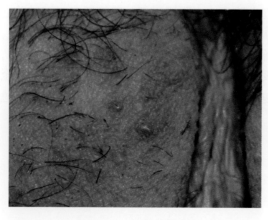

图 9-1　外阴毛囊炎

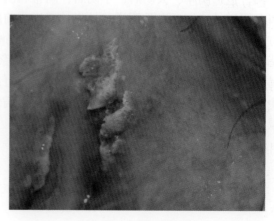

图 9-2　外阴尖锐湿疣

【诊断】

一般可以通过肉眼观察皮损进行诊断。局部醋白试验有助于鉴别外阴尖锐湿疣及外阴假性湿疣。外阴尖锐湿疣容易与外阴前庭乳头状瘤病相混淆，后者通常无症状，一般无须治疗。

【治疗】

外阴尖锐湿疣的治疗方法包括药物组织破坏（三氯醋酸、鬼臼毒素）、免疫调节（咪喹莫特）或物理治疗（激光、冷冻）等。巨型尖锐湿疣可手术切除。四价或九价 HPV 疫苗可显著降低生殖器疣的发病率。

（三）外阴单纯疱疹

【病因】

外阴单纯疱疹（图 9-3）是由单纯疱疹病毒（herpes simplex virus，HSV）1 型和 2 型引起的一种生殖器感染，主要通过直接接触感染性分泌物传播。初次感染后，病毒可潜伏在距离感染部位最近的神经节，当病毒再度活化时，可在原部位和其他部位暴发。

【临床表现】

外阴疱疹的症状一般为疼痛、烧灼感、排尿困难。患者可出现全身症状和发热，一些患者无症状或仅有轻微的非特异症状。初次感染 HSV 可引起一个或多个痛感明显的皮损，而复发型皮损通常无症状。典型的皮损为红色小丘疹，可在 36 ~ 72 h 后进展为疼痛性水疱，有时可融合成片，皮损干燥、结痂、愈合后不留瘢痕。在免疫抑制患者中，HSV 感染可表现为增生性病变。

【诊断】

根据不洁性交史、外阴局部典型的急性皮损和实验室检查结果诊断。拭子病毒培养或 DNA 检测敏感性较高，血清学抗体有助于诊断。

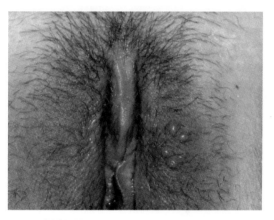

图 9-3 外阴单纯疱疹（聚集性小疱）

【治疗】

口服抗病毒药是首选治疗方法。如果疼痛严重，可考虑口服镇痛药或外用局部麻醉药。初次感染患者口服阿昔洛韦 400 mg，每日 3 次，治疗持续至无新发病灶后 10 d。复发患者可予阿昔洛韦 200 mg，每日 5 次，连续使用 5 d。

（四）幼女性外阴阴道炎

【病因】

婴幼儿卵巢尚未发育，缺乏雌激素，外阴、阴道发育较差，上皮自然防御功能尚不健全，易受各种感染。引起婴幼儿阴道炎最常见的原因是细菌感染。正常小儿阴道内的菌群有葡萄球菌、草绿色链球菌、肠球菌、棒状杆菌、不动杆菌等。当机体抵抗力下降或外来感染时，正常菌群失调，致病菌和条件致病菌大量繁殖，从而导致幼女性外阴阴道炎。常见的有念珠菌性外阴阴道炎、细菌性阴道炎、异物性阴道炎等。

【临床表现】

本病的主要症状为阴道口脓性分泌物伴异味，伴外阴瘙痒，甚至哭闹不安。体格检查可见外阴红肿、破溃、前庭黏膜充血。慢性外阴炎可导致小阴唇粘连，甚至排尿困难和阴道闭锁。

【诊断】

根据症状和体征不难做出临床诊断，可取阴道分泌物涂片，行微生态检查或送培养查找病原体。

【治疗】

本病一旦确诊，应及时治疗，口服抗生素并予硼酸溶液坐浴，外用达克宁软膏、红霉素软膏等，瘙痒明显者可用10%氢化可的松软膏或炉甘石洗剂对症治疗。平时应注意卫生，不穿开裆裤，排尿及排便后清洗外阴，避免使用刺激性肥皂和卫生产品。

（五）前庭大腺囊肿与脓肿

【病因】

前庭大腺（major vestibular gland）又称为巴氏腺（Bartholin's gland），位于小阴唇的底部、阴道的后外侧，腺体导管开口于阴道前庭5点和7点的位置，可分泌透明黏液，对性生活起润滑作用。腺管阻塞使腺体产生的液体发生潴留，进而导致前庭大腺囊肿形成。囊肿还可能发生多重感染而形成脓肿，一般为多种病原体感染所致，常见的致病微生物是金黄色葡萄球菌和粪链球菌。

【临床表现】

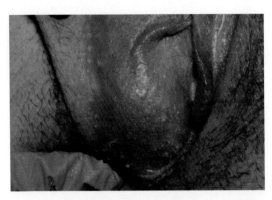

图 9-4 前庭大腺脓肿

本病常见于30～40岁女性。前庭大腺囊肿通常没有明显症状，形成脓肿时会在几天内迅速出现局部疼痛和肿胀。行走、坐位和性交时都会引起剧烈疼痛，严重时可伴有发热。前庭大腺囊肿与脓肿一般位于阴道口的一侧，通常在小阴唇的下 1/3 处，直径 1～5 cm（图 9-4）。

【诊断】

根据囊肿的部位、外形和局部炎症情况，一般不难诊断。其特异性诊断线索为小阴唇位于囊肿的中线上。此外，前庭大腺囊肿需与腹股沟疝、股疝进行鉴别，后者与疝环相连，挤压时可消失，屏气时肿块增大。

【治疗】

除非体积过大引起不适或性交困难，非炎性前庭大腺囊肿一般不需要治疗。前庭大腺脓肿的治疗主要包括脓肿切开引流和造口术，术后予以抗感染治疗、高锰酸钾溶液坐浴和局部换药。需要注意：只有当脓肿出现波动感时，才适于切开和引流。前庭大腺脓肿有 10% 的复发率，对于临床反复发作的病例，亦可考虑行前庭大腺囊肿 / 脓肿切除。对绝经后妇女发生的前庭大腺囊肿与脓肿，需要警惕恶性肿瘤的可能，建议必要时进行活检。

（张 岩 胡 君）

二、外阴良性肿瘤

（一）外阴乳头状瘤（vulvar papilloma）

【病因】

本病病因尚不明确。

【病理】

镜下见指状疏松纤维基质，其上有增生的鳞状上皮覆盖。表皮增厚，以棘细胞层和基底细胞层为主，上皮脚变粗，并向真皮纤维结缔组织内伸展。上皮细胞排列整齐，细胞无明显异型性。

【临床表现】

外阴乳头状瘤（图 9-5）多发生于中老年妇女，发病年龄大多在 40～70 岁。病变生长缓慢，可无症状，也可有外阴瘙痒及局部炎症病史。病变多见于大阴唇、阴阜或肛门周围等部位。肿瘤单发或多发，可带蒂呈葡萄状或菜花状，表面见乳头状突起，乳头小而多，直径数毫米至数厘米，质略硬。大乳头状瘤表面可破溃、出血、感染。

【诊断】

外阴乳头状瘤与外阴尖锐湿疣在临床上有时难以区分，病理学检查有助于鉴别。

【治疗】

外阴乳头状瘤的治疗以切除局部肿瘤为主，但范围宜稍广。如切除不净，术后可复发，2% ~ 3% 有恶变可能。

（二）外阴纤维瘤（fibroma）

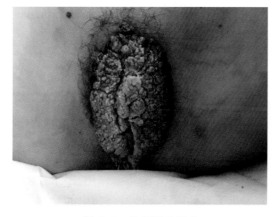

图 9-5 外阴乳头状瘤

【病因】

本病为来源于外阴结缔组织的良性肿瘤，较少见，病因不明。

【病理】

一般为小或中等大的带蒂肿瘤，常为单发，呈球形或卵圆形，表面呈分叶状、不规则，光滑，质硬。切面为致密灰白色，纤维组织呈束状纵横交错或旋涡状排列。镜下见包膜为纤维结缔组织，实质由成熟的成纤维细胞和胶原纤维组成，呈束状编织样。

【临床表现】

本病多见于生育年龄妇女。肿瘤生长缓慢，一般无症状，有时可出现下坠及疼痛症状。如肿瘤过大，可影响行动和性生活。体格检查可见外阴部光滑、质硬、有蒂的赘生物，表面有沟纹，色泽如正常皮肤或呈淡黄色。个别较大的肿瘤可发生囊性变，质地柔软，肿瘤表面破溃后继发感染。

【诊断】

外阴纤维瘤与外阴平滑肌瘤等外阴实性肿物在临床上有时难以区别，手术病理学检查有助于明确诊断。

【治疗】

本病采用手术治疗，行局部肿瘤切除，一般不易复发。

（三）其他良性肿瘤

除上述疾病外，外阴良性肿瘤还包括外阴脂肪瘤（lipoma）、外阴平滑肌瘤（leiomyoma）等。

（四）外阴上皮内瘤变

案例9-1

某患者，女性，47 岁。外阴及肛周瘙痒 3 年，伴外阴疼痛及溃疡 1 个月。既往史：未分化结缔组织病，长期口服糖皮质激素。外阴 HPV-16 阳性。外阴检查见图 9-6。

问题：

为确定诊断，该患者下一步应做何种检查？

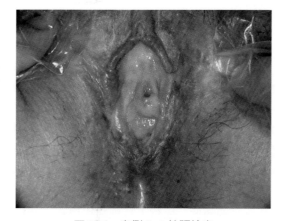

案例9-1解析

图 9-6 案例 9-1 外阴检查

外阴上皮内瘤变（vulvar intraepithelial neoplasia，VIN）是一种由不典型增生的鳞状细胞构成的外阴癌前病变。近年来，VIN 的发病率快速增长，发病年龄亦呈年轻化趋势。

【分类与病因】

国际外阴疾病研究会（International Society for the Study of Vulvar Disease，ISSVD）2015 年新的分类将 VIN 分为 3 型，即低度鳞状上皮内病变（low squamous intraepithelial neoplasia，LSIL）、高度鳞状上皮内病变（high squamous intraepithelial neoplasia，HSIL）和分化型 VIN（differentiated VIN，dVIN）。HSIL 包括传统定义的疣样型、基底细胞样型和混合型 VIN。HSIL 是 VIN 最常见的类型，好发于 30 ～ 40 岁年轻女性，持续性高危型人乳头瘤病毒（如 HPV-16 及 HPV-18）感染在 HSIL 的发生中起重要作用。dVIN 少见，占所有 VIN 的 2% ～ 5%。dVIN 多见于绝经后妇女，常发生于有外阴硬化性苔藓病史的女性，HPV 感染少见，一般认为与 $p53$ 和 $CDNK2A$ 基因突变有关。

【病理】

HSIL 的典型病理表现为表皮层增厚伴角化过度和（或）角化不全。镜下特征包括细胞排列紊乱、极性消失、细胞核与细胞质比例增高、核深染、核膜不规则、核分裂象增多等。其中 HSIL 疣样型大体表现为受累皮肤高低不平或呈粗短刺状及湿疣样外观，镜下表现为核多形性显著，多核细胞和挖空细胞常见。HSIL 基底细胞样型大体外观则较平坦，镜下表现为正常表皮细胞被弥漫性、未分化的角化细胞所取代。HSIL 混合型则表现为上述特征交错或混合存在。该类病变与 HPV 感染相关，免疫组化通常提示 $p16$ 阳性，$p53$ 阴性。

dVIN 的特征为表皮层增厚伴角化不全。镜下表现为细胞高度分化，异型性严格局限于表皮基底层及副基底层。基底层常可见散在的核分裂象，异型细胞核大小较一致，染色质粗大且核仁明显，嗜伊红胞质显著增加，上皮表层细胞的成熟度正常且无挖空细胞，在其下方或相邻真皮乳头可见慢性炎症细胞浸润。该类病变与 HPV 感染不相关，免疫组化 $p16$ 阴性、$p53$ 阳性对该类病变的病理诊断有帮助。

【临床表现】

VIN 的临床表现多样且无特异性。主要症状为外阴瘙痒、疼痛、烧灼感、分泌物异常及性交困难等，也有部分患者无明显自觉症状。VIN 的皮损常表现为突出于皮肤表面、界限清楚的不对称性白色或红色斑片或色素沉着，融合或呈分散状。由于抓伤，皮肤表面常有破损、溃疡、渗出物或结痂等。病变既可侵犯外阴的皮肤，又可侵犯黏膜。病变可发生于外阴的任何部位，最常见的受累部位是大阴唇、小阴唇及阴唇系带，也可累及阴蒂、阴阜、会阴体及肛周，甚至有子宫颈、阴道的多中心瘤变。病灶可为孤立病灶，也可为多灶性。多灶性常见于年轻女性。dVIN 病灶常为孤立病灶，可表现为粗糙、色素剥脱灰白色区域，或伴溃疡及隆起的红色或白色过度角化斑片。

【诊断及鉴别诊断】

组织病理学检查是 VIN 诊断的主要依据。对于外阴瘙痒、外阴硬化性苔藓等治疗效果不佳者，尤其是出现小结节、溃疡等，应警惕发展为 VIN 的可能。必须进行局部皮肤组织病理学检查以明确诊断。为提高诊断阳性率，可行外阴镜（vulvoscopy）检查，即局部涂抹 3% 醋酸，观察外阴皮肤黏膜的醋白反应，在外阴镜引导下取活检，其敏感性和特异性分别为 72.7% 和 84.2%。取活检时要有一定的深度和面积，尽量包括病灶周围的正常皮肤及病灶下的真皮、结缔组织，以免遗漏浸润癌，必要时可行多点活检。活检方法包括环钻活检、局部切除活检等。1% 甲苯胺蓝染色对 VIN 活检的敏感性和特异性不高。

VIN 主要依靠病理学检查与非肿瘤性外阴皮肤及黏膜的疾病相鉴别。因 VIN 可同时合并阴道和子宫颈病变，应行子宫颈刮片检查，并仔细检查阴道、子宫颈。

【治疗】

VIN 有一定的恶变潜能，VIN 进展为外阴鳞状细胞癌的概率为 15% ～ 25%。VIN 的治疗应根据患者的年龄、病变程度和病变范围进行个体化治疗。治疗方法包括手术治疗、物理治疗及药物治疗等，以手术治疗为主。VIN 自然消退的发生率仅为 1.2% ～ 11.6%，严密观察只适用于非分化型 VIN 的年轻女性（25 ～ 30 岁），观察时间应小于 1 年。

1. 手术治疗　是 VIN 的主要治疗手段，除可切除 VIN 病变外，还可提供标本进行组织病理学诊断。近年来，对 VIN 的手术治疗趋于保守。手术原则是切除病灶、缓解症状、除外浸润癌，并尽可能保留外阴的解剖和功能。

（1）局部扩大切除（wide local exision）：适用于病灶局限的患者。切除范围应在病灶外 5 ～ 10 mm，并对手术切缘行冰冻病理学检查确定有无残留病灶。

（2）外阴皮肤切除术（skinning vulvectomy）：用于病变较广泛或为多灶性者。切除部分或者全部外阴和会阴皮肤的表皮和真皮层，保留皮下组织，维持外阴形态，尽量保留阴蒂。缺损区可以行皮肤移植或表层皮片植皮术。

（3）单纯外阴切除术（simple vulvectomy）：适于年龄较大、广泛性 VIN 患者。切除范围包括外阴皮肤及部分皮下组织。

2. 物理治疗　包括二氧化碳激光汽化和激光切除、冷冻、光动力学、超声空化抽吸治疗等。治疗前需对患者进行组织学评估，排除浸润癌，治疗后能保留外阴的外观，多用于年轻、病变广泛的患者。激光治疗尤其适用于阴蒂和肛周的病变。

3. 药物治疗　可用 5% 氟尿嘧啶（5-Fu）软膏局部涂布，每日 1 次，使用至少 6 ～ 8 周。患者常因局部疼痛、烧灼感、局部溃疡而中止用药，且复发率较高，现已少用。近年来，一种局部免疫反应调节剂咪喹莫德（imiquimod）用于 VIN 的治疗，并取得较好的疗效，疾病完全缓解率为 35% ～ 81%。

【随访】

VIN 治疗后的复发率为 38% ～ 48%，复发多发生在术后 3 年内，随访中应同时检查子宫颈、阴道和肛门。

知 识 拓 展

HSIL 与 dVIN 的鉴别要点

项目	HSIL	dVIN
占比	80%	10% ～ 20%
年龄	年轻妇女多见	老年妇女多见
病因	与高危型 HPV 感染相关	与 HPV 感染无关
皮损	常为多发病灶	多为单发病灶，发展迅速
合并症	超过 30% 合并下生殖道其他部位病变	合并外阴炎症性疾病或硬化苔藓
预后	5.7% 发展为外阴癌	33% 发展为浸润癌
免疫组化	$p16+$，$p53$ 野生型	$p16-$，$p53$ 突变型

（张　岩　胡　君）

三、外阴恶性肿瘤

外阴鳞状细胞癌

案例9-2

某患者，女性，67岁。外阴瘙痒30年，发现外阴肿物1年。外阴检查如图9-7所示。妇科超声：子宫、双附件未见异常。

问题：

1. 此患者外阴肿物的诊断是什么？
2. 该疾病主要的治疗方式是什么？

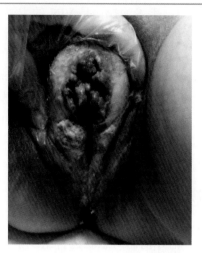

图 9-7　案例 9-2 外阴检查图片

案例9-2解析

外阴恶性肿瘤占女性生殖道恶性肿瘤的 3%～5%，其中以外阴鳞状细胞癌（vulvar squamous cell carcinoma）最常见，其他包括外阴恶性黑色素瘤、基底细胞癌、前庭大腺癌等。

外阴鳞状细胞癌约占原发外阴恶性肿瘤的 90%，主要发生于绝经后女性，诊断平均年龄为 65 岁，但有 15% 左右病例在 40 岁之前发病。

【病因与分类】

根据病因不同，外阴鳞状细胞癌常分为两类。

1. 人乳头瘤病毒（HPV）感染相关　在 50%～60% 的外阴癌中检测到 HPV DNA（主要为 HPV-16 型）。HPV 感染可能导致外阴上皮内瘤变（VIN），后者发生外阴癌的风险增加。外阴鳞状细胞癌中，基底细胞型和疣型外阴癌与 HPV 感染、VIN 和吸烟相关，好发于年轻女性。

2. 非 HPV 感染相关　通常见于外阴硬化性苔藓和分化型外阴上皮内瘤变（dVIN）等。角化型鳞状细胞癌常属于此类。

【病理】

病灶外观为浅表结节状隆起或浅溃疡，边界不清，可伴出血、坏死、感染。病灶周围皮肤可增厚或呈色素脱失样改变。镜下多数鳞状细胞癌细胞分化好，可见角化珠和细胞间桥。少部分鳞状细胞癌细胞分化差，可伴有淋巴结转移和周围神经侵犯。

【临床表现】

1. 症状　大多数病例在诊断时无症状。如有症状，则以瘙痒和肿块最为常见。其他症状包括出血及外阴溃疡性病变，此外还可有排液、疼痛和排尿困难等。个别患者以腹股沟淋巴结肿大为首发症状。

2. 体征　本病多发生于大、小阴唇，大阴唇最多，阴蒂部（15%）和肛周（10%）亦可发生。常为隆起的病灶，表现为外生性溃疡或过度角化的斑块，可为鲜红色、溃疡性、白斑状或疣状外观。既可为孤立病灶，亦可隐藏于肥厚的 VIN 或外阴营养不良皮肤病变下，不易早期发现，甚至延误诊断。如已转移至腹股沟淋巴结，则局部可触及增大、质硬、固定的淋巴结。

【转移途径】

本病转移途径以直接浸润、淋巴转移最为常见，血行播散较少。

1. 直接浸润 累及邻近器官，如阴道、尿道和肛门。

2. 淋巴转移 首先，转移至腹股沟浅淋巴结；其次，转移至腹股沟深淋巴结和股淋巴结；再次，进入盆腔淋巴结，尤其是髂外淋巴结组；最后，可转移至腹主动脉旁淋巴结，甚至锁骨下淋巴结。单侧病灶向一侧淋巴结转移，由于外阴淋巴在中线吻合形成丰富的淋巴结网，因此中线部位病灶可向两侧淋巴结转移。

3. 血行播散 发生在疾病晚期，在无淋巴结转移的情况下罕见，肺、肝和骨为多见的转移部位。

【诊断与鉴别诊断】

应根据患者病史、临床表现结合辅助检查协助诊断。确诊依靠组织病理学检查。

患者的病史如外阴营养不良、HPV 感染、吸烟、VIN 诊断及治疗史对诊断有一定价值。如发现外阴肿物，应注意肿物的部位、质地、大小、活动度、色素改变、与周围组织的关系等，以及肿物有无侵犯邻近器官，双侧腹股沟区淋巴结有无肿大。

辅助检查包括外阴和子宫颈细胞学检查、HPV 检测，影像学检查（超声、磁共振成像、CT、PET/CT 等）有助于确定肿瘤累及范围，指导治疗方式选择。

外阴肿物的活组织病理检查是确诊外阴癌的唯一依据。应在局部麻醉下对外阴任何可疑部位进行切除活检。取材应包括邻近的正常上皮及皮下组织，应有足够的真皮层以判断有无微小浸润。可在阴道镜指导下进行活检。

鉴别诊断：腹股沟淋巴肉芽肿、外阴营养不良、外阴佩吉特（Paget）病等。在外阴恶性肿瘤患者中，有 22% 同时发生第二恶性肿瘤，最常见的是子宫颈癌。因此，对外阴癌患者，应仔细进行子宫颈检查。

【分期】

目前采用国际妇产科联盟的手术病理分期（表 9-1）。

表 9-1 外阴癌的分期（FIGO，2021）

FIGO 分期（期）	肿瘤范围
Ⅰ	肿瘤局限于外阴
ⅠA	病变 ≤ 2 cm，且间质浸润 ≤ 1.0 mm [a]
ⅠB	病变 > 2 cm，或间质浸润 > 1.0 mm [a]
Ⅱ	任何大小的肿瘤蔓延到邻近的会阴结构（下 1/3 尿道、下 1/3 阴道和下 1/3 肛门），且淋巴结阴性
Ⅲ	任何大小的肿瘤蔓延到邻近的会阴结构的上部，或存在任何数目的不固定、无溃疡形成的淋巴结转移
ⅢA	任何大小的肿瘤蔓延到上 2/3 尿道、上 2/3 阴道、膀胱黏膜、直肠黏膜或区域淋巴结转移 ≤ 5 mm
ⅢB	区域淋巴结 [b] 转移 > 5 mm
ⅢC	区域淋巴结 [b] 转移且扩散到淋巴结包膜外
Ⅳ	任何大小的肿瘤固定于骨质，或固定的、溃疡形成的淋巴结转移，或远处转移
ⅣA	病灶固定于骨盆，或固定的或溃疡形成的区域淋巴结转移
ⅣB	远处转移

注：[a]. 浸润深度的测量是从邻近最表浅真皮乳头的皮肤—间质结合处至浸润的最深点；[b]. 区域淋巴结指腹股沟和股淋巴结

【治疗】

本病强调个体化治疗。为实现治疗的个体化并确定合适的治疗方案，有必要对原发灶和转移灶分别进行评估。早期肿瘤以手术治疗为主，在不影响预后的前提下，尽量缩小手术范围，以最大限度地保留外阴的正常结构，改善患者生活质量。局部晚期患者通常采用放疗和（或）化疗及手术相结合的多模式治疗，对转移患者采用姑息、对症和支持治疗。

1. 手术治疗　在决定手术前，先行病灶活检，根据病变大小及浸润深度以及影像学检查进行临床分期，根据分期决定手术治疗方案。

（1）早期患者：对于临床分期为 I 期和部分小病灶的 II 期患者（病灶直径≤ 4 cm），手术切缘应距离肿瘤边缘至少 1 cm，深度应达到会阴深筋膜。I A 期可行外阴局部扩大切除；I B 期以上行局部广泛切除术或改良广泛外阴切除术。腹股沟淋巴结清扫术取决于肿瘤的侧别。对于病灶边缘距离中线≥ 2 cm（单侧病变）者，可行单侧腹股沟 / 股淋巴结切除；对于中线部位病灶，需行双侧腹股沟 / 股淋巴结切除。术后依据原发灶及淋巴结的病理结果进行手术病理分期，决定辅助治疗方式。

（2）局部晚期患者：对于临床分期为 II 期（病灶直径＞ 4 cm）和 III 期患者，治疗包括根治性外阴切除和双侧腹股沟 / 股淋巴结切除或放疗、化疗。根据患者情况不同，可采取腹股沟 / 股淋巴结与外阴病灶分别处理的方法，通过影像学评估和淋巴结病理学检查结果，采取个体化的手术或放、化疗结合的综合治疗方案。

（3）晚期肿瘤患者：如肿瘤转移超出盆腔，可考虑姑息性外照射治疗或全身治疗或者采用最佳的支持治疗。

2. 放射治疗　是外阴癌常用的辅助治疗方式，主要用于腹股沟淋巴结转移区域照射和术后辅助治疗。外阴鳞状细胞癌对放疗较为敏感，但外阴对放疗耐受性差，局部放射反应重。

3. 化疗和靶向治疗　多用于同步放化疗和晚期癌及复发癌的综合治疗。

【预后】

外阴癌的预后与分期有关，其中以淋巴结转移关系最为密切。5 年生存率从 I 期的 98% 到 IV 期的 15% 不等，总体 5 年生存率为 70%。

（梁华茂）

四、外阴色素减退性疾病

外阴色素减退性疾病是一组以外阴皮肤黏膜色素减退为主要表现的疾病，主要包括外阴慢性单纯性苔藓（vulvar lichen simple chronicus，VLSC）、外阴硬化性苔藓（vulvar lichen sclerosus，VLS）、扁平苔藓、外阴上皮内病变、白癜风、炎症后色素减退、外阴癌等。本部分主要讨论 VLSC 和 VLS。

（一）外阴慢性单纯性苔藓

外阴慢性单纯性苔藓是一种以瘙痒症状为主的外阴皮肤慢性炎症性疾病，多发生于中老年女性。

【病因与分类】

本病病因不明，多与神经精神因素、局部慢性刺激、搔抓、摩擦、局部过热、出汗、内分泌异常等皮肤神经功能障碍有关，可分为原发性和继发性两种。前者瘙痒可由穿紧身衣物、清洁过度或接触某种物品刺激引起；后者瘙痒可继发于 VLS、扁平苔藓或其他慢性外阴疾病等。

【病理】

大体检查病变呈肤色或红色斑块，少数为白色，呈苔藓样。组织学形态缺乏特异性，主要表现为鳞状上皮表层细胞角化过度和角化不全，棘层细胞增生，表皮突增宽，向真皮乳头层延

案例9-3

某患者，女性，39岁。外阴反复瘙痒3年，加重2～3个月。患者3年前无诱因出现外阴瘙痒，间断发作，不自觉搔抓，搔抓后缓解。2～3个月前瘙痒症状加重，奇痒，夜间严重，影响睡眠和正常生活。既往反复使用抗感染栓剂，瘙痒不见好转。妇科检查：外阴检查如图9-8所示，阴道分泌物呈白色，量不多，子宫、双附件未见异常。妇科超声：子宫、双附件未见异常。

问题：
1. 此患者外阴疾病的诊断是什么？
2. 该疾病主要的治疗方式是什么？

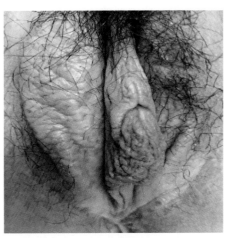

案例9-3解析

图9-8 案例9-3外阴检查图片

伸，伴有慢性炎症细胞浸润。

【临床表现】

1. 症状　主要症状为外阴瘙痒，呈阵发性奇痒，夜间加重，搔抓后缓解。搔抓可使上皮增厚，瘙痒更加重，形成"痒-抓-痒"的恶性循环。

2. 体征　病变常位于大阴唇、阴唇沟、阴蒂包皮及肛周等，一般不累及阴道。早期为淡红、粉红色或肤色的多角形扁平丘疹，融合后呈苔藓样改变，单侧或双侧发病。后期皮肤增厚、过角化、皮纹加深，呈"皮革化"外观，可伴有抓痕、上皮缺失或溃疡等。

【诊断】

根据典型的临床特征可做出诊断。如果临床特征不典型或有其他活检指征，应进行活检，结合临床进行诊断。活检应在色素减退区、皲裂、硬结、隆起、长期不愈溃疡等处进行，以除外恶性病变。

【治疗】

1. 治疗目的　缓解症状，打破"痒-抓-痒"的恶性循环，促进病变恢复。

2. 治疗原则　早期积极治疗，修复外阴皮肤屏障功能，消除炎症。以局部药物治疗为主，可联合物理治疗及其他治疗。

（1）一般治疗：去除或减少刺激因素，避免搔抓、摩擦。保持外阴清洁、干燥，不食辛辣、致过敏食物。避免使用热水、刺激性洗液或肥皂等，忌穿不透气化纤内裤、紧身衣。如合并感染等，需同时治疗。对于瘙痒症状严重或有过敏者，可给予抗组胺药。

（2）药物治疗：糖皮质激素有抗感染、收缩毛细血管、抗增生等作用。局部糖皮质激素（topical glucocorticoids，TG）可有效控制瘙痒，推荐为一线治疗药物。常选用中低效TG，如0.025%醋酸氟轻松软膏、0.01%曲安奈德软膏，每日1～2次，连用4周；其后每日1次，连用4周；然后每周1～2次，连用4～8周。建议采用较低有效剂量和逐渐减量方案。长期使用可能出现副作用，应加强监测及预防。

（3）物理治疗：症状严重或药物治疗无效者，可选用物理治疗，去除局部异常上皮和破坏真皮层神经末梢。常用方法有点阵二氧化碳激光或氮气激光、聚焦超声、光疗等。

【随访】

症状控制后，增厚皮肤仍需较长时间恢复。一般治疗后无瘢痕、外阴解剖结构破坏及恶变，但容易复发。应定期随访。

（二）外阴硬化性苔藓

案例9-4

某患者，女性，57 岁。外阴瘙痒及变白 10 年余，近 1 个月伴外阴干燥、疼痛。患者绝经 8 年，甲状腺功能减退 10 余年，服用甲状腺素，其余基本正常。曾局部使用苯海拉明软膏治疗，症状减轻，但停药后症状再次复发。妇科检查：外阴检查见图 9-9，阴道通畅，黏膜薄，分泌物呈白色、量少；子宫颈萎缩。妇科超声：子宫、附件正常。

问题：

1．此患者外阴疾病的诊断是什么？

2．该疾病主要的治疗方式是什么？

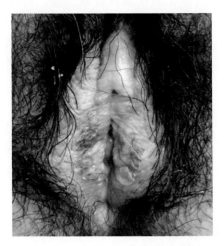

图 9-9 案例 9-4 外阴检查图片

案例9-4解析

外阴硬化性苔藓（VLS）是以外阴、肛周皮肤、黏膜萎缩变薄及色素减退呈白色病变为主要特征的慢性炎症性疾病。其病因不明，任何年龄均可发病，但以绝经后为主。

【病因】

本病病因不明，可能与自身免疫病、遗传因素、内分泌因素、慢性刺激、局部环境因素等有关。

【病理】

大体检查呈白色、局部角化。镜下可见表皮萎缩变薄、过度角化或角化不全、黑色素细胞减少、上皮脚变钝或消失；真皮浅层早期水肿，后期胶原结构丧失形成均质化带，其下伴带状淋巴细胞浸润。

【临床表现】

1．症状 主要为外阴病变区瘙痒、性交疼痛、烧灼感及感觉迟钝等。如出现皲裂、糜烂和溃疡等，可引起外阴疼痛、排尿及排便后不适。

2．体征 VLS 好发于外阴和肛周，多呈对称性。一般不累及阴道黏膜。早期病变区红肿，为粉红色或象牙白色有光泽的多角形小丘疹，丘疹融合后呈紫癜状；之后出现外阴萎缩，特别是小阴唇变小或消失，阴蒂萎缩、被包埋；局部呈亮白色或象牙白色斑块，皮肤变薄、变硬、皲裂、角化、紫癜、弹性差，病变通常呈对称性。晚期皮肤菲薄、皱缩似羊皮纸、瘢痕形成、粘连、阴道口狭窄，解剖结构失常，可发生性生活障碍，甚至恶变。

【诊断】

根据典型的临床表现可做出诊断，确诊需结合病理学检查；如果临床表现不典型，应行病理学检查，特别是怀疑恶变者。应在代表不同病变特征处行多点活检。

【治疗】

本病以局部药物或联合物理治疗为主，多数治疗有效但不能治愈，需反复治疗。大部分青春期前患者可自愈，成人 VLS 难以治愈，常呈慢性、进展性。需要早期积极控制症状，减缓疾病进程，最终改善长期预后。

1．一般治疗　同 VLSC。

2．药物治疗

（1）局部药物治疗：可控制炎症反应，改善症状。常用药物有以下几种。①糖皮质激素（TG）：推荐为一线治疗。根据角化程度、病变部位选择不同效能。一般多选用中、高效药物，例如 0.05% 氯倍他索软膏或 0.1% 糠酸莫米松或 0.1% 曲安奈德等，用药方案和用法同 VLSC。如瘙痒顽固、局部用药无效，可用 5 mg 曲安奈德混悬液加 2 ml 生理盐水稀释后皮下注射。②钙调磷酸酶抑制剂：一线治疗不见好转，无免疫受损者可选用，具有抗感染和免疫调节作用。可选用 0.1% 他克莫司软膏或 1% 吡美莫司乳膏，每日 2 次，共 8 周。

（2）全身用药：维 A 酸有维持上皮黏膜正常功能和结构的作用，可用于严重患者，每日 20 ～ 30 mg 口服。

3．物理治疗　同 VLSC。

4．手术治疗　一般不采用手术治疗，但如出现重度不典型增生、怀疑恶变、影响排尿和性生活者，可选择手术治疗。但术后复发率高，可能出现手术并发症。

5．维持治疗　由于 VLS 症状复发率较高，多推荐长期维持治疗，以预防疾病进展。可采用减量或低效 TG 继续维持治疗，每周 1 ～ 2 次，或按需使用 1 年至数年。有萎缩者可局部使用雌激素软膏。

【随访】

由于 VLS 患者有 2% ～ 5% 的恶变可能，因此应强调长期随访，如症状控制良好，可每年随访 1 次。

（李静然）

五、外阴损伤性疾病

外阴血肿及裂伤

外阴血肿及裂伤是较常见的外阴损伤性疾病。

案例9-5

某患者，女性，27 岁。因"驾驶简易冰车滑倒摔伤后外阴肿痛 2 h"入院。外阴检查如图 9-10 所示。妇科超声：子宫、双附件未见异常。

问题：

1．此患者的诊断是什么？

2．该患者可采取的治疗方式是什么？

案例9-5解析

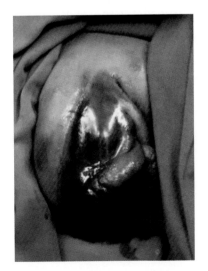

图 9-10　案例 9-5 外阴检查图片

【病因】

外阴裂伤是由于外伤、分娩、强奸、异物等造成的外阴皮肤及黏膜损伤，甚至累及会阴体肌层、阴道黏膜、肛门括约肌、阴道直肠隔及直肠黏膜。

外阴血肿是由于上述原因或静脉曲张破裂等原因造成组织间隙积血，有一侧或两侧阴唇肿胀、疼痛，可同时伴有外阴、阴道裂伤。

【临床表现】

1. 外阴、阴道疼痛　在外伤或分娩后出现外阴、阴道持续疼痛，血肿多为胀痛，伴有外阴裂伤者有撕裂样疼痛。

2. 外阴肿物　有血肿者，会阴区域可出现蓝紫色肿物，因外阴静脉无静脉瓣，其与盆腔内大量静脉丛自由吻合，血肿可迅速蔓延，沿坐骨海绵体肌向上使阴蒂肿胀，经皮下向耻骨蔓延，会阴深横肌、会阴浅横肌向臀大肌渗透，由于大腿肌群起自耻骨降支，血肿不再向大腿内侧延伸，故大腿根部仅见皮下淤血，而无深部血肿，从而使大阴唇血肿外侧有明显界限。

3. 排尿困难　如血肿累及阴道前壁或疼痛等，可造成排尿困难。

4. 肛门坠胀　伴有阴道、坐骨直肠窝血肿者可出现肛门坠胀。

5. 粪瘘、大便失禁　外阴裂伤累及肛门括约肌可造成大便失禁，造成气体、液体或固体粪便不受控制地排出；而外阴阴道裂伤累及肛门括约肌及直肠黏膜者可出现粪瘘，即大便从阴道溢出。

6. 贫血、失血性休克　如外阴阴道裂伤出血量多或出现大的外阴血肿，尤其阴道及深方血肿，可造成贫血及失血性休克。

【诊断】

患者有引起外阴裂伤、血肿的病因，伴有外阴红、肿、痛或出血等临床表现；合并有阴道血肿、坐骨直肠窝血肿时，患者可存在排尿困难、肛门坠胀等症状；出血量多时，患者可有头晕、晕厥等失血性休克的表现。当严重裂伤累及肛门括约肌时，可有大便失禁等表现。

体格检查：会阴血肿者会阴皮肤及黏膜出现质地中等的囊性肿物。肿物表面多呈蓝紫色，触痛明显，可伴有会阴伤口；合并阴道血肿者，阴道检查或肛查可扪及阴道壁肿物，有触痛。

会阴裂伤分度详见产科部分。

【治疗】

1. 保守或手术治疗　新出现的小的外阴血肿经检查，无阴道及肛门括约肌裂伤以及阴道壁、阴道直肠隔血肿者，可冷敷及压迫止血。发现外阴血肿迅速增大或直径超过 10 cm，经冷敷、压迫治疗不能好转者，应行手术切开，清除血肿并充分检查有无其他部位裂伤。有阴道及肛门括约肌裂伤者，应同时修复裂伤。

会阴Ⅰ度、Ⅱ度裂伤者以 2-0 或 3-0 可吸收缝线间断或连续缝合会阴肌层、黏膜及皮肤。Ⅲ～Ⅳ度裂伤者手术方式详见阴道损伤—粪瘘章节。

2. 有贫血、失血性休克表现者　应积极抗休克治疗，必要时输血。

3. 排尿困难者　留置导尿管。

4. 抗感染治疗　给予抗生素预防感染。

5. 营养支持治疗及局部护理　大的外阴血肿、严重裂伤，尤其是贫血患者，需加强营养支持治疗，同时进行会阴擦洗及便后擦洗，保持外阴清洁。

（贺豪杰）

六、外阴畸形

处女膜闭锁

处女膜闭锁是最常见的女性外阴发育异常类型。

【定义】

处女膜闭锁是由于胚胎发育过程中，位于阴道末端的泌尿生殖窦组织未腔化，使阴道开口梗阻的一类外阴畸形，又称为无孔处女膜。其他由于腔化不全造成的畸形包括开口过小以及筛状处女膜等。

【临床表现】

1. 外阴、阴道"肿物" 在新生儿阶段，由于母体雌激素的作用，处女膜闭锁的女婴可能会由于阴道黏液的蓄积而出现阴道口隆起，甚至形成肿物。多数情况下无症状，并可自行消退，因而不易被发现。在青春期，月经来潮后，月经血积聚在阴道，甚至子宫，造成阴道口处蓝紫色膨隆，而无月经血流出。

2. 周期性下腹痛 此类患者自青春期月经初潮开始，由于月经血排出受阻而出现周期性下腹痛。绝大多数患者由于青春期周期性下腹痛就诊并得以诊断。

3. 腹部包块 如处女膜闭锁不及时切开，反复多次的月经来潮使阴道积血，甚至发展为宫腔积血，或月经血逆流引发卵巢子宫内膜异位囊肿，输卵管也可因积血粘连而伞端闭锁，均可形成腹部包块。

4. 尿频、尿潴留及便秘 少数生殖道大量积血者可引起继发性尿路梗阻及便秘、尿频。

【诊断】

本病偶尔在新生儿期及幼儿期诊断，多数患者在青春期后由于闭经、周期性下腹痛或经血潴留引起盆腔包块而被发现。体格检查往往可发现阴道口蓝紫色膨隆，肛门指诊可扪及阴道或盆腔囊性包块。

经腹或经外阴超声检查有助于评估是否有阴道及宫腔积血，并除外其他生殖道畸形。盆腔磁共振检查有助于诊断。对存在生殖道畸形的患者，推荐行双肾超声检查以排除同时存在的泌尿系统畸形。

【治疗】

处女膜闭锁的治疗方式是行处女膜切开术。

治疗时机：新生儿期或幼儿期，如幼儿期无症状，也可推迟至青春期月经初潮前。如已有阴道或子宫积血，应尽快手术。手术目的是使分泌物及月经血流出，同时避免阴道口瘢痕增生或狭窄。不推荐对阴道积血进行穿刺，因穿刺后有引流不畅及感染的风险，并且使原本膨隆的切开范围不易辨认。

推荐行 X 形切口，即自闭锁处女膜 2 点至 8 点方向切开，同法自 4 点至 10 点方向切开，最终形成放射状切口。相较于垂直切口，X 形切口损伤尿道及直肠的风险低。可锐性切除 X 形切开后的四片三角形处女膜瓣，但应尽量保留处女膜瓣基底部。以可吸收线间断缝合创缘，避免连续套索缝合整个创缘，以减少瘢痕组织增生及阴道口狭窄。对于有积血及感染的患者，应同时给予足量抗生素抗感染治疗。

（贺豪杰）

思 考 题

1. 前庭大腺囊肿和脓肿可选择的治疗方式有哪些？

2. 外阴上皮内瘤变、外阴色素减退性疾病与外阴鳞状细胞癌的关系是什么？如何降低外阴鳞状细胞癌的发病率？

参考文献

[1] LIBBY EDWARDS,PETER J．LYNCH 著．外生殖器皮肤病诊疗图谱 [M]．3 版．朱丽荣，胡君主译．北京：北京大学医学出版社，2021．

[2] FIONA LEWIS，FABRIZIO BOGLIATTO，MARC VAN BEURDEN 著．实用外阴疾病诊治指南 [M]．李静然，王建六主译．北京：科学出版社，2019．

[3] JONATHAN S．BEREK 著．Berck& Novak 妇科学 [M]．14 版．郎景和，向阳主译．北京：人民卫生出版社，2008．

[4] FRUCHTER R，MELNICK L，POMERANZ M K．Lichenoid vulvar disease：a review [J]．Int J Womens Dermatol，2017，27，3（1）：58-64．

[5] 谢幸，孔北华，段涛．妇产科学 [M]．9 版．北京：人民卫生出版社，2018．

第十章
妊娠滋养细胞疾病

学习目标

- **基本目标**

  1. 运用妊娠滋养细胞的发育、分类及特征的知识，理解滋养细胞疾病发病机制。

  2. 理解葡萄胎的流行病学和遗传学的病因知识，掌握葡萄胎的初步分类和病理表现。

  3. 理解 HCG 分子结构和测定方法、正常妊娠 HCG 水平变化的知识，掌握葡萄胎临床诊断、鉴别诊断及随访计划。

  4. 运用侵蚀性葡萄胎的发病分子病理特征知识，基本掌握病理、临床表现、诊断与鉴别诊断、治疗原则及随访计划。

  5. 运用绒毛膜癌的发病分子病理特征知识，基本掌握病理、临床表现、诊断与鉴别诊断、临床分期及预后。

  6. 运用肿瘤生物学基本特征知识，基本掌握滋养细胞肿瘤的治疗原则。

  7. 运用正常胎盘的解剖及病理知识，了解并掌握胎盘部位滋养细胞肿瘤的病理、临床表现、诊断与鉴别诊断、治疗及预后。

- **发展目标**

  1. 运用妊娠滋养细胞和滋养细胞肿瘤生物学特征的基本知识，分析滋养细胞肿瘤进行化疗的基本原则。

  2. 运用滋养细胞疾病的病理特征，分析免疫治疗对滋养细胞肿瘤的治疗原理及价值。

妊娠滋养细胞疾病（gestational trophoblastic disease，GTD）是一组来源于胎盘滋养细胞的疾病，在中国及亚洲某些地区流行病学发病率约为 2/1000 次妊娠。根据 2020 年 WHO 的分类（第 5 版），在组织学上可分为：①葡萄胎妊娠，包括完全性葡萄胎、部分性葡萄胎和侵蚀性葡萄胎；②妊娠滋养细胞肿瘤（gestational trophoblastic neoplasia，GTN），包括绒毛膜癌、胎盘部位滋养细胞肿瘤和上皮样滋养细胞肿瘤和混合性滋养细胞肿瘤；③肿瘤样病变，包括超常胎盘部位反应和胎盘部位结节 / 斑块；④异常（非葡萄胎）绒毛病变。虽然该分类将侵蚀性葡萄胎列为交界性或不确定行为肿瘤，但侵蚀性葡萄胎与绒毛膜癌两者在临床表现、诊断和处理原则等方面基本相同，故在临床上将两者合称为妊娠滋养细胞肿瘤，并进一步根据病变范围分为两类：①无转移妊娠滋养细胞疾病，病变局限于子宫；②转移性妊娠滋养细胞肿瘤，病变扩散至子宫以外部位。由于胎盘部位滋养细胞肿瘤在临床表现、发病过程及处理上与妊娠滋养细胞肿瘤明显不同，故另列一类。由于滋养细胞独特的组织学来源及生物学行为，对化疗药物敏感，使其成为最早可以采用化疗治愈的实体肿瘤，且治疗后通常可以保留生育功能。滋养细胞肿瘤多数继发于妊娠，少数来源于卵巢或睾丸生殖细胞，称为非妊娠性绒癌，不属于本章节讨论范围。

第一节　滋养细胞的分类及特征

妊娠滋养细胞是人体中极为特殊的细胞，从组织来源、发育过程、形态变化或生物学特性等方面，与人体一般细胞不同，有独特的组织学来源及生物学行为。

【滋养细胞的发育、分类与特征】

妊娠滋养细胞由胚胎的胚外层细胞（extra-embryonic cell）演化而来。囊胚着床时，最外面的一层扁平细胞与子宫内膜接触演变为细胞滋养细胞，即细胞滋养层（cytotrophoblast，CT）。受精后 7 ～ 8 d，着床部位的细胞滋养细胞又分化出合体滋养细胞，即合体滋养层（syncytiotrophoblast，ST）。由于这两种细胞出现于绒毛形成以前，称为绒毛前滋养细胞（previllous trophoblast）。

细胞滋养细胞与子宫蜕膜之间的合体滋养细胞相互融合，失去细胞膜形成多核细胞团，出现腔隙后合体滋养层细胞排列成柱状结构，称为合体滋养细胞柱，是绒毛的雏形。约在受精后 12 d，细胞滋养细胞侵入合体滋养细胞柱内，形成初级绒毛。在受精第 13 日或第 14 日，由细胞滋养细胞构成的细胞滋养细胞柱穿越合体滋养细胞向四周扩展，形成细胞滋养层壳（cytotrophoblast shell）。约受精后 2 周，胚外中胚层长入合体滋养细胞柱内，初级绒毛演变成次级绒毛，合体滋养细胞柱之间的腔隙也演变成绒毛间隙。绒毛形成后，位于绒毛表面的滋养细胞称为绒毛滋养细胞（villous trophoblast），而其他部位的滋养细胞称为绒毛外滋养细胞（extravillous trophoblast）。

细胞滋养细胞为滋养层的干细胞，具有增殖活性和分化能力。合体滋养细胞为分化成熟细胞，合成妊娠相关的各种激素，并承担胎儿和母亲间的物质交换。细胞滋养细胞有两种分化形式：位于绒毛表面的细胞滋养细胞直接分化为合体滋养细胞；位于绒毛外与胎盘床相连的固定绒毛（anchoring villus）部位的细胞滋养细胞则分化为中间型滋养细胞（intermediate trophoblast，IT），其介于细胞滋养细胞与合体滋养细胞组织学特点之间。

正常妊娠时，滋养细胞具有增生活跃、侵袭和破坏母体组织及血管等特性。当滋养细胞异常增生和侵袭时，便形成各种滋养细胞疾病。

【妊娠滋养细胞疾病的起源与发病机制】

妊娠滋养细胞疾病包括完全性葡萄胎、部分性葡萄胎、侵蚀性葡萄胎、绒毛膜癌、胎盘部位滋养细胞肿瘤和上皮样滋养细胞肿瘤。葡萄胎和绒毛膜癌来源于绒毛膜滋养细胞、合体滋养细胞和中间型滋养细胞。葡萄胎形成可能与绒毛滋养细胞异常有关，过多生长并过度分泌而导致绒毛水肿，引起血管闭塞和胎儿死亡。但也有不同观点认为，早期胚胎死亡造成的胎儿血液循环衰竭促进绒毛膜水肿。

葡萄胎发病也与遗传学相关。完全性葡萄胎由父源单倍体精子复制而来，为空卵受精。染色体父系来源是滋养细胞过度增生的主要原因。部分性葡萄胎则以三倍体为主，主要来自正常卵子的双精子单卵受精或是受精于一个双倍体精子。绒毛膜癌形成与绒毛前滋养细胞异常有关。

胎盘部位滋养细胞肿瘤与非肿瘤性疾病形成与种植部位中间型滋养细胞异常有关。胎盘部位滋养细胞肿瘤和胎盘部位过多反应是植入部位中间型滋养细胞的病变，而胎盘部位结节和上皮样滋养细胞肿瘤与绒毛膜型中间型滋养细胞有关，其中胎盘部位滋养细胞肿瘤和上皮样滋养细胞肿瘤是具有局部侵袭和转移潜力的肿瘤（表 10-1）。

滋养细胞的分类与滋养细胞疾病

根据绒毛滋养细胞生长在绒毛滋养细胞膜、绒毛膜、子宫肌层和胎盘位置，将滋养细胞分为3种，细胞滋养细胞、合体滋养细胞和中间型滋养细胞（intermediate trophoblast，IT），其中每一种类型都有不同形态学、生物学和免疫学特征（表10-1）。

细胞滋养细胞是一种具有增殖功能的单核妊娠滋养细胞，合体滋养细胞是一种产生大量HCG和hPL的高分化的多核细胞。中间型滋养细胞介于细胞滋养细胞和合体滋养细胞组织学特点之间。根据IT位置分为，将其分为三个细胞亚群：位于滋养细胞柱的绒毛型中间型滋养细胞（villous intermediate trophoblast）、位于胎盘种植部位的中间型滋养细胞（implantation site intermediate trophoblast）及位于胎膜的平滑绒毛膜的绒毛膜型中间型滋养细胞（chorionic type intermediate trophoblast）。

绒毛滋养细胞主要由细胞滋养细胞、合体滋养细胞及中间型滋养细胞组成。绒毛外滋养细胞主要位于胎盘部位和绒毛膜型的中间型滋养细胞组成。妊娠滋养细胞的类型特征与妊娠滋养细胞疾病列于表10-1。

表 10-1　妊娠滋养细胞的类型和疾病

	合体滋养细胞	细胞滋养细胞	中间型滋养细胞		
			绒毛	胎盘部位	绒毛膜型
			绒毛部分	绒毛外	
形态					
形状	大细胞	圆形，单一，相对较小	多面体形状	多形性和较大	圆形和多面体形状
细胞核	多核	单核	单核	单核、偶然多核	单核、偶然多核
细胞边界	非清晰	界限分明	界限分明	非清晰	界限分明
细胞质	丰富的嗜酸性细胞质	丰富的透明细胞质	丰富的嗜酸性或透明细胞质	丰富的嗜酸性细胞质	丰富的嗜酸性或透明细胞质
细胞标记					
HCG	++/++++	–	–	–/+	–
hPL	++/++++	–	–/+	++++	++
Mel-CAM	–	–	–/++++	++++	++
PLAP	++++	–	–	+	+++
Inhibin-α	+++	–	–	–/+	++
c-mos	+++	–	++	–	–
病变					
潜在恶性		葡萄胎			
恶性		绒毛膜癌		胎盘部位滋养细胞肿瘤	上皮样滋养细胞肿瘤
非肿瘤性			胎盘部位过度反应	胎盘部位结节	

（李小平　迟晓春　吴　俊）

第二节 葡萄胎

案例10-1解析

案例10-1

某患者，女性，31岁，平素月经周期规律。停经58 d，阴道少量出血10 d，偶有阵发性腹痛，G0P0。妇科检查：外阴及阴道无异常，子宫颈充血，子宫体如孕4个月左右大小，双附件区均扪及直径5 cm的囊肿，活动好。妇科超声提示子宫明显增大，可见"落雪征"，双卵巢囊性增大。血HCG 20万 U/ml。

问题：

1. 该患者最可能的疾病诊断是什么？
2. 首选的治疗方法是什么？
3. 清宫术后如何进行监测？

葡萄胎（hydatidiform mole）亦称水泡状胎块，是指妊娠后绒毛滋养细胞增生、绒毛间质水肿，形成大小不一的水泡，水泡相连成串，形如葡萄而得名。葡萄胎分为完全性和部分性两类，其中多数为完全性葡萄胎，少数为部分性葡萄胎。5% ～ 15%的葡萄胎发展为妊娠滋养细胞肿瘤；部分性葡萄胎较完全性葡萄胎更倾向于良性病程，很少恶变，仅有1% ～ 5%的恶变率。

【流行病学】

葡萄胎发生率有明显的地区差异。我国流行病学调查表明，葡萄胎妊娠发生率为0.81‰（以千次妊娠计算）。若以多次妊娠中一次葡萄胎计算，其发生率为1:1238。根据肉眼标本及显微镜下观察特点、染色体核型分析及临床表现，可将葡萄胎妊娠分为完全性葡萄胎及部分性葡萄胎两种类型。

【临床表现】

葡萄胎是以胚胎发育异常、胎盘绒毛水肿增大伴滋养细胞增生为特征的异常妊娠。最常见的临床表现为不规则阴道出血、β-HCG明显升高和特征性的超声影像。

1. 完全性葡萄胎

（1）停经后阴道出血：为最常见症状。停经后8 ～ 12周开始有不规则阴道出血。出血量多少不定，时出时止，反复发作，逐渐增多。若葡萄胎组织自蜕膜剥离，母体大血管破裂，可造成大出血，导致患者休克，甚至死亡。葡萄胎有时也可被自然排出，排出前和排出时常伴有大量出血。葡萄胎致反复阴道出血若不及时治疗，可导致贫血和继发感染。

（2）子宫异常增大、变软：约半数以上的葡萄胎患者的子宫大于相应停经月份，质地变软，并伴有血HCG水平异常升高。其原因为葡萄胎迅速增长致宫腔积血。1/3患者的子宫大小与停经月份相符，少数患者的子宫小于停经月份，其原因可能与水泡退行性变性、停止发展有关。

（3）腹痛：表现为阵发性下腹痛，常发生于阴道出血之前，因葡萄胎增长迅速和子宫过度快速扩张所致。若发生卵巢黄素化囊肿扭转或破裂，可出现急腹症。

（4）妊娠剧吐：多发生于子宫异常增大和HCG水平异常升高者，出现时间一般较正常妊娠早，症状重、持续时间长。当严重呕吐未及时纠正时，可导致水、电解质代谢紊乱。

（5）妊娠期高血压疾病征象：多发生于子宫异常增大者，出现时间较正常妊娠早，可在妊娠24周前出现高血压、水肿、蛋白尿，而且症状严重，容易发展为子痫前期，但子痫罕见。

（6）卵巢黄素化囊肿：由于大量HCG刺激卵巢卵泡内膜细胞发生黄素化而形成囊肿，称为

葡萄胎的病因

葡萄胎的确切病因尚未明确。葡萄胎的发生与营养状况、社会经济状况及年龄有关。饮食中缺乏维生素 A 及前体胡萝卜素和动物脂肪者发生葡萄胎的概率显著升高。年龄大于 40 岁或小于 20 岁也是葡萄胎发生的高危因素，其原因可能与这两个年龄阶段容易发生异常受精有关。

细胞遗传学研究显示，完全性葡萄胎系由父源单倍体精子复制而来，为空卵受精。部分性葡萄胎则以三倍体为主，主要来自正常卵子的双精子单卵受精或是受精于一个双倍体精子。因此，细胞遗传学可以帮助将完全性葡萄胎与部分性葡萄胎和水肿性自然流产鉴别。通常情况下，完全性葡萄胎是二倍体起源，具有 46,XX 染色体，或 46,XY，均来自父系；部分性葡萄胎是三倍体，染色体核型为 69,XXX 或 69,XXY，或 69,XYY，分别有一套母系遗传物质和两套父系遗传物质；水肿性自然流产的染色体核型通常为 46,XX 或 46,XY，其遗传物质分别来自于父母双方各一套。另外，水肿性自然流产也有三倍体，但不同的是：母系 2 套，父系 1 套，完全性葡萄胎也有极少数是双亲来源的。染色体父系来源是滋养细胞过度增生的主要原因。因此，DNA 倍体检测可用于鉴别完全性葡萄胎与部分性葡萄胎。另外，此病与基因组印迹（genomic imprinting）紊乱有关。

基因组印迹指父亲、母亲来源的两个等位基因具有不同表达活性，这种差异化的基因被称为印迹基因（imprinted genes），分为父源和母源两种。P57Kip2 基因是一个父系印迹母系表达基因，完全性葡萄胎细胞滋养细胞和绒毛间质细胞呈 P57Kip2 核染色阴性；而部分性葡萄胎则相反，细胞滋养细胞和绒毛间质细胞呈 P57Kip2 核染色阳性。若 P57 表达缺乏，支持完全性葡萄胎。因此，P57Kip2 免疫组化染色可以进行鉴别诊断，排除完全性葡萄胎，但不能区分部分性葡萄胎和非葡萄胎妊娠。

卵巢黄素化囊肿，常双侧发生，但也可为单侧，大小不等，最大直径可达 20 cm 以上。囊肿表面光滑，活动度好，切面为多房，囊肿壁薄，囊液清亮或呈琥珀色。一般无症状，卵巢黄素化囊肿在水泡状胎块清除后自行消退。

（7）甲状腺功能亢进症：约 7% 的患者出现轻度的甲状腺功能亢进表现，如心动过速、皮肤潮湿和肢体震颤，但很少见突眼。

2. 部分性葡萄胎 与完全性葡萄胎的大多数症状类似，程度轻。以阴道出血常见，但子宫大小与停经月份不符合。多数无妊娠期高血压疾病、卵巢黄素化囊肿等，妊娠呕吐轻微。

由于部分性葡萄胎的临床表现和不完全流产或过期流产相似，容易误诊，需刮宫后经组织学甚至遗传学检查方能确诊。

目前因妊娠早期超声诊断的应用，葡萄胎的典型临床表现（妊娠剧吐、子痫、甲状腺功能亢进症等）已经不常见。

【病理】

1. 完全性葡萄胎 大体检查水泡状物似葡萄串，大小自直径数毫米至数厘米不等，其间有纤细的纤维素相连，常混有血块、蜕膜碎片。水泡状物占满整个宫腔，无胎儿及其附属物或胎儿痕迹。清宫后可见典型葡萄物。镜下见：①可确认的胎儿或胎儿组织缺如；②间质水肿显著，可见水池形成；③间质内胎源性血管消失；④滋养细胞呈弥漫性增生，伴有显著的异型性（图

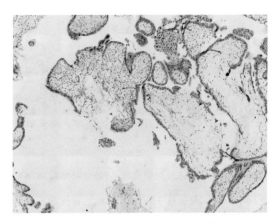

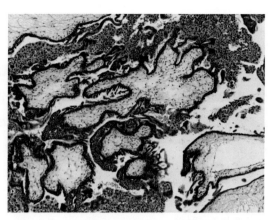

图 10-1 完全性葡萄胎光镜像

可见绒毛间质水肿，滋养细胞增生显著，部分环绕绒毛周围生长（×200）

图 10-2 完全性葡萄胎 P57 免疫组化染色图

P57Kip2 在绒毛周围的细胞滋养细胞及绒毛间质细胞阴性，在绒毛外的中间型滋养细胞阳性（×200）

10-1，图 10-2）。

2. 部分性葡萄胎 部分性葡萄胎常散在一些小囊泡（直径 1～3 mm），常合并胚胎或胎儿组织，胎儿多死亡，极少见于足月儿，且常伴发育迟缓或多发性畸形。镜下见：①可有胎儿或胎儿组织存在；②部分绒毛水肿，大小不一，有时可见正常的小绒毛，轮廓不规则，部分呈扇贝样，间质内可见滋养细胞包涵体；③局限性滋养细胞增生；④间质内可见胎源性血管及其中的有核红细胞（图 10-3，图 10-4）。

想一想解析

想一想

结合临床所见，考虑案例中的患者是完全性葡萄胎还是部分性葡萄胎？

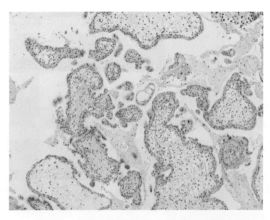

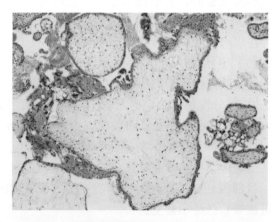

图 10-3 部分性葡萄胎免疫组织光镜像

绒毛大小不一，形状不规则，滋养细胞轻度增生（未环周生长），绒毛间质轻度水肿。免疫组化 P57 染色图像

图 10-4 部分性葡萄胎 P57 免疫组化染色图

绒毛周围细胞滋养细胞（靠近绒毛侧）及绒毛间质细胞阳性

完全性葡萄胎与部分性葡萄胎鉴别要点列于表 10-2。

表 10-2 完全性葡萄胎和部分性葡萄胎鉴别要点

特征	完全性葡萄胎	部分性葡萄胎
核型	46, XX（90%）和 46, XY	常为 69, XXX 和 69, XXY
病理特征		
胎儿组织	通常无	大部分病例中出现且有异常
胎膜、胎儿红细胞	缺乏	存在
绒毛水肿	弥漫	局限，大小和程度不一
滋养细胞假包涵体	常见，形状不规则	常见，圆形
扇贝样轮廓绒毛	不常见	常见
滋养细胞增生	重度，常环绕生长	中度，仅部分绒毛环绕生长
滋养细胞异型性	弥漫，明显	局限，轻度
细胞滋养细胞和绒毛间质细胞 p57Kip2 细胞核染色	缺失或极少表达（< 10%）	常阳性

知识拓展

HCG 的分子构成

HCG 主要由 α 链和 β 链构成两条多肽链，其生物学特征主要由 β 链决定，而 α 链与 LH、FSH、TSH 的 α 链结构相似。随着对 HCG 生化特性的理解，根据 HCG 的结构不同，将其分类为规则 HCG（regular HCG）、游离 β 和 α 亚单位和高糖基化 HCG 等在内的 10 大类。不同结构的 HCG 与相应的滋养细胞生物学特性相关，并根据不同结构的 HCG 的检测，进行临床 GTN 的分类、鉴别诊断、疗效评估及监测指导。

HCG 最早的测定方法是采用生物测定（bioassay），是一种定性试验，操作烦琐且特异性低。随后进行半定量免疫测定法（immunoassay）测定 HCG，简化了实验室操作，但敏感性不够。随着放射免疫测定（RIA）法的发展，可进行快速定量试验，促进特异性 β-HCG 单抗及其测定方法的发明，临床诊断及治疗疗效评估和监测明显提高。

目前，为避免用抗 HCG 抗体测定时与其他多肽激素发生交叉反应，临床多采用抗 HCG β 链单克隆抗体检测。

【诊断】

凡停经后不规则阴道出血、腹痛、妊娠呕吐严重且出现时间较早，体格检查子宫大于停经月份、变软，子宫妊娠 5 个月大小时仍无胎动，触不到胎体，听不到胎心，应疑为葡萄胎。常选择下列辅助检查以便确诊。

1. 绒毛膜促性腺激素测定　正常妊娠时，在受精卵着床后数日便形成滋养细胞，并开始分泌 HCG。随着孕周增加，血 HCG 值逐渐升高，在妊娠 10 ~ 12 周达高峰，中位数 < 10^5 mIU/ml，最高 2.1×10^5 mIU/ml，达高峰后很快下降，34 周时又略有上升，至分娩后 3 周左右转为正常。但葡萄胎时因滋养细胞高度增生，产生大量的 HCG，高于相应妊娠周正常值，且停经 12 周

以后随着子宫增大而持续上升。葡萄胎时血 β-HCG 多在 20 万 mIU/ml 以上，最高可达 240 万 mIU/ml，且持续不降。利用这种差别，可进行辅助诊断。但在正常妊娠血 HCG 处于峰值时较难鉴别，可根据动态变化或结合超声检查，进行滋养细胞疾病诊断。

　　常用 HCG 测定方法是尿 β-HCG 酶联免疫吸附试验和血 β-HCG 放射免疫测定。

想一想

结合本案例，葡萄胎需要与哪些疾病进行鉴别诊断？

想一想解析

　　2．影像学检查　超声检查是诊断葡萄胎的一项重要辅助检查。完全性葡萄胎的超声影像表现为子宫明显大于停经月份，宫腔内充满弥漫分布的光点和小囊样无回声区，呈粗点状、落雪状或蜂窝状，无妊娠囊，无胎儿结构，无胎心搏动征。常可测到两侧或一侧卵巢囊肿，多房，囊壁薄，内见部分纤细分隔。彩色多普勒超声检查可见子宫动脉血流丰富，但子宫肌层内无血流或有稀疏"星点状"血流信号。部分性葡萄胎宫腔内见水泡状胎块引起的超声图像改变及胎儿或羊膜腔，胎儿常合并畸形。如在胎盘部位出现局灶性囊性间隙和妊娠囊横径增大，有助于诊断部分性葡萄胎。

　　其他影像学检查包括 X 线、CT 及 MRI 等。当超声检查无法确诊时，可行磁共振成像及 CT 等影像学检查。

　　3．DNA 倍体分析　完全性葡萄胎的染色体核型为二倍体，均来自父系，其中 90% 核型为 46,XX，10% 核型为 46,XY；部分性葡萄胎染色体 90% 以上核型为三倍体，合并胎儿也为三倍体，常见 69,XXX 和 69,XXY。

　　4．基因检测　P57Kip2 是一个父系印记母系表达基因，免疫组化染色可提示完全性葡萄胎细胞滋养细胞和绒毛间质细胞呈 P57Kip2 核染色阴性，而部分性葡萄胎则相反，细胞滋养细胞和绒毛间质细胞呈 P57Kip2 核染色阳性，则排除完全性葡萄胎，但不能区分部分性葡萄胎和非葡萄胎妊娠。

【临床处理及治疗原则】

　　1．治疗原则　临床诊断为葡萄胎时，应进一步进行血 HCG 定量测定和胸部 X 线或肺 CT 检查。后者是为了排除有无转移和为将来随访建立基础。葡萄胎一经诊断，应尽快予以清除。

　　2．手术　葡萄胎一经确诊，应及时清宫。清宫前，应仔细进行全身检查，注意有无休克、子痫前期、甲状腺功能亢进症、水及电解质代谢紊乱、贫血等。清宫应在超声监测下，或由有经验的医师进行，以减少子宫穿孔的风险。在扩宫开始时，持续使用子宫收缩药（如麦角新碱和前列腺素制剂）至清宫后数小时，以减少大出血的风险。由于葡萄胎患者子宫大而软，清宫出血量较多，也易穿孔。在输液、备血及充分扩张子宫颈管时，选用大号吸引管吸引。待葡萄胎组织大部分吸出、子宫明显缩小后，改用刮匙轻柔刮宫。缩宫素诱发的子宫收缩可使滋养细胞进入子宫壁血窦，导致肺栓塞和转移。所以缩宫素一般在充分扩张子宫颈管和大部分葡萄胎组织排出后开始使用。

　　3．卵巢黄素化囊肿的处理　因囊肿在葡萄胎清宫后会自行消退，一般无须处理。如发生急性扭转，可在 B 超或腹腔镜下进行穿刺吸液，囊肿多能自然复位。如扭转时间较长，发生坏死，则须做患侧附件切除术。

　　4．预防性化疗　大多数葡萄胎可经清宫治愈，但仍有部分病例可发展为妊娠滋养细胞肿瘤。完全性葡萄胎恶变率为 5% ~ 15%。当存在某些高危因素时，恶变率明显上升。①血 β-HCG > 1×10^6 U/L。②子宫体积明显大于停经月份或并发黄素化囊肿（尤其是直径 > 6 cm）

时，恶变率可高达 40% ~ 50%。③随着年龄的增加，恶变率也将升高，年龄大于 40 岁时，恶变率可达 37%，年龄大于 50 岁时，恶变率可高达 56%。④重复性葡萄胎患者恶变机会可增加 3 ~ 4 倍。⑤对于有恶变高危因素的葡萄胎患者，如果规律随访困难，可以给予预防性化疗。预防性化疗以单药方案为宜，可选用放线菌素 D、甲氨蝶呤（MTX）。β-HCG 正常后，不需要巩固化疗。部分性葡萄胎一般不进行预防性化疗。

【随访】

葡萄胎术后必须随访。目前一般的建议是，如果血 β-HCG 水平是在第一次清宫后的 8 周内自然恢复到正常的，随诊至第一次清宫后的半年即可。如果血 β-HCG 水平是在第一次清宫后的 8 周以后自然恢复到正常的，则由血 β-HCG 水平第一次正常之日算起随访 6 个月。治疗后每 1 ~ 2 周行 HCG 检测，直至正常，连续 3 次正常后，从 HCG 第一次正常的时间开始，每 3 个月检测 1 次，共 2 次。

葡萄胎随访期间应避孕 1 年，首选口服药物避孕或阴茎套。国外推荐 HCG 呈对数下降阴性后 6 个月可以妊娠，但 HCG 下降缓慢者，需更长时间的随访。

（胡　君　张晓波　朱丽荣）

第三节　妊娠滋养细胞肿瘤

案例10-2

某患者，女性，23 岁。因"葡萄胎清宫术后 1 个月余，HCG 持续升高"入院。1 个月余前患者因"停经 2 个月余，阴道出血 1 个月余"于外院行清宫术，术后病理诊断为"葡萄胎"。术后每周复查血 HCG，连续 3 周持续升高（自 128 mIU/ml 升高至 899 mIU/ml）。患者既往身体健康，G1P0。阴道超声提示：子宫内膜厚 5 mm，子宫前壁肌层可见直径 3 cm 不均质回声，边界欠清晰，内可见较丰富血流信号，RI 0.34。要求进一步治疗。

问题：

1. 该患者最可能的疾病诊断是什么？
2. 诊断标准是什么？
3. 首选的治疗方法是什么？

案例10-2解析

案例10-3

某患者，女性，30 岁。停经 70 d，血 HCG 60 596 mIU/ml。阴道超声：宫内未见孕囊，双附件未见异常。外院行清宫术未见明显绒毛，术后复查 HCG 115 668 mIU/ml，遂于 2020 年 4 月 16 日入院。G3P3，2014 年、2016 年、2017 年各顺产 1 次。阴道超声见子宫及双附件无异常。腹部超声提示肝、脾及右肾多发实性占位（最大病灶 29 mm×24 mm×28 mm、52 mm×48 mm×35mm、24 mm×23 mm×23mm）。PET/CT 提示：右肺上叶 43 mm×35 mm×32mm 病灶、肝内多发片状不规则略低密度灶、脾内片状不规则低密度灶、右肾下极可见密度轻度增高灶，葡萄糖代谢水平升高，均考虑病灶转移，脑部未见明显葡萄糖代谢分布。

问题：

该患者如何进行诊断、分期和预后评分？

案例10-3解析

侵蚀性葡萄胎（invasive mole）与良性葡萄胎不同。其病变已侵入肌层或转移至邻近或远处器官，在肌层内甚至子宫外的葡萄组织继续发展。肌层葡萄组织可以穿破子宫壁，引起腹腔内大出血，也可侵入阔韧带内形成宫旁肿物。转移途径以血行转移为主，主要经血液循环转移至阴道、肺，甚至脑部。根据转移部位的不同，引起相应的症状，造成不良预后。

绒毛膜癌（choriocarcinoma）是一种高度恶性的滋养细胞肿瘤，与侵蚀性葡萄胎和良性葡萄胎不同。其特点是滋养细胞失去了原来的绒毛或葡萄胎结构，侵入子宫肌层，造成局部严重破坏，并转移至身体其他部位。主要通过血行转移至全身，破坏组织及器官，引起出血、坏死，预后最差。绝大多数绒毛膜癌继发于正常或不正常的妊娠之后，称为"妊娠性绒癌"，主要发生于育龄妇女，由妊娠滋养细胞恶变所致。

【临床表现】

1. 无转移滋养细胞肿瘤　大多数继发于葡萄胎。

（1）阴道出血：侵蚀性葡萄胎多数在葡萄胎清除后6个月内出现不规则阴道出血。绒毛膜癌可继发于正常或异常妊娠后，故前次妊娠史可为葡萄胎，也可为流产、足月分娩或异位妊娠。前次妊娠后至发病，其间隔时间不定，有的妊娠开始即可发生绒毛膜癌，中间无间隔期，也有报道间隔可长达18年。常见症状为葡萄胎、流产或足月分娩后出现阴道持续不规则出血，有时也可出现一段时间正常月经之后再闭经，随后发生阴道出血。

（2）子宫复旧不全或不均匀性增大：多在葡萄胎排空4～6周后，子宫尚未恢复正常大小，质地变软。或因肌层内病灶部分及大小的影响，表现为子宫不均匀增大。

（3）卵巢黄素化囊肿：由于HCG的持续作用，在葡萄胎排空、流产或足月分娩后，双侧或一侧卵巢黄素化囊肿持续存在。

（4）腹痛：当子宫肿瘤病灶穿破子宫浆膜层时，可引起急性腹痛及其他腹腔内出血症状。如子宫病灶坏死继发感染，也可以引起腹痛及脓性白带。卵巢黄素化囊肿发生扭转或破裂时，也可以出现急性腹痛。

（5）假孕症状：由于HCG、雌激素、孕激素的持续作用，临床表现为外阴、阴道、子宫颈着色及生殖道变软。

2. 转移性滋养细胞肿瘤　多见于非葡萄胎妊娠后或经组织学证实的绒毛膜癌。肿瘤主要经血行播散，转移发生早且广泛。最常见的转移部位是肺（80%），其次是阴道（30%）及盆腔（20%）、肝（10%）和脑（10%）等。由于滋养细胞的生长特点之一是破坏血管，各转移部位症状的共同特点是局部出血。转移性病灶可同时出现原发灶和继发灶症状，但也有不少患者原发灶消失而转移灶发展，仅表现为转移灶症状，可引起误诊。

（1）肺转移：表现为胸痛、咳嗽、血痰、咯血及呼吸困难。这些症状常急性发作，但也可呈慢性持续状态达数月之久。病灶阻塞支气管，可引起肺不张；病灶位置接近胸膜，可引起胸痛、血胸；少数患者因肺动脉滋养细胞瘤栓形成，造成急性肺栓塞，出现肺动脉高压和急性肺功能衰竭。

（2）阴道转移：转移灶多位于阴道前壁及穹隆，呈紫红色结节突起，可单发或多发。破溃后可引起不规则阴道出血，甚至大出血。

（3）肝转移：多同时伴有肺转移，表现为黄疸、肝区疼痛及消化道症状。若病灶穿破肝包膜，可出现腹腔内出血。

（4）脑转移：常继发于肺转移和（或）阴道转移，是绒毛膜癌致死的主要原因。脑转移的临床病程可分为三个时期。首先为瘤栓期，表现为一过性脑缺血症状，如突然跌倒、暂时性失明、失语等。其次发展为脑瘤期，即瘤组织增生侵入脑组织形成脑瘤，患者出现头痛、喷射性呕吐、偏瘫、抽搐甚至昏迷。最后进入脑疝期，因脑瘤增大及周围组织出血、水肿，造成颅内压升高，脑疝形成，压迫生命中枢而导致死亡。

（5）其他脏器转移：转移部位有脾、肾、膀胱、消化道、骨等。肿瘤造成体内器官损害及身体大量消耗，也可使患者极度衰弱，出现恶病质。

【辅助检查】

1．血 β-HCG 连续测定　前次妊娠后血 HCG 的变化情况是诊断 GTN 的重要指标。当疑有脑转移时，可测定脑脊液 β-HCG，并与血清 β-HCG 比较。当血清与脑脊液 β-HCG 比值在 20∶1 以下时，应考虑有脑转移的可能。

2．超声检查　通常提示子宫正常大小或不同程度增大。侵蚀性葡萄胎往往显示宫壁局灶性或弥漫性棉团样光团，可见光点或光团与暗区相间的蜂窝样病灶。绒毛膜癌可以表现为肌层内高回声团块，边界清但无包膜；或肌层内不均质回声团块，边界不清且无包膜；也可表现为整个子宫呈弥漫性增高回声，内部伴不规则低回声或无回声。彩色多普勒均可见病灶区丰富的低阻血流或动静脉瘘。

3．胸部 X 线片　是诊断肺转移的重要检查方法。肺转移的最初 X 线征象为肺纹理增粗，以后发展为片状或小结节阴影，典型表现为棉絮状或团块状阴影。转移灶以右侧肺及中下部多见。X 线检查是滋养细胞肿瘤预后评分的重要参考。

4．CT 和 MRI 检查　CT 对发现肺部较小病灶和脑、肝等部位的转移灶有较高的诊断价值。MRI 主要用于脑和盆腔病灶的诊断。CT 和 MRI 检查是滋养细胞肿瘤预后评分的重要参考。

【病理】

侵蚀性葡萄胎大体检查可见子宫肌壁内、血管或子宫外大小不等、深浅不一的水泡状组织，宫腔内可有也可以无原发病灶。镜下检查见子宫肌层、血管或远处部位有水肿性绒毛或异型滋养细胞浸润，绒毛水肿常不显著，其直径为 2 ~ 4 mm，滋养细胞增生程度不一，绒毛结构可退化，仅见绒毛阴影。病变局部蔓延，可见水泡样组织侵入子宫肌层深部，当侵蚀病灶接近子宫浆膜层时，子宫表面可见紫蓝色结节。有时完全穿透子宫壁，并破裂进入阔韧带或腹腔（图 10-5）。

绒毛膜癌多数原发于子宫，极少数原发于输卵管、子宫颈、阔韧带等部位。肿瘤常位于子宫肌层内，也可突向宫腔或穿破浆膜层，呈单个或多个，直径为 0.5 ~ 5 cm，无固定形态，与周围组织分界清，质地软而脆，呈海绵样、暗红色，伴出血、坏死。镜下特点为滋养细胞高度增生并大片侵犯子宫肌层和血管，伴有明显和广泛的出血、坏死，常伴有远处转移。显微镜下观察见不到绒毛结构。增生的滋养细胞位于病灶边缘，以滋养细胞为轴心，周围合体滋养细胞包绕，但也可两种细胞相互混杂，排列紊乱。肿瘤内部不含间质和自身血管，瘤细胞靠侵蚀母体血管而获取营养物质（图 10-6）。

【诊断】

1．临床诊断　根据葡萄胎排空后或流产、足月分娩、异位妊娠后出现阴道出血和（或）转移灶及其相应症状和体征，应考虑 GTN 可能。滋养细胞肿瘤可以无组织学诊断，而仅根据临床表现做出诊断，HCG 水平是临床诊断 GTN 的主要依据，影像学证据不是必要的。当有组织获得时，应进行组织学诊断。具体诊断标准如下。

（1）葡萄胎后滋养细胞肿瘤诊断标准：①升高的血 HCG 水平呈平台（±10%）达 4 次（第 1、7、14、21 日），持续 3 周或更长时间。②血 HCG 水平连续上升（> 10%）达 3 次（第 1、7、14 日），持续 2 周或更长。③血 HCG 水平持续异常达 6 个月或更长。

（2）非葡萄胎妊娠后滋养细胞肿瘤诊断标准：①流产、足月分娩、异位妊娠终止后 4 周以上，血 β-HCG 水平持续在高水平，或曾经一度下降后又上升，已排除妊娠物残留或再次妊娠。②组织学诊断为绒毛膜癌。

2．组织学诊断　诊断性刮宫是清除葡萄胎和妊娠物残留的重要手段，但仅从刮宫组织难以判断肌层侵蚀深度。根据滋养细胞增生和分化程度、有无绒毛结构及出血与坏死等，有助于诊断。若在子宫肌层内或子宫外转移灶组织中见到绒毛或退化的绒毛阴影，则诊断为侵蚀性葡萄

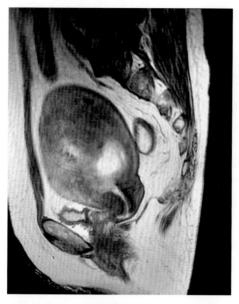

图 10-5　侵蚀性葡萄胎盆腔增强 MRI
显示滋养细胞肿瘤病灶向子宫肌层浸润

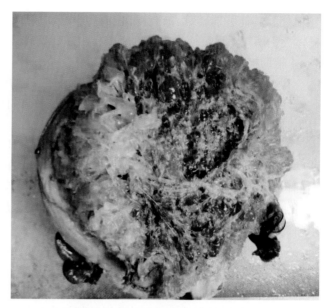

图 10-6　绒毛膜癌侵犯子宫肌层
剖面见肿瘤几乎穿透子宫浆膜面，内容物为黄白色糟脆组织

胎（图 10-7）；若仅见成片滋养细胞浸润及坏死与出血，未见绒毛结构，则诊断为绒毛膜癌（图 10-8）。由于存在出血风险，不建议对下生殖道可见病变进行活检。

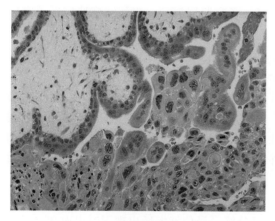

图 10-7　侵蚀性葡萄胎光镜图

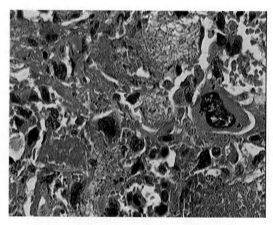

图 10-8　绒毛膜癌光镜图

【鉴别诊断】
常见类型的滋养细胞肿瘤的鉴别要点列于表 10-3。

表 10-3　常见类型的滋养细胞肿瘤的鉴别要点

类别	侵蚀性葡萄胎	绒毛膜癌	胎盘部位滋养细胞肿瘤	胎盘部位反应	胎盘残留
先行妊娠	葡萄胎	各种妊娠	各种妊娠	各种妊娠	流产、足月分娩
潜伏期	多在 6 个月以内	常超过 6 个月	多在 1 年内	无	无
绒毛	有	无	无	无	有，退化

续表

类别	侵蚀性葡萄胎	绒毛膜癌	胎盘部位滋养细胞肿瘤	胎盘部位反应	胎盘残留
滋养细胞增生	轻→重，成团	重，成团	中间型滋养细胞	散在，不增生	无
浸润深度	肌层	肌层	肌层	浅肌层	蜕膜层
组织坏死	有	有	无	无	无
转移	有	有	少	无	无
肝、脑转移	少	较易	少	无	无
HCG	+	+	+或-	-	+或-

【分期和预后评分标准】

滋养细胞肿瘤（GTN）的评估和分期包括病史采集和体格检查、盆腔多普勒超声和胸部 X 线检查。目前常用的是国际妇产科联盟分期标准（FIGO，2000），列于表 10-4。

表 10-4　滋养细胞肿瘤（FIGO，2000）解剖分期标准

期别	定义
Ⅰ期	病变局限于子宫
Ⅱ期	病变超出子宫但局限于生殖器官（宫旁、附件及阴道）
Ⅲ期	病变转移至肺，伴或不伴有生殖道转移
Ⅳ期	病变转移至脑、肝、肠、肾等其他器官

为了预测肿瘤对化疗敏感的可能性和帮助选择合适的化疗方案，WHO 分期提出预后评分标准（表 10-5）。总分 ≤ 6 分为低危，≥ 7 分或Ⅳ期为高危，中间型滋养细胞肿瘤不适合应用预后评分系统。分期标准与评分系统相结合，更有利于患者治疗方案的选择及对预后的评估。

表 10-5　滋养细胞肿瘤（FIGO，2000）预后评分标准

预后因素	计分			
	0	1	2	4
年龄（岁）	< 39	> 39		
末次妊娠	葡萄胎	流产	足月分娩	
妊娠终止至化疗开始的间隔（月）	< 4	4 ~ 6	7 ~ 12	> 12
HCG（IU/L）	< 10^3	10^3 ~ 10^4	10^4 ~ 10^5	> 10^5
肿瘤最大直径（cm）		3 ~ 4	≥ 5	
转移部位		脾、肾	胃肠道	肝、脑
转移瘤数目		1 ~ 4	5 ~ 8	> 8
是否曾化疗			单药化疗	多药化疗

注：肺内转移瘤直径超过 3 cm 者或根据胸片可计数的予以计数；
总分 ≤ 6 分为低危，≥ 7 分为高危。

【治疗】

GTN 的治疗原则为以化疗为主，辅以手术和放疗等其他治疗手段。治疗方案的选择须根据

FIGO 分期、年龄、对生育的要求和经济状况综合考虑，实施分层或个体化治疗。在明确诊断的基础上，根据病史、体征及各项辅助检查结果，做出正确的临床分期、预后评分，对血常规、肝功能、肾功能及全身情况进行评估，制订合适的治疗方案。侵蚀性葡萄胎多数为无转移、低危滋养细胞肿瘤，预后明显好于绒毛膜癌。低危滋养细胞肿瘤原则上采用单药化疗，高危滋养细胞肿瘤原则上采用联合化疗为主、结合手术等其他治疗措施。

1. 化疗 滋养细胞肿瘤的治疗原则是以化学治疗为主。主要是因为滋养细胞肿瘤不同于其他实体肿瘤，具有不同肿瘤细胞生物学生长特征和药物代谢动力学特征。化疗药物是基于正常细胞与恶性肿瘤细胞生长方式的差异，化疗可以达到杀伤肿瘤的目的，可有效地控制肿瘤生长和转移等，提高肿瘤患者的生存率，甚至达到治愈的效果。

目前国内外指南推荐常用的一线化疗药物有甲氨蝶呤（MTX）、放线菌素 D（Act-D）、氟尿嘧啶（5-Fu）、环磷酰胺（CTX）、长春新碱（VCR）、依托泊苷（VP-16）、顺铂（DDP）等。其中常用单药化疗方案包括 MTX 方案和 Act-D 方案。MTX 方案的药物毒性较小，被指南推荐为低危 GTN 的一线治疗。应用较多而且有效、安全的方案主要有二联方案（5-Fu+KSM）、三联方案（BEP 或 BVP 方案）及 EMA-CO 方案。一般认为，化疗应持续到症状、体征消失，原发和转移灶消失（个别患者转移灶消失需要较长时间），化疗过程中每 1～2 周测定一次 HCG，低危组 HCG 正常后再巩固化疗 2～3 个疗程，高危组 HCG 正常后再巩固 3～4 个疗程方可停药。随访 5 年无复发者称为治愈。

2. 手术 手术作为辅助治疗方式，对控制大出血与感染等各种并发症、消除耐药病灶、减少肿瘤负荷、缩短化疗疗程等有一定的作用，在一些特定的情况下应用。对化疗耐药病灶行手术治疗可能适用于高危患者，尤其是子宫或肺部有孤立病灶者。病变在子宫且无生育需求、化疗无效者，可行全子宫切除及输卵管切除术，原位保留卵巢。对于多次化疗未能吸收的孤立耐药病灶，可考虑做肺叶切除。介入治疗用于预防或控制高危 GTN 病灶出血非常有用，选择性动脉栓塞术可用于处理子宫、阴道或其他肿瘤病灶出血。

3. 放射治疗 根据病灶部位、大小选择放疗方法及照射野。一般选择外照射，阴道及子宫颈转移灶可用腔内放疗，脑转移灶可采取螺旋断层放射治疗系统（TOMO）或 X 线立体定向放射治疗（SBRT）。

4. 免疫治疗 免疫治疗作为新的治疗措施，主要应用于复发及耐药患者。2018 年的 FIGO 指南推荐对于一些难治的耐药病例，可以考虑应用免疫检查点抑制剂进行治疗。

【随访】

患者治疗结束后应严密随访，第 1 年每个月随访 1 次。1 年后每 3 个月随访 1 次，直至 3 年。以后每年随访 1 次，共 5 年。对于葡萄胎后 GTN 和绒毛膜癌患者，HCG 是一个可靠的肿瘤标志物。随访期间应严格避孕，首选口服避孕药。

知 识 拓 展

免疫治疗进展

免疫治疗是激活或再激活抗肿瘤免疫反应，以杀灭癌细胞。目前主要的抗肿瘤机制包括肿瘤细胞抗原释放、肿瘤抗原呈递、T 细胞启动与激活、T 细胞向肿瘤的转运、T 细胞浸润至肿瘤、T 细胞识别肿瘤细胞及杀灭肿瘤细胞。PD-1 属于免疫球蛋白超家族成员的细胞表面受体，主要表达于活化的 T 细胞；PD-L1 是 PD-1 的配体，一旦与受体结合，可抑制与 T 细胞活化相关的蛋白激酶。近年来，T细胞功能调节研究显示，刺激T免疫细胞或阻断T细胞免疫的免疫抑制剂检查点抑制剂PD-1/PD-L1，可选择性调节局部免疫抑制，重塑肿瘤免疫微环境，成为肿瘤辅助治疗措施。滋养细胞肿瘤是双亲组织相容性基因的滋养细胞恶变，研究显示PD-L1几乎在所有GTN组织中均广泛高表达。因此，PD-1抑制剂可能成为GTN治疗新措施。

PD-1抑制剂治疗耐药复发滋养细胞肿瘤由英国Charing Cross医院于2017年首次报道。除1例胎盘部位滋养细胞肿瘤（PSTT）合并ETT患者疾病进展以外，其余3例（2例绒毛膜癌、1例PSTT）患者均完全缓解。北京协和医院向阳教授团队于2018年收集北京协和医院接受PD-1抑制剂治疗的8例耐药复发GTN患者的临床病例资料，回顾性分析其临床病例特点、既往治疗、PD-1抑制剂治疗及预后。8例GTN耐药复发患者，包括脑转移患者，在PD-1抑制剂治疗后，4例患者达到完全缓解，且在随访中均无复发。

2019—2020年，向阳教授团队开展了一项前瞻性的单中心临床二期试验，对耐药复发的GTN病例采用PD-1联合抗血管生成药物进行治疗。20例GTN耐药复发患者，有11例患者有效，其中10例患者完全缓解，实现50%的完全缓解率。到目前为止，所有患者的治疗已经结束，进入随访阶段，随访时间最长者已经超过1年，均无复发。国际上采用免疫检测抑制剂进行耐药滋养细胞肿瘤治疗的临床试验研究报告，也取得了期待的结果。目前以PD-1为代表的免疫检测抑制剂的治疗在耐药滋养细胞肿瘤治疗方面起到重要作用。

（胡　君　朱丽荣　张晓波　梁华茂）

第四节　胎盘部位滋养细胞肿瘤

【概述】

胎盘部位滋养细胞肿瘤（PSTT）是起源于胎盘种植部位的一种特殊类型的滋养细胞肿瘤，几乎完全由中间型滋养细胞组成，是相对少见的GTD，多数不发生转移，预后良好。少数病例可发生子宫外转移，预后不良。

【胎盘解剖】

滋养细胞是人体内极为特殊的细胞，在组织来源、发育过程、形态变化或生物学特性等方面与人体一般细胞有差异。

受精卵的囊胚着床后，着床部位的滋养层细胞迅速分裂、增殖，内层为细胞滋养细胞，是分裂生长的细胞，细胞界限清晰，细胞核呈网状、胞质淡染，外观呈立方形或多角形；外层为合体滋养细胞，是执行功能的细胞，由细胞滋养细胞分化而来，主要担负胚胎着床时侵蚀母体的作用。滋养层内面有一层胚外中胚层，与滋养细胞共同组成绒毛膜。囊胚内细胞团逐渐分化为胚胎，滋养细胞形成胎盘组织。与底蜕膜接触的绒毛营养丰富，发育良好，称为叶状绒毛膜。胎盘是由胎儿的羊膜、叶状绒毛膜及母体部分的底蜕膜构成的，其中叶状绒毛膜为主要结构。

【病理】

PSTT大体检查呈多样性，主要表现为结节或息肉样，可以通过刮宫获得。其次，可表现为肌层内生性肿块，为宫壁内界限欠清楚的肿物，通常有区域性坏死与出血，诊刮无诊断意义。少见表现为弥漫浸润型，边界欠清，可浸润深肌层，甚至浆膜层，浸润宫旁，或扩散至卵巢。

切面呈黄褐色，可见灶性出血、坏死。

镜下检查见圆形或多角形中间型滋养细胞，单个或成束在平滑肌纤维间浸润性生长，无绒毛结构，见不到典型的细胞滋养细胞与合体滋养细胞。最典型的 PSTT 为瘤细胞的肌层浸润及血管壁浸润。免疫组织化学染色 PSTT 多数呈弥漫表达种植部位滋养细胞标记 hPL、CD146、Ki-67 和 HCG 阳性。分子生物学研究证明，胎盘部位滋养细胞肿瘤是胎儿源性滋养细胞。父源性 X 染色体也被认为是 PSTT 的重要发病因素。

【临床表现】

本病多发生于育龄妇女，平均发病年龄 31 ～ 35 岁，常继发于足月分娩、流产和葡萄胎后，但后者相对少见，或与妊娠同时存在。患者多表现为闭经或不规则阴道出血或月经过多。子宫均匀性或不规则长大；仅少数发生子宫外转移的患者可出现相应转移部位症状或体征，受累部位包括肺、阴道、肝、脑、肾、盆腔和腹腔淋巴结等。一旦发生转移，预后不良。

【诊断与鉴别诊断】

1. 诊断　PSTT 的确诊依靠组织学检查。多数患者可通过刮宫标本进行组织病理学诊断，但要全面、准确地判断瘤细胞侵入子宫肌层的深度和范围，必须依靠手术切除的子宫标本。

案例10-4

某患者，女性，30 岁。因"剖宫产术后阴道间断出血 7 个月"入院。患者平素月经规律，G3P1A1。2018 年 12 月因"妊娠 39^{+4} 周，高龄初产"在外院行剖宫产术，术中胎盘与胎膜完整取出。产后哺乳 5 个月。术后阴道间断出血 7 个月，无腹痛及发热。妇科检查：阴道内少许血性分泌物，子宫颈光滑，无着色，无举痛。子宫中位，略增大，质中，无压痛，活动好。双附件区未触及增厚和压痛。三合诊检查：直肠黏膜光滑，指诊无血染。血 HCG 36 mIU/ml，B 超检查见宫腔内团块，大小为 1.5 cm×1.4 cm×1.2 cm，内见血流（图 10-9）。

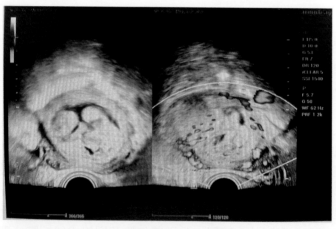

图 10-9　案例 10-4 超声图

案例10-4解析

问题：

1. 该患者可能的疾病诊断是什么？
2. 首选的治疗措施是什么？
3. 治疗后如何进行随访和监测？

常用的辅助检查包括：

（1）血清 β-HCG 测定：PSTT 中含有很少的合体滋养细胞，HCG 多数阴性或轻度升高，而 β-HCG 主要由合体滋养细胞产生，因而这类肿瘤的血 β-HCG 水平多数阴性或轻度升高，但是血 β-HCG 游离 β 亚单位可升高。

（2）血人胎盘催乳素（hPL）：一般为轻度升高或者正常，但是免疫组织化学染色通常为阳性。

（3）影像学检查：均缺乏特异性，彩色超声、MRI、CT 等检查可用于辅助诊断。彩色多普勒超声检查显示子宫血流丰富。

2. 鉴别诊断　PSTT 的症状、体征不典型，容易误诊。需要与侵蚀性葡萄胎、绒毛膜癌、上皮样滋养细胞肿瘤和非滋养细胞肿瘤、其他上皮样平滑肌肿瘤相鉴别。良性肿瘤应与超常胎盘部位反应和胎盘部位结节鉴别。鉴别诊断主要依靠 hPL、Ki-67、细胞角蛋白、α- 抑制素等标志物的免疫组化检测。

【分期】

PSTT 采用 GTN 的解剖学分期来评价疾病的转移情况，但预后评分不适用。血 hPL 和 β-HCG 水平与肿瘤负荷、疾病转归也明显无相关性。

【治疗方案及原则】

1. 手术　为首选治疗方法。手术选择子宫全切术。年轻妇女若病灶局限于子宫，卵巢外观正常，可保留卵巢。对于非高危 PSTT 患者，手术后不必给予任何辅助治疗。淋巴结转移率目前无相关报道，是否在手术中行淋巴结活检需要根据术前影像学检查及术中探查结果决定。

2. 化疗　主要作为高危患者子宫切除后的辅助治疗，应选择联合化疗。可选的化疗方案包括 EMA-CO、EMA-EP、TP/TE 等。实施化疗的疗程数同高危妊娠滋养细胞肿瘤。

3. 保留生育功能的治疗　对年轻、渴望生育、低危且病灶局限的 PSTT 患者，可在患者充分知情同意的前提下，采用彻底刮宫、子宫病灶切除和（或）联合化疗等方法。病变弥漫者不适用保守性治疗。保守性治疗后若出现持续性子宫病灶和血 β-HCG 水平异常，则应考虑子宫切除术。

【随访与预后】

1. 随访　PSTT 随访内容基本同妊娠滋养细胞肿瘤，由于血人胎盘催乳素（hPL）水平和血 β-HCG 水平多数正常或轻度增高，影像学检查更有价值。

2. 预后　一般认为，当出现下列情况之一时为高危 PSTT，预后不良：①核分裂象＞ 5 个 /10HPF；②距前次妊娠时间＞ 2 年；③子宫外转移；④深肌层浸润、淋巴脉管间隙浸润（LVSI）、弥漫坏死。其他（如 FIGO 晚期、病程大于 4 年及出现胞质透亮的肿瘤细胞）是独立不良预后因素。

（张晓波　李小平）

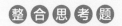

1. 如何根据滋养细胞发育特征、葡萄胎的遗传病因学及免疫组织特征进行葡萄胎的分类？

2. 如何根据 HCG 的分子构成及正常妊娠生理水平变化进行葡萄胎的鉴别诊断及随访计划制订？

整合思考题答案

参考文献

[1] 王丽娟，林海雪，林仲秋 .《2021NCCN 妊娠滋养细胞肿瘤临床实践指南（第 2 版）》解读

　　　[J]．中国实用妇科与产科杂志，2021，37（5）：564-569．

[2] 王丽娟，林仲秋．妊娠滋养细胞疾病 FIGO 肿瘤报告（2018 年）更新与 NCCN（2019）指南的异同与分析 [J]．实用妇产科杂志，2019，35（6）：424-428．

[3] 向阳．宋鸿钊．滋养细胞肿瘤学 [M]．4 版．北京：人民卫生出版社，2020．

[4] LOK C，VAN TROMMEL N，MASSUGER L，et al. Practical clinical guidelines of the EOTTD for treatment and referral of gestational trophoblastic disease [J]．Eur J Cancer，2020，130（C）：228-240．

[5] TIDY J，SECKL M，HANCOCK B W. Management of Gestational Trophoblastic Disease：Green-top Guideline No. 38 - June 2020 [J]．BJOG，2021，128（3）：e1-e27．

[6] EIRIKSSON L，DEAN E，SEBASTIANELLI A，et al. Guideline No. 408：management of gestational trophoblastic diseases [J]．J Obstet Gynecol Can，2021，43（1）：91-105 e101．

[7] 谢幸，孔北华，段涛．妇产科学 [M]．9 版．北京：人民卫生出版社，2018．

[8] 陈乐真．妇产科诊断病理学 [M]．2 版．北京：人民军医出版社，2010．

[9] 中国抗癌协会妇科肿瘤专业委员会．妊娠滋养细胞疾病诊断与治疗指南（2021 年版）[J]．中国癌症杂志，2021，31（6）：520-532．

第十一章
乳　腺

第一节　乳房的解剖

新生儿在出生后的最初几天，无论是男婴或是女婴，其乳房都可有分泌物排出。男性乳房发育停止于青春期前的状态，终生不再发育。女性乳房从青春期开始逐渐发育，乳腺随月经周期而有周期性变化。在妊娠的后几个月和哺乳期迅速发育、增大，腺组织和脂肪组织增生。

乳房为哺乳类动物和人类特有的乳晕腺，是最大的皮肤腺，属于表皮的衍生物。依其位置、功能和发生，应属于皮肤的汗腺，是汗腺的特殊变形。依其结构来看，则输乳管窦近似皮脂腺。乳腺的发育和分泌受神经、体液的调节。在体液调节方面，主要是受腺垂体激素和卵巢内分泌激素的影响。

由于性别、年龄、个体、种族及功能状态不同，乳房的形态各有差异。根据性别（以女性乳房为主）分述如下。

一、女性乳房

女性乳房（mamma）为哺育婴儿的器官，主要由乳腺和脂肪构成（图 11-1，图 11-2）。孕妇乳腺迅速发育，分娩胎儿后分泌乳汁，哺育婴儿。

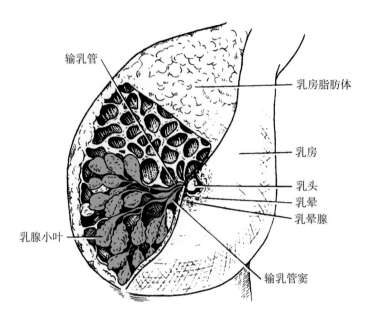

输乳管

乳房脂肪体

乳房

乳头

乳晕

乳晕腺

乳腺小叶

输乳管窦

图 11-1　女性乳房模式图

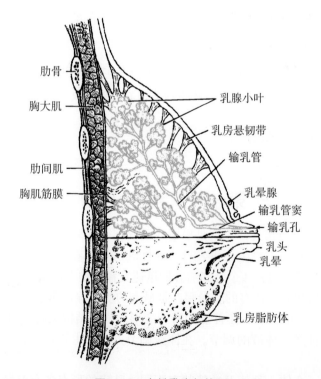

肋骨

胸大肌

肋间肌

胸肌筋膜

乳腺小叶

乳房悬韧带

输乳管

乳晕腺

输乳管窦

输乳孔

乳头

乳晕

乳房脂肪体

图 11-2　女性乳房矢状面

1. 女性乳房的形态和位置　成年女子未授乳的乳房为半球形，紧张而富有弹性，重 150～200 g，泌乳期重量可增加 1 倍。乳房位于胸前壁浅筋膜内，其深层为胸大肌、前锯肌、腹外斜肌腱膜、胸肌筋膜以及腹直肌前鞘上端的外面，第 2 ～ 6 肋之间。乳房的中央有乳头，乳头乳晕位于第 4 肋间隙或第 5 肋水平。乳头表面有许多凹陷的裂隙状陷窝，窝内有输乳管开口，称为输乳孔（lactiferous orifice）。每个乳头有 15 ～ 20 个输乳孔。乳头周围的环形区，皮肤色泽较深，称为乳晕（areola of breast），其颜色因个体的皮肤颜色、年龄和功能状态而不同：幼女的乳晕呈蔷薇色；孕妇和经产妇因色素沉着增多，乳晕呈黑褐色。乳头和乳晕的皮肤均较薄弱，易于损伤，哺乳期尤应注意，以防感染。乳晕表面有多个散在的小结节，为乳晕腺（areolar gland）所在之处。乳晕腺有 5 ～ 12 个，为汗腺与乳腺之间的过渡形式，在妊娠期或哺乳期，乳晕腺明显发育，其排泄管单独开口于乳晕，分泌物为脂状，对乳晕和乳头有保护作用。此外，在乳晕和乳头皮肤中还含有汗腺、皮脂腺、平滑肌纤维（以环形排列者为主）、致密结缔组织 - 血管、淋巴管和神经，但没有脂肪组织。平滑肌纤维能反射性地引起乳头形状和紧张度的改变，称为乳头勃起。机械性刺激（如吸吮动作）是引起乳头勃起的因素之一。

2．女性乳房的构造 乳房的基本结构是乳房体（body of mamma）。乳房体主要由乳腺和脂肪组织构成。乳腺（mammary gland）被脂肪组织和致密结缔组织分为 15 ～ 20 个叶，称为乳腺叶（lobe of mammary gland）。每个乳腺叶又被分为若干个乳腺小叶（lobule of mammary gland），各小叶的排泄管在腺内汇成一条总排泄管，称为输乳管（lactiferous duct），该管共有 15 ～ 20 条，它们均以乳头为中心，呈辐辏状排列。输乳管在乳头附近开口之前扩大成囊状，称为输乳管窦（lactiferous sinus），其末端再次变细，最后开口于乳头的输乳孔。乳房内的脂肪组织包于乳腺周围，呈囊状，称为脂肪囊（adipose capsule），或称为乳房脂肪体（adipose body of mamma），其发育程度个体差异很大，脂肪多少是决定乳房大小的主要因素之一。脂肪囊中，有不同走向的结缔组织纤维束，由腺体基底部连于皮肤或胸部浅筋膜，形成分隔乳腺叶的隔障和支柱，此纤维束被称为乳房悬韧带（suspensory ligament of breast）或库珀韧带（Cooper's ligament），对乳房的位置有固定作用。乳房基底面稍凹陷，其与胸肌筋膜间有疏松结缔组织间隙，称为乳房后间隙（retromammary space）或乳房下间隙（submammary space）。因此，乳房可轻度移动。当乳腺癌时，乳房可被固定于胸前壁。妊娠期的乳腺泌乳功能与女性激素密切相关。在妊娠第 2 个月，乳腺开始发育，至第 4 个月及第 5 个月更为显著，除体积增大外，硬度也增加，乳头和乳晕由于大量色素沉着而呈黑褐色、由乳晕腺形成的小结节显著突出，其中的血管和淋巴管也显著扩张。妊娠末期，乳腺开始分泌少量乳汁。胎儿娩出后，乳汁的分泌量随着婴儿的生长发育而逐渐增多。哺乳终止后，腺体逐渐萎缩，乳房缩小、失去弹性而多下垂，尤其是经产妇乳房下垂更显著。

3．乳房的血管、淋巴管及神经

（1）动脉：有胸廓内动脉、第 3 ～ 7 肋间动脉、胸最上动脉和胸肩峰动脉的乳房支以及胸外侧动脉的乳房外支等分布。上述动脉分支在乳房内互相吻合，构成致密的动脉网，因此乳房的血液供应极为丰富，这与乳房的功能是相适应的。

（2）静脉：分为浅、深两组。浅静脉在乳头线粒体周围皮下组织内形成乳头静脉丛。因乳房皮肤较薄，故静脉在体表清楚可见。浅静脉入腋静脉及胸廓内静脉；深静脉与同名动脉伴行，流入较大的静脉。

（3）淋巴管：很丰富，相互吻合成淋巴管丛，乳头和乳晕皮肤内的淋巴管丛入乳晕下丛。深淋巴管起自腺泡周围间隙，在叶间隙和输乳管壁内合成淋巴管丛。深淋巴管除与皮肤的浅淋巴管广泛吻合外，主要沿输乳管向乳头聚集，并同乳晕下丛连接。乳房外侧部及中部淋巴管丛的淋巴可引流入腋淋巴结的胸肌群（前群）、肩胛下群（后群）以及中央淋巴结，进而引入骨下淋巴结；乳房上部的淋巴管贯穿胸大肌，注入腋淋巴结的尖淋巴结或直接入锁骨下淋巴结和胸肌间淋巴结；乳房内侧的淋巴管一部分沿胸廓内动脉穿支，穿胸壁入胸骨淋巴结或与胸膜淋巴管吻合，另一部分与对侧乳房的淋巴管相吻合。乳房下部和内侧部的淋巴管与腹直肌鞘上部的淋巴管丛交通。此外，乳房淋巴管与膈和肝的淋巴管也常有吻合。由于乳房的淋巴主要回流入腋淋巴结，故当乳腺炎时或癌肿形成过程中，多首先侵及腋淋巴结使之肿大。临床体格检查时可以触及（图11-3，图11-4）。

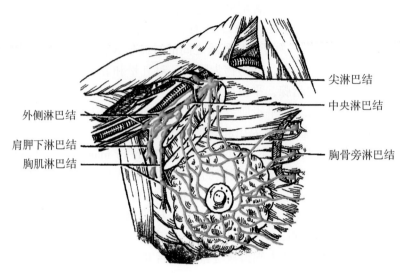

图 11-3　腋淋巴结和乳房的淋巴管

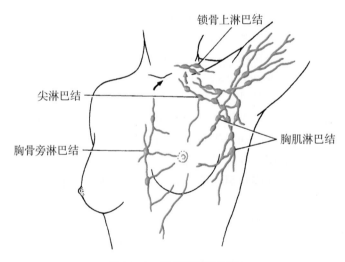

图 11-4　乳房的淋巴回流

（4）神经：主要有锁骨上神经分支及第4、6肋间神经前皮支的乳房内侧支和该肋间神经的外侧皮支的乳房外侧支分布。交感神经纤维沿胸外侧动脉和肋间动脉入乳房，分布于乳房皮肤、血管、乳头和乳晕的平滑肌以及腺组织等。乳腺的分泌活动受卵巢和垂体的激素控制。

二、男性乳房

男性乳房（male mamma）主要由无腺泡的小导管、结缔组织及脂肪构成。在发生上，其原基与女性者相类似。幼年时期男、女性乳房无明显差异。至性成熟期，女性乳房迅速发育，急剧增大，而男性乳房则不发育。男性乳房的乳头多位于第4肋间隙，或第4肋及第5肋水平。乳头和乳晕均较小，呈褐色。

三、异常乳房

不论男性、女性，凡乳房居正常位置以外者，都属于副乳房（accessory breast）。乳头多于两个以上者，称为多乳头（polythelia）。乳房数目多于两个以上者，称为多乳房（polymastia），但此种异常较为罕见。

一侧或两侧乳房缺如者，属于罕见异常。男子一侧或两侧乳房极度发育，近似女子者，称为男性女型乳房（gynecomastia）或称为男子乳房发育，由于男性激素和女性激素平衡失调所致。具有这种异常的男子往往伴有外生殖器异常，如尿道下裂或假性半阴阳等。

（陈春花　张卫光）

第二节　乳腺组织形态学和胚胎学

一、乳腺的组织形态

女性乳腺于青春期受卵巢激素影响开始发育，其结构因年龄和生理状况的变化而异。妊娠期和哺乳期的乳腺有泌乳活动，称为活动期乳腺（activating mammary gland）。无泌乳活动的乳腺，称为静止期乳腺（resting mammary gland）。

（一）乳腺的一般结构

乳腺由结缔组织分隔为 15～25 个叶，每个叶又分为若干个小叶。每个小叶是一个复管泡状腺。腺泡上皮为单层立方或柱状上皮，腺腔很小，腺细胞基底面有基膜，腺上皮和基膜之间有肌上皮细胞。导管包括小叶内导管、小叶间导管和总导管。小叶内导管管壁多为单层立方或柱状上皮；小叶间导管则为复层柱状上皮；总导管又称为输乳管，开口于乳头，管壁为复层扁平上皮，与乳头表皮相延续。

（二）静止期乳腺

静止期乳腺（图 11-5）的特点是导管不发达，腺泡稀少，脂肪组织和结缔组织丰富。排卵前后导管和腺泡略有增生。

（三）活动期乳腺

妊娠期乳腺（图 11-6）在雌激素和孕激素的作用下发育长大，导管和腺泡迅速增生，腺泡增大，腺泡壁主要由单层柱状或单层立方上皮构成，结缔组织和脂肪组织相对减少。至妊娠后期，在催乳素的影响下，腺泡开始分泌，腺腔内出现初乳（colostrum）。初乳为淡黄色液体，含有脂滴、乳蛋白、乳糖和抗体（以 IgA 为主）等。此外，初乳中还含有吞噬脂肪的巨噬细胞，称为初乳小体（colostrum corpuscle）。

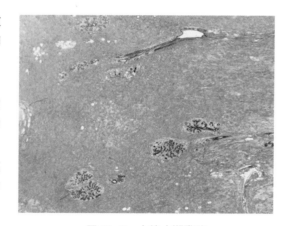

图 11-5　人静止期乳腺

哺乳期乳腺的结构与妊娠期乳腺基本相同，只是腺体更为发达，结缔组织成分更少。小叶内可见处于不同分泌时期的腺泡。有的腺泡呈分泌前期，腺细胞呈高柱状；有的腺泡呈分泌期，腺泡细胞的胞质内富含分泌颗粒、粗面内质网和线粒体等；有的腺泡呈分泌后状态，腺细胞呈立方形或扁平形，腺腔中充满乳汁。乳腺为顶浆分泌腺。

断乳后，催乳素水平下降，乳腺也迅速停止分泌。贮留在腺腔和导管内的乳汁被逐渐吸收；

腺组织逐渐萎缩，有的被巨噬细胞吞噬，有的则被吸收。结缔组织和脂肪组织增多，腺组织又恢复到静止期状态。绝经后，体内雌激素和孕激素水平下降，腺组织萎缩、退化，脂肪组织也随年龄增大而减少。

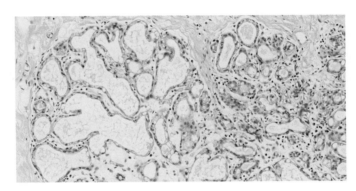

图 11-6　人妊娠期乳腺

二、乳腺的发生

乳腺的上皮来源于外胚层，属于高度特化的汗腺。在胚胎时期，男性和女性乳腺的发生过程相似。第 4 周，胚胎腹部中轴线的两侧，体表的外胚层逐渐聚集并增厚，从上肢芽根部延伸到下肢芽区域（即腋窝至腹股沟区），分别形成两列隆起，称为乳线（mammary line，milk line），又称为乳腺嵴（mammary ridge）（图 11-7）。

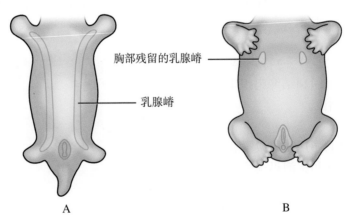

胸部残留的乳腺嵴

乳腺嵴

A　　　　　　　　　　　　　　　　B

图 11-7　乳腺嵴变化过程
A. 4 周；B. 6 周

随后，除了胸部区域，其他部位的乳线很快退化，只有胸部的一部分得以保留而成为乳腺始基。其表面上皮增殖并向间充质内生长，形成初级乳腺芽（primary mammary bud）（图 11-8）。在与周围间充质细胞的相互作用下，初级乳腺芽继续延伸并分支，形成次级乳腺芽（secondary mammary bud）（图 11-8），并继续发育和分支。由于孕酮、雌激素和催乳素等胎盘性激素的作用，逐渐形成管腔，发育成 15 ～ 20 个输乳管（lactiferous duct）（图 11-8）。

胎儿发育后期，乳腺起源处表皮下陷，形成乳腺窝（mammary pit），其周围并没有明显的乳头隆起。胎儿出生后，随着结缔组织增殖，乳头逐渐突出。乳头和乳晕处上皮逐渐有色素沉积，周围间充质细胞分化为平滑肌纤维。

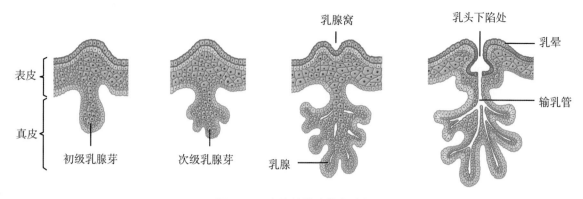

图 11-8　出生前乳腺发育过程

男性和女性新生儿的基础乳腺（rudimentary mammary gland）是非常相似的，只有输乳管而没有腺泡。由于来源于母体的激素可以穿过胎盘膜而进入胎儿血液循环，所以不论男、女，经常会出现新生儿短时间的乳房增大，有些输乳管还会产生分泌物，即乳溢（galactorrhea）现象。

到了青春期，在雌激素等的作用下，女性乳腺进一步发育，出现腺泡，基质纤维增长，脂肪垫形成，使乳房体积逐渐增大，大约 19 岁时，乳房发育完全。男性则由于乳腺管周围的间质细胞上的雄激素受体在受到睾酮的调控后，间质细胞会抑制乳腺的发育，使输乳管发生退化并终生停留在乳腺发育的初期阶段。

（迟晓春　吴　俊）

第三节　乳腺相关疾病

乳腺是机体多种激素和生化物质的靶器官，其中下丘脑 - 垂体 - 卵巢轴对乳腺的生理、病理影响最明显。在青春期后，女性乳腺在性激素的作用下迅速发育。育龄女性的乳腺可与子宫内膜一样出现周期性变化，在妊娠期、哺乳期，乳房会进一步发育、分化成熟，分泌乳汁。中年后女性乳腺腺体开始退化，间质成分增多。绝经后腺体进一步萎缩、脂肪组织填充（图 11-9）。

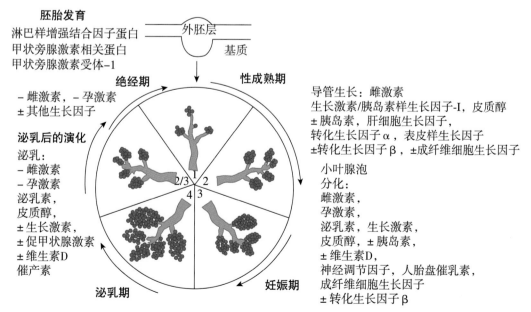

图 11-9　乳腺发育的激素调控

在整个乳腺发育过程中，雌激素发挥着重要功能，刺激乳腺导管生长和脂肪在乳房中沉积。孕激素在乳腺腺泡小叶形成中发挥关键作用。在月经周期中，乳腺腺体会随着孕激素的峰值变化而变化，这些改变可以部分解释月经前乳房胀痛感的病理生理机制（图11-10）。了解上述乳腺发生、发育、演进过程，可更好地理解乳腺相关疾病的发病机制和相应治疗原理。

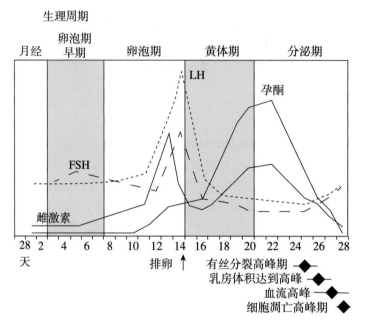

图 11-10　月经周期中乳腺和性激素水平变化的相关性
FSH. 卵泡刺激素；LH. 黄体生成素

一、乳腺炎性疾病

（一）急性乳腺炎

案例11-1

　　某患者，女性，30岁。G1P1，因"产后25 d，右乳肿痛2 d伴发热半天"就诊于发热门诊。25 d前患者顺产一男婴，产后给予母乳喂养。2 d前出现右乳肿痛伴局部皮肤发红，半天前出现发热，体温最高达38.8℃。发病以来，患者无咳嗽、咳痰，伴有乏力。体格检查可见右乳上方皮肤红肿，范围约5 cm×4 cm，压痛明显，未及波动感。左乳未及异常。

　　初步诊断：右乳急性乳腺炎。

　　问题：

　　1. 请结合本案例归纳急性乳腺炎的典型病例特点。

　　2. 急性乳腺炎的病因及治疗方法是什么？

　　急性乳腺炎（acute mastitis）是乳腺细菌性炎症。最常见的致病菌为金黄色葡萄球菌（Staphylococcus aureus，S. aureus），其次为链球菌（streptococcus），好发于初产妇哺乳期（产后3～6周）和断乳期间。

【病因】

由于不注意手卫生导致细菌入侵，同时婴儿的鼻腔和口腔是最重要的细菌来源。新生儿脐炎或皮肤感染也可提供感染源。乳头因婴儿吸吮产生的皲裂或破损、皮肤擦伤等导致皮肤屏障功能破坏为细菌入侵提供了途径。细菌自破损皮肤或导管开口逆行进入乳腺内后，如乳汁排出不畅，则为细菌在乳腺内增殖、致病提供了重要条件（图11-11）。

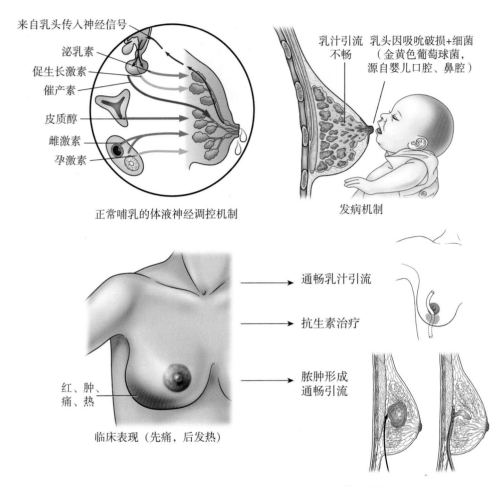

图11-11 急性乳腺炎的病因、病理生理和临床诊治

【临床表现与检查】

急性乳腺炎常表现为乳房局部或全身炎症反应。乳房局部表现为疼痛、皮肤发红、水肿、局部皮温升高（图11-12A）。全身表现可有寒战、高热等全身性症状。炎症初起阶段如未得到控制，局部可出现炎性肿块，甚至形成脓肿（abscess），体格检查可触及波动感。全血细胞计数可表现为白细胞计数升高，以中性粒细胞升高为主。影像学检查首选乳腺超声，脓肿形成可表现为液性暗区，如脓液浓稠、坏死物较多时，超声有时难以确认液性暗区，如观察到病变区域内有流动的中高回声，可帮助诊断（图11-12B）。

【治疗】

针对病因进行治疗。对哺乳中的母亲进行母乳喂养指导，注意哺乳前准备时手和乳房局部清洁卫生，婴儿口腔卫生护理。如有乳头皲裂，应积极处理，防止细菌继续侵入。如婴儿健康，可继续哺乳或辅助乳腺按摩泵出乳汁，有利于病变区域乳管乳汁的引流。继续哺乳时，需注意避免药物通过乳汁对婴儿产生不利影响。

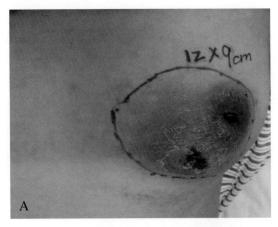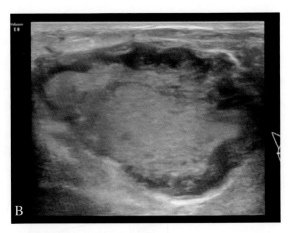

图 11-12　急性乳腺炎局部外观（A）和脓肿形成的超声图像（B）

抗菌药物治疗前，可行乳汁或脓液的细菌培养和药物敏感试验。及时开始抗菌药物治疗常可预防脓肿形成。金黄色葡萄球菌耐药比例较高，宜选用耐 β- 内酰胺酶的青霉素类药物或大环内酯类抗生素。如无效，可依据药敏试验结果调整抗菌药物。治疗过程中，利用超声检查判断有无脓肿形成，必要时可在超声引导下穿刺，可以排除脓肿形成的可能。如果穿刺可见脓液，可送微生物培养和药敏试验检测，同时在抗菌药物治疗下，在超声引导下多次抽吸脓液，也可用于小脓肿的治疗。

如果上述治疗无效、形成较大的脓肿或即将破溃者，应在波动感最显著的位置行切开引流。一般在全身麻醉下进行，可选放射状切口和乳晕下弧形切口。切开脓腔后，应充分探查，将脓腔内分隔打开，将脓液充分引流。如果脓肿在乳房后间隙，可选择在乳房下皱襞处做弧形切口。术毕可用聚维酮碘盐水纱条充填脓腔，注意不要过紧。术后换药逐渐拔出纱条，待肉芽组织填充而逐步愈合（图 11-13）。

当炎性乳腺癌和脓肿无法鉴别时，应考虑行病理活检排除肿瘤性疾病。患侧停止哺乳的患者应尽量排空乳汁。如果形成乳瘘，长时间不愈合，需要终止哺乳，采用断乳方法，终止乳腺泌乳，促进伤口愈合。

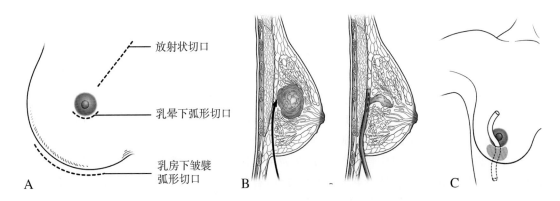

图 11-13　急性乳腺脓肿切口引流

A. 急性乳腺脓肿外科切口选择；B. 急性乳腺脓肿脓腔最低位通畅引流；C. 急性乳腺脓肿切开引流术后放置对口引流

（二）非哺乳期乳腺炎

非哺乳期乳腺炎是发生于女性非哺乳期，病因不明的非特异性乳腺炎症疾病，包括乳腺导管扩张、导管周围乳腺炎、肉芽肿性小叶乳腺炎。本病病因不清，可能为导管扩张无菌性导管炎症，继发细菌感染，形成慢性炎性肿物，可有浆细胞浸润。本病多见于 30 岁以上女性。可在乳晕周围出现肿物伴疼痛，部分可形成脓肿。临床及影像学表现有时与乳腺癌较难鉴别，需行空芯针穿刺活检确诊。治疗上，急性期合并细菌感染者可应用抗菌药物，脓肿形成时需积极引流。中医及中药在非哺乳期乳腺炎的治疗中有较好的作用。

二、乳腺良性肿瘤

案例11-2

案例11-2解析

　　某患者，女性，25 岁，未婚。因"体检发现左乳肿物 1 周"就诊于门诊。1 周前常规体检中发现左乳肿物。肿物无疼痛，无乳头溢液。发病以来患者无发热，无特殊不适。体格检查：双乳对称，未见明显静脉怒张，无酒窝征，无橘皮征。触及左乳外上象限距乳头 3 cm 处一质地中等的卵圆形肿物，大小约 2 cm×1 cm，无压痛，边界清楚，表面光滑，活动度大。右乳未及异常。双腋窝未及明显肿大淋巴结。体检超声提示：左乳外上象限 10 点钟距乳头 3 cm 探及卵圆形低回声，长轴平行于皮肤，大小为 1.8 cm×1.0 cm，有包膜，后方回声无改变，CDFI 未探及血流信号。

　　初步诊断：左乳纤维腺瘤。

　　问题：

　　请根据本案例归纳乳腺纤维腺瘤的常见临床特征。

　　乳腺纤维上皮性肿瘤（fibroepithelial tumor）包括纤维腺瘤和叶状肿瘤。

（一）纤维腺瘤

　　纤维腺瘤（fibroadenoma）是乳腺最常见的肿瘤性疾病，多见于 15 ~ 35 岁育龄期女性。

【病因】

　　纤维腺瘤是一种含有乳腺上皮成分和基质成分的良性肿瘤。纤维腺瘤的病因多认为与雌激素密切相关，这从其高发年龄段、妊娠或哺乳期间可能增大以及绝经后可萎缩的特点可以佐证。

【临床表现】

　　纤维腺瘤是最常见的乳腺肿瘤，是 30 岁以前年轻女性乳腺肿物的首要病因。一般纤维腺瘤为单发、卵圆形、活动度良好的实性肿物，有约 15% 为同时性或异时性多发，也包括双侧发生。肿瘤多被患者偶然发现或在常规体检中被发现。临床主要表现为逐渐增大的肿物，体格检查可触及球形、卵圆形或分叶状肿物，与周围乳腺组织界限清楚，质地韧，无触痛，活动度较大。病程较长的纤维腺瘤可以发生钙化，在乳腺 X 线摄片检查中可以表现为粗大的钙化（图 11-14A）。由于纤维腺瘤好发于年轻患者，乳房内多为致密型腺体，影像学检查首选超声检查。超声表现为边界清楚、形态规则的低回声（图 11-14B）。少部分纤维腺瘤也可表现为边界部分不清，与乳腺恶性肿瘤难以鉴别，可行乳腺空芯针穿刺活检获得病理学诊断确诊。某些纤维腺瘤生长迅速，短时间内增长到较大体积者称为巨大纤维腺瘤。月经初潮前后出现的快速增长的纤维腺瘤也称为青春期纤维腺瘤。临床中由于肿瘤的迅速增大，可使乳房外观明显不对称，表现为局部隆起，较大的肿瘤可以使表面皮肤张力增高、浅静脉怒张，但肿瘤界限清楚，与周围组织界限清楚。

【病理】

　　纤维腺瘤大体观察呈圆形或卵圆形、边界清楚的肿物，亦可呈分叶状，切面呈灰白色或灰红色，质地较韧，呈旋涡状，可见裂隙状腔隙（图 11-14C、D、E）。

　　组织学上，纤维腺瘤为上皮和间叶双向分化的肿瘤，包括上皮和间叶两种成分，其中间叶

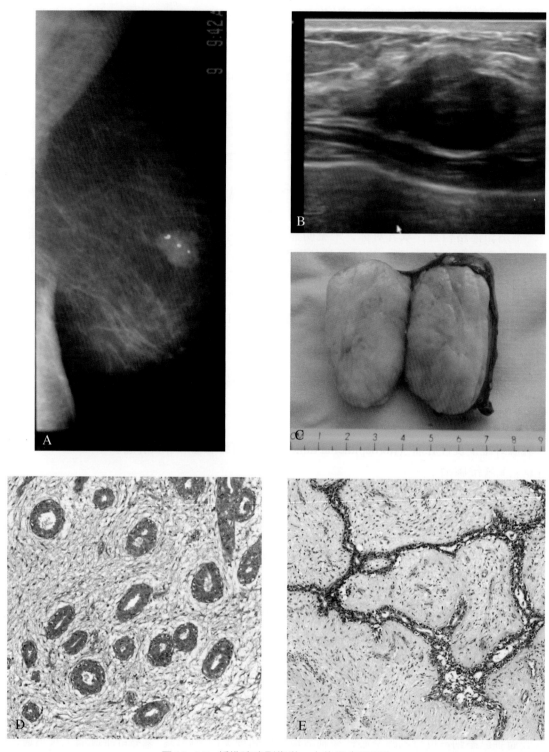

图 11-14　纤维腺瘤影像学、大体及病理图片

A. 乳腺 X 线图像；B. 超声图像；C. 标本大体照片；D. 管周型纤维腺瘤；E. 管内型纤维腺瘤

成分为真正的肿瘤成分。肿瘤界限清楚，可挤压周围乳腺组织形成纤维性包膜。

【治疗】

　　纤维腺瘤的治疗策略主要依据临床诊断需要和纤维腺瘤的大小、增长的速度，综合患者的治疗意愿综合判断。对病史、体格检查和影像学表现典型的纤维腺瘤，如直径小于 2 cm、规律随诊变化不明显者，可选择随访观察。对结合临床表现和影像学资料不能完全除外恶性者，可

案例11-3

　　某患者，女性，45岁，已婚。因"发现右乳肿物3个月，迅速增大1个月"就诊于门诊。3个月前常规体检中发现右乳肿物。无疼痛，无乳头溢液。1个月前无明显诱因患者自觉肿物增长迅速，发病以来无发热，无特殊不适。体格检查：双乳不对称，右乳明显膨隆，可见浅静脉怒张，无酒窝征，无橘皮征。触及右乳肿物占据整个乳房，大小约15 cm×15 cm，无压痛，边界清楚，表面光滑，活动度尚可。左乳未及异常。双腋窝未及明显肿大淋巴结。体检超声提示：右乳可见一巨大低回声肿物，超出探头范围，中央可见液性暗区，可见分叶，有包膜，后方回声无改变，CDFI探及丰富血流信号。

　　初步诊断：右乳叶状肿瘤。

　　问题：

　　1. 乳腺叶状肿瘤的常见临床特征有哪些？

　　2. 乳腺纤维腺瘤和乳腺叶状肿瘤的鉴别要点有哪些？

案例11-3解析

考虑穿刺病理活检确诊。经病理活检提示纤维腺瘤者，如肿瘤较大或增长速度较快，可选择手术切除。

（二）叶状肿瘤

　　乳腺叶状肿瘤（phyllodes tumor）由乳腺的良性上皮成分和细胞丰富的间质成分组成。大体标本可见明显裂隙，故被称为叶状肿瘤。根据其间质成分、细胞分化程度，分为良性、交界性和恶性叶状肿瘤。本病多见于围绝经期女性，肿物在短期内增长迅速，但肿物边界清楚，见浅静脉怒张（图11-15A）。大部分与周围组织无粘连，可推动，如侵犯胸肌，无法推动。有时肿物巨大甚至使皮肤出现溃疡等表现。恶性叶状肿瘤主要以血行转移为主，肺转移较常见。治疗上以单纯乳房切除为主，应一并切除胸大肌筋膜，确保 R_0 切除，以降低局部复发风险（图11-15B）。恶性叶状肿瘤对放疗及化疗并不敏感。

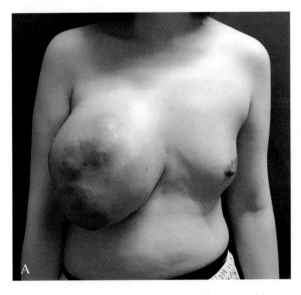
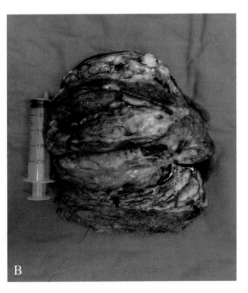

图 11-15　右乳叶状肿瘤外观（A）及术后标本剖面（B）

（三）导管内乳头状瘤

导管内乳头状瘤（intraductal papilloma）是发生于乳腺导管内上皮细胞增殖生长而形成的良性肿瘤。肿物大多在乳房中央区，少数可触及乳晕区肿物，一半以上患者会伴随乳头溢液，多为单侧、单孔、血性溢液（图 11-16A）。肿瘤位于扩张的大导管内，有细蒂，表面血管丰富，易破裂出血。多发性（周围型）乳头状瘤位于乳腺导管系统的外周部，可双侧出现，较少出现乳头溢液。镜下周围型乳头状瘤如伴上皮不典型增生者，罹患乳腺癌的风险有所增加。超声可见导管内中等回声，血运丰富。钼靶 X 线检查一般为阴性结果，如行溢液乳管造影检查，可见导管扩张、导管内充盈缺损或导管中断（图 11-16B）。乳管镜检查可见导管腔内的瘤体。本病应行精准的病变导管区段切除治疗。

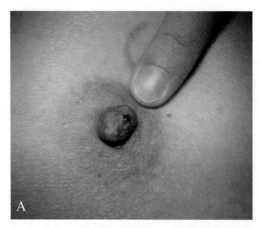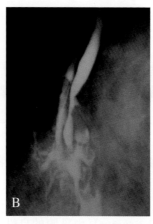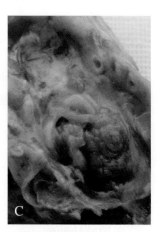

图 11-16 乳头血性溢液、乳管造影和手术标本图片
A．单孔血性溢液；B．乳管造影可见充盈缺损、管腔狭窄；C．术后标本可见管腔内分泌物填充

三、乳腺恶性肿瘤

案例11-4

某患者，女性，55 岁，已婚。因"发现左乳肿物 1 年，左乳头凹陷 3 个月"就诊于门诊。1 年前常规体检中发现左乳肿物，肿物无疼痛，1 年来肿物逐渐增大。3 个月前发现左乳头内陷，无乳头溢液，无乳头脱屑、瘙痒。发病以来患者无发热，无特殊不适，体重无改变。体格检查：双乳不对称，左乳明显缩小、固定，左乳头凹陷，左乳可见橘皮征。触及左乳中央区一质硬肿物，大小约 5 cm×5 cm，无压痛，边界不清，活动度差。右乳未及异常。左腋窝可及肿大淋巴结，大小约 2 cm×2 cm，质地中等，可活动。门诊超声提示：左乳中央区探及不规则低回声，后方回声衰减，大小为 4.5 cm×5.0 cm，无包膜，CDFI 探及丰富血流信号。左腋窝可见皮质及髓质结构消失的肿大淋巴结，大小为 2 cm×1.5 cm。

初步诊断：左乳肿物 乳腺癌？左腋窝淋巴结转移。

问题：

1．乳腺癌常见的临床表现和诊断方法是什么？

2．目前乳腺癌综合治疗模式中系统治疗的原理是什么？

案例11-4解析

乳腺恶性肿瘤包括上皮来源的乳腺癌（breast cancer）和来自乳腺间叶组织的乳腺肉瘤（breast sarcoma）。

（一）乳腺癌

乳腺癌是女性最常见的恶性肿瘤。2020年，世界卫生组织报告全球女性恶性肿瘤发病率乳腺癌居第一位，新发病例近 230 万，占全部女性新发恶性肿瘤病例的 24.5%，因乳腺癌死亡病例68 万，占全部女性肿瘤死亡病例的 15.5%（图 11-17）。2020 年中国女性乳腺癌发病率为 59.0/10万，居全国女性恶性肿瘤发病率首位。

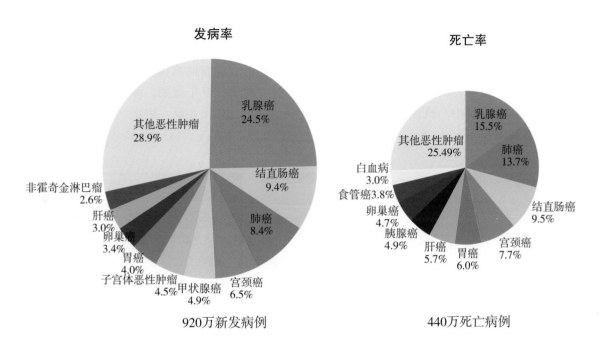

图 11-17　2020 年全球女性乳腺癌的发病率和死亡率

【病因】

乳腺癌是一个多因素疾病，遗传和环境因素都可能在其发病中发挥作用。首先，性别是发病的首要因素，女性患乳腺癌的风险约是男性的 100 倍。其次，雌激素暴露的时间和强度也与乳腺癌发病有关，月经初潮早、绝经晚、初生育年龄晚都是乳腺癌相对的高危因素。再次，5% ~ 10% 的乳腺癌患者有家族史或遗传倾向。遗传性乳腺癌多早发，可双侧发病。目前研究较充分的遗传性乳腺癌的易感基因是 *BRCA1* 和 *BRCA2*。*BRCA1* 定位于染色体 17q，*BRCA2* 定位于 13 号染色体，携带有致病性突变的个体终生患乳腺癌的风险可达 80%。男性携带 *BRCA2* 致病性突变者乳腺癌患病风险可达 5% ~ 10%。*BRCA* 相关的基因突变和肺癌、前列腺癌、胰腺癌的发病也有相关性。最后，环境因素和生活方式在乳腺癌的发病中也有重要意义，西方工业化国家以及城市地区较发展中国家和农村地区的乳腺癌发病率明显升高。

【病理】

乳腺癌是一组异质性疾病。组织学上根据肿瘤是否突破基底膜将乳腺癌分为原位癌和浸润性乳腺癌。原位癌又分为导管原位癌（ductal carcinoma in situ，DCIS）和小叶原位癌（lobular carcinoma in situ，LCIS）。浸润性乳腺癌有多种组织学亚型，最常见的是非特殊型浸润性乳腺癌，其次为浸润性小叶癌。

1. 原位癌　指未突破乳腺导管或腺泡的基底膜、局限于基底膜以内的乳腺癌，未发生间质浸润，未侵犯血管、淋巴管，不具有远处转移的能力，预后极好。原位癌可以是浸润性癌的前驱病变，同时原位癌患者发生浸润性癌的风险升高。导管原位癌组织学上表现为导管内具有异型性的乳腺上皮细胞显著增生（图 11-18）。根据细胞异型性的大小，可分为低核级、中核级和高核级 3 个级别，细胞异型性越显著，核级越高。小叶原位癌一般既无显著的临床症状，亦无明显的影像学改变，常因其他病灶进行乳腺手术时偶然被发现。

2．浸润性乳腺癌　突破基底膜进入到间质中的乳腺癌，称为浸润性乳腺癌。浸润性乳腺癌可发生脉管侵犯，具有远处转移的能力，预后较差。浸润性乳腺癌可分为多种组织学亚型，如非特殊型浸润性乳腺癌、小叶癌、小管癌、黏液癌、微乳头状癌等。

非特殊型浸润性乳腺癌（invasive breast carcinoma of no special type）是乳腺癌最常见的组织学亚型。肿瘤细胞排列成不规则的条索状、腺管状或实性团巢，周围可伴或不伴原位癌。肿瘤细胞异型性明显，体积增大，核质比升高，具有多形性，可见核分裂象，甚至病理性核分裂象，有时可见坏死（图 11-19）。根据浸润性乳腺癌肿瘤细胞形成腺管的多少、细胞多形性程度以及核分裂象计数三方面特征，将其分为高分化、中分化、低分化 3 个级别。肿瘤细胞形成腺管越明显，细胞多形性越小，核分裂象越少，则分化越高；低分化则相反。组织学分级是乳腺癌预后判断的重要因素。

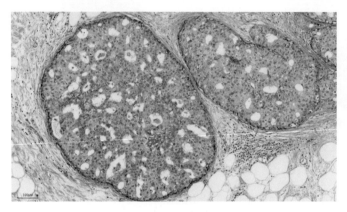

图 11-18　导管原位癌

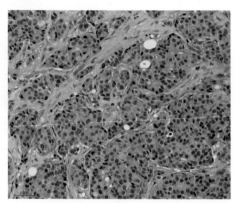

图 11-19　浸润性导管癌

3．乳腺癌分子分型　乳腺癌不但组织学形态多样，其分子改变也不尽相同。根据其分子特征，可对乳腺癌进行分子分型。不同分子亚型的预后和治疗有很大差异。乳腺癌的组织学亚型和分子分型之间既有一定的相关性，又不完全对应。

简化的分子分型，即根据乳腺癌雌激素受体（estrogen receptor，ER）、孕激素受体（progesterone receptor，PR）、人表皮生长因子受体 2（human epidermal growth factor receptor 2，HER2）和细胞增殖指数 Ki-67 这四项标志物的免疫组织化学表达情况，将乳腺癌分为腔面 A 型、腔面 B 型、HER2 过表达型和三阴型（表 11-1）。雌激素和孕激素在乳腺癌的发生中起着至关重要的作用，大约 75% 的乳腺癌表达雌激素受体，雌、孕激素受体与其配体结合，启动下游信号通路，激活靶基因的转录，从而影响细胞的增殖和分化，促进乳腺癌的发生。激素受体阳性乳腺癌对雌激素抑制剂的内分泌治疗反应好，而雌激素受体阴性乳腺癌对内分泌治疗反应不佳。HER2 属于人类表皮生长因子受体酪氨酸激酶家族成员之一，与配体结合后激活下游信号通路，促进细胞增殖。HER2 状态对乳腺癌的预后和治疗均有重要意义，HER2 阳性乳腺癌预后差，但可进行HER2 抑制剂靶向治疗。Ki-67 是一种与细胞增殖密切相关的核抗原，在细胞周期的 G1、S、G2和 M 期表达，能够较准确地反映肿瘤的增殖情况，当 Ki-67 指数较高时，提示肿瘤增殖活跃，恶性程度较高，预后较差。

表 11-1　基于免疫组化的乳腺癌分子分型

腔面 A 型	ER 和 PR 阳性，HER 2 阴性，Ki-67 低表达
腔面 B 型	包含两种情况：① ER 阳性，HER 2 阴性，且至少满足任一：Ki-67 高表达、PR 阴性或低表达。② ER 阳性，HER 2 过表达或基因扩增，任何状态的 Ki-67，任何状态的 PR
HER 2 过表达型	HER 2 过表达或基因扩增，ER 和 PR 阴性
三阴型	ER 和 PR 阴性，HER 2 阴性

【临床表现】

乳腺癌多为乳房内单发病灶，少部分可以有两处或更多病灶，也可以表现为双侧乳腺癌。如果病灶小、深在或质地软，一般没有任何症状和体征，较难被发现，多数是被乳腺影像检查所发现。当肿瘤增长到一定体积时，可以表现出以下症状和体征。

1. 乳房肿块　这是乳腺癌最常见的临床表现，可以表现为无痛、单发肿物。多因患者无意中发现而就医。典型者可表现为质地硬，表面不光滑，与周围组织分界不清，如侵犯周围组织，可表现为活动度差（图 11-20A）。

2. 乳房皮肤改变　如皮下淋巴管被肿瘤堵塞，引起局部淋巴回流受阻，形成真皮水肿，产生橘皮征。肿瘤侵犯乳房悬韧带使其挛缩，导致皮肤被牵拉产生局部凹陷，称为酒窝征（dimple sign）。癌细胞侵犯皮下淋巴网并迅速发展，表现为局部皮肤发红，类似炎症样改变。如受累皮肤面积达乳房面积的 1/3 时，称为炎性乳腺癌（inflammatory carcinoma of the breast）（图 11-20B）。有时乳腺癌侵犯皮肤导致局部破溃，可伴出血和恶臭，亦可有皮肤卫星结节。

3. 乳头和乳晕改变　乳头乳晕湿疹样癌又称佩吉特病（Paget disease），恶性程度低，发病率低，疾病进展缓慢，表现为乳头乳晕区皮肤改变，皮肤粗糙、糜烂、脱屑，严重者可形成溃疡。临床上与乳头乳晕区皮肤湿疹不易鉴别，如按湿疹治疗长期不愈合者，应考虑此诊断，并行乳头乳晕皮肤活检确诊。

4. 乳头血性溢液　如肿瘤侵犯乳管系统，可表现为乳头血性溢液，多为单孔血性溢液。

5. 区域淋巴结肿大　如腋窝淋巴结肿大。某些恶性程度较高的乳腺癌可以区域淋巴结肿大为首发症状，乳房内肿物非常小、不易发现，或现有检查手段未能发现，在排除其他部位恶性肿瘤转移后，可诊断为隐匿性乳腺癌。

乳腺癌在自然病程中可以通过乳腺导管系统、筋膜间隙向周围组织浸润及蔓延，直接侵犯皮肤、肌肉等邻近结构。乳腺作为一个富淋巴器官，乳腺癌可以通过淋巴系统转移。根据乳腺淋巴引流途径，同侧腋窝是最常见的转移部位。现代医学认为，乳腺癌是一个全身性疾病，早期也可能通过血液循环转移到远隔脏器。常见的远处转移部位为肺、骨、肝。

【诊断】

早期不可触及肿物的乳腺癌多是在影像检查中被发现的。当乳房内出现可触及的肿物时，结合患者年龄、病史、体格检查和必要的影像学检查后，大部分乳腺癌可以得以诊断。最常用的乳腺影像诊断方式包括：乳腺超声、乳腺 X 线和乳腺增强磁共振检查。乳腺超声检查可以反映病灶回声、边界及血运情况，典型乳腺癌大多呈低回声，形态不规则，血流丰富。对致密型乳房首选超声检查。乳腺 X 线是有较充分循证医学证据证实可以降低乳腺癌病死率的人群筛查手段，对钙化性病变及疏松脂肪化乳房的诊断效能较好。乳腺增强磁共振检查可提供包含肿物强化曲线在内的更多的乳腺肿物信息，有助于鉴别良、恶性。最终可通过影像引导下空芯针穿刺活检或肿物切除活检获得病理学诊断而确诊。

BI-RADS

【鉴别诊断】

乳腺癌需要与乳腺良性肿瘤相鉴别。比如纤维腺瘤，是女性乳腺最常见的良性肿瘤，多见

乳腺癌TNM分期系统

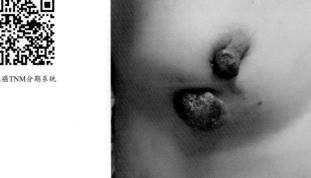
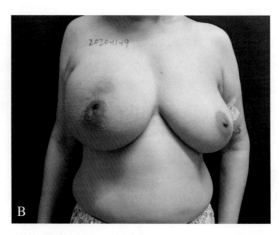

图 11-20 乳腺癌

A.乳腺癌侵犯皮肤,凸出皮肤表面;B.右乳呈炎性乳腺癌表现,皮肤呈橘皮征,伴乳头内陷

于中青年女性,肿瘤多境界清楚,质地软,活动度好。值得注意的是,某些特殊类型的乳腺癌,如黏液癌和某些三阴型乳腺癌也可表现为单发、活动度较好的肿物,容易误诊为纤维腺瘤。40岁以上女性不要轻易诊断乳腺纤维瘤,需排除恶性可能。乳腺增生症也可表现为与周围组织边界不清的结节感,甚至乳腺 X 线检查也可见一些散在的钙化。乳腺炎症性疾病如乳腺结核、浆细胞性乳腺炎也可形成边界不清且活动度不佳的肿物,甚至与皮肤粘连、乳头内陷,临床较难与乳腺癌相鉴别,必要时需穿刺活检确诊。乳头乳晕区皮肤湿疹样病变,在按湿疹正规治疗后无改善者,应积极病理活检排除乳头湿疹样乳腺癌。如穿刺病理和临床不相符合,为排除乳腺癌,可行开放活检,进一步明确诊断。乳腺癌诊断明确后,应进行临床和病理分期,为后期综合治疗方案的制订和预后判断提供依据。目前临床多采用美国癌症联合委员会(AJCC2017 年通过的第 8 版)建议的 T(原发灶)、N(区域淋巴结)和 M(远处转移)来进行分期,包括传统的解剖学分期和加入生物学标志物和多基因检测数据而进行的预后分期。

【治疗】

乳腺癌的治疗强调多学科综合治疗(multiple disciplinary treatment,MDT)模式。在诊断伊始,就应该纳入多学科诊疗的路径中。大量循证医学证据和临床实践均证明,MDT 模式有可能为患者争取到最优治疗方案、最大生存机会和最佳生活质量。乳腺癌作为一种全身性疾病,治疗中应树立全流程、全方位、全生命周期的患者健康管理理念。比如年轻乳腺癌患者的生育力保护、老年乳腺癌患者的血脂管理、心血管事件预防、乳腺癌患者整形重建及心理康复的需求、乳腺癌遗传咨询等,有条件时可通过 MDT 为患者寻求最佳诊疗方案。

乳腺癌目前的主要治疗手段包括手术治疗、化学药物治疗、内分泌治疗、放射治疗、靶向治疗和免疫治疗。不同分期、不同分型的乳腺癌会采取不同的治疗策略。

1.手术治疗 外科手术是早期乳腺癌主要治疗手段。1894 年美国外科医师 Wiliam Stewart Halsted 提出乳房根治术(radical mastectomy),即整块切除乳房、胸大肌、胸小肌和区域淋巴结,奠定了肿瘤外科经典手术治疗模式。20 世纪 40 年代尝试扩大手术范围,在根治术基础上切除部分肋软骨,清扫内乳淋巴结的扩大根治术,后被证明可增加手术并发症风险,并未改善乳腺癌患者的生存。20 世纪 60 年代 Patey 和 Auchincloss 对乳房根治术进行了改良,提出乳房改良根治术(modified radical mastectomy)的概念(Patey 术式保留胸大肌,切除胸小肌;Auchincloss 术式保留胸大肌和胸小肌),此式式依然是目前乳腺癌临床常用术式。20 世纪 80 年代 Fisher 教授提出乳腺癌早期即是一个全身性疾病的理论,通过临床试验证实合理选择患者规范进行保乳治疗可以和乳房全切除术取得相同的生存率、相似的复发率和更好的术后生活质量。

保留乳房治疗包括保乳手术 [乳腺肿物切除 + 前哨淋巴结活检和（或）腋窝淋巴结清扫] 和术后放疗两部分。保留乳房的适应证包括：①通过肿物切除可以获得阴性切缘，且乳房外形可接受；②具备术后放疗条件；③患者有保乳意愿。相应保留乳房禁忌证主要是广泛的或多灶性病变，无法通过保乳切除干净者，或乳腺 X 线检查提示广泛钙化者，以及患者有放疗禁忌无法放疗者不宜保乳。20 世纪 90 年代后前哨淋巴结活检（sentinel lymph node biopsy，SLNB）逐渐成为临床腋窝淋巴结阴性乳腺癌患者的首选腋窝手术分期方式。前哨淋巴结是指患侧腋窝中接受乳腺癌腋窝淋巴引流的第一站淋巴结。目前临床常用核素法、蓝染料法、荧光法等示踪标记前哨淋巴结。腋窝淋巴结阳性者需进行腋窝淋巴结清扫，目前常规清扫至第二站水平（Level Ⅱ）。对无法保乳的患者，也可通过整形重建技术恢复乳房外观，常用的重建手术方式包括假体重建、自体组织重建和假体联合自体组织重建等。手术方式应结合患者分期、意愿、手术医师技术能力、后期综合治疗条件等综合决定。在保证肿瘤治疗安全性的前提下，最大限度地改善外观及生活质量。

2．化学药物治疗（chemotherapy） 外科经典手术使乳腺癌的疗效获得明显提高，但仍有部分患者依然发生转移，并最终影响患者的生存。20 世纪 80 年代 Fisher 教授提出乳腺癌是全身性疾病的观点，目前已经被大多数学者接受。术后患者接受辅助治疗的目的即为防止亚临床转移灶发展为临床转移灶。已经有大量循证医学证据提示，规范的术后辅助治疗可以明显减低乳腺癌复发率和转移率，提高总生存率。乳腺癌是实体瘤中对化疗敏感的肿瘤之一，化疗在乳腺癌综合治疗中占有重要地位。目前多根据术后病理结果判断复发转移的危险度以及患者本身情况来考虑是否接受化疗。随着基因组学技术的进步，多基因检测工具辅助化疗决策逐渐进入临床。在传统的临床病理因素中，年龄、腋窝淋巴结转移数目、组织学分级、分子分型、肿瘤大小是化疗决策的重要参考因素。可参考中国抗癌协会乳腺癌诊治指南与规范（2021 版）中有关乳腺癌术后复发风险的分组，见表 11-2，低危组一般可考虑豁免化疗。中危及高危组多需要化疗。乳腺癌术后辅助化疗方案中主要以蒽环类方案和蒽环、紫杉类药物联合方案。常用药物有表柔比星（epirubicin）、紫杉醇（taxol）、多西他塞（docetaxel）、环磷酰胺（cyclophosphamide）。术后化疗常见方案有 EC、TC、EC-T 等。复发转移乳腺癌化疗方案更为复杂，常用药物有卡培他滨（capecitabine）、长春瑞滨（vinorelbine）、吉西他滨（gemcitabine）、顺铂（cisplatin）等。

3．内分泌治疗（endocrine therapy） 是乳腺癌重要的治疗手段。激素受体阳性的乳腺癌术后辅助应用内分泌治疗可以提高乳腺癌无病生存率和总生存率。乳腺癌之所以可以通过内

表 11-2　乳腺癌术后复发风险的分组

危险度	判别要点	
	转移淋巴结	其他
低度	阴性	同时具备以下 6 条：标本中病灶大小（pT）≤ 2 cm；分级 Ⅰ 级 [a]；瘤周脉管未见肿瘤侵犯 [b]；ER 和（或）PR 表达；HER-2 基因没有过度表达或扩增 [c]；年龄 ≥ 35 岁
中度	阴性	以下 6 条至少具备 1 条：标本中病灶大小（pT）> 2 cm；分级 Ⅱ～Ⅲ级；有瘤周脉管肿瘤侵犯；ER 和 PR 缺失；HER-2 基因过度表达或扩增；年龄 < 35 岁
		未见 HER-2 基因过度表达和扩增且 ER 和（或）PR 表达
高度	1～3 枚阳性	HER-2 基因过度表达或扩增或 ER 和 PR 缺失
	≥ 4 枚阳性	

[a]. 组织学分级 / 核分级；[b]. 瘤周脉管侵犯存在争议，它只影响腋淋巴结阴性的患者的危险度分级，但并不影响淋巴结阳性者的分级；[c]. HER-2 的测定必须采用有严格质量把关的免疫组织化学或荧光原位杂交法（fluorescence in situ hybridization，FISH）、色素原位杂交法（chromogenie in situ hybridization，CISH）。

分泌治疗获得控制，需要深入了解下丘脑 - 垂体 - 卵巢轴（hypothalamic-pituitary-ovarian axis，HPOA）这一性腺轴对乳腺靶器官的调控机制（图 11-21）。下丘脑通过分泌促性腺激素释放激素（gonadotropin-releasing hormone，GnRH），调节垂体分泌卵泡刺激素（follicle-stimulating hormone，FSH）和黄体生成素（luteinizing hormone，LH），使卵巢分泌雌、孕激素，从而控制乳腺发育（图 11-21）。激素受体阳性乳腺癌的生长和增殖受雌激素的促进，内分泌治疗就是通过降低体内雌激素水平或抑制雌激素的作用起到治疗乳腺癌的作用。按作用机制可以分为抑制雌激素的合成、降低雌激素水平、阻断雌激素与雌激素受体（estrogen receptor，ER）的结合、下调 ER 表达水平等（图 11-22）。20 世纪 70 年代 ER 的发现及他莫昔芬（tamoxifen，TAM）的研发成为乳腺癌内分泌治疗的里程碑。TAM 作为雌激素受体的拮抗剂，通过竞争性抑制阻断雌激素和雌激素受体的结合，起到抗肿瘤的作用；目前 TAM 用法为 20 mg/d，持续 5 年。部分高危患者可延长至 10 年。绝经前患者体内雌激素主要来源于卵巢，临床可通过卵巢切除或应用促性腺激素释放激素类似物（gonadotropin-releasing hormone antagonist，GnRH-a）降低绝经前患者雌激素水平；对绝经后患者而言，体内雌激素主要来源于肾上腺、脂肪组织、肝等，通过芳香化酶将雄激素转化称为雌激素。因而芳香化酶抑制药（aromatase inhibitor，AI）可阻断雌激素的合成，用于绝经后乳腺癌患者的治疗。氟维司群作为选择性雌激素受体下调剂（selective estrogen receptor degradation，SERD），在既往接受过 AI 治疗患者的晚期乳腺癌内分泌治疗中常作为首选内分泌治疗药物。近年来，以细胞周期蛋白依赖性激酶（cyclin-dependent kinases 4 and 6，CDK4/6）抑制剂为代表的新型药物在晚期受体阳性乳腺癌治疗中发挥重要作用。

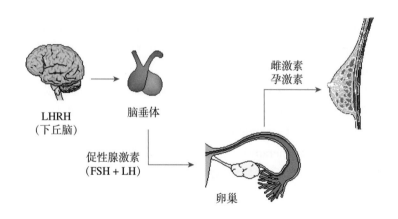

图 11-21　下丘脑 - 垂体 - 卵巢轴对乳腺靶器官的调控

4. 放射治疗　是乳腺癌综合治疗的重要组成部分。NSABP B-06 试验证实，保乳术后放疗可以明显降低局部复发，因此全乳放疗成为保乳治疗的重要组成部分。乳房切除术后对区域淋巴结和胸壁的照射可以减少 2.9% 的局部复发和 4% 的乳腺癌死亡。乳房切除的乳腺癌患者具备以下高危因素应行术后放疗：①T ≥ 5 cm 或分期 T_4；②腋窝淋巴结转移 ≥ 4 枚；③腋窝淋巴结转移 1 ~ 3 枚，伴有其他高危因素者也推荐放疗。放射野一般包括胸壁 + 锁骨上、下淋巴引流区 ± 内乳淋巴结。

5. 靶向治疗　人表皮生长因子受体 2（human epidermal growth factor receptor 2，Her2）是乳腺癌独立预后指标，同时也是乳腺癌抗 Her2 治疗的靶标。Her2 过表达的浸润性乳腺癌会接受异常增多的增殖信号刺激，造成细胞异常快速生长，促进乳腺癌的转移。目前临床应用人源化抗 Her2 单克隆抗体曲妥珠单抗（trastuzumab）可以有效地阻断 Her2 通路信号转导，起到抗肿瘤作用，目前疗程为 1 年。其作用机制包括：①结合于 Her2 受体胞外段，阻断 Her2 同源二聚体形成，进而阻断 Her2 通路活化；②介导 Her2 受体内吞；③抑制 PI3K 通路；④通过依赖抗体的细胞毒性（antibody-dependent cellular cytotoxicity，ADCC）清除肿瘤细胞；⑤促进肿瘤细胞凋亡；⑥抑制肿瘤新生血管形成。另一单克隆抗体帕妥珠单抗可以和曲妥珠单抗协同阻断 Her2 信号通路，进一步改善高危 Her2 阳性乳腺癌患者的预后。目前 Her2 通路蛋白胞内部分酪氨酸激酶抑制剂显示出其在二线抗 Her2 治疗中的疗效，如拉帕替尼、吡咯替尼、图卡替尼等（图 11-23）。新型抗肿瘤药物抗体药物偶联物（antibody-drug conjugate，ADC）是通过化学键将具有生物活性的细胞毒药物连接到单克隆抗体（mAb）上，单克隆抗体作为载体将细胞毒药物靶向运输到目标细胞中发挥作用的一类药物。T-DM1、DS-8201 以曲妥珠单抗为载体，细胞毒药物为偶联物，已在乳腺癌抗 Her2 治疗中显示出较好疗效。

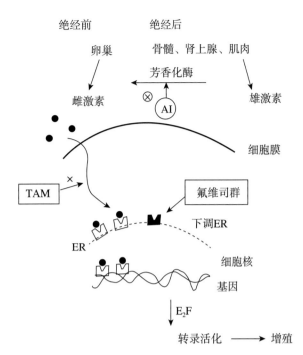

图 11-22 乳腺癌内分泌药物作用机制

TAM. 他莫昔芬；AI. 芳香化酶抑制药；ER. 雌激素受体；E$_2$F. 细胞周期相关转录因子

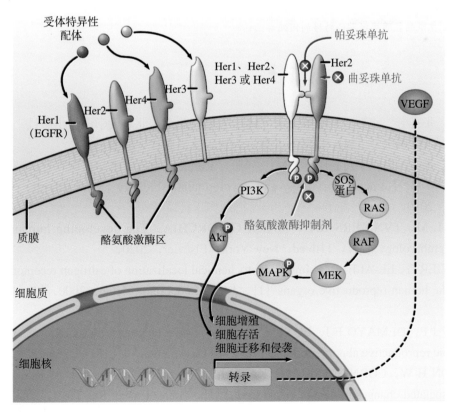

图 11-23 乳腺癌抗 Her2 治疗的机制示意图

EGFR. 表皮生长因子受体；VEGF. 血管内皮生长因子；PI3K. 磷脂酰肌醇 3- 激酶；MEK. 丝裂原激活的蛋白激酶；MAPK. 丝裂原活化蛋白激酶

6. 免疫治疗 是通过阻断肿瘤细胞对人体免疫细胞的抑制，使免疫细胞识别并杀伤肿瘤细胞。在乳腺癌中，针对免疫检查点（immune checkpoint）程序性死亡受体 1（programmed cell death 1，PD-1）和程序性死亡受体配体 1（programmed cell death 1 ligand 1，PD-L1）开发的 PD-1 和 PD-L1 抗体在三阴型乳腺癌治疗中取得了一定的进展。

乳腺癌是可以通过筛查早期发现从而提高治愈机会的疾病。在治疗中，提倡多学科综合治疗理念。在乳腺癌诊治过程中，应遵循指南、规范并结合患者具体情况，给予恰当的诊疗推荐。

（二）乳腺肉瘤

乳腺肉瘤在乳腺恶性肿瘤中较罕见，包括来源于乳房内中胚层结缔组织的肉瘤，如骨肉瘤、脂肪肉瘤、血管肉瘤、恶性组织细胞肉瘤等。乳腺肉瘤中还有一种叶状囊肉瘤，瘤体较大，剖面可见裂隙，裂隙表面被覆上皮细胞，按间质成分、细胞分化程度，分为良性、交界性和恶性叶状肿瘤（即叶状囊肉瘤）。

乳腺肉瘤常见于中年妇女。肿物表现为无痛、生长迅速，可短期内快速增大，使皮肤紧绷发亮、浅静脉怒张，除肿物侵犯胸肌外，一般可推动。乳腺肉瘤较少发生淋巴转移，主要通过血行转移到肺、纵隔和骨。治疗以单纯乳房切除为主，有邻近结构侵犯者应一并切除。放、化疗效果欠佳。

（王　殊　程　琳　苏　静　柳剑英）

整合思考题答案

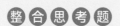

整合思考题

1. 乳腺癌的酒窝征和橘皮征的解剖学基础是什么？

2. 外上象限的乳腺癌经淋巴转移到何处淋巴结？

参考文献

[1] 张卫光，张雅芳，武艳. 系统解剖学 [M]. 4 版. 北京：北京大学医学出版社，2018.

[2] 张朝佑. 人体解剖学 [M]. 3 版. 北京：人民卫生出版社，2009.

[3] 唐军民，张雷. 组织学与胚胎学 [M]. 4 版. 北京：北京大学医学出版社，2018.

[4] BRUCE M C. Human embryology and developmental biology [M]. 6th ed. New York：Elsevier，2019.

[5] KEITH L M，TVN PERSAUD，MARK G TORCHIA. The developing human clinically oriented embryology [M]. 11th ed. New York：Elsevier，2020.

[6] PELLETIER G，EL-ALFY M. Immunocytochemical localization of estrogen receptors alpha and beta in the human reproductive organs [J]. J Clin Endocrinol Metab，2000，85（12）：4835-4840.

[7] LYDON J P，DEMAYO F J，FUNK C R，et al. Mice lacking progesterone receptor exhibit pleiotropic reproductive abnormalities [J]. Genes Dev，1995，9（18）：2266-2278.

[8] SIMPSON H W，CORNÉLISSEN G，KATINAS G，et al. Meta-analysis of sequential luteal-cycle-associated changes in human breast tissue [J]. Breast Cancer Res Treat，2000，63（2）：171-173.

[9] EL-WAKEEL H，UMPLEBY H C. Systematic review of fibroadenoma as a risk factor for

breast cancer [J]. Breast, 2003, 12 (5): 302-307.

[10] KRINGS G, BEAN G R, CHEN Y Y. Fibroepithelial lesions: The WHO spectrum [J]. Semin Diagn Pathol, 2017, 34 (5): 438-452.

[11] HUGHES L E, MANSEL R E, WEBSTER D J. Aberrations of normal development and involution (ANDI): a new perspective on pathogenesis and nomenclature of benign breast disorders [J]. Lancet, 1987, 330 (8571): 1316-1319.

[12] ASHIKARI R, FARROW J H, O'HARA J. Fibroadenomas in the breast of juveniles [J]. Surg Gynecol Obstet, 1971, 132 (2): 259-262.

[13] SUNG H, FERLAY J, SIEGEL R L, et al. Global Cancer Statistics 2020: GLOBOCAN estimates of incidence and mortality worldwide for 36 cancers in 185 countries [J]. CA: Cancer J Clin, 2021, 71 (3): 209-249.

[14] GIULIANO A E, CONNOLLY J L, EDGE S B, et al. Breast cancer-major changes in the American Joint Committee on Cancer eighth edition cancer staging manual [J]. CA: Cancer J Clin, 2017, 67 (4): 290-303.

[15] 中国抗癌协会乳腺癌专业委员会. 中国抗癌协会乳腺癌诊治指南与规范（2021 年版）[J]. 中国癌症杂志, 2021, 31 (10): 954-1040.

[16] FERLAY J E M, LAM F, COLOMBET M, et al. Global Cancer Observatory: Cancer Today [EB/OL]. [2021-02-26]. https://gco.iarc.fr/today.

[17] FISHER B, ANDERSON S, REDMOND C K, et al. Reanalysis and results after 12 years of follow-up in a randomized clinical trial comparing total mastectomy with lumpectomy with or without irradiation in the treatment of breast cancer [J]. N Engl J Med, 1995, 333 (22): 1456-1461.

[18] EBCTCG, MCGALE P, TAYLOR C, et al. Effect of radiotherapy after mastectomy and axillary surgery on 10-year recurrence and 20-year breast cancer mortality: meta-analysis of individual patient data for 8135 women in 22 randomised trials [J]. Lancet, 2014, 383 (9935): 2127-2135.

[19] SLAMON D J, GODOLPHIN W, JONES L A, et al. Studies of the HER-2/neu proto-oncogene in human breast and ovarian cancer [J]. Science, 1989, 244 (4905): 707-712.

[20] ROMOND E H, PEREZ E A, BRYANT J, et al. Trastuzumab plus adjuvant chemotherapy for operable HER2-positive breast cancer [J]. N Engl J Med, 2005, 353 (16): 1673-1684.

[21] PICCART-GEBHART M J, PROCTER M, LEYLAND-JONES B, et al. Trastuzumab after adjuvant chemotherapy in HER2-positive breast cancer [J]. N Engl J Med, 2005, 353 (16): 1659-1672.

[22] SLAMON D, EIERMANN W, ROBERT N, et al. Phase III randomized trial comparing doxorubicin and cyclophosphamide followed by docetaxel (ACT) with doxorubicin and cyclophosphamide followed by docetaxel and trastuzumab (ACTH) with docetaxel, carboplatin and trastuzumab (TCH) in HER2 positive early breast cancer patients: BCIRG 006 study [J]. Breast Cancer Res Treat, 2005, 94: S5 (Abstr 1).

[23] ADAMS S, LOI S, TOPPMEYER D, et al. Pembrolizumab monotherapy for previously untreated, PD-L1-positive, metastatic triple-negative breast cancer: cohort B of the phase II KEYNOTE-086 study [J]. Ann Oncol, 2019, 30 (3): 405-411.

[24] CORTÉS J, LIPATOV O, IM S A, et al. LBA21KEYNOTE-119: phase III study of pembrolizumab (pembro) versus single-agent chemotherapy (chemo) for metastatic triple

negative breast cancer（mTNBC）[J]. Ann Oncol, 2019, 30（Supple-ment_5）: v859-v860.

[25] SCHMID P, RUGO H S, ADAMS S, et al. Atezolizumab plus nab- paclitaxel as first-line treatment for unresectable, locally advanced or metastatic triple-negative breast cancer （IMpassion130）: updated efficacy results from a randomised, double- blind, placebo-controlled, phase 3 trial [J]. Lancet Oncol, 2020, 21（1）: 44-59.

[26] VOORWERK L, SLAGTER M, HORLINGS H M, et al. Immune induction strategies in metastatic triple-negative breast cancer to enhance the sensitivity to PD-1 blockade: the TONIC trial [J]. Nat Med, 2019, 25（6）: 920-928.

第十二章
睾 丸

学习目标

- **基本目标**

  1. 理解睾丸的位置和形态。

  2. 掌握睾丸的被膜和内部结构（睾丸纵隔、睾丸小隔、睾丸小叶、精曲小管、精直小管、睾丸网、睾丸输出小管）。

  3. 识别睾丸的一般组织结构；描述生精小管的组织结构；比较各级生精细胞的形态结构特征、排列规律和精子发生过程，以及精子的形态及超微结构特点；区别睾丸支持细胞、间质细胞的光镜及电镜下形态结构及功能；分析血-睾屏障的结构和意义，以及精子发生的内环境。

  4. 了解男性不育的病因、分类、诊断与治疗。

- **发展目标**

  1. 熟悉睾丸和附睾的血管和淋巴管。

  2. 应用睾丸结构知识分析睾丸疾病时结构的改变。

  3. 掌握男性不育的常见治疗方法。

第一节 睾丸的解剖和大体形态

睾丸（testis）是男性生殖腺，能产生精子（男性生殖细胞）和分泌雄激素。因此，睾丸既是男性生殖器，又是内分泌组织。

一、睾丸的位置及形态

睾丸位于阴囊内，左、右各一。睾丸呈白色，是内、外面略扁的卵圆形器官，表面光滑。睾丸（图 12-1）可分为前后两缘、上下两端及内外侧两面。前缘游离，后缘与附睾相接，并与输精管睾丸部相邻，且有血管、神经及淋巴管出入；上端覆盖附睾头，下端游离；外侧面圆隆，与阴囊壁相贴，内侧面平坦，邻阴囊中隔。

二、睾丸的被膜及内部结构

睾丸为实质性器官，其表面由浅至深包被有 3 层被膜，依次为鞘膜、白膜（tunica

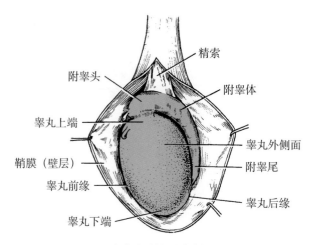

图 12-1　睾丸和附睾（左侧面观）

albuginea）及血管膜（图 12-2）。鞘膜是包绕睾丸的一个封闭的囊，分为脏层和壁层。鞘膜脏层又名睾丸外膜，除睾丸后的大部分外，睾丸都被脏层所覆盖。在睾丸的后内侧，鞘膜的脏层向前折返形成壁层；在后外侧面，脏层移行到附睾的内侧面，衬在附睾窦表面，然后向外到附睾后缘，再向前折返延续为鞘膜壁层。在睾丸两端，鞘膜的脏层和壁层相延续，但在睾丸的上端脏层在折返之前越过附睾头。鞘膜的壁层较脏层范围大，可到达睾丸的下方，脏层和壁层之间的潜在腔隙为鞘膜腔。

白膜为富含胶原纤维形成的致密结缔组织膜，厚而坚韧，呈苍白色，在睾丸后缘处增厚并伸入到实质内形成睾丸纵隔（mediastinum testis）。睾丸纵隔又发出许多睾丸小隔（septulum testis），呈扇形连接于白膜，并将睾丸实质分成许多锥形的睾丸小叶（图 12-2）。由于白膜与睾丸小隔相连，故睾丸白膜不易与睾丸实质剥离。

血管膜位于白膜的深面，由睾丸动脉的细小分支及与其伴行的细小静脉所形成，对睾丸实质有直接的营养作用，亦有调节内部温度的重要意义。

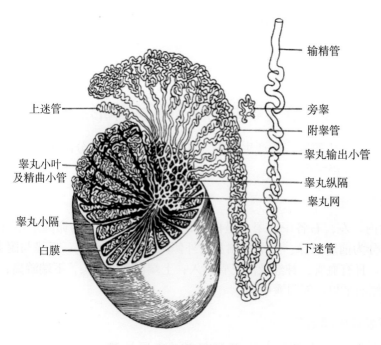

图 12-2　睾丸和附睾内部结构（左侧）

每侧睾丸有 100 ～ 200 个睾丸小叶（lobule of testis），每个小叶内含有 2 ～ 4 条盘曲的生精小管（seminiferous tubule），又称为精曲小管，各小叶内的生精小管汇成精直小管（straight seminiferous tubule）穿入睾丸纵隔内，并交织形成睾丸网（rete testis），睾丸网发出 8 ～ 15 条睾丸输出小管（efferent ductule of testis）由睾丸后缘上部穿出，进入附睾头（图 12-2）。

生精小管之间的结缔组织称为睾丸间质，其内的间质细胞分泌雄激素，对促进男性生殖器官的发育、性功能的保持及激发男性第二性征的出现等具有重要的意义。

三、睾丸和附睾的血管和淋巴管

1. 动脉 睾丸和附睾主要有睾丸动脉分布。输精管动脉和提睾肌动脉可与睾丸动脉的分支有吻合，因此，它们对睾丸和附睾的血液供应具有补充作用。睾丸动脉穿出腹股沟管深环后，走行于精索内，出腹股沟管浅环入阴囊后，被蔓状静脉丛包绕。在阴囊内，睾丸动脉发出附睾上、下动脉后，其走行迂曲，称为睾丸动脉迂曲段。达睾丸上方，动脉突然变直，称为睾丸动脉直段。直段达睾丸后缘，上部分为两条初级支穿过睾丸白膜达血管膜，每一支分出数条较细的分支经睾丸门进入睾丸纵隔，分布于睾丸网及纵隔的结缔组织内，这些细小的分支称为中央动脉。该动脉在入睾丸门前先向后袢曲，然后再分支进入睾丸网的结缔组织中，但睾丸网的管道系统与之没有特殊关系。

两大初级分支发出中央动脉后，分别进入睾丸的内、外面，在血管膜内分为数条睾丸动脉主支，从睾丸后缘上部，呈放射状朝睾丸的前、后缘和下极方向分布，沿途发出分支进入睾丸小隔。在睾丸小隔内，这种分支向着睾丸网方向行走，称为向心动脉。该动脉在行程中有轻度的迂曲。向心动脉达睾丸表面至睾丸网之间的中点处，分为向心小动脉和离心小动脉，其直径为 300 ～ 500 μm。它们在睾丸小隔内分别朝向睾丸网和睾丸表面走行，并且迂曲较多。此外，向心动脉主干还发出分支，可直接进入睾丸小叶实质。但向心动脉主干的终末支只达睾丸网附近而很少进入睾丸网。

向心小动脉和离心小动脉再分支进入睾丸小叶内，走行于生精小管间的结缔组织内，称为管间微动脉，其直径多数为 100 μm 左右，也较迂曲。管间微动脉的分支走行于生精小管间的间质柱内，形成管间毛细血管前微动脉或管间毛细血管网，二者统称为管间血管，与小管平行，而且迂曲度较大。相邻的管间血管借发自它们的毛细血管相连。这种毛细血管称为管周毛细血管，位于生精小管壁内。相邻的管周毛细血管彼此交通，形成管周毛细血管网。血管网由两层毛细血管构成：内层管径较粗，位于生精小管上皮下；外层管径较细，来自深层毛细血管，位于生精小管周围的结缔组织内。外层毛细血管网汇成毛细血管后微静脉，走行于生精小管间的间质柱内，称为管间静脉，与管间毛细血管前微动脉伴行。

在小管间的间质柱内，某些管周毛细血管起始部之间形成毛细血管网。这种毛细血管网是睾丸间质细胞群所在处。这样，间质细胞分泌的睾酮可经管周毛细血管直接运送给生精小管的上皮细胞，影响其生精过程。

附睾的血液由发自睾丸动脉的附睾上、下动脉（供应附睾头和附睾体）和输精管动脉的末梢支（供应附睾尾）共同供应。附睾下动脉与附睾上动脉和输精管动脉之间有吻合。附睾上、下动脉和输精管动脉，分别到达附睾头、体、尾附近，发出分支经附睾内的管道系统间的发达的结缔组织隔达管道系统，形成围绕管道的管周毛细血管网。附睾头部血管较密，在睾丸输出小管之间也有管间血管存在。

2. 静脉 睾丸和附睾的静脉均起始于它们实质内的管周毛细血管网，然后逐级汇合，最后在睾丸和附睾头的上方形成蔓状静脉丛包绕睾丸动脉，走行于精索内。左侧者注入肾静脉；右侧者注入下腔静脉；附睾尾部的静脉经输精管静脉引流到膀胱前列腺丛。

睾丸小叶的静脉有两个引流方向。一种静脉朝向睾丸网走行，称为向心静脉，经睾丸网，最后穿出睾丸门，加入蔓状静脉丛；另一种静脉朝向睾丸表面走行，称为离心静脉，最后在睾丸的血管膜内汇成较大的静脉，并且每两条静脉与一条睾丸动脉主支伴行，向睾丸门方向集拢，在睾丸门处加入蔓状静脉丛。

睾丸被膜的血液经精索外静脉入腹壁下静脉。

3．淋巴管　睾丸和附睾的淋巴管形成浅、深两丛。浅丛位于睾丸固有鞘膜脏层的内面；深丛位于睾丸和附睾的实质内，起始于睾丸和附睾内的管道系统的毛细淋巴管。浅丛、深丛集成4～8条淋巴管，在精索内伴随睾丸血管上升，最后入腰淋巴结。

（张卫光　陈春花）

第二节　睾丸的微细结构

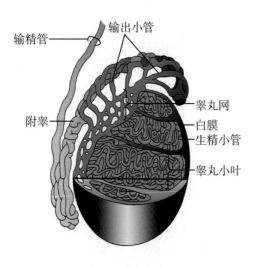

图 12-3　睾丸与附睾立体结构模式图

睾丸位于阴囊中。睾丸表面覆以被膜，包括鞘膜脏层、白膜和血管膜 3 层。鞘膜脏层为睾丸被膜的最外层，与阴囊内壁的鞘膜壁层之间有狭窄的鞘膜腔，含有少量液体，有润滑作用。血管膜为睾丸被膜的最内层，薄而疏松，富含血管，与睾丸间质紧密相连。中间的白膜为致密结缔组织，在睾丸后缘增厚形成睾丸纵隔。纵隔的结缔组织呈放射状伸入睾丸实质，将睾丸实质分成约 250 个锥体形的睾丸小叶。每个小叶内有 1～4 条弯曲细长的生精小管，为产生精子的场所。生精小管在近睾丸纵隔处变为短而直的直精小管。直精小管进入睾丸纵隔相互吻合形成睾丸网。生精小管之间的疏松结缔组织称为睾丸间质（图 12-3，图 12-4）。

睾丸温度

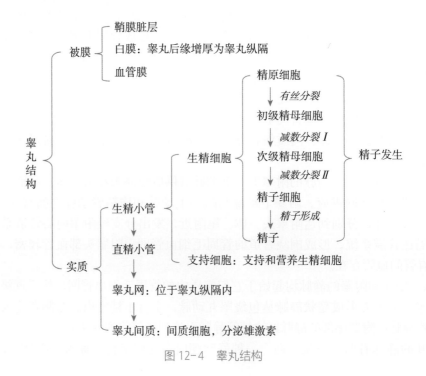

图 12-4　睾丸结构

一、生精小管

生精小管（seminiferous tubule）为高度弯曲的上皮性管道，由特殊的复层生精上皮（spermatogenic epithelium）构成（图 12-5）。生精上皮由支持细胞和不同发育阶段的生精细胞组成，基膜明显。基膜外有胶原纤维和一些梭形的肌样细胞（myoid cell），收缩时有助于精子排出（图 12-6）。

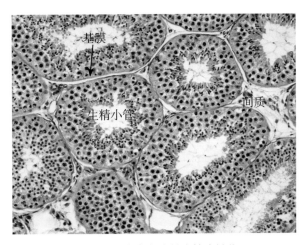

图 12-5　人睾丸生精小管光镜像

（一）生精细胞

生精细胞（spermatogenic cell）包括精原细胞（spermatogonium）、初级精母细胞（primary spermatocyte）、次级精母细胞（secondary spermatocyte）、精子细胞（spermatid）和精子（spermatozoon）。

1. 精子发生　在生精上皮中，各级生精细胞从基底到腔面多层排列，镶嵌在支持细胞之间，其代表着男性生殖细胞分化过程的不同发育阶段。从精原细胞发育成为精子的过程称为精子发生（spermatogenesis）。精子发生包括 3 个阶段：①精原细胞分裂增殖，形成精母细胞的阶段；②精母细胞减数分裂，从二倍体细胞形成单倍体精子细胞的阶段；③圆形精子细胞经过复杂的变态过程，形成蝌蚪形精子的阶段，即精子形成阶段。各级生精细胞的特点见图 12-7，表 12-1。在青春期前，生精小管管腔很小或缺如，管壁中主要为精原细胞和支持细胞。自青春期开始，在垂体促性腺激素的作用下，生精细胞不断增殖、分化，形成精子。

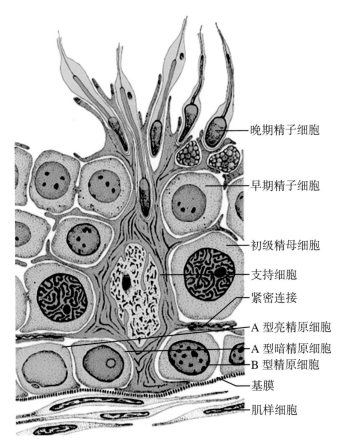

图 12-6　睾丸生精上皮电镜结构模式图

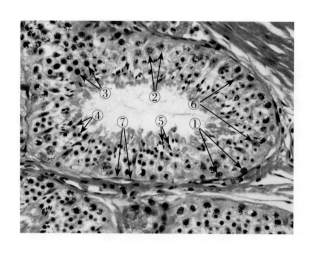

图 12-7 人睾丸生精小管光镜像

各级生精细胞：①精原细胞；②初级精母细胞；③次级精母细胞；④精子细胞；⑤精子；⑥支持细胞；⑦肌样细胞

表 12-1 各级生精细胞的特点

细胞	位置	直径	形态及结构特点	染色体数	其他
精原细胞	紧贴基膜	约 12 μm	细胞呈圆形或椭圆形	46, XY	生精细胞中的干细胞，可分裂增殖，分为 A、B 两型。B 型精原细胞经过数次分裂后分化为初级精母细胞
初级精母细胞	精原细胞的近腔侧	约 18 μm	细胞呈圆形，体积较大，细胞核大，呈丝球状	46, XY	DNA 复制后进行第一次成熟分裂，形成 2 个次级精母细胞
次级精母细胞	靠近管腔	约 12 μm	细胞呈圆形，细胞核为圆形，染色较深	23, X 或 23, Y	不再进行 DNA 复制，很快进行第二次成熟分裂，形成 2 个精子细胞
精子细胞	近管腔	约 8 μm	细胞呈圆形，细胞核为圆形，染色质致密	23, X 或 23, Y	不再分裂，经变态形成精子（精子形成）
精子	镶嵌在生精小管管壁	长约 60 μm	细胞形似蝌蚪，分头、尾两部分	23, X 或 23, Y	

2. 精子形成 精子细胞经过一系列复杂的形态变化，由圆形逐渐分化转变为蝌蚪形的精子，这个过程称为精子形成（spermiogenesis）。精子形成的主要变化是：①细胞核中的染色质高度浓缩，细胞核变长并移向细胞的一侧，构成精子的头部。②高尔基复合体形成一个大的顶体囊泡，凹陷为双层帽状结构，覆盖在细胞核的头端，形成顶体（acrosome）。③中心粒迁移到顶体的对侧，发出轴丝，形成尾部，或称为鞭毛；随着轴丝逐渐增长，精子细胞变长，轴丝为 9 对周围微管和 2 根中央微管的结构。④线粒体从细胞周边汇聚于轴丝近端周围，形成螺旋形的线粒体鞘。⑤多余的细胞质脱落，形成残余体（residual body）。⑥细胞膜包在精子表面，称为精子质膜，它在精子运动、获能和受精等过程中发挥着重要作用（图 12-8）。

3. 精子 精子形似蝌蚪，长约 60 μm，分头、尾两部分。头部正面观呈卵圆形，侧面观呈梨形。头部主要有一个染色质高度浓缩的细胞核。细胞核的前 2/3 有顶体覆盖。顶体内含多种水解酶，如顶体蛋白酶、透明质酸酶、酸性磷酸酶等。尾部又称为鞭毛，是精子的运动装置，分为颈段、中段、主段和末段 4 个部分。颈段短，其内主要是中心粒，由中心粒发出轴丝；在中段，轴丝外侧有纵行的外周致密纤维，其外侧再包裹一圈线粒体鞘，为精子尾部的摆动提供能量；主段最长，轴丝外无线粒体鞘，代之以致密纤维形成的纤维鞘；末段短，仅有轴丝（图 12-9）。

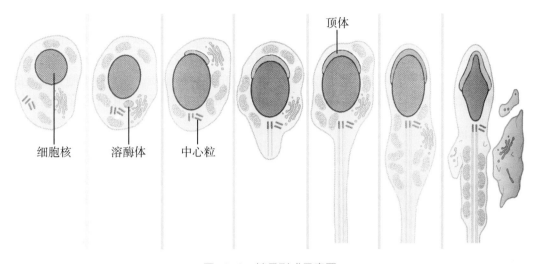

图 12-8 精子形成示意图

（二）支持细胞

支持细胞（sustentacular cell）又称为塞托利细胞（Sertoli cell）。

1. 光镜结构 光镜下，成熟的支持细胞轮廓不清楚，细胞质染色浅，细胞核呈椭圆形或不规则形，核仁明显（图 12-7）。

2. 电镜结构 电镜下，支持细胞呈不规则高锥体形，基底面宽大，附于基膜，顶部直达管腔，侧面和腔面有许多不规则的凹陷，其内镶嵌着各级生精细胞。支持细胞的细胞质中含有丰富的滑面内质网、发达的高尔基复合体和粗面内质网，有许多线粒体和溶酶体，细胞顶端还有微管和微丝。细胞核中异染色质少，着色浅，核膜常有许多凹陷。相邻支持细胞侧面近基底部的细胞膜形成紧密连接，将生精上皮分成基底室（basal compartment）和近腔室（abluminal compartment）2 个部分。基底室位于生精上皮基膜和支持细胞紧密连接之间，内有精原细胞；近腔室位于紧密连接上方，内有精母细胞、精子细胞和精子（图 12-6）。基底室和近腔室内的微环境是不同的，以利于不同阶段生精细胞的发育。生精小管与血液之

精子发生同源群现象

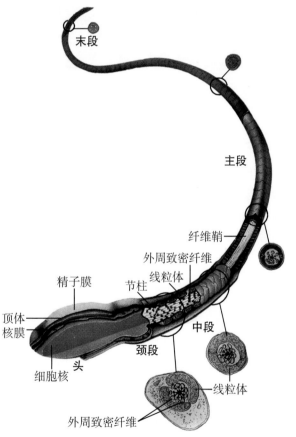

图 12-9 精子电镜结构模式图

间存在着血 - 睾屏障（blood-testis barrier），又称为血 - 生精小管屏障（blood-seminiferous tubule barrier），由睾丸间质的有孔毛细血管内皮及基膜、结缔组织、生精上皮基膜和支持细胞紧密连接组成。其中支持细胞紧密连接是构成血 - 睾屏障的主要结构。血 - 睾屏障可阻止某些物质出入生精上皮，形成并维持有利于精子发生的微环境，还能防止精子抗原物质逸出到生精小管外而发生自体免疫反应。支持细胞之间也存在着缝隙连接，它在协调生精上皮内精子发生的各个环节上可能起着重要的作用。

支持细胞分泌功能

3．功能　支持细胞是唯一与生精细胞相接触的细胞，有多方面的功能，对精子发生起着非常重要的作用：①对生精细胞起支持、营养和保护作用。②其微丝和微管的收缩可使生精细胞向腔面移动，分泌的液体有助于精子的运送，促使精子释放入管腔。③支持细胞的紧密连接参与形成血 - 睾屏障。④吞噬和消化精子形成过程中脱落下来的残余细胞质。⑤支持细胞有旺盛的分泌功能，如雄激素结合蛋白（androgen-binding protein，ABP）、转铁蛋白、中肾旁管抑制素等。

二、睾丸间质

睾丸间质细胞年龄变化

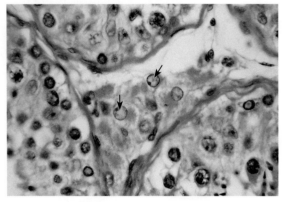

图 12-10　人睾丸间质光镜像
箭头示间质细胞

生精小管之间的疏松结缔组织为睾丸间质，富含血管和淋巴管。间质内除有结缔组织细胞外，还有一种重要的间质细胞（interstitial cell），又称为莱迪希细胞（Leydig cell）。成年期间质细胞成群分布，体积较大，呈圆形或多边形，细胞核为圆形，常偏位，染色浅，核仁明显。细胞质嗜酸性较强（图 12-10），具有分泌类固醇激素细胞的超微结构特点。间质细胞的主要功能是合成和分泌雄激素，在胚胎期主要是刺激男性生殖管道的发育和分化，在青春期和成年期主要是启动和维持精子发生，促进男性生殖器官的发育与分化以及激发和维持男性第二性征和性功能等。

三、直精小管和睾丸网

睾丸功能的内分泌调节及年龄性变化

生精小管近睾丸纵隔处变成短而直的管道，管径较细，称为直精小管（tubulus rectus）。直精小管的管壁被覆单层矮柱状上皮，生精细胞消失，只有支持细胞。直精小管进入睾丸纵隔内分支吻合成网状的管道，为睾丸网（rete testis），由单层立方上皮组成，管腔大而不规则。生精小管产生的精子经直精小管和睾丸网出睾丸进入附睾。

（吴　俊）

小测试

第三节　睾丸相关疾病

案例12-1

案例12-1解析

某患者，男性。因"结婚 3 年，一直未避孕未育"就诊。患者结婚 3 年，房事正常，每周 2 次左右，一直没有避孕，女方未受孕。既往 15 岁曾患腮腺炎，诱发睾丸炎，已经治愈；否认手术史及其他疾病史；个人史无特殊；无家族遗传病史。体格检查：男性体征明显，阴茎发育正常，阴毛浓密，分布正常，双侧睾丸约 6 ml，质地稍软，输精管、附睾存在。精液检查：离心后镜检未见精子；FSH 32 IU/L、LH 12 IU/L、T 10.2 mmol/L；染色体：46,XY；Y 染色体 AZF 微缺失：各位点未见缺失。

问题：

1．该患者是否还有机会生育自己的孩子？

2．该患者属于何种类型的无精子症？

3．该患者无精子症的原因是什么？

男性不育症

【定义及流行病学】

男性不育症是指育龄夫妻有正常性生活且未采取避孕措施，由男方因素导致女方在 1 年内未能自然受孕。男性不育症分为原发性不育与继发性不育。据统计，我国育龄夫妇中大约有 15% 的不孕不育患者，其中男方、女方因素各占一半。

【病因】

男性不育的病因根据精子发生的重要器官分为睾丸前原因、睾丸原因、睾丸后原因以及特发性男性不育。

1. 睾丸前原因 主要是促进睾丸生长发育的激素分泌受到影响，导致睾丸生精功能障碍。睾丸正常的生长发育需要在青春期阶段下丘脑分泌促性腺激素释放激素（GnRH）作用于垂体，促进垂体分泌 FSH 及 LH。FSH 作用于睾丸生精小管，促进精子发生；LH 作用于睾丸内的莱迪希（Leydig）细胞，分泌雄激素。下丘脑的病变，常见的如卡尔曼综合征（Kallmann syndrome），导致 GnRH 分泌减少而继发性腺功能减退，导致睾丸生精功能障碍；垂体病变常见的有垂体功能不足、高催乳素血症等，都会导致 FSH、LH 降低，造成睾丸生精功能障碍。还有一些其他少见的导致激素分泌紊乱的原因。

2. 睾丸原因 主要是睾丸病变导致生精功能障碍。主要有染色体异常、隐睾、睾丸炎、外伤、放疗及化疗、精索静脉曲张等方面的因素。其中染色体异常常见的是克兰费尔特综合征（47,XXY），Y 染色体的微缺失。

3. 睾丸后原因

（1）输精管管道梗阻：附睾梗阻、输精管梗阻、射精管梗阻。

（2）性功能原因：不射精症、逆行射精症、勃起功能障碍、严重的早泄（阴茎没有插入阴道内就射精）。

（3）精子原因：射精管部分梗阻导致的精子没有活动能力，典型代表为多囊肾患者；基因问题导致的原发性纤毛不动综合征、多发短尾畸形；精子成熟障碍。

4. 特发性男性不育 是指找不到明确病因者，其影响生殖的环节可能涉及睾丸前、睾丸本身、睾丸后的一个或多个环节。目前倾向与遗传和环境因素等相关。

【诊断】

本病的诊断依据可以通过询问病史、体格检查和相关的化验来获取。

1. 病史 结婚后正常性生活未采取避孕措施的时间；性生活的情况；既往婚育史、生长发育史、疾病史、传染病史、用药史、家族史等。应重点询问与生育相关的疾病和因素，主要包括腮腺炎、附睾炎、睾丸炎、生殖相关手术外伤史、内分泌疾病史等可能影响睾丸生精功能、性功能和附属性腺功能的疾病因素。同时要了解有无化疗、放疗以及使用影响生育的药物等情况。

2. 体格检查 重点检查睾丸大小及质地、输精管、附睾情况，是否存在精索静脉曲张；还要关注全身及外生殖器的情况。

3. 化验

（1）精液化验：参见二维码内容。

（2）激素化验：激素五项包括 FSH、LH、T、PRL、E_2，其中 FSH 和 T 从两个侧面反映睾丸的生精状态，其中 T 的升高要分析是睾丸内分泌还是来自睾丸外，LH 反映 T 变化的原因，PRL 和 E_2 严重增高会抑制其他激素，从而导致生精障碍。

（3）B 超检查：男性生殖系统 B 超主要可了解睾丸、附睾、输精管、精索、前列腺、精囊、射精管的情况。

L152e
精液化验判断

（4）其他：包括精浆生化、精子 DNA 碎片率、生殖遗传学检查、MRI 等，在必要时能帮助发现男性不育症的病因。

【治疗】

男性不育症的治疗分为基础治疗和针对病因的治疗。基础治疗的目的是提升精子的总体生成能力；针对病因的治疗为提高受孕的机会、应用辅助生殖技术以及借助精子库供精辅助生育。治疗过程涉及文化、宗教等因素，要根据患者的情况进行个体化治疗。在治疗前，应根据患者的生活习惯、工作环境等进行有针对性的生殖健康宣传教育。

1．基础治疗 包括三大类治疗：抗氧化治疗、改善细胞能量代谢的治疗以及改善全身和生殖系统微循环的治疗。抗氧化治疗的代表药物是天然维生素 E 等；改善细胞能量代谢的治疗代表药物是左卡尼汀；改善全身和生殖系统微循环的治疗代表药物是胰激肽原酶等。中医及中药治疗从西医角度来讲，也是一类基础治疗。基础治疗药物方面的证据还不足，有待进一步验证。

2．针对病因的药物治疗 根据不同的病因，可以采取有针对性的药物治疗。

（1）睾丸前性：由于 GnRH 分泌不足导致 FSH、LH 低下而造成的睾丸生精功能障碍者，可以有针对性地使用 HCG 和 HMG 替代 FSH 和 LH 的作用，促进睾丸生精；高催乳素血症常见原因是垂体瘤，当无须手术治疗时，可以使用溴隐亭等药物治疗。

（2）睾丸性：睾丸本身功能受损的药物治疗效果较差。针对睾丸、附睾炎症情况，给予相应的抗感染治疗。

（3）睾丸后性：针对性功能障碍（如勃起功能障碍）导致的不育，可以使用西地那非等药物改善；对于严重早泄的患者，可以给予达泊西汀等药物治疗。

3．针对病因的手术治疗

（1）精索静脉曲张：手术治疗包括传统经腹股沟途径 / 经腹膜后途径精索静脉结扎术、显微经腹股沟途径 / 经腹股沟下途径精索静脉结扎术及腹腔镜精索静脉结扎术等。多项荟萃分析显示，显微手术在效果和并发症等方面略优于其他方式。

（2）梗阻性无精子症：如为射精管梗阻，可以考虑采用精囊镜手术或经尿道射精管切开术等方式疏通梗阻；如为输精管梗阻，可以采用显微输精管 - 输精管吻合术复通输精管道；如为附睾管梗阻，可以采用显微输精管 - 附睾吻合术复通输精管道。显微手术是男性不育手术中最精细、最具挑战性的手术。

（3）非梗阻性无精子症：可以使用显微取精术（microdissection testicular sperm extraction，micro-TESE），是在手术显微镜下切开睾丸白膜，全面探查睾丸内生精灶的一种手术技术，能最有效地提高睾丸内精子的获取率。

4．辅助生殖技术 是运用各种医疗措施使患者受孕方法的统称，包括人工授精、体外受精胚胎移植术和供精辅助生育。体外受精胚胎移植术包括常规体外受精胚胎移植术（IVF-ET）、卵细胞质内单精子注射（ICSI）、移植前遗传学诊断（PGD）、移植前遗传学筛查（PGS）。

参考文献

[1] 唐军民，张雷．组织学与胚胎学 [M]．4 版．北京：北京大学医学出版社，2018．

[2] 成令忠，钟翠平，蔡文琴．现代组织学 [M]．上海：上海科学技术文献出版社，2003．

[3] WEIN，KAVOUSSI，NOVICK，等著．坎贝尔 - 沃尔什泌尿外科学 [M]．9 版．郭应禄，周利群，主译．北京：北京大学医学出版社，2019．

[4] 姜辉，邓春华．中国男科疾病诊断治疗指南与专家共识（2016 年版）[M]．北京：人民卫生出版社，2017．

（姜　辉　赵连明）

第三篇

生育调节

第十三章
生育力低下（不孕症）

学习目标

- **基本目标**
  1. 掌握生育力低下的病因、诊断方法、治疗原则。
  2. 熟悉生育力低下的流行病学、相关特殊检查方法。
  3. 理解不同生育力低下的治疗方法。
  4. 复述常见的辅助生殖技术及其衍生技术。
  5. 概括不同辅助生殖技术的适应证。

- **发展目标**
  1. 分析人口政策改变后可能会面对的问题及挑战。
  2. 结合不孕症病因的诊断方法和特殊检查等知识，分析导致不孕的相关疾病的联合检查方法及结果判读。
  3. 根据不同辅助生殖技术的特点分析其可能面临的医疗和伦理风险。

第一节　不孕症的流行病学特征及特殊检查方法

案例13-1

案例13-1解析

某患者，女性，36岁。因"剖宫产术后未避孕未孕1年"就诊。患者10年前自然妊娠，孕足月因"脐带因素"行剖宫产术分娩一男婴，健存；近1年计划生育二胎，性生活正常未避孕未孕，来院咨询。

问题：

针对该患者，在进行不孕症诊治前，需要特殊交代的风险有哪些？

【流行病学】

1．全球不孕症患病率　全球不孕症患病率约为15%。世界卫生组织（WHO）2001年报道，发展中国家不孕症患病率为8% ~ 12%。在非洲撒哈拉沙漠以南，25 ~ 49岁女性继发性不孕症的患病率甚至超过30%。2006年来自25项人口学的调查资料显示，发达国家不孕症患病率为3.5% ~ 16.7%，发展中国家不孕症患病率为6.9% ~ 9.3%，中位患病率为9%。WHO在全球277个地区对不孕症患病率进行动态监测，从1990年到2017年间，女性不孕症患病率增长近15%，平均每年增长0.370%。男性不育症患病率增长8.2%，平均每年增长0.291%。随着不孕症患病率的逐年升高，不孕不育已经成为重要的全球生殖健康和公共卫生问题。

2．我国不孕症患病率　我国不孕症患病率也呈上升趋势。上海市计划生育科研所报道1976—1985年我国初婚育龄女性不孕症患病率为6.89%。20世纪80年代末对上海市区近8000对初婚育龄夫妇的前瞻性队列研究显示，不孕症患病率为9.3%。2010年开展的北方地区和东部7个省的横断面研究发现，不孕症患病率高达25%，且随年龄增长而升高。另外，我国不孕症患病率存在较大的地区差异，并且近年来也发生了较大的变化。在1976—1985年的调查中，西部山区、贫困地区不孕症患病率高于东部经济发达省市。而近年的研究发现，东部地区和东北部地区不孕症患病率更高，其中浙江省最高。

【特殊检查方法】

1．男方检查　精子受精能力检测是评估精子完成受精的能力，是诊断男性不育症的主要依据。其中精液常规分析是最常用的评估精子质量的方法。

精液常规分析：WHO第五版的精液分析参考值：精液量≥1.5 ml，pH≥7.2，在室温中放置60 min内完全液化。精子密度≥$15×10^6$/ml，总精子数≥$39×10^6$，前向运动精子≥32%，正常形态精子（严格形态学分析标准）≥4%。低于以上指标者均为异常，需要至少两次精液分析才能做出诊断。

2．女方检查

（1）卵巢功能检查：包括排卵监测和黄体功能检查。常用方法有：女性激素测定及超声监测卵泡发育、排卵情况，抗米勒管激素（anti-Müllerian hormone，AMH）、基础体温（basal body temperature，BBT）测定、阴道细胞学涂片、宫颈黏液检查、经前子宫内膜活组织病理学检查等。

1）激素测定：①月经周期第2 ~ 4天的基础内分泌水平可反映卵巢储备功能以及病理状态，是评价卵巢功能最重要的指标。基础内分泌检测包括血清FSH、LH、E_2、PRL、T检查。基础FSH水平升高提示卵巢储备功能下降；基础FSH和E_2联合对卵巢储备功能的评价更准确。基础LH/FSH≥2、T升高提示多囊卵巢综合征。②血或尿LH峰测定。排卵前36 h左右血液中可测得LH峰，尿的LH峰比血的LH峰迟出现8 ~ 20 h。③黄体中期血清P水平反映黄体功能。血清孕酮浓度>15.9 nmol/L，提示有排卵。

2）抗米勒管激素（AMH）：主要由窦前和小窦状卵泡颗粒细胞分泌，是评价卵巢储备功能较为可靠、稳定的指标。其中AMH<0.5 ~ 1.1 ng/ml，提示卵巢储备功能下降。

3）超声检查和监测卵泡发育：在月经周期第2 ~ 4天的超声检测双侧卵巢小于10 mm的窦状卵泡，称为基础窦状卵泡数（antral follicle count，AFC），是评价卵巢储备功能较为可靠的指标。B超动态监测卵泡的发育和排卵情况，能明确卵泡发育、排卵是否正常，并除外未破裂卵泡黄素化综合征（luteinized unruptured follicle syndrome，LUFS），还可以观察子宫内膜情况。

卵巢储备功能的评估

4）基础体温（BBT）测定：正常月经周期中，由于排卵后孕酮的作用，体温较排卵前升高0.3 ~ 0.5 ℃并持续约14 d，称为双相型基础体温，提示可能排卵。若BBT为单相型，提示无排卵（图13-1）。临床上可将其作为判断是否排卵、确定排卵日期及黄体功能的标志之一。

5）子宫内膜病理学检查：在月经来潮前3 d内或月经来潮12 h内，进行子宫内膜活检，若子宫内膜呈分泌期改变，提示有排卵可能；若子宫内膜呈增殖期改变，提示无排卵。非月经期

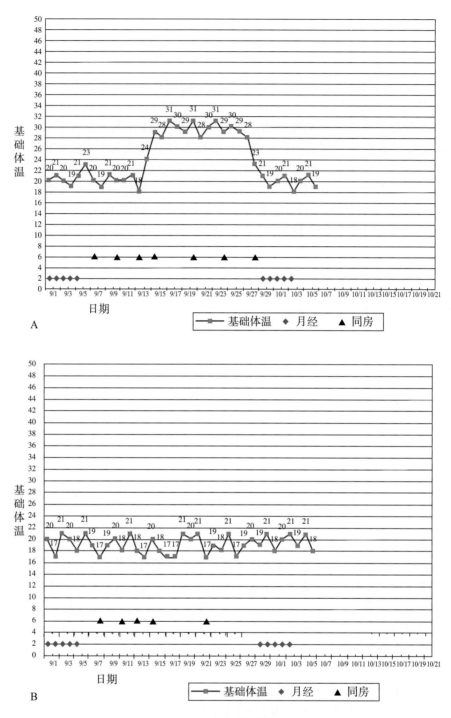

图 13-1　基础体温检测
A. 有排卵图例；B. 无排卵图例（月经周期 28 d）

子宫内膜活检应除外妊娠的可能。

6）阴道细胞学涂片：阴道鳞状上皮细胞的成熟程度与体内雌激素水平呈正相关，雌激素水平越高，阴道上皮细胞分化越成熟。阴道鳞状上皮细胞各层细胞的比例可反映体内雌激素水平（图 13-2）。

7）宫颈黏液检查：雌、孕激素可调节子宫颈黏膜腺细胞的分泌功能。随着月经周期中雌激素水平升高，黏液分泌量不断增加，至排卵期宫颈黏液变得非常稀薄、透明，拉丝度可达 10 cm

以上，镜下见羊齿植物叶状结晶。排卵后受孕激素影响，黏液分泌量逐渐减少，质地变黏稠而混浊，拉丝度差，易断裂，镜下见排列成行的椭圆体（图 13-3）。临床上应根据宫颈黏液检查，了解卵巢的功能状态。

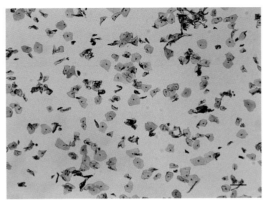

图 13-2 正常生殖道脱落细胞学图片

宫颈黏液评分

8）其他激素测定：①怀疑排卵障碍时，需要进行甲状腺功能测定。促甲状腺素（TSH）除外甲状腺功能异常。②高雄激素体征需要检测睾酮、硫酸脱氢表雄酮（DHEAS）、17-羟基孕酮（17-OHP）。17-OHP 水平升高提示先天性肾上腺皮质增生症。③如合并肥胖症，需要检测胰岛素水平，必要时进行口服葡萄糖耐量试验（OGTT），明确是否出现胰岛素抵抗和糖尿病。

（2）输卵管通畅试验：主要有输卵管通液术、子宫输卵管造影术、腹腔镜下输卵管通液术等。输卵管通液术方法简便、价格低廉，但是准确性差。子宫输卵管造影术能显示子宫、输卵管内的形态，明确阻塞的部位。腹腔镜下输卵管通液术能准确地判断输卵管是否通畅。超声下输卵管造影术也已进入临床应用。此外，输卵管镜能在直视下观察输卵管的解剖结构及输卵管黏膜的情况，同时进行粘连分离等操作，能显著地改善输卵管性不孕的治疗效果。

（3）影像学检查

1）当催乳素水平高于 100 μg/ml 时，应行 CT 或 MRI 检查明确是否存在垂体腺瘤。

2）胸部、腹部 X 线检查可除外结核病变。

3）超声检查可除外子宫、附件和肾上腺的肿瘤等。

（4）宫腔镜检查：可直接观察宫腔和子宫内膜情况，识别病变如宫腔粘连、子宫内膜息肉、子宫黏膜下肌瘤、子宫内膜炎、纵隔子宫等，并给予治疗。还可通过宫腔镜下输卵管插管通液判断输卵管是否通畅。

（5）腹腔镜检查：如上述检查未见异常，可行腹腔镜检查。直接观察子宫表面、输卵管和卵巢等有无病变或粘连，并同时行输卵管通液术观察输卵管是否通畅。腹腔镜检查是不明原因不孕症首选的检查方法，也是诊断子宫内膜异位症相关不孕症的金标准。

（6）性交后试验（post coital test，PCT）：是检测精子对宫颈黏液穿透性和相容性的试验。试验应选择在预测排卵期进行，试验前 3 d 禁止性生活，避免阴道用药和冲洗。性生活后 2 ～

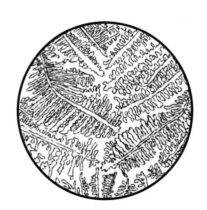

羊齿植物叶状结晶

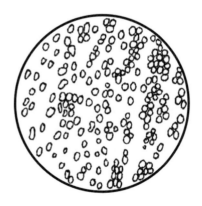

椭圆体

图 13-3 宫颈黏液检查

8 h，先取阴道穹后部液体在显微镜下观察有无精子，性交成功可在液体中见到活动精子。然后取宫颈黏液检查拉丝度，显微镜下见到羊齿植物叶状结晶表明选择试验的时间合适。正常情况应在每个高倍视野见 20 个或以上的活动精子，若精子不活动或精子穿透能力差，应考虑有免疫因素存在。

（7）生殖免疫学检查：包括精子抗原、抗精子抗体、抗子宫内膜抗体等检查。

（8）病原体检查：如怀疑特异性感染，如结核分枝杆菌、沙眼衣原体、支原体感染，应行病原体培养和血清学诊断。

（鹿　群）

第二节　不孕症的病因、诊断方法及治疗原则

案例13-2解析

案例13-2

某患者，女性，27 岁。因"未避孕未孕 2 年，闭经 6 个月"就诊。患者结婚 4 年，性生活正常，未避孕未孕 2 年；14 岁月经初潮，月经周期不规律，5 ~ 7 d/60 ~ 90 d，服用口服避孕药或周期性服用孕激素时有规律月经，近 6 个月未用药，无月经来潮，同时体重增长 5 kg（身高 160 cm，体重 70 kg）。

问题：

该患者进一步需要接受何种辅助检查以明确不孕的原因？

【定义及分类】

不孕症是指一对夫妇未采取避孕措施，有规律性生活至少 12 个月未能获得临床妊娠。其中临床妊娠是指有妊娠的临床征象，并经超声检查证实存在 1 个或 1 个以上妊娠囊。

根据病史，将不孕症分为原发不孕和继发不孕，其中原发不孕指既往从未有过妊娠史；继发不孕是指过去曾有过妊娠或分娩而再次出现不孕。根据病因，又可分为女性因素不孕症、男性因素不孕症和原因不明不孕症。

【病因】

成功的妊娠需要经历一系列复杂的过程。需要男、女双方提供健康的配子（精子和卵子），女方具有通畅的、功能正常的输卵管，精子与卵子完成受精，胚胎在具有容受能力的子宫内膜着床并且在子宫腔内继续生长发育。以上任何一个环节出现问题，都可以导致不孕症。

1. 排卵障碍　指女方不能正常地产生、排出卵子，常由于下丘脑 - 垂体 - 卵巢轴功能紊乱和（或）某些内分泌疾病引起。

（1）下丘脑性：由各种因素导致的下丘脑 GnRH 分泌低下或下丘脑器质性病变或药物引起，如精神应激、营养不良、超强度运动、特发性低促性腺激素性闭经、卡尔曼综合征等。

（2）垂体性：垂体器质性病变或功能失调引起促性腺激素分泌异常，如特发性高催乳素血症、垂体肿瘤、空蝶鞍综合征和希恩（Sheehan）综合征等。

（3）卵巢性：由卵巢本身原因引起，如先天性性腺发育不良、早发性卵巢功能不全、多囊卵巢综合征等。

（4）其他内分泌疾病：越来越多的研究数据显示，其他内分泌腺也会参与并影响人类的生殖功能，如先天性肾上腺皮质增生症、库欣（Cushing）综合征、肾上腺皮质功能减退症、甲状

腺功能异常、胰岛功能异常等。

2. 盆腔输卵管因素

（1）输卵管及其周围病变：如输卵管阻塞、输卵管积水、输卵管周围粘连、盆腔粘连等。

（2）子宫因素：先天性子宫发育异常、子宫内膜结核及宫腔粘连可致不孕。子宫肌瘤、内膜息肉和某些子宫畸形有可能影响正常的生殖过程。

（3）子宫颈因素：子宫颈炎症或损伤有可能改变宫颈黏液的性状而不利于精子通过。子宫颈疾病的过度治疗会改变子宫颈正常的解剖结构和功能，引起受孕困难或宫颈功能不全。

3. 子宫内膜异位症　从多个方面影响受孕过程，包括影响卵巢排卵和黄体功能；引起盆腔粘连，输卵管扭曲、阻塞，影响输卵管的拾卵功能和精子、卵子及胚胎的运输；在腹腔中产生某些物质，对受精卵和胚胎有毒害作用；改变体内的免疫功能和子宫腔环境，不利于受精卵着床。

4. 男性因素　主要由于男性性功能障碍和（或）精液异常所致，后者包括无精子症、精子减少症或弱精子症、畸形精子症、单纯性精浆异常。

5. 原因不明不孕症　是一种生育力低下的状态，可能的病因包括隐性子宫输卵管因素、潜在的卵母细胞或精子异常、受精障碍、胚胎发育停滞、反复胚胎种植失败、免疫性因素等，但应用目前的检查手段无法确定。

【诊断方法】

不孕症的诊断要点在于病因诊断。不孕症的各种病因可能同时存在，需要男、女双方同时进行检查，根据双方的病史、体格检查、辅助检查结果进行筛查与评估，做出初步诊断。

1. 女性因素不孕症

（1）病史采集：初步判断是否存在排卵障碍或盆腔、输卵管不孕因素等。详细了解不孕的时间、性生活是否正常、曾经采取的避孕措施、既往妊娠情况等。月经史包括月经初潮年龄、月经周期、经期长短、出血量、有无痛经、月经改变的时间等，还要了解治疗方案、结果如何、最后用药时间、原发闭经患者是否做过染色体检查等。

既往史：是否做过有关不孕的检查（如基础体温测定、输卵管通液或造影等），有无妇科疾病（如子宫肌瘤或盆腔炎史），有无其他全身疾病史（如结核病）或手术史（如盆腔手术史和阑尾手术史）等。

（2）体格检查：包括全身检查和妇科检查。

1）全身检查：了解体格发育及营养状况，包括身高、体重、体脂分布特征、第二性征、有无甲状腺肿大及皮肤改变等。

2）妇科检查：注意外阴、阴道有无畸形，阴蒂大小，有无阴道炎症；有无先天性子宫颈闭锁、炎症，注意宫颈黏液的性质、量；双合诊或三合诊检查注意子宫大小、位置、形态、软硬度及是否活动、有无压痛等；双附件有无包块及压痛，宫骶韧带有无触痛结节等。

（3）辅助检查：需根据病史和体格检查的线索提示进行选择，包括解剖结构检查、卵巢功能评估、排卵功能检查、其他内分泌腺功能检测、输卵管通畅度检查等。

1）解剖结构检查：①盆腔超声检查是女性因素不孕症患者的常规检查，推荐使用经阴道超声。检查内容包括子宫位置、大小、形态、子宫肌层的结构、子宫内膜的厚度和分型；卵巢内是否存在异常回声；盆腔有无其他异常回声。②盆腔CT或MRI等影像学检查适用于病史、体格检查和（或）基本辅助检查等提示可疑病变的患者，以明确诊断。③宫腔镜和腹腔镜检查。

2）卵巢功能评估：具体见本章第一节不孕症的流行病学特征及特殊检查方法。①性激素水平检测：血FSH、LH、催乳素、雌二醇、睾酮、孕酮，各项指标的临床意义不同，同一指标在月经的不同时期所提示的临床意义也不同。②抗米勒管激素（anti-Müllerian hormone，AMH）检测。③超声检查卵巢的体积、双侧卵巢窦状卵泡数、优势卵泡大小。

3）排卵功能检查：①基础体温测定；②超声监测；③血、尿LH测定；④宫颈黏液检查；

⑤黄体中期孕酮水平检测；⑥子宫内膜活检。具体见本章第一节不孕症的流行病学特征及特殊检查方法。

4）其他内分泌腺功能检测：如甲状腺功能、肾上腺功能、胰岛功能等，必要时应予以检测。

5）输卵管通畅度检查：包括①输卵管通液术；②子宫输卵管造影术；③子宫输卵管超声造影术；④宫腔镜检查和腹腔镜检查。具体见本章第一节不孕症的流行病学特征及特殊检查方法。

2. 男性因素不孕症

（1）病史采集：男性病史的采集内容主要关注性生活情况、婚育史、是否存在可能影响生育能力的全身性疾病、专科疾病或其他危险因素。

（2）体格检查：包括全身体格检查和生殖系统专科检查。

1）体格发育及营养状况：包括身高、体重、血压、躯干肢体比例、嗅觉、第二性征（喉结、体毛分布、有无男性乳房女性化等）。

2）生殖系统检查：能够直观地观察到阴茎、睾丸、阴囊等器官的发育情况，如有无尿道下裂；睾丸的形状、体积和质地，有无下降不全、异位或回缩；输精管有无中断；有无精索静脉曲张及分级；前列腺大小、质地是否均匀，有无结节和压痛；精囊能否触及、有无压痛等。

（3）辅助检查

1）精液分析：是男性患者的常规检查。目前临床上对精液常规检查的评估参照 2010 年 WHO 颁布的第 5 版《人类精液实验室检验手册》，一般于禁欲 2 ~ 7 d 手淫留取精液样本。"正常精液标准"的主要指标包括精子浓度、活率和形态，列于表 13-1。

根据连续 2 ~ 3 次标准的精液分析，将精子减少症进行分度。①轻、中度精子减少症：精子浓度在（5 ~ 15）×10^6/ml；②严重精子减少症：精子浓度在（1 ~ 5）×10^6/ml；③极严重精子减少症：精子浓度 < 1×10^6/ml；④隐匿精子症：新鲜标本中未观察到精子，但离心后沉淀物检查中可发现精子。

表 13-1   WHO 第 5 版《人类精液实验室检验手册》推荐的参数下限

参数	正常标准	参数下限（5%、50%、95%）
容积	≥ 1.5 ml	1.5、3.7、6.8
pH	7.2 ~ 8.0	
精子浓度	≥ 15×10^6/ml	15、73、213
精子总数	≥ 39×10^6/ 每次射精	39、255、802
活率	≥ 32%	32、55、72
形态学	4%（Kruger 标准）	4、15、44
存活率	≥ 58%	58、79、91

2）激素检测：生殖激素测定应至少包括 FSH 和睾酮。如睾酮水平降低，应复查，并进一步检测 LH 和催乳素。

3）生殖系统超声检查：包括前列腺、精囊腺、睾丸、附睾、阴囊内血流、精索等超声检查。

4）其他检查：包括性高潮后尿液检查、精浆抗精子抗体测定、遗传学筛查、下丘脑 - 垂体区域的影像学检查、诊断性睾丸活检。

3. 原因不明不孕症   属于排除性诊断，如精液分析、排卵监测、妇科检查和输卵管通畅性检查未发现异常，即可诊断。必要时女性可施以诊断性腹腔镜检查。

【治疗原则】

不孕症的治疗基于不孕症病因的确定。在治疗同时，需指导不孕夫妇调整生活方式，缓解压力、平衡膳食、控制体重、戒烟、戒酒。具体治疗方法见本章第二节不孕症的病因、诊断方法及治疗原则和第三节辅助生殖技术及其前沿技术。

1．女性因素不孕症的治疗方法

（1）排卵障碍：诱导排卵治疗分为三阶梯模式，分别为氯米芬／来曲唑；促性腺激素／卵巢打孔；超促排卵及体外受精胚胎移植术。

（2）盆腔输卵管因素：根据输卵管阻塞情况，结合有无其他不孕原因、女方卵巢储备等情况，可以选择手术治疗或体外受精胚胎移植术。如果手术治疗效果满意，可采取监测排卵、促排卵治疗结合人工授精等方式积极助孕。

（3）子宫内膜异位症合并不孕：结合有无其他不孕原因、女方卵巢储备等情况，可依次考虑手术切除子宫内膜异位灶、诱导排卵结合人工授精、体外受精胚胎移植术。

（4）子宫异常：对于尚无妇科手术指征的子宫异常，如果合并不孕或反复妊娠丢失，在排除其他相关因素的情况下，应考虑手术纠正子宫肌瘤、子宫内膜息肉、纵隔子宫和宫腔粘连。

（5）子宫颈因素：首选宫腔内人工授精治疗。

2．男性因素不孕症的治疗方法　包括药物治疗、手术治疗和辅助生殖技术助孕。

3．不明原因不孕症的治疗方法　可以依次选择诱导排卵结合人工授精，体外受精胚胎移植术治疗。

（徐　阳）

第三节　辅助生殖技术及其前沿技术

案例13-3

某患者，女性，34岁。因"双侧输卵管切除术后未避孕未孕1.5年"就诊。患者2019年、2020年两次自然受孕后，分别诊断为左侧和右侧输卵管妊娠，行双侧输卵管切除，术后性生活正常，未避孕未孕1年余，内分泌检查未见异常，男方精液检查未见异常。

问题：

该患者接下来该如何治疗？

案例13-3解析

1978年，世界首例"试管婴儿"（Louis Brown）诞生，这是人类生殖医学领域的重大突破。经过几十年的发展，辅助生殖技术（assisted reproductive technology，ART）包含的内容越来越丰富，新技术、新理念和新成果不断涌现，伦理、道德、法律、宗教信仰等方面的矛盾也日益凸显，唯有通过不断完善、健全相关的政策法规，才能保证ART健康有序发展。

【辅助生殖技术】

辅助生殖技术（ART）是指通过医学手段辅助精卵结合，使不孕不育夫妇成功妊娠的技术，常用的ART有人工授精（artificial insemination，AI）和体外受精胚胎移植术（in vitro fertilization and embryo transfer，IVF-ET）。

1．人工授精（AI）　是以非性交方式将精子置入女性生殖道内，使精子与卵母细胞自然结合的一种ART。AI有诸多分类方法，根据精子来源不同，分为夫精人工授精（artificial insemination by husband，AIH）和供精人工授精（artificial insemination by donor，AID）；根据授精时精液放置位置不同，分为阴道穹后部人工授精、子宫颈管内人工授精、宫腔内人工授精，目前临床最常用的是宫腔内人工授精。

AIH 的适应证包括：①男方轻度精子减少症及弱精子症、精子液化异常、生殖器畸形、性功能障碍等不育；②子宫颈因素不孕；③女方因生殖器畸形或心理因素等引起的性交困难或不能性交导致的不孕；④不明原因不孕；⑤免疫性不孕。

AID 的适应证包括：①不可逆的无精症；②男方和（或）其家族有不宜生育的严重遗传疾病；③射精障碍；④夫妻间特殊血型或免疫不相容。AI 仅优化精子，更接近自然受精，且操作简单、费用低廉、并发症少，为解决不孕症的有效治疗方法之一。然而，AI 的妊娠率较低，不明原因不孕者接受夫精宫腔内人工授精的妊娠率仅为 10%；且 AID 存在诸多伦理风险，我国法律规定目前 AID 精源一律由国家卫生健康委员会认定的人类精子库提供，为降低近亲婚配的风险，每一位供精者的精液最多只能使 5 名女性受孕。

2．体外受精胚胎移植术（IVF-ET）　是将从母体卵巢取出的卵母细胞置于培养皿内，加入经优选诱导获能处理的精子，使精子、卵子在体外受精，受精后继续培养 3～5 d，再将发育到卵裂期或囊胚期的胚胎移植回母体子宫腔内，着床发育成为胎儿的全过程。

常规 IVF-ET 主要适用于：①女方盆腔炎症等原因引起的输卵管梗阻而导致的配子运输障碍；②排卵障碍；③子宫内膜异位症；④男性精子减少症、弱精子症；⑤免疫性不孕；⑥不明原因不孕。

主要步骤如下：

（1）超数排卵：又称控制性超促排卵（controlled ovarian hyperstimulation，COH）。通过药物促进卵巢内处于发育停滞状态的未成熟卵细胞继续发育，进而获得多个成熟的卵细胞，根据使用卵巢降调解药物的种类、剂量和时机等的不同，分为超长方案、长方案、短方案、超短方案、拮抗剂方案和微刺激方案等。

（2）取卵：常在给予外源性人绒毛膜促性腺激素（human chorionic gonadotropin，HCG）促卵泡成熟后 34～36 h 取卵。目前临床最常用的是经阴道超声引导下的卵泡穿刺取卵术，术前、术中可考虑给予镇静及静脉麻醉，手术创伤小、耐受性好、获卵率高。

（3）体外受精和胚胎培养：将取到的卵母细胞置入培养箱内培养 4～8 h，之后加入优化处理的精子观察受精情况，受精后第 3 日胚胎可发育至 6～8 细胞，第 5～7 日可发育形成囊胚。

（4）胚胎移植：一般选择在取卵后的第 2～5 日进行，将胚胎或囊胚移入母体子宫腔内。

（5）黄体支持：因 GnRH 的激动剂和拮抗剂均对黄体功能有破坏作用，引起黄体功能不足，故需要应用黄体酮、孕激素进行黄体支持。

（6）随访：通常于胚胎移植后 12～14 d 行血 HCG 测定，阳性者提示妊娠，其后于移植后 28～30 d 行妇科超声检查，了解妊娠囊情况，明确临床妊娠。

想一想

辅助生殖技术的常见并发症有哪些？

想一想解析

【辅助生殖技术的衍生技术】

经过几十年的发展，辅助生殖技术逐渐衍生出如卵细胞质内单精子注射（intracytoplasmic sperm injection，ICSI）、着床前遗传学检测（preimplantation genetic testing，PGT）、卵母细胞体外成熟（in vitro maturation，IVM）、辅助孵化（assisted hatching，AH）、生育力保存技术、线粒体置换（mitochondria replacement，MR）和胚胎干细胞技术等。

1．卵细胞质内单精子注射（ICSI）　是借助显微操作系统，将单一精子注射入卵细胞质内使其受精的技术，主要用于男性精子减少症、弱精子症在 IVF 中因精子数量过少或功能障碍，不能穿透卵母细胞透明带完成受精或受精率低的情况，是治疗严重男性不育症的有效手段。

2．着床前遗传学检测（PGT） 是在进行胚胎移植前，对胚胎或卵母细胞的极体进行活检，通过分析其遗传物质，推测、判断胚胎或卵母细胞的染色体或基因状态，选择正确的胚胎进行移植的技术。随着细胞生物学和分子生物学技术的快速发展，PGT 应用于单基因病、染色体异常、人类白细胞抗原分型以及癌症易感基因等的检测。根据检测主体的不同，将 PGT 分为针对特定已知基因突变的单基因着床前遗传学检测（preimplantation genetic testing for monogenic，PGT-M）、针对染色体非整倍性的着床前遗传学检测（preimplantation genetic testing for aneuploidy，PGT-A）和针对易位、倒位等染色体结构重排的着床前遗传学检测（preimplantation genetic testing-structural rearrangements，PGT-S）3 类。遗传学检测方法也不断升级，以荧光原位杂交和 PCR 为基础，辅以阵列比较基因组杂交、单核苷酸多态性微阵列和高通量测序等技术手段对遗传病进行诊断。PGT 是最早期的产前诊断手段，可以避免因胎儿异常而致的流产、引产和遗传病患儿的出生，有效地降低出生缺陷的风险。

知识拓展

MARSALA 技术

高通量测序同时检测突变位点，染色体异常以及连锁分析（mutated allele revealed by sequencing with aneuploidy and linkage analysis，MARSALA）技术是一种基于高通量测序的 PGT 方法，可以同时对胚胎进行致病位点、染色体拷贝数和致病位点连锁三方面的分析，实现单基因遗传病的一步法诊断。MARSALA 技术不仅更全面、更精确，且操作方便、成本低、应用范围广，目前已成功应用于多种单基因遗传病的诊断。

3．卵母细胞体外成熟培养（IVM） 是获取未成熟卵母细胞，通过体外成熟培养，使其发育达到成熟卵母细胞阶段的技术。IVM 避免了 IVF 治疗过程中的 COH，无须支付昂贵的药物费用，且可有效地预防卵巢过度刺激综合征的发生。IVM 主要应用于如下情况：①多囊卵巢综合征；②对促性腺激素不敏感者；③捐赠卵细胞者；④有生育力保存要求的卵巢肿瘤或激素依赖肿瘤患者。

4．辅助孵化（AH） 是通过化学、机械或激光等方法，将胚胎透明带削薄或形成开孔的技术，目前主要应用于 IVF 助孕中卵母细胞透明带过厚、过硬等影响胚胎孵出等情况。此技术可提高妊娠率，但因其不同程度地对胚胎造成了影响，其安全性受到争议。

5．生育力保存 是一种保存生育能力，推迟或延长生育期，对配子（精子或卵母细胞）、体外受精后的早期胚胎或卵巢、睾丸组织进行体外冷冻保存的技术。

女性生育力保存包括胚胎冷冻、成熟卵母细胞冷冻和卵巢皮质冻存。适用于：①女性恶性肿瘤患者；②卵巢功能早衰患者；③自身免疫病或血液系统疾病需接受生殖毒性的化疗治疗前或治疗中者；④因妇科良性肿瘤需接受有损生殖器官的手术前或手术中者。

男性生育力保存包括精液、睾丸组织、睾丸或附睾来源的单精子冻存。适用于：①男性恶性肿瘤患者；②从事可能影响生育功能的职业前者；③接受可能影响生育的治疗前或治疗中者。

> **想一想**
>
> 　　某患者，36岁，女性，未婚，有性生活史，现无男友，近期也无结婚计划，要求"冻卵"保存生育力，作为医生，该如何回应患者的要求？

【辅助生殖前沿技术】

　　1. 线粒体置换技术（mitochondrial replacement，MR）　线粒体是为人体细胞提供能量的细胞器，也是除细胞核外唯一携带遗传物质的细胞器，线粒体DNA（mitochondrial DNA，mtDNA）突变可导致线粒体脑病、线粒体肌病、视觉听觉功能障碍等一系列罕见的母系遗传病，目前已鉴定出150种与人类疾病相关的mtDNA突变。MR可以阻止携带突变mtDNA的女性将致病基因遗传给子代。主要置换方式包括原核移植、纺锤体-染色体复合物移植和极体移植。无论何种置换方式，均不可避免地会产生线粒体混杂问题和伦理争议。利用MR出生的后代携带了亲生父母和供卵者三个亲本的遗传物质，由此可能引发亲子关系混乱和相应的伦理、社会问题。

　　2. 人胚胎干细胞技术　人胚胎干细胞（human embryonic stem cell，hES）是源自人囊胚内细胞团，经过体外分离、培养获得的原始多能干细胞，具有无限增殖、自我更新和多向分化的特性。通过定向分化，诱导hES产生各种特化的组织和器官，得以治疗白血病、烧伤等多种疾病，经基因工程改造的hES有可能为人类疾病的基因治疗开辟更广阔的前景。

　　3. 生殖干细胞技术　生殖干细胞（germline stem cell，GSC）是一种具有自我更新能力、可分化并发育为成熟配子的干细胞，包括雄性生殖干细胞和雌性生殖干细胞。GSC同胚胎干细胞一样具有多潜能性，可用于疾病治疗和组织修复等，在卵巢功能衰竭、男方重度精子减少症、弱精子症等方面存在一定的应用前景。

　　综上所述，辅助生殖技术的发展已不再局限于不孕症的治疗范畴，而是逐渐步入对生命奥秘和疾病发生机制的探索和研究阶段，其内涵也从辅助生殖过渡到生殖工程，通过与分子生物学、组织胚胎学等多学科的交叉合作，开创人体奥秘探究的新纪元。

> **整合思考题**
>
> 　　患者因"排卵障碍"行IVF-ET助孕治疗，促排卵取卵后4 d出现下腹部胀痛、食欲缺乏、尿少、胸闷、憋气，不能平卧，此患者发生了什么情况？

（李　蓉）

参考文献

[1] 谢幸，孔北华，段涛. 妇产科学 [M]. 9版. 北京：人民卫生出版社，2018.

[2] 黄荷凤. 实用人类辅助生殖技术 [M]. 北京：人民卫生出版社，2018.

第十四章
生育调控

- **基本目标**
  1. 掌握临床常用避孕方法：外用药具，宫内节育器的避孕机制，临床应用宫内节育器的副作用及出现副作用的临床治疗。
  2. 掌握药物避孕的避孕机制、临床应用，基本掌握副作用及处理。
  3. 掌握人工流产、药物流产、中期妊娠引产等避孕失败的补救措施，人工流产和药物流产的适应证、禁忌证及并发症的防治。
  4. 掌握缓释系统避孕药具、紧急避孕方法、避孕机制及临床应用。
  5. 掌握绝育手术的适应证、禁忌证、并发症及其防治。
  6. 了解流产后关爱和避孕的内容。
  7. 了解新型复合短效口服避孕药的发展史与进展。

- **发展目标**
  1. 根据不同的病情及是否合并其他疾病，推荐适合的避孕措施。
  2. 通过学习复方口服避孕药和左炔诺孕酮宫内缓释节育系统，了解避孕及其临床应用。

第一节　常用避孕方法

随着生育政策的调整，计划生育的临床工作也随之调整，逐渐转向更好地保护女性的生育能力，保护女性的生殖健康，因此，生育间隔时期避孕方式的选择更加重要。

案例14-1

某患者，女性，28岁，因咨询避孕就诊。患者平素月经周期不规律，30～50 d，G4P1，人工流产3次，剖宫产1次。避孕方法：以避孕套避孕为主，有时安全期避孕，有时使用紧急避孕药避孕。既往身体健康。每年体检，身体健康。超声检查：子宫、双侧附件均正常。

案例14-1解析

案例14-1（续）

问题：
1. 适合该患者的避孕方式有哪些？
2. 每一种避孕方式的适应证和禁忌证是什么？
3. 紧急避孕药的避孕原理是什么？

新型复合短效口服避
孕药的发展史与进展

一、类固醇激素避孕法

（一）短效复方口服避孕药的避孕原理及临床应用

目前国内外常用的短效复方口服避孕药（combined oral contraceptive，COC）是含有低剂量雌激素和孕激素的复合类固醇激素制剂（表14-1），可在早期人工流产后、中期妊娠引产后或感染性流产后立即使用。正确使用时，其避孕有效率可达99%以上。

1. 避孕原理

（1）抑制排卵：通过干扰下丘脑 - 垂体 - 卵巢轴的正常功能，发挥中枢性抑制作用：一方面抑制下丘脑释放促性腺激素释放激素（GnRH），使垂体分泌FSH和LH减少，影响卵泡发育；另一方面抑制垂体对促性腺激素释放激素的反应，不出现排卵前黄体生成素（LH）高峰，故不发生排卵。

（2）改变宫颈黏液性状：复方口服避孕药中的孕激素可以使宫颈黏液更黏稠，不利于精子穿透，影响受精。

（3）改变子宫内膜形态与功能：胚胎着床的关键在于胚胎发育与子宫内膜生理变化过程精确同步，避孕药中的孕激素通过抑制子宫内膜增殖，使腺体停留在发育不完全阶段，不利于受精卵着床。

（4）影响输卵管功能：雌、孕激素持续作用使输卵管正常的分泌和蠕动发生异常，受精卵在输卵管的运行速度出现异常，同步性变化受到影响，从而干扰受精卵着床。

知识拓展

类固醇激素避孕法使用注意事项

【适应证】 要求避孕的健康育龄妇女，无使用类固醇避孕药的禁忌证者，均可选用。

【禁忌证】

（1）血栓栓塞性疾病或病史。

（2）脑血管、心血管及其他血管疾病。

（3）高血压，血压 ≥ 21.3/13.3 kPa（160/100 mmHg）或伴血管疾病。

（4）乳腺癌。

（5）确诊或可疑雌激素依赖性肿瘤（子宫肌瘤除外）。

（6）良、恶性肝肿瘤。

（7）糖尿病伴肾、视网膜、神经病变及其他心血管病，或患糖尿病20年以上。

（8）重度肝硬化、病毒性肝炎急性期或活动期。

（9）妊娠。

（10）产后 6 周内母乳喂养。

（11）每日吸烟 ≥ 15 支且年龄 ≥ 35 岁的妇女。

（12）有局灶性神经症状的偏头痛，或年龄 ≥ 35 岁的妇女无局灶性神经症状的偏头痛。

（13）经历大手术且长期不能活动者。

（14）已知与凝血相关的基因突变者（如 V 因子；凝血酶原突变，蛋白 s、蛋白 c 和抗凝药物使用）。

（15）心脏病动脉高压及有亚急性细菌性心内膜炎病史。

（16）系统性红斑狼疮、抗磷脂抗体阳性或不明原因易栓性疾病。

（17）具有冠状动脉疾病多重风险因素：老龄、吸烟、糖尿病、高血压、血脂异常。

【相对禁忌证】

（1）高血压，血压在（18.7 ~ 21.2）/（12 ~ 13.2）kPa［（140 ~ 159）/（90 ~ 99）mmHg］之间。

（2）高血压病史（不包括妊娠期高血压，目前血压正常）。

（3）胆道或胆囊疾病，或有与服用口服避孕药相关的胆汁淤积症病史。

（4）吸烟每日＜15 支，但患者年龄 ≥ 35 岁。

（5）持续的无局灶性神经症状的偏头痛、年龄＜35 岁；或初发的无局灶性神经症状的偏头痛、年龄 ≥ 35 岁。

（6）服用利福平、巴比妥类及拉莫三嗪抗癫痫药。

（7）产后 42 d 内，未哺乳。

（8）哺乳，产后 6 周至 6 个月。

（9）乳腺癌病史，近 5 年未发病。

【注意事项】

向患者告知可能的不良反应，一般坚持正确服药几个月后可缓解或消失。使用前应进行相关体格检查，包括测量血压、体重、乳房检查、妇科检查等，必要时进行子宫颈细胞涂片等相关实验室检查，服药期间也应定期复查。建议每日相对固定时间服用，如漏服，应及时补服。如出现可疑严重不良反应早期危险信号，包括下肢肿胀、疼痛、视力问题等，应及时停药。

2．临床应用 激素避孕药为女性提供了可以主动控制自己生育功能的方法。随着避孕药物的发展，其作用已经远远不止用于控制生育，还可用于妇女保健和疾病治疗。

（1）降低发生异位妊娠的风险：可能通过抑制排卵等多环节避孕方式高效避孕，从而减少异位妊娠的发病率。

（2）降低盆腔炎的发生风险：有研究显示，与不用药或屏障避孕法相比，口服避孕药可以降低盆腔炎风险，可能与孕酮改变了宫颈黏液性状，使得细菌的上行感染受到阻碍有关。

（3）减少子宫内膜癌及卵巢癌发病率：有研究表明，短效复方口服避孕药对于子宫内膜癌有保护作用。其效果在服用 1 年后显现，降低发病风险最高可达 50%。保护效果随着服药时间的延长而提高。在存在子宫内膜癌高危因素（如高血压、肥胖、不孕等）时，保护效果减弱，需严密随访。许多病例对照和队列研究均表明，口服激素避孕药具有预防卵巢癌发生的作用，可能与抑制排卵有关。

（4）子宫内膜异位症和子宫腺肌病：短效复方口服避孕药可以通过抑制排卵，减少子宫生成前列腺素，从而减轻子宫内膜的水肿，降低子宫内膜血管生成和子宫收缩，缓解痛经；也是子宫内膜异位症和子宫腺肌病相关疼痛和原发性痛经的一线治疗药物；同时，对于子宫内膜异位症和子宫腺肌病术后疼痛的治疗和预防复发也有效。

（5）高雄激素血症、痤疮：通过增加性激素结合球蛋白的生成，从而减少游离睾酮含量；抑制双氢睾酮还原酶的活性，减少睾酮向双氢睾酮的转化；减少卵巢生成促性腺激素，从而减少雄激素生成；在靶器官竞争性结合雄激素受体，降低外周雄激素的生理作用；可以改善PCOS相关的多毛、痤疮症状。

（6）治疗异常子宫出血：雌、孕激素联合作用使月经周期规律，子宫内膜变薄，减少月经量，急性出血时可以用于止血，出血停止后可调整周期，以预防子宫内膜增生和出血复发，在用于治疗异常子宫出血时，应除外妊娠和子宫内膜病变。

表 14-1 常用的短效复方口服避孕药

药名	剂量（mg）/ 剂型	用法
左炔诺孕酮炔雌醇（三相）片	黄色 6 片（第 1 ~ 6 日） 左炔诺孕酮 0.05 mg 炔雌醇 0.03 mg 白色 5 片（第 7 ~ 11 日） 左炔诺孕酮 0.075 mg 炔雌醇 0.04 mg 棕色 10 片（第 12 ~ 21 日） 左炔诺孕酮 0.125 mg 炔雌醇 0.03 mg 每板 21 片	按药品包装上箭头所指方向服用，首次服药从月经来潮的第 3 日开始，每晚 1 片，连续 21 d，先服黄色片 6 d，继续服白色片 5 d，最后服棕色片 10 d。一般停药 1 ~ 3 d 月经来潮。停药 7 d 后，按上述顺序服用下一周期药
去氧孕烯炔雌醇片	去氧孕烯 0.15 mg 炔雌醇 0.03 mg 或 0.02 mg 每板 21 片	月经来潮的第 1 日开始，每晚服 1 片，连续服药 21 d 不间断。停药 7 d 后，接着服第 2 个周期的药
屈螺酮炔雌醇片	屈螺酮 3 mg 炔雌醇 0.03 mg 每板 21 片	
屈螺酮炔雌醇片（Ⅱ）	浅粉色 24 片 屈螺酮 3 mg 炔雌醇 0.02 mg 白色 4 片（空白片） 每板 28 片	月经周期的第 1 日开始，每日服用 1 片浅粉红色药片，连续服用 24 d，随后在第 25 ~ 28 日每日服用 1 片白色无活性片。然后连续服用下一盒药物，也从浅粉红色片开始，无论月经周期是否已开始或仍在月经中

注：部分内容引自临床诊疗指南与技术操作规范·计划生育分册 [M]．北京：人民卫生出版社，2017.

（二）短效复方口服避孕药（COC）的副作用及处理

1. 早期轻度副作用 包括腹胀、恶心、呕吐（发生率为 4.2% 左右）、乳房疼痛（发生率为 4% 左右）。通常会在数月内消失。

2．突破出血 是 COC 最常见的副作用（发生率为 4.7% 左右）。常见原因为漏服药物，但也见于未漏服者。口服 COC 后导致的子宫内膜萎缩，内膜组织脆弱，易因组织破坏而发生出血。雌激素可以稳定子宫内膜，如果雌激素剂量过低，易发生突破出血。处理方法：先观察 3个周期，如果仍有出血发生，则进一步做子宫颈和盆腔超声，除外器质性病变如内膜息肉等，对症处理。

3．闭经 长期连续使用 COC，或者周期性服用 COC，也有可能发生闭经（发生率为 1% ～2%）。对于周期性服用 COC 发生闭经者，可考虑更换为雌激素含量略高的制剂。如果停用 COC后 3 个月仍无月经（发生闭经），则应接受闭经相关检查，评估原因。

4．心血管疾病 研究发现，含 20 μg 或 30 ～ 40 μg 炔雌醇的 COC 均与心肌梗死的风险升高有关（RR 分别为 1.4 和 1.88）。不同类型孕激素的风险差异并无统计学意义。尽管如此，使用 COC 时发生这类事件的绝对风险非常低，据估计，在 10 000 例使用 COC（含炔雌醇 20 μg和去氧孕烯）1 年的女性中，仅 2 例会出现动脉血栓形成（心肌梗死或血栓性脑卒中），6.8 例会出现静脉血栓形成。吸烟增加了心血管事件发生风险，建议 35 岁以上吸烟女性避免应用 COC。

5．静脉血栓栓塞 使用 COC 后，发生静脉血栓栓塞（venous thromboembolism，VTE）的风险是不用 COC 者的 2 ～ 4 倍。孕激素的类型也会影响该风险：第三代孕激素引发 VTE 的机制为对活化蛋白 C 的获得性抵抗，比其他孕激素的 COC 出现 VTE 风险升高至 3 倍；但仍然低于妊娠期 VTE 的风险，因而要求在使用前评估个体 VTE 风险后酌情应用。第二代孕激素（如左炔诺孕酮）抵消雌激素血栓形成的影响，发生 VTE 风险低于第三代孕激素。患者年龄、体重及血栓形成倾向的状态会影响静脉血栓形成的风险。

6．癌症 总体来说，COC 的应用不增加癌症风险。研究表明，使用 COC 与结直肠癌、子宫内膜癌和卵巢癌风险降低有关；与乳腺癌和子宫颈癌风险增加有关，但报道不一致。

7．体重变化 现有数据及研究未发现 COC 应用对体重产生较大影响。

8．其他 头痛一般会在应用一段时间后逐渐适应并症状消失（发生率为 6.7% 左右）。偏头痛则建议筛查并治疗脑卒中的危险因素：有偏头痛病史且使用 COC 的女性发生脑血栓栓塞的风险升高，而 35 岁及以上的偏头痛女性使用 COC 通常弊大于利。对于有先兆或局灶症状的任何年龄偏头痛女性，使用 COC 的风险均不可接受；低剂量 COC 可能与脑卒中风险小幅升高有关（但脑卒中风险的绝对增加也非常低，尤其是 35 岁以下的无高血压且不吸烟的健康女性）。情绪变化（情绪波动、抑郁、抑郁情绪和情感不稳定）发生率约为 2.2%。

二、宫内节育器避孕法

宫内节育器（intrauterine device，IUD）是我国女性使用最多的避孕器具，包括 IUD 和宫内节育缓释器具（IUS），具有安全、高效、长效、可逆、不影响性生活等优点。

（一）宫内节育器分类

1．惰性 IUD 为第一代 IUD，由惰性原料（如不锈钢、硅胶、塑料、尼龙等）制成。我国主要使用不锈钢材料的宫内节育器，也由于其较多的不良反应，如腰酸、腹痛、脱落、带器妊娠等，在 1993 年后被淘汰。

2．活性 IUD 为第二代 IUD，其内含有活性物质，如铜离子、激素、药物及磁性物质等，借以提高避孕效果，减少副反应。

（1）含铜宫内节育器

1）种类：含铜宫内节育器是目前应用最广泛的宫内节育器，有 T 型、V 型、宫型等，很多 IUD 根据含铜的表面积来命名。如 TCu380A、VCu200。含铜 T 型宫内节育器是我国目前最常用的 IUD（图 14-1）。T 铜环以聚乙烯为支架，纵杆上绕铜丝或在纵杆和横臂上套铜套，根据铜丝的面积不同分为不同类型，一般使用年限为 10 ～ 15 年。

带铜 V 型环如 VCu200、母体乐（MLCu-375）、宫铜 IUD（如元宫铜 300）等都是我国常用的宫内节育器。

无支架 IUD：即固定式 IUD（吉妮 IUD，图 14-2），是在外科尼龙线上串有 6 个铜套，顶端有小结，可以固定在子宫肌壁内，使 IUD 悬挂在宫腔内，减少对子宫内膜的压迫和损伤，以减少出血。铜表面积为 330 mm^2，可以使用 10 年。

由于放置含铜宫内节育器可能有出血、腹痛等副作用，还有一种将药物储存在含铜 IUD 中，每日微量释放吲哚美辛，如吉妮致美、元宫药铜等，能够减少放 IUD 后半年的不适症状。

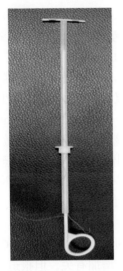

图 14-1　含铜 T 型 IUD

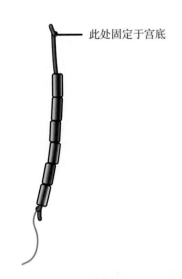

此处固定于宫底

图 14-2　吉妮 IUD

2）避孕机制：宫内节育器的避孕机制至今尚未明确，多数学者及研究者认为 IUD 抗生育作用是局部组织对异物组织反应所致。IUD 中的活性成分（铜离子）加强了 IUD 抗生育的作用。

对精子和胚胎的毒性作用：IUD 诱发的局部炎症反应是一种慢性无菌性炎症，炎症导致宫腔内巨噬细胞、淋巴细胞、浆细胞等免疫细胞分泌的物质，中性粒细胞溶解的产物以及损伤内膜细胞溶解释放的物质，使宫腔液具有细胞毒作用。带铜 IUD 中的铜离子使子宫内膜的无菌性炎症反应加重；铜离子还可能改变宫颈黏液的生化特性，影响精子的活动、获能，从而进一步增强避孕效果；铜离子还能直接杀伤精子和受精卵。

前列腺素的作用是增强子宫收缩和输卵管蠕动：节育环的长期刺激使得子宫内膜产生前列腺素，促使发育及分裂程度不够的受精卵被提前送到子宫腔而影响着床。

（2）含药宫内节育器

1）含左炔诺孕酮的宫内节育器（levonorgestrel IUD）：如曼月乐（Mirena），以聚乙烯作为支架，人工合成的孕激素左炔诺孕酮储存在纵管内，共 52 mg，每日释放 20 μg，抑制子宫内膜增生，使子宫内膜变薄，不利于受精卵着床。另外，孕激素还可以改变宫颈黏液性状，使宫颈黏液在子宫颈管内形成致密的黏液栓，从而不利于精子穿透。大剂量的左炔诺孕酮是有可能抑制卵巢排卵的，一般有效期为 5 年。

2）含吲哚美辛（indomethacin）宫内节育器：如无支架含铜宫内节育器和活性 γ-IUD 等，通过缓释吲哚美辛，减少放置 IUD 后的腹痛及月经过多等副作用。

（二）放置宫内节育器的适应证和禁忌证

1．适应证

（1）育龄妇女自愿要求放置 IUC 且无禁忌证者。

（2）要求紧急避孕并愿意继续以 IUD 避孕且无禁忌证者。

2．禁忌证

（1）妊娠或可疑妊娠者。

（2）生殖器官炎症，如阴道炎、急性或亚急性宫颈炎、急性或慢性盆腔炎、性传播感染等未经治疗及未治愈者。

（3）3 个月以内有月经频发、月经过多（左炔诺孕酮 IUS 除外）或不规则阴道出血者。

（4）子宫颈内口过松、重度撕裂（固定式 IUD 除外）及重度狭窄者。

（5）子宫脱垂 II 度以上者。

（6）生殖器官畸形，如纵隔子宫、双角子宫、双子宫者。

（7）子宫腔深度 < 5.5 cm，> 9 cm 者（人工流产时、正常阴道分娩及剖宫产术后例外）。

（8）人工流产后子宫收缩不良、出血量多，有妊娠组织物残留或感染可能者。

（9）阴道分娩时或剖宫产术时胎盘娩出后存在潜在感染或出血可能者。

（10）合并各种较严重的全身急、慢性疾病者。

（11）有铜或相关药物过敏史者。

（12）产后 42 d 后，恶露未净或会阴伤口未愈者，应暂缓放置。

（13）葡萄胎史未满 2 年者慎用，异位妊娠史慎用。子宫肌瘤、卵巢肿瘤患者慎用。

（14）有严重痛经者慎用 [左炔诺孕酮 -IUS 及含吲哚美辛（消炎痛）IUD 例外]。

（三）宫内节育器放置时间

1．月经后无性生活的前提下，含铜 IUD 在月经干净后 3 ～ 7 d，用于紧急避孕时不受月经期限制，但需无保护性交 120 h 内。含左炔诺孕酮 IUD 需要在月经期第 5 ～ 7 日放置。

2．月经延期哺乳期闭经者，应在排除妊娠后放置。

3．人工流产吸宫术和钳刮术后可以立即放置、中期引产流产后 24 h 内，清宫术后（子宫收缩不良、出血过多或有感染可能者除外），自然流产转经后，药物流产恢复 2 次月经后择期放置。

4．剖宫产术或阴道分娩胎盘娩出后即时放置，产后 42 d，恶露已经干净，会阴伤口已经愈合，子宫恢复正常。

（四）手术步骤

以 T 型含铜 IUD 为例：

1．签署知情同意书，术前实验室检查正常。

2．将 T 型 IUD 的双横臂轻轻下折，横臂下折时间不宜超过 3 min，并将双横臂远端插入放置管内。

3．将套管上的限位器上缘移至宫腔深度的位置。

4．将带 IUD 的放置器沿宫腔方向送达宫腔底部。

5．固定内芯，后退放置套管，使 IUD 的横臂脱出套管。

6．再将套管上推 IUD 并稍等待片刻，使 IUD 处在宫腔底部。

7．先取出内芯，然后小心地取出放置套管。

8．测量阴道内尾丝长度，以核对 IUD 是否放置到位（阴道内尾丝长度 = 尾丝总长度 + IUD 长度 - 宫腔深度）。

9．在子宫颈外口 1.5 ～ 2 cm 处剪去多余尾丝，或剪在子宫颈管内，并记录留置尾丝的长度位置。

（五）IUD 的临床应用

1．含铜 IUD　在临床中可用于宫腔粘连分离后阻隔作用，虽然有效性各医院报道仍有争议，但在临床中应用仍然较多。

2．左炔诺孕酮宫内缓释节育系统（LNG-IUD）　如曼月乐（Mirena），是宫内缓慢释放孕激素的宫内节育器，临床应用越来越普遍，可抑制子宫内膜，因为腺体细胞萎缩和基质细胞蜕膜化，使子宫内膜变薄。此外，子宫内膜血管的数量和直径也明显减少。因此，除了避孕之外，LNG-IUD 还可以有效地治疗各种妇科疾病。

（1）月经过多：有效减少异常子宫出血。大约 20% 的 LNG-IUD 使用者将会在第 1 年内出现闭经（月经暂停），含铜 IUD 则是将平均月经出血量轻度升高到 40 ～ 50 ml。

（2）子宫内膜异位症、子宫腺肌病及原发痛经：LNG-IUD 在治疗原发痛经及子宫内膜异位症、子宫腺肌病导致的痛经方面有一定的疗效。子宫内膜异位症保守治疗后的患者应用 LNG-IUD 可减少术后疼痛的复发率，对疾病长期管理、控制症状有明显效果；对于深部浸润型子宫内膜异位症（DIE）引起的疼痛也有缓解效果。

（3）辅助雌激素替代疗法：在雌激素替代疗法中使用 LNG-IUD，局部使用相对安全，避免口服药物经肝、肾代谢从而引起的全身副作用，虽然可能会在第一个月内出现子宫出血，在 1 年以后，大部分患者的出血症状能够缓解。

（4）乳腺癌内分泌治疗患者的相关应用：ER 阳性的乳腺癌患者接受内分泌治疗时常使用选择性 ER 调节剂（如他莫昔芬、托瑞米芬）预防乳腺癌复发，长期使用可增加子宫内膜增生、子宫内膜息肉的风险，他莫昔芬与子宫内膜癌风险增加相关。乳腺癌患者在他莫昔芬治疗时放置 LNG-IUD 可降低上述风险，但 LNG-IUD 对乳腺癌复发的影响有不同的结论，基于目前的证据，对乳腺癌患者使用 LNG-IUD 应持审慎态度。

（5）子宫平滑肌瘤和月经过多：LNG-IUD 对子宫肌瘤相关的月经过多有一定的疗效，但当子宫腔容积过大时，所释放的孕激素可能不足以对子宫内膜产生足够的作用，因此减少月经量的效果欠佳。子宫肌瘤导致宫腔变形是 LNG-IUD 的相对禁忌证。月经过多及子宫肌瘤患者的脱落率较普通女性显著增加，其中子宫体积较大者明显高于子宫体积较小者。

（6）预防子宫内膜息肉复发：LNG-IUD 宫腔局部释放的孕激素可使宫颈黏液变厚，降低宫腔炎症的发生率；对抗雌激素对子宫内膜的增生作用；同时可下调子宫内膜 ER、PR 及细胞增殖因子的表达，增加细胞凋亡因子的表达，均有利于预防子宫内膜息肉复发。

（六）宫内节育器的副作用及处理

1. 副作用

（1）出血

1）放置后即刻出血：放置 IUD 后大多数女性会出现阴道出血，通常出血量小于月经量，持续时间为 3 ～ 7 d，少数情况下出血时间可能会延长。出血与放置 IUD 时引起的轻度创伤有关。一般无须治疗，术前对患者的宣传教育更重要。

2）不规则阴道出血：放置 IUD 后 3 个月内发生不规则阴道出血的概率为 15% ～ 70%；6 个月时大部分患者的症状明显减轻或消失。含铜 IUD 可能使内源性前列腺素释放增加，表现为月经量增多，而含孕激素 IUD 通常使出血减少和（或）闭经，部分患者出现不规则出血或大量出血。如果放置 IUD 后 3 个月以上仍存在异常出血，首先确认 IUD 的位置是否正常，并排除其他并发症后，可选择药物治疗，如非甾体抗炎药、抗纤溶药氨甲环酸。

（2）腹痛：放置 IUD 或术后短期可因为刺激性痉挛引起下腹痛，可根据疼痛程度，酌情给予非甾体抗炎药（布洛芬 600 ～ 800 mg，每 6 ～ 8 h 一次）。如疼痛显著加重或不能改善，应尽快评估，除外异常病理情况，如 IUD 移位、脱落、穿孔或盆腔感染。

（3）感染：IUD 后盆腔炎发生率低，但如果临床可疑，可依据病情给予口服或静脉应用抗生素。对治疗无效或高风险者，或者可疑 IUD 位置异常者，可考虑取出。取出的 IUD 送微生物培养，帮助指导抗生素应用。

（4）移位：IUD 移位是指 IUD 移动到子宫下段、子宫颈，旋转、嵌入肌层，部分或完全突出于子宫浆膜层，可导致下腹痛或异常出血。通过超声检查发现并诊断，三维超声可提高检出率。对于移位的 IUD，处理方法通常为取出，根据情况决定是否更换新的 IUD，但对无症状偶然发现 IUD 移位（如下移至子宫下段、部分嵌入肌层），如果希望减少避孕失败风险，建议更换 IUD；如果妊娠风险低（如年龄偏大），也可以暂时不取出，定期随访。

2．并发症

（1）脱落：患者表现为痉挛痛、性交疼痛、阴道分泌物异常或出血、妊娠症状等。超声检查可诊断。如果仍有避孕需求，需分析 IUD 脱落的原因，如无禁忌，可放置新的 IUD，同时告知再次脱落率会增加。

（2）盆腔炎性疾病：患者表现为下腹痛、发热、分泌物增多及有异味，实验室检查白细胞升高等。如果发生感染，如子宫内膜炎或盆腔炎性疾病，按照盆腔感染处理原则给予抗生素足量、足疗程治疗。

（3）避孕失败：表现为带器宫内妊娠和异位妊娠。

1）带器宫内妊娠：IUD 可能增加母儿不良结局风险，建议尽早取出 IUD，可在药物终止妊娠前或手术终止妊娠时取出 IUD；对于希望继续妊娠者，可充分咨询并告知相关风险（如自然流产、早产、绒毛膜羊膜炎、胎盘早剥等）增加。患者知情选择后，可考虑根据 IUD 在宫腔内位置以及与胎盘的关系，在妊娠期间取出 IUD，同时预防性应用抗生素，但尚不清楚与保留 IUD 相比是否降低流产风险。

2）异位妊娠：如果 IUD 同时发生异位妊娠，可根据需要取出 IUD，更换不同的 IUD 或选择其他避孕方法。

（4）穿孔：表现为放置 IUD 时剧烈或持续性下腹部疼痛、活动性阴道出血，或者术后疼痛加重或出血增多。操作过程中发现探针探入或 IUD 置入过程无底感；IUD 尾丝不可见或异常短。处理方法：对生命体征不稳定者，应收入院治疗；必要时行腹腔镜探查；对生命体征稳定，可疑穿孔且没有放入 IUD 者，可密切监护、观察生命体征；对 IUD 放置后可疑子宫穿孔 IUD 位置不明确者，应进行超声检查，必要时经 X 线检查定位后决定进一步的取出方式。

三、其他避孕法

（一）屏障避孕法

1．避孕套　分为男用避孕套和女用避孕套。使用避孕套避孕是一种机械性屏障避孕法。避孕套是以非药物的形式阻止受孕，主要用于在性交中阻止人类的精子和卵子结合，防止怀孕。除此之外，避孕套也有防止淋病、获得性免疫缺陷综合征等性传播疾病传播的作用。避孕套的原料通常是天然橡胶或聚亚安酯。具体分为大、中、小等型号，应选用正确的型号，使用前后均需检查是否完整，在整个性交过程中均需要使用。在正确使用的前提下，避孕失败率仅为 2%。避孕套可单独使用或与其他避孕方法合用。

2．阴道隔膜　性交前将其置于阴道顶端，将阴道下段与子宫颈隔开，从而实现避孕目的。阴道隔膜现在已经很少使用。

（二）阴道杀精剂

阴道杀精剂多为霜、凝胶、栓剂、薄膜和气溶胶泡沫形式制剂，以壬苯醇醚（nonoxinol）为代表。作用机制是杀灭精子或减弱精子活力。性交前 5 min 将其置于阴道深处待其溶解。本药一般对局部黏膜无损伤，其最佳起效时间不超过 1 h，性交后 6 h 内避免冲洗阴道。联合其他避孕方法避孕效果更好。

（三）自然避孕法

常用的自然避孕法主要有安全期避孕、日历节律法、基础体温法、症状 - 体温法、宫颈黏液法、哺乳闭经避孕法等。女性月经周期中排卵后能受孕的期限是 12 ～ 24 h，精子进入女性生殖道后可存活 2 ～ 3 d。如果能确定排卵日，在排卵前后避免性交，可能达到避孕目的。但排卵过程易受情绪、健康状况及环境因素影响而提前或者推迟，有时还可能出现额外排卵，因此这种避孕方法失败率较高，并不值得推荐。

（四）体外排精法

体外排精法也称为性交中断法，指男性在射精前将阴茎完全从女性阴道内撤出，在阴道外射精，防止精子进入阴道，避免精卵结合。此种方法避孕失败率高，不推荐使用。

（王晓晔　韩红敬）

第二节　缓释系统避孕药具、紧急避孕的避孕机制及临床应用

一、缓释系统避孕药具

（一）皮下埋植剂

皮下埋植是在育龄妇女上臂内侧皮下埋植长效缓释系统的一种避孕方法。第一代荷兰产的皮下埋植剂（Norplant Ⅰ）有6根硅胶棒，每个含左炔诺孕酮（LNG）36 mg，总量216 mg，有效期7年。第二代皮下埋植剂（Norplant Ⅱ）有2根硅胶棒（图14-3），每根含左炔诺孕酮（LNG）75 mg，总量150 mg，有效期4年。1987年起我国开始应用，有效率可达99%。依托孕烯植入剂商品名依伴依（implanon），是单根的皮下埋植剂（图14-4），长40 mm，中间有一个直径2 mm的醋酸乙酯核心，内含68 mg依托孕烯，皮下埋植剂中的孕激素释放量是逐渐降低的，从最开始每日释放60 μg逐渐降低到2年后每日释放30 μg，有效期3年。

1．避孕原理　抑制排卵和使宫颈黏液增厚。

2．埋植时间　月经来潮1～7 d内，依托孕烯植入剂建议在月经第1～5日植入；人工流产术后立即放置；母乳喂养者产后6周以后、非母乳喂养者产后即刻埋植；月经未转经者妊娠后埋植。

3．埋植部位　以左上臂内侧为宜，左利手者埋植于右上臂内侧，选用0.5%利多卡因注射液局部浸润麻醉。

知识拓展

皮下埋植剂的适应证与禁忌证

1．适应证　健康育龄妇女且无禁忌证者，尤其是IUD反复脱落或带器妊娠者，生殖器官畸形、子宫肌瘤等导致宫腔变形，不宜放置IUD者。

2．禁忌证

（1）妊娠或可疑妊娠者。

（2）不明原因的不规则阴道出血者。

（3）母乳喂养，且产后＜6周者。

（4）乳腺癌患者。

（5）急性与慢性肝炎、肾炎、肝功能及肾功能异常者。

（6）肝硬化失代偿期、肝细胞腺瘤、肝癌患者。

（7）现在和曾经患缺血性心脏病、有脑血管意外史者。

（8）急性深静脉血栓形成、肺栓塞、抗磷脂综合征患者。

（9）偏头痛伴局灶性神经症状者，严重头痛者。

（10）糖尿病有并发症者。

（11）凝血功能障碍或严重贫血者。

（12）吸烟妇女且年龄大于35岁，高血压患者。

（13）有深静脉血栓形成或肺栓塞家族史者。

（14）癫痫、抑郁症患者。

（15）乳腺包块未明确诊断者。

（16）有深静脉血栓形成、肺栓塞病史者；正在进行抗凝治疗的深静脉血栓形成、肺栓塞患者。

（17）高血脂者。

（18）系统性红斑狼疮（SLE）患者。

（19）偏头痛没有局灶性神经症状者。

（20）子宫颈癌、宫颈上皮内瘤变患者。

（21）糖尿病患者无并发症者。

（22）胆囊疾病或与COC有关的胆汁淤积症者。

（23）肝局灶性结节状增生患者。

（24）长期服用巴比妥类、抗癫痫类、利福平、苯妥英钠或四环素类抗生素等药物者。

（25）经历大手术长期不能活动者。

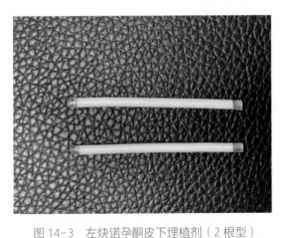

图 14-3　左炔诺孕酮皮下埋植剂（2根型）

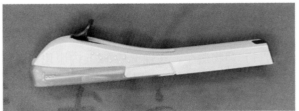

图 14-4　依托孕烯植入剂（1根型）

4．手术步骤　以左炔诺孕酮皮下埋植剂（2根型）为例。

（1）签署知情同意书，实验室检查正常。

（2）患者取平卧位，左（右）手臂外展、外旋，平放于托板上。

（3）用2.5%碘酊和75%乙醇或5%聚维酮碘消毒上臂皮肤，铺孔巾。

（4）打开皮下埋植剂的包装，置于手术台消毒巾上，清点埋植剂数目。

（5）于肘关节上6～8 cm向上行扇形浸润麻醉。

（6）用尖刀切开皮肤真皮层，长 2 ~ 3 mm。

（7）认清套管针的刻度，斜向刺入皮下组织内，轻轻将皮肤挑起，向扇形的一侧推进达第 2 或第 3 刻度处（视皮下埋植剂的类型而定），拔出针芯，放入 1 根埋植剂，用针芯将其推送，遇阻力时停止，并固定针芯，后退套管达第 1 刻度处，埋植剂即埋入皮下，呈 45° 排列。

（8）放置完毕，拔出套管针，以呋喃西林贴封闭切口，外覆盖纱布，再用绷带包扎。

5．不良反应　皮下埋植剂为单孕激素缓释系统，可能出现的不良反应与其他单孕激素制剂相同，如月经紊乱、月经暂停或淋漓出血，类早孕反应如恶心、呕吐、头晕、乏力等，乳房胀痛、体重增加、痤疮、头痛，如头痛明显，应及时取出皮下埋植剂，并进一步全面检查，包括神经科检查以除外其他疾病，功能性卵巢囊肿以及因埋植剂引起的局部不适等。因激素含量低，除月经问题外，上述其他不良反应发生率低，症状轻，绝大部分患者在使用早期消失。

放置手术的并发症可能包括术后切口感染、埋植剂脱出、取出困难等。

（二）阴道避孕环

阴道避孕环是一种放在阴道内的缓释避孕环，一般以硅橡胶（可避免药物首过效应）为载体，可自行取放，可避免因口服 COC 漏服引起的避孕失败及异常子宫出血。阴道避孕环分为复方雌孕激素阴道环以及单纯孕激素阴道环。复方雌孕激素阴道环 NuvaRing 于 2002 年首次上市，主要活性成分为依托孕烯酮与雌二醇。

因局部作用，引起的全身副作用较轻，产生静脉血栓的可能性也较小，但在使用期间也会有点滴出血等异常子宫出血。单孕激素避孕环是天然黄体酮缓释阴道环，每个环可以使用 3 个月，每日释放约 10 mg 黄体酮，可以用于哺乳期妇女避孕。

二、紧急避孕

紧急避孕（emergency contraception）是在无保护性交后或已知避孕措施失败后的 72 h 或 120 h 内采取的避孕措施。越早采取应急措施，避孕效果越好，通常采用服药方式或放置含铜宫内节育器。

1．避孕机制　阻止或延迟排卵以及改变子宫内膜形态与功能，干扰受精卵着床。

2．适应证　采用任何避孕措施或避孕方法失败或使用不当，如避孕套破裂、滑脱或使用不当，遭受性暴力伤害等。

3．禁忌证　已确诊妊娠，左炔诺孕酮制剂等紧急避孕药的禁忌证与单纯孕激素避孕药相似。

4．紧急避孕药及使用方法

（1）药物避孕：在性交后 72 h 内服用，醋酸乌利斯他可以在性交后 120 h 内服用。①左炔诺孕酮：是目前国内最常用的紧急避孕药。用法：间隔 12 h 口服两次左炔诺孕酮片 0.75 mg。单一剂量（1.5 mg）左炔诺孕酮与两剂（0.75 mg）的用法同样有效。②雌孕激素复合剂——复方左炔诺孕酮短效口服避孕药（炔雌醇 0.03 mg + 左炔诺孕酮 0.15 mg）：首次在性交后 72 h 内服用 4 片，相隔 12 h 再服用 4 片。③米非司酮：一般采用单次口服 10 ~ 25 mg，个别患者有经期改变。

副作用：恶心、呕吐、乳房胀痛、头痛、头晕、乏力、不规则子宫出血、月经提前或延迟，通常会在预期月经日的前后 1 周内月经来潮。如果出现异常子宫出血或月经延迟，应行妊娠试验，以明确是否为避孕失败。

（2）放置宫内节育器：性交后 120 h 内放置含铜宫内节育器，可以干扰受精卵着床，失败率为 1%，同时具有长期的避孕效果，但是曼月乐不用于紧急避孕。

注意事项：紧急避孕药越早使用，避孕效果越好。服用紧急避孕药的周期内不应再有无防护措施的性生活。应按规定和剂量服药。因紧急避孕药激素含量大、避孕有效率低，因此不能替代常规避孕方法。如与其他药物（尤其是苯巴比妥、苯妥英钠、卡马西平、利福平、大环内酯类抗生素、咪唑类抗真菌药、西咪替丁以及抗病毒药等）同时使用，可能会发生药物相互作用，影响避孕效果。

（王晓晔）

第三节　女性绝育术

案例14-2

　　某患者，女性，38 岁。因"停经 45 d，阴道出血 10 d 伴左下腹痛 3 h"收入院。患者平素月经规律，5 d/28 d，月经量中等，无痛经。10 d 前少量阴道出血，3 h 前突发左下腹痛伴肛门坠胀，门诊查 β-HCG 4120 IU/L，阴道超声提示左卵巢外侧不均质回声，包块大小 2.5 cm×2.0 cm×1.5 cm，阴道穹后部暗区直径 6.8 cm。G4P2，末次妊娠为 3 年前，二胎剖宫产术，术中行双侧输卵管结扎术。

　　急诊行腹腔镜手术，术中见盆腔积血 1500 ml，子宫稍大，左侧输卵管峡部原结扎部位增粗、膨大，大小 2.5 cm×2.0 cm×1.5 cm，呈紫蓝色，可见小破口，有活动性出血；右侧输卵管结扎部位输卵管可见中断，双侧卵巢未见异常。手术行左侧输卵管切除术。

　　问题：

　　输卵管结扎术的结扎部位在输卵管的哪一部分？结扎术后为何还能发生异位妊娠？

案例14-2解析

　　女性绝育术也称为输卵管绝育术或结扎术（tubal sterilization or tubal ligation），是一种永久性节育措施。通过几种不同的手术方式，将输卵管结扎、切断或切除；或使用药物使输卵管粘连堵塞，从而阻断精子与卵子的相遇，达到绝育目的。手术可以通过开腹手术、开腹小切口或腹腔镜下完成，目前常用的方法为经腹输卵管结扎或腹腔镜下输卵管绝育术。绝育的类型分为产后绝育（分娩后立即进行）和择期绝育。大多数产后绝育是在剖宫产术时或阴道分娩后经开腹小切口手术进行，而择期绝育则大多数通过腹腔镜进行。药物粘连堵塞因输卵管吻合复通困难，输卵管再通率低，临床已经很少应用。偶尔通过阴道切开术或阴道后穹隆镜进行经阴道绝育术，目前已基本不再使用。

【适应证】

　　女性确定自己已经完成生育，且不愿意使用其他避孕方法；或者患有严重全身疾病不宜生育又不适合其他避孕措施者，要求接受绝育手术且没有禁忌证者。建议对希望采取绝育手术作为永久避孕措施的人提供全面的咨询，包括永久性不育以及术后反悔的风险。

【禁忌证】

　　女性绝育没有绝对的医学禁忌证。相对禁忌证如下：①全身情况差，不能耐受手术者，如心力衰竭、严重血液病；②患有严重的神经官能症；③各种疾病的急性期；④腹部皮肤有感染灶或患有急、慢性盆腔炎；⑤术前 24 h 内两次体温达 37.5℃ 或以上。

【术前评估】

　　1. 评估手术风险，根据患者具体情况选择合适的手术方式。以下因素可能增加手术难度及风险（包括麻醉的风险），应充分评估，决定是否适合手术以及选择哪种手术方式，或推荐采取其他避孕措施：重度肥胖；既往盆腹腔手术粘连、严重感染史、阑尾破裂史或重度子宫内膜异位症；严重的内科合并症。

2．术前常规排除妊娠，严格询问病史，必要时测定尿或血中 HCG 水平。

【手术方式及步骤】

1．识别输卵管　正确识别输卵管是保证手术成功的关键，尤其是既往接受过盆腔手术、有子宫内膜异位症或子宫异常的情况下，输卵管往往较难识别。辨认出输卵管后，应沿输卵管的全长检查双侧输卵管，直至见到伞端，明确判断输卵管结构。

2．手术步骤

（1）腹腔镜下输卵管绝育术：是最常用的绝育手术方法。腹腔镜下输卵管绝育术可采用几种堵塞或切除输卵管的方法：电外科术（输卵管电灼梗阻）、机械性梗阻（硅胶环、钛夹或弹簧夹）、部分或完全输卵管切除术。研究表明，所有方法的安全性和有效性相当，并发症发生率和失败率均＜1%。因此，选择堵塞输卵管的方法应基于手术医师的经验、可使用的设备、方法的简便性及成本进行判断。

腹腔镜直视下，将弹簧夹、钛夹或硅胶环置于输卵管峡部，或使用双极电凝法烧灼输卵管峡部 2～3 cm。无论采用哪种方法，有效的输卵管堵塞、电干燥术或切除均应在输卵管峡部中段进行；避免紧靠宫角导致峡部近端损伤，从而降低输卵管间质部与腹膜腔之间形成瘘管的风险；同时，避免在输卵管远端行绝育术，减少邻近结构损伤风险以及绝育失败的风险。

（2）经腹输卵管结扎术（小切口）：取下腹部正中耻骨联合上两横指（3～4 cm）作长 2 cm 的纵切口，产后则在宫底下 2～3 cm 作纵切口。

寻找并识别输卵管：一只手沿宫底后方划向一侧宫角，摸到输卵管后，另一只手持卵圆钳夹住输卵管，轻轻提至切口外，见到输卵管伞端证实为输卵管。

结扎输卵管：常用的方法有抽芯包埋法、钛夹/银夹法、输卵管折叠结扎切除法。抽芯包埋法目前应用最广泛，具有血管损伤小、并发症少、成功率高等优点。手术方法：用两把鼠齿钳夹持输卵管，于输卵管峡部浆膜下注入 0.5% 利多卡因注射液 1 ml，使浆膜膨胀，用尖刀切开浆膜层，再用弯蚊钳游离输卵管，并剪除输卵管 1～1.5 cm，注意剪除输卵管前两端用小弯钳固定，以 4 号丝线结扎输卵管两侧断端，1 号丝线连续缝合浆膜层，将近端包埋于输卵管系膜内，远端则留于系膜外。对侧输卵管同法处理。

【并发症及防治】

绝育术术后并发症发生率很低，总发生率为 1%，可分为近期并发症和远期并发症。近期并发症包括出血、感染、损伤、术后疼痛；远期并发症包括输卵管再通后异位妊娠、宫内妊娠等。

1．出血　手术时过度牵拉或放置堵塞装置时造成的创伤可能导致输卵管或输卵管系膜处出血。术中可通过双极电凝或使用额外的硅胶环或夹子来控制。

2．感染　包括局部感染和全身感染。感染原因为体内原有感染尚未被控制、消毒不严格，或手术操作无菌观念不强。如可疑感染，应该首先按经验给予抗生素治疗，等待药敏试验结果后，及时调整敏感药物。

3．损伤　如解剖关系辨认不清或操作粗暴，可导致邻近脏器（如膀胱、肠管）损伤，尤其是腹部粘连严重者。术中操作时要注意辨清解剖关系，温柔操作，如发现损伤，及时修补，避免术后严重并发症。

4．输卵管再通　绝育术后再通率为 1%～2%，其中异位妊娠是最严重的迟发型并发症，未识别的输卵管破裂是孕妇妊娠早期死亡的重要诱因。有报道，绝育术后 15 年异位妊娠累积发生率为 3‰。预防措施是手术操作要精准，严防误扎、漏扎，如果使用腹腔镜下双极电凝法，则要求输卵管的 3 个部位连续电灼总长度约 3 cm，可以使失败率降到最低。

（韩红敬）

第四节 避孕失败的补救措施

妇女发生性生活，若没有采取避孕措施，或者避孕方法使用不当，或避孕方法失败，可能发生非意愿妊娠。作为避孕失败的补救措施，早期妊娠可以选择人工流产，中期妊娠则需要行中期妊娠引产。

案例14-3

某患者，女性，23 岁。因"停经 42 d，尿 HCG 阳性"到医院就诊。患者平素月经规律，5 d/28 ~ 30 d，月经量中等，无痛经，末次月经 42 d 前。既往身体健康，G0P0。避孕方式：避孕套、安全期避孕、体外排精避孕。妇科检查：子宫前位，增大如孕 6 周，质软，无压痛。超声检查：子宫前位、增大，宫腔内可见孕囊样回声，大小为 2.3 cm×2.0 cm×1.5 cm，囊内可见胎芽，长约 2.1 mm，可见原始胎心搏动，可见卵黄囊，直径 3 mm。

问题：
1. 患者要求终止妊娠，有哪些方法可供选择？
2. 在终止妊娠前，应如何确定妊娠周数？如何确定是否为宫内妊娠？
3. 患者发生意外妊娠的原因是什么？今后应如何预防？

案例14-3解析

一、人工流产

凡在妊娠 3 个月内采用手术或药物方法终止妊娠者称为早期妊娠终止，亦称人工流产。人工流产分为手术流产与药物流产。手术流产又分为负压吸引术和钳刮术，妊娠 10 周内采用负压吸引术，妊娠 10 ~ 14 周则采用钳刮术。

（一）手术流产

1. 负压吸引术 是指利用负压将胎囊与蜕膜组织吸出的手术。负压有电动负压和手动负压两种。此方法为我国首创，是一种安全、简便、出血量少、时间短、效果好的人工流产方法，是目前应用最广泛的终止早期妊娠的方法。实施负压吸引术前，应详细询问病史，尤其是月经史、婚育史；妇科及分泌物检查除外生殖器官炎症；超声检查确诊妊娠部位。通过上述检查，属于高危妊娠者需要住院手术。

2. 钳刮术 适用于 10 ~ 14 周妊娠患者。近年来，由于米非司酮和前列腺素等药物的应用，部分钳刮术被药物引产取代。因此钳刮术特别适用于有药物引产禁忌证或者药物引产失败的患者。为保证手术顺利进行，应先做扩张子宫颈的准备。术中先夹破胎膜，待羊水流尽后，再钳夹胎盘和胎儿组织，手术结束前要检查吸出的胎儿组织，对合完整方可结束手术，其他手术操作同负压吸引术。

3. 应用麻醉镇痛技术实施手术流产 应用麻醉镇痛技术实施手术流产，达到手术时镇痛的目的。由专业麻醉医师实施麻醉，并对患者进行术中全程监护。有麻醉禁忌证者（过敏体质、过敏性哮喘史、麻醉药及多种药物过敏者、术前未禁食及禁饮者）禁止手术。麻醉医师须监护患者至其定向力恢复方可转送到恢复室，继续观察 2 h，患者完全清醒、行动自如、生命指征平稳、无恶心及呕吐和其他明显不适后，可以离院。

知识拓展

负压吸引术的高危因素

1. 内科、外科疾病，尤其合并功能异常。

2. 代谢异常，严重过敏体质。

3. 生殖道畸形或子宫极度倾屈，子宫颈发育不良。

4. 疾病或手术导致严重粘连，影响子宫的活动度、子宫颈的暴露。

5. 严重骨盆畸形或下肢活动受限。

6. 合并盆腔肿瘤、子宫肌瘤或子宫腺肌病导致宫腔变形。

7. 瘢痕子宫，如子宫损伤史、壁间或黏膜下肌瘤剔除史、子宫颈手术及治疗史、剖宫产术史、输卵管间质部妊娠切除史等。

8. 阴道分娩后 3 个月或剖宫产术后 6 个月内。产后哺乳期。

9. 多次人工流产史。或既往人工流产时术后伴有并发症史。或宫腔镜手术史，尤其是多次宫腔镜操作史。

10. 带器妊娠。

11. 异常妊娠，如稽留流产、不全流产，胚胎着床异常（宫角妊娠、宫颈妊娠、子宫峡部妊娠、剖宫产切口部妊娠等），或既往伴有产科胎盘附着异常和并发症史，可疑滋养细胞疾病。

知识拓展

负压吸引术的手术步骤

1. 患者排空膀胱，取膀胱截石位。常规消毒外阴及阴道，铺巾。复查子宫大小、位置、倾屈度及附件情况。用手术窥器暴露子宫颈，消毒阴道及子宫颈。使用子宫颈钳夹持子宫颈前唇或后唇，固定子宫。

2. 探针依子宫方向探测宫腔深度、宫腔两侧形态。

3. 用子宫颈扩张器以执笔式逐号轻轻扩张宫口（扩大程度比所用吸管大半号至 1 号）。

4. 负压吸引操作：用连接管将吸管与术前准备好的负压装置连接，试查负压。依子宫方向将吸管徐徐送入宫腔，达宫腔底部时后退大约 1 cm，寻找胚胎着床处。开放负压 53 ~ 66 kPa（400 ~ 500 mmHg），将吸管顺时针或逆时针方向顺序转动，并上下移动，吸到胚囊所在部位时吸管常有振动并感到有组织物流向吸管，同时有子宫收缩感和宫壁粗糙感时，可折叠并捏住连接管阻断负压，撤出吸管（注意不要带负压出入子宫颈口）。再将负压降低到 27 ~ 40 kPa（200 ~ 300 mmHg），按上述方法在宫腔内吸引 1 ~ 2 圈，取出吸管。术毕用探针测量术后宫腔深度。必要时可用小刮匙轻轻地搔刮两侧子宫角及子宫底。

5. 宫腔吸净的标志：①宫壁由光滑变为粗糙。②子宫收缩，宫腔深度比吸引前缩小 1 ~ 2 cm。③吸管转动受限，吸管紧贴宫壁。④吸管取出时，仅带有少量血液泡沫。⑤刮宫可闻肌声。

6. 检查吸出物的胚胎及绒毛是否完整，测量出血量。吸出物中如发现脂肪或异常组织，应送病理学检查，并查找原因，警惕发生子宫穿孔。

（二）药物流产

药物流产（medical induction）是指应用药物终止妊娠的方法。其优点是方法简便、不需要宫腔操作，对子宫的伤害相对较小。

常用的药物是米非司酮（mifepristone）与前列腺素（prostaglandins，PG）制剂。米非司酮是一种人工合成的孕激素受体拮抗药，对子宫内膜孕激素受体的亲和力比孕酮高 5 倍，因而可竞争性结合蜕膜的孕激素受体，从而阻断孕酮活性，干扰妊娠，同时使妊娠蜕膜坏死，释放内源性前列腺素，促进子宫收缩及子宫颈软化。前列腺素制剂促进妊娠子宫收缩，促进胎囊排出，与米非司酮配伍使用，提高药物流产的成功率。药物流产完全流产率在 90% ~ 93%，失败率和不全流产率在 2% ~ 5%，用药后应严密随访，如出血量多，需急诊清宫。药物流产必须在正规有抢救条件的医疗机构实施。药物流产的副作用轻，仅有恶心、呕吐、下腹痛和乏力等，偶有发生过敏性休克等严重不良事件。如药物流产失败，需要行手术流产终止妊娠。

知识拓展

药物流产用药方案

1. **米非司酮**　分顿服法和分服法。每次服药前后禁食 1 ~ 2 h。

顿服法：米非司酮 150 ~ 200 mg 顿服。

分服法：第 1 日，米非司酮 50 mg，8 ~ 12 h 后再服 25 mg；第 2 日早晚相隔 12 h 各服米非司酮 25 mg；第 3 日，上午 7 时服米非司酮 25 mg。

2. **前列腺素**　有两种前列腺素：米索前列醇（misoprostol）和卡前列甲酯（carboprost methylate）。

米索前列醇：用药第 3 日上午 8 时顿服或阴道内置入 600 μg（3 片）米索前列醇，观察 4 h，若胎囊未排出，可追加米索前列醇 400 ~ 600 μg（2 ~ 3 片）。

卡前列甲酯：阴道穹后部放置卡前列甲酯 1 mg，观察 3 h，若胎囊未排出，可加用 1 mg。

二、中期妊娠引产

中期妊娠引产是指在妊娠 14 ~ 27 周用人工方法终止妊娠。中期妊娠具有以下特点：①胎盘母体面形成不完全、与子宫界限欠清晰，胎盘面积相对较大。②孕激素抑制子宫收缩的功能占主导地位，子宫局部的缩宫素受体含量低，子宫对缩宫剂不敏感。③子宫颈不成熟，子宫颈不易扩张。上述生理特点使得中期妊娠引产手术困难多，发生前置胎盘、不全流产、子宫颈及阴道穹后部损伤、引产出血等并发症多，因此引产必须在具有相关计划生育技术服务资质的医疗技术服务机构住院实施。严格掌握中期妊娠引产指征，针对不同患者选择安全、有效的引产方法。

中期妊娠引产前要详细询问病史，包括相关疾病的个人史和家族史、妇产科疾病史、药物过敏史、性传播疾病史等，进行全面体格检查和专科检查，并进行必要的实验室检查和超声等辅助检查，以发现高危因素，为手术方式的选择和顺利实施做好充分准备。

中期妊娠引产的方法一般分为药物引产和手术引产两大类，目前以药物引产为主。其中以应用依沙吖啶羊膜腔内注射引产为首选，此法安全、简便、经济、有效，药物制备、保存容易。另外，20 世纪 80 年代以来，临床开始使用米非司酮配伍前列腺素终止中期妊娠。

1．依沙吖啶羊膜腔内注射引产　依沙吖啶（ethacridine）又名利凡诺、雷佛奴尔（rivanol），为黄色结晶粉末，是一种外用的强力杀菌剂，能引起离体和在体子宫肌肉的收缩。依沙吖啶羊膜腔内注射引产安全量为 100 mg，反应量为 120 mg，中毒量为 500 mg。依沙吖啶在一定范围内呈剂量依赖性，妊娠周数越大，越敏感，用量应随着孕周的增加而逐渐减量。国内外报道用依沙吖啶引产成功率为 90%～100%。

视频 依沙吖啶羊膜腔内注射引产手术步骤

> **知识拓展**
>
> 依沙吖啶羊膜腔内注射引产的适应证和禁忌证
>
> 1．适应证
>
> （1）妊娠 14～27 周要求终止妊娠而无禁忌证者；
>
> （2）因患某种疾病（包括遗传性疾病）而不宜继续妊娠者；
>
> （3）产前诊断胎儿异常者。
>
> 2．禁忌证
>
> （1）全身状态不良，如严重贫血、心力衰竭、肝肾功能不全、结核病等不能耐受手术者；
>
> （2）各种急性疾病、慢性疾病的急性发作阶段；
>
> （3）急性生殖器官炎症，下腹部皮肤感染者；
>
> （4）近期曾在院外进行过同类引产手术，尤其是已伴有感染症状者；
>
> （5）中央性前置胎盘状态者；
>
> （6）凝血功能障碍或有出血倾向者；
>
> （7）对依沙吖啶过敏者；
>
> （8）术前两次体温超过 37.5℃者；
>
> （9）其他慎用情况，如子宫壁有多处瘢痕者；曾经患肝、肾严重疾患，现功能已恢复；生殖器官发育不全等。

2．米非司酮配伍前列腺素引产　应用于终止 10～16 周妊娠，效果良好，目前已成为一种主要的中期妊娠引产方法。目前国内应用的前列腺素衍生物是卡前列甲酯（卡孕栓）和米索前列醇。主要优点是引产效果好，没有手术操作，减轻患者恐惧和焦虑的情绪。不良反应主要为胃肠道反应，其次是头晕、头痛、无力、低热，少数患者有过敏现象，严重者可能发生过敏性休克。

3．水囊引产术　水囊引产是将预先制备并经高压消毒的水囊放置在子宫壁与胎膜之间，在囊内注入一定量的生理盐水，增加宫腔内压力，使胎膜部分剥离，诱发宫缩，促使胎儿及附属物排出，达到引产目的。其成功率为 90% 左右，平均引产时间在 72 h 左右，在其他引产方法失败或者有禁忌证时使用。

4．剖宫取胎术　对孕妇创伤较大，近期和远期并发症多，因此对于剖宫取胎术，需严格掌握适应证，考虑远期后果，充分综合评估后采用。剖宫取胎术的适应证：①其他引产方法失败，急需在短时间内终止妊娠者。②有其他引产方法禁忌证者。③确诊中央性前置胎盘状态者，特别是有胎盘植入者。④胎盘早剥，伴有较多活动性出血或已形成胎盘后血肿，而短期内无法经阴道终止妊娠者。⑤子宫壁有较大的瘢痕（如有剖宫产术或子宫壁间较大或巨大肌瘤摘除术史），并距手术时间小于半年者。

（于晓兰）

第五节　人工流产的适应证、禁忌证及并发症的防治

人工流产可作为避孕失败的补救措施，对女性的生殖健康有一定危害，因此要严格掌握人工流产的适应证和禁忌证，减少并发症的发生，保护女性生育力和生殖健康。

一、负压吸引术

1．适应证

(1) 妊娠 10 周以内自愿要求终止妊娠而无禁忌证者。

(2) 因某种疾病（包括遗传性疾病）不宜继续妊娠者。

2．禁忌证

(1) 各种疾病的急性阶段。

(2) 生殖器炎症未经治疗者。

(3) 全身健康状况不良不能耐受手术者。

(4) 术前 2 次（间隔 4 h）测量体温，均为 37.5 ℃以上者，暂缓手术。

二、钳刮术

1．适应证

(1) 妊娠 10 ～ 14 周，要求终止妊娠者。

(2) 因某种疾病（包括遗传性疾病）不宜继续妊娠者。

(3) 使用其他方法流产失败者。

2．禁忌证　同负压吸引术。

三、药物流产

案例14-4

　　某患者，女性，23 岁，停经 38 d，超声检查提示宫内早孕 5 周，要求终止妊娠。平素月经规律，4 d/28 d，月经量少，痛经（–）。G3P0，三次手术流产，末次流产为 2 个月前。既往身体健康，否认慢性疾病史，否认药物过敏史。

　　思考：

　　1．该患者有什么高危因素？

　　2．适合哪种人工流产方式？

　　3．术前还需要做哪些检查？

案例14-4解析

1．适应证

(1) 确诊为正常宫内妊娠，停经时间（从末次月经第 1 日算起，月经周期 28 d）不超过

49 d，超声检查平均胎囊直径 ≤ 25 mm，本人自愿要求使用药物终止妊娠的 18 ～ 40 岁健康女性。

（2）手术流产操作困难或高风险的高危病例，如生殖道畸形（残角子宫例外）、严重骨盆畸形、子宫极度倾屈、子宫颈发育不良或坚韧、瘢痕子宫、哺乳期子宫、多次人工流产、宫腔粘连病史者等。

（3）对手术流产有顾虑或恐惧心理者。

2．禁忌证

（1）米非司酮禁忌证：肾上腺疾病、糖尿病等内分泌疾病；肝、肾功能异常，妊娠期皮肤瘙痒史，血液疾患和有血栓栓塞病史。

（2）前列腺素禁忌证：高血压、心脏病、哮喘、癫痫、青光眼和严重胃肠功能紊乱。

（3）过敏体质。

（4）异位妊娠确诊或可疑病例。

（5）长期服用下列药物：利福平、异烟肼、抗癫痫药、抗抑郁药、西咪替丁、前列腺素合成抑制剂、糖皮质激素、抗凝血药。

四、手术流产并发症

（一）流产出血

妊娠 10 周内，手术中出血超过 200 ml，或妊娠 10 ～ 14 周，出血量超过 300 ml 诊断为流产出血。临床表现为从吸管内吸出大量血液、或子宫颈口大量活动性出血，患者可能出现休克症状。

1．出血原因　①手术时间长，吸管小，不能及时吸出妊娠组织；②子宫收缩乏力；③子宫穿孔或宫颈裂伤；④特殊部位妊娠，如子宫峡部妊娠和剖宫产切口部妊娠、宫颈妊娠等；⑤凝血功能异常；⑥滋养细胞疾病，如葡萄胎、绒毛膜癌等。

2．治疗原则　①迅速清除宫腔内容物，出血常可即刻停止；②促进子宫收缩；③抗休克治疗；④病因治疗。

（二）人工流产综合征

手术流产在扩张子宫颈和吸宫时，可能引起迷走神经兴奋，患者出现头晕、胸闷、恶心、呕吐、面色苍白、出冷汗等一系列症状，称为人工流产综合征。严重者可出现一过性意识丧失、晕厥、抽搐、血压下降、心律失常（如心动过缓，甚至发生心搏骤停）。如发生人工流产综合征，应立即停止手术，并采取下列措施：①让患者平卧，并开放静脉；②静脉注射或皮下注射阿托品 0.5 ～ 1.0 mg；③鼻导管或面罩吸氧；④严密观察血压、脉搏变化，必要时进行心电监护。

（三）子宫穿孔

子宫穿孔是指手术器械（如探针、扩张棒、吸管）穿透子宫肌层。子宫穿孔分单纯性子宫穿孔及复杂性子宫穿孔。单纯性子宫穿孔是指仅有子宫的损伤，没有引起出血、其他脏器损伤的穿孔，多无临床症状或仅有轻度下腹痛，往往是手术者在手术中有"落空感"或"无底感"、或手术器械进入宫腔深度超过原探测深度、手术器械探入深度与妊娠周数或子宫大小不符时被发现。复杂性子宫穿孔是指子宫损伤面积较大或多处损伤或发生盆腔及腹腔脏器损伤。复杂性子宫穿孔可有以下临床表现：①下腹部剧烈疼痛，疼痛部位较明确。②伴有腹腔内出血时，检查腹部有压痛、反跳痛、肌紧张。③内出血量多时，腹部叩诊移动性浊音阳性。④有肠管损伤时，除腹痛外，还有进行性腹胀，腹部叩诊可发现肝浊音界消失。⑤吸出或夹出异常组织，如脂肪组织、网膜组织、肠管组织、输卵管组织、卵巢组织等。单纯性子宫穿孔可保守治疗，复杂性子宫穿孔应尽早行腹腔镜或开腹探查术。

（四）漏吸（流产失败）

明确的宫内妊娠，但手术流产中未吸到胎囊，仅吸到部分蜕膜组织或极少量的绒毛组织，而胚胎继续发育或受到干扰而致停止发育，称为漏吸。如发生漏吸，需终止妊娠。

（五）人工流产吸空

将非妊娠疾病或非宫内妊娠误诊为宫内妊娠而行人工流产，称为人工流产吸空。临床表现为吸出物中未见胎囊、绒毛或胚胎，而超声检查宫内未见胎囊样回声。吸出物应全部送病理学检查。术后应立即检查血 HCG，若血 HCG 正常，多系将子宫肌瘤、子宫肥大症、子宫腺肌病、哺乳闭经、月经失调、卵巢肿瘤、附件包块等非妊娠疾病误诊为宫内妊娠；若血 HCG 升高，应警惕异位妊娠或滋养细胞疾病。

（六）吸宫不全

吸宫不全是手术流产中有部分妊娠组织残留。病因常见于：①子宫过度倾屈；②操作者技术不够熟练或检查子宫方向不准确，手术器械未到宫底；③绒毛蜕膜有粘连；④宫角妊娠；⑤合并子宫肌瘤和子宫腺肌病等引起宫腔变形或子宫畸形等原因，使得手术器械无法到达整个宫腔。临床表现为术后持续阴道出血，有时阴道有组织物排出，术后血 HCG 下降缓慢，B 超检查宫腔内有异常强回声并伴有血流。再次清宫刮出物病理学检查见绒毛组织可明确诊断。阴道出血不多时，先给予抗生素 2～3 d 后再清宫；也可以用米非司酮、米索前列醇和黄体酮等保守治疗。阴道出血量多时，应即刻行清宫术。合并感染时，应控制感染后再行清宫术。

（七）子宫颈、宫腔粘连

流产手术中损伤子宫内膜、子宫颈管黏膜，或术后发生感染，可能发生子宫颈、宫腔粘连。子宫颈粘连是指子宫颈管黏膜的粘连，主要表现为周期性下腹痛，腹痛时超声检查提示"宫腔积血"，则可以明确诊断。宫腔粘连是指子宫内膜粘连，可以是膜性、纤维性或肌性粘连，主要表现为术后闭经或月经量明显减少，不伴有周期性腹痛，超声检查可见内膜变薄、回声不均、内膜中断等。处理原则为手术分离粘连，术后预防感染，使用雌激素促进子宫内膜修复，预防再次粘连。

（八）感染

术后感染多表现为急性子宫内膜炎，其次为输卵管炎、输卵管卵巢脓肿、盆腔腹膜炎，严重者可继发败血症、感染中毒性休克、弥散性血管内凝血等。病因多为吸宫不全、流血时间过长或过早性交。临床表现为腹痛，不规则阴道出血，分泌物浑浊、红、脓性，发热。治疗方法：卧床休息，支持疗法，使用广谱抗生素治疗。有吸宫不全者，抗感染后及时清除残留物。

（九）远期并发症

远期并发症可有慢性盆腔炎、月经不调、继发不孕、子宫内膜异位症和免疫异常等，可能对将来的妊娠、分娩造成不良影响。

（于晓兰）

第六节　流产后关爱和避孕

流产后关爱（post-abortion contraception，PAC）包括 5 个方面的内容：人工流产手术并发症的医疗服务、人工流产后计划生育服务、人工流产后咨询服务、人工流产后社区服务以及人工流产后生殖健康综合服务。它通过标准化的医疗服务流程，面向大众，尤其是前来接受人工流产手术的夫妇宣传避孕知识，落实有效的避孕方法。

流产后关爱是一项在很多国家都已成功建立的标准化服务体系，通过向广大育龄人群宣传避孕知识，促进人工流产手术后的女性即时落实避孕措施，降低重复人工流产率，达到保护生殖健康的目的。流产后关爱已经成为国际上生殖健康/计划生育优质服务的主流。大量实践经验已证明，推广和实施规范化人工流产后避孕服务，可以有效地降低重复人工流产率。

流产后关爱涉及术前初诊、手术当日和术后随访等多个环节。服务内容包括宣传教育、一对一咨询、指导人工流产后即时落实高效避孕措施等。其中，术前初诊、术后首次随访提供的两次一对一咨询服务最为重要。

人工流产后卵巢恢复排卵时间为 2 ~ 3 周，可最早至术后第 11 日。据统计，人工流产后 67.4% 女性在术后第 1 次月经前恢复排卵，37.0% 转经前有性生活，2.3% 未转经前再次妊娠。人工流产后 1 年内，特别是 6 个月内再次妊娠对母体和胎儿存在较大风险，如果再次选择人工流产，会对女性身体和生育能力造成更大损害，严重时可能导致死亡。因此人工流产后需要立即采取避孕措施。

比尔指数是评价某种避孕方法的有效性的一项指标，是指每 100 名妇女使用某种避孕方法 1 年所发生的妊娠数。若比尔指数是 1，指的是 100 名妇女在 1 年内使用某种避孕方法，有 1 名妇女发生了意外妊娠。比尔指数越高，避孕方法失败率越高；反之，比尔指数越低，避孕方法就越有效。

推荐人工流产术后使用比尔指数小于 1 的避孕方法。

各种避孕方法的避孕效果列于表 14-2。

表 14-2　常用避孕节育方法正确使用时避孕效果的比较

避孕节育方法	比尔指数	避孕节育方法	比尔指数
短效复方口服避孕药	0.03 ~ 0.5	男用避孕套	3
复方长效避孕针	0.03 ~ 0.7	女用避孕套	5
皮下埋植剂	0.1	外用杀精剂	18
男性结扎术	0.1	自然避孕法	1 ~ 9
输卵管绝育术	0.5	阴道隔膜加外用杀精剂	6
含铜宫内节育器	0.6	体外排精	4
含孕激素宫内节育器	0.02		

（于晓兰）

整合思考题

1. 激素类避孕法有哪些？请阐述其作用机制及临床应用。

2. 人工流产的并发症有哪些？

整合思考题答案

参考文献

[1] 曹泽毅. 中华妇产科学 [M]. 3 版. 北京：人民卫生出版社，2014.

[2] 廖秦平，乔杰. 妇产科学 [M]. 4 版. 北京：北京大学医学出版社，2019.

[3] 中华医学会计划生育分会. 临床诊疗指南与技术操作规范·计划生育分册（2017 修订版）[M]. 北京：人民卫生出版社，2017.

[4] 郎景和，冷金花，邓姗，等. 左炔诺孕酮宫内缓释系统临床应用的中国专家共识 [J]. 中华妇产科杂志，2019，54（12）：815-819.

第四篇

妊娠与分娩

第十五章
孕期保健

学习目标

- **基本目标**

  1. 识记女性骨盆的解剖特点及其与分娩的关系，知晓各种不同类型的骨盆。

  2. 理解和学习早、中、晚期妊娠的诊断方法及胎儿附属物的组成，掌握胎盘功能。

  3. 识记胎产式、胎先露和胎方位的定义，学习其判定方法。

  4. 知晓妊娠期母体的循环、血液、生殖、呼吸、消化、泌尿系统及代谢等的生理改变。

  5. 理解孕前健康教育的主要内容，识记孕前高危因素评估和孕前保健的检查项目。

  6. 识记孕期保健的孕周、次数、具体内容和常用的评估胎儿健康的技术。

  7. 理解妊娠期营养和孕妇体重管理的重要性及妊娠期常见症状及处理。

  8. 识记不同临床类型流产的定义、临床表现、诊断和处理方法，了解流产的病因和特殊类型的流产。

  9. 识记早产的概念和分类，掌握早产的治疗原则，学习早产的预测方法。识记胎膜早破的概念、分类及治疗原则。

  10. 识记过期妊娠的定义和对母胎的影响，正确的孕周计算方法。

  11. 掌握妊娠晚期引产的适应证和禁忌证。学习妊娠晚期促子宫颈成熟的常用方法、适应证和禁忌证。

  12. 识记高危妊娠的概念和分级、高危因素分类和高危儿的范畴。

- **发展目标**

  在学习女性生殖系统、妊娠生理和妊娠时限的基本知识的前提下，进一步深入探索，学习女性骨盆为适应妊娠和分娩的生理演变；进一步了解妊娠生理变化的认识和研究过程；拓展流产防治和早产预测的相关知识；学习肾上腺皮质激素促胎儿成熟的认知过程，为将来开展创新性临床研究打下基础。

第一节 解剖学基础

一、女性骨盆的构成及解剖特点

骨盆（图 15-1）是构成躯干下份的骨性基础，由位于后方的骶骨、尾骨，两侧的左、右髋骨构成。这些骨借两个滑膜关节（即左、右骶髂关节）和两个纤维软骨联合（即耻骨联合与骶尾联合）及一些韧带互相连接成盆状，因而得名。骨盆具有保护内脏、承受并传导重力等作用。在女性构成骨性产道。骨盆被界线分为前上方的大骨盆（greater pelvis）和后下方的小骨盆（lesser pelvis）。大骨盆又称为假骨盆，属腹部。小骨盆又称为真骨盆。其下界为骨盆下口，呈漏斗状，有上、下两口：上口即骨盆入口，由界线围成；下口即骨盆出口，高低不齐，与会阴境界一致。小骨盆上、下口之间围成骨盆腔，呈前壁短、侧壁及后壁较长的弯曲的骨性腔。女性小骨盆是胎儿娩出的骨性产道，又称为产科骨盆。骨盆前壁为耻骨及耻骨联合，后壁呈凹陷状，由骶、尾骨前面组成，活体尾骨能稍向后下方移动，以增大骨盆下口的前后径；两侧壁为髂骨、坐骨、骶结节韧带和骶棘韧带。两条韧带与坐骨大切迹和小切迹围成坐骨大孔和坐骨小孔，两孔均有血管、神经和肌肉通过。骨盆的前外侧有闭孔，其周缘附有结缔组织的膜，称为闭孔膜（obturator membrane），膜内外两面分别有闭孔内、外肌附着。在闭孔前上方，闭孔膜与耻骨的闭孔沟构成一个纤维骨性管道，称为闭膜管（obturator canal），长 2 ～ 3 cm，向前、内、下方斜行，内有闭孔血管、神经通过。腹腔内脏器能经闭膜管突出于股三角内形成闭孔疝，继而压迫闭孔神经产生临床症状。

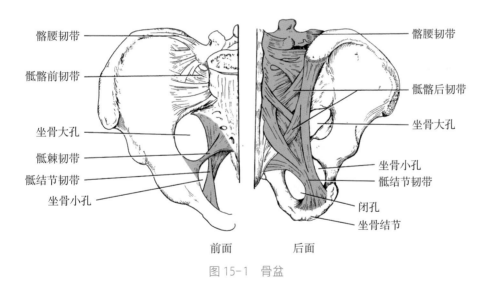

图 15-1 骨盆

人直立时，骨盆两侧髂前上棘和两侧耻骨结节处于同一个冠状面，尾骨尖和耻骨联合上缘则位于同一水平面。此时，骨盆轴上口平面与水平面形成的角度为骨盆倾斜度，骨盆倾斜度男性为 50° ～ 55°、女性为 55° ～ 60°，新生儿（尤其是胎儿）大于成人。男性骨盆窄而长，上口为心形，下口窄小。女性骨盆为骨性产道，在形态上与男性骨盆有诸多不同之处。女性骨盆的骨比男性光滑，上口近似圆形，盆腔浅，呈圆柱状，容积大，下口前后径和横径均较宽。女性骨盆畸形会阻止胎儿的正常通过，导致难产。

两性骨盆之间的差异在法医性别鉴定中有重要作用。骨盆有明显的性别差异（图 15-2）。根据 Morton 的资料，出生时两性骨盆的差异不很明显，其外形与成年猿近似，即骨盆长而窄，呈漏斗形。约在青春期后，骨盆才逐渐显现出性别差异。

（1）一般来说，男性骨盆的骨质较为粗厚，骨性标志较为明显，外形窄而长；女性骨盆的骨质则较为薄弱、光滑，外形宽而短。

（2）女性的髂骨翼宽而浅，男性的髂骨翼窄而深。

（3）女性的坐骨大切迹较为宽大，男性的坐骨大切迹较为窄小。

（4）女性骨盆入口多为横向的卵圆形；男性骨盆入口多为心形。

（5）女性骨盆盆腔呈上下径短的圆桶形，容积较大；男性骨盆盆腔呈上下径长的漏斗形，容积较小。

（6）女性骨盆出口大于男性骨盆出口，坐骨结节外翻，骶骨宽、短而直，出口横径和前后径加大。

（7）女性骨盆耻骨下角为 90°～100° 的钝角；男性骨盆耻骨下角为 70°～75° 的锐角。

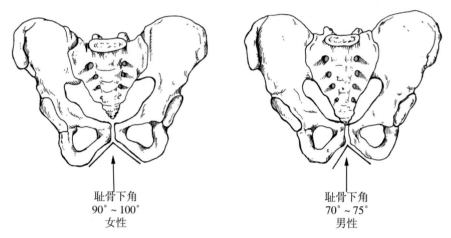

图 15-2　男性与女性骨盆

虽然两性骨盆的形态互有差异，但一些女性骨盆常具有男性的某些特点，如果男性骨盆的特征占优势时，则胎儿的娩出常受限制，形成难产。因此，产前检查孕妇骨盆的各种径线值，对于预测分娩的难易程度将是有益的。

（一）骨盆入口的径线

女性骨盆入口多为卵圆形或圆形，少数呈心形。通常测 3 个径线（图 15-3）。

1. 前后径　又称为真结合径，指耻骨联合上缘中点与骶岬中点之间的距离。中国人女性骨盆入口的前后径为 11.6 cm。检查此径线时，可将带指套的右手中指伸入阴道内，使中指尖抵触骶岬；将带指套的示指尖触及耻骨联合后下缘；然后以两指尖的距离减去 1.5 cm，即为前后径的估计数据。骶岬与耻骨联合下缘之间的径为对角径，它比耻骨上口的前后径约长 1.5 cm。如果中指指尖向后不能触及骶岬，则可以肯定骨盆入口的前后径不少于正常值。据 Thomas 对 200 例骨盆的研究，骨盆入口后端正对骶岬者仅占 30.5%。其余均为第 1 骶椎向前凸出的部分，该点约在骶岬中点下方 1～3 cm 处。

2. 横径　为连接两侧弓状线的最大宽度。中国人女性骨盆入口的横径平均为 12.3 cm。横径不是位于入口平面正中，向后偏，与真结合径交叉形成直角，交叉点位于骶岬前 5 cm。入口平面以横径最长，前后径最短，由于胎头纵径（枕额径）较胎头横经（双顶径）长，为适应骨盆形态，多以双顶径通过入口前后径，所以以枕横位入盆者多见。

3. 斜径　有两个：从右骶髂关节下缘至左髂耻隆起的距离为右斜径；从左骶髂关节下缘至右髂耻隆起的距离为左斜径。中国人女性骨盆入口斜径平均为 12.5 cm。

由以上数据可以发现，斜径和横径均大于前后径，因而胎头入盆时，其最大的枕额径常循与斜径或横径一致的方向入盆。入口的横径和斜径常须借助 X 线片间接地进行测量。

（二）中骨盆平面的径线

中骨盆平面是指耻骨联合下缘，两侧坐骨棘和第 4 ～ 5 骶椎之间相连而成的假想平面，它是骨盆腔最为狭窄的平面，因而具有重要的产科意义。其前后径平均为 12.2 cm，横径平均为 10.5 cm。若横径小于 9.5 cm 或横径加后矢状径小于 13.5 cm，即为中骨盆狭窄，可能形成难产。

（三）骨盆出口的径线

骨盆出口呈菱形，由两个不同平面的三角组成。前三角的尖为耻骨联合下缘，侧边为两侧耻骨支，坐骨支和坐骨结节；后三角的尖为骶骨尖，侧边为两侧的结节韧带和坐骨结节；两个三角的共同底边为两侧坐骨结节之间的连线。从耻骨联合下缘中点至骶骨间的距离为骨盆出口的前后径，其平均值为 12.3 cm，两侧坐骨结节间的距离为骨盆出口的横径，其平均值为 9 cm。矢状径又可以横径中点为界，前方的为前矢状径，长约 6 cm；后方的为后矢状径，长约 9.3 cm。

（四）弓下废区

若耻骨下角小于 80°，坐骨结节间径小于 8 cm，则胎头从产道出时难以充分利用骨盆下口的前三角，通常把这种三角称为弓下废区。此刻胎儿的娩出主要依赖于后三角，所以其前后径必须有足够的长度才行，否则在分娩过程中易引起会阴严重损伤，为了避免这一后果，常须做会阴侧切。

（五）骨盆轴

骨盆轴是贯穿于骨盆的各个前后径中点的假想轴线，它代表胎儿经产道娩出时的曲线。

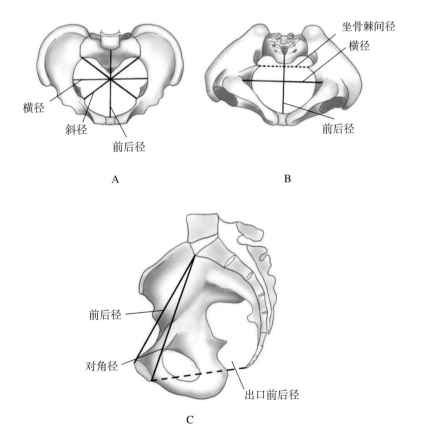

图 15-3　骨盆径线
A. 骨盆入口；B. 骨盆出口；C. 骨盆正中矢状面

二、各种类型骨盆的解剖特点

根据形状（按 Callwell 与 Moloy 分类），骨盆分为 4 种类型（图 15-4）。

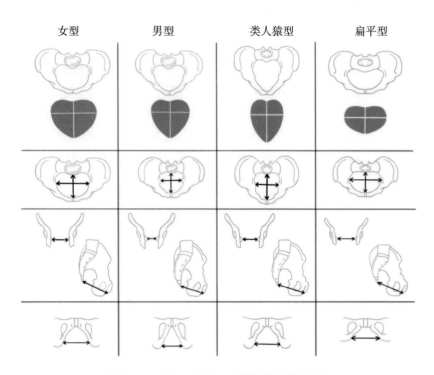

图 15-4　骨盆 4 种基本类型及其各部分比较

1. 女型（gynecoid type）　骨盆入口呈横椭圆形，入口横径较前后径稍长。耻骨弓较宽，坐骨棘间径≥ 10 cm。此型最常见，为女性正常骨盆，我国妇女占 52% ～ 58.9%。

2. 扁平型（platypelloid type）　骨盆入口呈扁椭圆形，入口横径大于前后径。耻骨弓宽，骶骨失去正常弯度，变直向后翘或呈深弧形，故骶骨短、骨盆浅。此型较常见，我国妇女占 23.2% ～ 29%。

3. 类人猿型（anthropoid type）　骨盆入口呈长椭圆形，入口前后径大于横径。骨盆两侧壁稍内聚，坐骨棘较突出，坐骨切迹较宽，耻骨弓较窄，骶骨向后倾斜，故骨盆前部较窄而后部较宽。骨盆的骶骨往往有 6 节，较其他类型骨盆深。此型我国妇女占 14.2% ～ 18%。

4. 男型（android type）　骨盆入口略呈三角形，两侧壁内聚，坐骨棘突出，耻骨弓较窄，坐骨切迹窄呈高弓形，骶骨较直而前倾，致出口后矢状径较短。骨盆腔呈漏斗形，往往造成难产。此型少见，我国妇女仅占 1% ～ 3.7%。

上述 4 种基本类型只是理论上的归类，临床所见多是混合型骨盆。骨盆的形态、大小除有种族差异外，其生长发育还受遗传、营养与性激素的影响。

L360a
骨盆发育异常

（张卫光　陈春花）

第二节　妊娠生理

一、早、中、晚期妊娠诊断方法

妊娠分 3 个时期：妊娠早期（末次月经第 1 日～ 13^{+6} 周）、妊娠中期（14 周～ 27^{+6} 周）和妊娠晚期（28 周以后）。

（一）早孕诊断

1．症状

（1）停经：对于一位既往月经规律的女性，如果月经过期 10 d 或更多，则提示有可能妊娠；如果第二次月经仍未来潮，则妊娠的可能性明显增大。

（2）早孕反应：通常于停经 6 周开始，常发生于每日清晨，可以持续几个小时，于 6 ～ 12 周后自然消失。临床表现为恶心，伴或不伴呕吐，目前其发生机制尚未明确，多认为与高水平的 HCG、胃酸分泌减少以及胃排空时间延长有关。

（3）尿频：由于增大的子宫压迫膀胱，患者多有尿频。

（4）乏力。

2．体征

（1）子宫增大：正常妊娠时，子宫随着停经月份的增加逐渐相应增大，至妊娠 12 周时，可以在耻骨联合上方触及子宫底。

（2）阴道壁着色：由于充血，阴道壁呈紫色。子宫颈着色，而且在停经 6 ～ 8 周时有一种子宫体与子宫颈分离的感觉，此为黑加征（Hegar sign）。

（3）乳房变化：初产妇较经产妇明显，包括乳房轻度增大、乳晕着色、蒙格氏结节等。

3．辅助检查

（1）妊娠试验：包括血 HCG 定量和尿 HCG 定性检查。

（2）超声检查：停经 5 周超声可探及孕囊，继而卵黄囊出现，妊娠 6 周后就可以探及胎芽和胎心。

此外，还有宫颈黏液检查、黄体酮撤退试验和基础体温测定，目前已经比较少用。

（二）中、晚孕诊断

1．症状

（1）腹部增大：妊娠 12 周后从耻骨联合上方可触及子宫底。以后子宫随着妊娠的进展，逐步增大。

（2）自觉胎动：胎儿在子宫内冲击子宫壁的活动称为胎动（fetal movement）。妊娠 18 ～ 20 周时，孕妇可以开始感到轻微的胎动，随着妊娠的进展，胎动愈加明显。

（3）不规则无痛性子宫收缩：随着子宫逐渐增大，不规则无痛性子宫收缩的频率及程度也逐渐增加。

2．体征　子宫增大，触摸到胎动、胎体。听到胎心。

3．超声检查　可以测量胎儿发育的各种有关径线，如双顶径、胸围、腹围、股骨长等；评估胎儿器官结构，发现先天性畸形；了解胎儿在宫内的胎势、胎方位等；判断胎盘位置和羊水量。应用多普勒超声检查可以探测到胎儿的血流变化，如脐血流、脑血流等。

二、胎儿附属物的形成及功能

胎儿附属物是指胎儿以外的组织，包括胎盘、胎膜、脐带和羊水。

（一）胎盘

胎盘（placenta）是胎儿与母体间进行物质交换的重要器官，是胚胎与母体组织的结合体。妊娠足月时胎盘呈椭圆形，重 450～650 g，直径 16～20 cm，厚 1～3 cm，中间厚，边缘薄。它分为胎儿面及母体面。胎儿面的表面被覆羊膜，呈灰蓝色，光滑，半透明，脐带动静脉从附着处分支向四周呈放射状分布，直达胎盘的边缘。脐带动静脉分支穿过绒毛膜板，进入绒毛干及其分支。胎盘母体面的表面呈暗红色，胎盘隔形成若干浅沟，分成 20 个左右的母体叶。

胎盘是由羊膜（amniotic membrane）、叶状绒毛膜（chorion frondosum）和底蜕膜（basal decidua）组成的。从另一个角度讲，胎盘又分为胎儿部分（由羊膜和叶状绒毛膜组成）和母体部分（由底蜕膜构成）。

1. 胎盘的结构

（1）羊膜：是胎盘的最内层，是胚胎时期羊膜囊扩大的囊壁附着于绒毛膜板表面的半透明薄膜，光滑，无血管、神经及淋巴，具有一定的弹性，正常厚度为 0.05 mm。

（2）叶状绒毛膜：是胎盘的主要部分。晚期囊胚着床于子宫内膜后，滋养层迅速分裂增生。内层为细胞滋养细胞，是分裂生长的细胞；外层为合体滋养细胞，是执行功能的细胞，由细胞滋养细胞分化而来。在滋养层内面有一层细胞，称为胚外中胚层，与滋养层细胞共同组成绒毛膜。胚胎发育至第 13～21 日时，为绒毛膜发育分化最旺盛的时期，此时胎盘的主要结构——绒毛逐渐形成。在此期间经历 3 个阶段：一级绒毛、二级绒毛和三级绒毛。约受精后第 3 周末，当绒毛内血管形成时，建立起胎儿循环。

与底蜕膜相接触的绒毛，因营养丰富，发育良好，称为叶状绒毛膜。从绒毛板伸出的绒毛干，逐渐分支形成初级绒毛干、次级绒毛干和三级绒毛干，向绒毛间隙伸展，形成终末绒毛网。绒毛的末端悬浮在充满母血的绒毛间隙中的，称为游离绒毛；长入底蜕膜中的，称为固定绒毛。

每个绒毛干中均有脐动脉和脐静脉，随着绒毛干的一再分支，脐血管越来越细，最终将成为毛细血管进入绒毛末端，胎儿血以 500 ml/min 的流速流经胎盘。

相对孕妇而言，孕妇的子宫螺旋动脉穿过蜕膜板进入母体叶，血液压力为 60～80 mmHg，母体血液靠母体压力差，以 500 ml/min 的流速进入绒毛间隙（压力为 10～50 mmHg），再经蜕膜板流入蜕膜静脉网（压力小于 8 mmHg）。母儿间的物质交换均在胎盘小叶的绒毛处进行。可见胎儿血液是经脐动脉直至绒毛毛细血管，经与绒毛间隙中的母血进行物质交换，两者并不直接相通，而是隔着绒毛毛细血管壁、绒毛间隙和绒毛表面细胞层，靠的是渗透、扩散和细胞的选择力，再经开口的脐静脉返回胎儿体内。母血则经底蜕膜螺旋小动脉，开口通向绒毛间隙中，再经开口的螺旋小静脉返回母体内。

（3）底蜕膜：是胎盘的母体部分，它仅占妊娠足月胎盘的很小部分。底蜕膜表面覆盖一层来自固定绒毛的滋养层细胞，与底蜕膜共同形成绒毛间隙的底，称为蜕膜板，从此板向绒毛膜方向伸出一些蜕膜间隔，一般不超过胎盘全层的 2/3，将胎盘母体面分为肉眼可见的 20 个左右的母体叶。

2. 胎盘的功能　胎盘物质交换功能的部位为血管合体膜，它是由合体滋养细胞、合体滋养细胞基底膜、绒毛间质、毛细血管基底膜和毛细血管内皮细胞 5 层组成的薄膜。

胎盘的功能包括：气体交换、营养物质供应、排出胎儿代谢产物、防御功能和合成功能。

（1）气体交换：在母体和胎儿之间，O_2 和 CO_2 是通过简单扩散方式进行的。

（2）营养物质供应：代替胎儿的消化系统。通过易化扩散、主动运输等方式进行物质传递。

（3）排出胎儿代谢产物：如尿素、尿酸、肌酐、肌酸等，代替胎儿的泌尿系统。

（4）防御功能：IgG 能通过胎盘，使婴儿出生后短时间内获得被动免疫。各种病毒及小分子有毒物质可以通过胎盘直接影响胎儿，引起畸形或导致胎儿死亡。另外，细菌、弓形虫、衣原体、螺旋体等可在胎盘上形成病灶，破坏胎盘绒毛结构进入胎体感染胎儿。由此可见，胎盘的防疫功能是有限的。

（5）合成功能：主要合成激素和酶两种物质。激素包括蛋白激素（绒毛膜促性腺激素、人胎盘催乳素、妊娠特异性 β1 糖蛋白、绒毛膜促甲状腺素等）和甾体激素（雌激素、孕激素等）。酶包括缩宫素酶、耐热性碱性磷酸酶等。本章重点介绍绒毛膜促性腺激素和人胎盘催乳素。

1）人绒毛膜促性腺激素（human chorionic gonadotropin，HCG）：是一种糖蛋白，分子量 37 000 ～ 38 000，其中糖分子量约占 30%，生物功能与黄体生成素（LH）极相似。HCG 主要由胎盘合体滋养细胞产生，也可见于胎儿的肾、滋养细胞肿瘤、男性非恶性肿瘤、未孕妇，甚至腺垂体。HCG 具有 α 亚基和 β 亚基，α 亚基结构与 LH、FSH、TSH 相似。受精第 6 日后即有极少量的 HCG 分泌，早期增加极快，每 1.7 ～ 2 d 即增长 1 倍，于妊娠 8 ～ 10 周达到高峰，持续 1 ～ 2 周后迅速下降。妊娠中、晚期血清浓度仅为峰值的 10%，持续至分娩。分娩后若无胎盘残留，约在产后 2 周内消失。

第一，HCG 作用于妊娠黄体，延长黄体的寿命，使黄体增大，变成妊娠黄体，增加孕激素的分泌以维持妊娠；第二，β-HCG 有促卵泡成熟活性、促甲状腺活性、促睾丸间质细胞活性。第三，HCG 与绝经期促性腺激素合用可诱发排卵。

2）人胎盘催乳素（human placental lactogen，HPL）：由合体滋养细胞产生，至妊娠 34 周达到高峰。其主要功能为：与胰岛素、肾上腺皮质激素协同作用于乳腺腺泡，促进腺泡的发育，刺激乳腺上皮细胞合成乳白蛋白、酪蛋白、乳珠蛋白，为产后泌乳做好准备。抗胰岛素生成作用，使母血胰岛素值增高，增加蛋白合成。通过脂解作用，提高游离脂肪酸、甘油浓度，以游离脂肪酸作为能源，抑制对葡萄糖的摄取，使多余葡萄糖运送给胎儿，成为胎儿的主要能源，也成为蛋白合成的能源。

（二）胎膜

胎膜由绒毛膜和羊膜构成。

（三）脐带

脐带的正常长度为 30 ～ 70 cm，平均为 50 cm，直径为 1.0 ～ 2.5 cm，内有一条脐静脉和两条脐动脉。血管周围是华通胶。

（四）羊水

充满在羊膜腔内的液体称为羊水。妊娠不同时期的羊水来源、容量及组成均有明显不同。羊水非静止不动，在母体、胎儿、羊水之间存在着动态平衡，以保持羊水量的相对恒定。母儿间的液体交换主要通过胎盘完成，每小时约 360 ml。

羊水的来源，在妊娠早期，主要是母体血清通过胎膜进入羊膜腔的渗透液，也可以通过脐带的华通胶和胎盘表面的羊膜。妊娠中期以后，胎儿的尿液为羊水的主要来源。羊水的吸收，一半是由羊膜完成的，胎儿的消化道、皮肤、脐带也起一定的作用。足月妊娠时羊水量为 800 ml 左右，呈中性或弱碱性，pH 约为 7.20。羊水的功能分为两部分，一是保护胎儿。防止胎体畸形和胎体粘连；保持子宫腔温度的恒定；避免子宫肌壁或胎儿对脐带的直接压迫所致的胎儿窘迫；有利于胎儿的体液平衡；临产后，尤其是第一产程初期，羊水能使宫缩压力均匀分布，避免胎儿局部受压。二是保护母体。减少胎动所致的不适感；临产后，前羊水囊扩张子宫颈口及阴道；破膜后羊水冲洗阴道减少感染。

三、胎产式、胎先露和胎方位的定义及判定

（一）胎产式

胎体纵轴与母体纵轴的关系称为胎产式（fetal lie）。两纵轴平行者称为纵产式，占妊娠足月分娩总数的 99.75%；两纵轴垂直者称为横产式，仅占妊娠足月分娩总数的 0.25%。两纵轴交叉呈角度者称为斜产式，为暂时性的。

（二）胎先露

胎先露（fetal presentation）是最先进入骨盆入口的胎儿部分。纵产式有头先露（包括枕先露和面先露）及臀先露（包括单臀先露、混合臀先露和足先露），横产式为肩先露。

（三）胎方位

胎儿先露部的指示点与母体骨盆的关系称为胎方位（fetal position）。枕先露以枕骨、面先露以颏骨、臀先露以骶骨、肩先露以肩胛骨为指示点。根据指示点与母体骨盆左、右、前、后、横的关系而有不同的胎方位。例如，枕先露时，胎头枕骨位于母体骨盆的左前方，应为枕左前位（图15-5）。

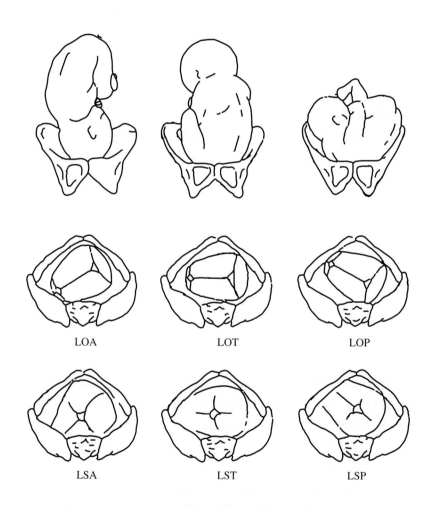

图15-5　胎方位

LOA. 枕左前；LOT. 枕左横；LOP. 枕左后；LSA. 骶左前；LST. 骶左横；LSP. 骶左后

四、妊娠期母体的变化

为了适应妊娠，母体在解剖、生理及生化方面都发生了巨大的变化，有些变化甚至从受精后就发生了，并且持续整个妊娠期。许多变化是由于胎儿及胎儿组织对母体的生理刺激。这些变化在妊娠结束或因哺乳终止而恢复。只有对此有详尽的了解与理解，才能对妊娠有一个完整的认识。

（一）生殖系统

1. 子宫　子宫由非妊娠期的 50 g 重量及 10 ml 容积，发展到妊娠末期的 1000 g 重量及

5000 ml 容积。妊娠早期子宫的增大主要缘于雌、孕激素，妊娠 12 周之后则由于内容物的压力。在整个妊娠期，子宫肌肉纤维的新生是非常有限的，主要是原有细胞的增大和纤维组织的增生。早期肌壁增厚，至妊娠晚期又逐渐变薄。到妊娠 12 周时，子宫已增大至充满盆腔，在耻骨联合的上方可以触及子宫底。以后子宫逐渐增大，并接近腹前壁，将肠管排挤至腹两侧及后方，甚至升及肝。子宫峡部由非妊娠期的 1 cm 逐渐伸展、拉长，到临产时可伸展至 7 ～ 10 cm，成为产道的一部分，称为子宫下段。但目前还没有有效的试验来证实妊娠期子宫胎盘血流的实际变化。据报道，子宫血流至妊娠末期可达到 450 ～ 650 ml/min。

2．卵巢和输卵管　在妊娠期卵巢停止排卵，输卵管轻度肥大。

3．阴道和外阴　为了适应分娩，阴道和外阴充血，黏膜增厚，结缔组织疏松，平滑肌纤维肥厚。这些变化导致阴道长度变长。

（二）血液系统

1．血容量　从妊娠 6 ～ 8 周开始增加，至妊娠 32 ～ 34 周时达到高峰，增加 30% ～ 45%。血浆量和红细胞数量均增加，平均增加 1500 ml，但血浆量增加的幅度大于红细胞数量的增加。血红蛋白以及血细胞比容可轻微下降。

2．白细胞数量　在正常妊娠期为 5000 ～ 12 000/ml。而在分娩和产褥初期可上升至 25 000/ml 或更高，平均为 14 000 ～ 16 000/ml。目前机制尚不明确。

3．C 反应蛋白　较非妊娠期有所升高，在产程中明显升高。白细胞碱性磷酸酶亦升高。

4．血液凝集系统　妊娠期血液处于高凝状态。纤维蛋白原在妊娠期增加 50%，即 4.5 g/L，平均为 3 ～ 6 g/L。其他凝血物质增加，如凝血因子 Ⅱ、Ⅴ、Ⅶ、Ⅷ、Ⅸ、Ⅹ 等，仅凝血因子 Ⅺ、Ⅻ 降低。血小板无明显变化。血浆蛋白主要是白蛋白减少。

（三）心血管系统

1．脉搏　静息状态下脉搏较非妊娠期增加 10 ～ 15 次/分。

2．心脏变化　由于膈肌上升，心脏向左、向上、沿长轴旋转，心尖部较非妊娠期移向外侧约 1 cm。放射线显影示心脏轮廓增大。这些变化的幅度受以下因素影响：子宫大小和位置、腹壁肌肉的伸展性以及胸腹腔的形状等。心脏容量从妊娠早期至妊娠末期约增加 10%。ECG 因心脏左移出现电轴左偏。心音图多有第一心音分裂。

3．心输出量　正常妊娠期血容量、孕母体重及基础代谢率增加时动脉压和血管阻力是降低的。静息状态半卧位时，心输出量从妊娠 10 周即开始明显增加，而且随着妊娠的进展，心输出量不断增加，至妊娠 32 ～ 34 周达到高峰，较非妊娠期增加 30%。第一产程时心输出量轻度增加，第二产程时心输出量则明显增加。由于妊娠引起的心输出量增加，产后很快就消失。

4．血流动力学变化　妊娠早期及中期血压偏低，妊娠晚期血压轻度升高，但一般收缩压无变化。

（四）呼吸系统

妊娠期胸廓改变主要为肋膈角增宽、肋骨向外扩展，胸廓横径及前后径加宽使周径加大。肺活量、呼吸频率无明显改变。潮气量增加 39%，每分换气量增加 40%，功能残气量减低 20%。上呼吸道黏膜增厚，轻度充血、水肿，使局部抵抗力减低，容易发生感染。

（五）泌尿系统

肾小球滤过率增加 50%，肾血流量增加 35%，血肌酐和尿肌酐降低。由于肾小球滤过率增加，尿糖可以呈阳性。受孕激素影响，肾盂、输尿管可轻度扩张。

（六）消化系统

由于大量雌激素的影响，齿龈肥厚，易患齿龈炎致齿龈出血。由于激素及机械性因素，胃排空及小肠蠕动时间延迟。肝不增大，功能和结构无明显改变；血浆白蛋白降低。胆囊收缩减弱，残余体积较非妊娠期增加。

此外，内分泌系统和骨骼系统也有相应的代偿性变化。

[陈 倩 詹瑞玺（绘图）]

第三节 妊娠保健

一、孕前咨询与保健

孕前咨询与保健是通过健康状况评估、危险因素筛查、健康宣传教育，改善计划妊娠夫妇的健康状况，减少不利于母亲、胎儿以及新生儿健康的危险因素。

（一）健康教育及指导

遵循普遍性指导和个体化指导相结合的原则，对计划妊娠的夫妇进行孕前健康教育及指导，主要内容包括：

1. 有准备、有计划地妊娠，尽量避免高龄妊娠。

2. 合理营养，控制体重增加。

3. 补充叶酸 0.4 ~ 0.8 mg/d 或含叶酸的复合维生素。既往生育过神经管缺陷（NTD）儿的孕妇，则需每日补充叶酸 4 mg。

4. 有遗传病、慢性疾病和传染病而准备妊娠的妇女，应予以评估并指导。

5. 合理用药，避免使用可能影响胎儿正常发育的药物。

6. 避免接触生活及职业环境中的有毒、有害物质（如放射线、高温、铅、汞、苯、砷、农药等），避免密切接触宠物。

7. 改变不良的生活习惯（如吸烟、酗酒、吸毒等）及生活方式；避免高强度的工作、高噪音环境和家庭暴力。

8. 保持心理健康，解除精神压力，预防妊娠期及产后心理问题的发生。

9. 合理选择运动方式。

（二）常规保健（针对所有计划妊娠的夫妇）

1. 评估孕前高危因素

（1）询问计划妊娠夫妇的健康状况。

（2）评估既往慢性疾病史、家族史和遗传病史，不宜妊娠者应及时告之。

（3）详细了解不良孕产史和前次分娩史，是否为瘢痕子宫。

（4）生活方式、饮食营养、职业状况及工作环境、运动（劳动）情况、家庭暴力、人际关系等。

2. 体格检查 备孕期和孕期保健方案详见二维码内容。

3. 辅助检查 必查项目（建议妊娠前进行的检查）和备查项目（根据是否有相应的病史及高危因素，有针对性地选择相应的检查）。

生育间隔

备孕期和妊娠期保健方案

二、妊娠期监护与保健

（一）产前检查

及早防治妊娠期合并症及并发症，及时发现胎儿异常，评估孕妇及胎儿的安危，确定分娩时机和分娩方式，保障母儿安全。

1. 产前检查次数及孕周 推荐产前检查孕周分别为：妊娠 6 ~ 13^{+6} 周、14 ~ 19^{+6} 周、20 ~ 24 周、25 ~ 28 周、29 ~ 32 周、33 ~ 36 周、37 ~ 41 周（每周 1 次）。如有高危因素，酌情增加产前检查次数。

2. 产前检查内容

（1）病史

1）年龄：< 18 岁或 ≥ 35 岁妊娠为高危因素，≥ 35 岁妊娠者为高龄孕产妇。

2）职业：从事接触有毒物质或放射线等工作的孕妇，其母儿不良结局的风险增加，建议计划妊娠前或妊娠后调换工作岗位。

3）本次妊娠的经过：了解妊娠早期有无早孕反应、病毒感染及用药史；胎动开始时间和胎动变化；饮食、睡眠和运动情况；有无阴道出血、头痛、视物模糊、心悸、气短、下肢水肿等症状。

4）推算及核对预产期（expected date of confinement，EDC）：推算方法为按末次月经（last menstrual period，LMP）第 1 日算起，月份减 3 或加 9，日数加 7。有条件者，应根据妊娠早期超声检查的报告来核对预产期，尤其对记不清末次月经日期或于哺乳期无月经来潮而受孕者，应采用超声检查来协助推算预产期。若根据末次月经推算的孕周与妊娠早期超声检查推算的孕周时间间隔超过 5 d，应根据妊娠早期超声结果校正预产期；妊娠早期超声检测胎儿冠 - 臀长（CRL）是估计孕周最准确的指标。

5）月经史及既往孕产史：询问月经初潮年龄、月经周期。经产妇应了解有无难产史、死胎及死产史、分娩方式、新生儿情况以及有无产后出血史，了解末次分娩或流产的时机及转归。

6）既往史及手术史：了解有无高血压、心脏病、结核病、糖尿病、血液病、肝肾疾病等，注意其发病时间及治疗情况，并了解做过何种手术。

7）家族史：询问家庭成员中有无结核病、高血压、糖尿病、双胎妊娠及其他与遗传相关的疾病。

8）丈夫健康状况：着重询问健康状况，有无遗传性疾病等。

（2）体格检查：观察发育、营养及精神状态，注意步态及身高，身材矮小（身高＜ 145 cm）者常伴有骨盆狭窄；注意检查心脏有无病变；检查脊柱及下肢有无畸形；检查乳房情况；测量血压、体重和身高，计算体重指数（body mass index，BMI），BMI= 体重（kg）/ [身高（m）] ^{2}，注意有无水肿。

（3）产科检查

1）腹部检查：患者排尿后取仰卧位，头部稍垫高，露出腹部，双腿略屈曲，稍分开。检查者站在患者右侧进行检查。

视诊：注意腹形及大小。观察腹部有无妊娠纹、手术瘢痕及水肿等。

触诊：妊娠中、晚期采用四步触诊法（框 15-1 及图 15-6）检查子宫大小、胎产式、胎先露、胎方位及胎先露是否衔接。使用软尺测量子宫高度（耻骨联合上缘至子宫底的距离）。子宫高度异常者，需做进一步检查，如重新核对预产期、超声等。

听诊：胎心率在靠近胎背上方的孕妇腹壁上听得最清楚。枕先露时，胎心在脐右（左）下方；臀先露时，胎心在脐右（左）上方；肩先露时，胎心在靠近脐部下方听得最清楚（图 15-7）。

框 15-1　四步触诊法

第 1 步：检查者两手置于子宫底部，了解子宫外形并测得宫底高度，估计胎儿大小与孕周数是否相符。然后以两手指腹相对轻推，判断子宫底部的胎儿部分，胎头硬而圆且有浮球感，胎臀软而宽且形状不规则。

第 2 步：检查者左、右手分别置于腹部两侧，一手固定，另一手轻轻深按检查。触及平坦饱满者为胎背，可变形的高低不平部分为胎儿肢体。有时可感到胎儿肢体活动。

第 3 步：检查者右手拇指与其余四指分开，置于耻骨联合上方握住胎先露，进一步查清是胎头或胎臀，左右推动以确定是否衔接。若胎先露仍浮动，表示尚未入盆。若已衔接，则胎先露不能推动。

第 4 步：检查者左、右手分别置于胎先露的两侧，向骨盆入口方向向下深按，再次核对胎先露的诊断是否正确，并确定胎先露入盆的程度。

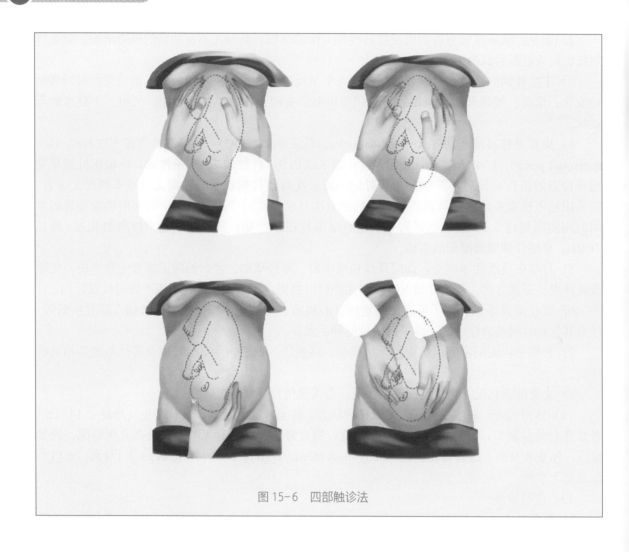

图 15-6　四部触诊法

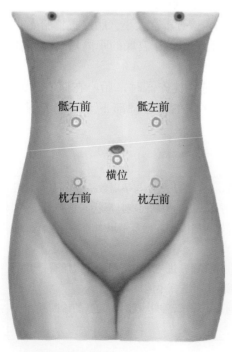

图 15-7　不同胎方位胎心率听诊部位

骶右前　　　　骶左前

横位

枕右前　　　　枕左前

2）骨盆测量

A. 骨盆内测量

对角径：又称为真结合径，为耻骨联合下缘至骶岬前缘中点的距离。正常值为 12.5 ～ 13 cm，此值减去 1.5 ～ 2.0 cm 为骨盆入口前后径长度（图 15-8）。

坐骨棘间径：为两坐骨棘之间的距离，正常值约为 10 cm（图 15-9），若能容纳六横指，视为正常。

坐骨切迹宽度：为坐骨棘与骶骨下部间的距离，即骶棘韧带宽度，将阴道内的示指置于韧带上移动。若能容纳 3 横指，为正常；否则属中骨盆狭窄（图 15-10）。

出口后矢状径：为坐骨结节间径中点至骶骨尖端的长度，正常值为 8 ～ 9 cm（图 15-11）。

B. 骨盆外测量

已有充分证据表明，测量髂棘间径、髂嵴间径、骶耻外径并不能预测产时头盆不称，故无须常规测量。

坐骨结节间径（出口横径）：为两坐骨结节内侧缘的距离，正常值为 8.0 ～ 9.5 cm（图 15-12）。出口后矢状径值与坐骨结节间径值之和＞ 15 cm 时，表明骨盆出

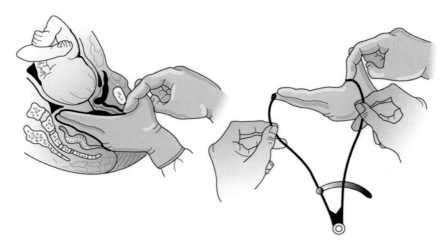

图 15-8 测量对角径

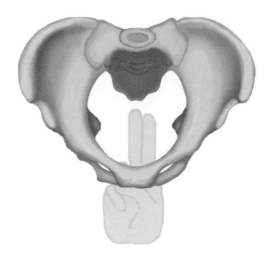

图 15-9 测量坐骨棘间径

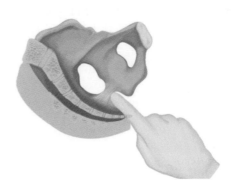

图 15-10 测量坐骨切迹宽度

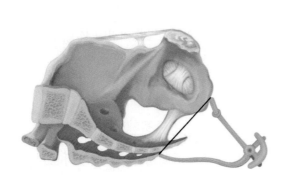

图 15-11 测量出口后矢状径

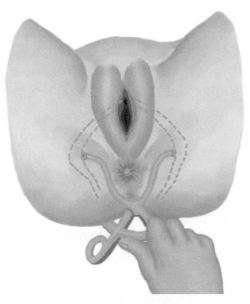

图 15-12 测量坐骨结节间径

口狭窄不明显。

耻骨弓角度：用左、右手拇指指尖斜着对拢，放置在耻骨联合下缘，左、右两拇指平放在耻骨降支上，测量两拇指间角度，即为耻骨弓角度，正常值为90°，小于80°为异常（图15-13）。此角度反映骨盆出口横径的宽度。

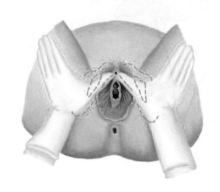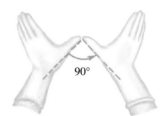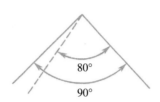

图 15-13　测量耻骨弓角度

3）阴道检查：妊娠期可行阴道检查，特别是有阴道出血和阴道分泌物异常时。分娩前阴道检查可协助确定骨盆大小、子宫颈容受和子宫颈口开大程度，进行子宫颈 Bishop 评分（表 15-1）。

表 15-1　子宫颈 Bishop 评分

指标	分数			
	0	1	2	3
宫口开大（cm）	0	1 ~ 2	3 ~ 4	≥ 5
子宫颈管消退（%）	0 ~ 30	40 ~ 50	60 ~ 70	≥ 80
先露位置（坐骨棘水平 =0）	−3	−2	−1 ~ 0	+1 ~ +2
子宫颈硬度	硬	中	软	
子宫口位置	朝后	居中	超前	

4）辅助检查及健康教育：整个妊娠期建议进行 7 ~ 11 次产前检查。每次产前检查的时间和内容：健康教育指导，常规保健，必查项目（妊娠期需要进行的检查）和备查项目（根据是否有相应的病史及高危因素，有针对性地选择相应的检查）。

（二）评估胎儿健康的方法

1．确定是否为高危儿　高危儿包括：①孕周 < 37 周或 ≥ 42 周；②婴儿出生体重 < 2500 g；③巨大胎儿（出生体重 ≥ 4000 g）；④小于孕龄儿或大于孕龄儿；⑤出生后 1 min 阿普加（Apgar）评分 0 ~ 3 分；⑥产时感染；⑦高危妊娠产妇所产新生儿；⑧手术产儿；⑨新生儿的兄姐有严重的新生儿病史或新生儿期死亡等；⑩双胎或多胎儿。

2．胎儿监测

（1）妊娠早期：妇科检查确定子宫大小及是否与妊娠周数相符。B 超最早在妊娠 6 周可见到妊娠囊和原始心管搏动。妊娠 11 ~ 13^{+6} 周超声测量胎儿颈后透明层厚度（NT）和胎儿发育情况。

（2）妊娠中期：每次产前检查测量宫底高度，听胎心率。超声检查胎儿生长状况，筛查胎

产前胎儿监护的时机

儿结构有无异常。

（3）妊娠晚期

1）定期产前检查：每次产前检查测量宫底高度并听胎心率。B超是目前使用最广泛的胎儿影像学监护仪器，不仅能判断胎儿生长状况，而且能判定胎位、胎盘位置、羊水量、胎盘成熟程度。

2）胎动监测：妊娠中、后期，胎动减少可能预示着胎死宫内的发生。母亲自数胎动（胎儿踢腿的次数）可作为产前胎儿监护的一种手段。虽然有多种计数胎动的方案，但理想的胎动计数方案仍未确定。美国妇产科医师学会（ACOG）指南推荐2种胎动计数方案：①孕妇取左侧卧位，计数准确的胎动数，2 h内胎动数达到10次即为满意的胎动。一旦连续监测到10次胎动就停止计数，连续10次胎动的平均间隔时间为20.9±18.1 min。②每周3次，每次计数1 h胎动次数，若胎动次数等于或超过既往胎动计数基数，即为满意的胎动。

3）电子胎儿监护（EFM）：《电子胎心监护应用专家共识（2015年）》建议，不推荐低危孕妇（无合并症及并发症的孕妇）常规进行EFM。但当低危孕妇出现胎动异常、羊水量异常、脐血流异常等情况时，应及时进行EFM，评估胎儿情况。对于高危妊娠（母体因素，如妊娠期高血压疾病、妊娠合并糖尿病、母体免疫性疾病、有胎死宫内等不良孕产史等；胎儿因素，如双胎妊娠、胎儿生长受限、羊水偏少、胎动减少、脐血流异常等），EFM可从妊娠32周开始，但具体开始时间和频率应根据孕妇情况及病情进行个体化应用。如患者病情需要，EFM最早可从妊娠28周开始。随着我国新生儿救治技术的进步，对妊娠28周前的有生机儿也可以进行EFM，但应该考虑到对这个时期胎儿进行EFM可能与足月儿存在误差（图15-14）。

电子胎儿监护评价指标

无应激试验（NST）：理论基础是在胎儿不存在酸中毒或神经系统发育不完善的情况下，胎动时会出现胎心率的短暂上升，预示着正常的自主神经功能（表15-2）。

表15-2　NST结果判读和处理

参数	正常NST	不典型NST	异常NST
胎心率基线	110～160次/分	100～110次/分； ＞160次/分，＜30 min	胎心过缓＜100次/分； 胎心过速＞160次/分，＞30 min
基线变异	6～25次/分（中度变异）； ≤5次/分，持续＜40 min	≤5次/分，持续40～80 min	≤5次/分，持续≤80 min ≥25次/分，＞10 min 正弦波形
减速	无减速或偶发变异减速＜30 s	变异减速，持续30～60 s	变异减速，持续≥60 s 晚期减速
加速（≥32周）	40 min内2次或2次以上加速超过15次/分，持续15 s	40～80 min内2次以下加速超过15次/分，持续15 s	大于80 min 2次以下加速超过15次/分，持续15 s
（＜32周）	40 min内2次或2次以上加速超过10次/分，持续10 s	40～80 min内2次以下加速超过10次/分，持续10 s	大于80 min 2次以下加速超过10次/分，持续10 s
处理	继续随访或进一步评估	需进一步评估	复查；全面评估胎儿状况；生物物理评分；及时终止妊娠

催产素激惹试验（OCT）：原理为用缩宫素诱导宫缩，并利用电子监护仪记录胎心率的变化。OCT可用于产前监护及引产时胎盘功能的评价。

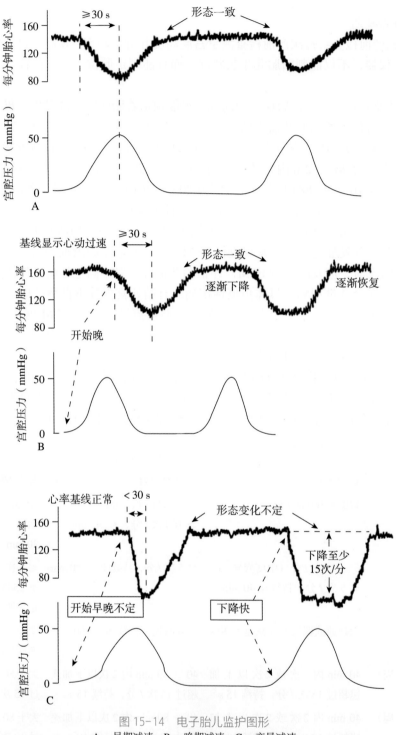

图 15-14 电子胎儿监护图形

A. 早期减速；B. 晚期减速；C. 变异减速

OCT 图形结果判读：OCT 图形的判读主要基于是否出现晚期减速和变异减速。阴性：无晚期减速或明显的变异减速。阳性：50% 以上的宫缩伴随晚期减速。可疑：间断出现晚期减速或明显的变异减速；宫缩过频（＞5 次 /10 min）；宫缩伴胎心减速，时间＞90 s；出现无法解释的图形。

产时电子胎心监护图形的判读列于表 15-3。

表 15-3 产时电子胎心监护三级评价系统及其意义

分类	描述	意义
Ⅰ类	同时包括以下各项： 基线：110 ~ 160 次 / 分 正常变异 晚期减速或变异减速：无 早期减速：有或无 加速：有或无	正常的胎心监护图形，提示在监护期内胎儿酸碱平衡状态良好。后续的观察可按照产科情况常规处理，不需要特殊干预
Ⅱ类	除Ⅰ类或Ⅲ类以外的图形，包括以下任何一项： (1) 基线：胎儿心动过缓但不伴基线变异缺失 胎儿心动过速 (2) 基线变异：变异缺失；不伴反复性减速 微小变异 显著变异 (3) 加速：刺激胎儿后没有加速 (4) 周期性或偶发性减速： 反复性变异减速伴基线微小变异或正常变异 延长减速 反复性晚期减速伴正常变异 变异减速有其他特征，如恢复基线缓慢，"尖峰"或"双肩峰"	可疑的胎心监护图形。既不能提示胎儿宫内有异常的酸碱平衡状况，也没有充分证据证明是Ⅰ类或Ⅲ类胎心监护图形。Ⅱ类胎心监护图形需要持续监护和再评估。评估时需充分考虑产程、孕周，必要时实施宫内复苏措施。如无胎心加速伴微小变异或变异缺失，应行宫内复苏；如宫内复苏后胎心监护图形仍无改善或发展为Ⅲ类监护图形，应立即分娩
Ⅲ类	包括以下任何一项： (1) 基线变异缺失伴以下任何一项： 反复性晚期减速 反复性变异减速 胎儿心动过缓 (2) 正弦波形	异常的胎心监护图形，提示在监护期内胎儿出现异常的酸碱平衡状态，必须立即宫内复苏，同时终止妊娠

4）生物物理评分（BPP）：无应激试验联合适时超声检查的 4 项观察指标，共有 5 个部分，包括无应激试验（NST）、胎儿呼吸运动、胎儿运动、胎儿张力和羊水深度。每一项评分 2 分或 0 分。8 分或 10 分为正常，6 分为可疑，4 分以下为异常（表 15-4）。无论总分是多少，出现羊水过少时，应该进一步评估。羊水过少的诊断方法包括羊水最大暗区垂直深度 ≤ 2 cm 或羊水指数 ≤ 5 cm。

表 15-4 Manning 评分法

指标	2 分（正常）	0 分（异常）
NST（20 min）	≥ 2 次胎动，伴胎心加速 ≥ 15 次 / 分，持续 ≥ 15 s	< 2 次胎动，胎心加速 < 15 次 / 分，持续 < 15 s
胎儿呼吸运动（30 min）	≥ 1 次，持续 ≥ 30 s	无或持续 < 30 s
胎儿运动（30 min）	≥ 3 次躯干和肢体活动，连续出现计 1 次	≤ 2 次躯干和肢体活动
胎儿张力	≥ 1 次躯干伸展后复屈，手指摊开合拢	无活动；肢体完全伸展，伸展缓慢，部分复屈
羊水深度	羊水最大暗区垂直深度 > 2 cm	无或羊水最大暗区垂直深度 ≤ 2 cm

5）彩色多普勒超声胎儿血流监测：常用指标包括脐动脉和胎儿大脑中动脉的 S/D 比值、RI（阻力指数）、PI（搏动指数）、脐静脉和静脉导管的血流波形等。

目前公认的判断胎儿血流异常的标准如下：脐动脉血流指数大于各孕周的第 95 百分位数或超过平均值 2 个标准差，预示胎儿缺氧；脐动脉的舒张末期血流频谱消失或倒置，预示胎儿缺氧严重；胎儿大脑中动脉的 S/D 比值降低，提示血流在胎儿体内重新分布，预示胎儿缺氧；出现脐静脉或静脉导管搏动、静脉导管血流 α 波反向均预示胎儿处于濒死状态。

三、妊娠期营养与体重管理

（一）妊娠期营养的重要性

妊娠期营养不良不仅与流产、早产、难产、死胎、畸胎、低体重儿、巨大胎儿、妊娠期贫血、子痫前期、妊娠糖尿病、产后出血等相关，也会对子代出生后的成长和代谢产生不利的影响。

（二）孕妇的营养需要

1．关键在于所进食物应保持高能量，需含有丰富的蛋白质、脂肪、糖类、微量元素和维生素。

2．其中微量元素有铁、钙、锌、碘、硒、钾等。

3．维生素有水溶性（B 族维生素、维生素 C）和脂溶性（维生素 A、维生素 D、维生素 E、维生素 K）两类。

（三）孕妇膳食指南

《中国孕期妇女膳食指南（2016 年）》建议孕妇在一般人群膳食指南的基础上补充以下 5 条内容：

1．补充叶酸，常吃含铁丰富的食物，选用碘盐。

2．孕吐严重者，可少量多餐，保证摄入含必要量糖类的食物。

3．妊娠中期和妊娠晚期应适量增加奶、鱼、禽、蛋、瘦肉的摄入。

4．做适量身体活动，维持妊娠期适宜增重。

5．禁烟、酒，愉快孕育新生命，积极准备母乳喂养。

（四）体重管理

1．孕妇体重增长推荐　列于表 15-5。

表 15-5　孕妇体重增长推荐

孕前体重分类	BMI（kg/m²）	妊娠期总增重范围（kg）	妊娠中、晚期体重增长速度 [每周平均增重范围（kg）]
低体重	< 18.5	11 ~ 16	0.46（0.37 ~ 0.56）
正常体重	18.5 ~ 24.0	8 ~ 14	0.37（0.26 ~ 0.48）
超重	24.0 ~ 28.0	7 ~ 11	0.30（0.22 ~ 0.37）
肥胖	≥ 28	5 ~ 9	0.22（0.15 ~ 0.30）

2．运动指导　孕妇通过运动能促进机体新陈代谢、血液循环和胃肠蠕动，减少便秘，增强腹肌、腰背肌、盆底肌力量，锻炼心肺功能，释放压力，促进睡眠。孕妇可根据个人喜好适度运动，但不宜进行具有一定风险的运动。

四、妊娠期常见症状及处理

1．消化系统症状　妊娠早期出现恶心、呕吐等早孕反应，可口服维生素 B_6 10 ~ 20 mg，每日 3 次。若孕妇孕吐严重，影响正常生活，需及时就诊，排除妊娠剧吐。

2．贫血　妊娠后半期孕妇对铁的需求量增多，仅靠饮食补充明显不足，需适时补充铁剂。

3．腰背痛　妊娠期间由于关节韧带松弛，孕妇躯体中心后移，腰椎向前突使背伸肌处于持续紧张状态，常出现轻微腰背痛。若腰背痛明显或持续不缓解，需及时就医，查明原因，按病因治疗。必要时卧床休息、局部热敷或使用药物治疗。

4．下肢及外阴静脉曲张　妊娠晚期避免长时间站立，可穿有压力梯度的弹力袜，夜间睡眠时适当抬高下肢以利静脉回流。分娩时应防治外阴曲张的静脉破裂。

5．下肢肌肉痉挛　可能因缺钙所致，可补充钙剂，0.6～1.5 g/d。

6．下肢水肿　妊娠晚期常出现踝部及小腿下半部轻度水肿，休息后消退，属正常现象。若下肢水肿明显，休息后不消退，应考虑妊娠期高血压疾病、妊娠合并肾病或其他合并症，查明病因，及时治疗。

7．痔疮　妊娠晚期，因增大的子宫压迫和腹压增高，使痔静脉回流受阻，痔静脉曲张，痔疮多见或加重。应多吃蔬菜，少吃辛辣食物，必要时口服轻泻药软化大便，纠正便秘。

8．便秘　妊娠期间肠蠕动及肠张力减弱，加之孕妇运动量减少，易发生便秘。应养成每日按时排便的习惯，多吃新鲜蔬菜和水果，必要时使用轻泻药及乳果糖，慎用开塞露、甘油栓，禁用硫酸镁，不应灌肠，避免引起流产或早产。

9．仰卧位低血压　妊娠期增大的子宫压迫下腔静脉，妊娠晚期孕妇较长时间取仰卧位姿势，可使回心血量和心输出量减少，引起低血压，建议侧卧位休息。

（王永清）

第四节　病理妊娠

一、流产

【定义】

妊娠不足 28 周，胎儿体重不足 1000 g 而终止者，称为流产。发生在妊娠 12 周之前者，称为早期流产；发生在妊娠 12 周或之后者，称为晚期流产。流产分为自然流产和人工流产。

【病因】

流产的病因包括胚胎因素（胚胎或胎儿染色体异常，是早期流产最常见的原因）、母体因素（包括全身性疾病、生殖器异常、内分泌异常、强烈应激与不良习惯、免疫功能异常等）、父亲因素和环境因素。

【临床表现】

流产的临床表现主要为停经后阴道出血和腹痛。

【临床类型】

按流产发展的不同阶段，分为以下临床类型。

1．先兆流产　指妊娠 28 周前先出现少量阴道出血，无妊娠物排出，伴有阵发性下腹痛或腰背痛。体格检查：子宫颈口未开，胎膜未破，子宫大小与停经周数相符。

2．难免流产　指流产不可避免。在先兆流产的基础上，阴道出血量增多，阵发性下腹痛加剧，或出现阴道流液（胎膜破裂）。体格检查：子宫颈口已扩张，有时可见胚胎组织或羊膜囊堵塞于子宫颈口内，子宫大小与停经周数基本相符或略小。

3．不全流产　难免流产继续发展，部分妊娠物排出宫腔，还有部分妊娠物残留于宫腔内或嵌顿于子宫颈口处，影响子宫收缩，导致出血，甚至发生休克。体格检查：子宫颈口已扩张，子宫颈口有妊娠物堵塞及持续性血液流出，子宫大小小于停经周数。

4. 完全流产　指妊娠物已全部排出，阴道出血逐渐停止，腹痛逐渐消失。体格检查：子宫颈口已关闭，子宫接近正常大小。

此外，流产还有 3 种特殊情况。

1. 稽留流产　又称为过期流产，指胚胎或胎儿已死亡，滞留宫腔内未能及时自然排出者。

2. 复发性流产　指与同一性伴侣连续发生 3 次及 3 次以上的自然流产。

3. 流产合并感染　在流产过程中，若阴道出血时间长，有组织残留于宫腔内或非法堕胎，有可能引起宫内感染，严重的感染可扩展至盆腔、腹腔甚至全身。

【诊断】

流产的诊断一般并不困难，根据病史及临床表现多能诊断，仅少数须行辅助检查。诊断后，需要确定临床类型，决定相应的处理方法。

1. 病史　询问患者有无停经史和反复流产史；有无早孕反应及阴道出血，阴道出血的量及持续时间；有无阴道排液及妊娠物排出；有无腹痛，腹痛的部位、性质、程度；有无发热，阴道分泌物的性质及有无臭味等。

2. 体格检查　测量体温、脉搏、呼吸、血压；注意有无贫血及感染征象。消毒外阴后行妇科检查，注意子宫颈口是否扩张，羊膜囊是否膨出，有无妊娠物堵塞子宫颈口；子宫大小与停经周数是否相符，有无压痛；双侧附件有无压痛、增厚或包块。

3. 辅助检查

（1）超声检查：可明确妊娠囊的位置、形态及有无胎心搏动，确定妊娠部位和胚胎是否存活，以指导正确的治疗方法。

（2）尿、血 HCG 测定：采用胶体金法 HCG 检测试纸条检测尿液，可快速明确是否妊娠。

（3）孕酮测定：因体内孕酮呈脉冲式分泌，血孕酮的测定值波动范围很大，对临床的指导意义不大。

4. 宫颈功能不全　指因子宫颈先天发育异常或后天损伤所造成的子宫颈功能异常而无法维持妊娠。

【处理】

应根据不同临床类型进行相应处理。

1. 先兆流产　嘱患者卧床休息，禁性生活，必要时给予对胎儿危害小的镇静药。

2. 难免流产　一旦确诊，应尽早使胚胎及胎盘组织完全排出。

3. 不全流产　一经确诊，应尽快行刮宫术或钳刮术，清除宫腔内残留组织。

4. 完全流产　流产症状消失，B 超检查证实宫腔内无残留物，若无感染征象，无须特殊处理。

5. 稽留流产　处理较困难。胎盘组织机化，与子宫壁紧密粘连，致使刮宫困难。晚期流产稽留时间过长可能发生凝血功能障碍，导致弥散性血管内凝血，造成严重出血。

6. 复发性流产　根据具体病因进行治疗。

7. 流产合并感染　治疗原则为控制感染，同时尽快清除宫内残留物。

（魏玉梅）

二、早产

【定义】

早产（preterm birth，PTB）指妊娠达到 28 周但不足 37 周分娩者。国内早产率约为 7.8%。有些发达国家已将早产的下限定义为妊娠 24 周或 22 周。娩出的新生儿称为早产儿（preterm infant）。早产是新生儿病率和死亡的首要原因。出生孕周越小，体重越轻，预后越差。随着早产预测、处理和新生儿重症监护治疗病房（neonatal intensive care unit，NICU）救治水平的不断提高，早产儿的预后明显改善。

【分类及原因】

早产分为自发性早产（spontaneous preterm birth，sPTB）和治疗性早产（preterm birth for maternal or fetal indications）。前者又分为胎膜完整性早产和未足月胎膜早破（preterm premature rupture of membranes，PPROM）性早产。根据孕周又分为超级早产（extremely preterm birth）（< 28 周分娩）、极早早产（very preterm birth）（28 ～ 31^{+6} 周分娩）、中度早产（moderate preterm birth）（32 ～ 33^{+6} 周分娩）和晚期早产（late preterm birth）（34 ～ 36^{+6} 周分娩）。

（1）胎膜完整的自发早产：约占 30%。发生的病因主要为：①宫腔过度扩张，如双胎或多胎妊娠、羊水过多、子宫畸形导致的相对宫腔过度扩张等；②母胎应激反应，如突发事件导致孕妇精神、心理压力过大，下丘脑 - 垂体 - 肾上腺轴（hypothalamic-pituitary-adrenal axis，HPA）过早激活，使子宫颈过早成熟并诱发宫缩；③宫内感染，常见感染途径为下生殖道的病原体经子宫颈管上行感染，其他途径有血行感染、有创产前诊断、宫内治疗等；④蜕膜出血。

（2）胎膜早破早产：占 30% ～ 40%。病因及高危因素包括：PPROM 史、母体疾病、体重指数 < 18 kg/m^2、营养不良、吸烟、宫颈功能不全、子宫畸形（如纵隔子宫、单角子宫、双角子宫等）、宫内感染、细菌性阴道病、子宫过度膨胀、接受辅助生殖技术受孕等。

（3）治疗性早产：约占 30%，指在不足 37 周时由于母体或胎儿的疾病原因不得不终止妊娠者，如子痫前期、前置胎盘、胎盘早剥、胎儿生长受限、多胎妊娠并发症等。

【早产高危因素】

早产有诸多高危因素，如前次早产史和或晚期流产史者：1 次早产史，单胎再发 15% ～ 30%，双胎则高达 60%；两次则 60%；宫颈手术史：宫颈锥切、LEEP 术后，早产风险增加 2 ～ 3 倍；多次人工流产扩张宫颈者；子宫畸形或合并子宫肌瘤者：如单角子宫、纵隔子宫等；妊娠间隔过短者：< 6 个月者；宫颈功能不全；接受辅助生殖技术后妊娠者；有不良嗜好者，如吸烟、酗酒或吸毒者；孕妇年龄 < 17 岁或 > 35 岁，文化层次低、经济状况差；体重指数 < 19 kg/m^2，或孕前体重 < 50 kg；营养状况差；每周站立时间 > 40 h，妊娠期 14 ～ 28 周；宫颈长度 < 25 mm；反复出现规则宫缩，如宫缩每小时 ≥ 4 次；妊娠 22 ～ 34 周，阴道后穹窿分泌物胎儿纤维连接蛋白（fetal fibronectin，fFN）阳性者；多胎妊娠，双胎妊娠早产率为 50%，三胎早产率为 75% ～ 90%；生殖道炎症，如细菌性阴道病、滴虫性阴道炎、衣原体感染、淋病、梅毒等；泌尿系统感染、无症状菌尿；全身感染性疾病；阴道出血；羊水过多、羊水过少者等；妊娠合并症：如原发性高血压、糖尿病、肾病、贫血、甲状腺疾患、哮喘、自身免疫性疾病等；妊娠并发症，如子痫前期、前置胎盘等。

【临床表现及诊断】

足月前出现规律的子宫收缩，常伴有少许阴道出血，其过程与足月临产相似。一般的前驱症状包括：月经样胀痛、轻度不规律宫缩、腰痛、阴道或盆腔压迫感伴或不伴阴道黏液分泌物，或有少许血性成分或少量见红。根据其临床表现和体征，分为先兆早产（threatened preterm labor）和早产临产（preterm labor，PTL）两个阶段。

先兆早产指规律宫缩伴子宫颈管进行性缩短，但宫口并未开大，经治疗部分患者不进展为早产。早产临产指出现规律宫缩和宫口扩张，如果宫口扩张 ≥ 3 cm，则为早产不可避免。先兆早产宫缩应与妊娠晚期出现的生理性子宫收缩（Braxton Hicks contractions）相鉴别。生理性子宫收缩无规律、无疼痛感，且不伴有子宫颈管缩短和宫口扩张改变。此外，应注意与其他疾病引起的继发宫缩鉴别，如胎盘早剥、各种急腹症如急性阑尾炎、卵巢囊肿扭转、子宫肌瘤变性等。

【治疗】

出现上述早产的症状，应评估母胎状况，在排查母胎疾病的前提下，依据孕周和患者的状况处理。一般 < 35 周在无保胎禁忌证的情况下尽量延长孕周。

1. 适当休息　不建议绝对卧床。

2. 促胎肺成熟治疗　1972 年，Liggin 和 Howie 发现肾上腺皮质激素用于有早产风险的孕妇时，可以显著地降低早产儿呼吸窘迫综合征（respiratory distress syndrome，RDS）的发病率及早产儿死亡率，此后，应用肾上腺皮质激素促胎儿成熟广泛应用于临床，应用肾上腺皮质激素可以降低早产儿 RDS、脑室内出血（intraventricular hemorrhage，IVH）、坏死性小肠结肠炎（necrotizing enterocolitis，NEC）、脓毒血症、视网膜病的发病率，降低早产儿死亡率，且并不增加母亲死亡率和绒毛膜羊膜炎或产后败血症的风险。

妊娠 < 35 周，1 周内有可能分娩的孕妇，应使用肾上腺皮质激素促胎肺成熟。方法：地塞米松注射液 6 mg 肌内注射，每 12 h 一次，共 4 次；或倍他米松注射液 12 mg 肌内注射，24 h 后再重复一次。如果用药后超过 2 周仍存在 < 34 周早产可能者，可重复一个疗程。

应用肾上腺皮质激素后会出现一过性的白细胞总数升高，一般不超过 2.0×10^9，也会出现一过性血糖升高，对于糖尿病患者，应注意监测血糖，特别是 1 型糖尿病患者，应用激素后应密切监测血糖，必要时增加胰岛素的用量，预防高血糖酮症酸中毒。肾上腺皮质激素对血糖和白细胞的影响一般 72 h 消失。

3. 宫缩抑制药治疗　宫缩抑制药一般不能减少早产的发生，对于早产临产患者，应用宫缩抑制药可以延长妊娠 48 ～ 72 h，为促胎肺成熟治疗和宫内转运赢得时机。宫缩抑制药应用一般不超过 48 h。常用的宫缩抑制药如下。

（1）钙通道阻滞药（calcium channel blocker）：可选择性地减少钙离子内流、干扰细胞内钙离子浓度，抑制子宫收缩。常用药物为硝苯地平（nifedipine）。用法：起始剂量 20 ～ 30 mg，口服，后每 4 ～ 6 h 一次，每次 10 ～ 20 mg。根据宫缩情况调整。应密切注意孕妇心率及血压的变化。有低血压或心力衰竭者禁用。

（2）前列腺素合成酶抑制药（prostaglandin inhibitor）：能抑制前列腺素合成酶，减少前列腺素合成或抑制前列腺素释放，从而抑制宫缩。此类药可通过胎盘，大剂量长期使用可使胎儿动脉导管提前关闭，导致肺动脉高压；且有使肾血管收缩、抑制胎尿形成、使肾功能受损、羊水减少的严重副作用，羊水减少为可逆性，停药后恢复。故仅在妊娠 32 周前短期应用。常用药物为吲哚美辛（indomethacin），起始剂量 50 ～ 100 mg，经直肠给药，以后每 4 ～ 6 h 予 25 mg 口服，应用 48 ～ 72 h 后停药。禁忌证包括血小板功能障碍、肝功能异常、胃肠道溃疡病、肾功能不全等。

（3）β- 肾上腺素受体激动药（β-adrenergic receptor agonist）：为子宫平滑肌细胞膜上的 β 受体兴奋药，可激活细胞内腺苷酸环化酶，降低细胞内钙离子浓度，阻止子宫肌收缩蛋白活性，抑制子宫平滑肌收缩。但在兴奋 β_2 受体的同时也兴奋 β_1 受体，副作用主要有母胎心率增快、心肌耗氧量增加、血糖升高、水钠潴留、血钾降低等，严重时可出现肺水肿、心力衰竭，危及母亲生命。故对合并心脏病、高血压、未控制的糖尿病，和并发重度子痫前期、多胎妊娠等孕妇慎用或禁用。用药期间需密切观察孕妇的主诉及心率、血压、宫缩变化，并限制静脉输液量（每日不得超过 2000 ml），以防肺水肿。

（4）阿托西班：为缩宫素的类似物，通过竞争子宫平滑肌细胞膜上的缩宫素受体，抑制由缩宫素诱发的子宫收缩，其抗早产的作用与 β- 肾上腺素受体激动药类似。但副作用轻微，无明确禁忌证。用法：起始剂量 6.75 mg，静脉滴注 1 min，继之 18 mg/h 静脉滴注，维持 3 h，接着 6 mg/h 缓慢静脉滴注，持续 45 h。

4. 应用硫酸镁对胎儿脑保护　硫酸镁有宫缩抑制的作用，并可降低 32 周前早产儿的脑瘫风险和严重程度，推荐妊娠 32 周前早产者应用硫酸镁作为胎儿中枢神经系统保护剂。用法：4 ～ 6 g/30 min 快速静脉滴注，随后 1 ～ 2 g/h 缓慢静脉滴注 12 h，一般用药不超过 24 h。应用硫酸镁时注意监测患者的尿量和膝腱反射、呼吸和心率。重症肌无力、肾衰和心衰和心肌病患者为硫酸镁禁忌证。

5．抗生素防治感染　感染是早产的重要原因之一，应对未足月胎膜早破、先兆早产和早产临产孕妇做阴道分泌物细菌学检查（包括 B 族链球菌）和中段尿液培养。阳性者选用对胎儿安全的抗生素。对胎膜早破者，常规预防性使用抗生素。

6．适时停止早产治疗　如出现不宜保胎的母胎情况，如明确的感染、孕周已经 ≥ 35 周、明确的胎儿窘迫及胎盘早剥等，不宜盲目保胎。

7．产时处理与分娩方式

（1）对于 < 32 孕周的早产，有条件时，应提早宫内转运到有 NICU 的医院分娩。

（2）依据母胎状况和新生儿救治能力决定分娩方式。早产不是剖宫产术的指征，不必常规行会阴切开术，必须助产时，可以行产钳术，但避免使用胎头吸引术，产程中密切监护胎儿的状况。

（3）根据新生儿情况，活力好者可延迟断脐，以减少新生儿贫血。

（4）做好抢救新生儿的准备，请经验丰富的新生儿科医师到场。

【预测和预防】

预测　1．早产的预测包括无症状孕妇早产的预测和有宫缩症状的先兆早产孕妇的早产的预测。预测手段有：①依据病史的预测，具有早产史和或晚期流产史者再次妊娠发生早产的风险显著增加，有早产史或晚期流产史者再次早产或晚期流产发生率增加 4～6 倍。②依据宫颈长度的预测。无症状孕妇妊娠 24 周前子宫颈长度 ≤ 25 mm 者称为短宫颈。无症状的短宫颈孕妇早产发生风险为宫颈长度正常者的 6～8 倍。对于先兆早产孕妇，如果宫颈长度渐进性缩短或 ≤ 25 mm，则早产的风险显著增加。③应用生化指标的预测。很多生化因子对早产预测有一定价值，检测指标包括：胎儿纤维连接蛋白（fetal fibronectin，fFN）、胰岛素样生长因子结合蛋白 -1（IGFBP-1）、胎盘 α 微球蛋白 -1（PAMG-1），生化指标阳性者早产率增高。对有先兆早产症状者或超声检测子宫颈长度为 20～30 mm 者，可进一步做阴道后穹窿分泌物的生化指标检测。针对无症状孕妇，宫颈长度预测和生化因子的预测主要是其阴性预测价值更大。早产的客观预测对于减少过度诊疗有一定的价值。

2．预防

（1）加强产前保健和孕妇宣传教育。尽早发现早产的高危因素，并对存在的高危因素进行评估和处理。

（2）宫颈环扎术：①以病史为指征的宫颈环扎术，又称为预防性宫颈环扎术。有 3 次及以上的妊娠中期自然流产史者，一般建议于妊娠 12～14 周手术。对于发生一次符合宫颈功能不全典型表现的晚期流产史者，也可以考虑行预防性宫颈环扎术。②以体格检查为指征的宫颈环扎术，是在体格检查或超声检查时发现宫颈内外口已开大、羊膜囊已脱出子宫颈外口，除外感染、宫缩及其他禁忌证后进行的环扎术，又称为紧急宫颈环扎术。③以超声为指征的宫颈环扎术。既往有晚期流产和早产史的患者，妊娠 26 周前超声检查子宫颈管长度 ≤ 25 mm，可行以超声为指征的宫颈环扎术。宫颈环扎术后，妊娠达 36～37 周以后应拆除环扎的缝线。阴式宫颈环扎术包括 McDonald 术式和改良的 Shirondkar 术式。若妊娠前子宫颈已全部或部分切除，或曾经做过规范的预防性环扎术仍失败者，于妊娠前或妊娠早期在腹腔镜下行宫颈环扎术。

（3）孕酮：对于既往有早产史者或妊娠中期经阴道超声诊断的短子宫颈（子宫颈长度 ≤ 25 mm）而尚不符合宫颈功能不全诊断者，建议使用孕酮预防早产和晚期流产。应用方法：①阴道用药。微粒化黄体酮阴道栓 200 mg 或黄体酮凝胶 90 mg，每晚 1 次，从 16 周至 36 周。②肌内注射，主要诊断早产史患者。17α- 羟孕酮（17-OHP-C），每周 2 次，从 16 周至 36 周。③口服。孕酮口服制剂是否有效，尚需更多的临床证据。

（4）子宫颈托：近年有报道用子宫颈托对妊娠中期子宫颈缩短的患者有一定的预防作用，但临床对于此方法仍有争议。

三、胎膜早破

【定义】

临产前胎膜自然破裂称为胎膜早破（premature rupture of membranes）。< 37 周者称为未足月胎膜早破（preterm premature rupture of membranes，PPROM），≥ 37 周者为足月胎膜早破。足月胎膜早破发生率为 8%，单胎妊娠的 PPROM 发生率为 2% ～ 4%，双胎妊娠的 PPROM 发生率为 7% ～ 20%。未足月胎膜早破是早产的主要原因之一。

【病因】

1．生殖道感染　　是主要原因。常见病原体有厌氧菌、支原体、需氧菌，如 B 族链球菌（GBS）、大肠埃希菌、粪肠球菌等，上行侵袭子宫颈内口局部胎膜，使胎膜局部张力下降而导致胎膜早破。

2．短子宫颈和宫颈功能不全。

3．羊膜腔压力升高　　如双胎妊娠、羊水过多等。

4．胎膜受力不均　　胎方位异常、头盆不称。

5．创伤　　羊膜腔穿刺术后、性生活刺激、撞击腹部等。

6．母体疾病和营养缺乏　　如风湿免疫性疾病长期应用激素、营养缺乏和不均衡等，可能导致胎膜抗张能力下降。

【临床表现】

典型症状是孕妇突感较多液体自阴道流出，增加腹压时阴道流液量增多。或表现为少量间断不能自控的阴道流液，需与尿失禁、阴道炎溢液进行鉴别。

【诊断】

依据典型的临床表现，结合 pH 测定多数能明确诊断。但少数不典型者需要结合阴道液涂片寻找羊齿植物叶状结晶或生化因子检测及超声检查。诊断时避免阴道指检。

1．辅助检查

（1）窥阴器检查：见液体自子宫颈口内流出或阴道穹后部有液池形成。

（2）阴道液 pH 测定：正常妊娠阴道液 pH 为 4.5 ～ 6.0，羊水 pH 为 7.0 ～ 7.5，若阴道液 pH ≥ 6.5，支持胎膜早破的诊断，但如有血液、尿液、宫颈黏液、精液等污染，可出现假阳性。

（3）阴道液涂片检查：阴道穹后部积液涂片见到羊齿植物叶状结晶。

（4）子宫颈阴道液生化检查：①胰岛素样生长因子结合蛋白 -1（insulin like growth factor biaproleinl，IGFBP-1）检测；②胎盘 α 微球蛋白 -1 测定。以上生化指标检测诊断 PPROM 均具有较高的敏感性且不受精液、尿液、血液或阴道感染的影响，但特异性较差，只有在上述不典型病例中才考虑应用。

（5）超声检查：发现羊水量过少，并排除其他病因所致。

2．绒毛膜羊膜炎的诊断　　胎膜早破的并发症主要是绒毛膜羊膜炎，分为临床绒毛膜羊膜炎和亚临床绒毛膜羊膜炎。

（1）临床绒毛膜羊膜炎的诊断：母体体温 ≥ 37.8 ℃伴有以下任何两项异常者可以做出临床绒毛膜羊膜炎的诊断。①母体外周血白细胞计数 ≥ 15×10^9/L；②母体心率增快（心率 ≥ 100 次 / 分）；③胎心率增快（胎心率基线 ≥ 160 次 / 分）；④阴道分泌物有异味；⑤子宫呈激惹状态，有压痛。

（2）亚临床绒毛膜羊膜炎的诊断：①超声引导下行羊膜腔穿刺术抽取羊水检查，检查的指标有：羊水涂片革兰氏染色检查、葡萄糖水平测定、白细胞计数、细菌培养等，临床较少使用。②产后胎盘、胎膜或脐带组织病理学检查：如结果提示感染或炎症，则提示组织病理性绒毛膜羊膜炎。

【对母儿的影响】

1．对母体的影响

（1）感染：PPROM与宫内感染互为因果，随破膜时间延长和羊水量减少程度而增加。

（2）胎盘早剥：胎膜早破后，宫腔压力改变，容易发生胎盘早剥。

（3）剖宫产率增加。

2．对围生儿的影响

（1）早产：PPROM是早产的主要原因之一，占早产的30%～40%。

（2）胎儿窘迫：脐带脱垂和脐带受压发生率增加。

（3）胎肺发育不良及胎儿受压：26周前持续羊水过少或无羊水可影响胎肺发育和胎儿变形。

（4）胎儿宫内感染。

【处理】

1．核对孕周，评估母胎状况　包括有无母体合并症和并发症等，如胎儿窘迫、绒毛膜羊膜炎、胎盘早剥和脐带脱垂等。

2．足月胎膜早破　若无明确的剖宫产术指征，宜在破膜后2～12 h内积极引产。在患者及患者家属知情同意的前提下，如果患者拒绝引产，在无禁忌证情况下可以观察。子宫颈成熟的孕妇，首选缩宫素引产。子宫颈不成熟且无阴道分娩禁忌证者，可应用前列腺素制剂促子宫颈成熟，试产过程中应严密监测母胎情况。

3．未足月胎膜早破　应根据孕周、母胎状况、当地新生儿救治水平及孕妇和家属的意愿进行综合决策。如果终止妊娠的益处大于期待治疗，则应考虑终止妊娠。

（1）妊娠＜24周的PPROM：由于胎儿存活率极低、母胎感染风险很大，以引产为宜。

（2）妊娠24～27^{+6}周的PPROM：可根据孕妇及家属意愿和破膜状况、新生儿抢救能力等决定是否引产或期待保胎。要求期待治疗者，应充分告知期待治疗过程中可能出现的风险。

（3）妊娠28～34^{+6}周的PPROM：无继续妊娠禁忌，应行期待治疗。

（4）妊娠35～36^{+6}周的PPROM：不宜保胎，顺其自然或积极引产。

4．期待过程中的处理

（1）一般处理：保持外阴清洁，避免不必要的肛查和阴道检查，动态监测体温、宫缩、母胎心率、阴道流液量和性状，定期复查血常规、羊水量、胎心监护和超声检查等，确定有无绒毛膜羊膜炎、胎儿窘迫和胎盘早剥等并发症。

（2）促胎肺成熟：妊娠＜35周无禁忌证者，应促进胎肺成熟，方法详见"早产"。

（3）防治感染：应及时预防性应用抗生素（如青霉素类、大环内酯类），可有效地延长孕周，减少绒毛膜羊膜炎和新生儿感染的发生率。通常5～7 d为一个疗程。B族链球菌检测阳性者，青霉素为首选药物。

（4）抑制宫缩：常用宫缩抑制药及用法见"早产"。

（5）胎儿神经系统的保护：详见"早产"。

（6）分娩方式：详见"早产"。

【预防】

加强围产期卫生宣传教育与指导，积极预防和治疗生殖道感染，避免突然增加腹压，合理营养等。

（时春艳）

四、过期妊娠

【定义】

平素月经周期规律，从末次月经的第 1 日开始计算达到或超过 42 足周（294 d）尚未分娩者，称为过期妊娠（postterm pregnancy）。过期妊娠发生率占妊娠总数的 0.4%。近年来，由于对妊娠达到 41 周孕妇的积极处理，过期妊娠的发生率明显下降。

【病理】

1. 胎儿过熟综合征（postmaturity syndrome） 过度成熟的新生儿具有特殊的外观表现，包括皱缩或片状脱落皮肤，瘦长身体，提示过度消耗。新生儿睁眼异常警觉、成熟及焦虑，提示过度成熟。因为羊水减少和胎粪排出，胎儿会出现皮肤黄染，羊膜和脐带呈黄绿色。

2. 胎儿窘迫和羊水过少 妊娠 38 周后，胎儿窘迫和羊水过少是过期妊娠胎儿危险性增加的主要原因。妊娠 42 周后，羊水量迅速减少约 30%，减至 300 ml 以下，羊水胎粪污染率明显增高（可达 71%），是足月妊娠的 2 ~ 3 倍，分娩时胎儿窘迫的发生与羊水过少及脐带受压有关。

3. 胎儿生长受限 小样儿可与过期妊娠共存，后者更增加胎儿的危险性，约 1/3 过期妊娠死产儿为生长受限小样儿。

4. 胎盘功能不全 有学者推测过期妊娠的胎盘容量有限，胎盘合体功能失调，这可以解释过度成熟综合征的发生。

【对母儿影响】

1. 对围产儿的影响 除上述胎儿过熟综合征外，胎儿窘迫、胎粪吸入综合征、新生儿窒息及巨大胎儿等围产儿发病率及病死率均明显增高。

2. 对母体的影响 产程延长和难产率增高，使手术产率及母体产伤明显增加。

【诊断】

加强孕期保健，准确核对妊娠周数，判断胎儿安危状况是诊断的关键。

1. 核对妊娠周数

（1）病史：①以末次月经第 1 日计算：平素月经周期规律、周期为 28 ~ 30 d 的孕妇停经 42 足周（294 d）尚未分娩，可诊断为过期妊娠。②若月经周期超过 30 d，可酌情后推预产期。③受孕或末次月经记不清的孕妇，可根据基础体温提示的排卵期推算预产期，若排卵后 280 d 仍未分娩者，可诊断为过期妊娠。④辅助生殖技术（如人工授精、体外受精、胚胎移植术）受孕者根据移植时间推算预产期。

（2）临床表现：早孕反应开始出现时间、胎动开始出现时间以及妊娠早期妇科检查发现的子宫大小，均有助于推算妊娠周数。

（3）辅助检查：根据超声检查确定妊娠周数已应用非常普遍，早期妊娠以胎儿冠 - 臀长（CRL）推算妊娠周数最为准确，中期妊娠则综合胎儿双顶径、腹围和股骨长度推算预产期较好。

2. 判断胎儿情况

（1）胎动情况：进行胎动自我监测，如胎动减少，应及时就诊以除外胎儿窘迫。

（2）电子胎心监护：如无应激试验（NST）为无反应型，需进一步做催产素激惹试验（OCT）。若多次反复出现胎心晚期减速，提示胎盘功能减退，胎儿明显缺氧。若出现胎心变异减速，常提示脐带受压，多与羊水过少有关。

（3）超声检查：可判断胎儿生长发育情况。利用超声多普勒血流仪进行胎儿血流检查，观察胎动、胎儿肌张力、胎儿呼吸运动及羊水量等，有助于判断胎儿状况。

【处理】

妊娠 40 周以后多数患者胎盘功能逐渐下降，42 周以后明显下降。因此，妊娠 41 周以后即应考虑终止妊娠。分娩未自行发动者，需实施引产，避免过期妊娠。一旦妊娠过期，应积极终止妊娠。终止妊娠的方式应根据胎儿安危状况、胎儿大小、子宫颈成熟度综合判断，进行选择。

1．促子宫颈成熟（cervical ripening） 子宫颈条件不成熟者，应先促子宫颈成熟再引产，若直接引产，阴道分娩失败率较高。

2．引产术（induction of labor） 如子宫颈已成熟，可行引产术，常用静脉滴注缩宫素，诱发宫缩直至临产。胎头已衔接者，通常先行人工破膜术，若1～2h后无自发规律宫缩，可加用缩宫素静脉滴注引产。

3．产程处理 进入产程后，应鼓励产妇左侧卧位、吸氧。过期妊娠时，常伴有胎儿窘迫、羊水胎粪污染，分娩时应做好相应的准备。产程中，推荐持续胎心监护，同时注意羊水性状，以尽早发现胎儿窘迫。

4．行剖宫产术 过期妊娠时，胎盘功能减退，胎儿储备能力下降，需适当放宽剖宫产术指征。

（刘　喆）

五、妊娠晚期促子宫颈成熟与引产

【定义】

妊娠晚期引产是在自然临产前通过药物等手段使产程发动，以达到阴道分娩的目的，是产科处理高危妊娠常用的手段之一。

【适应证】

1．延期妊娠 延期妊娠（妊娠已达41周）或过期妊娠的孕妇应予引产，以降低围产儿死亡率以及导致剖宫产率增高的胎粪吸入综合征。

2．母体合并严重疾病 母体合并严重疾病需要提前终止妊娠，如妊娠期高血压疾病、糖尿病、肾病等内科疾病患者能够耐受阴道分娩者。

3．胎膜早破 足月胎膜早破如无明确剖宫产术指征，宜在破膜2～12h内积极引产。

4．胎儿及附属物因素 ①胎儿自身因素：如严重胎儿生长受限（FGR）、死胎及胎儿严重畸形；②附属物因素：如羊水过少、胎盘功能不良，但胎儿尚能耐受宫缩者。

5．可疑巨大胎儿 是否作为独立引产指征尚存在争议。

【禁忌证】

1．绝对禁忌证

（1）孕妇有严重合并症及并发症，不能耐受阴道分娩或不能经阴道分娩者（如心力衰竭、重型肝肾疾患、重度子痫前期并发脏器损害者等）。

（2）有子宫手术史者，主要是指古典式剖宫产术、子宫破裂史等。

（3）前置胎盘和血管前置患者。

（4）明显头盆不称，不能阴道分娩者。

（5）胎方位异常，如横位，估计经阴道分娩困难者。

（6）子宫颈浸润癌患者。

（7）某些生殖道感染性疾病患者，如未经治疗活动期的生殖器单纯疱疹病毒感染等。

（8）未经治疗的人类免疫缺陷病毒（HIV）感染者。

（9）生殖道畸形或手术史、软产道异常、产道阻塞，估计阴道分娩困难者。

（10）严重胎儿胎盘功能不良，胎儿不能耐受阴道分娩者。

（11）脐带先露或脐带隐性脱垂者。

（12）对引产药物过敏者。

2．相对禁忌证 ①臀位；②羊水过多；③双胎或多胎妊娠；④经产妇分娩次数≥5次者；

⑤有未知切口的前次剖宫产术史；⑥有穿透子宫的肌瘤剔除术史。

【促子宫颈成熟】

促子宫颈成熟的目的是促进子宫颈变软、变薄并扩张，以降低引产失败率，缩短从引产到分娩的时间。若引产指征明确，且子宫颈条件不成熟，应先促子宫颈成熟，再实施引产术。子宫颈不成熟而实施引产的初产妇，实施剖宫产术的风险会提高 2 倍。

1. 改良 Bishop 评分　评价子宫颈成熟度最常用的方法是改良 Bishop 评分，它是通过对子宫颈的质地、长度、位置、胎先露的位置、宫口开大情况进行综合评价得出分值。如评分 ≥ 6 分，提示子宫颈成熟，评分越高，引产的成功率越高；如评分 < 6 分，提示子宫颈不成熟，需要促子宫颈成熟。

2. 促子宫颈成熟的方法

（1）前列腺素制剂：常用的促子宫颈成熟的药物主要是前列腺素制剂。目前在临床经常使用的前列腺素制剂有：①可控释地诺前列酮栓，为可控制释放的前列腺素 E_2（PGE_2）栓剂，每枚含有 10 mg 地诺前列酮，以 0.3 mg/h 的速度缓慢释放。②米索前列醇，为人工合成的前列腺素 E_1（PGE_1）制剂。每次阴道放药剂量为 25 μg，如首次用药 6 h 后仍无明显宫缩，可重复使用。前列腺素制剂的禁忌证包括哮喘、青光眼、严重肝肾功能不全等；急产史的经产妇或 3 次以上足月分娩；瘢痕子宫妊娠；有子宫颈手术史或宫颈裂伤史；已临产；Bishop 评分 ≥ 6 分；急性盆腔炎；前置胎盘或不明原因出血；胎先露异常；可疑胎儿窘迫；正在使用缩宫素；对地诺前列酮或任何赋形剂成分过敏者。

（2）机械性促子宫颈成熟的方法：包括低位水囊、福莱导尿管等，需要在阴道无感染及胎膜完整时方可使用。主要原理是通过机械刺激子宫颈管，促进子宫颈局部内源性前列腺素合成与释放，从而促进子宫颈软化、成熟。适应证：①妊娠 ≥ 37 周；②具备催引产指征；③单胎妊娠；④头先露；⑤胎膜完整；⑥子宫颈改良 Bishop 评分 < 6 分患者。禁忌证：①存在阴道分娩禁忌证；②2 周内诊断生殖道急、慢性炎症；③活动性阴道出血；④低置胎盘；⑤体温 ≥ 37.3 ℃；⑥妊娠晚期生殖道 B 族链球菌（GBS）培养阳性。

相比前列腺素，机械性促子宫颈成熟的方法成本低、室温下稳定和引发宫缩过频的风险低。其缺点是有潜在感染、胎膜早破、子宫颈损伤的可能。在子宫颈条件不成熟的引产女性中，使用机械性子宫颈扩张器促子宫颈成熟可有效地缩短临产时间；与单独使用缩宫素相比，可有效地降低剖宫产率。

【常规引产方法】

1. 缩宫素静脉滴注　小剂量静脉滴注缩宫素为安全、常用的引产方法，但在子宫颈不成熟时，引产效果不好。其优点是：可随时调整用药剂量，保持生理水平的有效宫缩，一旦发生异常，可随时停药。缩宫素半衰期短，为 5 ~ 12 min。

（1）使用方法：因缩宫素个体敏感度差异极大，静脉滴注缩宫素应从小剂量开始，循序增量，起始剂量为 2.5 U 缩宫素溶于乳酸钠林格注射液 500 ml 中，即为 0.5% 缩宫素浓度，从每分钟 4 ~ 8 滴开始，根据宫缩、胎心情况调整滴速，一般每隔 20 min 调整 1 次。有效宫缩的判定标准为 10 min 内出现 3 次宫缩，每次宫缩持续 30 ~ 60 s，伴有子宫颈缩短和子宫口扩张。

（2）缩宫素的副作用：主要与剂量相关，最常见的副作用是宫缩过频和胎心率曲线异常。宫缩过频会导致胎盘早剥或子宫破裂。小剂量给药和低频率加量可能减少伴胎心率改变的宫缩过频的发生。大剂量给药和高频率加量可能缩短临产时间、减少绒毛膜羊膜炎和因难产而导致的剖宫产术，但可能增加伴胎心率变化的宫缩过频。

2. 人工破膜术　是用人工方法使胎膜破裂，引起前列腺素和缩宫素释放，诱发宫缩的引产方法，适用于头先露并已衔接，且子宫颈条件成熟的患者。禁忌证：①明显头盆不称；②产道有梗阻者；③胎方位异常（横位或臀位）；④子宫颈不成熟；⑤脐带先露；⑥血管前置。

单独使用人工破膜术引产时，引产到发动宫缩的时间间隔难以预料。单纯应用人工破膜术效果不好时，可加用缩宫素静脉滴注。该方法有效地缩短了患者从引产到分娩的时间。

【引产相关注意事项】

1. 引产时，应严格遵循操作规程，严格掌握适应证及禁忌证，严禁无指征引产。如果引产不成功，则引产的指征及引产方法需要重新评价。

2. 推荐所有孕妇在妊娠早期进行超声检查，以确定孕周。

3. 根据不同个体选择适当的引产方法及药物用量、给药途径。

4. 不能随意更改和追加剂量。

5. 操作准确无误，密切观察产程，仔细记录。

6. 一旦进入产程，应常规行胎心监护，随时分析监护结果。

7. 在催引产过程中，若出现宫缩过频、胎儿窘迫、梗阻性分娩、先兆子宫破裂、羊水栓塞等并发症，应：①立即停止使用催引产药物；②立即取左侧卧位、吸氧、静脉输液（不含缩宫素）；③静脉给予子宫松弛药，如羟苄麻黄碱或硫酸镁等；④立即行阴道检查，了解产程进展。可疑胎儿窘迫未破膜者行人工破膜术，观察羊水有无胎粪污染及其程度。经上述综合处理，尚不能消除危险因素，短期内又无阴道分娩的可能，或病情危重者，应迅速行剖宫产术终止妊娠。

（刘　喆）

六、高危妊娠

高危妊娠是指本次妊娠对孕产妇及胎婴儿有较高风险，可能危及母婴安全或导致难产等的妊娠。按高危程度进行分级并针对高危程度进行分级管理可以降低孕产妇的不良结局及孕产妇死亡率。目前我国大部分城市和地区已建立和健全三级保健医疗网，实行分级管理和逐级转诊制度，使孕产妇死亡率和围生儿死亡率逐年降低。

【高危因素的识别】

高危妊娠包括高危孕产妇及高危胎儿两个方面，两者相互影响。

1. 高危孕产妇　高危因素从发生时间上可分为固定的和动态的。前者是怀孕前或妊娠早期即已存在的，如年龄 ≥ 35 岁，以及各种病史，如心脏病史、高血压病史、糖尿病史、免疫疾病、瘢痕子宫等；后者是在妊娠过程中出现的，如贫血、子痫前期、妊娠糖尿病、前置胎盘等。高危因素归纳为以下 5 个方面。

（1）孕妇的基本情况：如年龄、身高、体重、体重指数、胎产次、家族史等。

（2）既往病史：如心脏病、肝病、肾病、高血压、糖尿病及其他代谢性疾病、内分泌疾病、免疫性疾病、血液系统疾病、妊娠合并肿瘤等。根据疾病的严重程度又有不同的分级。

（3）既往妊娠分娩史及不良妊娠史：如流产、早产、胎死宫内、胎儿畸形、难产、低体重儿、巨大胎儿等。

（4）本次妊娠发生的各种并发症：如子痫前期、妊娠糖尿病、产前出血、前置胎盘、胎盘植入、胎方位异常、多胎、母儿血型不合等。

（5）产程中的高危因素：如胎儿窘迫、脐带脱垂、产程异常、手术产等。

2. 高危胎儿　高危胎儿分娩期需要制订围分娩期处理方案，根据胎儿的异常情况做好有针对性的预案。

（1）胎龄异常：如早产。

（2）胎儿畸形：如染色体异常或形态结构异常、胎儿胸腔积液、胎儿严重先天性心脏病等。

（3）体重异常：如胎儿生长受限、巨大胎儿等。

（4）胎儿窘迫、新生儿窒息等。

（5）各种手术产儿。

（6）发现产伤者。

（7）某些高危妊娠的新生儿，如糖尿病、重度子痫前期、宫内感染（包括病毒、细菌及其他微生物感染）。

（8）各种原因所致的胎儿贫血等。

3．妊娠风险评估分级 按高危因素危险程度，妊娠风险可分为不同等级。目前按五色球评估和管理，从低风险到高风险，妊娠风险严重程度分别以绿色（低风险）、黄色（一般风险）、橙色（较高风险）、红色（高风险）及紫色（传染性疾病）5种颜色进行分级标识（表15-6）。从妊娠早期（即第一次产前检查）开始，通过全面了解和详细检查，确定有无高危因素，以及高危因素的等级。如存在不宜妊娠的高危因素，可能建议终止妊娠。孕期保健过程中根据新出现的情况随时评估，在妊娠28周和妊娠36～37周分别评估，做出分娩方式和分娩时间计划。在产时，应对所有妊娠（特别是高危妊娠）进行严密监测，做好相应准备，以确保母婴平安。

表 15-6 妊娠风险评估分级

标识	绿色	黄色	橙色	红色	紫色
妊娠风险	低风险	一般风险	较高风险	高风险	传染性疾病
内涵	孕妇基本情况良好，未发现妊娠合并症、并发症	孕妇基本情况存在一定危险因素，或患有孕产期合并症、并发症。但病情较轻且稳定	孕妇年龄 ≥ 40 岁或 $BMI \geq 28\ kg/m^2$，或患有较严重的妊娠合并症、并发症，对母婴安全有一定威胁	孕妇患有严重的妊娠合并症、并发症，继续妊娠可能危及生命	可同时伴有其他颜色风险标识
疾病举例		妊娠糖尿病	中央性前置胎盘	重度肺动脉高压	肺结核

【高危妊娠的诊断】

1．病史 详细询问病史，了解患者既往健康状况，近期有无全面体检及体检结果。询问月经史、婚育史；了解孕妇的工作环境、生活习惯、嗜好，男女双方的家族史和遗传病史等。

2．临床检查 一般体格检查，如身高、体重、基础血压。首次产前检查要进行全身体格检查，包括心肺听诊等。妊娠期不同阶段产科专科检查。

3．实验室检查 按孕期保健指南进行不同孕周的检查，如妊娠早期应进行全面的检查，包括肝功能、肾功能、空腹血糖、凝血指标、甲状腺功能、血型、血常规、尿常规等，根据孕妇个体情况选择检查项目（如生殖道感染检查、TORCH 感染、子宫颈防癌检查等）。

4．高危妊娠特殊检查和专科评估 根据高危妊娠情况进行有针对性的检查，如合并先天性心脏病的孕妇行超声心动图检查，心内科专科评估；合并糖尿病的孕妇进行糖化血红蛋白、眼底检查等，评估糖尿病的严重程度等。

【高危妊娠的管理原则】

针对高危因素给予相应的评估和管理。

1．遗传咨询及染色体检查 对年龄 > 35 岁，或有畸形儿史，或有遗传病家族史者，应做绒毛、羊水或脐血染色体核型分析等。

2．合并症 对内科、外科、风湿免疫科合并症孕妇，联合相应的专科共同评估和管理，必要时多学科会诊并制订处理计划。对不宜妊娠者，应及早终止妊娠。

3．产科并发症 按三级转诊制度进行动态评估和诊疗。

4．分级管理 对妊娠风险分级为橙色、红色和紫色的孕产妇，医疗机构应当将其作为重点人群纳入高危孕产妇专案管理，合理调配资源，保证专人专案、全程管理、动态监管、集中救治，确保做到"发现一例、登记一例、报告一例、管理一例、救治一例"。对妊娠风险分级为橙色的孕产妇，应当建议其在县级及以上危重孕产妇救治中心接受孕产期保健服务，有条件的原则上应当在三级医疗机构住院分娩。对妊娠风险分级为红色的孕产妇，应当建议其尽快到三级医疗机构接受评估，以明确是否适宜继续妊娠。如适宜继续妊娠，应当建议其在县级及以上危重孕产妇救治中心接受孕产期保健服务，原则上应当在三级医疗机构住院分娩。对妊娠风险分级为紫色的孕产妇，应当按照传染病防治相关要求进行管理，并落实预防人类免疫缺陷病毒、梅毒螺旋体和乙型肝炎病毒垂直传播综合干预措施。

（时春艳）

整合思考题

1. 关于妊娠期母体的变化，正确的是

   A. 妊娠初期动脉血压增加，脉压减少

   B. 妊娠后肺通气量减少，动脉血氧分压降低

   C. 孕妇每搏输出量随妊娠的进展不断增加，到妊娠末期达峰值

   D. 腺垂体增大，故促性腺激素分泌增多

   E. 因受孕激素影响，输尿管增粗，蠕动减弱，尿流缓慢，加上子宫压迫，易发生肾盂扩张

2. 简述骨盆的性别差异。

3. 简述不同类型流产的治疗原则。

4. 早产的诊断和处理原则是什么？

5. 胎膜早破的诊断方法和高危因素是什么？

6. 引产的指征和方法是什么？

L175e

整合思考题答案

参考文献

[1] 中华医学会妇产科学分会产科学组. 孕前和孕期保健指南（2018）[J]. 中华围产医学杂志，2018，21（3）：145-152.

[2] ACOG. ACOG Committee Opinion No. 762：Prepregnancy counseling [J]. Obstet Gynecol，2019，133（1）：e78-89.

[3] 谢幸，孔北华，段涛. 妇产科学 [M]. 9 版. 北京：人民卫生出版社，2018.

[4] 李博雅，杨慧霞. 胎儿监测方法及评价 [J]. 中华围产医学杂志，2016，19（6）：442-445.

[5] 中华医学会围产医学分会. 电子胎心监护应用专家共识 [J]. 中华围产医学杂志，2015，7（18）：486-490.

[6] Practice bulletin no. 145：antepartum fetal surveillance [J]. Obstet Gynecol，2014，124（1）：182-192.

[7] 中国营养学会膳食指南修订专家委员会妇幼人群膳食指南修订专家工作组. 孕期妇女膳食指南 [J]. 临床儿科杂志，2016，34（11）：877-880.

[8] 中华医学会妇产科学分会产科学组. 妊娠晚期促宫颈成熟与引产指南（2014）[J]. 中华妇产科杂志，2014，49（12）：881-885.

第十六章

胎儿医学

学习目标

- **基本目标**

  1. 理解胎儿各器官系统发育时期与特点。

  2. 概括产前筛查及产前诊断的基本原则和方法。

  3. 复述胎儿常见疾病（胎儿窘迫、多胎妊娠、胎儿生长受限、巨大胎儿和肩难产、母胎 Rh 血型不合、死胎等）的诊断与处理。

  4. 复述胎儿附属物常见疾病（如前置胎盘、胎盘早剥、羊水过多、羊水过少及脐带异常）的诊断与处理。

- **发展目标**

  运用胎儿作为独立个体的疾病发生及发展特点，理解宫内诊断与干预的特殊性与复杂性。

第一节　胚胎及胎儿发生学

一、胚胎的形成与发育概述

人胚胎发育的计算常用的是受孕龄和月经龄。受孕龄是以受精之日作为胚胎发育的开始，到胎儿及其附属物娩出为止，共 38 周（266 d）；月经龄是以孕妇末次月经开始计算，共 40 周（280 d）。受孕龄对于胚胎研究来说更为精确，但是临床上受孕龄很难确定，所以采用的主要是月经龄。月经龄与受孕龄相差 14 d（以 28 d 为一个月经周期计算）。

胚胎的发育从单细胞的受精卵开始，一直到胎儿及其附属物娩出为止。在整个妊娠期间，胎儿发生了巨大的变化，整个过程既复杂，又相互协调。

（一）受精

精子和卵子结合的过程称为受精。当男性精液射入女性阴道后，精子在女性生殖管道中逐渐获能。排卵后，女性卵子被输卵管伞部捡拾，进入输卵管，在输卵管壶腹部等待受精。一般在排卵后的 12 h 内发生受精，整个过程大约 24 h。

获能精子头部抑制顶体酶释放的糖蛋白已经被水解，当精、卵相遇时，发生顶体反应，顶体酶释放出来，溶蚀放射冠和透明带，精子进入卵周隙，精子细胞膜和卵子细胞膜逐渐融合。此时，卵子内的皮质颗粒释放溶酶体酶，引起透明带反应，进而阻止其他精子进入卵子，防止多精受精。随后，精子头形成雄原核，卵子完成第二次减数分裂，形成雌原核，两个原核互相靠近、融合，形成单个细胞的受精卵，染色体恢复46条。

（二）卵裂和植入

受精后大约30 h，受精卵就开始了有丝分裂——卵裂，之后平均每10 h分裂一次，先后经历2细胞期、4细胞期、8细胞期，在72 h，形成桑葚胚。在卵裂的过程中，由于输卵管的收缩、上皮纤毛的摆动，胚胎随着输卵管液流动，在第4天进入子宫腔，形成胚泡（囊胚）。从第5～6天到第11～12天，胚泡孵出，逐渐侵入子宫内膜的过程称为植入（implantation），又称为着床（imbed）。植入的部位一般在子宫的体部或底部，以后壁多见（图16-1）。

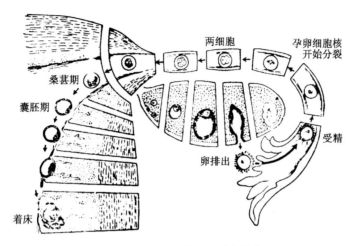

图 16-1　卵子受精和受精卵着床

胚胎植入必须具备以下条件：①透明带准时消失；②胚泡滋养层分化出合体滋养层；③胚泡和子宫内膜同步发育且功能协调；④孕妇体内有足够数量的雌激素和孕酮。

（三）胚泡的分化和发育

在胚胎植入的过程中，胚泡的滋养层细胞分化为两层：内侧的细胞滋养层和外侧的合体滋养层；内细胞群则增殖、分化，形成两胚层胚盘——上胚层和下胚层。随后上胚层向下增殖、迁移逐渐取代下胚层，在两胚层之间形成一个新的胚层，逐渐演化为三胚层胚盘，包括外胚层、中胚层和内胚层。在胚盘两侧分别有羊膜腔和卵黄囊，外胚层为羊膜腔的底部，内胚层为卵黄囊的顶壁。

三胚层胚盘可以分化增殖为人体的所有组织和器官，是人体的原基。受精后4～8周，外胚层将形成整个中枢神经系统、皮肤、毛发、指甲、晶状体和肾上腺髓质；中胚层将形成人体的真皮、骨骼、结缔组织、大部分骨骼肌和平滑肌，以及循环、生殖和泌尿系统；内胚层将形成消化系统、膀胱、阴道、呼吸系统的上皮以及相关的腺体等。

二、胎儿标志性器官系统的发育时期与特点

胚胎发育过程可以分为两个时期，即胚期（1～8周）和胎儿期（9～38周）。在胚期，外形变化大，人体各个器官、系统初步形成，对各种致畸因子比较敏感，胚胎头部生长速度很快；在胎儿期，胚胎头部生长速度减慢，胎体迅速长大，出生前最后几周内，体重增加明显。

（一）心血管系统

心血管系统是人体胚胎发育中最早进行功能活动的系统，约在第3周末开始血液循环。第4周心脏外形初步建立，第8周，心内分隔完成。出生后大约1年，第一房间隔和第二房间隔才融合在一起。

（二）消化系统

人胚胎发育第4周，圆柱状胚体形成，原始消化管分为前肠、中肠、后肠。前肠演化为消化系统的部分口腔底、咽、食管、胃、十二指肠上段、肝、胆、胰等；中肠演化为十二指肠下段至横结肠右2/3部；后肠演化为横结肠的左1/3、降结肠和乙状结肠。

1．食管、胃　第4周，前肠出现食管和胃的原基。第7～8周，形成食管和胃的雏形。

2．肝　第4周初形成肝憩室，为肝和胆的原基。第6周，造血干细胞迁移至肝内，开始造血。第6个月之后，肝造血功能减弱，出生时基本停止。第9周，肝内开始形成肝小叶。

3．胰　第4周末，形成背胰芽、腹胰芽，随后融合成一个胰腺。第2～3个月，胰腺内出现各级导管和腺泡。第3个月末，胰腺开始形成胰岛。第4个月，胰岛内出现α细胞（A细胞）和β细胞（B细胞），并具有分泌功能。

（三）呼吸系统

人胚胎发育第4周，原始咽尾端腹侧壁正中出现喉气管沟，后演化为喉气管憩室，是喉、气管和肺的原基。人胚胎发育第7个月原始肺泡开始形成，出现Ⅰ型肺泡细胞、Ⅱ型肺泡细胞。

（四）泌尿系统

人胚胎发生过程中，先后出现前肾、中肾、后肾。最后在泌尿系统只有后肾形成人的永久肾。人胚胎发育第3个月时，后肾已经能够分辨出皮质和髓质，并具备有限的泌尿功能。由于胚胎的代谢产物主要是通过胎盘排至母体血液循环，故胎儿时期的肾几乎没有排泄代谢产物的作用。

（五）生殖系统

1．生殖腺　发育过程可分为性未分化期和分化期。在人胚胎发育第5周，无论男胎还是女胎，都有初级性索。人胚胎发育第6～7周，原始生殖细胞从卵黄囊后壁的胚外内胚层迁移到性腺。

（1）男胎：Y染色体能编码睾丸决定因子。人胚胎发育第7周，在睾丸决定因子的作用下性腺向男性方向发育，形成睾丸。人胚胎发育第8个月，睾丸下降到阴囊。

（2）女胎：由于没有睾丸决定因子的作用，生殖腺发育为卵巢，于人胚胎发育第18周下降停止，保留在骨盆边缘稍下方。

2．生殖管道　其发育也包括性未分化期和性分化期。人胚胎发育第6周时，男女两性胚胎都有一对中肾管和一对中肾旁管（paramesonephric duct）。

（1）男胎：部分中肾管和中肾小管得以保留，发育成附睾管、输精管和输出小管，中肾旁管退化、消失。

（2）女胎：中肾管和中肾小管退化，中肾旁管发育成女性的输卵管、子宫等。

3．外生殖器　人胚胎发育至第9周前，外生殖器不能分辨性别，处于性未分化期。人胚胎发育至第10周时，胎儿外生殖器性别才可辨认。

（六）内分泌系统

1．脑垂体　包括腺垂体和神经垂体，分别由口凹的表面外胚层的拉特克囊（Rathke pouch）、间脑底部的神经外胚层形成的神经垂体芽构成。人胚胎发育第9周，拉特克囊前壁分化为远侧部，后壁分化为中间部，神经垂体芽分化为神经垂体。

2．甲状腺　是胚胎最早发育的内分泌腺。人胚胎发育第4周初，原始咽底壁出现甲状舌管，即甲状腺原基。人胚胎发育第10周，甲状腺滤泡出现。人胚胎发育第13周初，甲状腺开始分泌甲状腺素。

3．甲状旁腺　人胚胎发育第4周，第3对咽囊背侧份增殖并向下迁移较远的距离，形成一对下甲状旁腺。第4对咽囊腹侧份退化，背侧份向下迁移较短的距离，形成一对上甲状旁腺。人胚胎发育第12周，开始分泌甲状旁腺素。

4．肾上腺　皮质来源于尿生殖嵴的中胚层，髓质来源于神经嵴。人胚胎发育第6周，形成肾上腺的胚胎皮质。人胚胎发育第7周，神经嵴细胞分化成肾上腺髓质细胞。人胚胎发育第8周，胚胎皮质周围出现新的永久皮质。在整个胚胎期，胚胎皮质可以分泌类固醇皮质激素，但在出生后胚胎皮质迅速退化。在出生前，永久皮质分化出球状带和束状带，但是直到出生后第3年末才出现网状带。

（七）免疫器官

1．胸腺　第3对咽囊的腹侧份内胚层上皮增生，形成一对细胞索向尾侧迁移，在胸骨柄后方合并，停止迁移，形成胸腺原基。胸腺内的淋巴细胞来源于造血干细胞。

2．脾　人胚胎发育第5周，胃背系膜的中胚层细胞聚集形成脾的原基。人胚胎发育第3个月末，淋巴细胞进入脾开始形成白髓，第4个月红髓开始形成。人胚胎发育第3～5个月，脾和肝是胚胎的主要造血场所之一。有人认为，成年人的脾依然具有造血潜能。

人胚胎发育各期主要特征

（迟晓春　吴　俊）

三、药物对胚胎、胎儿发育的影响

（一）药物对胚胎和胎儿发育的影响

妊娠期间，药物可以通过影响母体来间接影响胎儿，也可以通过胎盘屏障直接影响胎儿。药物对胚胎和胎儿发育的影响与胎龄有密切关系（图16-2）。

1．细胞增殖早期　是卵子受精至受精卵着床于子宫内膜前的一段时期，指受精后2周内。这段时间内药物对胚胎的影响是"全"或"无"的。如果药物对胚胎有影响，会导致流产；如果药物对胚胎没有影响，则胚胎继续发育，不出现异常。

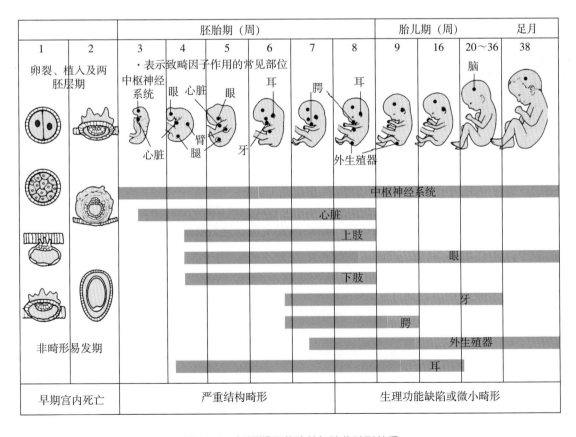

图 16-2　妊娠期用药胎龄与胎儿畸形关系

2．器官形成期　指受精后 3 周至 8 周，胎儿多器官相继发育，此时使用有害药物最容易导致胎儿畸形，属于"致畸高度敏感期"。首先发育的是中枢神经系统、心脏，随后是眼、耳、四肢、外生殖器等。

3．胎儿形成期　指受精后 9 周至足月，是胎儿生长发育、器官发育、功能完善的阶段，药物仍可导致中枢神经系统和生殖系统畸形，其他器官一般不致畸，但可能影响生理功能和生长发育。

（二）妊娠期用药基本原则

因为妊娠期用药对胎儿存在风险，因此需要特别慎重。为降低药物对胎儿可能的不良影响，应遵循以下基本原则：

1．尽可能避免胎儿药物暴露，尤其是妊娠早期。详细询问病史，对于停经患者，需排除妊娠的可能，避免忽略性用药。

2．有明确指征才使用药物。

3．尽量减少药物的使用剂量，避免联合用药。

4．选择对胎儿影响较小的药物，避免使用对胎儿尚无定论的新药。

5．如病情需要，使用可能对胎儿有伤害的药物时，应当充分权衡利弊，明确告知孕妇，征得孕妇同意后再使用。

6．如病情需要在妊娠早期使用对胎儿有明确致畸作用的药物，应先终止妊娠再用药。

（三）妊娠期用药的安全性评价

妊娠期用药的安全性评价，既往临床上通常参考美国食品药品监督管理局（FDA）药物对胎儿危害性的分级（A、B、C、D、X）。

A 级：经临床对照研究，无法证实药物在妊娠早期、中期、晚期对胎儿有危害作用，对胎儿的伤害可能性最小，属于无致畸性药物。此类药物很少，比如适量的维生素。

B 级：经动物实验研究，此类药物未见对胎儿有危害。无临床对照试验，未得到有害证据。可以在医师观察下使用。这类药物也并不多，如所有的青霉素族和大多数头孢类药物属于此类。

C 级：动物实验表明，此类药物对胎儿有不良影响。由于没有临床对照试验，因此应当在充分权衡利弊之后谨慎使用。此类药物较多，如抗病毒药、肾上腺素、多巴胺、呋塞米、甘露醇、地塞米松等。

D 级：已有证据证明此类药物对胎儿有危害性。只有在孕妇生命受到威胁而其他药物又无效的情况下使用，如四环素类、抗肿瘤药、抗癫痫药等。

X 级：动物生殖实验和临床研究资料均证实此类药物对胎儿有致畸或其他危害，在妊娠期间禁止使用，如甲氨蝶呤、己烯雌酚等。

但是，这一分类标准在临床应用时存在一些问题，自 2008 年开始美国 FDA 不建议使用此药物分类，建议结合药物在动物及人类暴露后的安全性，进行妊娠期药物是否适合应用的推荐。

（宋　耕　杨慧霞）

第二节　胎儿异常的产前筛查与诊断方法

一、遗传咨询的对象和意义

生殖相关的遗传咨询（reproductive genetic counseling）最早源于美国，至今已有 50 余年的历史。近 30 年来，这项工作在全球逐步推广，很多国家成立了遗传咨询专业学会，我国也于 2015 年成立中国遗传学会遗传咨询分会。有学者统计，截至 2019 年，全球共有来自 28 个国家

7000 余名遗传咨询师。

顾名思义，遗传咨询的职责在于针对由遗传因素导致的相关疾病，帮助非专业人士理解并接受疾病所产生的医学、心理、家庭影响。该过程涵盖多个层次：通过记录家族史和病史等信息，评估疾病发生或再发的风险；介绍遗传方式、检测手段、诊疗、预防、相关资源和研究现状；帮助知情选择并接受风险或疾病本身。

上述过程需要确保被咨询者的自主、隐私、知晓 / 不知晓的权利、无害、保密等伦理学原则。自主原则是指充分尊重被咨询者主观意愿，即被咨询者充分了解相关信息后，做出符合自身利益的个体化决策；知晓原则，即以被咨询者为中心，是否自愿接受遗传相关基因检测并了解正常或异常结果信息。特别是对未受累个体，检测前需签署知情同意书，从而体现被检测者完全理解检测内容（即可能结果）并同意该程序。但对于新生儿遗传疾病筛查或儿童基因诊断性评估，特别是对于可能患病者，可能无需被检测者的充分知情同意。然而，务必向监护人尽可能解释基因检测的选择和程序；无害原则包括经济利益和咨询过程中的心理伤害，尊重人格；隐私和保密原则应包括一般信息和遗传相关信息。

大部分遗传咨询见于辅助生育或产前诊断过程，遗传咨询的对象也愈加广泛。不限于以下情况：既往曾生育遗传疾病的先证者家庭；妊娠过程中影像学所发现的胎儿结构异常；高龄对应非整倍体的高危人群；夫妻一方存在染色体改变；不明原因反复流产、死胎、死产等孕产史；不良因素暴露；近亲婚配等。理论上，广义的遗传咨询对象涵盖有生育需求的夫妇，对生殖过程中出现的遗传风险进行准确评估并充分告知患者，必要时提供相应的临床诊疗建议。

尽管遗传咨询原则受到文化背景的影响，但总体原则为遗传学相关建议为非导向性（non directional）、非批判性（non judgemental）和支持性（supportive）的。而随着人类对遗传性疾病认识的不断深入、遗传病筛查的普遍开展，特别是遗传检测技术的飞速发展，遗传咨询作用日渐突出，同时也面临越来越复杂的挑战。如次要发现（secondary findings）、临床意义不清（variant of uncertain of clinical significance），当面临生育选择时，"不确定信息"可能对生命的诞生产生影响。

（潘　虹　马京梅）

二、产前筛查的内容和方法

产前筛查是通过母体血清学、影像学等非侵入性方法对普通妊娠期妇女进行筛查，从中挑选出可能怀有异常胎儿的高危孕妇进行产前诊断，以提高产前诊断的阳性率，减少不必要的侵入性产前诊断。产前筛查是出生缺陷二级干预的重要内容。目前在临床上应用的比较成熟的筛查方法有胎儿非整倍体的妊娠早期、中期母血清学筛查、母血浆胎儿游离 DNA 的产前筛查及胎儿结构畸形的超声影像学筛查。

（一）胎儿非整倍体产前筛查

常染色体非整倍体异常，主要针对唐氏综合征（21 三体综合征）、18 三体综合征和 13 三体综合征。

1．母血清学筛查　是最常用方法，是指通过定量测定孕妇血液中与妊娠有关的生物标志物浓度，对胎儿患有常见染色体非整倍体和开放神经管缺陷的风险进行筛查评估，从而筛查出需要做产前诊断的高风险妊娠。常用母血清学筛查的标志物有甲胎蛋白（AFP）；人绒毛膜促性腺激素（HCG）、β-HCG 和游离 β-HCG；非结合雌三醇（uE$_3$）；妊娠相关血浆蛋白 A（PAPP-A）以及抑制素 A（INH A）等。这些生化指标在怀有唐氏综合征或其他染色体疾病胎儿的孕妇的血清中可能会有不同程度的升高或降低。唐氏综合征筛查的风险度是一个综合孕妇年龄和血清标志物浓度水平，经回归分析运算得出的数值。在分析过程中，根据选用血清标志物的数量分别将其称为二联筛查、三联筛查、四联筛查。根据不同的筛查策略，可以分为联合筛查、序贯筛查及条件筛查。目的为在相同的筛查阳性率的前提下，提高筛查的检出率。母血清学筛查的模式有独立的序贯筛查模式、逐步的序贯筛查模式和分层的序贯筛查模式。每个实验室都需要根据面对的筛查人群的就诊孕周、受教育程度、可随访性等多方面因素选择最适宜本地区的筛查模式，最终的筛查目标应该为最大的涵盖范围、最有效的检出程度、可接受的假阳性率以及最低的医疗成本和最好的接受度。在充分知情同意的基础上，对筛查结果低风险的孕妇并不能完全排除生育唐氏综合征或18三体综合征患儿的可能性；对筛查结果高风险的孕妇，建议行胎儿遗传学检查，即产前诊断。

2. **超声测量胎儿颈后透明层厚度（NT）**　非整倍体患儿因颈部皮下积水，NT增厚，常处于相同孕周胎儿第95百分位数以上。在母体血清学筛查的联合筛查、整合筛查中，NT应结合孕妇血清学指标来计算风险值。

3. **基于母血浆胎儿游离DNA的产前筛查**　又称为NIPT或NIPS。我国国家卫生健康委员会官方文件将其称为孕妇外周血胎儿游离DNA产前筛查与诊断。该检测技术采集孕妇静脉血，利用第二代高通量基因测序技术对母体外周血中胎儿游离DNA片段进行测序，然后通过生物信息学分析得到胎儿的遗传信息，从而准确地检测出胎儿是否患有21三体综合征、18三体综合征、13三体综合征等染色体非整倍体疾病和一些单基因遗传病。在正常妊娠过程中，cffDNA几乎全部来源于胎盘的滋养层细胞，cffDNA在孕妇外周血血浆中以小片段的形式稳定存在，不断地自胎盘透过胎盘屏障进入孕妇外周血中，并不断地降解和被清除，整体处于一个快速的动态平衡过程中，在妊娠第5周可检出。其在母体血液中的含量随着妊娠周期的延长而不断增长，在分娩后迅速降解。如果妊娠的胎儿为唐氏综合征患儿，则母血浆中来自胎儿21号染色体的游离片段会有50%的上升，并引起孕妇外周血中全部21号染色体来源的cffDNA片段数量微量增加。故而NIPT是通过平行测序技术的深度测序检测到这些来源于某条染色体的DNA片段含量的微小改变，从而实现对常见染色体综合征的产前检测。也正因为方法上的优势，其对于胎儿唐氏综合征、18三体综合征和13三体综合征在普通人群中的筛查效率优于传统的血清学筛查。NIPT是一项针对目标性疾病的筛查手段，出现高风险结果时，仍然需要进一步做产前诊断来进行验证。结果为低风险时，也存在可能漏检的风险。近年来，科研工作者尝试将无创产前筛查的范围扩大到其他染色体非整倍体疾病和一些常见的致病性基因组拷贝数变异。

（二）胎儿结构畸形筛查

胎儿结构畸形涉及机体所有器官，占出生缺陷的58%。超声检查一直是胎儿结构畸形产前筛查的首选影像学方法。胎儿MRI可作为胎儿超声检查的补充手段。

1. 胎儿染色体异常的妊娠早期超声指标主要包括胎儿颈后透明层厚度（NT）增厚、鼻骨缺失、静脉导管频谱异常等。结合各指标，可评估胎儿染色体异常的风险。

2. 常规妊娠中期超声检查应在妊娠18周至22周进行。这个时期既可准确评估孕周（检查时间越早，孕周评估越准确），也能及时发现严重畸形。产前超声应当建立转诊机制来协助处理各种先天性畸形。

3. MRI检查的软组织对比分辨率较高，不受妊娠晚期胎儿颅骨骨化的影响，对胎儿各系统（尤其是中枢神经系统）解剖结构及各种异常的诊断优于胎儿超声检查。

（张　璘）

三、产前诊断的对象和方法

产前诊断（prenatal diagnosis）是指利用各种诊断技术及时对胎儿疾病做出宫内诊断。具体技术包括：医学影像、生化免疫、细胞和分子遗传学分析技术。对于存在重大出生缺陷潜在遗传风险的胎儿，夫妻双方在充分理解相关检测及预后风险的前提下，选择不同妊娠期所对应的胎儿来源样本取材方法进行检测，有针对性地进行遗传评估明确胎儿是否患病，或排查常见遗传学疾病，以利于夫妻双方在妊娠期及早知情选择。需要注意的是，由于胎儿遗传性疾病再发风险高，缺乏有效的治疗手段，在充分遗传咨询基础上的产前诊断是预防出生缺陷的重要手段。

产前诊断是具有风险的临床过程，需要有明确手术适应证：超声发现胎儿发育异常或者胎儿有可疑畸形，包括羊水过多或者羊水过少、胎儿生长受限等；妊娠早期时接触过可能导致胎儿先天缺陷的物质；有遗传病家族史或者曾经分娩过先天性严重缺陷婴儿；孕妇年龄超过 35 周岁；筛查手段发现的高风险人群，包括血清学唐氏筛查和基于胎儿游离核酸的母体外周血无创性筛查（non-invasive prenatal screening，NIPS）；不良孕产史，包括 2 次以上自然流产、早产和死胎史、畸形儿或智力障碍的患儿；夫妻之一为染色体畸变携带者，特别是平衡易位或倒位者；孕妇为 X 连锁遗传性疾病基因变异携带者或夫妻双方为常染色体隐性遗传病携带者；其他原因需要产前诊断者。

在妊娠早期 11 ~ 14 周，通过绒毛活检术（chorionic villus sampling，CVS）经阴道或腹部获得胎盘绒毛组织样本，或是妊娠中期 16 ~ 22^{+6} 周，通过羊膜腔穿刺术（amniocentesis，AC）获取羊水样本，还可以在妊娠中、晚期，通过胎儿脐血穿刺术（fetal blood sampling，FBS）获得胎儿血液样本，上述方式统称为有创性产前诊断（invasive prenatal diagnosis）。上述方式分别采用不同胎儿来源组织样本，各具优劣。

妊娠早期 CVS 可以最早获得明确诊断，由于源于母胎交界，取样及检测过程需要注意避免母源样本混杂。同时，绒毛组织细胞构成复杂，由于存在局限于胎盘嵌合（confined placenta mosaicism，CPM）的现象，分为短期培养和长期培养，当出现嵌合，即同时存在两种细胞系的情况下，需要进一步咨询和后续检测。

妊娠中期 AC 的羊水样本获取是最为传统、经典的方式，对操作者取材技术要求相对低，较为安全，是目前临床应用最广泛的产前诊断手段。取材的羊水样本，不同组分各有其检测价值：离心后的羊水细胞可以进行细胞遗传学检测，明确染色体数目和结构的异常，如非整倍体、微缺失微重复综合征等；提取基因组 DNA 后可进行基因变异分析，如 α- 珠蛋白生成障碍性贫血（α- 地中海贫血）、β- 珠蛋白生成障碍性贫血（β- 地中海贫血）、血友病 A、葡萄糖 -6- 磷酸脱氢酶缺乏症、苯丙酮尿症、迪谢内（Duchenne）肌营养不良、贝克（Becker）肌营养不良、脊髓性肌萎缩以及三核苷酸异常扩增性疾病，如脆性 X 综合征和亨廷顿（Huntington）病等；通过串联质谱、气相质谱 / 色谱手段，对羊水中遗传代谢病的代谢产物或酶水平进行检测，有助于遗传代谢病的辅助诊断；对疑诊宫内病毒感染者，可做病毒 RNA 或 DNA 分析。

FBS 通常在孕中、晚期取材，受限于宫内结构和操作者经验，既往主要用于错过 AC 检测时间窗，或妊娠晚期影像发现胎儿异常，基于脐血细胞增殖周期短于羊水细胞的优势，进行细胞遗传学检测。随着分子遗传学检测技术的进步，通过羊水取材可实现上述目的。FBS 还可作为胎儿血液系统疾病或怀疑宫内感染的诊疗手段。

（潘　虹　马京梅）

第三节 胎儿异常疾病

一、胎儿窘迫

案例16-1

　　某患者，33 岁，经产妇，妊娠 38 周。以"呕吐 3 d，胎动减少"入院。妊娠期未进行规律产前检查，自诉曾测 2 次空腹血糖（6.4 ~ 6.9 mmol/L）。既往剖宫产术史。今日外院超声提示羊水过多，AFI 26 cm，血糖 8.5 mmol/L。入院时胎心监护（图 16-3）胎心基线 150 次 / 分，变异缺失，可见频发晚期减速，减速幅度 10 次 / 分，缓慢下降，缓慢恢复。查血气 pH 7.13，肌酐 129 μmol/L，血糖 8.1 mmol/L，尿糖（−），尿酮体（+++），尿蛋白（+），持续胎心监护提示胎儿窘迫。

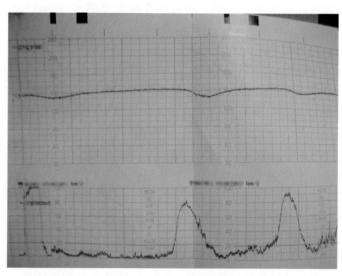

图 16-3　入院时胎心监护

案例16-1解析

　　问题：
　　1. 该患者胎心监护图形如何分类？
　　2. 胎儿窘迫应如何处理？

　　胎儿窘迫（fetal distress）指胎儿在子宫内因急性或慢性缺氧危及其健康和生命的综合症状，发生率为 2.7% ~ 38.5%。胎儿窘迫是围产儿死亡和儿童智力低下的主要原因。胎儿对于缺氧具有一定的代偿能力，但长时间严重缺氧将导致胎儿的代谢障碍及多脏器损伤。胎儿窘迫分为急性胎儿窘迫和慢性胎儿窘迫。急性胎儿窘迫多发生在分娩期，慢性胎儿窘迫常发生在妊娠晚期。

【病因】
　　母体血液含氧量不足、母胎间血氧运输及交换障碍、胎儿自身因素异常，均可导致胎儿窘迫。
　　1. 急性胎儿窘迫的病因　因母胎间血氧运输及交换障碍或脐带血液循环障碍导致胎儿急性缺氧。常见病因有以下几种。

（1）前置胎盘、胎盘早剥。

（2）脐带异常，如脐带绕颈、脐带真结、脐带扭转、脐带脱垂、脐带血肿、脐带过长或过短、脐带附着于胎膜等。

（3）母体严重血液循环障碍致胎盘灌注急剧减少，如各种原因导致的休克等。

（4）缩宫素使用不当，造成过强及不协调宫缩，宫内压长期超过母血进入绒毛间隙的平均动脉压。

（5）孕妇应用麻醉药及镇静药过量，抑制呼吸。

2. 慢性胎儿窘迫的病因

（1）母体血液含氧量不足，如合并先天性心脏病或伴心功能不全、肺部感染、慢性肺功能不全、哮喘反复发作及重度贫血等。

（2）子宫胎盘血管硬化、狭窄、梗死，使绒毛间隙血液灌注不足，如妊娠期高血压疾病、慢性肾炎、糖尿病、过期妊娠等。

（3）胎儿严重的心血管疾病、呼吸系统疾病，胎儿畸形，母儿血型不合，胎儿宫内感染、颅内出血及颅脑损伤，致胎儿运输及利用氧的能力下降等。

【病理生理变化】

胎儿对宫内缺氧有一定的代偿能力。轻度缺氧时，由于二氧化碳潴留及酸中毒，使交感神经兴奋，肾上腺素分泌量增多，代偿性血压升高，心率加快，无严重代谢障碍及器官损害。长时间重度缺氧，则迷走神经兴奋，无氧酵解占优势，血中儿茶酚胺浓度增加，二氧化碳、碳酸、乳酸等代谢产物增加，出现呼吸性酸中毒及代谢性酸中毒，心肌收缩力受抑制，心输出量下降，心率减慢。肾血管收缩，胎儿尿形成减少，羊水量明显减少。胃肠道血管收缩，肠蠕动增强，肛门括约肌松弛、粪便排出污染羊水。缺氧可使胎儿深呼吸增加，出现不规则喘息、吸入羊水。

【临床表现及诊断】

1. 急性胎儿窘迫　主要发生在分娩期，多因脐带因素、胎盘早剥、宫缩过强、产程延长及休克等引起。

（1）胎动异常：缺氧初期胎动频繁，继而胎动减弱及胎动次数减少，进而胎动消失。

（2）胎心率异常：胎心率变化是急性胎儿窘迫的重要征象。急性缺氧早期，胎儿电子监护可出现胎心率基线代偿性加快、晚期减速或重度变异减速；急性缺氧晚期，胎心率基线可 < 100 次 / 分，基线变异 ≤ 5 次 / 分，伴频繁晚期减速或重度变异减速，胎儿常结局不良，可随时胎死宫内。

（3）羊水胎粪污染：可分为 3 度。浅绿色为 Ⅰ 度；黄绿色、浑浊为 Ⅱ 度；稠厚、棕黄色为 Ⅲ 度。单纯羊水胎粪污染不是胎儿窘迫的证据，出现羊水胎粪污染时，可考虑行连续电子胎心监护，如果胎心监护正常，不需要进行特殊处理；如果胎心监护异常，存在宫内缺氧情况，会引起胎粪吸入综合征，造成不良胎儿结局。

（4）酸中毒：采集胎儿头皮血进行血气分析，若 pH < 7.20（正常值 7.25 ~ 7.35），PO_2 < 10 mmHg（正常值 15 ~ 30 mmHg），PCO_2 > 60 mmHg（正常值 35 ~ 55 mmHg），可诊断为胎儿酸中毒。但该方法对新生儿缺血缺氧性脑病的阳性预测值仅为 3%，应用较少。

2. 慢性胎儿窘迫　主要发生在妊娠晚期，常延续至临产并加重，多因妊娠期高血压疾病、慢性肾炎、糖尿病等所致。

（1）胎动减少或消失：胎动减少为胎儿缺氧的重要表现，应予警惕，临床常见胎动消失 24 h 后胎心消失。若胎动计数 ≥ 10 次 /2 h 为正常，< 10 次 /2 h 或减少 50% 者提示胎儿缺氧的可能。

（2）产前电子胎心监护异常：提示有缺氧的可能。

（3）胎儿生物物理评分低：≤ 4 分提示胎儿缺氧，5 ~ 6 分为胎儿可疑缺氧。

（4）胎儿多普勒超声血流异常：胎儿生长受限的胎儿脐动脉多普勒血流可表现为 S/D 比值

升高，提示有胎盘灌注不足；若出现脐动脉舒张末期血流缺失或倒置和静脉导管反向"a"波，提示胎儿随时有胎死宫内的风险。

【处理】

1. 急性胎儿窘迫　应采取措施，迅速改善胎儿缺氧状态。

（1）一般处理：包括改变孕妇体位、吸氧、停止使用缩宫素、抑制宫缩、纠正孕妇脱水及低血压等措施。

对于可疑胎儿窘迫者，应该综合考虑临床情况，持续胎心监护，采取其他评估方法来判定胎儿有无缺氧，可能需要宫内复苏来改善胎儿状况。

（2）病因治疗：迅速查找病因，排除脐带脱垂、重度胎盘早剥、子宫破裂等。若为不协调性子宫收缩过强，或因缩宫素使用不当引起宫缩过频、过强，应给予特布他林或其他β受体兴奋药抑制宫缩。若为羊水过少，有脐带受压征象，可经腹羊膜腔输液。

（3）尽快终止妊娠：如果以上措施均不奏效，应该紧急终止妊娠。根据产程进展，决定分娩方式。

1）Ⅲ类电子胎心监护图形，但宫口未开全或预计短期内无法经阴道分娩者，应立即行剖宫产术。

2）宫口开全，骨盆各径线正常者，胎头双顶径已达坐骨棘平面以下，一旦诊断为胎儿窘迫，应尽快行阴道助产术结束分娩。

终止妊娠前需做好新生儿复苏准备。胎儿娩出后，留取胎儿脐动脉血样进行血气分析，以评估胎儿氧合及酸碱平衡状况。

2. 慢性胎儿窘迫　应针对病因，根据孕周、胎儿成熟度及胎儿缺氧程度决定处理方案。

（1）一般处理：主诉胎动减少者，应进行全面检查以评估母儿状况，包括 NST 和（或）胎儿生物物理评分，加强胎儿监护，注意胎动变化。嘱患者左侧卧位，定时吸氧（每日 2 ~ 3 次，每次 30 min）。积极治疗妊娠并发症。

（2）期待疗法：如孕周小，估计胎儿娩出后存活可能性小，应尽量采用保守治疗措施，延长孕周，同时促胎肺成熟，争取胎儿成熟后终止妊娠。

（3）终止妊娠：如妊娠近足月或胎儿已成熟，胎动减少，胎盘功能进行性减退，胎心监护出现胎心基线率异常伴基线波动异常、OCT 出现频繁晚期减速或重度变异减速、胎儿生物物理评分＜4 分者，均应行剖宫产术终止妊娠。

（赵扬玉　陈　扬）

二、多胎妊娠

【定义】

一次妊娠宫腔内同时有两个或两个以上胎儿时称为多胎妊娠（multiple pregnancy），以双胎妊娠（twin pregnancy）多见。近年来，随着辅助生殖技术的广泛开展，多胎妊娠发生率明显增高。本节主要讲述双胎妊娠。

【双胎的类型及特点】

1. 双卵双胎　一次妊娠中，两个卵子分别受精形成两个受精卵，称为双卵双胎（dizygotic twins）。双卵双胎约占双胎妊娠的 70%，与应用促排卵药、辅助生殖技术的发展及遗传因素有关。两个卵子分别受精形成两个受精卵，各自的遗传基因不完全相同，故两个胎儿血型、性别、外貌等多种表型都可能不同。胎盘多为两个，也可融合成一个，但血液循环各自独立。每个胎儿有独立的羊膜腔，双胎间隔有两层羊膜、两层绒毛膜。

2. 单卵双胎　由一个受精卵分裂形成的双胎妊娠，称为单卵双胎（monozygotic twins）。单卵双胎约占双胎妊娠的 30%。一个受精卵分裂形成两个胎儿，具有相同的遗传基因，故两个胎儿的性别、血型、相貌等表型都是一致的。单卵双胎根据受精卵分裂时间的不同，可以形成如下双胎。

（1）双绒毛膜双羊膜囊双胎：分裂发生在桑葚期，即在受精后 3 d 内，会形成两个独立的胚胎，有两个独立的绒毛膜和羊膜囊。两个胎儿之间隔有两层绒毛膜、两层羊膜，胎盘为两个或融合成一个，约占单卵双胎的 30%（图 16-4）。

（2）单绒毛膜双羊膜囊双胎：分裂发生在受精后第 4～8 日，胚胎发育处于胚泡期，即已分化出滋养细胞，双胎各有 1 个羊膜腔，但共用 1 个胎盘，双胎间之间隔有两层羊膜，占单卵双胎的 68%（图 16-5）。

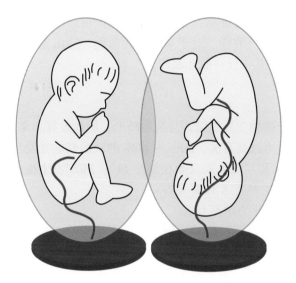

图 16-4 双绒毛膜双羊膜囊双胎

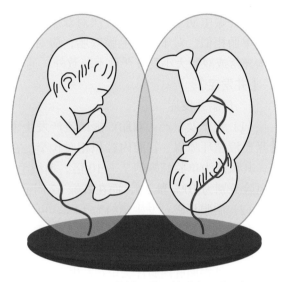

图 16-5 单绒毛膜双羊膜囊双胎

（3）单绒毛膜单羊膜囊双胎：分裂发生在受精后第 9～13 日，此时羊膜囊已形成，两个胎儿共存于一个羊膜腔内，且共用一个胎盘。此类型占单卵双胎的 1%～2%（图 16-6）。

（4）联体双胎：受精卵在受精第 13 日后分裂，此时原始胚盘已形成，机体不能完全分裂成两个，形成不同形式的联体儿。联体双胎极罕见，发生率为单卵双胎的 1/1500。

【诊断】

1. 病史及临床表现 部分双胎有家族史，或妊娠前曾用促排卵药或体外受精行多个胚胎移植。双胎妊娠通常早孕反应重。妊娠中期开始孕妇体重增加迅速，腹部增大明显，下肢水肿、静脉曲张等压迫症状出现早且明显，妊娠晚期常有呼吸困难，活动不便。

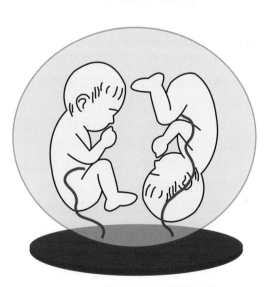

图 16-6 单绒毛膜单羊膜囊双胎

2. 产科检查 子宫大于停经周数，妊娠中、晚期腹部可触及多个肢体或胎头较小，与子宫大小不成比例；不同部位可听到两个胎心，其间隔有无音区，或同时听诊 1 min，两个胎心率相差 10 次以上。

3．超声检查 妊娠6周后，宫腔内可见两个原始心管搏动。定期超声检查不但可以监测双胎生长发育状况，还可以筛查胎儿结构畸形，如联体双胎、开放性神经管畸形等，亦可确定双胎胎位。超声对于双胎绒毛膜性的判断至关重要。妊娠6～10周，可通过宫腔内孕囊数目判断，若宫腔内有两个孕囊，为双绒毛膜双胎；若仅见一个孕囊，则单绒毛膜双胎的可能性较大。妊娠10～14周，可以通过判断双胎间胎膜与胎盘相连处呈"入"字征或者"T"字征来判断双胎的绒毛膜性。前者为双绒毛膜双胎，后者为单绒毛膜双胎。妊娠14周之后，绒毛膜性的检查难度增加，此时可以通过胎儿性别、胎盘是否独立做综合判断。

4．双胎的产前筛查及产前诊断 妊娠11～13^{+6}周，超声可以通过检测胎儿颈后透明层厚度（nuchal translucency，NT）评估胎儿发生唐氏综合征的风险，并可早期发现部分严重的胎儿畸形。外周血胎儿游离DNA也可以用于双胎妊娠的非整倍体筛查。由于较高的假阳性率，不建议使用妊娠中期生化血清学方法对双胎妊娠进行唐氏综合征筛查。双胎妊娠的产前诊断指征基本与单胎相似。对于双绒毛膜双胎，应对两个胎儿进行取样。对于单绒毛膜双胎，除出现一胎结构异常或双胎大小发育严重不一致外，通常只需对其中任一胎儿取样。

【并发症】

1．母胎并发症

（1）流产及早产：双胎妊娠的流产发生率高于单胎2～3倍，与胚胎畸形、胎盘发育异常、胎盘血液循环障碍、宫腔内容积相对狭窄、宫腔压力过高有关。50%～60%的双胎妊娠并发早产，其风险为单胎妊娠的7～10倍。单绒毛膜双胎和双绒毛膜双胎在妊娠11～24周发生流产的风险分别为10%和2%，而在妊娠32周前早产发生率高达10%和5%。

（2）胎膜早破：发生率约为14%，可能与宫腔内压力增高有关。

（3）妊娠期高血压疾病：比单胎妊娠多3～4倍，且发病早、程度重，更易出现心肺并发症及子痫。

（4）妊娠期肝内胆汁淤积：发生率为单胎妊娠的2倍，易引起早产、胎儿窘迫、围产儿死亡。

（5）贫血：发生率是单胎妊娠的2.4倍，与铁及叶酸缺乏有关。

（6）羊水过多：发生率约为12%。单卵双胎常在妊娠中期发生急性羊水过多，与双胎输血综合征及胎儿畸形有关。

（7）宫缩乏力：子宫肌纤维伸展过度，常发生原发性宫缩乏力，致产程延长。

（8）胎盘早剥：是双胎妊娠产前出血的主要原因，可能与妊娠期高血压疾病的发生率增加有关。分娩时，第一胎儿娩出后宫腔容积骤然缩小，是胎盘早剥的另一个常见原因。

（9）产后出血：经阴道分娩的双胎妊娠平均产后出血量≥500 ml，与子宫过度膨胀致产后宫缩乏力及胎盘附着面积增大有关。

（10）脐带异常：单羊膜囊双胎易发生脐带互相缠绕、扭转，可致胎儿死亡。脐带脱垂也是双胎常见的并发症。

（11）双胎交锁及胎头碰撞：前者多发生在第一胎儿为臀先露、第二胎儿为头先露者，分娩时第一胎儿头部尚未娩出，而第二胎儿头部已入盆，两个胎头颈部交锁，造成难产。后者两个胎儿均为头先露，同时入盆，引起胎头碰撞。

（12）胎儿畸形：双卵双胎胎儿畸形的发生率与单胎相似；而在单卵双胎，胎儿畸形的发生率增加2～3倍。最常见的畸形为心脏畸形、神经管缺陷、面部发育异常、胃肠道发育异常和腹壁裂等。有些畸形为单卵双胎所特有，如联体双胎、无心畸形等。

2．单绒毛膜双胎特有的并发症 单绒毛膜双胎由于两个胎儿共用一个胎盘，胎盘之间存在份额差异及血管吻合，故可以出现特有的并发症，围产儿发病率和死亡率均增加。

（1）双胎输血综合征（twin to twin transfusion syndrome，TTTS）：是单绒毛膜双羊膜囊双胎的严重并发症，发生率约为单绒毛膜双胎的15%。通过胎盘间吻合支，血液从一个胎儿（供血儿）分流至另一个胎儿（受血儿），造成供血儿贫血、血容量减少、肾灌注不足、羊水过少、生长受限，胎儿死亡；同时受血儿因血容量增多，羊水过多，可发生充血性心力衰竭、胎儿水肿，胎死宫内。未经干预的 TTTS，妊娠 24 周前双胎死亡率可达到 95%。目前国际上常用 Quintero 分期作为诊断依据和临床分期。Ⅰ期一胎羊水最大深度大于 8 cm，同时另一胎小于 2 cm，即可诊断。Ⅱ期：超声下超过 60 min 供血儿膀胱不显示；Ⅲ期：出现脐动脉舒张期血流量小或倒置、静脉导管 a 波反流、脐静脉波动征；Ⅳ期：任何一胎水肿；Ⅴ期：任何一胎死亡。

（2）选择性胎儿生长受限（selective fetal growth restriction，sFGR）：亦为单绒毛膜双胎特有的严重并发症，其发病原因主要为胎盘份额分配不均，双胎中小胎儿通常存在脐带边缘附着或帆状插入。诊断 sFGR 需符合双胎中一胎估测体重＜第 3 百分位数，或符合以下 4 项中的至少 2 项：①一胎估测体重＜第 10 百分位数；②一胎腹围＜第 10 百分位数；③2 个胎儿估计体重相差≥ 25%；④较小胎儿的脐动脉搏动指数＞第 95 百分位数。

（3）一胎无心畸形：亦称为动脉反向灌注序列（twin reversed arterial perfusion sequence，TRAPS），为少见畸形，发生率为单绒毛膜妊娠的 1%，妊娠胎儿的 1 : 35 000。双胎之一结构正常，称泵血胎，另一胎心脏缺如、或无功能，称无心胎。最显著的特征是结构正常的泵血胎通过一根胎盘表面动脉 - 动脉吻合向寄生的无心胎供血。如不治疗，正常胎儿可发生心力衰竭而死亡。

（4）贫血多血质序列征（twin anemia-polycythemia sequence，TAPS）：为单绒毛膜双羊膜囊双胎的一种慢性的胎 - 胎输血，两胎儿出现严重的血红蛋白差异，但并不存在羊水过多或羊水过少。TAPS 可能为原发，占单绒毛膜双胎的 3% ～ 5%，也可能为 TTTS 行胎儿镜激光术后的胎盘上细小的动 - 静脉吻合血管残留所致，占胎儿镜激光术后的 2% ～ 13%。对 TAPS 的产前诊断标准为临床排除 TTTS，多血质儿大脑中动脉收缩期血流峰速（middle cerebral artery-peak systolic velocity，MCA-PSV）≤ 0.8 中位数倍数（multiple of the median，MoM），贫血儿 MCA-PSV ≥ 1.5 MoM，或 2 个胎儿 MCA-PSV 差值≥ 1.0 MoM。产后的诊断标准为 2 个胎儿血红蛋白水平差异≥ 80 g/L，并且贫血儿与多血质儿的网织红细胞比值≥ 1.7。

【处理】

1．妊娠期处理及监护

（1）补充足够营养：进食含高蛋白质、富含维生素以及必需脂肪酸的食物，注意补充铁、叶酸及钙剂，预防贫血及妊娠期高血压疾病。

（2）防治早产：是双胎产前监护的重点，双胎孕妇应适当增加每日卧床休息时间，减少活动量，产兆若发生在妊娠 34 周以前，应给予宫缩抑制药。一旦出现宫缩或阴道流液，应住院治疗。

（3）及时防治妊娠并发症：如发生妊娠期高血压疾病、妊娠期肝内胆汁淤积等，应及早治疗。

（4）监护胎儿生长发育情况及胎位变化：如发现胎儿畸形，尤其是联体双胎，应及早终止妊娠。从妊娠 16 周开始，对单绒毛膜双胎，每 2 周一次超声监测胎儿生长发育情况，从而早期发现单绒毛膜双胎的特殊并发症等；对双绒毛膜双胎，每 4 周一次超声监测胎儿生长情况。如超声检查发现胎方位异常，一般不予纠正。但妊娠晚期应确定胎位，有助于分娩方式的选择。

2．分娩时机　对于无并发症及合并症的双绒毛膜双胎，可期待至妊娠 38 周。无并发症及合并症的单绒毛膜双羊膜囊双胎，可以在严密监测下至妊娠 37 周分娩。单绒毛膜单羊膜囊双胎的分娩孕周为 32 ～ 34 周。复杂性双胎如 TTTS、sFGR 及 TAPS 需要结合具体情况制订个体化的分娩方案。

3．分娩方式　第一胎儿为头先露的双胎妊娠可经阴道试产，无论第二胎为何种胎位。如果双胎妊娠计划阴道试产，分娩过程中大约 20% 发生第二胎儿胎位变化，需做好阴道助产及第二胎儿剖宫产术的准备。若第一胎儿为臀先露，当发生胎膜破裂时，易发生脐带脱垂；而如果第二胎儿为头先露，有发生双胎交锁的可能，可放宽剖宫产术指征。

4. 分娩期处理 产程中应注意：①产妇应有良好的体力，应保证产妇足够的营养摄入量及睡眠；②严密观察胎心变化；③注意宫缩及产程进展，胎头已衔接者，可在产程早期行人工破膜术，加速产程进展，如宫缩乏力，可在严密监护下给予低浓度缩宫素静脉滴注；④第二产程必要时行会阴切开术，以减轻胎头受压。第一胎儿娩出后，胎盘侧脐带必须立即夹紧，以防第二胎儿失血。助手应在腹部固定第二胎儿为纵产式，并密切观察胎心、宫缩及阴道出血情况，及时行阴道检查了解胎位及排除脐带脱垂，尽早发现胎盘早剥。若无异常，等待自然分娩，通常在 20 min 左右第二胎儿娩出，若等待 15 min 仍无宫缩，可行人工破膜术并静脉滴注低浓度缩宫素，促进子宫收缩。无论阴道分娩还是剖宫产术，均需积极防治产后出血。

5. 单绒毛膜双胎特有并发症的处理 双胎妊娠的胎儿预后取决于绒毛膜性。单绒毛膜双胎围产儿并发症发生率及死亡率较高。对于妊娠 16 ~ 26 周 Quintero 分期 Ⅱ ~ Ⅳ 期 TTTS，应首选胎儿镜激光术治疗。对于严重的 sFGR 或者单绒毛膜双胎一胎合并畸形或 TRAPS，可采用选择性减胎术（射频消融术或脐带凝固术），减去 FGR 胎儿或畸形胎儿。

（孙 瑜 刘 喆）

三、胎儿生长受限

案例16-2解析

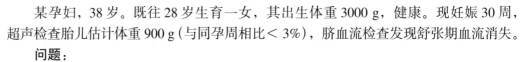

案例16-2

某孕妇，38 岁。既往 28 岁生育一女，其出生体重 3000 g，健康。现妊娠 30 周，超声检查胎儿估计体重 900 g（与同孕周相比 < 3%），脐血流检查发现舒张期血流消失。

问题：

该病例的诊断是什么？需要进行哪些检查？如何与家属谈话，告知风险？

【定义】

胎儿生长受限（fetal growth restriction，FGR）是指胎儿的生长没有达到遗传学上可能达到的水平，临床上定义为胎儿超声估测的体重或腹围低于同胎龄儿的第 10 百分位数，若低于第 3 百分位数，属于严重胎儿生长受限。胎儿生长受限是造成围产儿死亡的主要原因。由于其病因复杂，可分为胎儿因素、脐带和胎盘因素、母体因素，诊断困难，一直备受关注。本病发病率约为 6%，其围生儿病死率增加 4 ~ 6 倍，远期体格和智力发育落后以及成年后心血管、神经系统和代谢性疾病发病率升高。

【病因】

1. 母体因素 妊娠期间母体疾病导致胎儿生长受限，常见的是妊娠期高血压疾病、严重贫血等，均会影响胎盘的生长和发育，继而影响胎儿生长。母体患感染性疾病会造成胎儿宫内感染，影响胎儿生长发育，甚至导致胎儿畸形。最常见的病原体为巨细胞病毒和风疹病毒。既往生育过 FGR 患儿的母亲比正常人群生育 FGR 患儿的可能性高 2 ~ 4 倍。母体营养摄入不足，如碘摄入不足可导致胎儿呆小病。此外，如孕妇吸烟，FGR 的发病率明显增加。

2. 脐带和胎盘因素 脐带和胎盘因素是 FGR 发生的重要因素，如单脐动脉、脐带帆状附着、胎盘血管瘤等均会影响胎盘的转运功能，导致胎儿生长发育受到影响，因此妊娠期需要注意对胎盘发育情况进行监测。

3. 胎儿因素 双胎和多胎妊娠出现 FGR 的概率明显增加，多认为与子宫空间不足有关，而在单绒毛膜双胎妊娠中存在着双胎间胎盘份额差异所致的选择性胎儿发育受限（图16-7）。胎儿存在遗传学异常情况时，可以伴有胎儿生长受限，尤其在严重FGR孕妇，需要进行产前诊断以除外胎儿异常，也需要对胎儿的多系统进行严格的畸形排查。

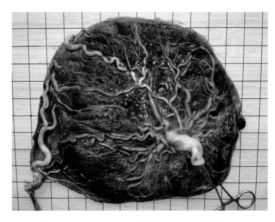

图16-7 sIUGR Ⅱ型双胎胎盘灌注图像
左侧胎儿的胎盘所占份额明显小于右侧胎儿

【临床表现】

1.内因性均称型FGR 在妊娠开始或在胚胎期，危害的决定因素已发生作用，其特点为各个径线是协同相称的，但明显小于妊娠期，往往与胎儿异常有关，需要尽快排查先天性或染色体病变、病毒或弓形虫感染等。

2.外因性不均称型FGR 往往在妊娠晚期出现，胎儿器官基本正常，仅营养缺乏，与胎盘功能不良或失调有关，常伴有妊娠期高血压疾病、慢性肾炎等病因。

3.外因性均称型FGR 为混合型，其病因有母儿双方因素，需要进行排查。

【诊断】

1.询问病史 通过询问病史、月经周期、是否行辅助生殖技术、妊娠早期及中期的超声筛查等确定孕龄，评估孕妇的一般情况、发育及营养状况、血压情况，并监测孕妇的体重变化，对高危因素进行筛查。

2.产科检查 测量子宫高度、腹围情况，在妊娠图上进行标注，判断是否低于相应孕周正常值第10百分位数，连续3周小于第10百分位数为筛选FGR的指标。妊娠26周之后宫高测量值低于标准值3 cm即可以考虑为FGR。

3.超声检查胎儿生长情况

（1）冠-臀长（CRL）：是妊娠早期反映胎儿生长发育的敏感指标。妊娠12周以后由于胎头俯屈，脊柱向前弯曲，准确性受到影响，应改为测量双顶径。

（2）双顶径（BPD）：正常妊娠24周前，双顶径每周增加约3 mm；妊娠25～32周每周增加约2 mm；妊娠33～38周至足月每周增加约1 mm；妊娠38周以后胎头生长速度明显减慢，甚至可能停止生长。应连续测定，动态观察其变化，以期及早发现FGR。

（3）股骨长度（FL）：有报道，股骨长度低值仅能评价是否存在匀称型FGR。

（4）腹围（AC）：有学者认为腹围测量是预测胎儿大小的最可靠指标，且新生儿腹围是判断新生儿发育的重要解剖指标。通过测量腹围，计算胎儿体重与实际出生体重的误差在10%以内。

（5）腹围（AC）和头围（HC）比值（AC/HC）：妊娠36周以前，腹围值小于头围值；妊娠36周时两者相等；此后腹围值大于头围值。计算AC/HC，若比值小于同孕周平均值的第10百分位数，即有FGR的可能，同时可判断FGR的类型。

4.超声检查胎儿羊水和血流判断胎儿宫内的安危 多数严重的FGR会出现羊水过少，30%的FGR伴羊水量减少。当胎儿血流重分布以保障重要脏器血液灌注时，肾脏血流量不足，肾功能减退，胎尿生成减少，导致羊水量减少。部分FGR宫内超声脐动脉收缩期血流与舒张期末血流（S/D）比值升高，严重时出现脐动脉舒张末期血流缺失或反向。

【治疗】

胎儿生长受限的病因复杂。FGR出现孕周早（＜24周）、存在严重胎儿生长受限（EFW＜第3百分位数）、超声筛查结构异常时，应进行介入性产前诊断，以明确是否存在染色体相关异常。妊娠期需要进行妊娠并发症的监测，对于胎儿的宫内安危进行实时评估，必要

L177u
胎儿生长曲线的制定

时经多学科会诊讨论，积极终止妊娠。作为高危儿，出生后需要加强管理并做好随访。

FGR 的临床治疗方案并不多，目前并无确切的证据表明卧床休息、增加营养摄入、静脉输液等能改善妊娠结局，而低分子量肝素、阿司匹林等也无明确的效果。

妊娠期监护流程如图 16-8 所示。

> 无生机 [< 500 g 和（或）< 妊娠 24 周]：
> - 提供多学科团队医疗监护，监测母儿情况，直至有生机。

> 有生机（> 500 g 和 > 妊娠 24 周）：
> - 超声检查：胎儿估重，羊水量，脐血管多普勒。
> - 妊娠晚期（> 26 周）每 2 周监测生长情况。

> 若胎儿生长受限或 < 妊娠 34 周：
> - 给予地塞米松，每周 2 ~ 3 次监测；酌情住院；多学科讨论，医患沟通。
> - 如发现异常脐动脉多普勒改变：增加大脑中动脉（MCA）及静脉导管（DV）监测。
> - 如发现脐动脉、MCA、DV 及 NST 均异常，需终止妊娠。
> - 如果多普勒表现异常（如舒张末期血流缺失或反向），但 NST 正常：继续严密监测脐血管多普勒（每周 2 ~ 3 次）；如果存在脐血管多普勒继续恶化或 MCA、DV 异常，建议终止妊娠。
> - 若妊娠 34 周前终止妊娠，建议使用硫酸镁进行胎儿脑保护。

> > 妊娠 34 周：
> - 如果羊水量及多普勒血流检测均正常：每周监测，直至妊娠 37 周后，持续监测并考虑分娩。
> - 如果羊水量异常（羊水指数 < 5 cm 或最大羊水深度 < 2 cm），多普勒表现异常，考虑终止妊娠。

图 16-8　FGR 妊娠期监护流程

1. 卧床休息　可减少外周血管床的血流量，增加子宫 - 胎盘的血液供应，理论上有助于改善胎儿的生长。但这种方法并无高质量的研究证实其有效性。

2. 母体静脉营养　氨基酸是胎儿蛋白质合成的主要来源，为胎儿生长发育的物质基础，以主动运输方式通过胎盘到达胎儿；能量合剂有助于氨基酸的主动转运；葡萄糖是胎儿热量的来源。故理论上给予母体补充氨基酸、能量合剂及葡萄糖有利于胎儿生长。但临床单纯应用母体静脉营养的治疗效果并不明显。可能的原因是，在胎儿生长受限时，胎盘功能减退，胎盘绒毛内血管床减少，间质纤维增加，出现绒毛间血栓、胎盘梗死等一系列胎盘老化现象，子宫 - 胎盘供血不足，导致物质转换能力下降。

3. 终止妊娠的时机和方式　应综合考虑 FGR 孕产妇孕周、发生 FGR 的病因、类型、严重程度、临床检测指标以及当地新生儿抢救与重症监护水平等多方面因素。产科医师在临床实践中应时刻注意与孕妇及家属及时沟通病情，明确其对胎儿的救治态度，必要时将孕妇积极转运至具备抢救极低出生体重儿的医疗中心进行分娩。建议对不满妊娠 34 周的孕妇使用糖皮质激素以改善早产儿预后，妊娠 34 ～ 37 周预计 7 d 内有早产风险且未接受糖皮质激素治疗的孕妇也建议使用。妊娠 34 周前分娩的孕妇应使用硫酸镁以保护胎儿神经系统。

单纯 FGR 建议在妊娠 38 ～ 39^{+6} 周分娩，如果 FGR 合并其他危险因素（如羊水过少、脐动脉血流异常、孕产妇因素或其他并发症等），可以选择在妊娠 32 ～ 38 周分娩。

单纯 FGR 并非剖宫产术指征，应结合其他临床情况（如危险因素、监测指标等）确定分娩方式。但胎盘功能不良与 FGR 密切相关，分娩过程中胎儿对缺氧的耐受能力低于正常胎儿，故应适当放宽剖宫产术指征。在脐动脉舒张末期血流缺失或反向时，建议行剖宫产术终止妊娠。

（魏　瑗）

四、母胎 Rh 血型不合

案例16-3

> 某孕妇，29 岁，因"停经 32^{+6} 周，血型 Rh 阴性，发现抗 D 抗体进行性升高 2 个月余"于 2015 年 3 月 13 日入院。妊娠 20^{+3} 周患者于某血站测抗 D 抗体效价为 1∶8，此后定期监测抗 D 抗体效价，呈进行性升高，最高至 1 ∶ 128。妊娠 22 周起定期超声监测胎儿大脑中动脉最大血流速度，呈进行性升高，多次接近 1.5 MoM。患者妊娠期未注射抗 D 免疫球蛋白。妊娠 32^{+6} 周行产科超声检查提示胎儿大小基本符合孕周，胎儿胸腔及腹腔内未见明显游离液性暗区，皮肤未见水肿。生育史：G3P1，2009 年人工流产 1 次，2013 年经剖宫产术分娩一男婴，身体健康，血型为 Rh 阳性，未发生 Rh 溶血，分娩后未注射抗 D 抗体。
>
> 问题：
> 1．该患者的初步诊断有哪些？需要与哪些疾病进行鉴别？
> 2．为明确诊断及评估病情，需要进一步做哪些检查？
> 3．下一步如何处理？

案例16-3解析

Rh 血型抗原共有 5 种，即 D、C、c、E 和 e。由于 D 抗原最早被发现，且抗原性最强，故临床上将 D 抗原阳性者称为 Rh 阳性，无 D 抗原者称为 Rh 阴性。母胎 Rh 血型不合所致胎儿溶血是由于 Rh 阴性母体产生了针对 Rh 阳性胎儿血型抗原的特异性抗体，特异性抗体通过胎盘进入胎儿循环，引起胎儿红细胞破坏，从而发生进行性溶血，可引起胎儿贫血、心力衰竭、水肿，甚至死胎、新生儿死亡等严重后果。与欧美 Rh 阴性人群的高流行率（10% ～ 30%）比较，中国人群 Rh 阴性比例约为 0.3%。随着分娩次数的增多，母胎 Rh 阴性血型不合发生率增加，其严重程度也逐次加重。

【病因】

母胎 Rh 血型不合是由 Rh（D）抗原同种免疫导致。Rh 阴性孕妇如分娩 Rh 阳性新生儿，有 16% 会发生同种免疫，多数发生在分娩时的母胎之间输血。导致发生同种免疫的母胎间输血仅需不到 0.1 ml 即可发生。其他发生在妊娠早期和妊娠中期的事件如人工流产、自然流产、先兆流产、异位妊娠等，或其他破坏绒毛膜蜕膜间隙的临床操作，如绒毛膜穿刺、羊膜腔穿刺术和脐血穿刺术等，均可引起 Rh（D）同种免疫的发生。

【诊断】

1. 判断 Rh 阴性孕妇是否致敏　所有 Rh 阴性孕妇首次就诊时，均应行间接抗球蛋白试验，筛查有无抗 D 抗体。如果抗体阳性，则孕妇已经致敏；如果抗体阴性，则未致敏。根据既往妊娠时胎儿是否出现溶血，可分为首次致敏和再次致敏。

2. 胎儿血型测定　当初次致敏孕妇行间接抗球蛋白试验阳性时，即建议先行胎儿父亲 Rh 血型检查。如父亲亦为血型 Rh 阴性，胎儿血型亦可推断为 Rh 阴性，不存在母胎 Rh 阴性血型不合的风险，临床无须监测。如胎儿父亲为 Rh 阳性纯合子，即基因型为 DD，即胎儿血型亦可推断为 Rh 阳性，存在发生母胎 Rh 阴性血型不合的风险，建议动态监测胎儿大脑中动脉收缩期血流峰速（MCA-PSV）。目前也有很多研究建议可通过胎儿游离 DNA 测定胎儿 Rh（D）基因型。

3. 妊娠期胎儿超声监测　需要定期超声监测胎儿生长发育状况、胎儿是否有水肿、胎儿心脏功能、羊水量及胎儿血流多普勒等。其中 MCA-PSV 是目前首选的无创性筛查胎儿贫血的方法，其敏感性为 75.5%，特异性为 90.8%。当母血中抗 D 抗体达到临界值以上时，应定期监测超声 MCA-PSV。如 MCA-PSV ≥ 1.5 MoM，则考虑胎儿重度贫血，建议行脐静脉穿刺术测定胎儿血型、胎儿血红蛋白和血细胞比容明确诊断。

4. 胎儿贫血的诊断　胎儿血红蛋白正常值根据孕周而不同。正常血红蛋白 ≥ 相应孕周血红蛋白的 0.84 MoM，0.65 ~ 0.84 MoM 为轻度贫血，0.55 ~ 0.64 MoM 为中度贫血，< 0.55 MoM 为重度贫血。

不同孕周胎儿血红蛋白参考值

【处理】

大多数母胎 Rh 血型不合在妊娠期不发生胎儿溶血性贫血或仅发生胎儿轻度溶血性贫血。可以通过定期检测抗 D 抗体和 MCA-PSV 进行评估。未发生胎儿溶血性贫血者，无须进行干预；轻度溶血性贫血者，于妊娠 38 ~ 39 周终止妊娠；当怀疑胎儿中、重度贫血或发现胎儿水肿时，建议立即行脐静脉穿刺术，同时做好宫内输血的准备。宫内输血是针对胎儿重度贫血的有效治疗方法，可以明确改善胎儿状况，改善新生儿结局。输血后胎儿仍需持续超声监测。对于发病较早、程度较重的胎儿，需要多次宫内输血。宫内输血治疗可持续至妊娠 35 周。如妊娠 35 周后仍为重度贫血胎儿，建议促胎肺成熟后终止妊娠。

【预防】

产前以及产后常规应用抗 D 免疫球蛋白可以极大地降低未致敏的 Rh 阴性孕妇再次妊娠发生 Rh 同种免疫的概率。300 μg 抗 D 免疫球蛋白可以预防 30 ml 的 RhD（+）的胎儿全血或者是 15 ml 的胎儿红细胞所引起的同种免疫反应。建议妊娠 28 周对所有非致敏的 Rh 阴性孕妇给予常规的 300 μg 抗 D 免疫球蛋白。Rh 阴性孕妇在妊娠早期出现流产、先兆流产和异位妊娠者，或妊娠期进行侵入性操作者，均需考虑给予预防性抗 D 免疫球蛋白。建议常规产后 72 h 内未致敏的 Rh 阴性的女性（分娩一个 Rh 阳性的婴儿）肌内注射或静脉滴注抗 D 免疫球蛋白 300 μg。Rh（D）同种免疫一旦发生，使用抗 D 免疫球蛋白无效。

（孙　瑜　孙　笑）

五、巨大胎儿

【定义】

出生体重高于第 90 百分位数体重的新生儿或胎儿被称为大于孕龄儿（large for gestational age infant）。巨大胎儿（fetal macrosomia）指任何孕周胎儿体重达到或超过 4000 g。近年来，随着孕妇营养状况的逐渐提高，巨大胎儿的发生率也呈上升趋势，国内发生率约为 7%。

【高危因素】

巨大胎儿的高危因素包括：①孕妇肥胖；②妊娠合并糖尿病；③过期妊娠；④经产妇；⑤种族、民族因素；⑥高龄产妇；⑦巨大胎儿分娩史；⑧遗传因素。

【对母儿的影响】

1. 对母体的影响 经阴道试产时，巨大胎儿可导致头盆不称的发生率上升，增加剖宫产率；巨大胎儿发生肩难产、严重软产道裂伤甚至子宫破裂的风险增加；子宫过度扩张，易发生子宫收缩乏力、产程延长，导致产后出血；胎先露长时间压迫产道，易发生尿瘘或粪瘘。

2. 对胎儿的影响 巨大胎儿常需手术助产，发生颅内出血、锁骨骨折、臂丛神经损伤等产伤风险增加，严重时甚至发生胎儿死亡。

【诊断】

通过病史、临床表现及辅助检查可以初步估计胎儿体重，目前尚无方法准确地预测胎儿大小，需待出生后方能确诊。

1. 病史及临床表现 孕妇多存在上述高危因素，妊娠期体重增长迅速，常在妊娠晚期出现呼吸困难、腹部沉重及两肋部胀痛等症状。

2. 腹部检查 腹部明显膨隆，宫高 > 35 cm。触诊胎体大，胎先露高浮，若为头先露，多数胎头跨耻征为阳性。

3. 超声检查 可测量胎儿生物指标及预测胎儿体重，但预测的体重常存在误差。巨大胎儿的胎头双顶径往往会大于 10 cm，此时需进一步测量胎儿肩径及胸径，若肩径及胸径大于头径，需警惕难产的发生。

【处理】

1. 妊娠期疑为巨大胎儿者，应监测血糖，排除糖尿病。若确诊为糖尿病，应积极控制血糖。于妊娠足月后根据胎盘功能及糖尿病控制情况等综合评估，决定终止妊娠的时机。

2. 分娩期：①估计胎儿体重 ≥ 4250 g 且合并糖尿病者，建议行剖宫产术终止妊娠；②骨盆正常估计胎儿体重 < 4250 g 者，可阴道试产，但产程中需注意放宽剖宫产术指征。产时应充分评估，必要时使用器械助产，同时做好处理肩难产的准备工作。分娩后，应行子宫颈及阴道检查，了解有无软产道损伤，并预防产后出血。

3. 妊娠期可疑巨大胎儿者，是否行预防性引产尚存在争议。目前的数据更多地显示预防性引产并不能改善围产儿结局，不能降低肩难产率，反而可能增加剖宫产率。

4. 新生儿处理。预防新生儿低血糖，出生后 1.5 h 内首次监测血糖，若血糖 ≤ 3.6 mmol/L，则哺乳。出生后 3 h、6 h、9 h、12 h 继续监测血糖。若血糖连续 3 次正常，且新生儿无任何异常表现，可停止监测。

六、肩难产

【定义】

阴道分娩时，胎头完全娩出后，胎儿前肩被嵌顿于耻骨联合上方，用常规助产方法不能娩出胎儿双肩者，称为肩难产（shoulder dystocia）。以胎头、胎体娩出时间间隔定义肩难产证据不足。随胎儿体重的增加，肩难产发生率也有增加，但临床中超过 50% 的肩难产发生于正常体重新生儿，因此无法准确预测和预防。

【高危因素】

肩难产的产前高危因素包括：①巨大胎儿；②肩难产史；③妊娠糖尿病；④过期妊娠；⑤孕妇骨盆解剖结构异常。

产时高危因素包括：①第一产程活跃期延长；②第二产程延长伴"乌龟征"（胎头娩出后胎头由前冲状态转为回缩）；③行胎头吸引术或产钳术助产。

【对母儿的影响】

1. 对母体的影响 ①阴道裂伤、宫颈裂伤，严重会阴裂伤最常见；②产后出血；③其他并发症包括子宫破裂、生殖道瘘和产褥感染等。

2．对新生儿的影响 ①臂丛神经损伤最常见，发生率约为11%，多数为一过性损伤。②新生儿锁骨骨折、肱骨骨折、新生儿窒息。③严重时可导致新生儿颅内出血、神经系统异常，甚至死亡。

【诊断】

一旦胎头娩出后，胎颈回缩，胎儿颏部紧压会阴，胎肩娩出受阻，除外胎儿畸形，即可诊断为肩难产。

【处理】

正因为不能准确地预测肩难产，因此熟练、有效的处理技术显得尤为重要。因肩难产时脐带被持续压迫，处理的目标之一就是缩短胎头及胎肩娩出时间，这也是决定新生儿预后的关键。

1．一旦诊断肩难产，请求援助和行会阴切开术 立即召集有经验的产科医师、麻醉医师、助产士和儿科医师到场援助。同时行会阴切开术或加大原有切口，以增加阴道内操作空间。

2．屈大腿法（McRoberts 急救法） 一般是首选的处理方法。让产妇双腿极度屈曲贴近腹部，双手抱膝，减小骨盆倾斜度，使骶骨伸直、曲度变小，耻骨联合转向母体头侧，同时骨盆倾斜度变小。虽然骨盆径线并没有增加，但是耻骨向头侧的转动释放了胎肩，同时助产者适当用力向下牵引胎头而娩出前肩。

3．耻骨上加压法 助产者在产妇耻骨联合上方触到胎儿前肩部位并向后下加压，使双肩径缩小，同时助产者轻柔牵拉胎头，两者相互配合持续加压与牵引，切忌使用暴力。

经上述操作方法，超过 50% 的肩难产可得到解决。

4．旋肩法（Woods 法） 助产者以示指、中指伸入阴道，紧贴胎儿后肩的背面，将后肩向侧上旋转，助产者协助将胎头同方向旋转，当后肩逐渐旋转至前肩位置时娩出。操作时胎背在母体右侧用左手，胎背在母体左侧用右手。经过该操作方法，超过 95% 的肩难产在 4 min 内可得到解决。

5．牵后臂娩后肩法 助产者的手沿骶骨伸入阴道，握住胎儿后上肢，使其肘关节屈于胸前，以洗脸的方式娩出后臂，从而协助后肩娩出。切忌抓胎儿的上臂，以免肱骨骨折。

肩难产处理

6．四肢着地法 即 Gaskin 法，也称为手 - 膝位法。产妇翻转体位至双手和双膝着地，经重力作用或这种方法产生的骨盆径线的改变可能会解除胎肩嵌塞状态。在使用以上操作方法无效时，也可考虑使用此体位。

当以上方法均无效时，还可以采取一些较为极端的方法，包括胎头复位法（Zavanelli 法）、耻骨联合切开法、断锁骨法，预后可能不良，需严格掌握适应证，谨慎使用。

（孙 瑜 刘 喆）

七、死胎

案例16-4

某患者，以"停经22周，发现胎死宫内 1 d"入院。患者平素月经规律，LMP 2018 年 1 月 29 日，妊娠早期核对孕周无误。预产期 2018 年 11 月 6 日。妊娠早期查抗 β_2 糖蛋白 1 抗体 IgM > 200.00 RU/ml，抗心磷脂抗体 38 PL-IgM-U/ml，就诊于我院风湿免疫科，考虑抗磷脂综合征诊断明确，予阿司匹林 75 mg，qd，泼尼松 5 mg，qd，达肝素钠注射液（商品名法安明）5000 U，qd 皮下注射治疗。妊娠 18 周出现阴道出血，

案例16-4（续）

患者自行停用法安明。于我院规律产前检查，无创 DNA 提示低风险。超声提示 NT 正常范围。自妊娠 17 周自觉胎动。排畸彩超提示宫内妊娠活胎、胎儿胃泡内中低回声团、宫腔内低回声—积血？近 2 d 自觉胎动减少，昨日未觉胎动，我院超声检查提示未见胎心搏动及血流信号，考虑胎死宫内。

患者既往 G3P0，2010 年人工流产 1 次，2011 年和 2012 年妊娠早期各自然流产 1 次。体格检查：T 36.6 ℃，P 80 次 / 分，R 18 次 / 分，BP 107/78 mmHg，心脏及肺未及异常，腹部膨隆，无压痛、反跳痛及肌紧张。宫底平脐。未及胎心。辅助检查：肝、肾功能未见明显异常；血小板 201×10^9/L；凝血功能大致正常。入院诊断：胎死宫内；抗磷脂综合征；宫内妊娠 22 周，G4P0，未产。

问题：

1．死胎的主要原因是什么？

2．有死胎史的患者下次妊娠的妊娠期管理有什么特殊处理？

案例16-4解析

【定义】

死胎的定义普遍采用的是美国国家卫生统计中心的标准，即妊娠 ≥ 20 周或孕周不清，而胎儿体重 ≥ 350 g，分娩时胎儿无呼吸、心搏、脐带搏动或骨骼肌的明确运动等生命迹象。我国目前较为统一的定义为孕周超过 20 周的胎儿在子宫内死亡，称为死胎（fetal death），并未对体重加以额外规定。2013 年，美国死胎发生率为 5.95‰。

【病因】

既往将死胎的病因分为孕妇因素、胎盘因素和胎儿因素。在具体情况下，可能很难指定一个明确的死胎原因，即使经过全面评估，死胎也有相当的比例无法解释。2020 年美国妇产科医师学会（ACOG）发布了死胎管理专家共识，现将常见的潜在原因列举如下。

1．**胎儿生长受限**　会使死胎的风险显著增加。最严重的受累胎儿（体重低于 2.5%）发生死胎的风险最高。胎儿生长受限与一些胎儿非整倍体、胎儿感染、母亲吸烟、高血压、自身免疫病、肥胖和糖尿病相关，也会增加死胎的风险。

2．**胎盘早剥**　5% ~ 10% 的死胎与胎盘早剥有关。如果胎盘早剥发生在早产胎儿，或受累胎盘的表面积越大，发生死胎的风险越高。

3．**胎儿发育异常**　6% ~ 13% 的死胎存在染色体核型异常。合并解剖学异常或生长受限的死胎中，核型异常的比例超过 20%。与死胎相关的最常见的染色体异常为 21 三体（31%）、X 染色体单体（22%）、18 三体（22%）和 13 三体（8%）。胎儿结构异常的诊断率为 53.8%。

4．**感染**　发达国家中 10% ~ 20% 的死胎与感染有关，而发展中国家该比例更高。感染性病原体可通过直接的胎儿感染、胎盘功能障碍、严重的母体疾病，或通过刺激自发早产导致死胎。胎盘和胎儿感染一部分源于 B 族链球菌（group B streptococcus，GBS）或大肠埃希菌的上行感染，一部分源于李斯特菌或梅毒螺旋体等病原体的血行传播。与死胎相关的病毒包括巨细胞病毒、细小病毒和寨卡病毒。但是对弓形虫、风疹病毒、巨细胞病毒和单纯疱疹病毒的母体血清学筛查，其有效性尚未经证实，不推荐用于死胎的评估。

5．**脐带因素**　约 10% 的死胎伴脐带异常，但脐带缠绕可发生于约 25% 的正常妊娠，所以脐带异常是否为死胎的原因需要进行严格评估。按照美国国家儿童健康和人类发育研究所（NICHD）"死胎协作组"的标准，需要寻找脐带发生受压、梗死、脱垂或狭窄时伴随出现的血栓形成或胎儿缺氧的其他证据。并且研究发现，脐带绕颈的绕颈周数与死胎风险无关。

6. **母体相关疾病**　抗磷脂综合征、妊娠期急性脂肪肝、妊娠期肝内胆汁淤积、重度子痫前期和子痫等母体疾病均为胎死宫内的常见原因。

【死胎的妊娠期管理】

出现了死胎之后，应积极评价，包括详细搜集母亲病史，以寻找与死胎有关的信息。对于母体疾病，应予以积极治疗。

如果死胎父母同意，所有死胎均应进行遗传学检查。遗传分析的申请书应写明死胎的相关病史和体格检查结果，以便协助实验室人员解释细胞遗传学的检查结果。应进行死胎尸检，尸检是明确死因最重要的诊断方法之一。应及时对死胎进行全面检查，注意胎儿所有异常结构的特征，并测量体重、身长和头围。死胎评估应包括胎儿尸检，胎盘、脐带和胎膜的大体和组织学检查以及遗传学检查。应由经验丰富的病理学专家进行胎盘、脐带和胎膜的大体检查和组织学检查，这是死胎评估的重要环节。

对于拒绝侵入性检查的孕妇，可将分娩后的部分胎盘、脐带或胎儿内部组织进行遗传学检查。与传统的核型分析相比，死胎评估中采用基因芯片分析能提高遗传学异常的检出率。一些特殊的遗传学评估应以临床病史和检测到的胎儿异常情况作为指导。

有 ≥ 32 孕周死胎史的患者，本次妊娠从妊娠 32 周或从发生死胎的孕周前 1 ~ 2 周开始，每周进行 1 ~ 2 次产前监测。对于有 < 32 孕周死胎史的患者，应当个体化制订产前监测方案。

（孙　瑜　孙　笑）

第四节　胎儿附属物异常

一、羊水过多与羊水过少

案例16-5

　　某患者，女性，24 岁。以"停经 30^{+2} 周，发现羊水过多 3 周"收入院。患者平素月经规律，于外院定期产前检查，核对孕周无误。妊娠 24 周 OGTT：4.4、5.0、4.7 mmol/L。妊娠 27 周超声提示羊水多（最大深度 8.2 cm）。后就诊于上级医院，监测羊水指数（AFI）进行性增多，AFI 27.7 ~ 35.7 cm。脐动脉血流及大脑中动脉血流未见异常。妊娠 29 周超声提示胎儿水肿，胸腔积液及腹水。患者出现腹胀、腹痛、胸闷等不适，行羊膜腔穿刺术，放液量共计 2000 ml。羊水检查 EB 病毒 IgM 阴性，IgG 阳性。妊娠期各项产前检查无明显异常。停经 30^{+2} 周，入院后监测胎儿水肿进行性加重，羊水指数 29.9 cm，胎儿大脑中动脉收缩期血流峰速（MCA-PSV）大于 1.5 MoM。停经 30^{+5} 周胎膜自行破裂，经阴道分娩一女婴，阿普加评分 1 min、5 min 均为 0 分。

　　问题：

　　1. 羊水过多如何诊断？

　　2. 羊水过多的病因有哪些？

羊水为充满在羊膜腔内的液体。

1. **羊水来源**　在妊娠早期，羊水主要来自母体血清经胎膜进入羊膜腔的透析液；妊娠中期以后，胎儿尿液成为羊水的主要来源，羊水的渗透压逐渐降低。妊娠晚期胎肺参与羊水的生成，羊膜、脐带华通胶及胎儿皮肤渗出液体也参与羊水的生成。

2. 羊水吸收 羊水主要通过胎儿吞咽，其次经羊膜 - 绒毛膜界面的膜内转运向胎儿胎盘血管转移。因此，羊水量的调节包括以下 4 个因素：妊娠后半期胎儿尿液、胎儿分泌的肺泡液可增加羊水量；而膜内运输、胎儿吞咽可减少羊水量。

正常情况下，母体、胎儿、羊水三者之间维持液体平衡，羊水在羊膜腔内不断进行液体交换，以保持羊水量相对恒定。如以上因素出现异常，则可发生羊水过多、羊水过少等。羊水在羊膜腔内起到保护胎儿的作用，如避免胎儿窘迫、促进胎儿消化道和肺发育；同时羊水能够保护母体，减少胎动所致不适感，破膜后冲洗阴道减少感染等。如出现羊水过多或过少，羊水所起到的保护作用将相应地受到影响。

（一）羊水过多

【定义】

妊娠期间羊水量超过 2000 ml 称为羊水过多（polyhydramnios）。

【发病率】

羊水过多的发病率为 0.5% ～ 1%，多发生于妊娠晚期，多数可以经超声于产前检查时发现。

【分类】

慢性羊水过多指羊水量随着孕周增加而缓慢增多；急性羊水过多指羊水量在数日内骤然增多，于妊娠早、中期多见。

【病因】

羊水过多病因复杂，其中 1/3 原因不明，称为特发性羊水过多。目前可能的原因有以下几个方面。

1. 胎儿疾病

（1）胎儿结构异常：以胎儿消化系统畸形、中枢神经系统畸形最常见。消化道结构异常主要是食管及十二指肠闭锁，胎儿不能吞咽羊水。

（2）胎儿染色体或遗传基因异常：18 三体、21 三体、13 三体，胎儿出现吞咽羊水障碍。

（3）胎儿其他异常：胎儿肿瘤、神经肌肉发育不良、代谢性疾病等。

2. 妊娠合并症和并发症 妊娠糖尿病、母胎血型不合等。

3. 胎盘及脐带病变 巨大胎盘、脐带帆状附着可导致羊水过多；胎盘绒毛膜血管瘤如肿瘤体积较大而导致胎盘动静脉循环障碍及压迫脐静脉可引起羊水过多。

4. 多胎妊娠 多见于单绒毛膜双胎妊娠，如双胎输血综合征。

【临床表现】

1. 急性羊水过多 常发生于妊娠 20 ～ 24 周。

（1）症状：孕妇自觉数日内腹部迅速增大，腹壁紧张、皮肤发亮；因膈肌抬高，胸部受到挤压，出现呼吸困难，甚至发绀，不能平卧。

（2）体格检查：腹壁皮肤紧绷、发亮，严重者皮肤变薄，皮下静脉清晰可见。巨大子宫压迫下腔静脉，影响静脉回流，可出现下肢及外阴部水肿或静脉曲张。

2. 慢性羊水过多 常发生于妊娠 28 ～ 32 周。压迫症状较轻，如胸闷、气短，孕妇多能适应，仅感腹部增大较快。

产科体格检查：子宫明显大于妊娠月份，触诊时感子宫张力大，有液体震颤感，胎儿触诊困难、有漂浮感，胎位触诊不清，胎心遥远或听不清。

【辅助检查】

1. 超声检查 ①用于诊断：B 超测量最大羊水深度（amniotic fluid volume，AFV）≥ 8 cm 或羊水指数（amniotic fluid index，AFI）≥ 25 cm；②明确胎儿是否存在结构异常；③测量胎儿

大脑中动脉收缩期血流峰速，以预测是否合并胎儿贫血。

2. 胎儿疾病检查　①胎儿染色体异常：采用羊水或脐血中胎儿细胞进行细胞或分子遗传学检查，了解胎儿染色体数目、结构有无异常，以及染色体的微小缺失或重复；②胎儿病毒感染：如果超声影像学提示胎儿水肿、小头畸形、侧脑室增宽、颅内或肝内钙化点等，应运用 PCR 技术检测胎儿是否感染人类细小病毒 B19、梅毒螺旋体、弓形虫、风疹病毒、巨细胞病毒等。

【诊断及鉴别诊断】

本病结合临床表现及辅助检查，即可诊断，需与多胎妊娠、胎儿畸形、腹水、卵巢巨大囊肿等疾病进行鉴别诊断。

【处理原则】

处理措施主要取决于孕妇自觉症状、孕周及胎儿有无畸形。

1. 期待治疗　轻度羊水增多孕妇可以期待治疗。如出现呼吸困难、先兆早产等症状，应住院治疗。妊娠中期出现不明原因羊水过多者，建议行产前诊断。

2. 药物治疗　前列腺素合成酶抑制药（如吲哚美辛）可治疗羊水过多，25 mg，每 6 h 口服 1 次或 2 ~ 3 mg/（kg·d），分 2 ~ 3 次口服。吲哚美辛可促进胎儿动脉导管提前闭合，一般为暂时性的，目前临床上多建议在妊娠 32 周后停药，并于用药期间动态监测胎儿超声心动图。

3. 手术治疗　孕妇压迫症状明显者，可行经腹羊膜腔穿刺术减少羊水，以缓解症状，并可对胎肺不成熟者行促胎肺成熟治疗。羊水减量时需注意：①在超声指导下避开胎盘部位穿刺，避免损伤子宫大血管，警惕羊水栓塞；②羊水减量速度不宜过快，以 500 ml/h 为宜，单次减羊水量不宜超过 1500 ml；③严密监测孕妇生命体征的变化，监测胎心，警惕羊水减量过快引起胎盘早剥，预防早产；④应在严格消毒下进行操作，以防感染及早产发生；⑤必要时每 3 ~ 4 周可重复行经腹羊膜腔穿刺术使羊水减量。

4. 病因治疗　控制血糖，积极治疗重度贫血，母儿血型不合可酌情行宫内输血治疗。

5. 终止妊娠　如为严重的胎儿结构异常，建议及时终止妊娠。对于羊水量反复增长，自觉症状严重者，妊娠 ≥ 34 周且胎肺已成熟者，可终止妊娠；若胎肺未成熟，可经羊膜腔注射地塞米松 10 mg 促胎肺成熟，24 ~ 48 h 后考虑引产。一旦胎膜破裂，应立即行窥器视诊和（或）阴道检查，除外有无脐带脱垂，了解胎先露情况。引产及分娩过程中应警惕胎盘早剥、羊水栓塞，注意宫缩情况。胎儿娩出后需及时应用子宫收缩药，预防产后出血。因羊水过多的围产儿死亡率高于正常胎儿，分娩过程中要严密监测胎儿状况，由经验丰富的产科医师及助产士接产，请儿科医师在场协助新生儿复苏。

（二）羊水过少

【定义】

妊娠晚期羊水量少于 300 ml 称为羊水过少（oligohydramnios），多出现于妊娠中、晚期。

【发病率】

羊水过少的发病率为 0.4% ~ 4%。

【病因】

目前本病的发病机制尚未明确，一般与羊水生成减少和（或）羊水外漏增加有关。部分羊水过少的原因不明。常见原因有以下几种。

1. 胎儿因素　以胎儿泌尿系统结构异常为主，如胎儿肾缺如、肾小管发育不全、输尿管或尿道梗阻等引起少尿或无尿，导致羊水过少。染色体异常、脐膨出、膈疝、法洛四联症、小头畸形、甲状腺功能减低等也可以引起羊水过少。

2. 胎盘功能减退　过期妊娠、胎盘退行性变性可导致胎盘功能减退。

3. 羊膜病变　某些原因不明的羊水过少与羊膜通透性改变、炎症、宫内感染有关。胎膜早破时，羊水外漏速度超过羊水生成速度，可导致羊水过少。对于妊娠中期羊水过少的孕妇，尤其要警惕是否有胎膜破裂，以防长期阴道流液导致感染发生。

4. 母体因素 妊娠期高血压疾病可导致胎盘血流减少。孕妇脱水、血容量不足时，孕妇血浆渗透压增高，使胎儿血浆渗透压相应增高，尿液生成减少。此外，孕妇服用某些药物（如吲哚美辛、布洛芬、卡托普利）有引起羊水过少的报道。在多胎妊娠中，羊水过少可见于双胎输血综合征、双胎反向血流灌注等。

【临床表现】

1. 母体症状 孕妇自觉腹部隆起程度小于正常孕周大小，胎动时可感到不适，子宫较敏感，宫缩频发。

2. 胎儿方面 ①胎儿伴脱水状，皮肤皱缩或伴其他畸形，如杵状指、脊柱弯曲等，若羊水过少持续5周以上，可能出现胎儿病变，常见为胎肺发育不全，胎儿肌肉骨骼畸形，如斜颈、手足畸形等。②在病因上，胎儿可存在肾畸形或尿道闭锁。③羊水过少可伴有胎儿窘迫、胎儿慢性缺氧、胎儿生长受限等，使围产儿病死率明显增高。

3. 体格检查 宫高及腹围值较正常妊娠相应孕周小，胎儿在子宫内有充实感，无胎体漂浮或浮动感。

【辅助检查】

1. 超声检查 ①用于诊断：妊娠晚期 AFV ≤ 2 cm 为羊水过少，AFV ≤ 1 cm 为严重羊水过少；或 AFI ≤ 5 cm 为羊水过少；②明确胎儿是否存在结构异常；③测量胎儿大脑中动脉收缩期血流峰速以预测是否合并胎儿贫血。

2. 胎儿染色体检查 染色体核型分析、荧光定量 PCR 快速诊断可除外胎儿染色体异常。

3. 胎儿方面综合监测 对于 AFI 5 ~ 8 cm 的孕妇，应提高警惕，加强对羊水量以及胎心、胎动的监测。无应激试验、催产素激惹试验和胎儿生物物理评分等可协助评估胎儿宫内情况。

【诊断与鉴别诊断】

超声检查是诊断羊水过少的重要方法。分娩时羊水量小于 300 ml 可确定诊断为羊水过少，但在阴道分娩时难以准确估计羊水量。羊水过少需与胎膜早破、胎儿畸形等进行鉴别诊断。

【对母儿的影响】

羊水过少可导致围产儿发病率和死亡率明显增高，临床中需提高警惕。羊水过少发生在妊娠早期时，胎膜与胎体粘连可发生羊膜带综合征，出现胎儿畸形，甚至肢体短缺；羊水过少发生在妊娠中、晚期时，子宫外压力直接作用于胎儿，可引起胎儿斜颈、曲背、手足畸形等；妊娠晚期羊水过少者，脐带受压、胎儿缺氧率增加，易发生胎儿窘迫、新生儿窒息，应注意监测胎心、胎动情况。

【处理原则】

如妊娠期羊水过少，应积极寻找病因，对因治疗。根据胎儿有无畸形和孕周情况选择治疗方案。

1. 期待治疗 轻度羊水过少，胎动正常的孕妇，可以在密切监测下期待治疗。定期复查胎心监护、超声，动态监测羊水量及脐动脉 S/D 比值、评估胎儿生长发育情况。

2. 羊水灌注疗法 临产时应用羊水灌注疗法可以缓解产程中脐带受压情况。

3. 终止妊娠 ①对于羊水过少合并胎儿致死性畸形者，一经确诊，立即终止妊娠。②对胎膜破裂所致羊水过少者，根据母儿状况、当地医疗水平、孕妇和家属意愿综合进行决策。期待治疗期间应预防并监测感染征象，并动态监测羊水量、评估胎儿宫内状况，不推荐羊膜腔灌注治疗。③对于妊娠已足月，胎儿可宫外存活者，应及时终止妊娠。行 OCT 了解胎儿储备能力。如胎儿储备能力尚好，子宫颈成熟，可在密切监测下行缩宫素静脉滴注引产，可尽早行人工破膜术，观察羊水情况。产程中应注意监测胎心情况，一旦出现胎儿窘迫征象，应及时行剖宫产术终止分娩。对于重度羊水过少或 OCT/CST 试验阳性者，行剖宫产术终止妊娠。分娩时应有儿科医师在场，当合并羊水胎粪污染时，应先清理呼吸道，评估新生儿有无活力，酌情进行气管插管或正压通气进行复苏。

（赵扬玉 杨 静）

二、前置胎盘

案例16-6解析

案例16-6

某患者，女性，30 岁。因"停经 32 周，少量阴道出血 2 h"入院。患者 2 h 前无明显诱因出现阴道出血，色红，少于月经量，无腹痛、腹胀、头晕、心悸等不适，自觉胎动正常。既往身体健康，G3P1，人工流产 2 次。体格检查：BP120/80 mmHg，P 82 次 / 分，体温正常，面色红润，腹软，无压痛及反跳痛。胎心 130 次 / 分，胎头浮，未及宫缩。阴道出血量少，未行内诊。辅助检查：血常规 Hb 101 g/L，其他化验基本正常。超声提示宫内单活胎，如妊娠 32 周大小，胎盘位于子宫前壁，下缘越过子宫颈内口 30 mm。

问题：

1. 患者目前的诊断是什么？
2. 患者有何种高危因素？
3. 下一步的处理方案是什么？

为什么28周之后才诊断前置胎盘

【定义】

正常位置的胎盘附着于子宫的前壁、后壁或侧壁。妊娠 28 周之后，胎盘如附着于子宫下段，下缘达到或覆盖子宫颈内口，位置低于胎先露，称为前置胎盘（placenta praevia）。前置胎盘是妊娠晚期出血和早产的重要原因，与围产期母儿并发症及死亡密切相关。其发生率国内报道为 0.24% ～ 1.57%，国外报道为 0.5% ～ 0.9%。

【分类】

根据胎盘边缘与子宫颈内口的关系，前置胎盘通常可分为 4 类（图 16-9）。

1. **完全性前置胎盘** 也称为中央性前置胎盘，胎盘组织完全覆盖子宫颈内口。

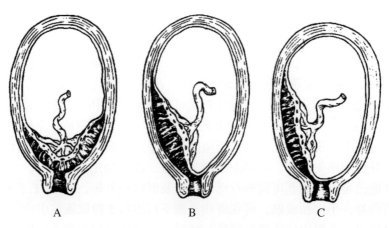

图 16-9 前置胎盘的分类
A. 完全性前置胎盘；B. 部分性前置胎盘；C. 边缘性前置胎盘

2．部分性前置胎盘　子宫颈内口部分为胎盘组织覆盖。

3．边缘性前置胎盘　胎盘附着于子宫下段，胎盘边缘达到子宫颈内口，但不覆盖子宫颈内口。

4．低置胎盘　胎盘附着于子宫下段，下缘距离子宫颈＜20 mm，但未达到子宫颈内口。

根据我国2020年发布的《前置胎盘的诊断与处理指南》，为了使分类简单易行，推荐分为两类：前置胎盘和低置胎盘。前置胎盘包括上述的完全性和部分性前置胎盘，低置胎盘包括上述的边缘性前置胎盘和低置胎盘。需要注意的是，前置胎盘的分类可随妊娠及产程的进展而变化，如临产前的完全性前置胎盘，临产后随着宫口开大，可能变为部分性前置胎盘。建议以临床处理前的最后一次检查来确定其分类。

【病因】

本病病因目前尚未明确。高危因素如框16-1所示。

框16-1　前置胎盘的高危因素

既往前置胎盘	多产
既往剖宫产史	高龄（＞35岁）
多胎	吸烟
流产	摄入可卡因
宫腔操作	辅助生殖技术
产褥感染	

【临床表现】

1．症状　妊娠中期和晚期反复出现的无诱因、无痛性阴道出血是前置胎盘最常见的症状。出血原因是随着孕周增加，子宫下段逐渐伸展，附着于子宫下段和子宫颈内口的胎盘并不能随之伸展，使得部分胎盘于附着处剥离，导致出血。出血量和出血时间与前置胎盘的类型有关：完全性前置胎盘初次出血时间早，出血次数频繁且出血量多；边缘性前置胎盘初次出血时间晚、出血量少，多发生在足月或临产后；部分性前置胎盘初次出血时间和出血量介于前两者之间。

2．体征　与出血量相关。大量出血会出现休克表现，如面色苍白、脉搏增快、血压下降等。腹部检查：子宫软，弛缓性好，无压痛，大小符合孕周，胎先露高浮，容易并发异常胎位。当胎盘附着于子宫前壁时，可在耻骨联合上方闻及胎盘杂音。如大量出血，可能导致胎儿窘迫或胎死宫内。

【诊断】

1．临床表现　妊娠晚期无痛性反复阴道出血，伴或不伴有前述高危因素，有上述症状及体征，应考虑为前置胎盘。

2．辅助检查　B超检查是目前广泛采用的方法，简便、安全，可以动态观察胎盘位置。B超可以清楚地显示子宫壁、胎盘、胎先露及子宫颈情况，并根据胎盘边缘与子宫颈内口关系确定前置胎盘的类型。经腹部超声评估胎盘位置是基础产科超声检查的标准内容，因此可用于筛查前置胎盘，建议在膀胱部分充盈的情况下观察胎盘位置。如怀疑前置胎盘，可进一步行经阴道超声检查，能够更清晰地显示胎盘边缘与子宫颈内口的关系。磁共振成像（MRI）因对软组织分辨率具有更高的优越性，可以更全面地显示解剖结构，但因为费用较高和方便性欠缺，不适用于普通前置胎盘患者，更适合胎盘植入性疾病的诊断。

3．产后检查胎盘及胎膜　对于产前出血者，产后应详细检查胎盘，当胎膜破口距离胎盘边缘＜7 cm时，为前置胎盘。

【鉴别诊断】

本病需要与产前出血相关疾病鉴别，包括胎盘早剥、帆状胎盘前置血管破裂、子宫颈或阴道损伤、先兆早产或临产出血等。

【预后】

1. 母体风险 主要包括产前及产后出血、胎盘植入和产褥感染。分娩后子宫下段肌层组织薄弱且收缩力差，附着于此处的胎盘剥离后血窦不容易闭合，常发生产后出血，如剖宫产术中需要穿过前壁胎盘取出胎儿，切口无法避开胎盘也导致出血量增多。胎盘植入相关问题将在后文详细阐述。因前置胎盘的剥离面靠近子宫颈外口，细菌经阴道上行侵入剥离面，容易发生感染。

2. 胎儿风险 妊娠晚期出血导致早产风险增加，早产儿并发症发生率高、存活率低。大量出血可导致胎儿窘迫，甚至胎死宫内。

【治疗】

本病的治疗方法需要根据孕周、阴道出血量、胎儿是否存活、是否临产以及前置胎盘类型综合决定。

1. 期待治疗 适用于阴道出血量不多、胎儿存活、孕妇一般状况良好的情况。治疗原则包括抑制宫缩、止血、纠正贫血、预防感染，如孕周小于 37 周，促胎肺成熟，监测胎儿情况。

2. 终止妊娠

(1) 终止妊娠的指征：任何孕周出现大量严重出血危及孕妇安全；无症状的前置胎盘，36 ~ 38 周终止妊娠；有反复阴道出血、合并胎盘植入或其他高危因素，34 ~ 37 周终止妊娠。

(2) 终止妊娠的方式：剖宫产术是目前处理前置胎盘的主要手段。除符合阴道分娩条件人群可以经阴道试产以外，其他人群均建议选择剖宫产术。

阴道分娩适用于边缘性前置胎盘或者低置胎盘，枕先露，阴道出血量少，无头盆不称及胎方位异常，估计短时间内能结束分娩者，可在有条件的医疗机构内，在备血、开放静脉通道、严密监测下进行阴道试产。一旦产程停滞或阴道出血量多，应积极行剖宫产术终止妊娠。

三、胎盘植入性疾病

【定义】

胎盘植入是指胎盘绒毛不同程度地侵入子宫肌层。临床分级（FIGO，2019）标准如框16-2，示意图如图 16-10 所示。

框 16-2　胎盘植入性疾病分级

1 级（grade 1）：异常黏附的胎盘（粘连性）（placenta accreta）
2 级（grade 2）：异常侵入的胎盘（植入性）（placenta increta）　⎫
3 级（grade 3）：异常侵入的胎盘（穿透性）（placenta percreta）　⎬ 侵入性胎盘植入
3a 级（grade 3a）：限于子宫浆膜层
3b 级（grade 3b）：伴膀胱受累
3c 级（grade 3c）：伴其他盆腔组织或器官受累

【病因】

本病最重要的危险因素是既往剖宫产术后发生前置胎盘，当剖宫产术次数为 1、2、3、4 以及 ≥ 5 时，胎盘植入发生率分别为 3.3%、11%、40%、61%、67%。其他高危因素还包括子宫手术史（多次人工流产史、黏膜下肌瘤切除术史、宫腔粘连分离术史等）、高龄妊娠、子宫穿孔史等。

【诊断】

本病常无明显的临床表现，但由于胎盘植入多合并前置胎盘，因此常见症状是产前反复、无痛性阴道出血。诊断主要依靠超声及 MRI 检查。当超声提示胎盘部位正常结构紊乱、弥漫性

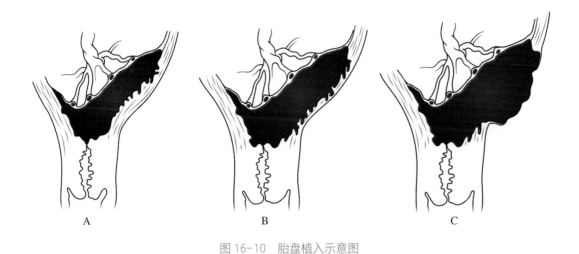

图 16-10 胎盘植入示意图
A. 1 级；B. 2 级；C. 3 级

或局灶性胎盘实质内腔隙血流、胎盘后方正常低回声区变薄或消失、子宫浆膜与膀胱交界处血管丰富时，需要考虑胎盘植入的可能。

【治疗】

分娩孕周选择仍有争议，推荐妊娠 34 ～ 36 周分娩，穿透性胎盘植入侵及周围器官或存在穿透子宫引起出血者，可在完成促胎肺成熟后于妊娠 34 周前终止妊娠。选择剖宫产术，充分的术前准备十分重要。手术处理方法主要有切除子宫和保留子宫两种方法，是否需行子宫切除术，取决于胎盘植入的程度、出血量、高级生命支持情况、患者有无生育要求等。

（杨慧霞 宋 耕）

四、胎盘早剥

案例16-7

某患者，女性，22 岁。因停经 34^{+1} 周，发现血压升高 1 周，头痛伴视物不清 1 d，阴道出血 1 h 就诊。患者平素月经规律，4 ～ 5 d/30 d，核对孕周无误。定期产前检查，无明显异常。1 周前患者产前检查时测血压 140/90 mmHg，尿蛋白（++）。医师建议患者住院治疗，患者拒绝。1 d 前患者无诱因出现头痛，表现为两侧太阳穴处搏动性疼痛，同时有视物不清及右上腹部不适感，无恶心、呕吐。1 h 前无诱因出现阴道出血，伴下腹部疼痛，急诊就诊。妊娠期增重 20 kg，其中近 1 周体重增加 4 kg。既往史、个人史、婚育史无特殊。父母均患有高血压，药物控制尚可。体格检查：T 37 ℃，P 98 次 / 分，R 16 次 / 分，BP 160/110 mmHg，心率 98 次 / 分，心律齐。双肺呼吸音清。腹膨隆，肝、脾肋下未触及。双下肢水肿明显。产科体格检查：宫高 33 cm，腹围 99 cm，子宫迟缓欠佳。胎心监护提示短变异消失，并可见晚期减速。辅助检查：血常规 WBC 12×10^9/L，N 70%，CRP 3 mg/L，PLT 80×10^9/L。尿常规：尿蛋白（+++）。凝血等其他化验检查无明显异常。

临床考虑宫内妊娠 34 周，重度子痫前期，胎盘早剥，急诊行剖宫产术终止妊娠。娩出一男婴，体重 2200 g，新生儿轻度窒息。术中见胎盘部分从子宫壁剥离，清理陈旧血块 50 ml。

案例16-7（续）

问题：
1. 发生胎盘早剥的高危因素有哪些？
2. 胎盘早剥的临床表现是什么？
3. 胎盘早剥的治疗原则是什么？

【定义】

胎盘早剥（placental abruption）指妊娠20周后正常位置的胎盘在胎儿娩出前，部分或全部从子宫壁剥离，发病率约为1%。胎盘早剥属于妊娠晚期严重并发症，病情进展迅猛，若处理不及时，可危及母儿生命。

【病因】

本病的病因及发病机制尚未明确，考虑与下述因素有关。

1. 胎盘血管病变　妊娠期高血压疾病尤其是重度子痫前期、慢性高血压、慢性肾脏病或存在全身血管病变的孕妇，底蜕膜螺旋小动脉痉挛或硬化，引起远端毛细血管变性、坏死甚至破裂出血，血液在底蜕膜与胎盘之间形成血肿，致使胎盘与子宫壁分离。此外，妊娠中、晚期或临产后，妊娠子宫压迫下腔静脉，回心血量减少，血压下降，子宫静脉淤血，静脉压突然升高，蜕膜静脉床淤血或破裂也可以形成胎盘后血肿，导致胎盘与子宫壁部分或全部剥离。

2. 机械性因素　外伤可导致子宫突然拉伸或收缩而诱发胎盘早剥。

3. 宫腔内压力骤减　双胎妊娠分娩时，第一胎儿娩出后可导致宫腔内压力骤降，增加第二胎儿胎盘早剥的风险；妊娠合并羊水过多时，突然发生胎膜破裂，羊水短时间大量流出，可诱发胎盘早剥。

4. 其他因素　母亲吸烟、吸毒，存在妊娠期感染、多次宫腔手术史等，都会直接或间接影响胎盘建立及宫腔内环境，增加胎盘早剥的风险。

【病理生理变化】

主要为底蜕膜出血、形成血肿，使该处胎盘自子宫壁剥离。如剥离面积小，血液易凝固而出血停止，临床可无症状或症状轻微。如继续出血，胎盘剥离面随之扩大，形成较大的胎盘后血肿，血液可冲开胎盘边缘及胎膜经子宫颈管流出，称为显性剥离（revealed abruption）。如胎盘边缘或胎膜与子宫壁未剥离，使血液积聚于胎盘与子宫壁之间而不能外流，从而无阴道出血表现，称为隐性剥离（concealed abruption）。既有显性出血，又有隐性剥离者，称为混合性剥离（图16-11）。

当隐性剥离内出血量急剧增多时，胎盘后血液积聚于胎盘与子宫壁之间，压力不断增加，血液浸入子宫肌层，引起肌纤维分离、断裂乃至变性。血液浸入浆膜层时，子宫表面呈现紫蓝色瘀斑，以胎盘附着处明显，称为子宫胎盘卒中（uteroplacental apoplexy）。血液还可渗入卵巢生发上皮下、输卵管系膜、阔韧带内。大量组织凝血活酶从剥离处的胎盘绒毛和蜕膜中释放进入母体血液循环，激活凝血系统，导致多器官功能障碍。随着促凝物质不断入血，激活纤维蛋白溶解系统，产生大量的纤维蛋白原降解产物，引起继发性纤溶亢进及大量凝血因子消耗，最终导致凝血功能障碍。

【临床表现及分级】

胎盘早剥典型的临床表现是阴道出血、腹痛，可伴有子宫张力增加和子宫压痛，尤以胎盘剥离处最明显。阴道出血量往往与疼痛程度、胎盘剥离程度不完全符合。早期表现通常以胎心

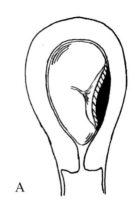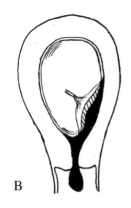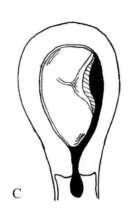

图 16-11　胎盘剥离的类型
A．隐性剥离；B．显性剥离；C．混合性剥离

率异常为首发变化，宫缩间歇期子宫呈高张状态，胎位触诊不清。严重时子宫呈板状，压痛明显，胎心率改变或消失，甚至出现恶心、呕吐、出汗、面色苍白、脉搏细弱、血压下降等休克征象。临床推荐按照胎盘早剥的 Page 分级标准评估病情的严重程度，列于表 16-1。

表 16-1　胎盘早剥的 Page 分级标准

分级	标准
0 级	分娩后回顾性诊断
Ⅰ 级	存在显性阴道出血，子宫迟缓好，无胎儿窘迫
Ⅱ 级	胎儿窘迫或胎死宫内
Ⅲ 级	产妇出现休克症状，伴或不伴 DIC

【辅助检查】
1．超声检查　可协助了解胎盘的部位及胎盘早剥的类型，并可明确胎儿大小及存活情况。典型的超声声像图显示胎盘与子宫壁之间出现边缘不清楚的液性低回声区，即为胎盘后血肿，胎盘异常增厚或胎盘边缘"圆形"裂开。需要注意的是，超声检查阴性结果不能完全排除胎盘早剥，尤其是胎盘附着在子宫后壁时。临床上不能依赖超声检查作为胎盘早剥的依据。

2．电子胎心监护　可协助判断胎儿的宫内状况。因胎盘早剥容易导致胎儿窘迫，应积极行胎心监护评价胎儿宫内状态。

3．实验室检查　包括全血细胞计数、血小板计数、凝血功能、肝功能、肾功能及血电解质检查等。胎盘早剥可导致与出血量不一致的严重凝血功能障碍，因此应注意监测凝血功能变化情况。

【诊断与鉴别诊断】
依据病史、症状、体征，结合实验室检查及超声检查等结果，不难做出临床诊断。怀疑有胎盘早剥时，应当在腹部体表画出子宫底高度，以便观察。0 级和 Ⅰ 级临床表现不典型，可通过超声检查辅助诊断，并应密切关注症状以及凝血功能的变化。Ⅱ 级及 Ⅲ 级胎盘早剥症状与体征比较典型，诊断较容易。

【并发症】
1．胎儿宫内死亡　如胎盘剥离面积大，胎儿可因缺血、缺氧而死亡。

2．弥散性血管内凝血（DIC）　胎盘早剥是妊娠期发生凝血功能障碍常见的原因之一。临床表现为皮肤、黏膜及注射部位出血，阴道出血不凝或凝血块较软，甚至发生血尿、咯血和呕血。

一旦发生 DIC，病死率较高，应积极预防。

3. **失血性休克**　无论显性或隐性剥离，出血量多时可致休克。发生子宫胎盘卒中时，可因子宫收缩乏力导致严重产后出血；凝血功能障碍也是导致出血的原因。

4. **急性肾衰竭**　胎盘早剥大量出血使肾灌注严重受损，导致肾皮质或肾小管缺血坏死，且胎盘早剥多伴发妊娠期高血压疾病、慢性高血压、慢性肾脏病等，容易并发急性肾衰竭。

5. **羊水栓塞**　胎盘早剥时，羊水可经胎盘剥离面开放的子宫血管进入母体血液循环，触发羊水栓塞发生。

【对母儿的影响】

胎盘早剥对母儿影响极大。母体剖宫产率、产后出血率、DIC 发生率均明显升高。由于胎盘早剥出血可引起胎儿急性缺氧，新生儿窒息率、早产率、胎儿宫内死亡率亦明显升高。

【治疗】

胎盘早剥的治疗原则为早期识别、积极处理休克、及时终止妊娠、控制 DIC、减少并发症。

1. **纠正休克**　监测母体生命体征，积极输血，迅速补充血容量及凝血因子，维持全身血液循环稳定。有 DIC 表现者，应尽早纠正凝血功能障碍。

2. **监测胎儿宫内情况**　可疑胎盘早剥时，应连续胎心监护，以早期发现胎儿宫内状态不良。

3. **及时终止妊娠**　一旦确诊Ⅱ、Ⅲ级胎盘早剥，应及时终止妊娠。根据孕妇病情轻重、胎儿宫内状况、产程进展、胎产式等，决定终止妊娠的方式。

（1）阴道分娩：适用于Ⅰ级患者，一般情况良好，病情较轻，以外出血为主，宫口已扩张，估计短时间内可结束分娩。产程中应密切观察心率、血压、宫底高度、阴道出血量以及胎儿宫内状况，如发现异常征象，行剖宫产术。

对妊娠 20～34^{+6} 周合并Ⅰ级胎盘早剥的孕妇，应考虑保守治疗延长孕周。密切监测胎盘早剥情况，一旦出现明显的阴道出血、子宫张力高、凝血功能障碍及胎儿窘迫，应立即终止妊娠。

（2）行剖宫产术分娩：如胎盘早剥出现母胎状态不良，应立即行剖宫产术。术前应积极纠正凝血功能障碍，行剖宫产术取出胎儿与胎盘后，立即注射子宫收缩药，降低产后出血风险。

4. **并发症的处理**

（1）产后出血：胎儿娩出后，应立即给予子宫收缩药。若有不能控制的子宫出血，可采用子宫压迫止血、子宫捆绑、子宫动脉结扎、子宫切除等方法控制出血。

（2）凝血功能障碍：如出现凝血功能障碍，应在纠正 DIC 的同时尽快终止妊娠。补充血容量和凝血因子，及时、足量输入同等比例的红细胞悬液、血浆和血小板。也可酌情输入冷沉淀，补充纤维蛋白原。

（3）肾衰竭：出现急性肾功能损伤时，应进行多学科会诊，寻找导致急性肾功能损伤的潜在病因并积极纠正。

【预防】

健全孕产妇三级保健制度，对妊娠期高血压疾病、慢性高血压、肾病孕妇加强妊娠期管理并积极治疗；预防宫内感染；避免腹部外伤。妊娠晚期或分娩期，应鼓励孕妇进行适量的活动，避免长时间仰卧。

（陈　倩　赫英东）

五、脐带异常

（一）脐带先露

胎膜未破时，脐带位于胎先露前方或一侧，称为脐带先露（presentation of umbilical cord）或隐性脐带脱垂（图 16-12）。

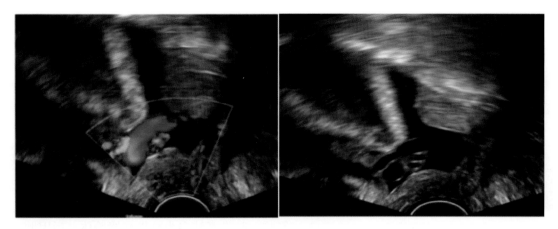

图 16-12 脐带先露超声图像

诊断脐带先露者，若为头先露、经产妇、胎膜未破、宫缩良好者，取头低臀高位，密切观察胎心率，等待胎头衔接，宫口逐渐扩张，胎心持续良好者，可经阴道分娩。初产妇或足先露、肩先露者，应行剖宫产术分娩。

（二）脐带脱垂

胎膜破裂脐带脱出于子宫颈口外，降至阴道内甚至露于外阴部，称为脐带脱垂（prolapse of cord）（图 16-13）。

发现脐带脱垂，如胎心尚好，胎儿存活者，应争取尽快娩出胎儿。

1. 宫口开全 胎头已入盆，行产钳术；臀先露行胎臀牵引术。

2. 宫口未开全 产妇立即取头低臀高位，将胎先露上推，应用宫缩抑制药，以缓解或减轻脐带受压，严密监测胎心，尽快行剖宫产术分娩。

（三）脐带缠绕

脐带围绕胎儿颈部、四肢或躯干者，称为脐带缠绕（cord entanglement）。90% 为脐带绕颈，绕颈 1 周多见，占分娩总数的 20%。发生原因与脐带过长、胎儿小、羊水过多或胎动频繁等有关。脐带绕颈对胎儿的影响与脐带缠绕松紧、缠绕周数及脐带长短有关。

（四）脐带长度异常

脐带正常长度为 30 ~ 100 cm，平均长度为 55 cm。脐带短于 30 cm 者，称为脐带过短（short

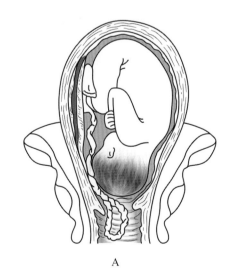

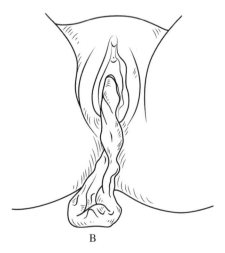

图 16-13 脐带脱垂
A. 脐带脱垂于阴道；B. 脐带脱垂于会阴

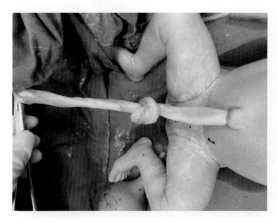

图 16-14　脐带真结

cord）。妊娠期间脐带过短常无临床表现，临产后因胎先露下降，脐带被牵拉过紧，胎儿血液循环受阻，因缺氧出现胎心率异常；严重者导致胎盘早剥。脐带过长（long cord）易造成脐带绕颈、绕体、打结或脐带受压。

（五）脐带打结

脐带打结分为脐带假结（false knot of cord）和脐带真结（true knot of cord）（图 16-14）。脐带假结是因血管较脐带长，血管卷曲似结，或因脐静脉较脐动脉长，形成迂曲似结，通常对胎儿无影响。脐带真结多为脐带缠绕胎体，后因胎儿穿过脐带套环形成真结。脐带真结较少见，发生率为 1.1%。如脐带真结未拉紧，无症状；如脐带真结拉紧，可导致胎儿血液循环受阻而发生胎死宫内。通常在分娩后确诊。

（六）脐带扭转

胎儿活动可使脐带顺其纵轴扭转呈螺旋状，生理性脐带扭转（torsion of cord）可达 6 ～ 11 周。脐带过分扭转在近胎儿脐轮部变细呈索状坏死，引起血管闭塞或伴血栓形成，胎儿因血液循环中断而死亡。

（七）脐带附着异常

正常情况下，脐带附着于胎盘胎儿面的近中央处。其他异常情况如下：

1. 球拍状胎盘　脐带附着于胎盘边缘，分娩过程对母儿无明显影响，多在产后检查胎盘时发现。

2. 脐带帆状附着　脐带附着于胎膜上，脐血管走行于羊膜与绒毛膜之间，无胎盘组织和脐带华通胶的保护。当胎膜上的血管跨过子宫颈内口位于胎先露下方时，称为血管前置（vasa previa）（图 16-15）。产程中胎先露压迫前置的血管，可导致脐血液循环受阻，发生胎儿窘迫甚至死亡；当胎膜破裂时，血管破裂出血可导致胎儿死亡。

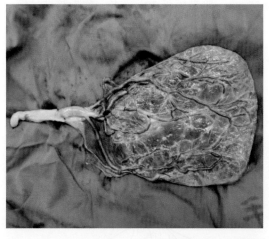
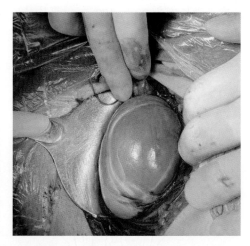

图 16-15　帆状胎盘并血管前置

（八）脐血管数目异常

正常脐带有 2 条动脉和 1 条静脉。脐带只有 1 条动脉时，称为单脐动脉（single umbilical

artery）。通常产前通过超声可以诊断。当超声仅提示单脐动脉，无其他结构异常时，新生儿预后多良好。如果单脐动脉同时合并其他结构异常，非整倍体及其他畸形风险增加，如肾发育不全、椎骨缺陷、肛门缺如等。

（王　妍　陈　练）

整 合 思 考 题

1. 妊娠期间通过哪些方法可以发现胎儿发育异常？

2. 如何理解胎儿医学的多学科联合诊治的必要性？

整合思考题答案

参考文献

[1] 唐军民，张雷. 组织学与胚胎学 [M]. 4 版. 北京：北京大学医学出版社，2018.

[2] 赵扬玉. 胎心监护图谱及分析 [M]. 北京：北京大学医学出版社，2017.

[3] 谢幸，孔北华，段涛. 妇产科学 [M]. 9 版. 北京：人民卫生出版社，2018.

[4] 杨慧霞，狄文. 妇产科学 [M]. 北京：人民卫生出版社，2016.

[5] MARI G, NORTON M E, STONE J, et al. Society for Maternal-Fetal Medicine（SMFM）Clinical Guideline #8：the fetus at risk for anemia-diagnosis and management [J]. Am J Obstet Gynecol，2015，212（6）：697-710.

[6] AMERICAN COLLEGE OF OBSTETRICIANS AND GYNECOLOGISTS，SOCIETY FOR MATERNAL- FETAL MEDICINE. Management of Stillbirth：Obstetric Care Consensus No. 10 [J]. Obstet Gynecol，2020，135（3）：e110-e132.

[7] 中华医学会妇产科学分会产科学组. 前置胎盘的诊断与处理指南（2020）[J]. 中华妇产科杂志，2020，55（1）：3-8.

[8] 陈敦金，杨慧霞. 胎盘植入诊治指南（2015）[J]. 中华围产医学杂志，2015，18（7）：481-485.

第十七章

母体医学

学习目标

基本目标

1. 诊断妊娠剧吐，给予恰当治疗。
2. 理解妊娠期高血压疾病的病理生理变化，能够进行诊断及鉴别诊断。
3. 描述妊娠期高血压疾病对母儿的影响以及处理方法。
4. 指导患者预防妊娠高血压发生。
5. 复述妊娠期肝内胆汁淤积的临床表现、诊断、治疗原则。
6. 复述妊娠期急性脂肪肝的临床表现、诊断、治疗原则。
7. 详述妊娠期急性病毒性肝炎的诊断及与其他妊娠合并肝病的鉴别诊断。
8. 概括妊娠合并糖尿病的分类、诊断标准。
9. 描述孕前糖尿病患者的孕前咨询及病情评估。
10. 了解妊娠糖尿病患者妊娠期合理治疗。
11. 复述不同血糖水平对母儿的近期及远期影响。
12. 掌握妊娠期、分娩期及产褥期的血流动力学变化。
13. 掌握妊娠期心脏病的诊断及风险分级，妊娠期心力衰竭的早期诊断。
14. 描述妊娠合并心脏病影响母儿预后的因素。
15. 说明妊娠期甲状腺功能变化及妊娠期甲状腺疾病的筛查模式。
16. 理解妊娠期甲状腺功能减退症的诊断及对妊娠的影响。
17. 理解妊娠期甲状腺功能亢进症的诊断及对妊娠的影响。
18. 复述妊娠期贫血的定义及分度，对母儿的影响及预防措施。
19. 详述妊娠期缺铁性贫血的定义、诊断与治疗。
20. 复述妊娠期巨幼细胞贫血的特点、诊断及治疗要点。
21. 陈述妊娠期血小板减少的常见原因及鉴别诊断要点。
22. 详述妊娠合并原发免疫性血小板减少症、妊娠期血栓性血小板减少性紫癜的诊断、治疗及围产期处理重点。
23. 理解妊娠与肾病的相互影响。

24. 复述妊娠期肾病（无症状性菌尿和急性肾盂肾炎、急性肾小球肾炎、慢性肾小球肾炎）的诊断及处理方法。

25. 说出妊娠期急性阑尾炎的临床表现、诊断、鉴别诊断、处理原则。

26. 掌握宫内感染的病因及诊断。

27. 陈述妊娠期 TORCH 感染的不同特点及诊断方法。

28. 区分妊娠常见的性传播疾病（淋病、梅毒、HPV 感染）的临床表现、诊断和治疗要点。

● **发展目标**

1. 分析妊娠剧吐的病因，进行特殊严重并发症的识别。

2. 概括妊娠期高血压疾病发病的高危因素、严重并发症处理。

3. 解释关于妊娠高血压病因的几种主要学说、可能的发病机制及目前的研究动态。

4. 区分不同妊娠期肝病的病因及对母儿的不良影响。

5. 运用不同疾病的临床表现及实验室特点，总结不同妊娠期肝病的鉴别诊断要点，了解急重症肝病的处理原则。

6. 针对不同程度和类型的糖尿病进行妊娠期监测及管理。

7. 了解妊娠糖尿病的远期转归及随访原则。

8. 对育龄期女性患者进行妊娠期心脏病风险分级。

9. 理解妊娠合并心脏病容易进展为心力衰竭等危及母儿生命的严重并发症的原因。

10. 描述胎儿甲状腺的发育过程，解释甲状腺激素对胎儿脑发育的影响，说出甲巯咪唑的致畸类型。

11. 归纳妊娠期常见贫血的病因、诊断及鉴别诊断要点。

12. 理解妊娠期难治性原发免疫性血小板减少症的治疗现状。

13. 归纳妊娠期血栓性血小板减少性紫癜与其他血栓性微血管病的鉴别诊断要点。

第一节　妊娠剧吐

案例 17-1

　　某患者，女性，30 岁，初产妇。因"停经 3 个月余，呕吐伴食欲缺乏 1 个月余，意识障碍伴抽搐 1 d"入院。患者平素月经规律，7 d/28 ~ 30 d，妊娠早期核对孕周无误。停经 6 周余出现恶心、呕吐、食欲缺乏，未就诊，孕 8 周起上述症状加重，无法进食，于外院就诊，给予口服镇吐药无效，后给予静脉补液及昂丹司琼静脉治疗。1 d 前患者出现口吐白沫，可唤醒，但表情呆滞，两眼发直，无法进一步交流。自发病以来，患者体重减少 6 kg，孕前体重 60 kg。既往史、个人史、家族史均无特殊。体格检查：T 37.2 ℃，P 120 次 / 分，R 18 次 / 分，BP 100/60 mmHg。患者神志清楚，双瞳孔等大等圆，直径约 3 mm，对光反射尚可。眼动充分，眼震（–），面纹对称，伸舌居中。无自主运动，神经科体格检查不能配合。颈软，双肺呼吸音清。心律齐。腹软，肝、脾未触及。胎心未闻及。辅助检查：血清肌酐 274 μmol/L，尿素 20.8 mmol/L；肝功能检测显示谷草转氨酶 157 IU/L，谷丙转氨酶 113 IU/L。血常规、凝血、血糖、电解质均未见明显异常。产科超声提示：宫内可见胎芽，大小为 6 cm，未见明确胎心搏动。

　　问题：

　　1．育龄期女性，妊娠早期出现恶心、呕吐等早孕反应，为什么会最终出现肝、肾功能损害，甚至出现神经系统症状？

　　2．该患者的初步诊断是什么？需要与哪些疾病进行鉴别诊断？

　　3．为明确诊断及评估病情，需要进一步做哪些检查？

　　4．下一步如何治疗？

　　5．妊娠剧吐与普通早孕反应不同，可能会出现哪些严重后果？

案例 17-1 解析

【定义】

　　妊娠剧吐（hyperemesis gravidarum，HG）指妊娠早期孕妇出现严重持续的恶心、呕吐，引起脱水、酮症甚至酸中毒，需要住院治疗的情况。在有恶心、呕吐的孕妇中，通常只有 0.3% ~ 1.0% 发展为妊娠剧吐，是否需要住院治疗，常作为临床上判断妊娠剧吐的重要依据之一。

　　与妊娠期恶心、呕吐相比，妊娠剧吐强调对体重、脱水及营养状况的评估，尤其强调体重下降超过孕前体重的 5%。2019 年澳大利亚和新西兰产科医学会妊娠期恶心呕吐指南中的 the Motherisk Pregnancy-Unique Quantification of Emesis and Nausea（PUQE-24）评分表可对妊娠期恶心、呕吐的严重程度进行评估，以便及早发现妊娠剧吐的高危患者。该指南建议对所有妊娠第 4 ~ 16 周的女性，每次产前检查时均应询问有关妊娠期恶心、呕吐的情况。如果存在妊娠期恶心、呕吐，其严重程度可通过 The Motherisk PUQE-24 评分表、体重测量和脱水状态进行评估，对于评分 ≥ 13 者，需要引起重视。

The Motherisk PUQE-24 评分表

【病因】

　　1．内分泌因素

　　（1）绒毛膜促性腺激素（HCG）水平升高：鉴于早孕反应出现与消失的时间与孕妇血 HCG 水平上升与下降的时间一致，加之葡萄胎、多胎妊娠孕妇血 HCG 水平明显升高，剧烈呕吐发生率也高，提示妊娠剧吐可能与 HCG 水平升高有关。

（2）甲状腺功能改变：60% 的 HG 患者可伴发短暂的甲状腺功能亢进症，呕吐的严重程度与游离甲状腺激素显著相关。

2．其他 精神过度紧张、焦虑、忧虑、生活环境和经济状况较差的孕妇容易发生妊娠剧吐。

【诊断】

1．临床表现

（1）病史：妊娠剧吐为排除性诊断，应仔细询问病史，排除可能引起呕吐的其他疾病，如胃肠道感染（伴腹泻）、胆囊炎、胆道蛔虫、胰腺炎（伴腹痛，血浆淀粉酶水平升高达正常值 5～10 倍）、尿路感染（伴排尿困难或腰部疼痛）、病毒性肝炎（肝炎病毒学阳性，肝酶水平升高达 1000 U/L 或以上）或孕前疾病（如糖尿病引起的呕吐、艾迪生病）。应特别询问是否伴有上腹部疼痛、呕血或其他病变（如胃溃疡）引起的症状。

（2）症状：几乎所有的妊娠剧吐均发生于孕 9 周以前，这对于鉴别诊断尤为重要。典型表现为妊娠 6 周左右出现恶心、呕吐并随妊娠进展逐渐加重，至妊娠 8 周左右发展为持续性呕吐，不能进食，导致孕妇脱水、电解质代谢紊乱，甚至酸中毒；极为严重者出现嗜睡、意识模糊、谵妄，甚至昏迷、死亡。

（3）体征：孕妇体重下降，体重下降幅度甚至超过发病前的 5%，出现明显消瘦、极度疲乏、口唇干裂、皮肤干燥、眼球凹陷及尿量减少等表现。

2．辅助检查

（1）尿液检查：饥饿状态下，机体动员脂肪组织供给能量，使脂肪代谢的中间产物酮体聚积，尿酮体检测阳性；同时测定尿量、尿比重，注意有无蛋白尿及管型尿；中段尿细菌培养以排除尿路感染。

（2）血常规：因血液浓缩，致血红蛋白水平升高，可达 150 g/L 或以上，血细胞比容达 45% 或以上。

（3）生化指标：血清钾、钠、氯水平降低，部分妊娠剧吐的孕妇肝酶升高，但通常不超过正常上限值的 4 倍或 300 U/L；血清胆红素水平升高，但不超过 4 mg/dl（1 mg/dl=17.1 μmol/L）；血浆淀粉酶和脂肪酶水平升高，可达正常值 5 倍；若肾功能不全，则出现尿素氮、肌酐水平升高。

（4）动脉血气分析：二氧化碳结合力下降（< 22 mmol/L）。上述异常指标通常在纠正脱水、恢复进食后迅速恢复正常。

（5）眼底检查：妊娠剧吐严重者可出现视神经炎及视网膜出血。

（6）甲状腺功能检查：可了解是否同时伴发甲状腺功能异常。

（7）感染检测：为鉴别诊断，还要进行感染指标、肝炎病毒学检测。

（8）超声检查：腹部超声检查排除部分消化系统疾病，产科超声检查了解胎儿宫内安危情况，同时排除多胎妊娠、滋养细胞疾病等。

（9）MRI：若患者伴发严重的中枢神经系统表现，需行磁共振成像检查，排除中枢神经系统疾病。

【特殊并发症】

1．甲状腺功能亢进症 60%～70% 的妊娠剧吐孕妇可出现短暂的甲状腺功能亢进症（简称甲亢），表现为促甲状腺素（TSH）水平下降或游离甲状腺素（FT_4）水平升高，原因在于 β-HCG 的 β 亚单位结构与 TSH 化学结构相似，妊娠后 β-HCG 水平升高，尤其是在妊娠 8～10 周达到高峰，刺激甲状腺分泌甲状腺激素，继而反馈性抑制 TSH 水平。但此种情况常为暂时性的，并无甲状腺自身抗体，因此多数并不严重，一般无须使用抗甲状腺药。原发性甲状腺功能亢进症患者很少出现呕吐，而妊娠剧吐孕妇没有甲状腺功能亢进症的临床表现（如甲状腺肿大）或甲状腺抗体，甲状腺激素水平通常在妊娠 20 周时恢复正常。

韦尼克脑病

2．韦尼克脑病　一般在妊娠剧吐持续3周后发病，为严重呕吐引起维生素 B_1 严重缺乏所致。约10%的妊娠剧吐患者并发该病。主要特征为眼肌麻痹、躯干共济失调和遗忘性精神症状。临床表现为眼球震颤、视力障碍、步态和站立姿势受影响，个别患者可发生木僵或昏迷。患者经治疗后病死率仍为10%，未治疗者病死率高达50%。

【治疗】

持续性呕吐、出现酮症的妊娠剧吐孕妇需要住院治疗，包括静脉补液以补充多种维生素、纠正脱水及电解质代谢紊乱，合理使用镇吐药，防治并发症。

1．一般处理及心理支持治疗　应尽量避免接触容易诱发呕吐的气味、食品或添加剂。避免早晨空腹，鼓励少量多餐，两餐之间饮水，进食清淡、干燥及高蛋白的食物。避免含铁药物的摄入。医务人员和家属应给予患者心理疏导，告知妊娠剧吐经积极治疗2～3 d后病情多迅速好转，仅少数孕妇出院后症状复发，需再次入院治疗。

2．纠正脱水及电解质代谢紊乱

韦尼克脑病如何补充维生素 B_1

（1）每日静脉滴注葡萄糖溶液、葡萄糖氯化钠溶液、生理盐水及平衡液共3000 ml左右，其中加入维生素 B_6 100 mg、维生素 B_1 100 mg、维生素C 2～3 g，连续输液至少3 d（视呕吐缓解程度和进食情况而定），维持每日尿量≥1000 ml。可按照葡萄糖4～5 g＋胰岛素1 U＋10%KCl 1.0～1.5 g配成极化液，输注补充能量，但应注意先补维生素 B_1 后再输注葡萄糖溶液，以防止发生韦尼克脑病。如常规治疗无效，不能维持正常体重，可考虑通过鼻胃管给予肠内营养。肠外静脉营养由于其潜在的母亲严重并发症，只能在前述治疗无效时作为最后的支持治疗。

（2）一般补钾3～4 g/d；对于严重低钾血症患者，原则上500 ml尿量补钾1 g较为安全，同时监测血清钾水平和心电图，酌情调整剂量。根据血二氧化碳水平适当补充碳酸氢钠，纠正代谢性酸中毒，常用量为每次125～250 ml。

3．止吐治疗

（1）镇吐药：治疗妊娠剧吐的常用镇吐药如下。

妊娠剧吐孕妇常用的镇吐药

1）维生素 B_6 或维生素 B_6-多西拉敏复合制剂：妊娠早期妊娠剧吐应用安全、有效，于2013年通过美国食品与药品监督管理局（FDA）认证，推荐作为一线用药，但我国尚无多西拉敏。

2）甲氧氯普胺（胃复安）：妊娠早期应用甲氧氯普胺并未增加胎儿畸形、自然流产的发生风险，新生儿出生体重与正常对照组相比没有显著差异。

3）昂丹司琼（恩丹西酮）：美国妇产科医师学会（ACOG）认为缺乏足够证据证实昂丹司琼对胎儿的安全性，但其绝对风险很低，应权衡利弊使用。

4）异丙嗪：止吐疗效与甲氧氯普胺基本相似。

5）糖皮质激素：妊娠早期应用与胎儿唇裂相关，ACOG建议应避免在妊娠10周前作为一线用药，且仅作为顽固性妊娠剧吐患者的最后止吐方案。

（2）非药物相关：加拿大妇产科协会（SOGC）还推荐使用正念疗法、生姜及穴位按摩（内关穴）等疗法缓解妊娠期恶心、呕吐症状。

4．其他治疗　2016年英国皇家妇产科学会（RCOG）指南指出除非有明确活动性出血的禁忌证，确诊妊娠剧吐的患者应给予低分子量肝素治疗，预防血栓形成。

5．终止妊娠的指征

（1）体温持续高于38 ℃；

（2）卧床休息时心率＞120次/分；

（3）持续黄疸或蛋白尿；

（4）出现多发性神经炎及神经性体征；

（5）有颅内或眼底出血，经治疗不好转；

（6）出现韦尼克脑病。

【妊娠剧吐的用药流程】

妊娠剧吐的用药流程，见图 17-1。

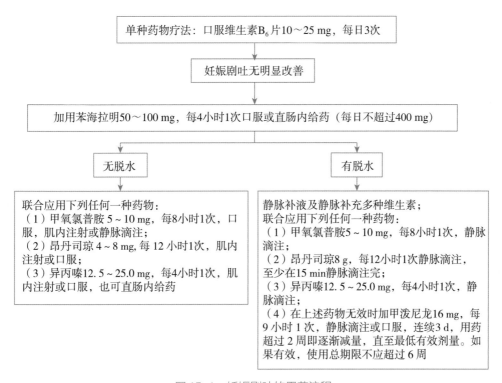

图 17-1 妊娠剧吐的用药流程

注：（1）应用该流程时，必须排除其他原因引起的呕吐；

（2）在任何步骤，如果有指征，都应考虑肠内营养；建议任何需要水化和呕吐超过 3 周的患者每日补充维生素 B_1 100 mg，连续 2 ~ 3 d；补充多种维生素；在妊娠 10 周前使用糖皮质激素可能会增加胎儿唇裂风险。

【预后】

大多数妊娠剧吐的患者临床经过为良性，经过积极、正确的治疗，病情会很快得以改善，并随着妊娠进展而自然消退，总体母儿预后良好。

【预防】

推荐妊娠前 3 个月开始补充复合维生素，可有效地减少妊娠期恶心、呕吐的发生率和严重程度。

妊娠剧吐的患者再次怀孕仍然有一定的复发风险。文献报道，妊娠剧吐的复发率为 15.2% ~ 81%，而预防性使用镇吐药不仅可降低妊娠剧吐的复发率，而且会使其严重程度得到显著改善。

【总结】

妊娠早期女性，出现早孕反应时，应先评估恶心、呕吐的严重程度，如果程度严重且伴有脱水、体重下降、电解质代谢紊乱等，同时排除可能引起呕吐的其他疾病，应诊断为妊娠剧吐。及时治疗，防止严重并发症的发生。

针对案例17-1，请预测该患者的妊娠结局

（刘国莉 许 琦）

第二节　妊娠期高血压疾病

案例17-2

　　某患者，女性，27岁，汉族，已婚。因"停经29^{+2}周，下肢水肿2周，发现蛋白尿1周、血压升高1d"收入院。患者平素月经不规律，4～5 d/30 d～5个月，末次月经2020年6月30日，预产期2021年4月7日。2020年7月16日行体外受精胚胎移植术，术后2周化验血HCG升高，无明显早孕反应，妊娠早期B超核对孕周基本相符。妊娠早期无发热、腹痛、阴道出血、毒物及放射线接触史。定期产前检查，妊娠16周唐氏筛查低风险。停经18周时始感胎动，活跃至今。妊娠24周化验OGTT结果正常。妊娠27周出现双下肢水肿，休息后可减轻。妊娠28^{+1}周产前检查血压正常，水肿（+），尿蛋白（+++），B超提示胎儿相当于26^{+2}周，请营养科会诊，给予高蛋白饮食。患者拒绝入院评估病情。门诊行24 h尿蛋白定量7.07 g。入院前1 d血压129/99 mmHg，无头痛、头晕、视物不清，无恶心、呕吐、腹胀等不适，以"宫内妊娠29^{+2}周，重度子痫前期"转入我院。妊娠期基础血压120/80 mmHg，身高153 cm，孕前体重68 kg，孕前BMI 29.05 kg/m^2，入院时增重13 kg。既往史：诊断多囊卵巢综合征3年。患者13岁月经初潮，月经量中等，无痛经。24岁结婚，G1P0，配偶身体健康。个人史：无特殊。家族史：母亲患慢性高血压，生育时有子痫前期病史，父亲身体健康。

　　问题：

　　1. 该患者发生了什么情况？

　　2. 该患者发病的高危因素有哪些？

　　3. 后续的治疗措施有哪些？

　　4. 预估母儿的结局如何？

　　5. 该患者再次怀孕能避免这种情况的再次发生吗？

案例17-2解析

　　妊娠期高血压疾病是妊娠与血压升高并存的一组疾病，发生率为5%～12%。该组疾病包括妊娠高血压（gestational hypertension）、子痫前期-子痫（preeclampsia-eclampsia）、妊娠合并慢性高血压（chronic hypertension）、慢性高血压并发子痫前期（chronic hypertension with superimposed preeclampsia），严重影响母婴健康，是导致孕产妇和围产儿病死率升高的主要原因之一。

　　病史采集过程很关键，应重点询问孕妇是否患有显性或隐匿的基础疾病，如妊娠前有无高血压、肾病、糖尿病及自身免疫病等病史或表现；有无妊娠期高血压疾病史及家族史或遗传史；了解孕妇的既往病理妊娠史；了解此次妊娠后孕妇的高血压、蛋白尿等症状出现的时间和严重程度；了解产前检查状况；了解孕妇的一般情况，包括体重、此次妊娠的情况和饮食、生活环境。对于过低体重者或孕前超重的妇女，要加以重视。

　　【高危因素】

　　既往子痫前期史、子痫前期家族史（母亲或姐妹）、高血压遗传因素等；年龄≥35岁，妊娠前BMI≥28 kg/m^2；有内科疾病史或隐匿存在（潜在）的基础病理因素：原发性高血压、肾病、糖尿病或自身免疫病（如系统性红斑狼疮、抗磷脂综合征）等，存在高血压危险因素（如阻塞性睡眠呼吸暂停）；初次妊娠；妊娠间隔时间≥10年；收缩压≥130 mmHg或舒张

案例17-2中患者的高危因素有哪些？

压 ≥ 80 mmHg（首次产前检查时、妊娠早期或妊娠任何时期检查时）、妊娠早期尿蛋白定量 ≥ 0.3 g/24 h 或持续存在随机尿蛋白 ≥（+）、多胎妊娠；不规律的产前检查或产前检查不适当（包括产前检查质量的问题），饮食、环境等因素。

【病因与发病机制】

妊娠期高血压疾病患者的发病背景复杂，尤其是子痫前期 - 子痫存在多因素发病异源性、多机制发病异质性、病理改变和临床表现的多通路不平行性，存在多因素、多机制、多通路发病综合征性质。关于其病因，主要有以下学说。

（1）子宫螺旋小动脉重铸不足：正常妊娠时，子宫螺旋小动脉管壁平滑肌细胞、内皮细胞凋亡，代之以绒毛外滋养细胞，且深达子宫壁的浅肌层。充分的螺旋小动脉重铸使血管管径扩大，形成子宫胎盘低阻力循环，以满足胎儿生长发育的需要。但妊娠期高血压疾病患者的滋养细胞浸润过浅，只有蜕膜层血管重铸，俗称"胎盘浅着床"。螺旋小动脉重铸不足使胎盘血流量减少，引发子痫前期的一系列表现。造成子宫螺旋小动脉重铸不足的机制尚待研究。

（2）炎症免疫过度激活：子痫前期患者无论是母胎界面，还是局部、全身，均存在着炎症免疫反应过度激活现象。现有的证据显示，母胎界面局部处于主导地位的天然免疫系统在子痫前期发病中起重要作用，Toll 样受体家族、蜕膜自然杀伤细胞（dNK）、巨噬细胞等，其数量、表型和功能异常均影响子宫螺旋小动脉重铸，造成胎盘浅着床。特异性免疫研究集中在 T 细胞，正常妊娠是母体 Th1/Th2 免疫状态向 Th2 漂移，但子痫前期患者蜕膜局部 T 淋巴细胞向 Th1 型漂移，使母体对胚胎免疫耐受降低，引发子痫前期。

（3）血管内皮细胞损伤：是子痫前期的基本病理变化，它使扩血管物质如一氧化碳（NO）、前列环素合成减少，而缩血管物质如内皮素（ET）、血栓素 A2 等合成增加，从而促进血管痉挛。此外，血管内皮细胞损伤还可激活血小板及凝血因子，加重子痫前期高凝状态。引起子痫前期血管内皮细胞损伤的因素很多，如炎性介质、肿瘤坏死因子、白细胞介素 -6、极低密度脂蛋白等，还有氧化应激反应。

（4）遗传因素：妊娠期高血压疾病具有家族倾向性，提示遗传因素与该病的发生有关，但遗传方式不明确。由于子痫前期的异质性，尤其是其他遗传学和环境因素的相互作用产生了复杂的表型。在子痫前期遗传易感性研究中，尽管目前已定位了十几个子痫前期染色体易感区域，但在该区域内进一步寻找易感基因仍面临很大的挑战。影响子痫前期基因型和表型的其他因素包括多基因型、基因种族特点、遗传倾向和选择、基因相互作用及环境，特别是基因相互作用和环境是极重要的。

（5）营养缺乏：已发现低蛋白血症，钙、镁、锌、硒等缺乏与子痫前期的发病有关。有关研究发现，饮食中钙摄入不足者血清钙离子浓度下降，导致血管平滑肌细胞收缩。硒可防止机体受脂质过氧化的损害，提高机体的免疫功能，避免血管壁损伤。锌在核酸和蛋白质的合成中有重要作用。维生素 E 和维生素 C 均为抗氧化剂，可抑制磷脂过氧化作用，减轻内皮细胞损伤。

（6）胰岛素抵抗：近年来研究发现，部分妊娠期高血压疾病患者存在胰岛素抵抗，高胰岛素血症可导致 NO 合成下降及脂代谢紊乱，影响前列腺素 E_2 的合成，增加外周血管的阻力，进而升高血压。

迄今为止，本病的发病机制尚未明确。有学者提出子痫前期发病机制"两阶段"学说。第一阶段为临床前期，即子宫螺旋动脉滋养细胞重铸障碍，导致胎盘缺血、缺氧，释放多种胎盘因子；第二阶段胎盘因子进入母体血液循环，则促进系统炎症反应的激活及血管内皮细胞损伤，引起子痫前期、子痫各种临床症状（图 17-2）。

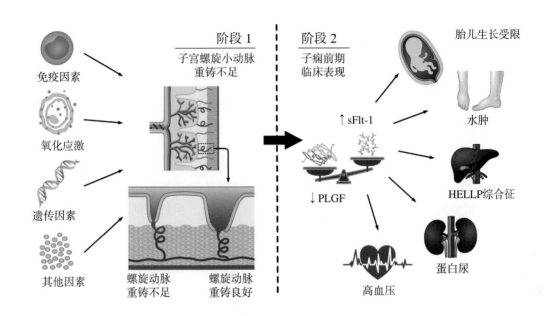

图 17-2 子痫前期发病机制

注释：阶段 1：在免疫因素（NK 细胞）、氧化应激、遗传因素、其他因素作用下子宫螺旋小动脉重铸不足（胎盘浅着床）；阶段 2：血管内皮细胞损伤 [胎盘生长因子（PLGF）下降、可溶性络氨酸激酶 1（sFlt-1）升高]，出现子痫前期的相应临床表现 [高血压、水肿、蛋白尿、胎儿生长受限（IUGR）、溶血肝酶升高、血小板降低、HELLP 综合征]

 想一想

与成人高血压相比，为何妊娠期高血压疾病更容易出现尿蛋白？

【病理生理改变】

妊娠期高血压疾病的病理生理改变包括慢性子宫胎盘缺血、免疫不耐受、脂蛋白毒性、遗传印记、滋养细胞凋亡和坏死增多、孕妇过度耐受滋养细胞炎性反应等。基本病理生理变化是全身小血管痉挛、内皮损伤及局部缺血。全身各系统、各脏器灌流减少，对母儿造成危害，甚至导致母儿死亡。

1．脑　脑血管痉挛，通透性增加，脑水肿、充血，局部缺血、血栓形成及出血等。CT 检查脑皮质呈现低密度区，并有相应的局部缺血和点状出血，提示脑梗死，并与昏迷、视力下降、失明相关。大范围脑水肿所致中枢神经系统症状主要表现为感觉迟钝、思维混乱。个别患者可出现昏迷，甚至发生脑疝。子痫前期患者脑血管阻力和脑灌注压均增加，高灌注压可导致明显的头痛。研究认为，子痫与脑血管自身调节功能丧失相关。

2．肾　肾小球扩张，内皮细胞肿胀，纤维素沉积于内皮细胞。血浆蛋白自肾小球漏出，形成蛋白尿。正常孕妇肾血流量增加，妊娠期高血压疾病孕妇肾血流量及肾小球滤过量下降，导致血浆尿酸浓度升高，血浆肌酐上升可为正常的 2 倍。肾功能严重损害可致少尿及肾衰竭，血浆肌酐可达到正常妊娠的数倍，甚至超过 177 ~ 265 μmol/L。若伴肾皮质坏死，肾功能损伤将无法逆转。

3．肝　子痫前期患者可出现肝功能异常，如各种转氨酶升高、血浆碱性磷酸酶升高。肝的特征性损伤是门静脉周围出血，严重时门静脉周围坏死。肝包膜下血肿形成，甚至发生肝破裂，危及母儿生命。

4．心血管　血管痉挛，血压升高，外周阻力增加，心肌收缩力和射血阻力（即心脏后负荷）增加，心输出量明显减少，心血管系统处于低排高阻状态，心室功能处于高动力状态，加之内皮细胞活化，使血管通透性增加，血管内液进入细胞间质，导致心肌缺血、间质水肿、心肌点状出血或坏死、肺水肿，严重时导致心力衰竭。

5．血液

（1）血容量：由于全身小动脉痉挛，血管壁渗透性增加，血液浓缩，大部分患者血容量在妊娠晚期不能像正常孕妇增加 1500 ml 达到 5000 ml，血细胞比容上升。当血细胞比容下降时，多合并贫血或红细胞受损或溶血。

（2）凝血：妊娠期高血压疾病患者伴有一定量的高凝状态，特别是重症患者，可发生微血管病性溶血，主要表现为血小板减少（血小板 $< 100 \times 10^9$/L）、肝酶升高、溶血。

6．内分泌及代谢　由于血浆孕激素转换酶增加，妊娠晚期盐皮质激素、去氧皮质酮升高，可致水钠潴留，血浆胶体渗透压降低，细胞外液量增多，进而引起水肿。通常电解质与正常妊娠无明显差异。

7．子宫胎盘血流灌注　子宫螺旋小动脉重铸不足可导致胎盘灌流下降，同时因为血管内皮损害及胎盘血管急性动脉粥样硬化，导致胎盘功能下降、胎儿生长受限、胎儿窘迫。若胎盘床血管破裂，可导致胎盘早剥，严重时会危及母儿生命。

案例17-2（续一）

入院体格检查：T 36.6 ℃，P 80 次 / 分，R 20 次 / 分，BP 160/110 mmHg，间隔 2 min 后复测血压，仍为 160/110 mmHg。患者神志清楚、回答切题，非贫血貌，巩膜无黄染、球结膜无水肿，心律齐、心界正常、未闻及病理性杂音；双肺呼吸音清；上腹部无压痛，移动性浊音（-）；双下肢水肿（++）。产科体格检查：宫高 27 cm，腹围 110 cm，头先露，胎头浮，胎心率 145 次 / 分。骨盆测量：正常。辅助检查：心电图正常；生化：丙氨酸转氨酶 11 U/L，天冬氨酸转氨酶 15 U/L，肌酐 58 mmol/L，尿素 3.16 mmol/L；血常规：WBC 10.90×10^9/L，N 77.0%，Hb 115 g/L，PLT 312×10^9/L。B 超：胎儿头位，羊水深度 4.0 cm，超声孕周 29^{+1} 周。尿常规：尿比重 1.015，尿蛋白（++++），24 h 尿蛋白定量 7.31 g/d。

问题：

1．该患者的疾病诊断符合妊娠期高血压疾病的哪一种分类？

2．该患者的临床症状和体征哪些符合诊断标准？

案例17-2（续一）解析

【临床分类、诊断和鉴别诊断】

本病根据病史、症状、体征及辅助检查即可做出诊断，应注意有无并发症及凝血功能障碍。妊娠期高血压疾病的分类与临床表现列于表 17-1。

1．病史　有本病高危因素及上述临床表现，应特别注意有无头痛、视力改变、上腹部不适等。

2．高血压　同一手臂至少测量 2 次，收缩压 ≥ 140 mmHg 和（或）舒张压 ≥ 90 mmHg 定义为高血压。若血压较基础血压升高 30/15 mmHg，不作为诊断依据，但须严密观察。对首次发现血压升高者，应间隔 4 h 或以上复测血压。对严重高血压孕妇，即收缩压 ≥ 160 mmHg 和（或）舒张压 ≥ 110 mmHg 者，间隔数分钟重复测定后即可以诊断。收缩压 ≥ 160 mmHg 和（或）舒张压 ≥ 110 mmHg 为重度高血压，如急性发作、持续 > 15 min 为持续性重度高血压，也称为高血压急症。为确保测量的准确性，应选择型号合适的袖带。

3．尿蛋白 高危孕妇每次产前检查均应检测尿蛋白。尿蛋白检查应选取中段尿。对可疑子痫前期孕妇，应测 24 h 尿蛋白定量。尿蛋白 ≥ 0.3 g/24 h 或随机尿蛋白 ≥ 0.3 g/L 或尿蛋白定性 ≥（+）定义为蛋白尿。避免阴道分泌物或羊水污染尿液。

表 17-1 妊娠期高血压疾病的分类与临床表现

分类	临床表现
妊娠高血压	妊娠期出现高血压，收缩压 ≥ 140 mmHg 和（或）舒张压 ≥ 90 mmHg，于产后 12 周内恢复正常；尿蛋白（-）；产后方可确诊。少数患者可伴有上腹部不适或血小板减少。
子痫前期	妊娠 20 周后孕妇出现收缩压 ≥ 140 mmHg 和（或）舒张压 ≥ 90 mmHg，伴有下列任意一项：尿蛋白定量 ≥ 0.3 g/24 h，或尿蛋白/肌酐比值 ≥ 0.3，或随机尿蛋白 ≥（+）（为无条件进行蛋白定量时的检查方法）；无蛋白尿但伴有以下任何一种器官或系统受累：心脏、肺、肝、肾等重要器官，或血液系统、消化系统、神经系统的异常改变，胎儿 - 胎盘受累等，子痫前期也可发生在产后。
重度子痫前期	血压和尿蛋白持续升高，发生母体脏器功能不全或胎儿并发症，如出现下述任一不良情况，可诊断为重度子痫前期：①血压持续升高，不可控制：收缩压 ≥ 160 mmHg 和（或）舒张压 ≥ 110 mmHg；②持续性头痛、视觉障碍或其他中枢神经系统异常表现；③持续性上腹部疼痛及肝包膜下血肿或肝破裂表现；④转氨酶异常：丙氨酸转氨酶或天冬氨酸转氨酶水平升高；⑤肾功能受损：尿蛋白定量 > 2.0 g/24 h；少尿（24 h 尿量 < 400 ml，或每小时尿量 < 17 ml），或血肌酐水平 > 106 μmol/L；⑥低蛋白血症，伴腹水、胸腔积液或心包积液；⑦血液系统异常：血小板计数呈持续性下降并低于 100×10^9/L；微血管内溶血，表现有贫血、血乳酸脱氢酶（LDH）水平升高或黄疸；⑧心力衰竭；⑨肺水肿；⑩胎儿生长受限或羊水过少、胎死宫内、胎盘早剥等；⑪ 早发型，即妊娠 34 周以前发病。
子痫	在子痫前期基础上发生不能用其他原因解释的抽搐。子痫发生前可有不断加重的重度子痫前期，但也可发生于血压升高不显著、无蛋白尿的病例。通常产前子痫较多，发生于产后 48 h 者约为 25%。 子痫抽搐进展迅速，前驱症状短暂，表现为抽搐、面部充血、口吐白沫、深昏迷；随之深部肌肉僵硬，很快发展为典型的全身高张阵挛惊厥、有节律的肌肉收缩和紧张，持续 1 ~ 1.5 min，其间患者无呼吸。此后，抽搐停止，呼吸恢复，但患者仍昏迷，最后意识恢复，但易激惹、烦躁。
慢性高血压并发子痫前期	慢性高血压孕妇妊娠 20 周前无蛋白尿，妊娠 20 周后出现尿蛋白定量 ≥ 0.3 g/24 h 或随机尿蛋白 ≥（+），留取清洁中段尿并排除尿少、尿比重增高时的混淆；或妊娠 20 周前有蛋白尿，妊娠 20 周后尿蛋白量明显增加；或出现血压进一步升高等上述重度子痫前期的任何一项表现。慢性高血压并发重度子痫前期出现靶器官受累的临床表现时，临床上均应按重度子痫前期处理。
妊娠合并慢性高血压	妊娠 20 周前收缩压 ≥ 140 mmHg 和（或）舒张压 ≥ 90 mmHg（除外滋养细胞疾病），妊娠期无明显加重；或妊娠 20 周后首次诊断高血压并持续到产后 12 周以后。

当尿路感染、严重贫血、心力衰竭和难产时，可导致蛋白尿。蛋白尿虽然不再是限定子痫前期 - 子痫诊断的必需标准，但仍是一项重要的客观临床指标。

4．辅助检查

（1）妊娠期高血压疾病应进行以下常规检查：①血常规；②尿常规；③肝功能、血脂；④肾功能、尿酸；⑤凝血功能；⑥心电图；⑦胎心监测；⑧ B 超检查胎儿、胎盘、羊水。

（2）子痫前期和子痫视病情发展、诊治需要，应酌情增加以下有关检查项目：①眼底检查；②凝血功能系列［血浆凝血酶原时间、凝血酶时间、活化部分凝血活酶时间、血浆纤维蛋白原、凝血酶原国际标准化比值、纤维蛋白（原）降解产物、D-二聚体、3P试验、抗凝血酶］；③B超等影像学检查，以检查肝、胆、胰、脾、肾等脏器；④电解质；⑤动脉血气分析；⑥心脏彩超及心功能测定；⑦脐动脉血流指数、子宫动脉等血流变化、头颅CT或MRI检查；⑧如有睡眠打鼾、夜间睡眠呼吸暂停、憋醒等症状，在有条件的医院可完善多导睡眠图监测。

【鉴别诊断】

当出现早发型子痫前期或妊娠20周前出现了类似子痫前期的临床表现，需要及时与自身免疫病、血栓性血小板减少性紫癜（TTP）、肾病、滋养细胞疾病、溶血尿毒症综合征（HUS）鉴别。子痫应与癫痫、脑炎、脑膜炎、脑肿瘤、脑血管畸形破裂出血、糖尿病高渗性昏迷、低血糖昏迷相鉴别。

1. 慢性高血压并发子痫前期的诊断标准是什么？
2. 尿蛋白为何不作为判断重度子痫前期的必需条件？

想一想解析

【母婴监护及治疗】

妊娠期高血压疾病治疗的目的是控制病情、延长孕周、尽可能保障母儿安全。治疗的基本原则包括休息、镇静、解痉，有指征地降压、利尿，密切监测母胎情况，适时终止妊娠。应根据病情轻重分类，进行个体化治疗。

1．评估和监测　妊娠期高血压疾病病情复杂、变化快，分娩和产后生理变化及各种不良刺激均可能导致病情加重。因此，对产前、产时和产后患者的病情进行密切监测十分重要，以便了解病情轻重程度和进展情况，及时、合理干预，早防、早治，避免不良临床结局发生。

（1）基本检查：了解有无头痛、胸闷、视物模糊、上腹部疼痛等自觉症状。检查血压、血常规、尿常规。注意体重指数、尿量、胎动、胎心监护。

（2）孕妇特殊检查：包括眼底检查、凝血指标、心功能、肝功能、肾功能、血脂、血尿酸及电解质等检查。

（3）胎儿特殊检查：包括胎儿发育情况、B超和胎心监护监测胎儿宫内状况和脐动脉血流等。根据病情决定检查频度和内容，以掌握病情变化。

2．一般治疗

（1）妊娠期高血压疾病患者可在家或住院治疗，轻度子痫前期患者应住院评估，决定后续是否继续住院治疗，重度子痫前期及子痫患者应住院治疗。

（2）应注意休息并取侧卧位，但子痫前期患者住院期间不建议绝对卧床休息，应保证摄入充足的蛋白质和热量。不建议限制食盐摄入。

（3）保证充足的睡眠。

3．降压治疗　目的在于预防子痫、心脑血管意外和胎盘早剥等严重母胎并发症的发生。收缩压≥160 mmHg和（或）舒张压≥110 mmHg的高血压孕妇必须采取措施降低血压，收缩压≥140 mmHg和（或）舒张压≥90 mmHg的高血压孕妇可以采取降压治疗措施；妊娠前使用抗高血压药治疗的孕妇应继续降压治疗。

目标血压：如孕妇无并发脏器功能损伤，收缩压应控制在130～155 mmHg，舒张压应控制在80～105 mmHg；如孕妇并发脏器功能损伤，则收缩压应控制在130～139 mmHg，舒张压应控制在 80 ～ 89 mmHg。降压过程力求使血压平稳下降，不可波动过大。为保证子宫胎盘血流灌注，血压不可低于 130/80 mmHg。

常用的口服抗高血压药有拉贝洛尔、硝苯地平短效制剂或缓释片。如口服抗高血压药控制不理想，可静脉用药（拉贝洛尔、尼卡地平、酚妥拉明）。为防止血液浓缩、有效循环血量减少和高凝倾向，妊娠期一般不使用利尿类抗高血压药。不推荐使用阿替洛尔和哌唑嗪。禁止使用血管紧张素转化酶抑制药（ACEI）和血管紧张素Ⅱ受体阻断药（ARB）。

（1）拉贝洛尔（labetalol）：为 α、β 肾上腺素受体拮抗药，可降低血压，但不影响肾及胎盘血流量，并可对抗血小板凝集，促进胎肺成熟。该药显效速度快，不引起血压过低或反射性心动过速。用法：50 ～ 150 mg 口服，每日 3 ～ 4 次。静脉注射：初始量 20 mg，10 min 后如未有效降压，则剂量加倍，最大单次剂量为 80 mg，直至血压控制，每日最大总剂量为 220 mg。静脉滴注：50 ～ 100 mg 加入 5% 葡萄糖溶液 250 ～ 500 ml，根据血压调整滴速，待血压稳定后改为口服。

（2）硝苯地平（nifedipine）：为钙通道阻滞药，可解除外周血管痉挛，使全身血管扩张，血压下降，由于其降压作用迅速，一般不主张舌下含化。用法：口服 10 mg，每日 3 次，24 h 总量不超过 60 mg。其副作用有心悸、头痛，与硫酸镁有协同作用。

（3）尼莫地平（nimodipine）：为钙通道阻滞药，其优点在于选择性地扩张血管。用法：20 ～ 60 mg，口服，每日 2 ～ 3 次；静脉滴注：20 ～ 40 mg 加入 5% 葡萄糖溶液 250 ml，每日总量不超过 360 mg。该药副作用有头痛、恶心、心悸及颜面潮红。

（4）尼卡地平（nicardipine）：为二氢吡啶类钙通道阻滞药。用法：口服，初始剂量 20 ～ 40 mg，每日 3 次。静脉滴注，从 1 mg/h 起，根据血压变化，每 10 min 调整剂量。

（5）酚妥拉明（phentolamine）：α 肾上腺素受体拮抗药。用法：10 ～ 20 mg 溶入 5% 葡萄糖溶液 100 ～ 200 ml，以 10 μg/min 的速度开始静脉滴注，应根据降压效果调整滴注速度。

（6）甲基多巴（methyldopa）：可兴奋血管运动中枢的 α 受体，抑制外周交感神经而降低血压，妊娠期使用效果更好。用法：250 mg，口服，每日 3 次。根据病情酌情减量，最高不超过 2 g/d。其副作用有嗜睡、便秘、口干、心动过缓。

（7）硝酸甘油（nitroglycerin）：作用于氧化亚氮合酶，可同时扩张动脉和静脉，降低心脏的前、后负荷，主要用于合并心力衰竭和急性冠脉综合征时高血压急症的降压治疗。起始剂量 5 ～ 10 μg/min，静脉滴注，每 5 ～ 10 min 增加滴速，至维持量 20 ～ 50 μg/min。

（8）硝普钠（sodium nitroprusside）：为强效血管扩张药，扩张周围血管，使血压下降。由于药物能迅速通过胎盘进入胎儿体内，并保持较高浓度，其代谢产物（氰化物）对胎儿有毒性作用，不宜在妊娠期使用。分娩期或产后血压过高，应用其他抗高血压药效果不佳时，方考虑使用。用法：50 mg 加入 5% 葡萄糖溶液 500 ml，以 0.5 ～ 0.8 μg/（kg·min）的速度缓慢静脉滴注。妊娠期的应用仅适用于其他抗高血压药无效的高血压危象孕妇。用药期间，应严密监测血压及心率。

4. 解痉治疗　硫酸镁是子痫治疗的一线药物，也是重度子痫前期预防子痫发作的预防用药。硫酸镁控制子痫再次发作的效果优于地西泮、苯巴比妥和冬眠合剂等镇静药物。除非存在硫酸镁应用禁忌或硫酸镁治疗不佳，否则不推荐用苯二氮䓬类（如地西泮）和苯巴比妥用于子痫的预防或治疗。对于非重度子痫前期患者，也可考虑应用硫酸镁。

（1）作用机制：①镁离子抑制运动神经末梢释放乙酰胆碱，阻断神经肌肉接头间的信息传导，使骨骼肌松弛；②镁离子刺激血管内皮细胞合成前列环素，抑制内皮素合成，降低机体对血管紧张素Ⅱ的反应，从而解除血管痉挛状态；③镁离子通过阻断谷氨酸通道，阻止钙离子内流，解除血管痉挛，减少血管内皮细胞损伤；④镁离子可提高孕妇和胎儿血红蛋白的亲和力，改善氧代谢。

（2）用药指征：①控制子痫抽搐、防止再抽搐；②预防重度子痫前期发展成为子痫；③子痫前期临产前用药，预防抽搐。

（3）用药方案：静脉给药结合肌内注射。

1）控制子痫：静脉用药，负荷剂量硫酸镁 2.5 ～ 5 g，溶于 10% 葡萄糖溶液 20 ml 静脉注射（15 ～ 20 min），或者溶于 5% 葡萄糖溶液 100 ml 快速静脉滴注，继而以 1 ～ 2 g/h 的速度静脉滴注维持。或者夜间睡前停用静脉给药，改为肌内注射，25% 硫酸镁注射液 20 ml+2% 利多卡因注射液 2 ml 深部臀肌内注射。24 h 硫酸镁总量 25 ～ 30 g。

2）预防子痫发作：负荷和维持剂量同控制子痫处理。用药时间的长短视病情而定，一般每日静脉滴注 6 ～ 12 h，24 h 内总量不超过 25 g。

用药期间每日评估病情变化，决定是否继续用药。

想一想

1. 重度子痫前期患者期待治疗过程中，可以持续使用硫酸镁吗？

2. 产时或剖宫产术时需要持续输注硫酸镁吗？

想一想解析

（4）注意事项：血清镁离子有效治疗浓度为 1.8 ～ 3.0 mmol/L，超过 3.5 mmol/L 即可出现中毒症状。使用镁离子必备条件：①膝腱反射存在；②呼吸 ≥ 16 次 / 分；③尿量 ≥ 17 ml/h 或 ≥ 400 ml/24 h；④备有 10% 葡萄糖酸钙。如镁离子中毒，应停用硫酸镁并静脉缓慢注射（5 ～ 10 min）10% 葡萄糖酸钙注射液 10 ml。如患者同时合并肾功能不全、心肌病、重症肌无力等，则硫酸镁应慎用或减量使用。如条件许可，用药期间可监测血清镁离子浓度。

5. 镇静药的应用　镇静药可缓解孕妇精神紧张、焦虑症状，改善睡眠，当应用硫酸镁无效或有禁忌时，可用于预防并控制子痫。

（1）地西泮：具有较强的镇静、抗惊厥、肌肉松弛作用，对胎儿及新生儿的影响较小。用法：2.5 ～ 5 mg，口服，每日 3 次或睡前服用；10 mg，肌内注射或缓慢静脉注射（> 2 min）。1 h 内用药超过 30 mg 可能发生呼吸抑制，24 h 总量不超过 100 mg。

（2）冬眠药物：可广泛抑制神经系统，有助于解痉、降压，控制子痫抽搐。冬眠合剂由哌替啶 100 mg、氯丙嗪 50 mg、异丙嗪 50 mg 组成，通常以 1/3 或 1/2 量肌内注射，或加入 5% 葡萄糖溶液 250 ml 内静脉滴注。应用氯丙嗪可使血压急剧下降，导致肾及子宫胎盘血供减少、胎儿缺氧，且对母体肝有一定的损害，现仅用于硫酸镁治疗效果不佳者。

（3）苯巴比妥钠：具有较好的镇静、抗惊厥、控制抽搐作用，用于子痫发作时 0.1 g 肌内注射，预防子痫发作时 30 mg，口服，每日 3 次。由于该药可致胎儿呼吸抑制，分娩前 6 h 宜慎用。

6. 有指征的利尿治疗　子痫前期患者不主张常规应用利尿药，仅当患者出现全身性水肿、肺水肿、脑水肿、肾功能不全、急性心力衰竭时，可酌情使用呋塞米等快速利尿药。

甘露醇主要用于脑水肿，该药属高渗性利尿药，患者心力衰竭或潜在心力衰竭时禁用。甘油果糖适用于肾功能有损害的患者。严重低蛋白血症有腹水者，应补充白蛋白，再使用利尿药效果较好。

7. 扩容治疗　子痫前期孕妇需要限制补液量以避免肺水肿，除非有严重的液体丢失（如呕吐、腹泻、分娩失血）使血液明显浓缩、血容量相对不足或高凝状态者，通常不推荐扩容治疗。扩容治疗可能导致一些严重并发症的发生，如心力衰竭、肺水肿等。子痫前期孕妇出现少尿时，如果无血肌酐升高，不建议常规补液；持续少尿，不推荐应用多巴胺或呋塞米。

8. 促胎肺成熟　孕周 < 34 周的子痫前期患者，预计 1 周内可能分娩者，均应接受糖皮质

激素促胎肺成熟治疗。用法：地塞米松 5 mg 或 6 mg 肌内注射，每 12 h 1 次，连续 4 次；或倍他米松 12 mg 肌内注射，每日 1 次，连续 2 d。不推荐反复、多疗程产前给药。如果在较早期初次促胎肺成熟后，又经过一段时间（2 周左右）保守治疗，但终止妊娠的孕周仍＜ 34 周时，可以考虑再次给予同样剂量的糖皮质激素促胎肺成熟治疗。注意不要为了完成促胎肺成熟的疗程而延误了子痫前期应该终止妊娠的时机。

9. 分娩时机和方式　子痫前期患者经积极治疗，母胎状况无改善或者病情持续进展时，终止妊娠是唯一有效的治疗措施。

（1）终止妊娠的时机

1）妊娠期高血压疾病、病情未达重度的子痫前期孕妇可期待至足月。

2）重度子痫前期患者：妊娠＜ 26 周经治疗病情不稳定者，建议终止妊娠；妊娠 26 ～ 28 周，应根据母胎情况及当地母儿诊治能力来决定是否期待治疗；妊娠 28 ～ 34 周，如患者病情不稳定，经积极治疗 24 ～ 48 h 病情仍加重，促胎肺成熟后终止妊娠；如患者病情稳定，可考虑期待治疗，并建议转诊至具备早产儿救治能力的医疗机构；妊娠≥ 34 周，应考虑终止妊娠。

3）子痫：控制 2 h 后，可考虑终止妊娠。

（2）终止妊娠的方式：妊娠期高血压疾病患者，如无产科剖宫产术指征，原则上考虑阴道试产。但如果不能在短时间内阴道分娩，病情有可能加重，可考虑放宽剖宫产术指征。

（3）分娩期间的注意事项：注意观察自觉症状的变化；监测血压并继续降压治疗，应将血压控制在＜ 160/110 mmHg；监测胎心变化；积极预防产后出血；产时不可使用任何麦角新碱类药物。

10. 子痫的处理　子痫的临床表现列于表 17-1。治疗原则：控制抽搐和防止抽搐复发；纠正低氧血症；预防并发症和损伤发生；及时终止妊娠。

（1）一般急诊处理：子痫发作时，应预防孕妇坠地外伤、唇舌咬伤，须保持气道通畅，维持呼吸、循环功能稳定，密切观察生命体征、尿量（留置导尿管监测）等。避免声、光等一切不良刺激。

（2）控制抽搐：硫酸镁是治疗子痫及预防抽搐复发的首选药物。子痫孕妇抽搐后或产后，需继续应用硫酸镁 24 ～ 48 h，并进一步评估是否继续应用。当孕妇存在硫酸镁应用禁忌证或硫酸镁治疗无效时，可考虑应用地西泮、苯巴比妥或冬眠合剂控制抽搐。在使用镇静药时，注意如发生误吸，应及时行气管插管和机械通气。

（3）控制血压和预防并发症：脑血管意外是子痫的最常见原因。当收缩压≥ 160 mmHg、舒张压≥ 110 mmHg 时，要积极降压以预防心脑血管并发症。注意监测子痫之后的胎盘早剥、肺水肿等并发症。如发生肺水肿，及时行气管插管和机械通气。

（4）适时终止妊娠：子痫孕妇抽搐控制后即可考虑终止妊娠。

11. 早发型重度子痫前期的处理　建议住院治疗，解痉、降压并给予糖皮质激素促胎肺成熟，严密监测母儿情况，充分评估病情以明确有无严重的脏器损害，从而决定是否终止妊娠。当出现以下情况时，建议终止妊娠：①患者出现持续不适症状或严重高血压；②子痫、肺水肿、HELLP 综合征；③发生严重肾功能不全或凝血功能障碍；④胎盘早剥；⑤孕周过小，无法存活的胎儿；⑥胎儿窘迫。

案例17-2（续二）

患者入院后予休息、镇静、解痉、降压、促胎肺成熟治疗，密切监测母胎状况。目前为妊娠 30 周，主诉进食后有上腹部不适的症状，恶心、呕吐不明显。

体格检查：BP 150/100 mmHg，双下肢水肿（++）。产科体格检查：腹部膨隆，宫高 29 cm，腹围 113 cm，头先露，胎头浮，胎心率 145 次 / 分。子宫颈未消、宫口未开。

辅助检查：生化 ALB 26.5 g/L、天冬氨酸转氨酶 85 U/L、谷氨酸转氨酶 76 U/L、总胆红素 64.49 μmol/L、直接胆红素 32.88 μmol/L、间接胆红素 31.61 μmol/L、乳酸脱氢酶 712 U/L、肌酐 67.56 μmol/L、尿酸 681.86 μmol/L。血常规 WBC 12.07×10^9/L、RBC 4.52×10^9/L、Hb 102 g/L、PLT 75×10^9/L。凝血功能：PT 15.9 s、TT 22 s、APTT 37 s、FIB 2.76 g/L。B 超：胎儿头位，羊水深度 4.0 cm，超声符合 29^+ 周。尿常规：胆红素（+）、酮体（−）、潜血（++）、尿蛋白（+++）。

问题：

1. 该患者目前的诊断是什么？
2. 终止妊娠的时机及方式是什么？

案例17-2（续二）
解析

知识拓展

HELLP 综合征

HELLP 综合征（hemolysis，elevated liver function and low platelet count syndrome，HELLP syndrome）以溶血、肝酶升高及血小板减少为特点，常危及母儿生命。

【病因与发病机制】

本病的主要病理改变与妊娠期高血压疾病相同，如血管痉挛、血管内皮细胞损伤、血小板凝集与消耗、纤维蛋白沉积和终末器官缺血等，但发展为 HELLP 综合征的启动机制尚未明确。

HELLP 综合征的发生可能与自身免疫机制有关。研究表明，该病患者血中补体被激活，C3a、C5a 及 C5b-9 补体复合物水平升高，可刺激巨噬细胞、白细胞及血小板合成血管活性物质，使血管痉挛性收缩，内皮细胞损伤引起血小板聚集、消耗，导致血小板减少、溶血及肝酶升高。

【对母儿的影响】

1. 对母体的影响　HELLP 综合征孕妇可并发肺水肿、胎盘早剥、弥散性血管内凝血（DIC）、肾衰竭、肝包膜下血肿破裂、产后出血等。有资料表明，多器官功能衰竭及 DIC 是 HELLP 综合征患者最主要的死亡原因。

2. 对胎儿的影响　因胎盘供血、供氧不足，胎盘功能减退，导致胎儿生长受限、死胎、死产、早产的发生率增加。

【临床表现】

本病可发生在产前，也可以发生在产后。常见主诉为右上腹部或上腹部疼痛、恶心、呕吐、全身不适等非特异性症状，少数患者可有轻度黄疸。体格检查可发现右上腹部或上腹部肌紧张、水肿。如凝血功能障碍严重，可出现消化道出血。多数患者有重度子痫前期的基本特征，约20%患者血压正常或轻度升高。

【诊断】

本病临床表现多为非特异性症状，确诊主要依靠实验室检查。

1. 血管内溶血 外周血涂片见破碎红细胞、血清总胆红素 ≥ 20.5 μmol/L、血清结合珠蛋白 < 250 mg/L。

2. 肝酶升高 丙氨酸转氨酶 ≥ 40 U/L 或天冬氨酸转氨酶 ≥ 70 U/L，LDH升高。

3. 血小板减少 血小板计数 < 100 × 10⁹/L。

LDH升高和血清结合珠蛋白降低是诊断HELLP综合征的敏感指标，常在血清未结合胆红素升高和血红蛋白降低前出现。

【鉴别诊断】

HELLP综合征应与血栓性血小板减少性紫癜（TTP）、溶血尿毒症综合征（HUS）、妊娠期急性脂肪肝（AFLP）等相鉴别（表17-2）。

表 17-2 HELLP综合征的鉴别诊断

	HELLP综合征	血栓性血小板减少性紫癜（TTP）	溶血尿素症综合征（HUS）	妊娠期急性脂肪肝（AFLP）
主要损害器官	肝	神经系统	肾	肝
妊娠期	妊娠中、晚期	妊娠中期	产后	妊娠晚期
血小板	减少	严重减少	减少	正常/减少
纤维蛋白原	正常	正常	正常	减少
PT/APTT	正常	正常	正常	延长
血糖	正常	正常	正常	降低
转氨酶	增高	正常	正常	增高
胆红素	增高	增高	增高	显著增高
肌酐	正常或增高	显著增高	显著增高	显著增高

注：PT. 凝血酶原时间；APTT. 活化部分凝血活酶时间

【治疗】

HELLP综合征患者应住院治疗，在重度子痫前期治疗的基础上加用如下的治疗措施：

1. 有指征地输注血小板和使用肾上腺皮质激素

（1）血小板 < 50 × 10⁹/L 考虑使用肾上腺皮质激素治疗，可使血小板计数、乳酸脱氢酶、肝功能等各项参数改善，尿量增加，平均动脉压下降，并可促胎肺成熟。

（2）输注血小板：血小板 < 50 × 10⁹/L 且血小板数量迅速下降或存在凝血功能障碍时，应考虑备血及血小板；血小板 < 20 × 10⁹/L 或剖宫产、出血时，应输注浓缩血小板、新鲜冻干血浆。

2. 评估母儿状况、适时终止妊娠

（1）绝大多数 HELLP 综合征孕妇应在积极治疗后终止妊娠，目前不推荐期待治疗。

（2）HELLP 综合征不是剖宫产术的指征，但可酌情放宽剖宫产术指征。

（3）麻醉选择：因血小板减少，有局部出血的危险，故阴部阻滞和硬膜外阻滞禁忌，阴道分娩宜采用局部浸润麻醉，剖宫产术采用局部浸润麻醉或全身麻醉。

【预测及预防】

妊娠期高血压疾病的预测对早防、早治、降低母婴死亡率有重要意义，但目前尚无有效、可靠和经济的预测方法。首次产前检查时应进行风险评估，主张联合多项指标综合评估、预测。

1. 高危因素　妊娠期高血压疾病发病的高危因素均为该病较强的预测指标。

2. 生化指标　包括可溶性酪氨酸激酶 1（soluble Fms-like tyrosine kinase-1，sFlt-1）、胎盘生长因子（placental growth factor，PLGF）、胎盘蛋白 13（placental protein 13，PP13）、可溶性内皮因子（soluble endoglin，sEng）等。生化指标联合高危因素，有一定的预测价值。

3. 物理指标　子宫动脉搏动指数、阻力指数。

4. 联合预测　近期研究提出最佳的预测方法是联合孕妇的风险因素与其平均动脉压、PLGF、子宫动脉搏动指数，准确性更高。

对于低危人群，目前尚无有效的预防方法。对于高危人群，可能有效的预防措施如下：

（1）适度锻炼。

（2）合理饮食。

（3）补钙：低钙饮食（摄入量 < 600 mg/d）的孕妇建议补钙。口服，至少 1 g/d。

（4）阿司匹林：抗凝治疗主要针对有特定子痫前期高危因素者（如存在子痫前期史、尤其是早发型子痫前期或重度子痫前期史的孕妇，有胎盘疾病史（如胎儿生长受限、胎盘早剥病史，存在肾病及高凝状况等），可从妊娠 12 ~ 16 周开始，每日服用小剂量阿司匹林 50 ~ 150 mg，预防性应用可维持至妊娠 26 ~ 28 周。

1. 该患者产后血压能恢复正常吗？

2. 如该患者再次怀孕，会复发吗？

L269a

想一想解析

（刘国莉　周敬伟）

第三节　妊娠期合并肝病

妊娠期合并肝病是妊娠期较为常见的疾病，主要分为两类：一类与妊娠同时发生，但病原学上与妊娠无关，主要包括妊娠合并病毒性肝炎（甲型、乙型、丙型、丁型、戊型）、自身免疫性肝炎及药物性肝损伤等；另一类特发于妊娠期，终止妊娠可获得痊愈，如妊娠期肝内胆汁淤积、妊娠期急性脂肪肝及妊娠并发症引起的肝病（HELLP 综合征、妊娠剧吐），由于妊娠期特殊的生理变化，可使肝负担加重或使原有肝病的病情复杂化，对孕妇及围产儿危害极大。妊娠期肝功能的生理性变化列于表 17-3。本文重点介绍妊娠期肝内胆汁淤积、妊娠期急性脂肪肝及妊娠期急性病毒性肝炎。

表 17-3　妊娠期肝功能的生理性变化

检测指标	妊娠期正常改变
AST/ALT（谷草转氨酶 / 谷丙转氨酶）	与非孕期无特殊变化
胆红素	与非孕期无特殊变化
凝血酶原国际标准化比值	与非孕期无特殊变化
白蛋白	与非孕期相比下降
碱性磷酸酶	与非孕期相比升高
血红蛋白	与非孕期相比下降
甲胎蛋白	与非孕期相比升高
5'核苷酸酶	与非孕期无特殊变化
γ- 谷氨酰转肽酶	与非孕期无特殊变化

一、妊娠肝内胆汁淤积

案例17-3

　　某患者，女性，32 岁，G3P0。因"停经 35^{+3} 周，全身皮肤瘙痒 10 d，加重 2 d"就诊。妊娠期规律进行产前检查，化验检查未见异常。10 d 前患者无诱因出现全身皮肤瘙痒，近两日加重，无黄疸，无恶心、食欲缺乏等消化道症状。今日常规产前检查胎心监护呈无反应型，肝功能异常（血清总胆汁酸 42.1 µmol/L，谷丙转氨酶 115 U/L，谷草转氨酶 101 U/L）。体格检查：一般情况好，全身皮肤无明显黄染，心脏及肺正常，肝、脾肋下未及。全身可见散在抓痕，以脐周和四肢为主，无瘀斑、瘀点及丘疹。产科检查：宫高 30 cm，腹围 98 cm，估计胎儿体重 2700 g。胎心率 135 次 / 分，无宫缩。肝炎病毒标志物：甲肝、乙肝、丙肝、丁肝、戊肝均为阴性。血、尿常规及凝血检查未见明显异常。腹部 B 超检查：肝、胆未见明显异常。既往身体健康，G3P0，人工流产 2 次。

　　问题：

　　1．该病例的特点有哪些？

　　2．该疾病的诊断标准是什么？

　　3．该病应如何治疗？

案例17-3解析

　　妊娠期肝内胆汁淤积（intrahepatic cholestasis of pregnancy，ICP）是特发于妊娠中期和妊娠晚期的一种肝病。其特征是全身瘙痒，血清胆汁酸和其他肝功能生化异常。ICP 的病理生理学机制尚未明确。分娩后症状和生化异常常迅速消退。ICP 母体胆汁酸穿过胎盘，可聚积在胎儿和羊水中，引起胎儿并发症，可对胎儿造成重大危险，是突发胎死宫内的危险因素之一，包括早产、死胎、死产、胎儿窘迫、羊水胎粪污染和新生儿窒息（图 17-3）。ICP 的发病率和患病率因种族和地理分布而异。总发病率为 0.2% ~ 2%。我国是 ICP 的高发国家之一，长江流域是 ICP 的高发地区，发病率为 4% ~ 10%。慢性肝病、慢性丙型肝炎、多胎妊娠，有 ICP 在随后妊娠中的复发率很高（60% ~ 70%）。故 ICP 具有复发性、家族聚集性、种族及地区差异性大等特点。

【病因】

目前对妊娠期肝内胆汁淤积的病因知之甚少，可能与遗传易感性、激素和环境因素有关。遗传易感女性生殖激素的胆汁淤积特性与 ICP 之间似乎存在关联。该疾病在家族聚集模式支持遗传易感性假说。许多研究表明，高水平的雌激素状况患者 ICP 多见，如多胎妊娠、卵巢过度刺激反应的患者。另外，有研究发现，服用雌激素含量高的避孕药或孕激素的妇女，也会出现类似 ICP 中晚期黄疸、皮肤瘙痒等相似的临床表现。ICP 高危因素详见框 17-1。

框 17-1　ICP 高危因素

1. 有慢性肝胆基础疾病者，包括丙型肝炎、胆囊结石或胆囊炎；
2. 有口服避孕药史者；
3. 有 ICP 家族史或既往有 ICP 病史者；
4. 双胎妊娠妇女；
5. 利用辅助生殖技术妊娠的妊娠期妇女。

【临床表现】

1. **症状**　皮肤瘙痒是首先出现的症状，常起始于妊娠 28 ~ 32 周，但亦有早至妊娠 12 周者。手掌、足底、脐周是瘙痒的常见部位，瘙痒可逐渐加剧，延及四肢、躯干、颜面部，持续至分娩，大多数患者瘙痒症状在分娩后数小时或数日消失（图 17-3）。少数孕妇可有恶心、呕吐、食欲缺乏、腹痛、腹泻、轻微脂肪痢等非特异性症状。

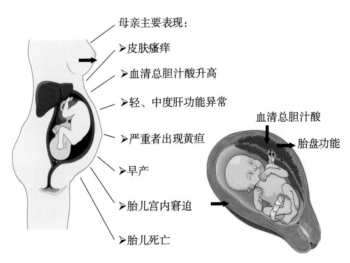

图 17-3　ICP 对母儿的不良影响

2. **体征**　四肢皮肤见抓痕，瘙痒发生后 2 ~ 4 周部分患者可出现黄疸，发生率为 15% 左右，多数为轻度黄疸，于分娩后 1 ~ 2 周消退。

【辅助检查】

1. **血清总胆汁酸（TBA）测定**　是诊断 ICP 最敏感而重要的实验室指标。在瘙痒症状出现或转氨酶升高前几周，血清 TBA 就已升高，其水平越高，病情越重，水平升高 ≥ 40 μmol/L 为重型 ICP。

2. **肝功能测定**　大多数 ICP 患者的谷草转氨酶和谷丙转氨酶均有轻到中度升高，升高波动在正常值的 2 ~ 10 倍，分娩后 10 d 左右转为正常，不遗留肝损害。通常谷丙转氨酶较谷草转氨酶更为敏感。部分患者血清胆红素也可呈轻到中度升高，以直接胆红素为主。

3．超声检查　ICP 患者肝无特征性改变，肝超声检查仅对排除孕妇有无肝胆系统基础疾病有意义。同时还需排除肝外梗阻性黄疸。

4．胎盘病理　胎盘母体面、胎儿面及胎膜均有不同程度的黄染，绒毛模板和羊膜有胆盐沉积、滋养细胞及绒毛间质水肿。

5．肝炎标志物　阴性。

【诊断】

本病确诊依靠实验室检查，应除外其他肝异常。诊断要点如下：

1．多在妊娠中、晚期出现其他原因无法解释的皮肤瘙痒。

2．空腹血清总胆汁酸 ≥ 10 μmol/L。

3．胆汁酸正常，但有其他原因无法解释的肝功能异常［主要是血清谷丙转氨酶和谷草转氨酶轻、中度升高，可伴有谷氨酰转肽酶（GGT）和胆红素水平升高］，也可诊断为 ICP。

4．皮肤瘙痒和肝功能异常在产后恢复正常。

【治疗】

目前由于具体病因不清，本病尚缺乏最优的治疗方案。对胎死宫内尚无有效的预测指标，药物治疗多为临床经验性用药。根据 2015 RCOG ICP 治疗指南建议：缓解症状、恢复肝功能、合理延长孕周、适时终止妊娠、改善胎儿预后为 ICP 的治疗原则。ICP 的分度标准列于表 17-4。

表 17-4　ICP 的分度标准

程度	生化指标	临床症状
轻度	TBA 10 ~ 39 μmol/L，Tbil < 12 μmol/L，Dbil < 6 μmol/L	以瘙痒为主，无明显其他症状
重度	TBA ≥ 40 μmol/L，Tbil ≥ 12 μmol/L，Dbil ≥ 6 μmol/L	瘙痒严重，伴有其他症状早发型 ICP（孕周 < 28 周）、合并多胎妊娠、妊娠期高血压疾病、复发性 ICP、曾因 ICP 致围产儿死亡

1．药物治疗　目前药物治疗只能使临床生化指标好转或不再继续增高，很少能降到完全正常。

（1）熊去氧胆酸（ursodeoxycholic acid，UDCA）：为人体内一种内源性胆酸，是目前治疗 ICP 的一线药物，其对肝有多重保护作用，能够改善胎儿胎盘单位的代谢环境，延长胎龄，但具体作用机制仍不明确。UDCA 在缓解瘙痒症状、改善肝功能、降低胎儿合并症等方面有一定作用。目前尚未有研究报道 UDCA 对孕妇或胎儿有明显的不良反应。其常规用量为每次 250 mg，口服，每日 4 次，2 ~ 3 周为一个疗程，并定期评估皮肤瘙痒改善情况及复查血清总胆汁酸水平。如停药后症状及血生化指标有波动，可以继续用药。

（2）腺苷蛋氨酸（ademetionine）：商品名思美泰，其在体内通过甲基化灭活雌激素代谢产物、转巯基反应促进胆酸硫酸化，达到减少肝内胆汁淤积、保护肝功能的目的。本药是治疗 ICP 的二线药物，或通过联合 UDCA、多烯磷脂酰胆碱、地塞米松等进行治疗。目前尚无良好的循证医学证据证明其对治疗 ICP 的有效性及安全性。常规用量为静脉滴注 1 g/d，治疗 2 周后改为口服 500 mg，每日 2 次。

（3）地塞米松：在妊娠 35 ~ 37 周选择行剖宫产术终止妊娠者，可使用地塞米松促胎肺成熟，6 mg，肌内注射，q12h，2 d 为一个疗程，预防新生儿急性呼吸窘迫综合征（ARDS）的发生，但不能长时间使用。

（4）考来烯胺：通过抑制胆汁酸的肠肝循环发挥作用，有助于降低血清胆汁酸，改善症状。

苯巴比妥可增强肝清除胆红素、排泄胆汁酸的能力，但由于其治疗效果较差，不能改善胎儿预后，用法为每次 4 g，每日 2 ~ 3 次口服，副作用大，不推荐作为一线用药。

（5）对症药物：对于瘙痒症状比较严重的患者，可在局部皮肤外用含有薄荷醇的润肤霜或炉甘石洗剂等，以缓解瘙痒症状。由于胆汁酸排泄受阻，可导致脂溶性维生素 K 缺乏，因此，在终止妊娠前 3 d 肌内注射维生素 K_1 10 mg/d，以预防孕妇产后出血和新生儿颅内出血。

知识拓展：ICP 的鉴别诊断

2．产科处理　加强胎儿监护，适时终止妊娠。

（1）教育孕妇严格自我监测胎动情况，告知胎动减少、消失、频繁或无间歇的躁动是胎儿宫内缺氧的危险信号。若 12 h 内胎动少于 10 次，应立即胎心监护。左侧卧位，间断吸氧，并行无应激试验（NST）检查。

（2）NST：妊娠 32 周后，轻度 ICP 患者每周行 1 次 NST，重度 ICP 患者每周行 2 次 NST，并结合其他临床指标综合分析胎儿情况。

（3）超声：检测脐动脉 S/D 比值、阻力指数和羊水量以预测胎儿情况，但脐动脉 S/D 比值和阻力指数是否可作为评价胎儿预后的指标尚无一致的结论。对有胎动异常或 NST 不可靠图形者，可通过超声对胎儿进行生物物理评分，以了解胎儿状况，但价值有限。

（4）终止妊娠时机：轻度 ICP 患者以门诊治疗为主，口服药物治疗，并每日自我监测胎动，每周行 1 ~ 2 次 NST、B 超监测下行生物物理评分和脐动脉血流检查，定期复查总胆汁酸和肝功能，在期待治疗到妊娠 38 ~ 39 周后终止妊娠。

重度 ICP 患者需住院密切观察治疗，每日行 1 次 NST，并注意胎动及宫缩，定期复查总胆汁酸和肝功能，加强营养，促进胎儿生长。在地塞米松促胎肺成熟治疗的前提下，在妊娠 34 ~ 37 周终止妊娠。

（5）终止妊娠的方式：轻度 ICP 患者，无其他剖宫产术指征，孕周＜ 40 周，可考虑阴道试产。产程初期需行催产素激惹试验（OCT），产时需严密监护，需做好新生儿窒息复苏及紧急剖宫产术准备。

有下列情况者可考虑行剖宫产术：①重度 ICP；②有既往死胎、死产、新生儿窒息或死亡史；③胎盘功能严重下降或高度怀疑胎儿窘迫；④合并双胎或多胎、重度子痫前期等；⑤阴道试产失败；⑥存在其他阴道分娩禁忌证。

【ICP 临床诊疗流程】

ICP 临床诊疗流程见图 17-4。

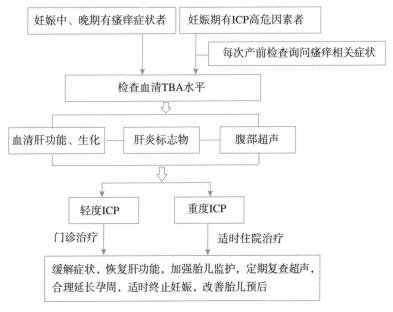

图 17-4　ICP 临床诊疗流程图

二、妊娠期急性脂肪肝

案例17-4

　　某患者，29 岁。因"停经 37^{+2} 周妊娠，恶心、乏力、厌食 6 d"急诊入院。妊娠期规律进行产前检查，化验检查未见异常。患者 6 d 前无诱因出现恶心、乏力、厌食，无瘙痒，3 d 前出现全身黄疸。体格检查：T 36.2 ℃，P 82 次 / 分，R 27 次 / 分，BP 100/70 mmHg。患者一般情况较差，皮肤、黏膜黄染，无明显出血点，Ⅰ度下肢水肿，宫高 34 cm，腹围 100 cm，宫口未开，胎心 120 次 / 分，无宫缩，胎心监护变异差，频发减速。入院后，为进一步明确诊断，检查血常规、凝血五项、肝功能、生化、病毒系列＋梅毒、血清淀粉酶、尿常规、血型测定、抗体，行 B 超检查。血常规：Hb 123 g/L，WBC 11.01×10^9/L，PLT 96×10^9/L。肝功能：谷草转氨酶 216 U/L，谷丙转氨酶 301 U/L，血糖 2.31 mmol/L，白蛋白 27.2 g/L，血碱性磷酸酶 926 U/L，总胆汁酸 41.4 μmol/L，总胆红素 145.41 μmol/L，结合胆红素 75.56 μmol/L，非结合胆红素 69.85 μmol/L，尿素氮 11.07 mmol/L，肌酐 116.14 μmol/L，尿酸 572 μmol/L，血清淀粉酶正常。凝血五项：D- 二聚体＞ 20 mg/L，PT 52 s，APTT 112.3 s，TT 103.3 s，FIB ＜ 0.8 g/L。尿胆红素阴性。乙肝表面抗原阴性。B 超：BPD 9.0 cm，FL 7.1 cm，胎心率 92 次 / 分，羊水指数 3.1 cm，脐动脉 S/D 比值 6.5。既往身体健康，G2P0，人工流产 1 次。

　　问题：
　　1. 该病例的临床特点有哪些？
　　2. 该病的诊断标准是什么？
　　3. 该病的治疗原则是什么？

L240u
案例17-4解析

　　妊娠期急性脂肪肝（acute fatty liver of pregnancy，AFLP）又称为急性黄色肝萎缩，最早在 1940 年由 Sheehan 报道，是一种临床上少见的妊娠中、晚期产科危急重症。起病急骤，病情凶险，患者在短时间内即可出现多脏器功能衰竭，甚至死亡。与胎儿长链 3- 羟酰 CoA 脱氢酶（long-chain 3 hydroxyacyl CoA dehydrogenase，LCHAD）脂肪酸氧化缺陷相关，中间代谢产物进入母体血液循环对肝细胞产生毒性作用。发病率为 1/20 000 ～ 1/7000，近年来随着对 AFLP 积极早期诊断、及时终止妊娠并给予最大程度的对症支持综合治疗，母儿死亡率从 80% 下降至 5%。

【诊断】

　　AFLP 主要依据病史、临床特点及辅助检查做出临床诊断，及早诊断有利于改善预后，确诊则依赖于病理学检查。目前国际上比较公认的诊断标准为 Swansea 诊断标准，共有 14 项，在除外其他肝病的基础上满足至少 6 条标准（表 17-5）。

　　1. 危险因素　胎儿 LCHAD 酶缺乏的孕妇、初产妇、男胎、多胎妊娠及子痫前期患者。

　　2. 临床表现　AFLP 起病隐匿，早期症状不典型，一旦发病，有典型的临床症状、体征及实验室检查特点，母儿并发症多且重（图 17-5）。

　　（1）症状：妊娠晚期发病，平均发病孕周为 35 ～ 36 周。多数患者诊断前数日有前驱症状，包括恶心、呕吐、厌食、全身乏力、头痛及右上腹部疼痛，其中呕吐、腹痛最多见，也可出现

表 17-5 AFLP Swansea 诊断标准

呕吐	
腹痛	
多饮 / 多尿	
脑病	
总胆红素升高	> 14 μmol/L
低血糖	< 4 mmol/L
尿素升高	> 340 μmol/L
白细胞增多	$> 11 \times 10^9$/L
腹水或超声检查显示光亮肝	
转氨酶升高	> 42 IU/L
血氨升高	> 47 μmol/L
肾功能不全，肌酐升高	> 150 μmol/L
凝血功能障碍，凝血酶原时间延长	PT > 14 s 或 APTT > 34 s
肝活检显示小泡性脂肪变性	

注：排除其他病因后，满足表现 ≥ 6 项者诊断为 AFLP。

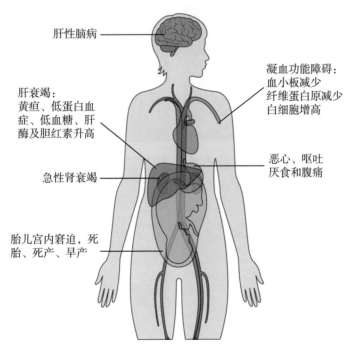

图 17-5 AFLP 的临床特点

烦渴，少数患者直接以肝性脑病为首发症状。继消化道症状后，出现黄疸，进行性加深，一般无瘙痒。病情变化迅速，出现多系统、多器官功能不全：肝性脑病、严重低蛋白血症、肾衰竭、弥散性血管内凝血（disseminated intravascular coagulation，DIC）、消化道出血、少尿、子痫前期、心动过速、休克，甚至死亡。

（2）体征：皮肤、黏膜黄染，腹部压痛。伴全身出血倾向时，皮肤可见瘀点、瘀斑，肝小而不可触及，叩诊浊音界缩小，移动性浊音可为阳性。

（3）胎儿：早产、胎儿窘迫、死胎及死产。

（4）辅助检查

1）实验室检查：①血常规示白细胞升高（＞15×10⁹/L）；血小板减少，往往＜100×10⁹/L。②凝血功能：凝血酶原时间（prothrombin time，PT）和活化部分凝血活酶时间（activated partial thromboplastin time，APTT）延长，纤维蛋白原降低，纤维蛋白降解产物增多。③肝功能损害：血清总胆红素中、重度升高，以直接胆红素为主，一般为 100～200 μmol/L；而尿胆红素多为阴性；血清谷丙转氨酶、谷草转氨酶呈轻度或中度升高，一般为 100～500 U/L，很少达 1000 U/L，呈现酶胆分离现象；肝性脑病时，血氨显著升高，血糖降低是 AFLP 区别于其他妊娠期肝病的一个重要特征。④肾功能损害：尿素氮、肌酐、尿酸增高。

2）影像学检查：超声可见典型光亮肝表现；CT 及 MRI 检查可显示肝内多余脂肪，肝实质密度均匀减低。但是超声、CT 及 MRI 检查没有阳性发现也不能排除 AFLP，超声引导下经皮肝穿刺活检显示广泛的肝细胞小泡性脂肪浸润，并伴随有局灶肝细胞坏死及胆汁淤积，是确诊 AFLP 的金标准（图 17-6）。但 AFLP 患者多有严重出血倾向，临床实际进行肝穿刺活检者甚少。

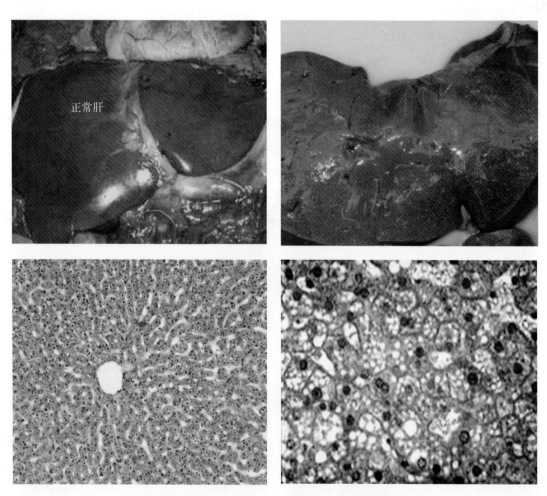

图 17-6 正常肝与 AFLP 的大体与镜下特征

A. 正常肝大体观；B. AFLP 大体观；C. 正常肝小叶镜下特征（10×10）；D. AFLP 肝细胞小泡性脂肪浸润，伴有局灶性肝细胞坏死（40×10）

【治疗】

早期诊断、及时终止妊娠、多学科协同诊治最大限度的支持治疗是治疗 AFLP 的基本原则（框 17-2）。

框 17-2 AFLP诊疗要点

1. 本病是妊娠中、晚期罕见的严重危及母儿生命的产科急症，其特征性表现为肝微泡脂肪浸润。
2. 早期不典型的消化道症状容易被忽视，及早识别能明显改善预后。
3. 本病是一种临床诊断，诊断依据主要为临床症状及实验室检查。
4. 本病可导致快速肝衰竭伴凝血、脑病和低血糖，是其典型的疾病特征。
5. 患者无肝病史及肝炎接触史，各种肝炎标志物阴性。
6. 容易出现胎儿窘迫、死胎、死产。
7. 及早终止妊娠和最大限度的支持治疗是基本治疗原则。
8. 多学科团队合作是治疗成功的关键：产科、ICU、肝病科、麻醉科、输血科、手术室及护理团队的密切协作。

1. 产科处理 一旦确诊妊娠期急性脂肪肝，尽快终止妊娠是抢救成功的关键。因为：①本病可迅速恶化，危及母胎生命。②至今尚无产前康复报道，立即分娩可使母儿存活率明显提高。③本病多发生在近足月，分娩对胎儿影响不大。当与其他妊娠相关肝病不能鉴别时，早期终止妊娠可改善母儿预后。

分娩方式首选剖宫产术，预防产后出血，一般建议放宽子宫切除术指征。术中、术后注意：剖宫产术应取下腹部纵切口，以利手术操作，减少损伤；若出现难以控制的产后多系统功能障碍，应全面评估病情，给予最大限度的支持治疗及对症处理。

2. 一般支持治疗 严密监测血糖，持续静脉滴注葡萄糖至肝功能恢复正常，保证总热量，低脂、低蛋白、高糖类饮食；补充各种营养液和维生素，维持水、电解质平衡；保护胃黏膜，抑制胃酸分泌至患者能够规律进食。预防感染，保肝，降血氨。

3. 纠正凝血功障碍 有凝血功能障碍时，输注大量冷冻新鲜血浆、冷沉淀、血小板、纤维蛋白原、凝血酶原复合物和红细胞等。

4. 多学科合作共同管理 一旦诊断为AFLP，多学科合作是治疗成功的关键，包括产科、ICU、肝病科、麻醉科、输血科、手术室及护理人员等有经验的多学科团队的密切协作。对重症AFLP患者适时给予人工肝支持系统或血液净化技术是稳定患者内环境、治疗多种并发症的必要措施。

【AFLP的诊疗流程】

AFLP的诊疗流程见图17-7。

三、妊娠期病毒性肝炎

案例17-5

某患者，38岁。因"妊娠27⁺²周，乏力，食欲缺乏，低热，尿黄及上腹部不适5 d"急诊入院。5 d前患者全身黄染、乏力、食欲缺乏，无瘙痒。体格检查：T 37.5 ℃，P 92次/分，R 28次/分，BP 120/70 mmHg。一般情况差，皮肤、黏膜黄染，无明显出血点，水肿Ⅰ度，宫高34 cm，腹围100 cm，宫口未开，胎心率140次/分，因从外地转至我院，无检查单。

问题：

1. 该病例如何进行诊断与鉴别诊断？
2. 妊娠与病毒性肝炎的相互影响是什么？
3. 该病的治疗原则是什么？

案例17-5解析

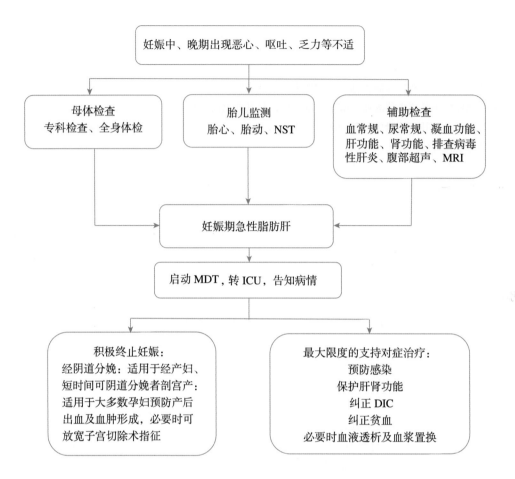

图 17-7 ALFP 的诊疗流程

妊娠合并病毒性肝炎是产科常见的感染性疾病，妊娠期任何时期孕妇均可被肝炎病毒感染发病。常见的病毒性肝炎主要包括甲型肝炎病毒（HAV）、乙型肝炎病毒（HBV）、丙型肝炎病毒（HCV）、丁型肝炎病毒（HDV）及戊型肝炎病毒（HEV）引起的肝病。其中乙型肝炎是妊娠期最常见的肝病。近年来，国内外进行了有关病毒性肝炎的深入研究，该病对母婴的影响（如垂直传播、处理及预防等）进一步受到关注。

【妊娠、分娩对病毒性肝炎的影响】

妊娠本身不增加对肝炎病毒的易感性，但由于妊娠期新陈代谢率高，营养物质消耗多，肝糖原贮备降低，妊娠早期食欲缺乏，营养物质相对缺乏，妊娠中、晚期大量胎盘激素及胎儿代谢产物需要经母体肝代谢，故肝负担加重，抵抗疾病的能力下降，故妊娠期较容易患肝炎。在妊娠晚期患病者，尤其是黄疸性肝炎，发展为急性重型肝炎或妊娠急性、亚急性黄色肝萎缩比非妊娠期多，恢复较慢，病死率也高。在分娩过程中，出血、手术创伤、麻醉以及体力消耗等，均可使病毒性肝炎的病情加重、复杂，增加诊治难度。本病极易与妊娠期肝损害混淆，应注意妊娠期肝病的诊断与鉴别诊断。

【病毒性肝炎对母儿的影响】

1. 对围产儿的影响 早期，妊娠期病毒性肝炎胎儿畸形发生率高 2 倍，肝炎孕妇流产、早产、死胎、死产及新生儿死亡率较正常妊娠高。胎儿在宫内存在垂直传播，尤其是乙型肝炎病毒垂直传播率高。

2. 对母体的影响 妊娠合并症与并发症均增加：妊娠早期妊娠反应加重，妊娠晚期妊娠期高血压疾病发生率增加，分娩期可加重肝负担，产后出血发生率升高，产后出血及肝性脑病等

5种常见肝炎病毒模式图

均较无肝炎的孕妇高，死亡率较未孕时高。

【肝炎病毒的垂直传播途径】

1. 甲型病毒性肝炎 甲型肝炎病毒一般不能通过胎盘屏障传给胎儿，故垂直传播的可能性极小。但在分娩过程中，接触母体血液或受粪便污染可使新生儿感染。

2. 乙型病毒性肝炎 孕妇患乙型病毒性肝炎极易使婴儿成为慢性乙型肝炎病毒（HBV）携带者，垂直传播引起的 HBV 感染在我国约占婴幼儿感染的 1/3，40%~50% 慢性乙型肝炎表面抗原携带者是由垂直传播造成的。如果孕妇乙型肝炎 e 抗原（HBeAg）阳性、HBV-DNA 高拷贝数（10^8 拷贝 /ml），产后主动及被动免疫效果差，垂直传播率几乎达 100%。妊娠早、中期发病者婴儿感染率仅为 6.2%，而妊娠晚期患病者，其婴儿感染率达 70%。HBV 垂直传播有以下 3 种途径（框 17-3）。

框 17-3 HBV 垂直传播途径

宫内传播：HBV 宫内感染率为 9.1%~36.7%。宫内传播的机制尚不清楚，可能由胎盘屏障受损或通透性增强引起母血渗漏造成。
产时传播：为 HBV 垂直传播的主要途径，占 40%~60%。胎儿通过软产道时，吞咽含 HBsAg 的母血、阴道分泌物，或在分娩过程中子宫收缩使胎盘绒毛破裂，母体血液进入胎儿血液循环，进而进入胎儿体内，可使胎儿感染。
产后传播：与接触母乳及母亲唾液有关。据报道，当母血 HBsAg、HBeAg、乙型肝炎核心抗体（HBcAb）均阳性时，母乳 HBV-DNA 出现率为 100%，单纯 HBsAg 阳性时，母乳 HBV-DNA 出现率为 46% 左右。

3. 丙型病毒性肝炎 国外文献报道丙型肝炎病毒在母婴间垂直传播的发生率为 4%~7%。当母血清中检测到较高滴度的 HCV-RNA（超过 10^6 拷贝 /ml）时，才会发生垂直传播。妊娠晚期患丙型肝炎，约 2/3 发生垂直传播，受感染者约 1/3 将来发展为慢性肝病，许多发生宫内感染的新生儿在出生后 1 年内自然转阴。

4. 丁型病毒性肝炎 HDV 传播途径与 HBV 相同，经体液、血液或注射途径传播。

5. 戊型病毒性肝炎 目前已有垂直传播的病例报道，病毒传播途径与甲型病毒性肝炎相似。

【诊断】

本病主要根据病史、临床症状、体征及实验室检查明确诊断，列于表 17-6。对于疑难病例，需要与妊娠期特有的肝病相鉴别，列于表 17-7。

1. 病史 与肝炎患者接触史、输血史或注射血制品史。

2. 临床症状 近期突然出现消化道症状，如乏力、食欲减退、厌油、恶心、呕吐、腹胀、腹泻及肝区疼痛等，尤其无其他原因可解释的以上症状。体格检查发现皮肤及巩膜黄染、肝大、肝区有触痛或叩击痛、脾大且可触及。

3. 实验室检查 谷丙转氨酶、谷草转氨酶、血清胆红素值明显上升（$> 171 \ \mu mol/L$），尿胆红素（+）等。肝炎病毒抗原、抗体检查阳性。

表 17-6 妊娠期急性病毒性肝炎的临床特征

类别	母体并发症	胎儿并发症	垂直传播	阻断和治疗
HAV	轻度妊娠并发症	罕见	可能在围生期	疫苗接种
HBV	同正常人群	罕见，早产	50%~70% 在妊娠晚期	疫苗和预防
HCV	无	无	3%~5%	聚乙二醇干扰素和利巴韦林禁用
HDV	同正常人群	暂缺数据	暂缺数据	HBV 疫苗接种
HEV	致死（高达 25%）	早产或者死胎	0~50%	无 FDA 批准的疫苗

表 17-7 妊娠期各种常见肝病的鉴别诊断要点

疾病	妊娠期	症状和体征	实验室检查	并发症
子痫前期或子痫	中、晚期	高血压、恶心、呕吐、头痛、头晕、水肿、视物模糊	肝酶轻度升高，谷丙转氨酶 < 500 U/L，蛋白尿，凝血功能基本正常	高血压危象，肾功能障碍，肝破裂/坏死，神经系统症状（子痫、脑出血），胎盘早剥，早产，胎儿生长受限
HELLP综合征	晚期	子痫前期症状，酱油色尿	溶血，肝酶轻度升高 PLT < 100×10⁹/L，LDH > 600 μmol/L，Tbil > 20.5 μmol/L，外周血涂片见异型红细胞	母体：癫痫发作，急性肾衰竭，肝破裂、血肿或坏死（增加死亡率）胎儿：胎盘早剥
AFLP	晚期，中期少见	恶心、呕吐、乏力、黄疸，急进性肝、肾衰竭，出血倾向，胎动减少	肝酶中度升高，谷丙转氨酶 < 500 U/L，胆红素重度升高，低血糖，白细胞计数升高，低纤维蛋白原（< 1.5 g/L），凝血功能障碍	急性肝衰竭、肾衰竭，肝性脑病，腹水，脓毒症，创伤性血肿，产后出血，胎儿窘迫，早产，死胎、死产
ICP	中、晚期	剧烈瘙痒，黄疸，脂肪泻	肝酶轻度或中度升高，谷丙转氨酶 < 500 U/L，胆汁酸重度升高，胆红素中度升高（≤ 85.5 μmol/L）	产后出血、死胎、早产，不可预测的胎死宫内
病毒性肝炎	妊娠各期	发热、恶心、呕吐、上腹痛、黄疸	血清肝炎病毒检测阳性	妊娠合并症与并发症均增加，流产、死胎、死产、早产及胎儿畸形，宫内垂直传播

【治疗】

1. 一般处理　注意休息，加强营养（富含维生素、高蛋白、足量糖类、低脂肪饮食），保肝治疗，避免使用对肝有损害的药物，注意预防感染（使用广谱抗生素），有黄疸者应按重症肝炎处理，立即住院。

2. 产科处理　妊娠早期患急性肝炎，待病情好转后人工流产；妊娠中期患急性肝炎，应积极治疗，如出现死胎，待病情稳定后可引产；妊娠晚期患急性肝炎，可给予维生素 C、维生素 K，并积极防治子痫前期，如病情继续进展，应考虑终止妊娠；分娩期要注意缩短第二产程，防止产道损伤及胎盘、胎膜残留。新生儿经正规主动及被动免疫预防后，不管孕妇 HBeAg 状态如何，均可进行母乳喂养。

3. 重症肝炎的处理　同妊娠期急性脂肪肝，经积极处理 24 h 后迅速终止妊娠；产褥期使用广谱抗生素，严密观察，对症处理，产妇应回奶。

【妊娠期重症肝炎的处理流程】

妊娠期重症肝炎的处理流程见图 17-8。

乙型病毒性肝炎新生儿的产后预防措施

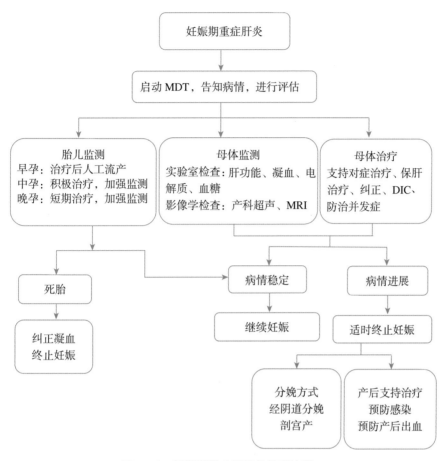

图 17-8　妊娠期重症肝炎的处理流程

（张　龑）

第四节　妊娠合并糖尿病

妊娠合并糖尿病是产科常见合并症，包括孕前 1 型或 2 型糖尿病患者妊娠以及妊娠期发生的糖代谢异常——妊娠糖尿病（gestational diabetes mellitus，GDM）。自 2010 年国际糖尿病与妊娠研究组（International Association of Diabetes and Pregnancy Study Groups，IADPSG）推荐出台了国际妊娠合并糖尿病诊断标准，国内及国际学术组织陆续颁布了 GDM 诊断标准。GDM 患病率为 15% ~ 20%。妊娠期高血糖环境对于后代的影响不仅仅局限于妊娠期，而是对儿童期、青春期和成年期的后代有着持续且深远的影响。

随着我国生育政策的调整，孕妇年龄偏大，GDM 发生率将进一步上升，如何进行 GDM 诊断以及规范化处理十分重要。孕前糖尿病患者妊娠期母儿并发症发生率高，应尽量做到计划怀孕，孕前咨询应包括评价糖尿病病情程度、微血管病变、应用胰岛素积极控制血糖达标、孕前患者健康教育等。

孕前糖尿病合并妊娠和GDM对于胎儿发育的影响

案例17-6

案例17-6解析

某患者，34岁。因"发现血糖升高9年，拟准备妊娠"来门诊咨询。患者月经不规律，4～5 d/35～45 d，G1P0。9年前无明显诱因出现口渴、多尿，化验空腹血糖（FBG）8～11 mmol/L，诊断为"2型糖尿病"，给予饮食控制及服用二甲双胍等药物治疗，FBG 6～7 mmol/L，餐后2 h血糖（PBG）8～10 mmol/L，无头晕、心悸、胸闷；无四肢麻木、疼痛。无视力改变，无双下肢水肿。身高160 cm，体重70 kg。现服用"二甲双胍，250 mg，每日3次"，FBG 7～8 mmol/L，PBG 9～11 mmol/L。否认高血压、肝病、肾病史；7年前诊断为"肾结石"；否认外伤及手术史；无药物过敏史。无吸烟、饮酒史。其外祖父、外祖母、母亲、舅舅均患糖尿病。

问题：
1. 孕前建议该患者做哪些检查？
2. 如何为该患者制订饮食治疗和药物治疗方案？

糖尿病病因学分型
（WHO 1999年分型
体系）

【糖尿病的类型】

妊娠合并糖尿病分为1型糖尿病、2型糖尿病和GDM。1型糖尿病和2型糖尿病是孕前糖尿病。2型糖尿病的病理生理学特征为胰岛素调控葡萄糖代谢能力下降（胰岛素抵抗），伴随胰岛β细胞功能缺陷所导致的胰岛素分泌减少（或相对减少）。明确患者的糖尿病类型，对于妊娠期的血糖管理是必要的。

【糖尿病患者计划妊娠前的咨询】

所有计划怀孕的DM及糖尿病前期妇女，最好进行一次孕前咨询。妊娠期高血糖、低血糖或严重的血糖波动，都会增加孕妇和围产儿并发症发生率；因此，糖尿病妇女孕前及妊娠期积极控制血糖十分重要。孕前应用口服降血糖药二甲双胍可以继续服用，也可孕前停用口服降血糖药，改用胰岛素，将血糖尽量控制达标，再准备妊娠。

妊娠前血糖控制标准

【孕前糖尿病患者微血管并发症的评估】

糖尿病女性需在计划怀孕前评估是否伴有糖尿病并发症。首先应回顾如下病史：①糖尿病的病程；②急性并发症；③慢性并发症；④糖尿病治疗情况；⑤其他伴随疾病和治疗情况。同时评价其血糖、HbA1c、血压、心电图、眼底、肝功能、肾功能等指标，从而判断是否伴有糖尿病视网膜病变、糖尿病肾病及神经病变和心血管疾病等，如果需要，应予处理后再怀孕（E级证据）。孕前血压宜控制在130/80 mmHg以下。肥胖糖尿病患者应筛查是否患睡眠呼吸暂停综合征。糖尿病慢性并发症在妊娠期可能加重，需在妊娠期检查时重新评价。应加强对患者的糖尿病相关知识教育。

由于妊娠期间糖尿病并发症可能会加重，因此怀孕前进行血压、心电图、眼底、肾功能、心脏超声等项目的全面检查和功能评价是非常必要的。合并严重心血管病变、肾功能不全者应避孕，已妊娠者应及早终止；眼底有增生性视网膜病变已接受激光凝固治疗者，可酌情考虑妊娠，妊娠期新发现者可以进行治疗。建议糖尿病患者妊娠12周后尽早使用小剂量阿司匹林预防子痫前期的发生。

【孕前合理的药物调整】

1. 应用二甲双胍者可以继续服用，对二甲双胍无法控制的高血糖，及时加用或改用胰岛素控制血糖，停用二甲双胍以外的其他类别的口服降血糖药。

2. 停用妊娠期禁用的药物，如他汀类药物、血管紧张素转换酶抑制药（ACEI）、血管紧张素Ⅱ受体阻断药（ARB）等。孕前未停药者，一旦确定妊娠，应尽早停药。

3. 妊娠前 3 个月要适量补充小剂量叶酸、多种维生素，保持健康的生活方式，戒烟、酒等。

【孕前血糖控制】

孕前血糖控制，可通过饮食、运动及调节胰岛素用量三方面进行。

1. 饮食治疗 根据患者的孕前体重指数，拟订适当的营养摄入量。

2. 鼓励运动 运动有利于改善胰岛素抵抗，减少胰岛素的用量，要注意运动的时间和强度，要动静结合，循序渐进。

3. 胰岛素治疗 孕前首选使用胰岛素控制血糖水平。

【个体化的胰岛素治疗方案】

胰岛素治疗是目前糖尿病患者孕前控制血糖的理想选择。胰岛素个体化治疗方案的制订，要结合患者糖尿病类型、患者年龄、病程、体重指数、并发症情况、每日血糖谱和胰岛 β 细胞功能等综合因素确定。胰岛素治疗只有与饮食、运动、心理调节治疗紧密结合，才能达到有效控制高血糖、减少低血糖发生、避免血糖波动的理想目标，最大限度地减少高血糖对母婴的伤害。

案例17-7 ━━

某患者，29 岁。因"停经 26 周，发现血糖升高 1 周"收入院。患者平素月经规律，末次月经 2020 年 6 月 18 日，预产期 2021 年 3 月 25 日。于停经 35 d 查尿 HCG（+）。妊娠 25 周常规行 OGTT，检查结果为空腹血糖 5.8 mmol/L，餐后 1 h 血糖 11.45 mmol/L、餐后 2 h 血糖 8.75 mmol/L。既往史：否认糖尿病、高血压、肝病、肾病史；否认外伤及手术史；无药物过敏史。无吸烟、饮酒史。4 年前行剖宫产术分娩一男婴（巨大胎儿），体重 4350 g；否认糖尿病家族史。孕前体重指数 29 kg/m²。

问题：

1. 该患者目前的诊断是什么？

2. 下一步治疗方案是什么？

案例17-7解析

【GDM 的诊断】

有条件的医疗机构，在妊娠 24 ~ 28 周，应对所有尚未被诊断为糖尿病的孕妇进行 75 g 口服葡萄糖耐量试验（oral glucose tolerance test，OGTT）。

OGTT 的方法：OGTT 前一日晚餐后禁食 8 ~ 14 h 至次日晨（最迟不超过上午 9 时）。OGTT 试验前连续 3 d 正常体力活动、正常饮食，即每日进食糖类不少于 150 g，检查期间静坐、禁烟。检查时，5 min 内饮用含 75 g 葡萄糖的液体 300 ml，分别抽取服葡萄糖前、服葡萄糖后 1 h 及 2 h 的静脉血（从开始饮用葡萄糖水计算时间）。放入含有氟化钠试管中，采用葡萄糖氧化酶法测定血浆葡萄糖水平。

75g OGTT 的诊断标准：空腹及服葡萄糖后 1 h、2 h 的血糖值分别为 5.1 mmol/L、10.0 mmol/L、8.5 mmol/L（92 mg/dl、180 mg/dl、153 mg/dl）。任何一次血糖值达到或超过上述标准，即诊断为 GDM。

【GDM 的诊断策略和证据】

随着肥胖和糖尿病的发病率日益增多，育龄妇女罹患 2 型糖尿病的风险增加。高血糖与妊娠不良结局研究（hyperglycemia and adverse pregnancy outcome study，HAPO）证实，妊娠期即使轻度血糖升高，大于胎龄儿、剖宫产、新生儿低血糖、高胰岛素血症等疾病的风险也随着血糖水平的升高而增加。因此及早发现 GDM，及时将血糖控制在合理水平，是改善妊娠不良结局的关键。

L212a
糖尿病高危因素

为减少母婴不良风险的发生，进一步优化妊娠期妇女及其子女的预后，国际妊娠合并糖尿病研究组（IDAPSG）和我国学术组织均提出：①有糖尿病高危因素的妊娠期妇女，在首次产前检查时即要用血糖检查及时诊断出孕前漏诊的糖尿病；首次血糖无异常者，则于妊娠 24～28 周时再次行 75 g 口服葡萄糖耐量试验（OGTT）进行 GDM 检查。②所有孕妇均建议在妊娠 24～28 周接受 75g OGTT 筛查，妊娠中期是母体胰岛素抵抗逐渐增强，妊娠期糖代谢开始出现变化的时期，此期检查有助于 GDM 的诊断。

【GDM 诊断标准的变迁】

L213a
常用的GDM诊断标准

长期以来，对于妊娠糖尿病的早期诊断主要包括两个方面：于妊娠 24～28 周进行 50 g GCT，筛查 GDM；筛查异常者进一步行 100 g 或 75 g OGTT，明确 GDM 的诊断。

HAPO 为 GDM 的诊断标准提供了有力的试验数据，根据该研究结果，2010 年国际糖尿病与妊娠研究组（IADPSG）修正了新的 GDM 筛查和诊断指南，包括对高危妇女妊娠早期进行检查，及早发现产前糖尿病患者；对所有妊娠 24～28 周妇女普遍采用 75 g OGTT 进行空腹及 1 h、2 h 血糖检测；推荐 GDM 的诊断切点为：空腹、服葡萄糖后 1 h 和 2 h 的血糖值分别为 5.1 mmol/L、10.0 mmol/L 和 8.5 mmol/L，有一项升高，即可诊断为 GDM。ADA 于 2011 年采纳了该诊断标准，即空腹、服葡萄糖后 1 h，2 h 的血糖值分别为 5.1 mmol/L、10.0 mmol/L、8.5 mmol/L，任何一点血糖值达到或超过上述阈值，即诊断为 GDM。新的诊断标准将显著地增加 GDM 的发病率，对于 GDM 的治疗措施、监测手段和频率都将有待于进一步明确。目前尚缺乏有关中国人群的研究数据，新的标准如何更好地应用于中国人群，仍需进一步临床研究加以证实。

【医疗资源缺乏地区 GDM 诊断的策略】

在医疗资源缺乏地区，建议妊娠 24～28 周首先检查 FPG。妊娠 24 周后 FPG ≥ 5.1 mmol/L（92 mg/dl），可以直接诊断为 GDM，不必再做 75 g OGTT，4.4 mmol/L ≤ FPG ＜ 5.1 mmol/L 者，应尽早做 75 g OGTT。

【医学营养治疗（MNT）】

MNT 治疗的目的是使糖尿病孕妇的血糖控制在正常范围，保证母亲和胎儿的合理营养摄入，减少母儿并发症的发生。一旦确诊为 GDM，立即对患者进行 MNT 和运动指导，以及进行血糖监测的教育等。经过 MNT 和运动指导，监测空腹及餐后 2 h 血糖，血糖仍异常者，收入院。

1．推荐营养摄入量

（1）每日总能量摄入：应基于孕前体重和妊娠期体重增长速度，列于表 17-8。

虽然需要控制糖尿病孕妇每日摄入的总能量，但应避免能量限制过度［妊娠早期＜ 6276 kJ（1500 kcal），妊娠晚期＜ 7531 kJ（1800 kcal）］，糖类摄入不足可能导致酮症的发生，对母亲和胎儿都会产生不利的影响。

表 17-8 孕妇每日能量摄入推荐（基于孕前体重类型）

BMI（kg/m²）	能量系数（kcal/kg）	平均能量（kcal/d）	妊娠期体重增长推荐（kg）	妊娠中、晚期推荐每周体重增长（kg）
低体重（＜ 18.5）	35～40	2000～2300	11～16	0.46（0.37～0.56）
理想体重（18.5～24）	30～35	1800～2100	8～14	0.37（0.26～0.48）
超重 / 肥胖（24～28/ ≥ 28）	25～30	1500～1800	7～11/5～9	0.30（0.22～0.37）/0.22（0.15～0.30）

注：妊娠早期平均体重增加 0.5～2 kg；妊娠中、晚期：在此基础上平均增加约 200 kcal/d。

对于我国常见身高的孕妇（150 ～ 175 cm），可以参考［身高（cm）– 105］为理想体重值。对于身材过矮或过高的孕妇，需要根据患者的状况调整膳食能量推荐。而对于多胎妊娠者，应在单胎妊娠的基础上每日适当增加 200 kcal 的能量摄入。

（2）糖类：推荐摄入量占总能量的 50% ～ 60%，每日糖类不低于 150 g，对维持妊娠期血糖正常更为合适。应尽量避免食用蔗糖等精制糖。等量糖类食物选择时可优先选择低血糖指数的食物。监测糖类的摄入量是血糖控制达标的关键策略，无论采用糖类计算法、食品交换份法或经验估算（A 级）。当仅考虑糖类总量时，用血糖指数和血糖负荷可能更有助于血糖控制（B 级）。

（3）蛋白质：推荐饮食蛋白质占总能量的 15% ～ 20% 为宜，能够满足母体的妊娠期生理调节及胎儿生长发育所需。

（4）脂肪：推荐膳食脂肪量占总能量的 25% ～ 30%。但应适当限制饱和脂肪酸含量高的食物，如动物油脂、红肉类、椰奶、全脂奶制品等，糖尿病患者饱和脂肪酸摄入量不应该超过总摄入能量的 7%（A 级）；而单不饱和脂肪酸含量丰富的橄榄油、山茶油等应占脂肪供能的 1/3 以上。减少反式脂肪酸摄入量能降低低密度脂蛋白胆固醇，增加高密度脂蛋白胆固醇（A 级）。所以，糖尿病孕妇应减少反式脂肪酸的摄入量（B 级）。

（5）膳食纤维：是不产生能量的多糖。水果中的果胶、海带、紫菜中的藻胶、某些豆类中的胍胶和魔芋粉等有控制餐后血糖上升幅度、改善葡萄糖耐量和降低血胆固醇的作用。推荐每日摄入 25 ～ 30 g。可在饮食中多选一些富含膳食纤维的燕麦片、苦荞麦面等粗杂粮以及新鲜蔬菜、水果、藻类食物等。

（6）补充维生素及矿物质：妊娠时孕妇对铁、叶酸、维生素 D 的需要量增加 1 倍，钙、磷、硫胺素、维生素 B_6 的需要量增加 33% ～ 50%，锌、核黄素的需要量增加 20% ～ 25%，维生素 A、维生素 B_{12}、维生素 C、能量、硒、钾、生物素、烟酸的需要量增加 18% 左右。因此，建议在妊娠期有计划地增加富含维生素 B_6、钙、钾、铁、锌、铜的食物（如瘦肉、家禽、鱼、虾、奶制品、新鲜水果和蔬菜等）。

（7）非营养性甜味剂的使用：ADA 建议只有 FDA 批准的非营养性甜味剂孕妇可以使用，并适度推荐，目前相关研究非常有限（E 级）。美国 FDA 批准的 5 种非营养性甜味剂分别是乙酰磺胺酸钾、阿斯巴甜、纽甜、食用糖精和三氯蔗糖。

2. 妊娠不同时期每日所需总热量存在差异　妊娠早期，热量需求与妊娠前大致相同，妊娠早期总热量不宜低于 6276 kJ /d（1500 kcal/d），一般为 6694 ～ 7113 kJ/d（1600 ～ 1700 kcal/d）；妊娠中、晚期，胎儿生长发育速度较快，总热量平均增加 837 kJ/d（200 kcal/d），妊娠晚期尽量不低于 7531 kJ/d（1800 kcal/d）。双胎妊娠，平均热量增加 837 kJ/d（200 kcal/d）。在改变孕妇生活方式的过程中，医师、护士、营养师等专业团队提供的指导信息和意见固然很重要，来自家庭的支持和监督也同样具有重要作用。大部分 GDM 孕妇通过生活方式调整后，血糖可以达到理想范围，可减少妊娠糖尿病合并症的发生、发展。

【妊娠期血糖控制目标】

妊娠期血糖控制目标列于表 17-9。

表 17-9　妊娠期血糖控制目标

孕前 1 型或 2 型 DM 妊娠	GDM
餐前、睡前及夜间 3.3 ～ 5.4 mmol/L	空腹或餐前 ≤ 5.3 mmol/L
餐后血糖峰值 5.4 ～ 7.1 mmol/L	餐后 1 h ≤ 7.8 mmol/L 或
糖化血红蛋白 6.0%，避免低血糖	餐后 2 h ≤ 6.7 mmol/L
为减少低血糖发生，建议妊娠早期控制标准：空腹 < 6 mmol/L；餐后 2 h < 7.8 mmol/L	

【血糖监测方法的选择及意义】

妊娠合并糖尿病孕妇，要监测 24 h 血糖，主要包括三餐前血糖、三餐后 2 h 血糖、睡前血糖，必要时加测清晨 3 时至 4 时血糖；对于血糖控制不理想者，还要测定尿酮体。

应用连续监测 72 h 血糖动态变化的动态血糖监测（CGM）有利于精细监控血糖，尤其是在探知无症状性低血糖、揭示血糖波动等方面具有明显优势，能有效地提高对妊娠期血糖控制的能力。

糖化血红蛋白（HbA1c）主要反映测定前 8 ~ 12 周的平均血糖水平，是评估和监测血糖长期控制情况的主要指标，因此对于妊娠期间短期的血糖控制情况的评价无明显优势，但是有利于孕妇是否为孕前糖尿病的评价和判定。此外，妊娠期间血糖的监测频率和时间还要依据患者的病情变化、生活方式和自身需要而灵活掌握，做到个体化。同时要加强医师和患者的沟通，提高患者的自我发现率，减少潜在性血糖波动，为制订和实施个性化治疗方案提供有效的依据和保障。

糖化白蛋白（GA）能反映糖尿病患者检测前 2 ~ 3 周的平均血糖水平，其正常参考值为11% ~ 17%。GA 对短期内血糖变化比 HbA1c 敏感，是评价患者短期糖代谢控制情况的良好指标，尤其是对于患者治疗方案调整后的疗效评价。对于患有肾病综合征、肝硬化等影响白蛋白更新速度疾病的患者，GA 的检测结果是不可靠的。

【药物应用时机】

一般经饮食治疗 3 ~ 5 d 后，血糖控制仍不理想者，如餐前血糖 > 5.3 mmol/L，餐后 2 h 血糖 > 6.7 mmol/L，夜间血糖 ≥ 5.6 mmol/L 者，或控制饮食后出现饥饿性酮症，而增加热量摄入时血糖又超过妊娠期标准者，应及时加用药物治疗。

【药物治疗的方案与剂量的选择】

GDM 的药物治疗方案包括口服降血糖药和胰岛素。在药物治疗方案的选择上，推荐根据孕前 BMI、诊断 GDM 的孕周、OGTT 餐后 1 h 血糖水平、治疗前平均血糖水平、治疗后第 1 周空腹血糖水平等对患者的胰岛素抵抗程度进行分层，胰岛素抵抗轻者单用二甲双胍即可实现血糖控制；部分患者由于存在较多胰岛素抵抗的危险因素，单用二甲双胍血糖控制不满意，应先使用二甲双胍，并在此基础上尽早加用胰岛素；部分患者血糖代谢紊乱程度较重，2015 年 FIGO 指南建议若患者存在以下特点：妊娠 20 周前诊断糖尿病、妊娠 30 周前需用药物控制血糖、空腹血糖水平 > 6.1 mmol/L、餐后 1 h 水平 > 7.7 mmol/L、妊娠期间体重增长 > 12 kg，应以胰岛素作为首选药物。

1．二甲双胍　妊娠期使用的有效性和近期安全性已在近年来发表的随机对照试验和系统评价研究中得到验证。2015 年 FIGO 妊娠糖尿病指南明确指出 GDM 患者妊娠中、晚期使用二甲双胍和胰岛素均安全且有效，可作为一线治疗方案，二甲双胍（包括需加用胰岛素时）治疗 GDM 较胰岛素更有优势。

二甲双胍的远期安全性

二甲双胍的使用方法：起始剂量 500 mg/d 随餐服用，可每日增加 500 ~ 750 mg，1 ~ 2 周后剂量可调整为 2000 ~ 2500 mg/d 的最大剂量。若使用二甲双胍 1 ~ 3 周后血糖控制仍不满意，应加用胰岛素或改用胰岛素进行降糖治疗，以减少巨大胎儿等不良妊娠结局的发生率。

2．胰岛素　由于不同孕妇个体胰岛功能的差异及对胰岛素敏感性的不同，胰岛素治疗方案要个性化。理想的胰岛素治疗方案应模拟人体的生理胰岛素分泌模式，即维持空腹和餐前血糖的基础胰岛素量与控制进餐后血糖水平的餐时胰岛素量。不同的胰岛素剂型具有各自不同的作用特点，临床要灵活选择，合理搭配。

妊娠期常用的胰岛素制剂主要包括短效胰岛素、超短效人胰岛素类似物、中效胰岛素和长效胰岛素类似物等。

（1）短效胰岛素：起效速度快，可以皮下、肌内和静脉内注射使用；剂量易于调整，主要用于餐后高血糖的控制；静脉注射时能使血糖迅速下降，可用于抢救糖尿病酮症酸中毒等高血糖危象。

（2）超短效人胰岛素类似物：胰岛素类似物是一类分子结构、生物活性及免疫原性与人胰岛素相似的生物制剂，其药动学特点与人胰岛素比较，更符合生理、抗原性更弱、效果更好，更利于餐后血糖的控制，可于餐前使用，使孕妇用餐时间更为灵活。研究证实，胰岛素类似物在妊娠期应用的安全性、有效性高于普通人胰岛素，且母亲及胎儿的并发症较少。由于起效速度快、低血糖发生率低，不易发生下一餐前低血糖，其临床依从性显著高于普通人胰岛素。门冬胰岛素注射液（商品名诺和锐）是目前唯一被美国食品和药品监督管理局（FDA）批准用于妊娠期的人胰岛素类似物。

（3）中效胰岛素（NPH）：是含有鱼精蛋白、短效胰岛素和锌离子的混悬液，只能皮下注射。注射后必须在组织中蛋白酶的分解作用下，将胰岛素与鱼精蛋白分离，释放出胰岛素，再发挥生物学效应。其特点是起效速度慢，注射后 2 ~ 4 h 起效，作用高峰时间在注射后 6 ~ 10 h，药效持续时间长达 16 ~ 20 h，主要用于基础血糖的控制。

（4）长效胰岛素类似物：皮下注射后 1 ~ 2 h 起效，作用高峰时间为注射后 12 ~ 16 h，药效持续时间达 24 h，可用于控制夜间血糖、空腹血糖和餐前血糖。

胰岛素使用要从小剂量开始。若无糖尿病急性并发症，多数患者可从 0.3 ~ 0.8 U/（kg·d）起步，根据血糖水平，每 2 ~ 3 天调整一次，每次增减 2 ~ 4 U。除非特殊情况，调整剂量不要过大；距离血糖达标值越近，调整幅度应越小，避免发生低血糖。

正常人胰岛素的分泌模式

随着血糖水平的升高，发生大于胎龄儿、剖宫产、新生儿低血糖、高胰岛素血症等不良结局的风险增加。为确保孕妇和胎儿在整个妊娠期更安全，积极控制妊娠期血糖非常有必要。胰岛素由于具有能够有效地控制血糖且不能透过胎盘的特性，而成为目前治疗妊娠合并糖尿病的最佳选择；妊娠期胰岛素的应用对改善妊娠合并糖尿病患者及其后代的结局具有重要意义。虽然应用胰岛素治疗 GDM 安全可靠，但须建立在诊断明确、饮食及运动治疗、健康教育充分的基础上。随着医药学的不断发展，一定会研究出更多的胰岛素及其类似物剂型，满足临床的合理需求。

【糖尿病孕妇妊娠期并发症的监测】

1. 妊娠期高血压的监测　每次检查时应监测血压及尿蛋白，一旦并发子痫前期，按子痫前期处理原则。

2. 羊水过多及并发症的监测　注意患者的宫高曲线及子宫张力，如宫高增长速度过快，或子宫张力增大，应及时行 B 超检查，了解羊水量。

3. 糖尿病酮症酸中毒（DKA）症状的监测　妊娠期出现不明原因的恶心、呕吐、乏力、头痛甚至昏迷者，应注意检查患者的血糖、尿酮体，必要时行血气分析，明确诊断。

4. 感染的监测　注意有无白带增多、外阴瘙痒、尿急、尿频、尿痛及腰痛等表现，定期行尿常规检测。

5. 甲状腺功能检测　必要时行甲状腺功能检测，了解患者的甲状腺功能。

6. 其他　糖尿病伴有微血管病变合并妊娠者应在妊娠早、中、晚三个阶段进行肾功能、眼底检查和血脂测定。

【糖尿病孕妇宫内胎儿的监测】

1. 胎儿发育异常的检查　在妊娠中期，应用彩色多普勒超声对胎儿进行产前筛查，尤其要注意检查中枢神经系统和心脏的发育（有条件者推荐作胎儿超声心动图检查）。

2. 胎儿生长速度的监测　妊娠中、晚期应每个月进行超声检查，监测胎儿发育情况，了解羊水量以及胎儿血流情况等。

3. 胎儿宫内发育状况的评价　需要应用胰岛素或口服降血糖药的糖尿病患者，妊娠 32 周起，注意胎动，每周行 1 次 NST；必要时行超声多普勒检查了解脐动脉血流情况。

4．促胎肺成熟 妊娠期血糖控制不满意以及需要提前终止妊娠者，应在计划终止妊娠前 48 h 促胎肺成熟。有条件者行羊膜腔穿刺术抽取羊水了解胎肺成熟度，同时羊膜腔内注射地塞米松 10 mg。

【分娩时机及方式】

1．不需要胰岛素治疗的 GDM 孕妇，无母儿并发症，可在严密监测下，等到预产期，未自然临产者采取措施终止妊娠。

2．孕前糖尿病及应用胰岛素治疗的 GDM 患者，如果血糖控制良好，在严密监测下，妊娠 38 ~ 39 周终止妊娠；血糖控制不满意者及时收入院。

3．有母儿合并症者，在严密监护下，适时终止妊娠，必要时促胎肺成熟。

【妊娠糖尿病产后随访】

GDM 患者及其后代均为公认的糖尿病高危人群。GDM 患者产后患 2 型 DM 的相对危险度是 7.43，通过生活方式改变和药物治疗可以使有 GDM 史的女性发生 DM 的比例减少 50% 以上。

1．推荐所有 GDM 患者在产后 6 ~ 12 周进行随访。

2．产后随访时，应向产妇讲解产后随访的意义，指导其改变生活方式，合理饮食及适当运动，鼓励母乳喂养。

3．建议对糖尿病孕妇的后代进行随访以及健康生活方式指导，可进行身长、体重、头围、腹围测定，必要时进行血压及血糖的检测。

4．建议有条件者至少每 3 年进行一次随访。

【妊娠糖尿病的预防】

孕前和妊娠期的饮食和生活方式都与 GDM 发生风险相关。荟萃分析显示，单纯进行饮食或运动管理对 GDM 预防没有明确的益处或危害，而联合饮食和运动管理可能对 GDM 预防存在一定益处。基于我国人群的一项随机对照试验发现，妊娠早期开始每周规律自行车运动，可使超重和肥胖孕妇 GDM 的发生风险显著下降，下降幅度高达 46.8%，并可有效地控制超重和肥胖孕妇妊娠期体重增长、减轻其妊娠期胰岛素抵抗程度。

GDM 相关不健康的饮食模式包括大量食用含糖饮料、油炸食品、动物脂肪、精制谷物、糖果、薯条和披萨等。相反，健康饮食包括绿叶蔬菜、家禽、鱼类、坚果和膳食纤维，倡导地中海饮食。无运动禁忌证的孕妇，一周中至少 5 d 每日进行 30 min 的中等强度运动，有氧运动及抗阻力运动均是妊娠期可接受的运动形式。因此，建议孕妇孕前和妊娠期采取正确、健康的生活方式，最大限度地预防 GDM 的发生。

（杨慧霞 宋 耕）

第五节 妊娠合并心脏病

案例17-8

某患者，女性，19 岁。因"停经 28⁺⁶ 周，胸闷、憋气 20 余日"急诊由外院转来。既往史：出生 1 个月时诊断为先天性心脏病，具体不详，未治疗，限制活动。已婚，未规律保健。体格检查：口唇发绀，杵状指（趾），颈静脉怒张。心音有力，可闻及第二心音分裂，胸骨右缘闻及 2/6 级收缩期杂音，向右下背部传导，未闻及明显舒张

案例17-8（续）

期杂音。

问题：

1. 通过病史、症状和体征，首先考虑的疾病诊断是什么？

2. 需要进一步完善哪些检查？

3. 超声心动检查结果如下：右室偏大，余心腔大小在正常范围。室间隔上段于胸骨左缘大动脉短轴 9 ～ 11 点位，回声中断，最大径 2 cm，升主动脉内径增宽，骑跨于室间隔，骑跨率 42%；彩色多普勒超声显示左向右分流信号，最大流速 104 cm/s，并可见右向左分流信号，最大流速 73 cm/s。右室壁增厚，主肺动脉内径 1.0 cm（正常1.2 ～ 2.6 cm）。超声提示心脏情况是什么？

4. 本案例孕妇的妊娠风险分级是什么？

5. 进一步该如何处理？

案例17-8解析

　　妊娠合并心脏病的发病率为 0.5% ～ 3.0%，包括患有心脏病的妇女合并妊娠以及妊娠期特有的心脏病两种情况。鉴于妊娠期、分娩期及产褥早期心脏负担持续加重，孕妇原有的心脏病易进展为心力衰竭、恶性心律失常、肺动脉高压危象、心源性休克等危及母儿生命的严重并发症，甚至威胁产妇的生命。妊娠合并心脏病是导致孕产妇死亡的前三位原因之一。

　　孕前及孕期保健工作中需要特别关注女性的心脏问题，主要包括以下措施：①对所有确诊或疑似心脏病的妇女，尽可能在孕前进行风险咨询和评估；②对所有妊娠期妇女，在初次产科就诊时，应询问心脏病病史，并进行心脏病的相关体检，对于出现心脏病的症状或体征者，进行相关的辅助检查；③对所有合并心脏病的孕妇，及时进行妊娠风险评估；④对于妊娠风险评估为Ⅲ ～ Ⅴ级的孕妇，需及时转诊至三级妇产科专科医院或者三级综合性医院，并给予多学科联合诊治和监测。⑤对有遗传风险的患者，应提供遗传咨询，并关注胎儿心脏的发育状况；⑥根据心脏病种类和心功能分级选择合适的终止妊娠的时机和方法；⑦围分娩期要重点保护心功能并预防感染。

【妊娠期、分娩期及产褥期的血流动力学变化】

1. 妊娠期　血容量增加，自妊娠第 6 周开始，32 ～ 34 周达高峰，较非妊娠期增加 30% ～45%，此时心脏负担最重，此后维持较高水平，于产后 2 ～ 6 周逐渐恢复正常。心输出量随血容量的增加而增加，至高峰时较孕前增加 30% ～ 50%。心率代偿性增快，约较孕前增加 10 次 / 分。妊娠晚期子宫增大，膈肌上升，使心脏向左、向上移位，心脏与大血管之间的角度有一定的改变，亦可增加心脏负荷。

2. 分娩期　每次宫缩时有 250 ～ 500 ml 的液体被挤入血液循环，致血容量进一步增加，心输出量增加约 24%。第二产程产妇屏气用力，导致循环阻力加大，心脏负荷进一步增加。胎儿胎盘娩出后，子宫迅速缩小，胎盘循环停止，回心血量增加。同时，腹腔内压力骤减，大量血液淤滞在内脏，造成血流动力学的急剧变化。

3. 产褥期　除子宫收缩使一部分血液进入体循环外，妊娠期组织间隙增加的液体也开始回到体循环，随尿液逐渐排出体外。

【妊娠合并心脏病的分类】

心脏病分为结构异常性心脏病和功能异常性心脏病两类，在妊娠期还包括妊娠期特有的心脏病，即妊娠期高血压疾病性心脏病和围生期心肌病。

1．结构异常性心脏病 妊娠合并结构异常性心脏病包括先天性心脏病、瓣膜性心脏病、心肌病、心包病和心脏肿瘤等。

（1）先天性心脏病：指出生时即存在心脏和大血管结构异常的心脏病，包括无分流型［主动脉或肺动脉口狭窄、马方（Marfan）综合征、埃布斯坦（Ebstein）综合征等］、左向右分流型（房间隔缺损、室间隔缺损、动脉导管未闭等）和右向左分流型（法洛四联症、艾森曼格综合征等）。轻者无任何症状，重者有低氧血症或者心功能下降导致的临床表现。随着心脏外科的发展，妊娠合并先天性心脏病的患者比例明显增加，已经上升为最常见的妊娠合并心脏病类型。先天性心脏病患者大多数在孕前即已诊断，其中部分已经手术治疗，妊娠并不增加母儿并发症及孕妇死亡的风险。少部分孕前并未确诊心脏病或未行手术修补的先天性心脏病孕妇妊娠期风险较高，需要重点评估妊娠期风险。

（2）瓣膜性心脏病：各种原因导致的心脏瓣膜形态异常和功能障碍统称为瓣膜性心脏病，包括二尖瓣、三尖瓣、主动脉瓣和肺动脉瓣病变，累及多个瓣膜者称为联合瓣膜病。最常见的原因是风湿性心脏病，部分患者是先天性瓣膜异常。近年来，风湿性心脏病导致的瓣膜性心脏病较为少见。

（3）心肌病：是由心室的结构改变和整个心肌壁功能受损所导致的心脏功能进行性障碍的一组病变，包括各种扩张型心肌病和肥厚型心肌病，以心脏扩大、心肌壁增厚、心功能下降和常伴发心律失常为特点。

2．功能异常性心脏病 包括各种心律失常。快速型心律失常更常见，包括室上性心律失常（如房性和室性期前收缩、室上性心动过速、房扑和房颤）、室性心律失常（如室性期前收缩、阵发性室性心动过速）。缓慢型心律失常主要包括窦性心动过缓、病态窦房结综合征、房室传导阻滞等。

3．妊娠期特有的心脏病 是指孕前无心脏病病史，在妊娠期新发生的心脏病，主要有妊娠期高血压疾病性心脏病和围生期心肌病。

（1）妊娠期高血压疾病性心脏病：是妊娠期高血压疾病发展至严重阶段的并发症，是引起左室舒张功能障碍的主要病因之一。孕前无心脏病病史，在妊娠期高血压疾病基础上出现乏力、心悸、胸闷，严重者出现气促、呼吸困难、咳粉红色泡沫样痰、双肺大量湿啰音等以左侧心力衰竭为主的心力衰竭表现和体征。心电图可以发现心率加快或出现各种心律失常，部分患者超声心动图检查可有心脏扩大，严重者生化检测心肌酶和脑利尿钠肽（BNP）升高。

（2）围生期心肌病：是指既往无心脏病病史，于妊娠晚期至产后 6 个月之间首次发生的、以累及心肌为主的扩张型心肌病，以心脏收缩功能下降、心脏扩大为主要特征，常伴有心律失常和附壁血栓形成。

【妊娠合并心脏病的诊断】

1．病史

（1）孕前已确诊心脏病：妊娠后除原有心脏病诊断外，需补充心功能分级和心脏并发症等次要诊断。心功能的评价主要包括有无心悸、气短、劳力性呼吸困难、晕厥、活动受限等。部分患者孕前有心脏手术史，如心脏矫治术、瓣膜置换术、射频消融术、起搏器植入术等，要详细询问手术时间、手术方式、手术前后心功能的改变及用药情况。

（2）孕前无心脏病病史：可为漏诊的先天性心脏病（房、室间隔缺损）、心律失常以及妊娠期新发生的心脏病，如妊娠期高血压疾病性心脏病或围生期心肌病。部分患者没有症状，部分患者因出现心悸、气促、劳力性呼吸困难、晕厥、活动受限等症状，需进一步检查以明确诊断。

（3）家族性心脏病病史：关注心脏病家族史和家族中有猝死的患者。

2．症状和体征

（1）症状：病情轻者可无症状，病情重者有易疲劳、食欲缺乏、体重不增、活动后乏力、心悸、胸闷、呼吸困难、咳嗽、胸痛、咯血、水肿等表现。

（2）体征：不同类型的妊娠合并心脏病患者有不同的临床表现，如发绀型先天性心脏病患者口唇发绀、杵状指（趾）；有血液异常分流的先天性心脏病者有明显的收缩期杂音；风湿性心脏病者可有心脏扩大；瓣膜狭窄或关闭不全者有舒张期或收缩期杂音；心律失常者可有各种异常心律（率）；金属瓣换瓣者有换瓣音；肺动脉压明显升高时右心扩大，肺动脉瓣区搏动增强和心音亢进；妊娠期高血压疾病性心脏病者有明显的血压升高；围生期心肌病者以心脏扩大和异常心律为主；部分先天性心脏病修补手术后可以没有任何阳性体征；心力衰竭时心率加快，第三心音、两肺呼吸音减弱，可闻及干、湿啰音，肝 - 颈静脉回流征阳性，肝大，下肢水肿等。

3．辅助检查　根据疾病的具体情况和医疗机构的条件酌情选择下列检查。

（1）心电图和 24 h 动态心电图：①心电图可帮助诊断心率（律）异常、心肌缺血、心肌梗死、心脏扩大和心肌肥厚，有助于判断心脏起搏状况和药物或电解质对心脏的影响，是产科保健的常规检查项目。② 24 h 动态心电图可连续记录 24 h 静息和活动状态下心电活动的全过程，协助阵发性或间歇性心律失常和隐匿性心肌缺血的诊断，并能提供心律失常的持续时间和频次、心律失常与临床症状之间关系的客观资料，可为临床分析病情、确立诊断和判断疗效提供依据。

（2）超声心动图：包括经胸超声心动图和经食道超声心动图，是获得心脏和大血管结构改变、血流速度和类型等信息的无创性、可重复的检查方法，能较为准确地定量评价心脏和大血管病变的程度、心脏收缩和舒张功能。

（3）影像学检查：包括 X 线、CT 和 MRI 检查。MRI 检查无电离辐射，在妊娠期应用较多，用于复杂心脏病和主动脉疾病。虽 X 线和孕妇头胸部 CT 的照射剂量均小于胎儿致畸剂量，但因 X 线是影响胚胎发育的不良因素，在病情需要时可经患者知情同意，并在摄片时以铅裙保护腹部。

（4）血生化检测

1）心肌酶和肌钙蛋白：水平升高是心肌损伤的标志。

2）脑利尿钠肽（BNP）：是评估孕产妇有无心力衰竭及判断预后的一项可靠指标。心力衰竭患者无论有无症状，血浆 BNP 均明显升高，且随心力衰竭的严重程度而变化。治疗有效后 BNP 明显下降。

3）其他：血常规、血气分析、电解质、肝功能、肾功能、凝血功能、D- 二聚体等，根据病情酌情选择。

（5）心导管及心血管造影：是先天性心脏病，特别是复杂心脏畸形诊断的金标准。但因照射剂量的增加及造影剂对胎儿的影响，妊娠期应用极少。

【妊娠风险评估】

1．妊娠风险分级　对每一位妊娠合并心脏病患者，均需进行妊娠风险分级，并根据风险分级选择不同级别的医院进行分层管理。期望保障心脏病孕妇能够得到产科、心血管内科、心脏外科、重症监护科等多学科的联合管理，从而使心脏病孕妇得到更加规范、有序、安全、有效的管理（表 17-10）。

表 17-10　心脏病妇女妊娠风险分级及分层管理

妊娠风险分级	疾病种类	就诊医院级别
Ⅰ级（孕妇死亡率未增加，母儿并发症未增加或轻度增加）	无合并症的轻度肺动脉狭窄和二尖瓣脱垂；小的动脉导管未闭（内径≤3 mm） 已手术修补的不伴有肺动脉高压的房间隔缺损、室间隔缺损、动脉导管未闭和肺静脉畸形引流 不伴有心脏结构异常的单源、偶发的室上性或室性期前收缩	二、三级妇产科专科医院或者二级及以上综合性医院
Ⅱ级（孕妇死亡率轻度增加或者母儿并发症中度增加）	未手术的不伴有肺动脉高压的房间隔缺损、室间隔缺损、动脉导管未闭 法洛四联症修补术后且无残余的心脏结构异常 不伴有心脏结构异常的大多数心律失常	二、三级妇产科专科医院或者二级及以上综合性医院
Ⅲ级（孕妇死亡率中度增加或者母儿并发症重度增加）	轻度二尖瓣狭窄（瓣口面积＞1.5 cm^2） 马方综合征（无主动脉扩张），二叶式主动脉瓣疾病，主动脉疾病（主动脉直径＜45 mm），主动脉缩窄矫治术后 非梗阻性肥厚型心肌病 各种原因导致的轻度肺动脉高压（＜50 mmHg） 轻度左心功能障碍或者左心射血分数40%～49%	三级妇产科专科医院或者三级综合性医院
Ⅳ级（孕妇死亡率明显增加或者母儿并发症重度增加；需要专家咨询；如果继续妊娠，需告知风险；需要产科和心脏科专家在妊娠期、分娩期和产褥期严密监护母儿情况）	机械瓣膜置换术后 中度二尖瓣狭窄（瓣口面积1.0～1.5 cm^2）和主动脉瓣狭窄（跨瓣压差≥50 mmHg） 右心室体循环患者或Fontan循环术后 复杂先天性心脏病和未手术的发绀型心脏病（氧饱和度85%～90%） 马方综合征（主动脉直径40～45 mm）；主动脉疾病（主动脉直径40～45 mm） 严重心律失常（房颤、完全性房室传导阻滞、恶性室性期前收缩、频发的阵发性室性心动过速等） 急性心肌梗死，急性冠脉综合征 梗阻性肥厚型心肌病 心脏肿瘤，心脏血栓 各种原因导致的中度肺动脉高压（50～80 mmHg） 左心功能不全（左心射血分数30%～39%）	有良好心脏专科的三级甲等综合性医院或者综合实力强的心脏监护中心
Ⅴ级（极高的孕妇死亡率和严重的母儿并发症，属妊娠禁忌证；如果妊娠，须讨论终止问题；如果继续妊娠，需充分告知风险；需由产科和心脏科专家在妊娠期、分娩期和产褥期严密监护母儿情况）	严重的左室流出道梗阻 重度二尖瓣狭窄（瓣口面积＜1.0 cm^2）或有症状的主动脉瓣狭窄 复杂先天性心脏病和未手术的发绀型心脏病（氧饱和度＜85%） 马方综合征（主动脉直径＞45 mm），主动脉疾病（主动脉直径＞50 mm），先天性严重主动脉缩窄 有围生期心肌病病史并伴有心功能不全 感染性心内膜炎 任何原因引起的重度肺动脉高压（≥80 mmHg） 严重的左心功能不全（左室射血分数＜30%）；纽约心脏病协会心功能分级Ⅲ～Ⅳ级	有良好心脏专科的三级甲等综合性医院或者综合实力强的心脏监护中心

2．心功能评估　目前，孕妇心功能的判断仍然以纽约心脏病协会（NYHA）的分级为标准，依据心脏病患者对一般体力活动的耐受情况，将心功能分为 4 级。Ⅰ级：一般体力活动不受限制；Ⅱ级：一般体力活动略受限制；Ⅲ级：一般体力活动显著受限；Ⅳ级：任何轻微活动均感不适，休息时仍有心悸、气促等心力衰竭表现。运用 NYHA 心功能分级方法时，需考虑到妊娠期生理性心率加快，妊娠晚期的胸闷、气促等因素可能会干扰心功能的准确判断。

3．心脏病妇女孕前和妊娠期综合评估

（1）孕前的综合评估：提倡心脏病患者孕前经产科医师和心脏科医师联合咨询和评估，最好在孕前进行心脏病手术或药物治疗，治疗后再重新评估是否可以妊娠。对严重心脏病患者，要明确告知不宜妊娠；对可以妊娠的心脏病患者，也要充分告知妊娠风险。

（2）妊娠早期的综合评估：应告知妊娠风险和可能发生的严重并发症，指导去对应级别的医院规范地进行孕期保健，定期监测心功能。心脏病妊娠风险分级Ⅳ～Ⅴ级者，要求其终止妊娠。

（3）妊娠中、晚期的综合评估：随着妊娠的进展，心脏负荷加重，一些风险评估级别不高的孕妇在妊娠中、晚期可能有病情进展，需重新评估并及时转诊。

【妊娠期主要的严重心脏并发症】

下列是可危及母亲生命的主要心脏并发症。

1．急性左侧心力衰竭　以急性肺水肿为主要表现，常为突然发病，患者极度呼吸困难，被迫端坐呼吸，伴有窒息感、烦躁不安、大汗淋漓、面色青灰、口唇发绀、呼吸频速、咳嗽并咳白色或粉红色泡沫样痰。体检除原有的心脏病体征外，心尖区可有舒张期奔马律，肺动脉瓣区第二心音亢进，两肺底部可有散在湿啰音，重症者两肺满布湿啰音并伴有哮鸣音，常出现交替脉。开始发病时血压可正常或升高，但病情加重时，血压下降、脉搏细弱，最后出现神志模糊，甚至昏迷、休克、窒息而死亡。应重视早期心力衰竭的表现：①轻微活动后即出现胸闷、心悸、气短；②休息时，心率超过 110 次 / 分，呼吸超过 20 次 / 分；③夜间常因胸闷而坐起呼吸；④肺底出现少量持续性湿啰音，咳嗽后不消失。

2．肺动脉高压及肺动脉高压危象　肺动脉高压的诊断标准是在海平面状态下、静息时，右心导管检查肺动脉平均压（mPAP）≥ 25 mmHg。临床上常用超声心动图估测肺动脉压力。

肺动脉高压危象是在肺动脉高压的基础上发生肺血管痉挛性收缩、肺循环阻力升高、右心排出受阻，导致突发性肺动脉高压和低心输出量的临床危象状态。患者主要表现为烦躁不安，个别患者有濒死感，心率增快、心输出量显著降低、血压下降、血氧饱和度下降，死亡率极高。肺动脉高压危象常在感染、劳累、情绪激动、妊娠等因素的诱发下发生，产科更多见于分娩期和产后的最初 72 h 内。一旦诊断为肺动脉高压危象，需要立即抢救。

3．恶性心律失常　是指心律失常发作时导致患者的血流动力学改变，出现血压下降甚至休克，心脏、脑、肾等重要器官供血不足，是孕妇猝死和心源性休克的主要原因。常见有病态窦房结综合征、快速房扑和房颤、有症状的高度房室传导阻滞、多源性频发室性期前收缩、阵发性室上性心动过速、室性心动过速、室扑和室颤等类型。妊娠期和产褥期恶性心律失常多发生在原有心脏病的基础上，少数可由甲状腺疾病、肺部疾病、电解质代谢紊乱和酸碱失衡等诱发。妊娠期恶性心律失常可以独立发生，也可以伴随急性心力衰竭时发生，严重者危及母亲生命，需要紧急抗心律失常等处理。

处理原则：应针对疾病发生的诱因、类型、血流动力学变化、对母儿的影响、孕周综合决定。孕前存在心律失常的患者，建议孕前进行治疗。

4．感染性心内膜炎　是指由细菌、真菌和其他微生物（如病毒、立克次体、衣原体、螺旋体等）直接感染而产生的心瓣膜或心壁内膜炎症。瓣膜最常受累，感染也可发生在室间隔缺损部位、腱索和心壁内膜。主要临床特征如下。

（1）发热：是最常见的症状，90% 以上患者会出现发热。

（2）心脏体征：85% 的患者可闻及心脏杂音，杂音可能是先天性心脏病或风湿性心瓣膜病所致，也可能是感染造成的瓣膜损害、腱索断裂或赘生物形成而影响到瓣膜开放和关闭所致。

（3）栓塞：25% 的患者有栓塞表现。肺栓塞可有胸痛、咳嗽、咯血、气短和低氧表现；脑动脉栓塞则有头痛、呕吐、偏瘫、失语、抽搐甚至昏迷；内脏栓塞可致脾大、腹痛、血尿、便血、肝功能及肾功能异常等。

（4）血培养：为确诊感染性心内膜炎的重要依据。凡原因未明的发热、体温升高持续 1 周以上，且原有心脏病者，均应反复多次进行血培养，以提高诊断阳性率。

（5）超声心动图：能检出直径＞ 2 mm 的赘生物，还可动态观察赘生物大小、形态、活动情况，了解瓣膜功能状态、瓣膜损害程度，对决定是否行换瓣手术具有参考价值，对感染性心内膜炎的诊断和治疗方案的选择很有帮助。

感染性心内膜炎的治疗：应请心脏外科医师联合诊治，根据血培养结果选用敏感抗生素，坚持足疗程（6 周以上）、联合应用敏感药物。

【妊娠合并心脏病的产科处理】

1. 可以妊娠的心脏病患者的处理

（1）孕前准备和指导：①告知妊娠风险：最好由产科医师与心脏科医师共同评估。②建议在孕前进行心脏病的治疗，治疗后再次由心脏科、产科医师共同行妊娠风险评估，在充分了解病情及妊娠风险的情况下备孕。③补充叶酸：0.4 ~ 0.8 mg/d。④纠正贫血。⑤遗传咨询：患有先天性心脏病或心肌病的妇女，应进行遗传咨询。

（2）妊娠期母亲保健

1）产前检查的频率：妊娠风险分级Ⅰ~Ⅱ级且心功能Ⅰ级的患者，产前检查频率同正常妊娠，进行常规产前检查。妊娠风险分级进展者，加大产前检查频率。

2）产前检查内容：①检查内容：除常规的产科项目外，还应注重心功能的评估。②多学科联合管理：产科医师、心血管内科医师或心脏外科医师共同评估心脏病的严重程度及心功能。③及时转诊：各级医院按级别进行分层管理，如孕妇病情有变化，随时评估，及时、规范转诊。

3）终止妊娠的时机：①心脏病妊娠风险分级Ⅰ~Ⅱ级且心功能Ⅰ级者，可以妊娠至足月，如果出现严重心脏并发症或心功能下降，则提前终止妊娠。②心脏病妊娠风险分级Ⅲ级且心功能Ⅰ级者可以妊娠至 34 ~ 35 周终止妊娠，如果出现严重心脏并发症或心功能下降，则提前终止妊娠。③心脏病妊娠风险分级Ⅳ级但仍然选择继续妊娠者，即使心功能Ⅰ级，也建议在妊娠 32 ~ 34 周终止妊娠。如出现严重心脏并发症或心功能下降，及时终止妊娠。④心脏病妊娠风险分级Ⅴ级者属妊娠禁忌证，一旦诊断，需要尽快终止妊娠，如果患者及家属在充分了解风险后拒绝终止妊娠，需要转诊至综合诊治和抢救实力非常强的医院进行保健，综合母儿情况适时终止妊娠。

（3）胎儿监测

1）胎儿心脏病的筛查：先天性心脏病患者的后代发生先天性心脏病的风险为 5% ~ 8%，建议孕期行胎儿超声心动图检查，如发现胎儿心脏畸形，建议行胎儿染色体检查。

2）胎儿并发症的监测：常见的胎儿并发症有流产、早产、胎儿生长受限、低体重儿、胎儿颅内出血、胎儿窘迫和死亡等。①胎儿生长发育的监测：定期进行超声检查，评估胎儿的生长发育情况，鼓励孕妇多休息、合理营养。②胎心监护：妊娠 28 周后增加胎儿血流、羊水量和无应激试验（NST）等检查。③药物影响：妊娠期口服抗凝血药的心脏病孕妇，其胎儿颅内出血和胎盘早剥的风险增加，应加强超声监测；应用抗心律失常药者，应关注胎儿的心率和心律。

2. 不宜继续妊娠的心脏病患者的处理

（1）妊娠早期的管理：心脏病妊娠风险分级Ⅳ~Ⅴ级者属妊娠高风险，妊娠早期建议行人工流产术终止妊娠，并实施麻醉镇痛。结构异常性心脏病者需使用抗生素预防感染。

（2）妊娠中期的管理：根据心脏病妊娠风险分级进行分层管理。

1）心脏病妊娠风险分级Ⅳ级者，应充分告知病情，根据医疗条件、患者及家属意愿等综合考虑是否终止妊娠。

2）心脏病妊娠风险分级Ⅴ级者，或者心脏病加重，出现严重心脏并发症和心功能下降者，应及时终止妊娠。

终止妊娠的方法根据心脏病严重程度和心功能而定，重度肺动脉高压、严重瓣膜狭窄、严重心脏泵功能减退、心功能≥Ⅲ级者，行剖宫取胎术较为安全。

3．围分娩期的处理

（1）妊娠晚期终止妊娠的方法

1）经阴道分娩：心脏病妊娠风险分级Ⅰ～Ⅱ级且心功能Ⅰ级者，通常可耐受经阴道分娩。分娩过程中需要心电监护，严密监测患者的自觉症状、生命体征。避免产程过长。有条件者可以使用分娩镇痛，以减轻疼痛对血流动力学的影响。尽量缩短第二产程，必要时可行产钳术或胎头吸引术助产。胎儿娩出后可以腹部沙袋加压，防止腹压骤降而导致的回心血量减少。结构异常性心脏病者围分娩期应预防性使用抗生素。

2）行剖宫产术终止妊娠：心脏病妊娠风险分级≥Ⅲ级且心功能≥Ⅱ级者，或者有剖宫产术指征者，行剖宫产术终止妊娠。

（2）围术期注意事项：术前请麻醉科会诊，病情危重者需多学科会诊，确定合适的麻醉方式及围分娩期注意事项。

1）手术时机：剖宫产术以择期手术为宜，应尽量避免急诊手术。

2）术前准备：妊娠34周前终止妊娠者促胎肺成熟；结构异常性心脏病者行剖宫产术终止妊娠前，应预防性应用抗生素1～2d；严重和复杂心脏病者酌情完善血常规、凝血功能、血气分析、电解质、BNP、心电图和心脏超声等检查。术前禁食6～12h。

3）术中监护和处理：严重和复杂心脏病者应进行心电监护、中心静脉压（CVP）和氧饱和度（SpO_2 或 SaO_2）监测、动脉血气监测、尿量监测。可以使用缩宫素预防产后出血或使用其他子宫收缩药治疗产后出血，但要防止血压过度波动。

4）术后监护和处理：严重和复杂的心脏病患者应酌情进行心电监护、CVP和氧饱和度（SpO_2 或 SaO_2）监测、动脉血气监测、尿量监测。限制每日的液体入量和静脉输液速度，保持液体出入量负平衡约500 ml/d，以减少水钠潴留，缓解症状。产后3d，如患者病情稳定，逐渐过渡到液体出入量平衡。在液体出入量负平衡下，应注意防止发生低血容量、低血钾和低血钠等，维持电解质代谢及酸碱平衡。结构异常性心脏病者术后继续使用抗生素5～10d预防感染。预防产后出血。

（3）抗凝问题

1）妊娠期：对于机械瓣膜置换术后、伴房颤或严重泵功能减退的心脏病患者以及有血栓-栓塞高危因素的患者，妊娠期需要进行抗凝治疗。抗凝血药的选择需要根据疾病、孕周、母亲和胎儿安全性等综合考虑。华法林对胚胎的致畸作用与剂量相关，低分子量肝素对胎儿的影响较小，但是预防母亲发生瓣膜血栓的作用较弱。建议妊娠12周内，减少华法林剂量或停用，改用低分子量肝素；如病情需要，孕中、晚期改用华法林。

2）分娩前：妊娠晚期口服抗凝血药（如华法林）者，终止妊娠前3～5d应停用口服抗凝血药，更改为低分子量肝素或普通肝素，调整INR至1.0左右时剖宫产术比较安全。使用低分子量肝素者，分娩前停药12～24h以上，使用普通肝素者，分娩前停药4～6h以上，使用阿司匹林者分娩前停药4～7d以上。若孕妇病情危急，紧急分娩时未停用普通肝素或低分子量肝素抗凝治疗者，如果有出血倾向，可以谨慎使用鱼精蛋白拮抗；如果口服华法林，可以使用维

生素 K_1 拮抗；阿司匹林导致的出血风险相对较低。

3）分娩后：分娩后 24 h，若子宫收缩好、阴道出血不多，可恢复抗凝治疗。原应用华法林者，因其起效缓慢，在术后最初数日应同时使用低分子量肝素并监测 INR，华法林起效后停用低分子量肝素。加强新生儿监护，注意新生儿颅内出血的问题。

（4）麻醉

1）麻醉方法的选择：①分娩镇痛：对于心脏情况允许阴道试产的产妇，早期实施分娩镇痛。椎管内分娩镇痛可以提供有效的镇痛，减轻疼痛、焦虑引起的交感神经兴奋，扩张容量血管，减轻心脏前、后负荷。同时应监测孕妇心电图、血压及氧饱和度，维持血流动力学稳定，避免缺氧及心律失常。②椎管内麻醉：硬膜外阻滞是目前妊娠合并心脏病患者行剖宫产术的主要麻醉方法之一。蛛网膜下腔阻滞起效迅速、麻醉成功率高、药物用量小，通过胎盘的药量少，但外周血管阻力下降，容易导致血压骤然下降。③全身麻醉：适合有凝血功能障碍、使用抗凝血药或抗血小板药、穿刺部位感染等椎管内麻醉禁忌证者、严重胎儿窘迫需紧急手术者、有严重并发症（如心力衰竭、肺水肿）未有效控制者、特殊病例如艾森曼格综合征等复杂心脏病、重度肺动脉高压、术中需抢救保证气道安全等情况。④局部浸润麻醉：镇痛不足可引起心脏负荷加重，对于合并心脏病的产妇可能导致严重后果，应尽量避免使用。

2）麻醉管理：①常规监测：无创血压、心电图、脉搏、氧饱和度。必要时进行血流动力学有创监测，包括动脉血压、中心静脉置管、肺动脉导管及心输出量监测和（或）超声心动图监测。建立静脉通路，但要控制补液速度和胶体液的应用，防止心脏负荷的增加。②不同类型心脏病的麻醉管理原则：伴左向右分流的先天性心脏病，避免体循环阻力降低、肺循环阻力增加而发生右向左逆转。流出道梗阻性疾病（如梗阻性肥厚型心肌病）应维持适当的血管内容量和静脉回流，维持窦性心律下的缓慢心率，避免心肌氧供需不平衡。以瓣膜狭窄为主者，避免心动过速；瓣膜关闭不全者可保持轻度的心动过速，降低周围血管阻力。心律失常者主要控制心室率。

3）术后镇痛：分娩后 72 h 内仍是发生严重心脏并发症的高危期，术后应有效镇痛，可减轻疼痛引起的应激反应并继续综合治疗，进一步改善心功能。

【妊娠合并心脏病的产后指导】

1. 哺乳　心脏病妊娠风险分级 Ⅰ～Ⅱ 级且心功能 Ⅰ 级者建议哺乳。考虑到哺乳，尤其是母乳喂养的高代谢需求和母亲不能很好休息，对于疾病严重的心脏病产妇，即使心功能 Ⅰ 级，也建议人工喂养。华法林可以分泌至乳汁中，长期服用者建议人工喂养。

2. 避孕　严重心脏病患者终止妊娠后要更加注重避孕指导，避免再次非意愿妊娠。目前可以获得的关于心脏病患者避孕方法的文献报道很少，口服避孕药避孕法可能导致水钠潴留和血栓性疾病，心脏病妇女慎用。工具避孕（避孕套）和宫内节育器是安全、有效的避孕措施。已生育者可考虑行女性绝育术（输卵管绝育术）或男方输精管绝育术。

3. 心脏病的随访　原发心脏病患者应到心脏科随访治疗。

（孙伟杰）

第六节　妊娠合并甲状腺疾病

案例17-9

某患者，女性，28岁。因"停经6周，尿妊娠试验阳性，拟在我院建档"就诊。既往史无特殊。体格检查甲状腺Ⅱ度肿大，余无特殊。

问题：

1．进一步需要做哪些检查？

2．该孕妇的甲状腺功能：FT_4 8.98（妊娠期特异的参考范围13.29～19.76）pmol/L，TSH 23.48（妊娠期特异的参考范围0.6～4.12）μIU/ml，TPOAb 509.5（＜34）IU/ml。该孕妇的疾病诊断是什么？

3．如果不治疗，对母儿可能会有哪些影响？

4．进一步的处理措施是什么？

案例17-9解析

案例17-10

某患者，女性，38岁。因"停经5⁺周，心悸"于2021年2月1日就诊。既往史：2009年因心悸就诊，诊断为甲状腺功能亢进症，予甲巯咪唑治疗。2012年妊娠后停药。剖宫产术分娩一男婴，体重3830 g，无心率快及震颤，出生后5 d甲状腺功能正常。产后未用药。2014年甲状腺功能亢进症复发，再次服用甲巯咪唑，2017年准备妊娠时改为丙硫氧嘧啶25 mg，每日2次，应用至今。

问题：

1．进一步需要做哪些检查？

2．该孕妇的甲状腺功能：TT_3 7.01（妊娠期特异的参考范围0.92～2.79）nmol/L，FT_3 22.64（妊娠期特异的参考范围3.50～6.50）pmol/L，TT_4 178.5（妊娠期特异的参考范围90.48～169.39）nmol/L，FT_4 44.13（妊娠期特异的参考范围13.29～19.76）pmol/L，TSH 0.01（妊娠期特异的参考范围0.6～4.12）uIU/ml，TRAb 6.0（妊娠期特异的参考范围0～1.75）IU/L。进一步的处理措施是什么？

3．孕期保健过程中需要关注哪些内容？

4．围分娩期的注意事项是什么？

案例17-10解析

妊娠合并甲状腺疾病是最常见的妊娠期合并症之一，主要包括甲状腺功能减退症（简称甲减）和甲状腺功能亢进症（简称甲亢），其他还包括甲状腺结节及甲状腺癌等。

甲状腺疾病，尤其是甲状腺功能减退症，往往症状不典型，通常需要筛查才能发现并诊断。未经治疗的妊娠期甲状腺疾病会增加母体合并症，影响胎儿的近期及远期预后。

一、妊娠期甲状腺疾病的筛查

【妊娠期母体甲状腺的变化】

妊娠期间，母体及胎儿对甲状腺激素的需求量增加，健康孕妇通过下丘脑 - 垂体 - 甲状腺轴的自身调节，可以增加内源性甲状腺激素的产生和分泌，以维持正常甲状腺功能。

妊娠期甲状腺功能会随孕周发生较大变化，因此需要建立妊娠期特异的甲状腺功能正常参考范围，具体如下：

1．在雌激素的刺激下，肝合成甲状腺素结合球蛋白（TBG）增加，增加 1.5 ~ 2 倍，TBG 的增加带来总甲状腺素（total thyroxine，TT_4）浓度的增加。

2．妊娠早期滋养细胞分泌的人绒毛膜促性腺激素（HCG）增加，HCG 与促甲状腺素（thyroid stimulating hormone，TSH）结构相似，具有刺激甲状腺的作用，导致游离甲状腺素（free thyroxine，FT_4）在妊娠早期轻度增加。

3．HCG 的增加会抑制 TSH 的分泌，导致 TSH 下降。HCG 通常在妊娠 8 ~ 10 周达高峰，TSH 在妊娠 10 ~ 12 周时下降到最低点，二者呈"镜像效应"。

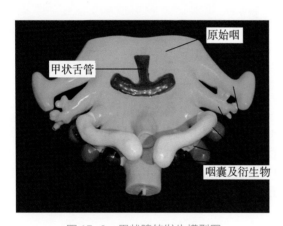

图 17-9　甲状腺的发生模型图

【胎儿甲状腺的发育】

1．胎儿甲状腺的发育与成熟　人胚胎发育的第 4 周初，原始咽底壁中线，相当于第 1 对咽囊的平面处，内胚层上皮细胞向间充质生长增殖，形成一个伸向尾侧的盲管，是甲状腺的原基，称为甲状舌管（thyroglossal duct）。它沿颈部正中向尾侧延伸，末端向两侧膨大，形成左、右两个甲状腺侧叶和峡部（图 17-9）。人胚胎发育的第 7 周，甲状舌管上段退化消失。第 10 周，出现甲状腺滤泡。第 13 周初，甲状腺开始分泌甲状腺激素。至妊娠 26 周，胎儿甲状腺基本发育成熟。

甲状腺主要有两种细胞分布，一种是围绕在甲状腺滤泡腔周围的滤泡上皮细胞（follicular epithelial cell），通过一系列较为复杂的过程，合成和分泌甲状腺激素（thyroid hormone）；另一种是滤泡旁细胞（parafollicular cell），主要成群分布在滤泡之间的结缔组织内，少量散在镶嵌在甲状腺滤泡上皮细胞之间，但顶端不与滤泡腔接触，可以分泌降钙素（calcitonin）。降钙素可抑制破骨细胞的溶骨作用，促进成骨细胞的活动，使骨盐沉着于类骨质，并抑制胃肠道和肾小管对 Ca^{2+} 的吸收，从而使血钙浓度降低。

2．胎儿甲状腺激素的分泌　最早在妊娠 12 ~ 14 周（胚胎 10 ~ 12 周），胎儿血清可以检测出低水平的 TT_4 和 FT_4，此时的 T_4 主要为母体转运而来。妊娠 12 周胎儿血清 TT_4 浓度是 2 μg/dl（26 nmol/L），FT_4 所占比例更大。妊娠中期开始，随着胎儿甲状腺开始合成甲状腺素，胎儿血清中 TT_4 浓度开始增加，至妊娠 36 周达到未孕妇水平，约为 10 μg/dl（138 nmol/L）。TT_4 的增加一方面源于胎儿甲状腺的分泌增加，另一方面也源于母体雌激素刺激胎儿肝产生的甲状腺结合球蛋白（thyroxine binding globulin，TBG）的增加。

TSH 浓度从妊娠 12 周的约 4 mU/L 缓慢增加到足月时的 8 mU/L，总是高于同期母体水平。其原因尚未明确。

【甲状腺激素在胎儿发育中的作用】

甲状腺激素的主要作用是促进物质与能量代谢，促进组织分化、生长和发育成熟。在人类和哺乳动物，甲状腺激素是维持正常生长发育不可缺少的激素，特别是对神经系统和骨骼的发

原始咽

甲状舌管

咽囊及衍生物

育尤为重要。

人类神经系统从受精后 3 周开始发育，至青春期发育完善。期间历经两个快速发育的阶段：第一个阶段是妊娠中期，胚胎的形态学表现为神经元的倍增、迁移和器官化。胎儿的甲状腺尚未发育成熟，其生长发育所需的甲状腺素主要来自母亲，此期母体的低甲状腺激素血症可以引起后代明显的、不可逆的神经系统发育缺陷。第二个快速发育的阶段是妊娠晚期至出生后 2～3 年，脑组织发育的形态学表现为神经胶质细胞倍增、迁移和髓鞘形成。目前认为，此阶段的甲状腺激素不足导致的神经系统发育不全不严重，部分可逆。

【妊娠期甲状腺疾病筛查】

1．筛查的意义　妊娠期甲状腺功能减退症因为症状不典型，往往需要通过筛查来诊断。

2．筛查的模式　现有的筛查模式主要有两个：一个是以中国指南为代表的普遍筛查模式；另一个是以美国甲状腺协会（American Thyroid Association，ATA）为代表的仅针对高危人群的筛查模式。

（1）普遍筛查模式：2019 年中国《妊娠和产后甲状腺疾病诊治指南（第 2 版）》（以下简称中国指南）指出，在高危人群中筛查，有 30%～80% 的甲状腺功能亢进症、亚临床甲状腺功能亢进症或者甲状腺功能减退症、亚临床性甲状腺功能减退症漏诊，成本效益分析显示，筛查整个人群优于不筛查。根据我国国情，中国指南支持国内有条件的医院和妇幼保健部门对妊娠早期妇女开展甲状腺疾病筛查。筛查指标选择血清 TSH、FT_4、抗甲状腺过氧化物酶自身抗体（TPOAb）。

（2）针对高危人群的筛查模式：2017 年 ATA 的妊娠期和产后甲状腺疾病诊治指南（以下简称 ATA 指南）认为：支持或反对在妊娠早期或准备妊娠时对所有孕妇进行 TSH 筛查的证据不足。同时，因为目前尚无证据表明对于单纯性低甲状腺素血症治疗的益处，因而不推荐对孕妇全面筛查 FT_4。因此，ATA 指南推荐在初次保健时询问是否存在甲状腺功能减退症的高危因素，仅对高危人群筛查 TSH 一项指标，高危因素包括：

1）甲状腺功能异常的病史，或现在有甲状腺功能异常的症状或体征。

2）已知的甲状腺抗体阳性或存在甲状腺结节。

3）头颈部 X 线照射史或甲状腺手术史。

4）年龄大于 30 岁。

5）患有 1 型糖尿病或其他自身免疫病。

6）流产史、早产史或不孕症史。

7）多次妊娠史（≥ 2 次）。

8）自身免疫性甲状腺疾病或甲状腺功能异常家族史。

9）病态肥胖（体重指数 ≥ 40 kg/m^2）。

10）胺碘酮或锂制剂，或近期应用含碘造影剂。

11）生活在中、重度碘缺乏地区。

无论是选择哪一种筛查模式，都应该关注孕妇的病史及临床表现，以减少漏诊的可能，并做出正确的临床决策。

二、妊娠合并甲状腺功能减退症

【定义及发病率】

妊娠合并甲状腺功能减退症（简称甲减）是由于甲状腺激素合成和分泌减少或组织利用不足导致的全身代谢减低综合征，主要包括 3 种情况：临床甲状腺功能减退症（clinical hypothyroidism，CH）、亚临床性甲状腺功能减退症（subclinical hypothyroidism，SCH）及低甲状腺素血症（hypothyroxinemia）。

在美国，妊娠合并临床甲状腺功能减退症的患病率为0.3%～0.5%，国内报道为1.0%（Shan et al.2009）。导致妊娠合并甲状腺功能减退症的最常见原因是自身免疫性甲状腺炎，约占80%，其他还包括甲状腺手术和甲状腺功能亢进症^{131}I治疗等。

【诊断】

1. 妊娠前诊断　孕妇在妊娠前有甲状腺功能减退症的病史，包括自身免疫性甲状腺炎、甲状腺手术史和甲状腺功能亢进症^{131}I治疗后出现甲状腺功能减退症等。

2. 妊娠期的诊断　当孕妇的甲状腺激素产生不足以满足妊娠及胎儿生长发育的需要时，则表现为甲状腺功能减退症，因其症状不典型，多数通过筛查被发现。妊娠期甲状腺功能减退症的诊断标准是：TSH大于妊娠期特异性参考范围上限（第97.5百分位数），且FT$_4$小于妊娠期特异性参考范围下限（第2.5百分位数）。妊娠期亚临床性甲状腺功能减退症的诊断标准是：TSH大于妊娠期特异性参考范围上限，血清FT$_4$在妊娠期特异性范围之内。血清FT$_4$水平低于妊娠期特异性参考范围下限且血清TSH正常，可以诊断为低甲状腺素血症。

【甲状腺功能减退症对妊娠的影响】

甲状腺功能减退症对妊娠的影响主要表现在3个方面：受孕率、妊娠合并症及后代远期智力，而甲状腺功能减退症病情的严重程度决定了影响的大小。临床甲状腺功能减退症对妊娠的影响最大，不仅可能影响受孕，而且可能增加母儿合并症的风险。而关于亚临床性甲状腺功能减退症及对妊娠影响的研究结果并不一致。低甲状腺素血症的影响主要在于胎儿远期的脑发育及智力评分。

1. 受孕与助孕　严重的临床甲状腺功能减退症女性生育率降低。未经治疗的甲状腺功能减退症女性患者常由于月经迟发、周期不规则、月经量多、不排卵等原因而不孕。因此，推荐对所有来诊治不孕的女性进行血清TSH检查。准备妊娠的临床甲状腺功能减退症不孕女性，推荐进行左甲状腺素治疗。

对于甲状腺自身抗体阴性的亚临床性甲状腺功能减退症女性，想要自然受孕（不通过辅助生殖技术），没有充足的证据确定左甲状腺素治疗是否可以改善其生育力。而准备进行体外受精（in vitro fertilization，IVF）或卵细胞质内单精子注射（intracytoplasmic sperm injection，ICSI）的亚临床性甲状腺功能减退症女性，应该给予左甲状腺素治疗。

对于甲状腺功能正常、甲状腺自身抗体阳性的女性，想要自然受孕，左甲状腺素治疗是否能改善其生育力的证据不足。这些女性接受辅助生殖技术后，没有充足的证据确定左甲状腺素治疗可以提高怀孕的成功率，但或许可以考虑使用。

2. 妊娠合并症　未经治疗的妊娠合并甲状腺功能减退症患者易并发流产、胎儿生长受限、胎儿畸形及死产，围产儿发病率及死亡率增加。妊娠早期的妊娠丢失率高达30%。未经治疗的妊娠期临床甲状腺功能减退症也会增加早产、妊娠高血压、糖代谢异常等风险。

未经治疗的亚临床性甲状腺功能减退症对妊娠的影响主要包括：早产、胎儿窘迫、胎盘早剥及妊娠糖尿病（GDM）。低甲状腺素血症对妊娠合并症的影响报道不多，仅有少数文献报道显示低甲状腺素血症与低体重儿及早产相关。

3. 后代远期预后　未经治疗的甲状腺功能减退症孕妇后代智商评分低于对照组，同时还出现运动、语言和注意力发育迟缓，因此认为妊娠期临床甲状腺功能减退症对胎儿神经、智力发育也可能有不良影响。

研究显示，母体的T$_4$可以适度通过胎盘，而TSH不能通过胎盘，所以母体FT$_4$水平对胎儿脑发育的影响可能更大。关于亚临床性甲状腺功能减退症及低甲状腺素血症对后代智力发育影响的研究结果尚不一致。多数研究显示，亚临床性甲状腺功能减退症不会导致后代神经及智力发育受影响。

【处理】

1．妊娠前处理　服用左甲状腺素的甲状腺功能减退症女性，如果正在备孕，应评估血清 TSH 水平，并随之调整左甲状腺素的剂量，以达到 TSH 值在参考范围下限和 2.5 mIU/L 之间。接受左甲状腺素治疗的甲状腺功能减退症患者，在怀疑怀孕后，应增加剂量 20% ~ 30%，并且立即就医，以确认是否妊娠。

2．妊娠期治疗

（1）妊娠前诊断者：接受左甲状腺素治疗的甲状腺功能减退症患者，如果确认妊娠，应该立即增加左甲状腺素剂量 20% ~ 30%。妊娠期临床甲状腺功能减退症的治疗目标是将 TSH 控制在妊娠期特异性参考范围的下 1/2。如无法获得妊娠期特异性参考范围，则可控制 TSH 在 2.5 mIU/L 以下。

（2）妊娠期诊断者：妊娠期诊断的临床甲状腺功能减退症，一旦确诊，立即选择左甲状腺素治疗，并根据患者的耐受程度增加剂量，使之尽快达标。合并心脏疾病者需要缓慢增加剂量。起始剂量 50 ~ 100 μg/d，完全替代剂量 2.0 ~ 2.4 μg/（kg·d）。

关于妊娠期亚临床性甲状腺功能减退症的治疗，ATA 指南提出了分层治疗方案，分层方法是：根据 TPOAb 是否阳性及 TSH 水平两项指标来决定是否给予治疗。

1）TPOAb 阳性孕妇：TSH 大于妊娠期特异参考范围上限者推荐治疗；TSH 介于 2.5 mIU/L 与妊娠期特异参考范围上限之间者可以考虑治疗。TSH 介于 2.5 mIU/L 与妊娠期特异参考范围下限之间者不推荐治疗，需要监测 TSH。

2）TPOAb 阴性孕妇：TSH 大于妊娠期特异参考范围上限者推荐治疗；TSH 正常（TSH 在妊娠期特异参考范围内）者不推荐治疗。

妊娠期亚临床性甲状腺功能减退症的治疗药物、治疗目标和监测频度与临床甲状腺功能减退症相同。

单纯性低甲状腺素血症的病因尚未明确，目前认为其主要病因为碘缺乏。对妊娠期单纯性低甲状腺素血症是否治疗尚缺乏循证医学的证据，中国指南及 ATA 指南均不常规推荐左甲状腺素治疗。

3．妊娠期监测

（1）孕妇甲状腺功能监测：中国指南推荐临床甲状腺功能减退症孕妇妊娠 1 ~ 20 周甲状腺功能的监测频度是每 4 周 1 次。妊娠 26 ~ 32 周至少应检测 1 次血清甲状腺功能指标。TPOAb 阳性甲状腺功能正常（未经左甲状腺素治疗）的患者，妊娠期应监测甲状腺功能以便及时诊断甲状腺功能减退症；妊娠前半期每 4 周检测 1 次，妊娠 26 ~ 32 周至少检测 1 次。

（2）孕妇合并症监测：甲状腺功能减退症得到充分治疗者，并不增加妊娠合并症的风险，因此除了测定孕妇甲状腺功能外，不推荐进行其他检测。

（3）胎儿监测：对于已经给予充分治疗的甲状腺功能减退症患者，除非有其他病理产科的情况，否则无须对胎儿进行其他监测。

4．围分娩期处理　无须特殊处理。

5．产后处理

（1）哺乳：T_4 可少量透过乳汁，产后如果需要继续进行左甲状腺素治疗，可以哺乳。

（2）药物剂量调整：妊娠期临床临床甲状腺功能减退症的孕妇对 T_4 需求量增加是为了满足胎儿生长发育的需要，随着胎儿的娩出，T_4 的需要量减少，产后左甲状腺素剂量应当相应减少。临床甲状腺功能减退症孕妇产后左甲状腺素剂量应降至妊娠前水平，并需要在产后 6 周复查血清 TSH 水平，调整左甲状腺素剂量。妊娠期诊断的亚临床性甲状腺功能减退症，产后可以考虑停用左甲状腺素，并在产后 6 周评估血清 TSH 水平。

（3）新生儿处理：如果新生儿出生体重正常，反应良好，可以在出生后 72 h ~ 7 d 进行新生儿先天性甲状腺功能减退症的筛查。如果新生儿体重低，或反应低下，则须提前取血测定甲状腺功能。

三、妊娠合并甲状腺功能亢进症

【发病率】

妊娠期甲状腺毒症是一种较少见的妊娠合并症，国内报道其发病率为 0.2‰ ~ 1‰，国外报道为 0.5‰ ~ 2‰，约 85% 的妊娠期甲状腺毒症为格雷夫斯（Graves）病，即通常所说的甲状腺功能亢进症（hyperthyroidism）。妊娠一过性甲状腺毒症（gestational transient thyrotoxicosis，GTT）占 10%。

【诊断】

1. 妊娠前诊断 妊娠前有明确的病史。

2. 妊娠期诊断 典型甲状腺功能亢进症的临床表现包括突眼、心悸、焦虑、多汗、体重下降等，如果甲状腺功能结果显示 TSH 降低（低于妊娠期特异的参考范围下限）且 FT_4 升高，需考虑存在甲状腺毒症的可能，进一步测定促甲状腺激素受体抗体（thyroid stimulating hormone receptor antibody，TRAb）和总 3，5，3′ - 三碘甲腺原氨酸（T_3）有助于确认甲状腺毒症的病因。

在诊断妊娠期甲状腺功能亢进症时，需除外 GTT，GTT 同样可以表现为心悸、焦虑、多汗、体重下降等高代谢症状，但 TRAb 为阴性。其 TSH 的下降与胎盘分泌过量的 HCG 有关，随着妊娠的继续，HCG 下降后，TSH 缓慢恢复至正常水平，通常不需要抗甲状腺药（antithyroid drug，ATD）治疗。

【甲状腺功能亢进症对妊娠的影响】

1. 对孕妇的影响 甲状腺功能亢进症患者若不进行治疗，会导致不良妊娠结局增加，包括早产、胎盘早剥、妊娠高血压及子痫前期等。妊娠期甲状腺功能亢进症最严重的并发症为心力衰竭和甲状腺危象。心力衰竭比甲状腺危象更常见，主要由 T_4 对心肌的长期毒性作用引起，妊娠期疾病（如子痫前期、感染和贫血）将会加重心力衰竭。甲状腺危象即使经过恰当处理，母亲死亡率仍高达 20% 以上。

2. 对胎儿及新生儿的影响 妊娠期甲状腺功能亢进症会增加流产、胎儿生长受限及畸形的风险，围产儿死亡率增加。同时，孕妇服用的 ATD 及 TRAb 均可透过胎盘增加胎儿畸形的风险，并可能导致胎儿甲状腺功能亢进症、甲状腺功能减退症及甲状腺肿。由于胎儿伴有甲状腺肿时颈部处于过度伸展位置，可能造成分娩困难，或出生后出现呼吸道不通畅。新生儿亦有发生甲状腺功能亢进症或者甲状腺功能减退症的可能。

【处理】

1. 妊娠前处理 育龄期甲状腺功能减退症女性尽量在病情控制满意，服用抗甲状腺药（ATD）停药后再妊娠。接受同位素治疗者应尽量在 TRAb 水平降至或接近正常后妊娠。

2. 妊娠期治疗 甲状腺功能亢进症的妊娠期管理更为复杂，需要产科医师与内分泌科医师共同协作。特别需要考虑 ATD 的致畸风险。常用的 ATD 主要包括甲巯咪唑（thiamazole）、卡比马唑（carbimazole，CMZ）和丙硫氧嘧啶（propylthiouracil，PTU）。甲巯咪唑是公认的有致畸风险的药物，与之相关的出生缺陷主要包括皮肤发育不全、脐膨出、卵黄管异常、腹裂、食管闭锁、胆管闭锁、面部畸形及肾发育不全等，在做超声产前诊断时，应重点排查这些畸形。而近年来的研究显示，PTU 的致畸风险略小。

（1）妊娠前诊断者：正在服用 ATD 的甲状腺功能减退症患者，一旦存在妊娠的可能，需要尽快确认，并立即联系医师，进行病情评估，决定是否继续应用 ATD。如果经过评估，患者不能停用 ATD，需尽快将甲巯咪唑改为 PTU，并充分告知患者继续妊娠的风险，包括服用 PTU 带来潜在致畸的风险，并可能导致孕妇发生粒细胞缺乏症和肝功能异常等。甲巯咪唑导致胎儿畸形的时间窗主要在妊娠 6 ～ 10 周，为减少甲巯咪唑的致畸作用，建议在妊娠 6 周之前停用该药。

（2）妊娠期诊断者：妊娠早期甲状腺功能亢进症的治疗首选 PTU。应当使用最低有效剂量，治疗的目标是使 FT_4 水平接近或稍高于正常参考范围的上限。用药后 TSH 受抑制的状态可以持续数周或数月，因而不能使用 TSH 作为疗效评价的指标。必要时可以加用普萘洛尔口服（20 ～ 40 mg/d）控制心悸症状。

妊娠期间原则上不采取手术方法治疗甲状腺功能亢进症。手术的指征包括：①对 ATD 过敏；②需要大剂量 ATD 才能控制病情；③患者不依从药物治疗。如果确实需要，手术的最佳时间是在妊娠中期。

3．妊娠期监测

（1）孕妇甲状腺功能监测：妊娠期服用 ATD 的女性，用药期间每 2 ～ 4 周检查一次 FT_4、TT_4 和 TSH 水平。

在监测甲状腺功能的同时，需要监测 TRAb 水平，原则如下：如果患者有甲状腺功能亢进症治疗史（^{131}I 或手术），或者确认怀孕时孕妇正在服用 ATD 者，在妊娠早期推荐测定血清 TRAb，升高者，在妊娠 18 ～ 22 周时应重复测定。妊娠 18 ～ 22 周仍然升高者，或者孕妇服用 ATD 至妊娠晚期，在妊娠 30 ～ 34 周再次测定 TRAb 水平，以评估是否需要进行新生儿和产后监测。

（2）孕妇合并症监测：甲状腺功能亢进症孕妇易发生的并发症包括早产、胎盘早剥、妊娠高血压及子痫前期等，孕期保健时应关注孕妇的症状、血压及子宫收缩情况，并定期监测尿蛋白。PTU 可引起粒细胞缺乏症和肝功能异常，所以在治疗前和治疗过程中应定期检查全血细胞计数和肝功能。

（3）胎儿监测：如孕妇甲状腺功能亢进症在妊娠后半期仍未控制良好，或任何时间点检测的 TRAb 水平都很高（超过正常上限的 3 倍），应该进行胎儿监测。推荐多学科联合诊治，包括有经验的产科医师或母胎医学专家、内分泌科专家、新生儿科或儿科内分泌学专家及超声医师。监测可包括超声，以评估胎儿心率、生长发育、羊水量及是否存在胎儿甲状腺肿。

胎儿甲状腺肿往往是新生儿甲状腺功能亢进症或甲状腺功能减退症的表现。胎儿甲状腺功能亢进症的主要表现包括甲状腺肿和心率增快。超声检查发现胎儿甲状腺肿时，需要进一步关注：①评估胎儿甲状腺功能；②评估胎儿气道是否通畅。评估胎儿甲状腺功能可以行羊膜腔穿刺术或脐带穿刺检测甲状腺激素水平。虽然羊膜腔穿刺术的手术风险相对较小而易于被患者接受，但羊水中甲状腺素的浓度受胎儿及母体的双重影响，并不能准确地反映胎儿甲状腺功能；TSH 不通过胎盘，所以羊水中的 TSH 水平部分反映胎儿的甲状腺功能。由于过度增大的甲状腺肿可能压迫新生儿气道，可能有导致呼吸道阻塞的风险，所以推荐进行相关评估，并在新生儿出生后做好抢救准备。

（4）胎儿甲状腺功能亢进症或甲状腺功能减退症的治疗：胎儿甲状腺功能亢进症的宫内治疗方法是通过使用或增加母体 ATD 的剂量。胎儿甲状腺功能减退症的治疗，如果母体应用 ATD，可以减量或停用 ATD；对于母体未应用 ATD 者，可以向羊膜腔注射左甲状腺素进行宫内治疗。

4．围分娩期处理　围分娩期的管理相对复杂，需要产科医师与内分泌科医师及儿科医师协作，主要内容包括终止妊娠的时机、选择分娩方式和产程中的注意事项。

（1）产科管理

1）终止妊娠的时机：病情控制满意且无严重合并症者，于预产期前终止妊娠。病情控制不满意，有其他合并症者，根据病情适时终止妊娠。

2）选择分娩方式：甲状腺功能亢进症本身不是剖宫产术指征，在有产科指征或出现甲状腺危象而短期不能经阴道分娩者，可以选择行剖宫产术。

3）产程中的注意事项：在关注产程进展的同时，需要注意防治甲状腺危象，建议制订产程计划，具体包括做好产妇思想工作，解除对分娩的顾虑；监测体温、脉搏、血压、呼吸；鼓励分娩镇痛；预防感染；合并胎儿甲状腺肿者，可能影响胎头俯屈，影响产程进展，需及时调整分娩方式；避免产妇过度疲劳，放宽剖宫产术指征。

（2）加强多学科合作：母体 TRAb 阳性和（或）在妊娠期间使用 ATD，都可能会对胎儿及新生儿造成不良影响，需要产科医师与内分泌科医师合作，共同管理。严重的甲状腺功能亢进症或者整个妊娠期都使用 ATD 者，建议产科医师在分娩前与新生儿科医师或儿科内分泌医师直接沟通，应以书面形式全面介绍母亲甲状腺疾病的病因、患病时机、严重程度和治疗方法，以便新生儿科医师在观察新生儿病情变化时能够及时识别和正确处理。

5. 产后处理

（1）哺乳：当哺乳期女性需要服用 ATD 时，考虑到少量的 PTU 或甲巯咪唑可进入乳汁，故推荐使用最低有效剂量。使用低剂量 ATD（甲巯咪唑 ≤ 20 mg/d，PTU ≤ 450 mg/d）者可以哺乳。必须注意的是：产后是甲状腺功能亢进症病情加重的高风险时期，虽然可以哺乳，但需要保证产妇的休息，避免过度疲劳。

（2）药物剂量调整：产后 TBG 减少导致 FT_4 增多，甲状腺功能亢进症病情可能加重，用药剂量可能增加。

（3）新生儿处理：出生后需关注新生儿的体重、心率及反应情况，如无特殊，可待出生后 2 ～ 4 d 采足跟血检查。妊娠期甲状腺功能控制不满意，且 TRAb 水平过高者，需转儿科进一步观察。

（孙伟杰）

第七节　妊娠合并血液系统疾病

一、妊娠合并贫血

贫血是妊娠合并血液系统疾患中最常见的疾患，以缺铁性贫血最常见，其次为巨幼细胞贫血、珠蛋白生成障碍性贫血（地中海贫血）和再生障碍性贫血等。我国目前妊娠期贫血的诊断标准为血红蛋白（hemoglobin，Hb）浓度 < 110 g/L，并根据 Hb 浓度将贫血分为轻度贫血（100 ～ 109 g/L）、中度贫血（70 ～ 99 g/L）、重度贫血（40 ～ 69 g/L）和极重度贫血（< 40 g/L）。

妊娠期贫血对母体、胎儿和新生儿均可造成近期和远期影响。对母体可增加妊娠期高血压疾病、胎膜早破、产后出血、产褥期感染和产后抑郁的发病风险；对胎儿和新生儿可增加胎儿生长受限、宫内缺氧、死胎、死产、早产、新生儿窒息、新生儿缺血缺氧性脑病等疾患的发病风险。因此，预防及积极治疗妊娠期贫血对改善母儿结局有重要意义。

案例17-11

某患者，女性，33 岁。因"宫内妊娠 20 周，发现贫血 1 个月并加重 1 周"收入院。患者月经规律，5 d/30 d，妊娠早期行超声检查核对孕周无误，妊娠 12 周行各项化验检查未发现异常，妊娠 16 周查血常规白细胞计数 $8.8×10^9$/L，红细胞计数 $3.63×10^{12}$/L，血红蛋白浓度 98 g/L，血细胞比容 31%，平均红细胞体积 80.1 fl（82 ～ 100 fl），平均红细胞血红蛋白量 28.9 pg（27 ～ 34 pg），平均红细胞血红蛋白浓度

案例17-11（续）

310 g/L（316 ～ 354 g/L）。后口服铁剂治疗 2 周，复查血常规血红蛋白浓度降至 80 g/L，1 周前查血常规白细胞计数 7.1×10^9/L，血红蛋白浓度 61 g/L，血小板计数 342×10^9/L，并出现头晕、乏力、心悸症状，为进一步诊治入院。患者既往无其他疾病史，G2P1，2016 年顺产一健康男孩，自述妊娠期无异常，素食 10 年。

案例17-11解析

问题：

1. 该孕妇贫血的程度如何？需要进行哪些检查查找病因？

2. 该孕妇贫血可能的原因是什么？诊断依据是什么？

3. 如何进行诊治？

二、妊娠合并缺铁性贫血

铁缺乏（iron deficiency，ID）是指体内贮存铁不能满足正常组织和细胞需要的一种状态。缺铁性贫血（iron deficiency anemia，IDA）是指体内用于合成 Hb 的贮存铁耗尽，Hb 生成障碍而导致的贫血。IDA 是妊娠期最常见的贫血，约占妊娠期贫血的 95%。其发生与孕妇年龄、种族、受教育程度及经济状况等有关。发展中国家患病率明显高于发达国家。高危因素包括曾患过贫血、多次妊娠、在 1 年内连续妊娠及素食等。

【病因】

妊娠期铁需求量增加是孕妇缺铁的主要原因，其次为饮食中铁摄入不足。妊娠期需铁总量约 1000 mg，包括血容量增加需铁 750 mg，胎儿生长发育需铁 250 ～ 350 mg。妊娠中期需铁量为 3 ～ 4 mg/d，妊娠晚期需铁量为 6 ～ 7 mg/d，每日饮食中含铁 10 ～ 15 mg，但吸收率仅为 10%（1 ～ 1.5 mg），因此不能满足妊娠期铁的需求。

【临床表现】

IDA 的临床表现主要取决于贫血的程度。当仅有铁储备减少时，可无贫血的表现，随着病情加重，当铁储备不足，血清铁下降，红细胞数量和 Hb 减少时，临床可表现为贫血的症状，如疲劳及皮肤、口唇黏膜和睑结膜苍白。当铁储备耗尽，红细胞生成严重障碍而发生重度贫血时，可出现全身乏力、面色苍白、头晕、视物模糊，甚至有贫血性心脏病和充血性心力衰竭的表现。

【实验室检查】

1. 血常规　IDA 患者 Hb、平均红细胞体积（MCV）、平均红细胞血红蛋白含量（MCH）和平均红细胞血红蛋白浓度（MCHC）均降低。网织红细胞计数正常或轻度升高，白细胞和血小板计数正常或降低。血涂片表现为小细胞低色素性贫血。

2. 血清铁蛋白　是一种稳定的糖蛋白，不受近期铁摄入的影响，能较精确地反映铁储存量，是妊娠期最佳的铁缺乏实验室诊断指标。血清铁蛋白< 20 μg/L 可诊断 ID；< 30 μg/L 提示铁耗尽早期，需及时治疗。但在感染时，血清铁蛋白也会升高，可通过检测 C 反应蛋白加以鉴别。

3. 其他指标　血清铁、总铁结合力和转铁蛋白饱和度均属于不可靠的铁储存指标，易受近期铁摄入、昼夜变化、感染及营养等因素影响。

4. 骨髓象　呈小细胞低色素性贫血。红系造血呈轻度或中度活跃，以中幼红细胞和晚幼红细胞增生为主，骨髓铁染色可见细胞内、外铁均减少，以细胞外铁减少明显，铁粒幼红细胞< 15%。但该方法为有创性检查，仅适用于难以诊断贫血原因的复杂情况。

【诊断及鉴别诊断】

孕妇存在缺铁性贫血的诱因或存在贫血的临床表现，实验室检查为小细胞低色素性贫血，首选铁剂治疗试验，治疗 2 周后 Hb 升高可诊断为 IDA，铁剂治疗无效者应进行鉴别诊断。

1. 巨幼细胞贫血　贫血程度常较缺铁性贫血严重。血涂片红细胞平均体积大，可见中性粒细胞分叶过多，贫血严重者可伴有白细胞及血小板减少。骨髓象巨幼红细胞增多，血清叶酸降低有助于鉴别。

2. 地中海贫血　可有家族史及慢性溶血的表现，为小细胞低色素性贫血，对铁剂治疗无效。血清铁、血清铁蛋白常增高，可通过血红蛋白电泳测定 HbA2、HbF 含量诊断。

3. 再生障碍性贫血　常呈重度贫血，血常规表现为三系细胞均减少，红细胞大小及形态在正常范围，网织红细胞减少，骨髓象表现为各类细胞均减少，骨髓增生极度低下。

【治疗】

1. 药物治疗　主要为补充铁剂，口服给药安全、有效、简单易行。诊断明确的 IDA 孕妇应补充元素铁 100 ～ 200 mg/d，治疗 2 周后复查 Hb 评估疗效，通常 2 周后 Hb 增加 10 g/L，3 ～ 4 周后增加 20 g/L。非贫血孕妇如果血清铁蛋白＜ 30 μg/L，应补充元素铁 60 mg/d，8 周后评估疗效。常用的口服铁剂有硫酸亚铁、琥珀酸亚铁以及多糖铁复合物等。口服铁剂同时可服维生素 C 0.1 mg 促进铁吸收。对于重度缺铁性贫血或因严重胃肠道反应不能口服铁剂者，可选用静脉补铁，常用右旋糖酐铁或山梨醇铁 50 ～ 100 mg，每日 1 次。

2. 输血　当 Hb ＜ 70 g/L、接近预产期或短期内需分娩或行剖宫产术者，应少量、多次、慢速输注浓缩红细胞快速纠正贫血，避免加重心脏负担从而诱发急性左侧心力衰竭。

3. 产科处理　IDA 孕妇在母体治疗的同时，应注意监测胎儿宫内发育情况，结合超声检查及时发现并纠正胎儿生长受限。妊娠晚期应加强胎儿监测，鼓励孕妇取左侧卧位、间断吸氧，有助于改善胎儿宫内慢性缺氧状态。贫血孕妇应实施计划分娩，中、重度贫血者临产后应配新鲜血备用，严密监测产程进展及胎儿宫内情况，尽量避免产程过长，积极应用缩宫素预防产后出血。发生产后出血者，应积极进行输血治疗，给予抗生素预防感染，产后贫血者应在产褥期继续补充元素铁 100 ～ 200 mg/d，持续 3 个月。

【预防】

妊娠前应积极治疗失血性疾病以增加铁储备。妊娠期加强营养，鼓励孕妇进食含铁丰富的食物，在妊娠早、中、晚期至少各查血常规一次，有条件的医疗机构应检测血清铁蛋白，以早期发现铁缺乏，及时治疗。对偏食、素食者或具有产后出血的高危孕妇，应进行预防性补铁，增加铁储存，预防贫血的发生。

三、妊娠合并巨幼细胞贫血

巨幼细胞贫血（megaloblastic anemia）是由于叶酸和（或）维生素 B_{12} 缺乏引起细胞核 DNA 合成障碍所致的贫血。妊娠期发病率低于缺铁性贫血，占所有贫血的 7% ～ 8%。妊娠期贫血者易并发妊娠期高血压疾病、胎儿生长受限、早产等并发症。

【病因】

孕妇长期严重偏食、挑食可导致叶酸摄入不足；妊娠期孕妇对叶酸需要量增加，由非妊娠期每日 180 μg 增至 400 μg；受体内增多的雌、孕激素影响，胃肠道对叶酸的吸收减少，尿中排出量增加而导致孕妇体内叶酸含量下降是导致发生巨幼细胞贫血的主要原因。

【临床表现】

孕妇贫血多发生于孕中、晚期，起病较急，多为中、重度贫血。除了严重贫血所表现的常见症状，如乏力、头晕、气短、皮肤及黏膜苍白等，还可出现神经系统症状，表现为手足对称性麻木、深感觉障碍、精神异常等，精神症状有健忘、易怒、表情淡漠、迟钝、嗜睡，甚至精神失常等。

【诊断】

1．孕妇经济状况差或长期偏食处于营养不良状态；贫血发生于妊娠晚期；具有上述临床表现者要考虑巨幼细胞贫血的诊断。

2．实验室检查

（1）血常规呈大细胞性贫血，MCV > 100 fl，MCH > 32 pg，大卵圆形红细胞增多、中性粒细胞核分叶过多，贫血严重者可伴有网织红细胞、白细胞及血小板减少。部分同时合并缺铁性贫血的患者也可表现为正常体积红细胞贫血。

（2）血清叶酸和维生素 B$_{12}$：血清叶酸 < 6.8 mmol/L（3 ng/ml）、红细胞叶酸 < 227 nmol/L（100 ng/ml）提示叶酸缺乏。若叶酸值正常，应测孕妇血清维生素 B$_{12}$，若 < 74 pmol/L，提示维生素 B$_{12}$ 缺乏。

（3）骨髓象：呈典型的"巨幼变"，巨幼细胞系列占骨髓细胞总数的 30% ～ 50% 可诊断。

【鉴别诊断】

1．再生障碍性贫血（再障） 是一种骨髓造血衰竭综合征，表现为贫血或者全血细胞减少。对于妊娠期全血细胞减少者，可先进行叶酸以及维生素 B$_{12}$ 检测，必要时再进行骨髓穿刺或活检，以排除再障。

2．阵发性睡眠性血红蛋白尿 是一种红细胞膜缺陷性溶血病，主要表现为与睡眠有关的间歇发作的血管内溶血，可伴有全血细胞减少以及反复静脉血栓形成。对于妊娠期全血细胞减少者，应进行流式细胞检查 CD55、CD59 等，排除有无阵发性睡眠性血红蛋白尿。

【治疗】

1．营养指导 加强妊娠期营养指导，纠正孕妇偏食习惯，鼓励多进食新鲜蔬菜、水果、动物肝、肉类、蛋类、奶类食品。

2．药物治疗 主要为补充叶酸及维生素 B$_{12}$。叶酸 10 ～ 20 mg 口服，每日 3 次，吸收不良者每日肌内注射叶酸 10 ～ 30 mg，直至症状消失、血象恢复正常，改用预防性治疗量维持。若治疗效果不显著，应检查有无缺铁，必要时同时补充铁剂。有神经系统症状者，单独用叶酸可能使神经系统症状加重，应及时补充维生素 B$_{12}$。血红蛋白 < 60 g/L 时，可少量间断输新鲜血或浓缩红细胞。

思考：如何对妊娠期贫血进行病因诊断及鉴别诊断

四、妊娠合并血小板减少

案例17-12

某患者，女性，38 岁。因"宫内妊娠 24 周，发现血小板减少 6 周，鼻出血伴皮肤及黏膜出血点 1 周"入院。患者妊娠 8 周行妊娠期各项化验检查未发现异常，妊娠 18 周查血常规白细胞计数 7.8×10^9/L，血红蛋白浓度 108 g/L，血小板计数 80×10^9/L，予口服铁剂治疗。2 周后查复查血常规白细胞计数 6.8×10^9/L，血红蛋白浓度降至 80 g/L，血小板计数 60×10^9/L，继续观察。妊娠 22 周查血常规白细胞计数 5.1×10^9/L，血红蛋白 70 g/L，血小板计数 45×10^9/L，无自发出血，输注红细胞 2 U。1 周前患者无诱因出现鼻出血、皮肤散在出血点，查血常规白细胞计数 11.1×10^9/L，血红蛋白浓度 80 g/L，血小板计数 3×10^9/L，为进一步诊治入院。既往无其他疾病史，G1P0。

案例17-12解析

问题：

1．该孕妇下一步需要进行哪些检查？

2．患者贫血、血小板减少可能的原因是什么？

3．如何进行诊治？

　　血小板减少是妊娠期常见的合并症，包括孕前诊断及妊娠期首次诊断者。妊娠期血小板减少的诊断标准尚存在争议，欧美国家多采用血小板计数 < 150×10^9/L 为诊断标准，而国际血小板减少工作组则定义为血小板计数 < 100×10^9/L。我国目前采用血小板计数 < 100×10^9/L 为妊娠期血小板减少的诊断标准。妊娠期血小板减少病因有多种，不同病因对母儿结局影响不同。在除外继发性、药物性、先天性血小板减少外，其主要病因为妊娠期血小板减少症（gestational thrombocytopenia，GT）及原发免疫性血小板减少症（primary immune thrombocytopenia，ITP）。目前有文献将妊娠期血小板减少分为孤立性血小板减少及血小板减少伴系统性损害两类，并按照妊娠特异与非妊娠特异进行病因诊断，其常见的病因列于表 17-11。

表 17-11　妊娠期血小板减少病因诊断

	妊娠特异	非妊娠特异
单纯性血小板减少	妊娠期血小板减少症（70%～80%）	免疫性血小板减少症（1%～4%）
		继发性血小板减少症（< 1%）
		药物诱导血小板减少
		血管性血友病ⅡB型
		先天性血小板减少症
血小板减少伴系统性损害	严重子痫前期（15%～20%）	血栓性血小板减少/溶血性尿毒症
	HELLP 综合征	系统性红斑狼疮、抗磷脂综合征
	急性脂肪肝	病毒感染
		骨髓造血异常
		营养不良
		脾功能亢进（肝硬化、门静脉血栓形成等）
		甲状腺疾病

　　GT 与 ITP 均为排除性诊断，缺乏特异性检查，临床表现和血小板下降水平常有部分重叠。ITP 患者妊娠期可出现重度血小板减少，母体出血风险增加，新生儿可发生免疫性血小板减少、颅内出血等并发症。

（一）妊娠合并原发免疫性血小板减少症

　　ITP 是一种获得性自身免疫性出血性疾病，以无明确诱因的孤立性外周血血小板计数减少为主要特点。临床可表现为无症状血小板减少、皮肤及黏膜出血以及重要脏器出血。妊娠合并 ITP 发生率为 8/10 万，部分患者为妊娠期首次诊断。多数研究认为 ITP 在妊娠期易加重，严重者需要治疗，以升高血小板水平，降低母体出血性事件发生。

【妊娠期 ITP 的诊断】

　　ITP 的诊断缺乏特异的症状、体征和诊断性实验，是排除性诊断。需通过病史、体格检查、实验室检查排除其他引起血小板减少的疾病后诊断。妊娠期 ITP 患者中约 1/3 为妊娠期常规检查发现血小板减少而诊断。诊断中需排除妊娠高血压、自身免疫病、甲状腺疾病、淋巴系统增殖性疾病、骨髓增生异常、恶性血液病、慢性肝病、脾功能亢进、感染等所致的继发性血小板减少，以及假性、先天性血小板减少等疾患。

　　1. 病史　应注意是否存在家族性血小板减少、特殊用药、输血、反复自然流产、血栓形成等病史，这些有助于鉴别遗传性、药物性及免疫疾病所导致的血小板减少。妊娠期首次出现血小板减少的孕周及血小板减少的程度有助于鉴别 GT 与 ITP。有文献认为妊娠期血小板计数 < 50×10^9/L 者，在排除其他病因后，应按 ITP 诊断。

　　2. 临床表现　与非妊娠期一样，主要为血小板减少和出血症状。血小板计数 < 20×10^9/L 的患者可出现皮肤及黏膜瘀斑、瘀点，呈全身非对称性分布。黏膜出血包括鼻、牙龈及口腔出

现，严重者可出现血尿，发生重要脏器出血者较少见。

3．辅助检查

（1）外周血涂片：可了解血小板凝集情况、有无破碎红细胞、白细胞有无形态及数目异常，有助于先天性巨大血小板减少症、假性血小板减少症、血栓性微血管障碍及白血病等疾患的排除及进一步诊断。

（2）尿常规、肝功能、肾功能及凝血功能：诊断是否存在妊娠期高血压疾患。

（3）伴发贫血者需进行贫血常见病因的相关检查：包括外周血涂片、抗球蛋白试验以及血清铁蛋白、叶酸和维生素 B_{12} 水平测定。

（4）感染指标：除外可导致血小板减少的感染性疾病，如幽门螺杆菌、乙型肝炎病毒、丙型肝炎病毒、人类免疫缺陷病毒及巨细胞病毒感染等。

（5）自身免疫病抗体筛查：应常规进行抗磷脂综合征、系统性红斑狼疮等自身免疫病抗体的筛查，包括抗核抗体、抗磷脂抗体、狼疮抗凝物、抗 β_2 糖蛋白 1 抗体等相关抗体。除外由自身免疫病引起的继发性血小板减少。

（6）骨髓穿刺检查：对于上述检查不能明确诊断病因的重度血小板减少、伴贫血或三系细胞减少，以及外周血涂片发现幼稚细胞者，应行骨髓穿刺、活检及染色体检查，以排除骨髓增殖性疾患及恶性疾患。ITP 患者骨髓细胞形态学特点为巨核细胞增多或正常，伴成熟障碍。但骨髓穿刺检查结果不作为 ITP 的确诊依据，不推荐常规进行骨髓穿刺检查。

（7）血小板相关抗体（PAIgG）及血小板糖蛋白特异性自身抗体：PAIgG 检测对 ITP 的诊断具有较高的灵敏度，但特异度较低，不作为常规检测。血小板糖蛋白 GPⅡb/Ⅲa 及 Ⅰb/Ⅸ 特异性自身抗体检测的特异度高，可以鉴别免疫性与非免疫性血小板减少。

【妊娠期治疗】

妊娠期治疗的目的是降低严重血小板减少引起的出血性并发症及与血小板减少相关的区域麻醉和分娩出血并发症的风险。

1．治疗指征 推荐治疗指征为血小板计数 $< 30 \times 10^9/L$ 或伴发出血倾向；血小板计数 $> 30 \times 10^9/L$、无出血倾向者只需密切监测。

2．一线治疗药物 糖皮质激素及免疫球蛋白。

（1）糖皮质激素：为首选药物，可抑制血小板抗体合成及抑制抗原 - 抗体反应而减少血小板的破坏；阻断单核巨噬细胞系统破坏已被抗体结合的血小板，延长血小板寿命；降低血管壁通透性而减少出血。推荐泼尼松口服，以低剂量（0.25 ~ 0.5 mg/kg）开始，有明显出血倾向或严重血小板减少者可口服泼尼松 0.5 ~ 1 mg/kg，治疗反应多在 3 ~ 7 d，2 ~ 3 周达高峰，血小板计数上升并稳定后可逐渐减量，维持血小板计数大于 $30 \times 10^9/L$ 的最小剂量。研究显示，妊娠期激素治疗的有效率不足 40%，低于非妊娠期，并可增加妊娠糖尿病、妊娠期高血压疾病、感染发生的风险。

（2）免疫球蛋白（IVIg）：可抑制自身抗体产生，阻断巨噬细胞表面 Fc 受体而降低血小板清除率，减少血小板的破坏。其优点为安全性好，起效快，副作用较少，优于糖皮质激素，但药物价格较高。常用剂量为 400 mg/（kg·d），连用 3 ~ 5 d；也可使用 1 g/（kg·d），连用 1 ~ 3 d，二者疗效相似，治疗有效率可达 80%，但疗效维持时间较短，维持 2 ~ 4 周后血小板计数可降至治疗前水平。推荐在妊娠期血小板严重减少并伴出血倾向时使用，以期快速升高血小板水平，或分娩前使用，在升高血小板计数后实施计划分娩。

3．输注血小板 由于血小板消耗速度快、作用短暂，且输入后能刺激体内产生抗血小板抗体，加快血小板破坏。因此，不推荐预防性输注血小板治疗，仅在以下情况下输注：血小板计数 $< 10 \times 10^9/L$ 或存在自发黏膜出血以及需要控制危及生命的脏器出血；血小板计数 $(30 ~ 50) \times 10^9/L$，需要阴道分娩或实施剖宫产术，或需要进行有创性产前诊断的操作。

知识拓展

妊娠期难治性 ITP 患者的治疗

对于一线药物治疗失败的难治性 ITP 患者，既往曾将脾切除作为治疗的最后手段，建议在血小板计数 $< 10 \times 10^9/L$，并有严重出血倾向时应用，但基于妊娠期脾切除相关并发症问题，近年临床已较少应用。目前采取的治疗措施包括：①糖皮质激素联合免疫球蛋白（IVIg）及免疫抑制药硫唑嘌呤或环孢素 A。文献认为小剂量硫唑嘌呤、环孢素 A 对胎儿影响较小，在妊娠期应用是安全的。②二线药物主要为促血小板生成药：包括重组人血小板生成素（rhTPO）、TPO 受体激动药及抗 CD20 单克隆抗体。这些药物在妊娠期的应用及疗效已有较多的个案及小样本报道，为妊娠期难治性 ITP 的治疗提供了参考。

【围分娩期处理】

1. 分娩时机及方式　需结合孕妇血小板水平、是否伴有母儿并发症、胎儿宫内情况以及血源供给等因素综合评估。血小板计数控制正常情况下，可等待自然临产；超过预产期，需计划分娩。血小板计数为 $(50 \sim 100) \times 10^9/L$ 者，在预产期前计划分娩。血小板计数小于 $50 \times 10^9/L$ 者，妊娠足月后计划分娩。如果患者对治疗无效，血小板进行性下降或存在出血倾向时，可遵循以下原则：妊娠不足 34 周者，尽可能保守治疗，延长孕周；妊娠 34 周后，考虑终止妊娠。目前认为血小板计数 $> 50 \times 10^9/L$ 经阴道分娩较为安全，血小板计数为 $(30 \sim 50) \times 10^9/L$ 的经产妇及评估有较好阴道分娩条件的初产妇，在备好血小板的条件下可考虑阴道分娩。阴道分娩过程中，应避免产程延长及复杂的阴道助产，避免胎头负压吸引。麻醉方式的选择应根据分娩前患者的血小板水平决定，推荐硬膜外阻滞的安全血小板计数阈值为 $75 \times 10^9/L$。

2. 分娩期前的治疗　推荐妊娠期血小板计数 $< 50 \times 10^9/L$ 者，预产期前 2 个月可口服泼尼松，以 10 mg/d 为起始剂量，根据血小板上升情况增加剂量；或近足月前开始口服泼尼松 15 ~ 30 mg/d，或输入 IVIg 400 mg/（kg·d），持续 5 d，在血小板计数 $> 50 \times 10^9/L$ 后计划分娩。对 IVIg 或激素治疗均无效者，则在输注血小板条件下计划分娩。

3. 新生儿血小板减少　分娩后应检测新生儿脐血血小板水平，并动态监测，一般在出生后第 2 ~ 5 日血小板降至最低。血小板计数 $< 50 \times 10^9/L$ 的新生儿，应行头颅 B 超或 CT 检查。如血小板计数降低明显、有出血倾向，可给予 IVIg 1 g/kg、输注血小板或糖皮质激素治疗。目前认为根据母体血小板计数、血小板抗体水平预测胎儿或新生儿发生血小板减少并不可靠，既往分娩过血小板减少患儿是预测胎儿或新生儿发生血小板减少的独立因素。

整合思考题

1. ITP 患者妊娠期出现肝功能异常，是否诊断为 HELLP 综合征？如何与妊娠高血压疾患并发 HELLP 综合征鉴别？

2. 如何在妊娠期评估 ITP 孕妇病情加重？

整合思考题答案

（二）血栓性血小板减少性紫癜

血栓性血小板减少性紫癜（thrombotic thrombocytopenic purpura，TTP）为一组微血管血栓

出血综合征。临床以微血管病性溶血性贫血、血小板减少、神经精神症状、发热和肾受累为主要特征。发病率为（4～10）/100万，以女性多见，妊娠可诱发TTP，是妊娠期少见的危重症，母胎死亡率均较高。

【发病机制】

本病主要与血管性血友病因子（vWF）裂解蛋白酶（ADAMTS13）活性缺乏、血管内皮细胞vWF异常释放、血小板异常活化相关。TTP分为遗传性和获得性两种，遗传性TTP系ADAMTS13基因突变导致酶活性降低或缺乏所致，常在感染、应激或妊娠等诱发因素作用下发病。获得性TTP者根据有无原发病分为特发性和继发性。特发性TTP多因患者体内存在抗ADAMTS13自身抗体，导致ADAMTS13活性降低或缺乏，是主要的临床类型。继发性TTP因感染、药物、肿瘤、自身免疫病等因素引发。

【诊断与鉴别诊断】

依据TTP典型的"五联征"或"三联征"临床表现，结合实验室检查诊断。

1. 临床表现　多数患者起病突然，典型表现为"五联征"。

（1）血小板减少：外周血血小板计数减少，部分患者血小板计数低于$20×10^9$/L，可出现皮肤、黏膜出血，严重者有内脏或颅内出血。

（2）微血管病性溶血性贫血：多为轻、中度贫血，可伴黄疸，反复发作者可有脾大。

（3）神经精神症状：表现为意识紊乱、头痛、失语、惊厥、视力障碍、谵妄以及局灶性感觉或运动障碍等，以发作性、多变性为特点。

（4）肾损害：可出现蛋白尿、血尿、管型尿，严重者可发生肾衰竭。

（5）发热：程度不等，与组织损伤、溶血和感染等因素有关。但妊娠期出现典型"五联征"者仅占20%～40%，且多为病程的晚期。60%～80%的患者表现为血小板减少性出血、微血管病性溶血及神经精神症状的"三联征"。

2. 实验室检查

（1）血常规：表现为不同程度的贫血，外周血涂片可见异形红细胞及碎片（＞1%），网织红细胞计数大多增高；血小板计数显著降低，半数以上患者血小板计数＜$20×10^9$/L。

（2）血液生化：血清游离血红蛋白和间接胆红素升高，结合珠蛋白下降，乳酸脱氢酶明显升高，尿胆原阳性，血尿素氮及肌酐不同程度升高。

（3）凝血功能：基本正常。

（4）血浆ADAMTS13活性及ADAMTS13抑制物检查：遗传性TTP患者ADAMTS13活性缺乏（活性＜5%）；特发性TTP患者ADAMTS13活性多缺乏且抑制物阳性；继发性TTP患者ADAMTS13活性多无明显变化。

（5）抗球蛋白试验：阴性。

3. 鉴别诊断　妊娠期临床以血小板减少、微血管病性溶血、肾损害及严重时出现凝血功能异常等表现的危重疾患，主要包括系统性红斑狼疮、灾难性抗磷脂综合征、HELLP综合征、溶血性尿毒综合征、妊娠期急性脂肪肝及败血症等。在诊断及鉴别诊断中，除了需注意各种疾患的临床表现特点外，需注意免疫疾患相关抗体的及时筛查及外周血涂片检查，有条件的医疗机构应检测ADAMTS13的活性，以协助诊断及鉴别诊断。

【治疗】

基于本病病死率高，一旦诊断明确或高度怀疑时，不论轻型或重型，均应尽快开始积极治疗。

1. 原发病治疗　首选血浆置换治疗，其次可选用新鲜（冰冻）血浆输注和药物治疗。对高度疑似和确诊病例，输注血小板应谨慎，仅在出现危及生命的严重出血时才考虑使用。

（1）血浆置换疗法：为首选治疗方法，采用新鲜血浆、新鲜冰冻血浆。血浆置换量推荐为每次2000ml（或按40～60ml/kg），每日1～2次，直至症状缓解、血小板及LDH恢复正常后可逐渐延长置换间隔。对暂时无条件行血浆置换治疗或遗传性 TTP 患者，可输注新鲜血浆或新鲜冰冻血浆，推荐剂量为 20 ~ 40 ml/（kg·d）。当严重肾衰竭时，可与血液透析联合应用。

（2）免疫抑制治疗：发作期患者可辅助使用甲泼尼龙（200 mg/d）或地塞米松（10 ~ 15 mg/d）静脉滴注 3 ~ 5 d，后过渡至泼尼松 1 mg/（kg·d），病情缓解后减量至停用。特发性 TTP 患者可加用长春新碱或其他免疫抑制药，减少自身抗体产生。

（3）静脉滴注免疫球蛋白：适用于血浆置换无效或多次复发的病例。

（4）贫血症状严重者可以输注浓缩红细胞。病情稳定后可选用抗血小板药，如阿司匹林，以减少复发。

2. 产科处理 终止妊娠是 TTP 的有效治疗方法之一，但终止妊娠并不能保证 TTP 的病情完全缓解，因此需依据 TTP 的病情、孕周数和胎儿的状况及治疗效果综合评估。对于孕周小，胎儿不具备存活能力者，可在诊断后积极实施规范化血浆置换或血浆输注治疗；若病情缓解，可以在严密监测下继续妊娠，定期监测胎儿宫内发育及胎盘血供情况，妊娠 37 ~ 38 周胎儿成熟后终止妊娠。若治疗无效，需及时终止妊娠。

（梁梅英）

第八节　妊娠合并肾病

案例17-13

某患者，女性，32 岁。以"停经 33 周，发热伴右侧腰部疼痛 1 d"收入院。患者平素月经规律，定期产前检查，B 超检查核对孕周无误，妊娠期各项产前检查无明显异常。1 d 前患者无明显诱因出现右侧腰部疼痛，呈阵发性，较剧烈，同时伴发热，体温最高为 39 ℃，自行使用退热药后体温可降至正常。既往史：8 年前因血尿、蛋白尿，行肾穿刺检查诊断为 IgA 肾病，妊娠早期血肌酐 64 μmol/L，24 h 尿蛋白定量 0.8 g，妊娠期未使用药物治疗，肾病病情稳定。其余病史无特殊。体格检查：T 38.1 ℃，P 110 次/分，R 16 次/分，BP 90/60 mmHg。精神差，心脏、肺、腹部体格检查无特殊。双肾区叩痛阳性。辅助检查：血常规 WBC 20×10⁹/L，Hb 90 g/L，PLT 100×10⁹/L；尿常规可见大量白细胞和脓细胞；彩超提示双肾增大，双侧肾盂增宽，右侧明显。临床诊断为妊娠合并急性肾盂肾炎，经积极抗感染、抗休克治疗后痊愈。

问题：

1. 孕妇为什么容易并发尿路感染？
2. 妊娠期急性肾盂肾炎的诊断标准和治疗原则是什么？
3. 妊娠合并慢性肾脏病的女性，通过哪些因素评价其整体妊娠风险？

案例17-13解析

合并基础肾病的女性是妊娠的高危人群，而妊娠状态会加重肾负担，使原有的肾病加重，从而影响母体生命远期健康状态。妊娠期间泌尿系统的生理性变化会掩盖肾病的某些临床表现，为这些患者的围产期处理带来新的困难。

一、妊娠期尿路感染

妊娠期间，由于输尿管及膀胱肌肉组织蠕动减弱以及增大的子宫对膀胱及输尿管产生机械性压迫，增加了尿液淤积和膀胱输尿管反流的机会，使得孕妇尿路感染的风险增高。而妊娠期间反复的尿路感染与早产、胎膜早破、低体重儿等不良妊娠预后相关，应给予重视。

（一）无症状菌尿

【定义】

尿标本中培养出一定量的细菌，而患者无任何尿路感染的症状或体征，称为无症状菌尿。诊断标准为：尿液培养单一细菌菌落计数 $\geq 10^5\,CFU/ml$。

【发病率】

低危妊娠人群无症状菌尿的发生率约为 6%。无症状菌尿患者最常见的尿液细菌类型为大肠埃希菌，占所有患者的 75% ~ 90%，其他常见菌种包括葡萄球菌、克雷伯菌以及肠球菌。

【母儿预后】

妊娠期间无症状菌尿对母体的风险主要是增加急性肾盂肾炎的风险，在妊娠 16 ~ 22 周发现无症状菌尿的低危妊娠人群中，妊娠期急性肾盂肾炎的发生率为 2% ~ 3%，而尿液培养阴性的孕妇中，发生率小于 1%。无症状菌尿会增加早产及低体重儿的风险，而使用抗生素治疗无症状菌尿，可使早产及低体重儿的发生率降低。

【妊娠期筛查】

推荐对存在下列高危因素的患者进行无症状菌尿筛查：无症状菌尿史、泌尿系反复感染史、存在基础肾病、泌尿系统结构畸形、肾结石以及孕前合并糖尿病。

【治疗】

目前，对妊娠期无症状菌尿的治疗尚无统一方案。抗生素治疗无症状菌尿可以明显降低有症状的尿路感染的风险，因此对妊娠期发现无症状菌尿的患者，建议使用抗生素治疗。较多的研究比较了不同治疗方案对妊娠期无症状菌尿患者的治疗效果，认为单疗程给药与标准疗程抗生素治疗在治疗的有效性、早期早产的预防等方面没有明显的差异，但单疗程治疗的患者低体重儿的发生风险增高。妊娠期无症状菌尿确诊后可选用的治疗方案包括：阿莫西林 500 mg，口服，每 8 h 1 次，共用 3 ~ 5 d；头孢氨苄 500 mg，口服，每 8 h 1 次，共用 3 ~ 5 d。

对妊娠期无症状菌尿患者进行标准治疗后，应每 4 ~ 6 周再次进行尿液培养检查。出现复发或有症状的尿路感染患者，应考虑低剂量抗生素预防性治疗，治疗应持续整个妊娠期。长期预防性抗生素治疗方案可选择：呋喃妥因 50 ~ 100 mg/d，口服；阿莫西林 250 mg/d，口服；头孢氨苄 250 mg/d，口服。对此类患者，应进行影像学检查以除外泌尿系统结构异常以及结石。

（二）急性膀胱炎

孕妇急性膀胱炎的发生率约为 1%。临床表现主要为膀胱刺激症状：尿频、尿急、尿痛，但通常不伴有明显的全身症状。

对妊娠期存在膀胱刺激症状的患者，应进行新鲜中段尿镜检和培养，以确定病原菌。在尿液培养中，如同种细菌菌落数超过 $10^5\,CFU/ml$，则认为有临床意义。值得注意的是，部分急性膀胱炎患者液体摄入量很大，对尿液存在稀释作用，因此对有症状的患者，虽然尿液中菌落数计数较低（$10^2 \sim 10^4\,CFU/ml$），仍需要应用抗生素治疗。如果未进行治疗，大多数有症状的"低菌落数菌尿"患者在 2 d 后菌落计数即会达到 $10^5\,CFU/ml$。因此，有症状的孕妇如果尿液浑浊，镜检亚硝酸盐及白细胞阳性，应考虑急性膀胱炎并开始经验性治疗。

急性膀胱炎的治疗及随访原则与无症状菌尿相同。

（三）急性肾盂肾炎

妊娠期急性肾盂肾炎的发生率为 0.5% ~ 1%，多数发生于妊娠晚期及产褥早期，以右侧多见，少数患者可进展为感染中毒性休克。急性肾盂肾炎的病原菌多为下泌尿道感染上行所致，亦可来源于淋巴系统或血行感染。

【母儿预后】

妊娠期间并发急性肾盂肾炎将严重影响母儿预后。妊娠期并发急性肾盂肾炎的女性，母体并发菌血症、急性肺功能不全、急性肾损伤、胎盘早剥的风险均明显增高，胎儿生长受限、低阿普加评分以及早产的发生风险亦明显增高。

【治疗】

妊娠期急性肾盂肾炎患者起病急骤，其最严重的并发症为母体感染中毒性休克，因此应入院治疗，在全面评估病情后，积极控制感染。在获得病原学及药敏试验结果之前即应开始经验性治疗，选用妊娠期安全的广谱抗生素治疗。有病原学证据及药敏试验结果者，应据此选用对细菌敏感及对胎儿安全的药物。如抗感染治疗有效，24 h 后尿液培养即可转为阴性，48 h 可基本控制症状。抗感染治疗应持续 7～10 d，完成治疗后 7～10 d 复查尿液培养仍为阳性时，应继续治疗。当治疗 72 h 临床症状无明显改善时，应重新评估抗生素的使用是否恰当。

妊娠期并发急性肾盂肾炎的患者，80% 以上存在泌尿系统基础性疾病。因此，对此类患者应常规进行泌尿系统超声检查，以了解有无肾积水、泌尿系统结石、肾或肾周围脓肿。需要强调的是，妊娠期泌尿系统的生理性改变可使超声检出结石的敏感性降低，因此对临床高度怀疑，而超声检查阴性的患者，建议进行腹部平片检查或静脉尿路造影，以排除泌尿系统结石。

妊娠期间尿路感染与不良母儿预后密切相关，临床工作中应注意高危人群的筛查、治疗及随访，规范使用抗生素，最大限度地避免母儿不良结局的发生。

二、妊娠合并慢性肾脏病

对孕前合并慢性肾脏病（chronic kidney disease，CKD）的患者，其妊娠结局主要决定于肾病的类型、孕前肾病的分期、有无合并慢性高血压、大量蛋白尿以及妊娠期尿路感染的控制。

【CKD 的定义】

CKD 为对健康有影响的肾结构或者功能异常，持续时间 > 3 个月。肾功能损害的指标包括：①尿白蛋白水平异常（24 h 尿白蛋白定量 ≥ 300 mg；白蛋白/肌酐比值 ≥ 30 mg/g）；②尿沉渣异常；③肾小管疾病导致的电解质代谢异常和其他异常；④组织学证实的肾结构异常；⑤影像学检查提示肾结构异常；⑥肾移植病史；⑦估计肾小球滤过率（estimated glomerular filtration rate，eGFR）降低 [< 60 ml/（min·1.73m^2）]。

【CKD 的分期】

理论上，肾小球滤过率（glomerular filtration rate，GFR）是反映肾滤过功能最理想的指标，但其临床测定过程复杂，样本留取质量要求较高。鉴于此，目前临床工作中通常使用肾脏疾病膳食改良公式（modification of diet in renal disease，MDRD）计算 eGFR 以评估肾功能。MDRD 纳入了患者的年龄、种族、性别、血肌酐水平进行计算，能够较好地反映 18～70 岁人群的肾功能。基于 eGFR 进行的分期标准列于表 17-12。

表 17-12　基于 eGFR 的 CKD 分期

分期	eGFR [ml/（min·1.73m^2）]	定义
1 期	≥ 90	正常或增高
2 期	60～89	轻度下降
3a 期	45～59	轻到中度下降
3b 期	30～44	中到重度下降
4 期	15～29	重度下降
5 期	< 15	肾衰竭

【发病率】

根据北京大学肾脏病研究所牵头完成全国横断面调查估计，在我国有 1.2 亿左右的 CKD 人口，其中 18 ~ 39 岁女性 CKD 的患病率高达 7.4%。国外相关研究认为，育龄期女性中有 0.1% ~ 3% 患有不同程度的肾病。

【合并 CKD 患者的孕前咨询】

在理想情况下，应该在妊娠前由产科医师及肾内科医师共同向所有 CKD 孕妇提供咨询，旨在评估病情并讨论妊娠过程可能出现的风险和结局。对胎儿发育有害的药物应该停用或者更换为妊娠期安全的药物。对于 24 h 尿蛋白定量 < 1 g，肾功能正常，免疫学检查阴性并且血压正常者，通常妊娠及肾预后良好。以下情况需推迟妊娠或不宜妊娠：①复发或缓解性疾病（例如狼疮性肾炎、系统性血管炎）孕妇应该在疾病缓解至少 6 个月以上才考虑妊娠；②使用细胞毒性药物（如环磷酰胺）的孕妇应该避免妊娠；③严重高血压的孕妇需要了解妊娠期禁忌用药，并在妊娠前停药且控制血压稳定；④明显肾功能不全（血肌酐浓度 > 180 μmol/L）的孕妇在肾移植前不建议妊娠；⑤ GFR < 60 ml/（min· 1.73m^2），尤其是血糖控制欠佳的糖尿病肾病孕妇不建议妊娠；⑥肾移植孕妇至少在移植后 1 年且肾功能稳定后再计划妊娠。

【合并 CKD 对妊娠结局的影响】

随着围产医学的发展及妊娠期间肾病治疗经验的积累，孕前合并 CKD 患者的妊娠结局得到明显改善，但对孕前存在重度肾功能损伤的患者，妊娠结局不佳。合并 CKD 的孕妇，影响母儿结局最重要的因素是妊娠时的肾功能，基础肾功能越差，肾病分期越高，不良妊娠结局的发生风险越大。除肾病分期外，妊娠前是否合并慢性高血压以及尿蛋白含量均与妊娠结局密切相关。

【妊娠对 CKD 进展的影响】

1 ~ 2 期 CKD 孕妇因妊娠导致的肾病进展较少见。一项研究回顾性分析了 558 例 2 期 CKD 且经组织学检查证实为原发性肾病的孕妇发生的 906 次妊娠，结果显示，8% 的孕妇发生妊娠相关的可逆性肾功能下降，仅 3% 的孕妇出现肾功能进行性下降。长期随访研究表明，妊娠对肾功能接近正常的 1 ~ 2 期 CKD 孕妇的肾病进展无不良影响。3a 期 CKD 孕妇妊娠期间肾功能下降的概率为 25% ~ 40%，其中 30% 将持续至产后 6 个月，10% 可能在此期间发展至终末期肾病（ESRD）。3b 期及 4、5 期 CKD 孕妇中，有 70% 在妊娠期间发生肾功能下降，约 33% 在妊娠期间或者产后 6 个月内需要透析。

除 CKD 分期外，是否合并慢性高血压和蛋白尿的严重程度也是肾病预后的重要指标。高血压持续发展，会使孕前合并 CKD 的女性妊娠期间肾功能恶化的可能性增加 3 倍；而妊娠早期 24 h 尿蛋白 > 1 g 时，妊娠期间肾功能恶化的发生风险增加 2 倍。

三、妊娠期及产褥期急性肾损伤

妊娠期急性肾损伤（acute kidney injury，AKI）是妊娠期间少见但严重的并发症。在正常妊娠状态下，血液系统处于高凝状态，凝血因子的水平增高，而纤溶系统受到抑制，使得孕妇容易出现肾小球毛细血管急性血栓，在这一基础上，如果妊娠期并发严重出血、感染、凝血功能障碍等相关疾病，则容易发生 AKI。对于此类患者，多需要肾病学、危重病学和产科学等多学科合作的重症监护治疗，以改善患者预后。

【AKI 的定义与分级】

① 48 h 内血肌酐水平增加 ≥ 26.5 μmol/L；② 7 d 内血肌酐较基线水平增加 1.5 倍；③尿量 < 0.5 ml/（kg·h），持续 6 h 以上。符合上述三条标准中至少一条者，考虑为 AKI。鉴于妊娠期间肾血流及滤过功能发生较大变化，妊娠期间急性肾损伤的定义尚待进一步标准化。目前大部分临床实践仍沿用 KDIGO 对 AKI 的分级标准，列于表 17-13。

表 17-13　KDIGO AKI 分级标准

分级	血肌酐	尿量
1	增加 ≥ 26.5 μmol/L 或者基线水平的 1.5 ~ 1.9 倍	< 0.5 ml/（kg·h），持续 6 ~ 12 h
2	基线水平的 2.0 ~ 2.9 倍	< 0.5 ml/（kg·h），持续 ≥ 12 h
3	基线水平的 3 倍或者血肌酐水平 ≥ 354 μmol/L 或者开始启用肾脏替代治疗	< 0.3 ml/（kg·h），持续 ≥ 24 h；无尿 ≥ 12 h

注：按照血肌酐与尿量中较差的一条进行分级。

【妊娠期 AKI 的病因】

妊娠期 AKI 的病因可分为肾前性、肾性以及肾后性，其中肾前性因素多为功能性 AKI。常见病因如下：

1．肾前性因素　①妊娠相关：妊娠剧吐、子痫前期 /HELLP 综合征导致的血液浓缩、胎盘早剥出血导致的血容量不足；②非妊娠相关：肾盂肾炎、不当使用利尿药、心力衰竭。

2．肾性因素　①妊娠相关：急性肾小管坏死或急性肾皮质坏死（子痫前期 /HELLP 综合征、羊水栓塞、妊娠期急性脂肪肝、产后出血导致 DIC、围产期感染），血栓性微血管病（溶血尿毒症综合征 / 血栓性血小板减少性紫癜）；②非妊娠相关：急性间质性肾炎、慢性肾脏病急性进展。

3．肾后性因素　①妊娠相关：剖宫产术中损伤输尿管及膀胱；②非妊娠相关：泌尿系统结石或肿瘤。

【子痫前期 /HELLP 综合征合并 AKI】

子痫前期基本的病理生理基础是血管内皮细胞功能紊乱，在导致血压升高的同时，出现全身小血管痉挛。这一变化使得肾血流灌注减少，肾小球滤过率下降。因此，由于重度子痫前期导致的 AKI 中，85% 是由于肾前性因素导致的功能性损伤或者是急性肾小管坏死，及时、正确地处理可使多数患者的肾功能在产后得以恢复，仅少数患者需要进行透析治疗。

【血栓性微血管病与妊娠期 AKI】

妊娠期间并发 AKI 的患者应警惕妊娠相关血栓性微血管病，此类疾病以血管内皮细胞损伤为主要病理生理特点，以微血管病性溶血性贫血和血小板减少为特征性的临床表现。此类疾病主要包括溶血尿毒症综合征（hemolytic uremic syndrome，HUS）以及血栓性血小板减少性紫癜（thrombotic thrombocytopenic purpura，TTP）。

HUS 和 TTP 与子痫前期，尤其是 HELLP 综合征在临床表现上有较多相似之处，但其发病机制、治疗方案及临床预后存在较大差异，因此应仔细鉴别。与子痫前期和 HELLP 综合征相比，HUS 和 TTP 更易发生严重的肾损害，与子痫前期导致的肾前性少尿、血肌酐水平轻度增高（< 120 μmol/L）不同，后者肾损伤多表现为产后无尿，血肌酐水平迅速上升。此外，作为胎盘源性疾病，子痫前期和 HELLP 综合征患者在终止妊娠后，经过适当的支持治疗，可获得疾病的缓解，但 HUS 和 TTP 多需血液透析、血浆置换等进一步治疗。

【急性肾皮质坏死导致的 AKI】

妊娠期间发生肾皮质坏死较常见的原因为胎盘早剥、羊水栓塞以及感染性流产导致的凝血功能障碍。但严重的产科出血、伴有低血压的感染中毒性休克如果未及时进行液体复苏，可导致肾前性肾功能障碍，发展至肾小管坏死，部分急性肾小管坏死可发展成为急性肾皮质坏死，从而造成永久性的肾功能损伤。

妊娠期间发生的 AKI 如果无尿状态持续 1 周以上，应除外肾皮质坏死。在急性病程中缓解生存的患者，其肾功能缓解可能需要 6 ~ 24 个月。通常肾皮质坏死是不完全的，肾功能的远期预后取决于肾皮质坏死的程度。

【肾脏替代治疗的指征】

妊娠期间可以进行间歇性血液透析或腹膜透析。对于病情严重,血流动力学不稳定的患者,可以选择连续性肾脏替代治疗。鉴于妊娠期间存在肾的生理性变化,对妊娠相关 AKI 患者,建议适当放宽肾脏替代治疗的指征。

妊娠期 AKI 需要紧急透析的指征包括:①急性肺水肿或充血性心力衰竭;②严重高钾血症,血钾 > 6.5 mmol/L。

妊娠期 AKI 一般透析指征包括:①少尿或无尿 2 d 以上;②出现尿毒症症状;③高分解状态;④出现体液潴留现象;⑤血 pH < 7.25,实际重碳酸氢盐 < 15 mmol/L 或二氧化碳结合力 < 13 mmol/L;⑥血尿素氮 > 17.8 mmol/L(除单纯肾外因素引起),或血肌酐 > 442 μmol/L;⑦非少尿患者出现体液过多、眼结膜水肿、奔马律或中心静脉压高于正常;⑧血钾 > 5.5 mmol/L,心电图疑有高钾图形等。出现上述任何一种情况者,应透析治疗。

妊娠期 AKI 是产科的急重症,在产科临床工作中,首先应注意高危人群的识别和处理,积极处置肾前性因素导致的 AKI;对严重的 AKI 患者,应多学科合作鉴别病因,必要时行肾穿刺活检以明确诊断,制订个体化的治疗方案,以改善母体远期肾功能预后情况。

(陈 倩 赫英东)

第九节 妊娠期急性阑尾炎

案例17-14

某患者,女性,34 岁。因"停经 17^{+1} 周,腹痛 1 d,加重 10 h"急诊收入院。患者平素月经规律,末次月经 2020 年 3 月 2 日,预产期 2020 年 12 月 9 日。停经 30 d 测尿妊娠试验阳性,停经 6 周出现早孕反应,停经 16 周可感胎动。妊娠期规律进行产前检查,停经 13 周超声提示相当于 12^{+4} 周,NT 0.14 cm,核对预产期准确。无创 DNA 筛查为低风险。1 d 前患者进食半个桃子后出现下腹痛,呈持续性疼痛、阵发性加重,伴恶心、呕吐、发热。10 h 前疼痛加重并转移至右下腹部。既往史:身体健康,无慢性腹痛病史。G2P1,2014 年足月自然分娩一次。体格检查:T 38.1℃,P 100 次/分,R 22 次/分,BP 132/76 mmHg。急性病容,被动体位,腹部膨隆,腹壁柔软,右下腹部麦氏点压痛明显,无反跳痛、肌紧张,移动性浊音(−)。产科体格检查:宫底位于脐下 2 指,胎心率 155 次/分,宫体无压痛,可触及宫缩,10 s/5 ~ 6 min,宫缩间歇期子宫松弛好。辅助检查:血常规 WBC 15×10^9/L,Hb 122 g/L,PLT 230×10^9/L,C 反应蛋白 22.9 mg/L。尿常规、肝功能、肾功能正常。腹部超声:右下腹可见一盲管样结构,宽约 1.1 cm,压痛明显,周围网膜回声增强,周边可见少量积液,提示右下腹部异常回声——肿胀阑尾可能。

问题:

1. 妊娠期急性阑尾炎的诊断依据是什么?
2. 妊娠期急性阑尾炎的治疗方法有哪些?

案例17-14解析

急性阑尾炎(acute appendicitis,AA)是妊娠期最常见的非产科急腹症,发病率为 1/2000 ~ 1/500,约占非产科急腹症的 25%,最常发生于妊娠中期,妊娠早、中、晚期的发生比例分别为

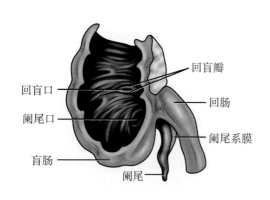

回盲瓣

回盲口

阑尾口

盲肠

回肠

阑尾系膜

阑尾

图 17-10　阑尾的解剖

19% ～ 36%、27% ～ 60% 和 15% ～ 33%。

【解剖】

阑尾（vermiform appendix）是一个单一开口的管状器官，在腹部的右下方，位于盲肠与回肠之间，是细长而弯曲的盲管，远端闭锁。阑尾走行变化较复杂，分为阑尾根部、近侧部分、远侧部分。阑尾的长度个体差异较大，一般在 6 ～ 8 cm，短者仅为一痕迹，长者达 30 cm（图 17-10）。

阑尾起自盲肠后内侧壁、三条结肠带的汇集处，沿着盲肠前面的结肠带向下端追踪可找到阑尾根部，其体表投影相当于脐与右髂前上棘连线的中外 1/3 交界处，称为麦克伯尼点（McBurney point），简称麦氏点。阑尾根部的位置取决于盲肠的位置，一般在右下腹部，但也有高达肝下方，低至盆腔内，甚至越过中线至左下腹部。阑尾尖端以其根部为中心，可在 360° 范围内的任何位置。阑尾尖端的位置决定患者腹痛、肌紧张和压痛的部位，故阑尾炎时可出现不同的症状和体征。阑尾系膜内的血管主要由阑尾动脉和阑尾静脉组成，经过回肠末端后方走行于阑尾系膜的游离缘。阑尾动脉是回结肠动脉的分支，是一种无侧支的终末动脉，当血运障碍时，易导致阑尾坏死。阑尾静脉与阑尾动脉伴行，最终回流入门静脉。当阑尾发生炎症时，细菌栓子脱落可引起门静脉炎和细菌性肝脓肿。阑尾的神经由交感神经纤维经腹腔丛和内脏小神经传入，其传入的脊髓节段在第 10、11 胸节段，所以急性阑尾炎发病开始时常表现为脐周牵涉痛，为内脏性疼痛。

阑尾的位置在妊娠初期与非妊娠期相似，在右髂前上棘至脐连线中外 1/3 处。随着妊娠子宫的增大，阑尾逐渐向上、向后、向外移位。在妊娠晚期，阑尾位于髂嵴下 2 横指，妊娠 5 个月在髂嵴水平，妊娠 8 个月在髂嵴上 2 横指，妊娠足月可达胆囊区。产后 2 周恢复到非妊娠期位置。

【病因及病理生理】

妊娠期急性阑尾炎的病因同非妊娠期，主要由于阑尾管腔的堵塞和细菌的入侵或慢性阑尾炎急性发作。

由于妊娠的病理生理改变，盆腔器官血供及淋巴循环旺盛，毛细血管通透性增加，导致炎症发展迅速，组织蛋白溶解能力增强，更易发生阑尾穿孔，且妊娠中、晚期因增大的子宫将大网膜上推，导致其不易将阑尾炎症包裹，炎症不易局限，发生扩散后可造成弥漫性腹膜炎。

妊娠合并阑尾炎发生穿孔率为非妊娠期的 1.5 ～ 3.5 倍。若炎症累及子宫浆膜层，可刺激子宫，诱发宫缩，而宫缩又促进炎症扩散，从而导致流产、早产。有文献报道，胎儿预后与是否并发阑尾穿孔有关。单纯性阑尾炎未并发穿孔时，胎儿死亡率为 1.5% ～ 4%，并发阑尾穿孔导致弥漫性腹膜炎时，胎儿死亡率高达 21% ～ 35%。

【临床病理分型】

1．急性单纯性阑尾炎　病变局限于阑尾黏膜及黏膜下层。阑尾外观轻度肿胀，浆膜充血并失去正常光泽，表面少量纤维素性渗出。本型属于轻型阑尾炎或病变早期，临床症状和体征较轻。

2．急性化脓性阑尾炎　病变累及阑尾壁的全层。阑尾肿胀明显，浆膜高度充血，表面覆盖脓性渗出物。阑尾周围的腹腔内有稀薄脓液，形成局限性腹膜炎。急性化脓性阑尾炎常由单纯性阑尾炎发展而来，临床症状和体征较重。

3．坏疽性及穿孔性阑尾炎　阑尾管壁坏死或部分坏死，呈暗紫色或黑色。穿孔部位多在阑尾根部或近端的系膜缘对侧。本型属于重型阑尾炎。

4．阑尾周围脓肿　急性阑尾炎化脓坏疽或穿孔时，如果过程进展较慢，穿孔的阑尾将被大网膜和邻近的肠管包裹，形成炎性肿块或阑尾周围脓肿。

根据病理严重程度的不同，急性阑尾炎分为急性非复杂性阑尾炎（uncomplicated acute appendicitis，UCAA）和急性复杂性阑尾炎（complicated acute appendicitis，CAA），前者包括急性单纯性阑尾炎和急性化脓性阑尾炎，后者包括急性穿孔性、坏疽性阑尾炎和阑尾周围脓肿。

【临床表现及辅助检查】

1．症状　妊娠期急性阑尾炎常以腹痛为首发症状，典型的患者腹痛先从脐周开始，逐渐转移至右下腹部麦氏点附近。

非妊娠期，急性阑尾炎的典型临床表现有哪些？

想一想解析

妊娠期急性阑尾炎患者常出现不典型症状，包括胃部不适、灼烧感、腹胀等。当阑尾位于直肠后方时，患者常表现为右下腹部弥漫性疼痛，而非局部疼痛，相比于腹部体格检查，直肠或阴道检查更易引起疼痛。当阑尾位于盆腔时，患者的疼痛部位位于麦氏点下方，常伴尿频、尿急、排尿困难、里急后重等症状。妊娠晚期，由于增大子宫的推挤，阑尾位置发生改变，患者可能表现为右上腹痛。

2．体征　由于阑尾的位置改变以及妊娠期特殊生理学改变，妊娠期急性阑尾炎患者的体征不典型。大约 70% 患者可出现典型的压痛、反跳痛、肌紧张等腹膜炎体征，其中右下腹部压痛是最重要的临床体征。常见的压痛部位有麦氏点、Lanz 点（左右髂前上棘与脐连线的右、中 1/3 交点上）或 Morris 点。有些特殊的检查可能有助于妊娠期急性阑尾炎的诊断。

（1）结肠充气征：患者取仰卧位时，检查者用右手压迫患者左下腹部，再用左手挤压近端结肠，结肠内气体可传至盲肠和阑尾，引起右下腹部疼痛为阳性。

（2）腰大肌试验：患者取左侧卧位，使右大腿向后伸，引起右下腹部疼痛为阳性，说明阑尾位于腰大肌前方、盲肠后位或腹膜后位。

（3）闭孔内肌试验：患者取仰卧位，使右髋和右大腿屈曲，然后被动向内旋转，引起下腹部疼痛者为阳性，提示阑尾靠近闭孔内肌。

3．实验室检查　妊娠期白细胞计数存在生理性升高，可能会干扰急性阑尾炎的诊断。血液 C 反应蛋白、降钙素升高，可协助诊断妊娠期急性阑尾炎。当阑尾的位置接近膀胱或输尿管时，患者可出现血尿甚至脓尿，但阳性率不足 20%。

4．影像学检查　超声检查具有方便、无创、快捷、无放射性、价格低廉等优势，是妊娠期急性阑尾炎的首选检查方法。超声发现右下腹部存在不可压缩的盲端管状结构且最大直径超过 6 mm 则支持疑似阑尾炎的临床诊断。妊娠早、中期超声诊断急性阑尾炎的敏感性及特异性较高。妊娠晚期，由于增大的子宫的遮挡，可能会影响阑尾的显示，从而漏诊。由于放射线和造影剂对母婴的不良影响，妊娠期腹部 CT 检查的应用受限。对于超声不能明确诊断，临床怀疑阑尾炎的患者，可以选择磁共振成像（magnetic resonance imaging，MRI）检查，其诊断妊娠期急性阑尾炎的特异性和敏感性在 90% 以上。

【诊断】

本病主要依据病史、临床症状（腹痛、恶心、呕吐、发热）、体征（右下腹部压痛、腹膜刺激征）和辅助检查（白细胞计数升高、核左移、快速 C 反应蛋白和降钙素等升高、超声检查异常等）进行诊断。

妊娠期阑尾炎早期诊断比较困难，原因如下：

（1）阑尾炎的消化道症状与早孕反应容易混淆。

（2）阑尾炎的腹痛症状易与其他妊娠期腹痛性疾病（如先兆流产、先兆早产、子宫肌瘤变性、肾绞痛、肾盂肾炎、胎盘早剥等）相混淆。

（3）妊娠期阑尾炎患者多数无转移性右下腹痛的阑尾炎典型症状，由于增大的子宫使阑尾移位，疼痛部位可能并不在右下腹部。

（4）正常妊娠孕妇白细胞计数会有生理性升高。

（5）妊娠期阑尾炎体征不典型，如压痛、反跳痛及肌紧张常不明显。

妊娠早期急性阑尾炎症状和体征与非妊娠期基本相同，常有转移性右下腹痛，伴恶心、呕吐、发热，体格检查有右下腹部压痛、反跳痛及肌紧张等。超声诊断急性阑尾炎的敏感性及特异性较高。

妊娠中、晚期，子宫增大导致阑尾解剖位置改变，合并急性阑尾炎时症状及体征可不典型，常无明显的转移性右下腹痛，疼痛可位于右侧腰部，大多数孕妇其压痛点在右下腹部，但位置常偏高，诊断较非妊娠期困难，术前诊断率在 50% ~ 70%，约 20% 患者在阑尾穿孔或并发腹膜炎时才确诊。由于增大的子宫的遮挡，影响阑尾的显示，超声诊断敏感性下降。

【鉴别诊断】

妊娠期急性阑尾炎误诊率、漏诊率较高，与内科、外科、妇产科疾病引起的腹痛鉴别困难。在妊娠的不同时期，本病需要与不同的疾病相鉴别。

1. 妊娠早期　卵巢囊肿蒂扭转、妊娠黄体破裂及右侧异位妊娠等。

2. 妊娠中期　先兆流产、早产、胎盘早剥、卵巢囊肿蒂扭转、子宫肌瘤变性、右侧肾盂肾炎、右侧输尿管结石、急性胆囊炎、急性脂肪肝及急性肠梗阻等。

3. 妊娠晚期　先兆早产、先兆临产、胎盘早剥、右侧肾盂肾炎、右侧输尿管结石、急性胆囊炎、急性脂肪肝及急性肠梗阻等。

【治疗】

妊娠期急性阑尾炎的治疗原则：一旦明确诊断，应在积极抗感染治疗的同时，尽快手术治疗。妊娠中、晚期高度怀疑急性阑尾炎者，应放宽剖腹探查指征，及时行手术治疗。

手术麻醉方式应选择连续硬膜外麻醉或腰硬联合麻醉，术中应注意防止孕妇仰卧位低血压。

根据手术入路不同，手术方式可分为开腹阑尾切除术（open appendectomy，OA）及腹腔镜阑尾切除术（laparoscopic appendectomy，LA）。

1. 开腹阑尾切除术　妊娠早、中期，可选择麦氏点切口。妊娠中期以后，手术切口应选择在压痛最明显处，手术时可向左侧倾斜，便于暴露阑尾，术中操作应轻柔，减少手术时对子宫过多的刺激。妊娠晚期需同时行剖宫产术时，应选择有利于剖宫产术的下腹部正中纵切口。为减少对子宫的刺激，诱发早产，尽量不放置盆腔引流。若腹膜炎症严重而局限，阑尾穿孔，盲肠壁水肿，可放置引流（图 17-11）。

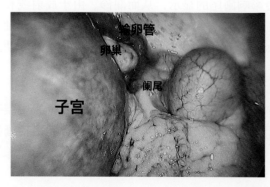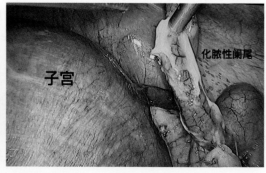

图 17-11　腹腔镜阑尾切除术

除非有产科急诊指征，原则上仅处理阑尾炎，而不同时行剖宫产术。下述情况可先行剖宫产术：①术中阑尾暴露困难；②阑尾穿孔并发弥漫性腹膜炎，盆腔感染严重，子宫已有感染征象；③近预产期或胎儿基本成熟，已具备宫外生存能力。

2. 腹腔镜阑尾切除术　与开腹阑尾切除术相比，腹腔镜阑尾切除术具有患者恢复快、并发症少、损伤小、切口美观等优势。妊娠期腹腔镜阑尾切除术早产率及流产率均较低，是妊娠期急性阑尾炎安全、有效的治疗方法，可作为首选。但要注意二氧化碳气腹压力不宜过高，以 10 ～ 15 mmHg 较安全，避免因气腹所致腹压增大导致静脉回心血量减少、心输出量下降，进而影响胎盘血供，同时要警惕 CO_2 通过腹膜进入胎儿循环引起酸中毒（图 17-12）。

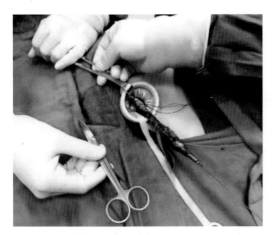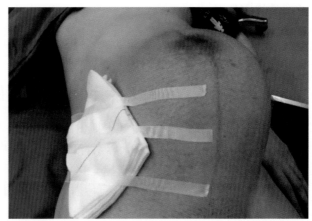

图 17-12　开腹阑尾切除术

妊娠期急性阑尾炎手术方式的选择需根据孕周、孕妇年龄、患者及家属的意愿，同时应充分考虑术者经验，进行综合判断，最大限度地减少母体和胎儿并发症。

【术后处理】

1. 一般处理

（1）术后卧床休息，避免刺激腹部，维持水、电解质代谢平衡，清淡饮食。

（2）监测生命体征及感染征象（体温、脉搏、血压、白细胞计数、CRP、腹部体征），阑尾炎多为厌氧菌感染（75% ～ 90%），抗感染治疗应覆盖厌氧菌，建议选用甲硝唑联合青霉素或头孢菌素类治疗。

（3）监测有无术后并发症。

1）粪瘘。

2）内出血：多因阑尾系膜止血不完善或血管结扎线松脱所致，应立即输血并再次手术止血。

3）粘连性肠梗阻：阑尾术后肠粘连的机会较多，与手术损伤、异物刺激有关，术后应注意监测排气、排便情况。

4）盆腔脓肿：大多数发生在术后 5 ～ 10 d，临床表现为体温再度升高，排便次数增多，伴里急后重，肛门指诊可见肛门括约肌松弛，直肠前壁隆起。应及时抗感染，无效时切开引流。

2. 产科方面　关注有无阴道出血、子宫收缩等先兆流产和先兆早产的征象，术后 3 ～ 4 d 内应给予宫缩抑制药，如黄体酮、硫酸镁、利托君等，避免流产或早产的发生。监测胎儿生长发育情况，关注胎心、胎动变化。

【预后】

相比于普通人群急性阑尾炎患者，妊娠患者的阑尾穿孔率和阴性阑尾切除率均升高。一方面，妊娠期急性阑尾炎诊断存在困难，易延误治疗，导致阑尾穿孔率高达 43%，明显高于非妊娠的穿孔率（9%），一般情况下，妊娠孕周越大，阑尾穿孔或坏疽的发生率越高；另一方面，由于担心延迟治疗导致阑尾穿孔，过于激进的手术治疗使妊娠期急性阑尾炎的阴性阑尾切除率高达 23%～50%，高于未孕妇的 14%～29%。阑尾穿孔后，围产期的致病率和死亡率高达 35%～40%，而如得到及时救治，产妇死亡率不足 1%。阴性阑尾切除率增加早产率、流产率及术后并发症发生率，与之相关早产率和流产率分别为 10%～26%、3.0%～7.3%。阴性开腹的患者本身并不需要手术治疗，手术后可导致切口感染、腹腔感染、肠梗阻等术后并发症。

妊娠期一旦合并急性阑尾炎，早产、流产、低体重儿、小于胎龄儿、胎儿畸形、胎儿出生 1 周内的死亡风险等均增加，尤其是阑尾穿孔或发生腹膜炎后。当发生弥漫性腹膜炎时，早产率由 4.4% 上升至 10.4%，流产率由 0.4% 上升至 6.2%；阑尾未穿孔时流产率仅为 1.5%，穿孔后流产率高达 36%。

（王　妍　郭晓玥）

第十节　妊娠期感染性疾病

妊娠期的生理变化，使得妊娠期更容易合并各种感染性疾病，进而对母婴健康构成一定危害。不同病原微生物垂直传播（母亲将病原体传染给胎儿或新生儿）方式存在差异。

母婴传播主要包括以下 3 种方式：

1. 垂直传播　最初提出的垂直传播是指宫内母胎间的传播，即孕妇在分娩前母体的病原体经过胎盘传染给胎儿，这是经典的垂直传播的概念，即真正的宫内传播，例如风疹病毒、巨细胞病毒（cytomegalovirus，CMV）、梅毒螺旋体等病原体都可发生宫内传播。宫内感染也可以由病原微生物经阴道上行引发感染。

2. 产时传播　指产程中强烈的子宫收缩，导致母体的病原体进入即将娩出的新生儿体内，或自然分娩或行剖宫产术过程中，新生儿接触母亲的血液或子宫颈、阴道的病原微生物而获得感染。如新生儿经产道娩出时，也可因暴露于产道的 CMV 而感染，也可称之为围产期感染。但围产期 CMV 感染与宫内 CMV 感染的结果并不相同，前者对新生儿影响小，而后者对胎儿危害较大，可导致胎儿生长受限、畸形等。

3. 产后接触传播　指新生儿出生后，通过亲密接触（如呼吸道、消化道、黏膜、哺乳等）途径的传播。但确定此类母婴传播时，需明确除外其他感染源。

一、宫内感染

广义的宫内感染（intrauterine infection）指任何导致宫腔和胎儿的感染，如 TORCH 感染。绒毛膜羊膜炎（chorioamnionitis）又称为羊膜感染综合征，或狭义的宫内感染，指绒毛膜、羊膜有大量炎症细胞浸润，提示有微生物侵入该部位发生炎症，胎儿和宫腔内均被累及。

【诊断标准】

绒毛膜羊膜炎的临床诊断标准为：孕妇体温升高（≥37.8℃），同时伴有 2 个或 2 个以上症状：①脉搏增快（≥100 次 / 分）；②胎心率增快（≥160 次 / 分）；③宫底有压痛；④阴道分泌物异味；⑤外周血白细胞计数增高（≥15×10^9/L）。

胎盘病理及细菌培养是诊断绒毛膜羊膜炎的金标准：宫腔（或羊水）细菌培养和新生儿咽拭子或耳拭子培养出阳性菌，或胎盘胎膜病理结果提示大量炎症细胞浸润。

【感染途径】

子宫颈阴道菌群通过子宫颈管上行是宫内感染最常见的感染路径。少数情况下，宫内感染还可能因母亲菌血症导致，比如李斯特菌感染绒毛间隙引起的血行感染。此外，侵入性操作

（羊水穿刺、胎儿镜）也可能导致羊膜腔污染。比较罕见的来源是经输卵管的腹膜感染。

【感染类型】

多种微生物感染都可以导致宫内感染，涉及阴道及肠道常见菌群。最常见为生殖道支原体感染，其次是厌氧菌、肠道革兰氏阴性杆菌和 B 族链球菌（GBS）感染。

【对母儿的影响】

1. 母体风险　增加了剖宫产术、子宫收缩乏力、产后出血和需要输血的风险。局部感染常见于剖宫产术伤口感染，以及导致子宫内膜炎、脓毒性盆腔血栓性静脉炎和盆腔脓肿的风险增加。严重情况下可导致母体脓毒症而危及生命。

2. 胎儿风险　如围生期死亡、窒息、早发型新生儿脓毒症、脓毒性休克、肺炎、脑膜炎、脑室内出血、脑白质损伤和脑瘫等并发症。

【处理】

一旦诊断为绒毛膜羊膜炎，意味着母亲和胎儿都面临危险，需尽快分娩。根据母体状况决定分娩方式。同时给予抗生素治疗，尽量选择广谱抗生素，同时覆盖 GBS。关注胎儿状态，持续胎心监护，及时发现胎儿窘迫。如需使用退热药，首选对乙酰氨基酚。其他处理措施包括降低室温、减少衣物、按需补液等。分娩时留取宫腔、耳拭子培养，胎盘送病理学检查，以便明确诊断，同时针对感染源使用敏感抗生素治疗。

二、TORCH 感染

TORCH 是弓形虫（toxoplasmosis，TOX）、风疹病毒（rubella virus）、巨细胞病毒（cytomegalovirus，CMV）、单纯疱疹病毒（herpes simplex virus，HSV）及其他（others）如微小病毒 B19、水痘 - 带状疱疹病毒（VZV）等病原体的统称。孕妇感染上述病原体后，自身症状轻微或无症状，但可能引起胎儿先天性感染，导致胎儿发育异常、死胎等严重后果。

下面主要讨论妊娠期巨细胞病毒、弓形虫、风疹病毒、单纯疱疹病毒的感染及对母婴的危害。

（一）巨细胞病毒

【概述】

1. CMV 的特性　CMV 属疱疹病毒科，是一种普遍存在的双链 DNA 疱疹病毒。巨细胞病毒主要在成纤维细胞、上皮细胞和内皮细胞内复制，几乎存在于人体各种器官和组织，并可经尿液、唾液、血液、痰液、精液、乳汁、子宫颈分泌物和粪便排出。

2. CMV 的传播　CMV 感染者和潜伏感染者是传染源。主要通过密切接触、呼吸道传播和垂直传播。巨细胞病毒 IgG 阴性人群是易感者，目前我国育龄妇女 90% 以上曾感染 CMV，易感者占 5%～10%。巨细胞病毒感染无季节性，但与人种、社会经济水平、卫生状况等密切相关。

3. 成人 CMV 感染特点　巨细胞病毒感染潜伏期为 28～60 d，原发感染 CMV 后 2～3 周可检测到病毒血症，多数人可产生抗体，但不能完全清除病毒，免疫功能正常，通常无临床表现。机体免疫功能低下，如器官移植、长期使用免疫抑制药、合并人类免疫缺陷病毒感染及妊娠等时，体内病毒再次复制，即再激活；也可再次感染外源病毒，即再感染。

【妊娠期巨细胞病毒感染及其对胎婴儿的影响】

妊娠期巨细胞病毒活动性感染分为以下 3 种类型：原发感染、再激活和再感染。原发感染为孕前不久或妊娠期初次感染巨细胞病毒，感染前孕妇体内不存在巨细胞病毒 IgG。再激活和再感染是指潜伏在体内的病原体被重新激活，或再次感染外源病毒。只有巨细胞病毒 IgG 阴性者才可能发生原发感染，IgG 阳性者只可能发生再激活或再感染。

巨细胞病毒通过胎盘、母体分泌物及乳汁传播给后代。妊娠期巨细胞病毒经胎盘垂直传播感染胎儿，称为先天性感染或宫内感染，是胎儿最常见的病毒感染之一。胎儿感染后，可表现为无症状、轻微或严重后遗症，甚至死亡。新生儿出生后通过接触母体分泌物或母乳喂养感染巨细胞病毒常无症状，数月后转为潜伏感染状态。

早产儿更易通过母乳感染巨细胞病毒。妊娠期巨细胞病毒感染对后代的影响与母体感染类型有关，原发感染引起的胎儿感染病情较再激活或再感染者的病情重。

1. 原发感染 妊娠期原发感染孕妇的胎儿先天性感染的发生率高达30%～50%，且感染的严重程度差异大，10%～15%受累胎儿可并发后遗症。原发感染者随孕龄增长，胎儿先天性感染发生的可能性增加，但妊娠中、晚期感染后胎儿致畸风险明显降低，妊娠早期发生严重的胎儿先天性感染的可能性大。

巨细胞病毒宫内感染的胎儿超声检查可见肠管回声增强、侧脑室增宽、颅内出现钙化灶，也可表现为胎儿生长受限、肝钙化点、小头畸形和胎儿室管膜下囊肿等。妊娠期原发感染母亲的后代随访显示，25%可出现感觉神经性耳聋、低智商、脉络膜视网膜炎、癫痫，甚至死亡等。

2. 再激活和再感染 美国妊娠期CMV再激活和再感染的发病率高达约13.5%；而我国北京和江苏为0.7%～2.1%。0.2%～2% CMV IgG阳性的妇女妊娠期可能因再激活和再感染引起宫内感染，但胎儿出现严重后遗症者少见。

L225c
妊娠期CMV筛查方法

【孕前及妊娠期巨细胞病毒筛查】

母体感染CMV后，胎儿受累程度存在差异，胎儿可以不受感染，或胎儿感染后出现不同的临床表现。需要进行侵入性产前诊断才能确定胎儿是否受感染。

1. 孕前筛查 建议有条件的育龄妇女进行孕前CMV IgG和IgM筛查，以明确孕前免疫状态，有助于区分妊娠期感染类型。对于孕前活动性感染的妇女，可暂不受孕；间隔6个月后再受孕。对CMV IgG抗体阴性的妇女，应引起重视并采取一定的保护措施。

2. 妊娠期筛查 不建议对孕妇常规进行巨细胞病毒筛查。具有以下情况的高危孕妇需进行巨细胞病毒筛查：①胎儿超声检查提示以下异常：胎儿生长受限、脑钙化、小头畸形、室管膜囊肿、脑室增宽、肠管强回声、肝大或钙化、腹水、心包积液、肾强回声、胎盘增厚或钙化、胎儿水肿等；②孕前曾进行病毒筛查，明确巨细胞病毒IgG阴性者，妊娠20周前需要复查。

【母体CMV病毒感染的诊断】

L227c
如何鉴别原发感染还是再激活、再感染

1. 巨细胞病毒IgG和IgM抗体 根据抗体检查结果，可进行初步诊断。CMV IgM阴性、IgG阳性，提示潜伏感染；CMV IgM和IgG均阳性，提示活动性感染；巨细胞病毒IgM阳性，但IgG阴性，可能是感染早期或者IgM假阳性，需间隔1～2周后复查。如果仍然为IgM阳性，但IgG阴性，说明IgM为假阳性；如果IgG转为阳性，不管IgM是阳性还是阴性，说明为原发感染，而且为感染早期。临床诊断时应尽可能定量检测CMV抗体，必要时检测IgG亲和力。

有条件的医院应定量检测抗体滴度。同时检测间隔3～4周留取2份母体血液样本的巨细胞病毒IgG滴度，是诊断原发感染的关键。巨细胞病毒IgG由阴性转为阳性，或者从低水平明显升高至4倍以上，是诊断活动性感染的证据。

2. IgG抗体亲和力 是指所有特异性IgG抗体与抗原总的结合能力，即抗体与抗原结合的牢固程度。抗体亲和力指数（avidity index，AI）是指抗体与抗原结合力的相对值。原发感染时，产生的抗体与抗原的结合不够牢固，为低亲和力抗体；随着抗体发育的成熟，其亲和力逐渐增加，故既往感染、病毒再激活或再感染时，为高AI。只有巨细胞病毒IgM和IgG均为阳性时，才需要检测巨细胞病毒IgG的AI。

3. 母体外周血巨细胞病毒DNA检测的意义 孕妇外周血巨细胞病毒DNA阳性是巨细胞病毒感染的直接指标。CMV DNA阳性时可诊断为活动性巨细胞病毒感染，但不能区分感染类型，但因外周血巨细胞病毒DNA阳性率低，故通常不建议通过检测外周血巨细胞病毒DNA诊断母体活动性感染。

【胎儿巨细胞病毒宫内感染的诊断】

1. CMV感染胎儿超声筛查 胎儿感染的诊断常见于超声检查发现胎儿存在感染表现，如腹部和肝钙化、肝大、脾大、腹水、肠管或肾回声、脑室扩张、颅内钙化、小头畸形、胎儿水肿和生长受限。胎儿超声检查出现上述表现，且母体抗体检测结果提示活动性感染，特别是怀疑母体原发感染时，必须进一步确定胎儿是否感染。

2. 羊水 CMV DNA 检测　若羊水巨细胞病毒 DNA 阴性，基本可以排除宫内感染，或感染后不发病或症状极轻。一般认为先天性 CMV 感染出生后有症状者比无症状者病毒载量更高。羊水穿刺只能基本明确胎儿有无感染，而无法确定感染的严重程度。

3. 脐血 CMV DNA 检测　阳性率明显低于羊水，且脐血穿刺术的技术要求高、易出现并发症，故不建议通过脐血穿刺术诊断巨细胞病毒宫内感染。

总之，妊娠期母体或胎儿巨细胞病毒感染没有治疗方法，抗病毒药在临床治疗中不常规推荐使用。确定孕妇活动性巨细胞病毒感染后，应转至具有进一步侵入性产前诊断能力的医院诊治。如果存在宫内感染，且影像学检查确定胎儿存在结构异常，应告知孕妇及家属胎儿畸形或其他病变的发生风险，同时与孕妇及家属讨论是否继续妊娠。即使未发现胎儿结构异常，仍需告知孕妇及家属，少数胎儿可能有感觉神经性耳聋、视网膜病变或潜在智力发育受损等发生风险。监测超声以评估胎儿解剖结构及生长发育情况，必要时进行胎儿 MRI 检查。

L228n
CMV宫内感染的诊断方法

（二）弓形虫

【概述】

弓形虫病由细胞内寄生的弓形虫（toxoplasmosis，TOX）引起，免疫功能正常的成人感染后症状不明显。弓形虫有两种存在方式：包囊或称为假囊、卵囊，是潜伏形式；滋养体，具有侵入性。猫是弓形虫的唯一最终宿主。人类感染途径：食用未煮熟的受感染动物的肉类或者被污染食品中的包囊，接触猫的粪便中的卵囊，接触污染的物品或者土壤中感染的昆虫。感染初期没有任何症状，在 5 ~ 18 d 以后出现非特异性临床表现。

【妊娠期弓形虫感染对胎儿的影响】

孕妇感染弓形虫后可通过胎盘导致胎儿感染。未经治疗的感染，先天性弓形虫病发生率为 20% ~ 50%，感染孕周越晚的孕妇，发生垂直传播的可能性越大，妊娠早期为 10% ~ 15%，妊娠中期为 20% ~ 50%，妊娠晚期则大于 60%。但胎儿感染的严重性取决于感染的孕周，感染越早，则胎儿受累越严重。妊娠期原发感染可导致先天性弓形虫病，典型表现包括皮疹、肝大、脾大、腹水、发热、脑室周围组织钙化、脑室扩大和癫痫发作。多数婴儿在出生时并没有感染的症状，但部分婴儿会出现后遗症，包括脉络膜视网膜炎、严重视力障碍、听力丧失和严重神经发育迟缓。

【母体弓形虫感染的诊断】

检测孕妇血清弓形虫特异性抗体是临床诊断的主要方法。但存在较高的假阳性率、假阴性率。可疑 TOX 感染的孕妇可以根据 IgG 和 IgM 进行初筛。

【胎儿弓形虫感染的诊断】

妊娠期超声发现胎儿异常，包括脑室扩大、颅内钙化、小头畸形、腹水、肝大、脾大和胎儿生长受限，怀疑胎儿 TOX 感染，应进一步行羊膜腔穿刺术，羊水 PCR 具有较高的敏感性和特异性，比脐血穿刺术更为安全，故为首选的产前诊断方法。妊娠 18 周以后进行穿刺可减少假阴性率。

L229n
可疑TOX感染的初筛

【妊娠期母胎弓形虫感染的治疗】

母体治疗并不能减少或防止胎儿 TOX 感染，但可以降低胎儿感染的严重程度。急性 TOX 感染的孕妇应用螺旋霉素可减少经胎盘传播。胎儿感染应联合应用乙胺嘧啶、磺胺嘧啶和叶酸，比单用螺旋霉素更有效地杀灭胎盘和胎儿体内的弓形虫，并能降低胎儿弓形虫病的严重程度。有症状的先天性弓形虫病新生儿应联合应用乙胺嘧啶、磺胺嘧啶和叶酸治疗 1 年。

（三）风疹病毒

风疹病毒（rubella virus，RV）为单链 RNA 病毒，人类普遍易感，感染后可获得终身免疫。

风疹病毒经呼吸道传播，传染期约为出疹前后各 8 d，潜伏期为 13 ~ 20 d。有症状者在发热、乏力和淋巴结炎等前驱症状后发生病毒血症，斑丘疹持续 1 ~ 3 d，大多数合并多发性关节炎和多发性关节痛，持续 3 ~ 4 d。孕妇感染风疹病毒通常无上述临床表现。

先天性风疹综合征（congenital rubella syndrome，CRS）是妊娠早期母体感染 RV 导致的胎儿畸形和脏器功能损害，典型表现为神经性耳聋、心脏结构异常（肺动脉狭窄、动脉导管未闭、先天性室间隔缺损）和白内障三联征，其他常见症状包括中枢神经系统畸形、血小板减少、肝大、脾大等。

母体感染主要通过血清学病毒抗体检测和病毒检测进行确诊。

【妊娠期风疹病毒感染的预防】

接种风疹病毒疫苗是目前最有效的预防方式，风疹病毒 IgG 阴性的育龄妇女应在孕前接种风疹疫苗。接种后 28 d 内不建议妊娠，如果在此期间怀孕，不建议终止妊娠。对于妊娠期风疹病毒 IgG 阴性者，产后应接种风疹病毒疫苗。

（四）单纯疱疹病毒

单纯疱疹病毒（herpes simplex virus，HSV）是双链 DNA 病毒，分为 HSV- Ⅰ 和 HSV- Ⅱ，大多数生殖道感染是由 HSV- Ⅱ 引起的，表现为生殖器疱疹，但 HSV- Ⅰ 引起的生殖道感染也有所增加，尤其在年轻的女性中。生殖道单纯疱疹病毒感染主要通过性传播，潜伏期 2 ~ 12 d。

【妊娠期单纯疱疹病毒感染对胎儿的影响】

妊娠早、中期原发 HSV 感染造成胎儿感染的概率极低，妊娠晚期原发 HSV 感染，由于母体感染后尚未产生 IgG，新生儿在分娩时缺少 IgG 保护，感染风险高。HSV 复发感染孕妇如在经阴道分娩时有生殖道疱疹病灶，新生儿感染的风险为 2% ~ 5%；如无明显病灶，新生儿感染的风险极低。

【胎儿单纯疱疹病毒感染的诊断】

妊娠期单纯疱疹病毒通过胎盘发生先天性感染是很少的，大多数是在分娩过程中，因接触生殖道的单纯疱疹病毒而发生的新生儿感染。故无须进行产前侵入性诊断。

三、性传播疾病

性传播疾病包括梅毒、淋病、生殖器疱疹、生殖器疣、沙眼衣原体感染、获得性免疫缺陷综合征等感染性疾病。不仅对孕妇造成影响，还可能对胎儿生长发育造成潜在影响。对大多数性传播疾病的治疗可改善其妊娠结局和预防围生儿死亡和并发症。下面主要介绍妊娠期梅毒、淋病及人乳头瘤病毒感染。

（一）梅毒

梅毒是由梅毒螺旋体感染所导致的全身性疾病，根据临床表现分为三期：一期梅毒、二期梅毒和三期梅毒。仅血清学检查阳性的梅毒螺旋体感染称为潜伏梅毒，感染期在 1 年内称为早期潜伏梅毒。

梅毒对孕妇与胎婴儿的危害严重。妊娠各期梅毒均可传给胎儿。梅毒螺旋体容易通过胎盘导致胎儿先天性感染。虽然经胎盘传播是梅毒最主要的传播途径，但新生儿也可在分娩时因接触病损或黏膜部位螺旋体而感染。妊娠期梅毒未经治疗可引起母婴并发症，导致自然流产、早产、死胎和新生儿感染。胎儿梅毒及新生儿梅毒的并发症及临床表现相似，表现为肝大、腹水、肝酶升高、贫血及血小板减少。妊娠早期梅毒感染易导致自然流产、死产；妊娠晚期梅毒感染易导致胎传梅毒。

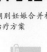

妊娠期梅毒的诊断与非妊娠期基本相同。梅毒主要靠血清学试验诊断。一期梅毒可直接从病灶中取材寻找梅毒螺旋体。血清学检测适用于无症状患者检测或筛查。血清学检测包括非螺旋体试验和螺旋体试验。

妊娠期梅毒治疗的目的是根除母体感染和预防先天性梅毒。妊娠期所有期别梅毒的首选治疗是青霉素注射。妊娠期妇女的治疗方案与非妊娠期妇女基本相同。妊娠期尽早诊断，规范化治疗对预防胎传梅毒最为重要，通过及时诊断和治疗妊娠期梅毒，99% 的孕妇可以产下健康婴儿。治疗妊娠期梅毒需要根据孕妇梅毒分期采用相应的青霉素方案治疗。

（二）淋病

淋病是由淋病奈瑟球菌引起的泌尿生殖系统的化脓性感染，一般通过性接触传染。在大部分妊娠期妇女，主要感染子宫颈管、尿道、直肠、咽部等。淋病最常见的感染部位是子宫颈管，在分娩时如果存在子宫颈管感染，垂直传播率为 30% ～ 47%。

淋病的治疗

妊娠期淋病引起不良的妊娠结局，包括流产、早产、围产儿死亡、胎儿窘迫和胎膜早破。未治疗的淋病奈瑟球菌性子宫颈炎增加感染性流产及人工流产后感染。分娩时淋病患者更容易发生早产、胎膜早破、绒毛膜羊膜炎及产后感染。淋病奈瑟球菌可在分娩时感染胎儿，导致淋菌性眼结膜炎，如果不治疗，可导致婴儿失明。此外，孕妇较未孕妇更容易发生播散性淋病奈瑟球菌感染引起皮肤感染、关节炎、心内膜炎、脑膜炎等。

主要根据子宫颈分泌物培养分离出病原体诊断，对具有高危因素的孕妇，在初次产前检查时，应作子宫颈分泌物淋病奈瑟球菌检测。可根据病情同时取其他部位（如咽部、尿道及直肠）分泌物。核酸扩增试验检测的敏感性优于培养法，可用于检测子宫颈和尿液标本。

如无产科指征，均可经阴道分娩。未治疗的孕妇无剖宫产术指征，应立即按上述方案治疗。新生儿出生后即用头孢曲松治疗。

（三）人乳头瘤病毒感染

人乳头瘤病毒（human papilloma virus，HPV）是双链 DNA 病毒。HPV 可感染皮肤和黏膜上皮细胞，产生乳头瘤样病变，感染引起生殖器尖锐湿疣。高危型 HPV 类型（如 HPV16 和 HPV18）可引发子宫颈上皮内瘤形成和子宫颈癌。非致癌性或低危型 HPV（如 HPV6 和 HPV11）主要引起生殖器疣和复发性呼吸道乳头状瘤。

生殖器疣常在妊娠期间数目增加、体积增大，产后可自行消退。巨大病灶可充满整个阴道或覆盖会阴。因为 HPV 感染可能为亚临床性或多灶性，大部分有外阴病变的妇女可能也存在子宫颈感染。妊娠合并生殖道尖锐湿疣时，其病灶中易寄生细菌，引发上行性感染。妊娠期由于母体生理变化，使激素增多，刺激鳞状上皮增生，以及免疫功能受抑制，使 HPV 复制活跃。此外，孕妇免疫功能下降，阴道分泌物增加，也有利于 HPV 生长，致使亚临床乳头状瘤病毒感染增多，并促使亚临床乳头状瘤病毒感染衍变成临床病灶。妊娠期间的生殖器疣病史是婴幼儿呼吸道乳头瘤的重要的危险因素。胎儿感染 HPV 可引起婴幼儿喉乳头状瘤病。

【诊断】

妊娠期 HPV 感染基本与非妊娠期相同，可行子宫颈液基细胞学检查和 HPV 检测，生殖器疣通常根据临床表现进行诊断。

【治疗】

无症状和无病灶 HPV 亚临床感染，如果没有生殖器疣或子宫颈鳞状上皮内病变，不需要治疗。生殖器官 HPV 感染常可自然消退，尚无根除 HPV 感染的方法。当鳞状上皮内病变和 HPV 感染同时存在时，根据组织病理结果决定处理方式。因为生殖器疣在妊娠期脆性增加，建议妊娠期将疣灶去除。妊娠期治疗尖锐湿疣也有利于防止传染性伴侣，减少婴幼儿喉乳头状瘤病。妊娠期生殖道尖锐湿疣产后可能自行消退，故不必过分根治，治疗应尽量减少对孕妇的损害。治疗前需作子宫颈刮片或病理学检查，除外鳞状上皮内病变或癌。外生殖器疣可用 80% ～ 90% 三氯乙酸或者二氯乙酸局部涂药，每周 1 次，效果可靠。有些学者更倾向于使用冷冻疗法、激光烧灼或者手术切除。阴道疣不推荐用冷冻治疗，因为有阴道穿孔和瘘管形成的风险，可使用 80% ～ 90% 三氯醋酸或二氯醋酸局部涂药，每周 1 次。

活组织检查适用情况

妊娠期新型冠状病毒
感染

【分娩方式】

通过剖宫产术防止婴儿呼吸道乳头状瘤的价值不确切；剖宫产术不能保证阻断 HPV 感染新生儿。如果生殖器疣妨碍产道或如果阴道分娩会导致大出血，应选择行剖宫产术。应告知孕妇生殖器疣有导致婴儿喉乳头状瘤病的风险。对于外阴阴道疣，应在妊娠 34 周前积极治疗，以免影响会阴切口愈合。

（杨慧霞）

整合思考题答案

整合思考题

1. 妊娠剧吐患者出现哪些临床表现时要考虑韦尼克脑病的可能？

2. 重度子痫前期的诊断标准包括哪些？

3. 如何鉴别子痫前期、HELLP 综合征、妊娠期急性脂肪肝？

4. 妊娠期合并肝病如何处理？

5. 妊娠糖尿病的血糖控制目标及可以使用的控糖药物是什么？

6. 简述妊娠期、分娩期及产褥期的血流动力学变化。

7. 妊娠期甲状腺疾病应如何筛查和诊断？

8. 试述妊娠期哪些生理性变化与常见血液系统疾患的发生或加重相关？

9. 简述合并慢性肾脏病患者妊娠的禁忌证。

10. 妊娠期急性阑尾炎的病理生理特点是什么？

参考文献

[1] 中华医学会妇产科学分会产科学组. 妊娠剧吐的诊断及临床处理专家共识 [J]. 中华妇产科杂志，2015，50（11）：801-804.

[2] AMERICAN COLLEGE OF OBSTETRICIANS AND GYNECOLOGISTS' COMMITTEE ON PRACTICE BULLETINS—GYNECOLOGY. ACOG Practice Bulletin No. 189：Nausea and Vomiting of Pregnancy [J]. Obstet Gynecol，2018，131（1）：e15-e27.

[3] 谢幸，孔北华，段涛. 妇产科学 [M]. 9 版. 北京：人民卫生出版社，2018.

[4] 中华医学会妇产科学分会妊娠期高血压疾病学组. 妊娠期高血压疾病诊治指南（2020）[J]. 中华妇产科杂志，2020，55（4）：227-238.

[5] 中华医学会妇产科学分会产科学组. 妊娠期肝内胆汁淤积症诊疗指南 [J]. 中华妇产科杂志，2015，50（7）：481-485.

[6] NAOUM E E，LEFFERT L R，CHITILIAN H V，et al. Acute fatty liver of pregnancy：pathophysiology，anesthetic implications，and obstetrical management [J]. Anesthesiol，2019，130（3）：446-461.

[7] XIA J X，YANG Q T，LIAO M F，et al. An excerpt of the Italian Association for the Study of the Liver（AISF）position paper on liver disease and pregnancy [J]. J Clin Hepatol，2016，32（6）：1054-1059.

[8] 杨慧霞, 狄文. 妇产科学 [M]. 2 版. 北京: 人民卫生出版社, 2021.

[9] CUNNINGHAM F G, LEVENO K J, BLOOM S L, et al. Williams Obstetrics [M]. 25th ed. New York: McGraw-Hill, 2018.

[10] 中华医学会妇产科学分会产科学组, 中华医学会围产医学分会妊娠合并糖尿病协作组. 妊娠合并糖尿病诊治指南 (2014) [J]. 中华妇产科杂志, 2014, 49 (8): 561-569.

[11] 中华医学会妇产科学分会产科学组. 妊娠合并心脏病的诊治专家共识 (2016) [J]. 中华妇产科杂志, 2016, 51 (6): 401-409.

[12] COMMITTEE ON PRACTICE BULLETINS-OBSTETRICS. ACOG Practice Bulletin No. 212: Pregnancy and Heart Disease [J]. Obstet Gynecol, 2019, 133 (5): e320-e356.

[13] 中华医学会内分泌学分会, 中华医学会围产医学分会. 妊娠和产后甲状腺疾病诊治指南 (第 2 版) [J]. 中华围产医学杂志, 2019, 22 (8): 505-539.

[14] ALEXANDER E K, PEARCE E N, BRENTET G A, et al. Guidelines of the American Thyroid Association for the diagnosis and management of thyroid disease during pregnancy and the postpartum [J]. Thyroid, 2017, 27 (3): 315-389.

[15] 唐军民, 张雷. 组织学与胚胎学 [M]. 4 版. 北京: 北京大学医学出版社, 2018.

[16] 中华医学会围产医学分会. 妊娠期铁缺乏和缺铁性贫血诊治指南 [J]. 中华围产医学杂志, 2014, 17 (7): 498-501.

[17] 中华医学会围产医学分会, 中华医学会妇产科学分会产科学组. 地中海贫血妊娠期管理专家共识 [J]. 中华围产医学杂志, 2020, 23 (9): 577-584.

[18] 中华医学会血液学分会血栓与止血学组. 成人原发免疫性血小板减少症诊断与治疗中国专家共识 [J]. 中华血液学杂志, 2020, 41 (8): 617-629.

[19] MIYAKAWA Y, KASHIWAGI H, TAKAFUTA T, et al. Committee for clinical practice guide of primary immune thrombocytopenia in pregnancy. Consensus report for the management of pregnancy with primary immune thrombocytopenia [J]. Rinsho Ketsueki, 2014, 55 (8): 934-947.

[20] THROMBOCYTOPENIA IN PREGNANCY. Pregnancy Bulletin No. 207. American College of Obstetricians and Gynecologists [J]. Obstet Gynecol, 2019, 133 (5): e181-191.

[21] 中华医学会血液分会血栓与止血学组. 血栓性血小板减少性紫癜诊断与治疗中国专家共识 (2012 年版) [J]. 中华血液学杂志, 2012, 33 (11): 983-984.

[22] SEGEV L, SEGEV Y, RAYMAN S, et al. Appendectomy in pregnancy: appraisal of the minimally invasive approach [J]. J Laparoendosc Adv Surg Tech A, 2016, 26 (11): 893-897.

[23] PRODROMIDOU A, MACHAIRAS N, KOSTAKIS I D, et al. Outcomes after open and laparoscopic appendectomy during pregnancy: a meta-analysis [J]. Eur J Obstet Gynecol Reprod Biol, 2018, 225: 40-50.

[24] 肖长纪, 杨慧霞.《妊娠期巨细胞病毒感染的临床实践指南》解读 [J]. 中华围产医学杂志, 2015, 18 (11): 805-807.

[25] 樊尚荣, 中华医学会妇产科学分会感染性疾病协作组. 妊娠合并梅毒诊断和治疗专家共识 [J]. 中华妇产科杂志, 2012, 39 (6): 430-431.

第十八章

分 娩

学习目标

- **基本目标**

  1. 列举分娩四要素及其对分娩的影响。

  2. 演示枕先露的分娩机制。

  3. 识别临产并进行产程分期。

  4. 识别第一产程、第二产程、第三产程的临床表现及处理。

  5. 列举异常分娩的影响因素。

  6. 识别子宫破裂。

  7. 列举子宫破裂的病因及预防措施。

  8. 记住产后出血的定义。

  9. 区分不同病因导致的产后出血的临床表现。

  10. 说明产后出血的止血技术及容量管理方法。

  11. 列举产后出血的预防措施。

  12. 概括羊水栓塞的病理生理变化。

  13. 快速识别羊水栓塞。

  14. 总结羊水栓塞的处理原则。

- **发展目标**

  1. 充分理解分娩过程的影响因素和分娩机制，为理解头位难产奠定基础。

  2. 识别异常分娩并正确处理。

  3. 有机地整合理解分娩过程中产力、产道、胎儿、精神心理因素的相关作用。

  4. 了解分娩镇痛的相关方法、镇痛时机、镇痛适应证和禁忌证。

  5. 通过对晚期产后出血病因的学习，掌握晚期产后出血的治疗方式，并深入了解其预防措施。

  6. 基于对晚期产后出血临床表现和诊断的学习，对晚期产后出血的发生进行预警。

  7. 通过了解子宫破裂的病因，进一步了解子宫破裂的预防措施。

8. 基于对子宫破裂临床表现、诊断及鉴别诊断的学习，有助于临床工作中对子宫破裂的发生进行预警。

9. 结合病理生理机制，理解失血性休克液体复苏措施。

10. 了解羊水栓塞病例的复杂性，明白羊水栓塞的处理需要多学科联合救治。

11. 学会羊水栓塞与产后出血的鉴别诊断。

第一节　正常分娩

一、分娩的动因

案例18-1

某孕妇1，33 岁。以"妊娠 35 周，G1P0，规律下腹痛 2 h"收入院。入院检查：宫高 30 cm，腹围 90 cm，头位，胎头已入盆，规律宫缩 40 s/3 ～ 4 min，骨盆正常，估计胎儿体重 2400 g。阴道检查：子宫颈消平，宫口开 1 cm，胎头 S-0，胎膜未破。入院诊断：宫内妊娠 35 周 G1P0 头位早产临产。产程进展顺利，6 h 后经阴道分娩一男婴，体重 2300 g，阿普加评分 10 分。

某孕妇2，26 岁。以"妊娠 41 周，G1P0，计划分娩"收入院。入院检查：宫底 38/105 cm，头位，胎头已入盆，未及宫缩，骨盆正常，估计胎儿体重 3900 g。阴道检查：子宫颈消 80%，宫口未开，质中，中位，胎头 S-1，胎膜未破。入院诊断：宫内妊娠 41 周 G1P0 头位。入院后给予缩宫素静脉滴注促子宫颈成熟后临产，产程进展顺利，产程 10 h，经阴道分娩一女婴，体重 4000 g，阿普加评分 10 分。

问题：

1. 分娩的定义以及发动分娩的时限是什么？
2. 分娩动因可能的因素是什么？

案例18-1解析

（一）分娩的定义

妊娠满 28 周（196 d）及以上，胎儿及其附属物自临产开始到由母体娩出的过程，称为分娩（delivery）。

妊娠满 28 周至不满 37 足周（196 ～ 258 d）期间分娩，称为早产（premature delivery）。

妊娠满 37 周至不满 42 足周（259 ～ 293 d）期间分娩，称为足月分娩（term delivery）。

妊娠满 42 周（294 d）及以上分娩，称为过期产（postterm delivery）。

（二）分娩动因作用机制

正常妊娠在 36 到 38 周间子宫肌层还处于不敏感状态，但子宫颈已经开始发生变化。当子宫静止期过后，子宫肌层逐渐敏感、活跃，子宫颈逐渐软化，结构改变。这个生理变化会调控分娩发动，以下因素综合作用有助于解释分娩发动，当发动异常时，则会出现早产、过期产、难产。

1. 机械性刺激　妊娠早、中期，子宫处于静息状态，对机械性和化学性刺激不敏感，子宫颈解剖结构稳定，保证子宫能耐受胎儿及其附属物的负荷。妊娠末期羊水量减少、胎儿增大，子宫腔内压力升高，子宫肌壁和蜕膜受压，刺激肌壁的机械感受器，同时胎先露压迫子宫下段和子宫颈内口，发生机械性扩张，通过交感神经传至下丘脑，使神经垂体释放缩宫素，引起子宫收缩。此外，子宫颈部有子宫颈神经丛，胎先露压迫该神经丛，可刺激引起子宫收缩。因孕妇血中缩宫素在第二产程胎儿娩出前达峰值，故不能认为机械性理论是分娩发动的始发原因。

2. 炎症因子、内分泌激素　子宫平滑肌在炎症因子、内分泌、旁分泌传导的信号等各种刺激因素作用下发生表型转换，发生子宫功能性改变。

(1) 炎症因子：子宫肌壁内层受激素影响发生蜕膜化，蜕膜中富含间质细胞和免疫细胞，通过免疫降调炎症因子，维持特异性免疫耐受以维持妊娠。在分娩启动过程中，蜕膜活化，诱导炎症介质释放、免疫抑制消除，从而发动分娩。

前列腺素是分娩启动
的重要因素

(2) 前列腺素：是分娩启动的重要因素，随着妊娠进展，羊水及母血中前列腺素含量增高，临产前蜕膜中贮存大量前列腺素前体物质，均有利于前列腺素合成，从而诱发子宫有力协调收缩、促进子宫颈成熟、上调缩宫素受体、增强子宫肌对缩宫素的敏感性。羊膜内的前列腺素可以促进胎膜破裂。

(3) 缩宫素：对维持产程进展有重要意义。临产后，胎心露下降，子宫颈受压，通过神经反射刺激丘脑下部，作用于神经垂体，释放宫缩素。与肌纤维缩宫素受体结合，启动细胞膜上的离子通道，使细胞内游离钙增加，诱发宫缩。

(4) 甾体类激素：妊娠 10 周后主要由胎儿胎盘单位合成，当胎儿成熟后，胎儿肾上腺皮质可产生大量硫酸脱氢表雄酮（DHAS），经过胎儿胎盘单位合成雌三醇，参与分娩发动。随着孕周增加，雌激素增加，孕激素相对减少，从而雌孕激素比值改变达到一定程度后，子宫肌对缩宫素敏感性增加、刺激前列腺素产生，促使子宫功能性改变。

子宫功能性改变

3. 子宫功能性改变　雌激素增加可通过改变肌纤维膜电位，从而促使细胞膜钙通道开放，细胞内钙离子水平增高；当缩宫素与子宫肌细胞的缩宫素受体结合，启动细胞膜上的钙通道；当胎盘分泌的缩宫素酶降解缩宫素后，抑制子宫收缩，两者的平衡变化参与了分娩启动。绒毛膜含有多量的前列腺素脱氢酶、缩宫素酶、脑啡肽酶，通过灭活促宫缩物质来参与免疫耐受。

二、影响分娩的因素

影响分娩的 4 个要素为产力、产道、胎儿及精神心理因素。4 个要素均正常且可以相互适应，胎儿可以顺利通过阴道自然娩出，为正常分娩。产力为分娩的动力，将胎儿及其附属物排出，同时须有足够大的骨性产道和适应扩张的软产道让胎儿通过；同时，产力又受到胎儿大小、胎位及产道的影响，精神心理因素也可以影响产力。

（一）产力

1. 子宫收缩力　是主要的产力，在分娩全过程贯彻始终。宫缩的力量使子宫颈管展平消失、宫口扩张、胎先露下降、胎儿及胎盘娩出。

宫缩的特点：

(1) 节律性：为临产的重要标志。一次宫缩由进行期、极期、退行期组成。两次宫缩间隔称为间歇期。随着产程进展，极期延长、间歇期缩短、宫缩强度也增强。宫缩时，子宫肌壁血管受压，子宫和胎盘血流量减少，但间歇期子宫及胎盘绒毛间隙血流量又恢复，对胎儿血流灌注有利（图 18-1）。

(2) 对称性：正常宫缩起自两侧子宫角部，迅速向子宫底中线集中，左右对称，再以 2 cm/s 的速度向子宫下段扩散，约 15 s 可均匀协调地遍及整个子宫。

(3) 极性：宫缩以子宫底部最强、最持久，向下逐渐减弱，宫底部收缩力的强度是子宫下

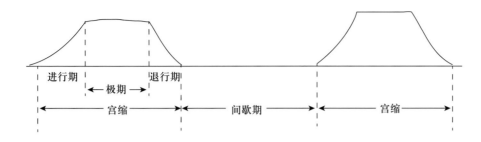

进行期　退行期

←极期→

宫缩　　间歇期　　宫缩

图 18-1　临产后正常宫缩节律性示意图

段的 2 倍。

（4）缩复作用：每当宫缩时，子宫体部肌纤维缩短、变宽，间歇期虽松弛，但不能完全恢复到原来长度，经过反复收缩，肌纤维越来越短。随着产程进展，子宫体部肌纤维逐渐变粗、变短，宫腔容量变小，肌层增厚，而子宫下段被动扩张，迫使胎先露下降，子宫颈管缩短及宫口扩张。

2．腹壁肌及膈肌收缩力　是第二产程时娩出胎儿的重要辅助力量。宫口开全后，每当宫缩时，前羊水囊或胎先露压迫骨盆底组织及直肠，反射性地引起排便动作，产妇主动屏气向下用力，腹壁肌及膈肌强有力收缩使腹内压增高。腹压在第二产程末期配以宫缩时运用最有效，能迫使胎儿娩出，在第三产程亦可促使已剥离的胎盘娩出。过早使用腹压易使产妇疲劳和子宫颈水肿，致使产程延长。

3．肛提肌收缩力　有协助胎先露在骨盆腔进行内旋转的作用。当胎头枕部位于耻骨弓下时，能协助胎头仰伸及娩出。当胎盘娩出至阴道时，肛提肌收缩力有助于胎盘娩出。

（二）产道

产道为胎儿娩出的通道，分为骨产道和软产道。

1．骨产道　参考解剖基础。

2．软产道　由子宫下段、子宫颈、阴道及盆底软组织共同组成。

（1）子宫下段形成：由非妊娠期子宫峡部（约 1 cm）形成。妊娠 12 周逐渐伸展为宫腔的一部分。随着妊娠进展，逐渐被拉长，至妊娠末期形成子宫下段。临产后，规律宫缩使得下段拉长 7 ~ 10 cm。由于子宫体部肌纤维的缩复作用，使上段肌壁越来越厚，下段肌壁被动牵拉而越来越薄。在子宫内面的上、下段交界处形成环状隆起，称为生理性缩复环。子宫上段肌层收缩、缩进，下段变软，子宫颈同时扩张，从而形成一个大而薄的宫腔，有利于胎儿排出。当发生梗阻性难产时，子宫下段肌层变薄到一定极限，形成病理性缩复环（Bandl 环）。随着每一次宫缩，子宫横径越来越小，增加垂直方向的压力，迫使胎儿娩出的轴向力增加。随着子宫拉长，纵行的肌纤维被拉紧。最终，子宫下段和子宫颈是子宫中唯一有弹性的部分（图 18-2）。

（2）子宫颈管消失及宫口扩张　初产妇先发生子宫颈管缩短，此时胎头未下降，随后发生宫口扩张。临产后宫口扩张主要是子宫收缩及缩复向上牵拉的结果。临产前子宫颈管长 2 ~ 3 cm，临产后由于宫缩牵拉及胎先露、前羊膜囊的直接压迫，使子宫颈内口向上、向外扩张，子宫颈管形成漏斗状，随后子宫颈管逐渐变短、消失。宫缩使胎先露衔接，在宫缩时前羊水不能回流，加之子宫下段的胎膜容易与该处蜕膜分离而向子宫颈管突出，形成前羊膜囊，协助宫口扩张。宫口近开全时，胎膜多自然破裂，破膜后胎先露直接压迫子宫颈，使宫口扩张速度明显加快。当宫口开全时，妊娠足月胎头方能通过。经产妇一般是子宫颈管消失与宫口扩张同时进行。

（3）阴道：为一肌肉膜性管道，壁薄而极富伸展性。分娩时，随胎先露下降而扩张，成

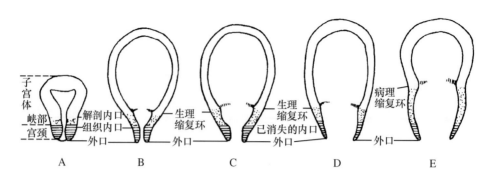

图 18-2 子宫下段形成及宫口扩张

A. 非妊娠子宫；B. 足月妊娠子宫；C. 分娩第一产程妊娠子宫；D. 分娩第二产程妊娠子宫；E. 异常分娩第二产程妊娠子宫

为产道的一部分，供胎儿通过。

（4）盆底与会阴：在分娩过程中，随着胎先露的下降，前羊膜囊和胎先露将阴道逐渐撑开。破膜后胎先露直接进入盆腔达盆底，阴道外口开向前方。同时阴道皱襞展平，肛提肌向下、向内伸展，肌肉分开，肌纤维拉长，会阴体厚度也由 5 cm 变为 2 ~ 4 mm 的薄组织。

（三）胎儿

胎儿大小、胎位、存在造成分娩困难的胎儿畸形均可影响胎儿顺利娩出。

1. 胎儿大小

（1）胎儿大小估计：主要以宫高为主，参考母体腹围，常用公式：宫高 × 腹围 + 500 = 胎儿体重，当腹围 ≥ 95 cm 时，改用其他公式。测量时，嘱孕妇排空膀胱，取平卧位，双腿伸直，测量子宫底中点至耻骨联合上缘中点的弧形距离即为宫高，在脐水平测腹围。目前临床上用超声测量胎儿头、胸、腹、肢体等估计胎儿体重。

（2）胎头：是胎体中最大的部分，胎头大小主要取决于骨性结构的大小。颅顶部骨与骨之间未完全融合，由骨膜相连，形成骨缝及囟门，利于分娩时胎头重塑适应骨盆大小和形态。

骨性结构：由左右额骨、左右顶骨和一块枕骨组成。左右额骨间为额缝，顶骨及额骨间为冠状缝，左右顶骨间为矢状缝，顶骨和枕骨间为人字缝。额缝、冠状缝及矢状缝相交处形成菱形的大囟，称为前囟。矢状缝与人字缝相交处形成的小囟，称为后囟。临床通过前囟及后囟位置、矢状缝走向来判断胎头方位（图 18-3）。

（3）胎头主要径线

1）横径：双顶径是双侧顶骨隆起的间径，是最宽的，一般可代表胎头大小。

2）纵径：包括 4 条，分别是枕额径、枕下前囟径、枕颏径、颏下前囟径，列于表 18-1。

表 18-1 胎头纵径

纵径	测量方法		长度（cm）	意义
枕额径	鼻根上方	枕骨隆突	11.3	胎头入盆径线
枕下前囟径	前囟中央	枕骨隆突	9.5	最短纵径，俯屈时以此径线通过骨盆
枕颏径	颏骨下方中央	后囟顶部	13.3	最长径线，额先露采取此径线
颏下前囟径	前囟中央	颏骨下方中央	10	面先露采取此径线

2. 胎产式 是指胎体纵轴与母体纵轴之间的关系。99% 以上足月妊娠者为纵产式，当多胎、前置胎盘、羊水过多和子宫畸形时，可导致横产式。还有斜产式，为暂时状态。

3. 胎先露 为最先进入或最接近骨盆入口的胎儿部分，包括头先露、臀先露、肩先露。

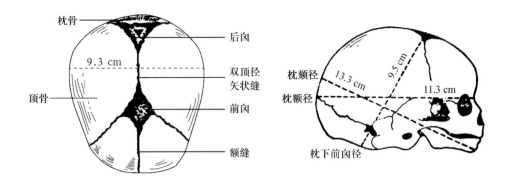

图 18-3 足月胎儿颅骨缝及胎头径线

4．胎方位 指胎先露指示点与产道的关系。胎儿的枕骨、颏骨和骶骨分别是顶先露、面先露和臀先露的指示点。由于胎先露指示点可以在产道的左侧或右侧，所以分别称为枕左位、枕右位、颏左位、颏右位、骶左位、骶右位。

5．胎儿畸形 脑积水、连体双胎等情况，可使胎先露通过产道发生困难。

（四）精神心理因素

分娩虽属生理过程，但对产妇确实可产生心理上的刺激。产妇的社会心理因素可引起机体产生一系列变化，从而影响产力，因而也是决定分娩的重要因素之一。对分娩疼痛的恐惧和紧张可导致宫缩乏力、宫口扩张缓慢、胎头下降受阻、产程延长，甚至可导致胎儿窘迫、产后出血等。所以在分娩过程中，应给予产妇心理支持，耐心讲解分娩的生理过程，尽量消除产妇的焦虑和恐惧心理，使产妇掌握分娩时必要的呼吸和躯体放松技术。

三、枕先露分娩机制

分娩机制（mechanism of labor）是指胎先露随着骨盆各个平面的不同形态，被动地进行一系列适应性旋转，以其最小径线通过产道的全过程（图 18-4）。

（一）衔接

枕先露胎儿，胎头双顶径（胎头的最大横径）进入骨盆入口平面称为衔接。此时胎先露最低点到达或接近平棘水平。胎头衔接的时间可能在妊娠最后几周，也可能直到分娩发动。很多经产妇和部分初产妇直到临产前，胎头仍可在骨盆入口上方自由活动，这种情况被称为胎头"浮"。正常大小的胎头通常不会衔接于骨盆前后径上，胎头矢状缝多在骨盆入口横径或斜径上。但临产前胎头的衔接方式并不影响阴道分娩率。尽管胎头趋于适应骨盆入口的横径，使矢状缝保持与横轴平行，但却不能保证其就位于耻骨联合与骨的正中间。矢状缝通常会偏向后靠近骨，或偏向前靠近耻骨联合，这种矢状缝未落在母体骨盆中轴线上，向骨盆前部或后部侧向偏转的情况被称为头盆不均倾。如果矢状缝向后移靠近骶岬，胎头前顶骨先入盆，检查者在骨盆前方感觉到大面积前顶骨，称之为前不均倾位。如果矢状缝向前移更靠近耻骨联合，后顶骨先入盆，阴道检查感觉到的更多的是后顶骨，则为后不均倾位。轻度的头盆不均倾可正常分娩。严重的头盆不均倾，即使骨盆大小正常，也是造成头盆不称的一个常见的原因。从后不均倾位向前不均倾位进行胎头连续地转动能帮助胎头下降。

（二）下降

下降是胎儿娩出的首要条件，下降过程贯穿于整个分娩过程的始终，伴随其他动作同时进行。对于初产妇，衔接可能发生在临产前，而进一步的下降却有可能延迟到第二产程开始时才出现。在经产妇中，下降则通常与衔接一同开始。促使胎头下降的力量是以下 4 种中的 1 种或多种：①羊水的压力；②宫缩时宫底直接压迫胎臀；③产妇腹壁肌收缩时向下的力量；④胎体

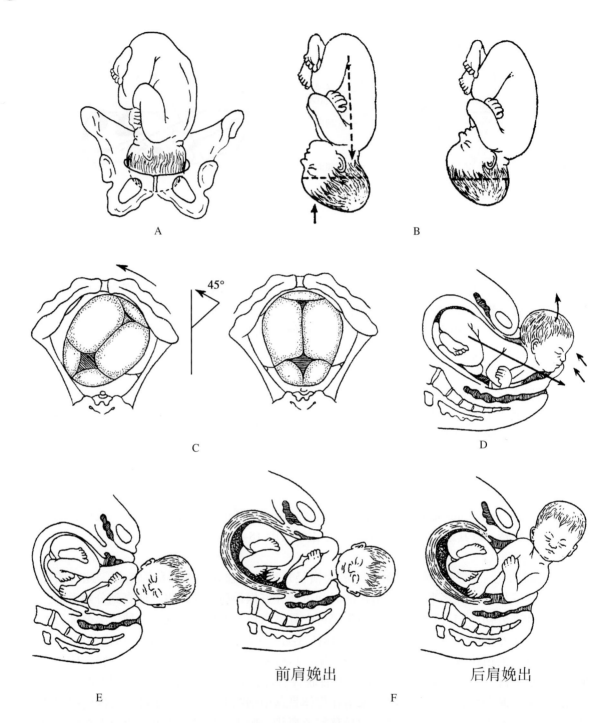

图 18-4 分娩机制

A. 胎头衔接；B. 胎头俯屈；C. 胎头内旋转；D. 胎头仰伸；E. 胎头外旋转；F. 胎肩娩出

伸直、伸长。胎头在下降的过程中，受到盆底的阻力，发生俯屈、内旋转、仰伸和外旋转等一系列动作，完成胎儿娩出。

（三）俯屈

胎头在下降的过程中，一旦遇到了阻力，无论是来自子宫颈、骨盆壁，还是来自骨盆底，都会进一步俯屈，使胎儿颏部更加接近胸部，明显更短的枕下前囟径取代了较长的枕额径，有利于胎头进一步下降。

（四）内旋转

内旋转使枕骨逐渐偏离骨盆横轴。多数情况下，胎儿枕部朝前方（即耻骨联合方向）旋转，少部分朝后方转向骨。内旋转是完成分娩必不可少的环节，一般在第一产程末完成。除非胎儿非常小。约2/3的内旋转在胎头到达骨盆底时已完成；另有1/4内旋转在到达骨盆底后不久完成；余下的5%未完成内旋转。若胎头在抵达骨盆底时还未完成内旋转，经产妇通常会在随后的1～2次宫缩间完成，而初产妇可能需要在3～5次宫缩间完成。

（五）仰伸

完成内旋转后，极度俯屈的胎头下降到达阴道口并开始仰伸。若俯屈的胎头到达盆底却没有仰伸，而是进一步被向下推进，则会碰撞到会阴后部。当胎头被动施压于盆底组织时，两股力量开始发挥作用：一股力量源于子宫，子宫收缩力迫使胎头向下、向后；另一股力量源于盆底肌和耻骨联合的阻力，迫使胎头向前。两者合成的矢量指向阴道开口方向，推动胎头仰伸，促使胎儿枕部到达耻骨联合下缘。随着会阴和阴道的进行性扩张和开放，胎儿枕部显露出来的部分越来越多（拨露）。当枕、前囟、额、鼻、口及下颏相继显露，整个头部便成功地从会阴前缘娩出。娩出的胎头朝向下方，故此时的胎儿下颏正位于产妇肛门之上。

（六）复位及外旋转

娩出的胎头随后将经历复位。胎头复位的方向取决于胎方位，若枕部原本朝向左侧，多数情况下，胎头将转向左侧的坐骨结节；若枕部原本朝向右侧，则胎头转向右侧坐骨结节。胎头先复位到斜位，接着完成外旋转至横位。这一动作与胎体的旋转相对应，使胎儿的双肩径转成与骨盆出口前后径相一致的方向。如此，则一侧胎肩在前，一侧胎肩在后，前肩位于耻骨联合后方。这种运动显然是由导致胎头内旋转的相同的骨盆因素引起的。复位及外旋转同内旋转一样，也是一个被动的过程。

（七）胎肩及胎儿娩出

几乎在完成外旋转的同时，前肩显露于耻骨联合下，胎儿前肩在耻骨弓下先娩出，随即后肩使会阴部扩张并娩出。胎儿双肩娩出后，余下的胎体随之很快娩出，完成分娩过程。若胎儿前肩被嵌顿在耻骨联合下方，则诊断为肩难产。

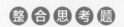 整合思考题

骨盆前浅后深，分为入口平面、中骨盆平面和出口平面，形态不规则，胎儿先露部如何通过不规则的骨盆，实现成功分娩？

整合思考题答案

四、先兆临产、临产与产程

1. **临产的识别** 虽然有时很难区分真临产和假临产，但一般可以通过宫缩频率和强度，以及子宫颈扩张程度来明确诊断。若无法判定是否临产，延长观察时间是明智的。

（1）先兆临产：分娩发动前出现了一些预示即将临产的症状。

1）不规律宫缩：又称为假临产，持续时间短、强度不增加、间歇时间长且无规律，以夜间多见，清晨消失；无子宫颈管缩短或扩张；可被镇静药抑制。

2）胎儿下降感：胎先露下降进入骨盆入口，宫底下降，上腹部较前舒适，下腹部胀满、压迫，膀胱因压迫而出现尿频。

3）见红：由于胎儿下降，部分胎膜自子宫壁分离，毛细血管破裂出血，可见少量阴道出血。见红一般出现于分娩发动前24～48 h，是即将临产的可靠征象，但应注意与妊娠晚期出血相

鉴别。

（2）临产：有规律且逐渐增强的宫缩，伴有子宫颈管进行性缩短或宫口扩张。子宫平滑肌收缩的特点是伴随着疼痛。原因可能包括：①收缩的肌肉组织缺氧，原理类似心绞痛；②收缩的肌束压迫子宫颈和子宫下段的神经节；③子宫颈扩张过程中的拉伸；④宫底对腹膜的拉伸作用。所以子宫颈旁局部神经阻滞麻醉可以缓解宫缩疼痛，宫缩自然发生，不受外力控制，硬膜外阻滞不降低宫缩频率和强度。

2．产程　分娩的全过程即为总产程，指从规律宫缩开始至胎儿、胎盘娩出的全过程，临床上分为如下 3 个产程。

（1）第一产程：又称为子宫颈扩张期，指从规律宫缩开始到子宫颈口开全（10 cm）。第一产程分为潜伏期和活跃期。

1）潜伏期（宫口 0 ~ 5 cm）：为宫口扩张的缓慢阶段，初产妇一般不超过 20 h，经产妇不超过 14 h。如初产妇潜伏期超过 20 h，经产妇超过 14 h，则认为潜伏期延长，但不是剖宫产术的指征。影响潜伏期的因素包括：过度镇静或硬膜外镇痛，子宫颈条件不良，如子宫颈壁厚、颈管未消或宫口未扩张以及假临产等。

2）活跃期：为宫口扩张的加速阶段，宫口开至 5 cm 进入活跃期，直至宫口开全（10 cm）。此期宫口扩张速度 ≥ 0.5 cm/h。活跃期停滞的标志：当破膜且宫口扩张 ≥ 5 cm 后，如宫缩正常，而宫口停止扩张 ≥ 4 h；如宫缩欠佳，宫口停止扩张 ≥ 6 h，可诊断为活跃期停滞。活跃期停滞是剖宫产术的指征。

（2）第二产程：又称为胎儿娩出期，指从宫口开全至胎儿娩出。无硬膜外阻滞者，初产妇最长不应超过 3 h，经产妇不应超过 2 h；实施硬膜外阻滞镇痛者，初产妇最长不应超过 4 h，经产妇不应超过 3 h。值得注意的是，第二产程不应盲目等待至产程超过上述标准方才进行评估。初产妇第二产程超过 1 h 即应关注产程进展，超过 2 h 必须由有经验的医师进行母胎情况全面评估，决定下一步的处理方案。

（3）第三产程：又称为胎盘娩出期，指胎儿娩出至胎盘娩出。一般为 5 ~ 15 min，不超过30 min。

五、第一产程的临床经过及处理

案例18-2

某孕妇，32 岁。以"宫内妊娠 39^{+6} 周，G1P0，头位，规律下腹痛 4 h"收入院。妊娠期顺利，既往身体健康。入院检查：宫高 35 cm，腹围 96 cm，头位，胎头已入盆，宫缩 30 s/3 min，骨盆正常，估计胎儿体重 3500 g。阴道检查：子宫颈消平，宫口开 1 cm，胎头 S-0，胎膜未破。入院诊断：宫内妊娠 39^{+6} 周，G1P0，头位临产。

问题：

1．孕妇临产的临床表现有哪些？

2．第一产程母体及胎儿观察和处理的要点是什么？

3．如何判断产程是否顺利？

L249a
案例18-2解析

（一）第一产程临床表现

第一产程又称为宫口扩张期，指规律宫缩至宫口开全（10 cm）的这一段时间，主要有 4 个临床表现。

1. **规律宫缩** 第一产程起始时，宫缩较弱，持续20～30 s，间歇期较长，持续5～6 min。随着产程的进展，宫缩逐渐增强，持续时间逐渐增加，间隔时间逐渐缩短。当宫口近开全时，宫缩可持续1 min甚至以上，间隔时间2 min甚至更短。

2. **宫口扩张** 指随着规律宫缩的子宫颈管缩短，宫口逐渐扩张，伴子宫颈管展平、消失。潜伏期宫口扩张速度较慢，进入活跃期后，宫口扩张速度明显加快。至第一产程末，宫口、子宫下段和阴道共同形成软产道。临床上，临产后需规律检查软产道，以确定产程进展是否顺利。

3. **胎头下降** 随着产程进展，子宫缩复作用使胎头下降，潜伏期下降不明显，活跃期下降速度明显加快。临床上以坐骨棘为指示点判断胎头下降程度：胎头颅骨最低点达坐骨棘水平为S+0；位于坐骨棘上1 cm为S-1；位于坐骨棘下1 cm为S+1，以此类推。

4. **胎膜破裂** 位于胎先露以下部分的羊水为前羊水，羊水量为20～50 ml。正常产程中，胎膜在宫口近开全时破裂。患者有自觉阴道排液症状。若胎膜早破，则应及时听胎心、观察羊水性状及颜色，必要时行阴道检查除外脐带脱垂等并发症。

此外，部分患者活跃期后可能会出现阴道少量出血伴有黏液性分泌物。在除外胎盘因素等引起的病理性出血后，也可考虑是子宫颈处毛细血管在宫口扩张时破裂所致。

（二）产程时限

潜伏期是指从规律宫缩至宫口扩张＜5 cm。活跃期是指从宫口扩张5 cm至宫口开全。

潜伏期：若初产妇＞20 h或经产妇＞14 h，除外头盆不称及胎儿窘迫时，缓慢但有进展（宫口扩张和胎先露下降）的潜伏期延长不作为剖宫产术指征。尽管单纯潜伏期延长不是剖宫产术的指征，但漫长的产程会导致很多问题，尤其是宫缩乏力，难产风险增加。因此，应尽可能避免潜伏期延长。确定产程延长时，可选择人工破膜术及应用缩宫素。

活跃期：初产妇的活跃期一般不超过12 h，经产妇不应超过10 h。一些孕妇在活跃期宫口扩张速度低于1 cm/h属于正常，母胎状况良好时不必干预。当破膜且宫口扩张≥5 cm后，若宫缩正常，宫口停止扩张4 h及以上诊断为活跃期停滞；如宫缩欠佳，宫口停止扩张6 h及以上诊断为活跃期停滞。活跃期停滞是剖宫产术的指征。

（三）产程中观察的项目及处理

第一产程中观察的内容主要包括宫缩监测、胎心监测、宫口扩张及胎头下降情况。

1. **宫缩及胎心监测** 有外监护及内监护两种，临床中主要应用外监护仪。外监护仪有宫缩压力探头及胎心探头两个探头。具体方法是将宫缩压力探头置于宫体近宫底处，胎心探头置于胎儿背部心音最响亮处，两个探头均通过腹带固定于患者腹壁上，连续至少记录20 min。主要注意宫缩频率、强度、持续时间、间歇时间及胎心变化。医护人员应及时记录以上内容，如有异常，随时处理。

腹部触诊：此为简单而重要的方法，助产人员将手掌置于产妇腹壁上，可以感受宫缩时腹壁变硬，宫缩间期腹壁变软。

2. **宫口扩张及胎先露下降** 患者排空膀胱，取截石位，充分消毒会阴后，行阴道指诊，判断子宫颈质地、位置、容受性、宫口扩张情况；以坐骨棘为指示点，判断胎头下降情况，根据矢状缝、前囟及后囟判断胎方位，胎头塑形情况，通过触摸骨盆标志性结构评估骨盆情况等。建议潜伏期每4 h进行1次阴道检查，活跃期每2 h进行1次阴道检查；如孕妇出现会阴膨隆、阴道血性分泌物增多、排便感等可疑宫口快速开大的表现时，应立即行阴道检查。

肛门检查：相对于阴道检查，肛门检查可以更好地评估骨盆情况，但因检查过程中可能造成污染，目前临床上已较少使用。

（四）母体观察要点及处理

母体观察要点主要包括一般监护，如精神安慰、生命体征测量、活动、饮食、排尿及排便管理。

1．精神安慰　产妇心理精神状态直接影响产程进展，医护人员应尽可能安慰产妇，解答问题，消除产妇的顾虑及恐惧心理，积极开展分娩镇痛。

2．生命体征监测　宫缩时血压可升高，所以监测生命体征应在宫缩间期进行。产妇若有不适，应加强生命体征的测量，并给予相应处理。

3．活动　若患者可以耐受宫缩，胎膜未破，则可以自由体位活动，促进产程进展。产妇也可正常休息，保存体力。

4．饮食　第一产程中，患者胃肠蠕动稍慢，宜少量多次进食高能量流质食物，既能维持患者能量供给，也便于急诊行剖宫产术时麻醉安全。

5．排尿及排便　鼓励患者每 2～4 h 排尿一次，以免过度膨胀的膀胱影响胎头下降。若患者过早出现排尿困难，应警惕头盆不称的可能，必要时需导尿以缓解症状。若患者出现排便感或无法排便等不适，应先经阴道检查是否胎头下降压迫直肠出现症状，若除外此情况，可使用甘露醇等轻泻药缓解患者的不适。但不建议常规灌肠行肠道准备。

六、第二产程的临床经过及处理

案例18-3

某孕妇，32 岁。以"宫内妊娠 39^{+6} 周，G1P0，头位，规律下腹痛 4 h"收入院。妊娠期顺利，既往身体健康。入院检查：宫高 35 cm，腹围 96 cm，头位，胎头已入盆，宫缩 30 s/3 min，骨盆正常，估计胎儿体重 3500 g，阴道检查：子宫颈消平，宫口开 1 cm，胎头 S-0，胎膜未破。入院诊断：宫内妊娠 39^{+6} 周，G1P0，头位临产。第一产程经过顺利，时间 8 h 10 min，宫口开全，进入第二产程。

问题：

1．第二产程的临床表现有哪些？

2．第二产程母体及胎儿观察和处理的要点是什么？

案例18-3解析

（一）第二产程的临床表现

第二产程为胎儿娩出期，指从宫口开全至胎儿娩出的时期。产妇可能有如下表现：

1．屏气及用力　宫口开全后，胎膜多自然破裂，胎头下降压迫盆底组织，可导致产妇出现排便感，产妇会不自主地向下屏气用力。

2．胎头拨露与着冠　随着胎头下降，会阴逐渐膨隆、变薄，肛门括约肌松弛。胎头于宫缩时露出于阴道口，宫缩间期又回缩至阴道内，反复多次，胎头露出部分逐渐增大，称为胎头拨露（head visible on vulval gapping）。当胎头双顶径越过骨盆出口时，宫缩间期胎头不再回缩，称为胎头着冠（crowning of head），见图 18-5。

3．胎儿娩出　胎头着冠后，产程继续进展，胎儿枕骨位于耻骨联合下时，会出现仰伸等一系列分娩机制，胎头、胎肩依次娩出，然后羊水随之流出，胎儿分

视频：胎头拨露

视频：胎头着冠

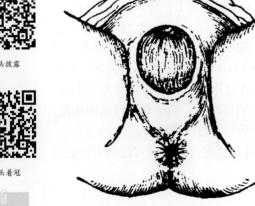

图 18-5　胎头拨露及着冠

娩全过程结束。

（二）产程时限

对于初产妇，如未行椎管内镇痛，第二产程超过 3 h 可诊断为第二产程延长；如行椎管内镇痛，第二产程超过 4 h 可诊断为第二产程延长。对于经产妇，如未行椎管内镇痛，第二产程超过 2 h 可诊断为第二产程延长；如行椎管内镇痛，第二产程超过 3 h 可诊断为第二产程延长。需警惕产程过长导致新生儿入住 NICU 率增加、产后出血率及产褥病率增加。若经积极管理后，仍出现第二产程延长，应尽快结束分娩，评估孕妇及胎儿的情况，选择剖宫产术或阴道助产。

若胎头下降停滞超过 1 h，经阴道分娩的可能性很小，应尽快行剖宫产术结束分娩。

（三）产程中观察的项目及处理方法

1. 加强胎儿监测　宫口开全后，持续进行胎心监测，不断动态评估，一旦出现胎心异常，应采取改变体位、吸氧等宫内复苏措施。

2. 阴道检查　宫口开全后，每小时行阴道检查 1 次，对产力、胎先露下降程度进行评估，特别是当胎先露下降缓慢时，要注意除外宫缩乏力，必要时予缩宫素加强宫缩，同时还需对胎方位进行评估，必要时手转胎头至合适的胎方位。

3. 指导产妇用力　宫缩时屏气用力，宫缩间歇期休息，放松肌肉。

4. 接产准备

（1）消毒，刷手，铺单，打开接产包。消毒顺序为：大阴唇 - 小阴唇 - 阴阜 - 大腿内上 1/3- 会阴及肛周。

（2）接产主要是帮助胎儿按照分娩机制娩出，同时保护会阴防止损伤，尽量使胎头以最小径线在宫缩时逐渐通过阴道口。

（3）注意保护会阴：右手张开，以大鱼际顶住会阴，宫缩间歇时手放松，以免压迫过久致会阴水肿。经阴道分娩的孕妇不推荐常规行会阴切开术，但应采取会阴保护措施以减少损伤（图 18-6）。

会阴侧切的指征：会阴过紧，胎儿偏大，会阴条件差，预计在分娩中会阴裂伤者。

会阴侧切的时机：胎头着冠时，拟手术助产时。会阴切开术包括会阴正中切开术和会阴后 - 侧切开术。会阴正中切开术是在宫缩时于会阴后联合中线向下垂直地面切开 2 cm，注意保护肛门括约肌，此法有剪开组织小、出血量少、术后恢复快等特点，但切口可能自然延长，撕裂肛门括约肌。胎儿大或助产技术不熟练者慎用。会阴后 - 侧切开术是在麻醉后，宫缩时以左手示指、中指为指示点撑起阴道壁，右手拿剪刀呈 45° 向左、向后剪开会阴 4 ~ 5 cm。会阴切开术切口出血多，切开后应尽快止血。

（4）新生儿处理：新生儿娩出后，应进行脐动脉血气检测，评估预后。清理呼吸道后，刺激、保暖，使用阿普加（Apgar）评分评价新生儿状态。

（四）母体观察要点及处理

第二产程指导产妇取自由体位、自主屏气用力分娩，减少体力消耗。避免宫口一开全即指导产妇仰卧位屏气用力，这种用力方式容易导致第二产程长的产妇发生体力不支、宫缩乏力等问题。

另外，应关注患者的合并症，针对具体合并症，按时间观察患者的主诉、生命体征等。

鼓励对医护人员进行阴道手术助产培训，由经验丰富的医师和助产士进行阴道手术助产是安全的。

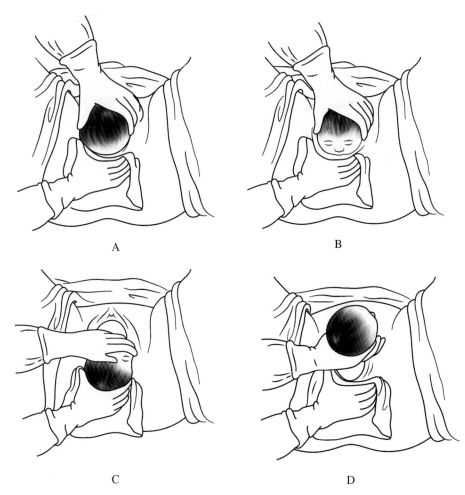

图 18-6　接产步骤

A. 保护会阴，协助胎头俯屈；B. 协助胎头仰伸；C. 助前肩娩出；D. 助后肩娩出

七、第三产程的临床经过及处理

案例18-4

　　某孕妇，32 岁。以"宫内妊娠 39^{+6} 周，G1P0，头位，规律下腹痛 4 h"收入院。妊娠期顺利，既往身体健康。入院检查：宫高 35 cm，腹围 96 cm，头位，胎头已入盆，宫缩 30 s/3 min，骨盆正常，估计胎儿体重 3500 g。阴道检查：子宫颈消平，宫口开 1 cm，胎头 S-0，胎膜未破。入院诊断：宫内妊娠 39^{+6} 周，G1P0，头位临产。第一产程经过顺利，时间 8 h10 min，宫口开全进入第二产程。第二产程 50 min，分娩一男活婴。进入第三产程。

　　问题：

　　1. 第三产程的临床表现有哪些？

　　2. 第三产程母儿观察和处理的要点是什么？

（一）第三产程的临床表现

第三产程主要是指胎盘娩出期，从胎儿娩出至胎盘娩出，时长为 5 ~ 15 min，不超 30 min。

胎儿娩出后，子宫容积缩小，胎盘不能与之同时缩小，与子宫壁错位剥离，胎盘剥离面出现血肿，血肿随宫缩逐渐变大，继而整个胎盘从宫壁剥离。胎盘娩出方式分为母体面娩出和胎儿面娩出（图 18-7）。

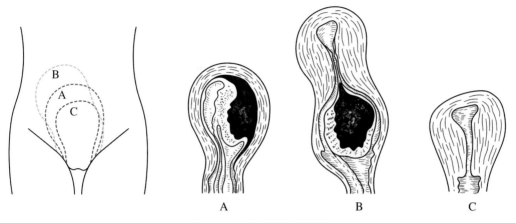

图 18-7 胎盘剥离示意图
A. 胎盘剥离开始；B. 胎盘降至子宫下段；C. 胎盘娩出后

胎盘剥离的征象有：①宫体变硬呈球形，宫底升高至脐上；②剥离的胎盘下降至子宫下段，阴道外脐带自行延长；③阴道少量出血；④手掌小鱼际侧轻压耻骨联合上的子宫，宫体上升而外露的脐带不回缩。

（二）产程中观察的项目及处理方法

1. 预防产后出血　胎儿娩出后，应立即于产妇臀下放置集血器，以便正确估算出血量。胎儿前肩娩出后，应尽早使用缩宫素（10 ~ 20 U+500 ml 生理盐水）加强宫缩，同时预防性按摩宫底。如果产妇有产后出血的高危因素，可于胎儿前肩娩出后预防性在宫体注射或深部肌内注射前列腺素制剂加强宫缩。若胎儿娩出超过 30 min 胎盘未娩出或胎盘未剥离而阴道出血量多，则可行手取胎盘术。

2. 新生儿处理　按照新生儿复苏步骤处理，此处不再赘述。

3. 协助胎盘娩出　当胎盘完全剥离后，于宫缩时左手按摩子宫底，右手牵拉脐带，当阴道口可以看到胎盘组织后，助产人员用双手握住胎盘，向一个方向持续旋转并轻柔牵拉，协助胎盘及胎膜完整娩出。若胎膜部分断裂滞留于宫腔，可用卵圆钳或血管钳夹住子宫内残留胎膜，继续同向一个方向旋转至胎盘完全娩出。

4. 检查胎盘及胎膜　将胎盘母体面朝上平铺，清理积血后，检查是否有多余或缺损的胎盘小叶，形状有无异常，某些特殊情况（如胎盘早剥或血管前置等）需确定胎盘各叶有无压迹，胎盘边缘及胎膜上有无断裂的血管。手握脐带提起胎盘，使胎膜自然下垂，可以检查胎膜是否完整。若胎盘或胎膜不完整，应再次更换无菌手套，深入宫腔中取出残留物并行清宫术。

5. 检查软产道　胎盘娩出后，应仔细检查软产道（会阴、大阴唇、小阴唇、尿道口周围组织、阴道、子宫颈）有无裂伤及其裂伤程度，同时尽快缝合。

6. 观察产妇一般情况　产后 2 h 是产后出血的高危期，应关注产妇一般情况，尤其是主诉和生命体征，注意患者子宫出血量、膀胱是否充盈、会阴处有无血肿，如有急症情况，应及时处理。若产后 2 h 无明显异常，则产妇及新生儿转入普通病房继续观察。

八、分娩镇痛

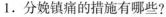

案例18-5

某孕妇，32岁。以"宫内妊娠39^{+6}周，G1P0，头位，规律下腹痛4 h"收入院。妊娠期顺利，既往身体健康。入院检查：宫高35 cm，腹围96 cm，头位，胎头已入盆，宫缩30 s/3 min，骨盆正常，估计胎儿体重3500 g。阴道检查：子宫颈消平，宫口开1 cm，胎头S-0，胎膜未破。入院诊断：宫内妊娠39^{+6}周，G1P0，头位临产。孕妇进入产房，要求分娩镇痛。

问题：

1. 分娩镇痛的措施有哪些？
2. 分娩镇痛对于产程的影响有哪些？
3. 分娩镇痛的时机、适应证和禁忌证是什么？

（一）分娩镇痛的措施

分娩镇痛既能减少产妇分娩痛苦，减少分娩时的恐惧情绪和产后的疲倦感，又能保障母婴安全。国外的无痛分娩技术应用非常广泛，可达60%～80%。椎管内分娩镇痛是无痛分娩最常用的麻醉方式，包括硬膜外阻滞和腰硬联合麻醉。其中硬膜外阻滞虽然起效较慢，但镇痛效果显著；腰硬联合麻醉用于分娩镇痛，具有起效快、镇痛效果好的特点。以分娩全程情感支持为主的导乐分娩越来越受到产妇的欢迎。此外，还有笑气吸入麻醉、精神疗法麻醉、催眠无痛暗示法、嗅觉暗示镇痛法等。

（二）分娩镇痛对于产程的影响

产痛刺激可引起子宫动脉痉挛、胎儿氧供减少、耗氧增加。分娩镇痛有助于缓解产妇的疼痛，在一定程度上降低血压，增加肾和子宫的血流灌注，从而改善胎儿氧供。分娩镇痛安全、有效，能明显缩短产程，降低剖宫产率，对产后哺乳有积极的作用，而产后出血量、住院时间、胎儿窘迫及新生儿窒息等比例并没有增加。椎管内分娩镇痛虽然可能会延长第二产程，但并不一定使器械助产率或剖宫产率增加。新的产程标准强调实施椎管内分娩镇痛时，第二产程允许较非镇痛分娩延长1 h。椎管内分娩镇痛是导致孕妇产时非感染性发热的重要因素，但发热时多数情况是无须应用抗生素的。此外，椎管内分娩镇痛可能与尿潴留、低血压、运动阻滞有关。

（三）分娩镇痛的时机、适应证和禁忌证

早期启动分娩镇痛不影响分娩结局，但能大大提高产妇的舒适度和满意度，因此推荐的椎管内分娩镇痛启动时机是孕妇在产程启动后第一次提出镇痛要求的时候，不需要考虑是否进入活跃期。

适应证：妇产科医师判断产妇及胎儿可以阴道试产且患者要求分娩镇痛；患者痛阈低，产程中感到疼痛剧烈；产妇患有轻度心脏病、肺部疾病、高血压疾病等，不宜耐受产程中疼痛。

禁忌证：凝血功能异常、血小板减少、长期口服抗凝血药；全身感染状态，穿刺点有感染、肿瘤等；脊柱畸形、脊柱外伤、脊柱手术、脊柱病变史；中枢神经系统病变（颅内压升高、脑膜炎等）；严重肥胖无法穿刺；产妇无法配合（精神病患者，精神病发作期等）。

（张晓红）

第二节　异常分娩

一、异常分娩的定义

异常分娩是以产程异常缓慢为特征的困难分娩，也称为难产（dystocia）。

难产使得母儿并发症显著增加，如处理不当，可出现胎儿窘迫、新生儿窒息、产伤甚至死亡，产妇发生严重产后出血、产道裂伤及产褥感染等。做好难产的预防、早期识别和恰当处理，是保障分娩期母儿安全的重要举措。

二、异常分娩的影响因素

分娩是产力、产道、胎儿及产妇精神心理因素相互适应的动态过程，异常分娩的发生往往是一种或多种因素异常的结果。不同分娩因素间也可互相影响，例如产道异常可能造成胎方位异常或继发宫缩乏力，精神心理因素可能影响产力，继而出现胎方位异常。此外，产道、胎儿大小是固定因素，产力、胎方位及精神心理因素是可变的。在难产的处理中，应对上述因素进行全面、综合评价，尤其要重视可变因素的评估（表18-2，图18-8）。

表 18-2　异常分娩的影响因素及分类

因素	分类				
产力异常	子宫收缩力异常				腹肌、膈肌、肛提肌收缩力异常
	子宫收缩乏力		子宫收缩过强		
	协调性	不协调性	协调性	不协调性	
产道异常	骨产道异常				软产道异常
	骨盆入口平面异常		中骨盆平面异常	骨盆出口平面异常	阴道横隔、阴道纵隔、子宫颈异常
胎儿异常	胎方位异常				胎儿相对过大
	头位胎方位异常		臀位	横位	
	持续性枕横位、枕后位、高直位	额先露、面先露			
精神心理	紧张、焦虑等				

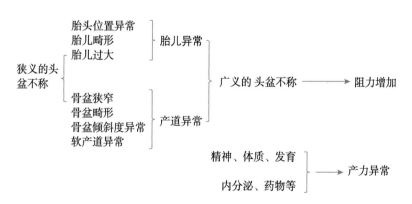

图 18-8　异常分娩的发生机制

三、异常分娩的临床表现

案例18-6解析

案例18-6

某孕妇，30 岁。以"妊娠 38^{+2} 周，凌晨 3 时阴道排液，考虑胎膜早破"急诊收入院。入院 2 h（5 时）出现规律宫缩，间隔 4 ~ 5 min，持续 30 s，检查子宫颈消平，宫口开大 1 cm，胎先露 S-3。9 时，宫缩间隔 3 ~ 4 min，持续 30 ~ 40 s，检查宫口开大 3 cm，胎先露 S0，羊水清亮。给予分娩镇痛。13 时，宫缩间隔 4 ~ 5 min，持续 40 s，检查宫口开大 6 cm，胎先露 S0，胎方位枕右横位，指导孕妇取左侧卧位。15 时，宫缩间隔 5 min，持续 40 s，检查宫口开大 6 cm，胎先露 S0，胎儿头无塑形，颅骨无重叠，胎方位枕右横位，胎心无异常。产妇自诉排尿困难，近 4 h 未排尿。

问题：

此时产程是否存在异常？应该如何处理？

异常分娩往往表现为产程时限的异常，是难产诊断的重要依据，但也需要重视母体和胎儿的相关临床特征。以往产程时限的确立是基于 20 世纪 50 年代 Friedman 绘制的产程图，但近些年由于孕妇年龄的增加、新生儿出生体重的增加、硬膜外分娩镇痛的应用，人们对产程时限有了新的研究和认识，列于表 18-3。

表 18-3 难产的临床表现

母体表现	一般状况	烦躁不安、脱水、肠胀气、尿潴留等	
	产科状况	宫缩乏力或过强、子宫颈水肿、子宫压痛等	
胎儿表现	胎头塑形	胎头水肿或血肿	
		胎儿颅骨过度重叠	
	胎儿窘迫		
产程时限异常	潜伏期延长	初产妇 > 20 h	从规律宫缩开始至子宫颈扩张 5 cm
		经产妇 > 14 h	
	活跃期停滞	宫缩正常，宫口停止扩张 ≥ 4 h	
		宫缩欠佳，宫口停止扩张 ≥ 6 h	
	第二产程延长	初产妇 > 3 h（硬膜外分娩镇痛下 > 4 h）	
		经产妇 > 2 h（硬膜外分娩镇痛下 > 3 h）	
	胎头下降停滞	第二产程胎头下降停止 > 1 h	

四、异常分娩的处理

处理原则：尽可能产前预测（识别难产的高危因素），产时及时发现、及时诊断，针对病因纠正和处理。

难产的高危因素包括巨大胎儿、既往难产史、产妇高龄、体重过轻或肥胖、身材矮小、过度紧张及焦虑、合并糖尿病或妊娠糖尿病等。

发生产程异常时，应先需判断有无严重头盆不称、严重胎方位异常及母儿状况不佳（如母体严重脱水消耗表现、胎儿窘迫）。

对于严重头盆不称（如胎儿过大、骨盆绝对性狭窄）、严重胎方位异常（如前不均倾位、高直后位、额后位、额先露等）、足先露、肩先露、可疑胎儿窘迫或母体状况不佳者（如病理性缩复环），应行剖宫产术终止妊娠。

对于没有严重头盆不称、阴道分娩禁忌、母儿状况不良者，可按照不同产程时期的管理流程寻找病因，进行干预，并持续严密监测母儿状况。经处理产程进展、胎头下降者，可尝试继续阴道分娩，否则考虑行剖宫产术终止妊娠。

1. 潜伏期异常的处理　总体原则除前述外，要注意保护产力，适当镇静休息和分娩镇痛，给予心理指导和支持。如产力不足，可考虑行人工破膜术或使用缩宫素加强宫缩。行人工破膜术后，有助于促进局部前列腺素的释放，起到加强宫缩的作用，同时可了解胎方位及羊水性状（图 18-9）。

若除外头盆不称及胎儿窘迫，缓慢但仍有进展的潜伏期不作为剖宫产术指征。

2. 活跃期异常的处理　初产妇活跃期一般不超过 12 h，经产妇活跃期不应超过 10 h。在宫缩良好的情况下，活跃期子宫颈停止扩张 4 h 以上，考虑为活跃期停滞。活跃期通常每 2 h 进行一次阴道检查。对于宫口扩张速度低于 1 cm/h 者，要给予关注，如评估母儿状况良好，可不必干预，若发现活跃期有延长的趋势，则需全面评估，注意有无骨盆狭窄、胎方位异常、产力异常和产妇全身状况不佳，给予适当镇痛，产力不足可加强宫缩。对经过积极处理产程有进展者，可尝试继续阴道分娩；无进展者，可考虑行剖宫产术终止妊娠（图 18-10）。

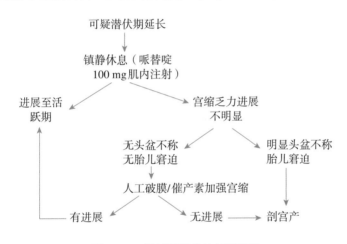

图 18-9　潜伏期异常的处理流程

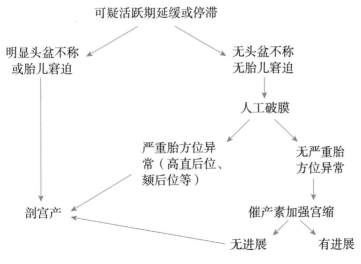

图 18-10　活跃期异常的处理流程

案例18-6（续）

在案例18-6中，可以判断产妇活跃期宫口扩张缓慢，胎方位异常，并伴有排尿困难，考虑有宫缩乏力因素。在处理上，考虑导尿，检查、评估无头盆不称，可给予0.5% 缩宫素加强宫缩。

经处理后，17时，宫缩间隔 3 min，持续 40 s，检查宫口开全，胎先露 S+1，胎方位枕右横位。改变体位，1 h 后复查宫口开全，胎先露 S^{+1}，胎方位枕右横位。

问题：

此时产程是否存在异常？应该如何处理？

案例18-6解析（续）

3．第二产程异常或胎头下降停滞的处理　　如出现第二产程异常，除评估有无骨盆、胎方位及产力异常外，还要关注胎头有无塑形、有无衔接及胎先露位置高低，有指征地加强宫缩及手转胎头，并密切关注处理后的产程进展及胎先露下降情况，注意有无胎儿窘迫。对没有头盆不称，胎头双顶径已达坐骨棘水平者，可考虑阴道分娩或有指征地阴道助产（图 18-11）。

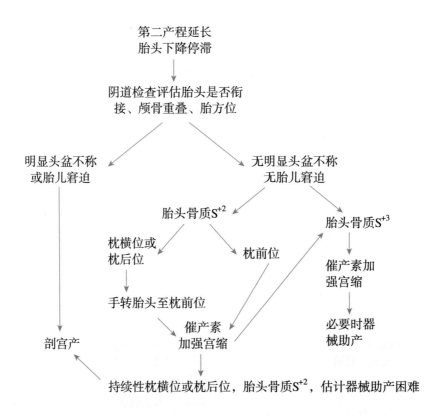

图 18-11　第二产程延长或胎头下降停滞的处理流程

五、异常分娩中的产力异常

产力包括子宫收缩力以及第二产程中腹肌、膈肌和肛提肌收缩力。其中子宫收缩力占据主导地位，贯穿产程始终，并具有节律性、对称性、极性及缩复的特点。子宫收缩乏力的分类、特征和处理原则列于表18-4。其中子宫收缩乏力又可分为原发性和继发性，以继发性更为常见，在难产的处理中占有重要地位。某些轻微的头盆不称或胎方位异常，若子宫收缩力得到有效改善，可能向顺产转化。

（一）子宫收缩乏力

子宫收缩乏力常见的原因是头盆不称、胎方位异常，胎儿阴道分娩阻力增加，也见于初产妇紧张与焦虑、子宫发育畸形、内分泌异常、子宫过度膨胀、麻醉及镇静药使用不当等。当考虑产力异常原因导致难产者，需关注产妇全身状况，尤其应注意除外头盆不称和胎方位异常。若没有上述异常，应鼓励孕妇休息和进食，必要时使用强镇静药休息后观察宫缩是否转变为协调有力。若宫缩协调，但张力仍低，可考虑行人工破膜术或应用小剂量缩宫素加强宫缩。子宫颈质地坚韧、水肿者，可酌情给予地西泮松弛软化子宫颈（表18-4）。

表 18-4　子宫收缩乏力

分类		出现时间	原因	特点	临床表现	处理原则
子宫收缩乏力	协调性（低张性）原发性	产程开始即出现	常因头盆不称或胎方位异常引起；也可为精神心理因素；子宫过度膨胀；内分泌失调；药物使用不当等	正常极性、对称性和节律性，弱收缩力（宫缩持续时间短，间隔时间长，张力低）	产程延长或停滞	潜伏期适当镇静休息，行人工破膜术或给予缩宫素加强宫缩
	协调性（低张性）继发性	产程开始宫缩正常，活跃期后宫缩减弱	骨盆异常、胎方位异常			确认无头盆不称及胎儿窘迫	
	不协调性（高张性）		精神心理因素；宫内感染；子宫肌瘤等	失去极性和节律性，收缩强却无效，宫口不能扩张	产妇持续腹痛，子宫放松不佳	哌替啶 100 mg 肌内注射镇静休息

（二）子宫收缩过强

子宫收缩过强也分为协调性宫缩过强和不协调性宫缩过强，后者进一步分为强直性子宫收缩（多因分娩梗阻、缩宫素应用不当、胎盘早剥等引起）和子宫痉挛性狭窄环。其病因、临床表现和处理等列于表18-5。

（三）缩宫素的应用剂量、不良反应和禁忌证

缩宫素的应用剂量、不良反应和禁忌证见图18-12。

六、异常分娩中的产道异常

产道异常总体可分为骨产道异常和软产道异常，以骨产道异常多见。产道异常造成胎儿经阴道分娩的阻力增加，可引起难产。

（一）骨产道异常

骨产道异常包括骨盆各平面径线过短、骨盆形态异常和骨盆倾斜度异常，列于表18-6。其

表 18-5 子宫收缩过强

分类			原因	特点	临床表现	危害	处理原则	
子宫收缩过强	不协调性	子宫痉挛性狭窄环	不确定，可见于产妇过度紧张、疲劳、早期破膜等	失去极性，局部持续痉挛收缩，狭窄环常见于胎体狭窄部或子宫上下段交界	产妇持续腹痛，子宫颈扩张缓慢，胎先露下降停滞，可有胎心减速	易导致羊水栓塞、产道损伤、子宫破裂、产后出血及感染、胎儿窘迫、新生儿窒息甚至死产	慎用加强宫缩的药物和措施；及时发现分娩梗阻，注意胎盘早剥的识别	确认无头盆不称及胎儿窘迫，子宫痉挛性狭窄环可使用哌替啶肌内注射，镇静、镇痛、休息；强直性子宫收缩使用宫缩抑制药硫酸镁；宫缩不能缓解或有胎儿窘迫、先兆子宫破裂，行剖宫产术
		强直性子宫收缩	缩宫素使用不当、分娩梗阻、严重胎盘早剥	失去节律性，强直收缩，无间歇	产妇持续腹痛，烦躁，胎心减速，可出现病理性缩复环			
	协调性			正常极性、对称性和节律性，过强的收缩力	急产或产道损伤（瘢痕子宫）、子宫破裂风险		有急产史孕妇提前住院待产	注意急产的处理，酌情使用宫缩抑制药硫酸镁

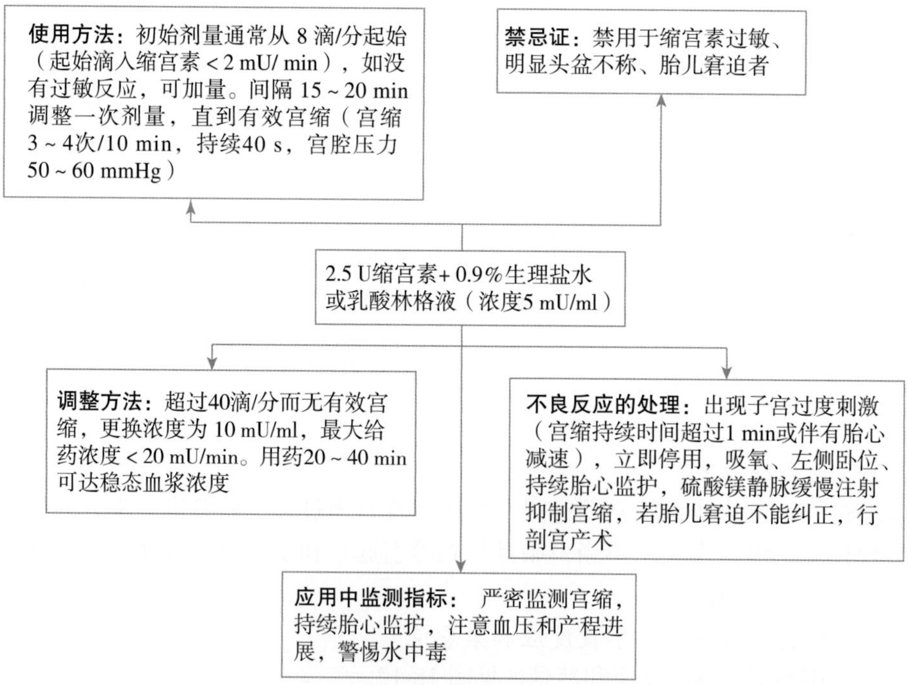

图 18-12 缩宫素的应用剂量、不良反应和禁忌证

中骨盆倾斜度异常是指骨盆入口平面与地平面所形成的角度异常，通常将其≥ 70° 视为骨盆倾斜度过大，将阻碍胎头入盆和娩出。产妇取坐位或半卧位，可改变骨盆入口平面的方向，有利于胎头入盆。产妇取平卧位，双腿屈曲紧贴腹部，也可纠正骨盆倾斜角度，有利于胎头娩出。

骨盆入口平面的临界性和相对性狭窄，若胎儿不大，产力好，胎儿头位，可试产 2 ~ 4 h。

表 18-6 骨盆异常

分类			骶耻外径(cm)	对角径(cm)	入口前后径(cm)	临床表现及对母儿的影响	处理原则
骨盆异常	骨盆入口平面狭窄（扁平骨盆、佝偻病骨盆）	临界性狭窄	18	11.5	10	跨耻征阳性；临产胎头迟迟不能入盆或以枕横位或不均倾位衔接；胎膜早破或脐带脱垂；潜伏期或活跃早期产程延长，继发宫缩乏力；伴宫缩过强者甚至出现先兆子宫破裂征象	胎儿不大、产力好（胎儿小于 3000 g，跨耻征可疑阳性）可以试产。试产时间 2～4 h，宫口开大 3 cm 而胎头不能衔接，可行人工破膜术，若在有效宫缩的条件下胎头仍不能衔接，及时行剖宫产术
		相对性狭窄	16.5～17.5	10.0～11.0	8.5～9.5		
		绝对性狭窄	≤16	≤9.5	≤8		行剖宫产术
	中骨盆平面狭窄（男型、类人猿型骨盆）		坐骨棘间径(cm)	坐骨棘间径+后矢状径(cm)		中骨盆平面和骨盆出口平面狭窄往往伴行，表现相似；活跃晚期或第二产程胎头内旋转受阻，发生持续性枕横位或枕后位；胎头下降延缓或停滞；活跃期或第二产程延长；继发宫缩乏力，胎头塑形严重，颅内出血等	中骨盆平面和骨盆出口平面临界性狭窄者，宫口开全，双顶径已达坐骨棘水平，枕横位或枕后位可以手转胎头，经阴道分娩或阴道助产；否则行剖宫产术终止妊娠
		临界性狭窄	10	13.5			
		相对性狭窄	8.5～9.5	12.0～13.0			
		绝对性狭窄	≤8	≤11.5			
	骨盆出口平面狭窄（常与中骨盆狭窄伴行）		坐骨结节间径(cm)	坐骨结节间径+后矢状径(cm)			胎儿小、产力好、胎位正，宫口开全，双顶径已达坐骨棘水平，经阴道分娩阴道助产
		临界性狭窄	7.5	15			
		相对性狭窄	6.0～7.0	12.0～14.0			
		绝对性狭窄	≤5.5	≤11.0			
	均小骨盆	三个平面各径线均小于正常值 2 cm 及以上					
	畸形骨盆	脊柱侧弯，跛行可引起偏斜骨盆；尾骨骨折或骶尾关节融合致骨盆出口前后径狭窄					

试产充分与否，需参考宫缩强度和宫口开大程度，若宫口开大 3 ~ 4 cm 后进展不佳，可酌情谨慎行人工破膜术，若破膜后产程仍无进展或胎头始终未能衔接，考虑行剖宫产术终止妊娠。

中骨盆和骨盆出口平面狭窄往往伴行，如为临界性狭窄，胎儿不大，宫口开全后胎头下降停滞，需评估胎方位，胎头双顶径已达坐骨棘水平，枕横位或枕后位可以手转胎头，经阴道分娩或阴道助产；否则应行剖宫产术终止妊娠。

（二）软产道异常

软产道异常可因先天性发育异常造成，如阴道纵隔或横隔；也可因后天性疾病或手术因素造成，如子宫肌瘤梗阻产道、剖宫产术后子宫下段瘢痕或宫颈锥切术后子宫颈瘢痕等。分娩中不能纠正者，需行剖宫产术终止妊娠。具体列于表 18-7。

表 18-7　软产道异常

分类			对母儿的影响	处理
软产道异常	先天发育异常	阴道横隔	阻碍胎头下降	手术切开
		阴道纵隔		
	软产道瘢痕	子宫下段瘢痕	剖宫产术或子宫肌瘤切除术后	阴道分娩有子宫破裂风险	充分评估试产风险；前次剖宫产术指征依旧存在；两次剖宫产术间隔时间小于 18 个月；前次手术为子宫体部纵切口或 T 形切口；术后子宫切口感染等，选择剖宫产术
		子宫颈瘢痕	子宫颈 LEEP 术后或宫颈锥切术后或宫颈环扎术后形成子宫颈瘢痕	子宫颈扩张缓慢	地西泮或利多卡因软化子宫颈如处理无效，剖宫产术
		外阴阴道瘢痕	较高位置的生殖道瘘修补或外阴严重瘢痕，弹性极差	产道撕裂	剖宫产术
	盆腔肿瘤	子宫肌瘤	阻塞产道影响胎先露衔接和下降	剖宫产术
		卵巢肿瘤		
		子宫颈癌	阴道分娩引起肿瘤扩散	
	其他	巨大尖锐湿疣	新生儿喉乳头状瘤病或严重产道裂伤出血	

七、异常分娩中的胎方位异常

胎方位异常包括头位胎方位异常和臀位、横位及复合先露。其中头位胎方位异常可能是产程中的可变因素，例如枕横位或枕后位，经体位纠正、产力好，可能转为枕前位，有阴道分娩机会。额先露随宫缩增强，可能转变为枕先露或面先露。

如发现胎方位异常，应注意评估骨盆情况、胎儿大小及产力，及时发现头盆不称。轻度头盆不相称，产力好，某些胎方位异常（如枕横位、枕后位、高直前位和后不均倾位）有纠正的可能，使得产程进展并经阴道分娩。但对严重的胎方位异常，如前不均倾位、高直后位、颏后位等，不能经阴道分娩，需行剖宫产术终止妊娠。

足月胎儿臀位，可尝试行外倒转术纠正为头位。不能纠正的臀位，若为单臀先露，估计胎儿体重 3500 g 以下，妊娠 36 周以上，无胎头仰伸，可尝试阴道分娩。注意宫缩乏力、产程异常及胎儿宫内状况，需由有经验的产科医师和助产士接生，注意避免产伤，做好新生儿复苏准备。若胎儿过大或为完全及不完全臀先露，建议行剖宫产术终止妊娠。

横位建议行剖宫产术终止妊娠（表 18-8）。

表 18-8 胎方位异常

胎方位异常的分类			对产程及母儿的影响		处理原则
头先露	胎方位异常	持续性枕横位、枕后位	胎头下降延缓或停滞、继发宫缩乏力、产程延长	产妇过早屏气用力、排尿困难	宫口开全，双顶径已达坐骨棘水平，可以手转胎头，经阴道分娩或阴道助产；如胎儿不大，俯屈良好，可枕后位娩出
		前不均倾位	子宫颈水肿、胎头下降停滞，产程延长	尿潴留、盆腔后半部空虚	行剖宫产术
		高直前位	胎头衔接困难或下降停滞，宫口扩张缓慢		可予试产机会
		高直后位			行剖宫产术
		额先露	胎头衔接困难或下降停滞，宫口扩张缓慢	可能转换为枕先露或面先露	持续额先露应行剖宫产术
		面先露 颏前位	胎头衔接困难或下降停滞，宫口扩张缓慢		可予试产机会
		颏后位			剖宫产术
臀先露	单臀先露		胎膜早破、脐带脱垂、产程停滞、继发宫缩乏力、新生儿窒息及产伤		孕周超过 36 周，胎儿体重 < 3500 g，没有胎头仰伸，可选择阴道分娩
	完全臀先露				行剖宫产术
	不完全臀先露				
肩先露			胎膜早破、脐带脱垂、产程停滞、继发宫缩乏力、新生儿窒息及产伤；忽略性肩先露伴宫缩过强可致子宫破裂		行剖宫产术
复合先露	头手复合先露最常见		产程缓慢或胎先露下降停滞		胎先露未入盆，产妇可取侧卧体位纠正，若已入盆，宫口开全，可尝试还纳脱出的肢体，如还纳失败，阻碍胎头下降，行剖宫产术

（一）持续性枕横位、枕后位

临产后胎头以枕后位或枕横位衔接，经充分试产，胎头枕部仍位于母体骨盆侧方或后方，不能转至枕前位，引起难产者，称为持续性枕后位（persistent occipitoposterior position）或持续性枕横位（persistent occipitotransverse position），约占分娩总数的5%。

1. 常见原因　骨盆异常，如男型或类人猿型骨盆，盆腔后部略宽，胎头常以枕后位衔接，往往因同时有中骨盆平面狭窄而影响内旋转；扁平骨盆，胎头常以枕横位衔接，在中骨盆发生嵌顿而不能完成内旋转。如胎儿过大及宫缩乏力等，也可影响胎头俯屈和内旋转。

2. 诊断　主要依据临床表现及体格检查进行诊断，必要时可借助超声检查进行诊断。临床表现为第一产程宫口扩张缓慢或胎头迟迟不能衔接，第二产程胎头下降延缓或停滞、产程延长，常伴有宫缩乏力。因胎头压迫直肠，产妇容易有肛门坠胀和排便感，过早屏气用力并致子宫颈水肿。

阴道检查盆腔后部空虚，胎头矢状缝位于骨盆斜径上，前囟在前，后囟在后（后囟在左后为枕左后位）为枕后位；阴道检查胎头矢状缝位于骨盆横径上，前、后囟分别位于骨盆两侧，为枕横位（后囟位于左侧为枕左横位）。因胎头俯屈不良，前囟常低于后囟。胎头塑形严重时，颅缝及囟门扪及困难，可借助耳郭及耳屏位置判断胎方位。耳郭朝后、耳屏朝前为枕后位。

超声通过探测胎头枕部和眼眶方位可协助诊断。

3. 分娩机制　在无头盆不称的前提下，宫缩良好，多数枕后位及枕横位可以向前旋转至枕前位。若不能转为枕前位，可按如下机制旋转。

胎头俯屈较好时，胎头下降至前囟抵达耻骨联合下方，以前囟为支点，胎头继续俯屈，先娩出顶部及枕部，随后仰伸，再经耻骨联合下相继娩出额、鼻、口、颏，是最常见的助产方式。

胎头俯屈不良时，胎头额部为最低点开始拨露，当鼻根达到耻骨联合下方时，即以此为支点，先俯屈，使前囟、顶部及枕部相继娩出，然后仰伸，娩出额、鼻、口、颏，因分娩径线较大，多数需要产钳或胎头吸引器助娩。

枕横位则多需手转胎头或以胎头吸引器旋转至枕前位娩出。

4. 处理　第一产程出现异常，发现胎儿枕后位或枕横位，注意评估有无骨盆狭窄所致头盆不称，避免过早屏气用力。产妇可取胎背对侧侧卧，促进胎头俯屈、下降和向前旋转。若宫缩乏力，可给予缩宫素或行人工破膜术加强宫缩。注意监测母体状况及胎心变化，若出现胎儿窘迫征象且不能纠正，考虑行剖宫产术。

第二产程出现胎头下降延缓或停滞，注意评估胎方位及胎先露位置，注意颅骨重叠等胎头塑形程度。除外严重骨盆狭窄和头盆不称，可指导产妇配合宫缩屈髋施加腹压，以改善骨盆倾斜度，使胎儿枕部充分借助肛提肌收缩转至枕前位。或轻轻上推胎头前囟助其俯屈，可能使其内旋转至枕前位。经处理后无进展或进展缓慢者，胎头双顶径已达坐骨棘水平（S^{+3}），可手转胎头经阴道分娩或行产钳术助娩，或使用胎头吸引器旋转胎头后阴道助娩。若胎头双顶径在坐骨棘水平以上，行剖宫产术。

第三产程做好新生儿复苏准备，预防产后出血和产道裂伤。

（二）胎头高直位

胎头在骨盆入口以不屈不仰姿势衔接，胎头矢状缝与骨盆入口前后径一致，称为胎头高直位（sincipital presentation），分为高直前位（枕骨靠近耻骨联合）和高直后位（枕骨靠近骶岬）。

1. 诊断　主要依据临床表现及体格检查进行诊断，必要时可借助超声检查进行诊断。

临床表现为第一产程宫口扩张缓慢或胎头迟迟不能衔接，即使个别宫口开全，胎头也不下降。

阴道检查胎头矢状缝位于骨盆入口前后径，向两侧偏斜度不超过15°，宫口扩张常常停滞在3～5 cm。超声在耻骨联合上方探及眼眶回声提示高直后位，腹壁正中探及脊柱回声考虑高直前位。

2．分娩机制　胎头高直前位时，若宫缩较强，胎头可极度俯屈，在耻骨联合处以枕骨为支点，前囟和额部依次沿骶骨下滑，然后极度俯屈姿势纠正后按枕前位分娩。而高直后位时，胎背贴近母体脊柱，妨碍胎头俯屈和下降，胎头始终无法入盆而不能经阴道分娩。

3．处理　高直前位时，可予阴道试产，指导产妇取侧卧位并加强宫缩，促进胎头俯屈、下降。如试产失败，则行剖宫产术。高直后位一经诊断，即行剖宫产术。

（三）前不均倾位

枕横位衔接的胎头侧屈以前顶骨先入盆，称为前不均倾位（anterior asynelitism）。常见原因有骨盆倾斜度过大或悬垂腹等。

1．诊断　依据临床表现及体格检查进行诊断。临床表现为宫口扩张缓慢或胎头下降停滞，产程延长。前不均倾位时，因前顶骨挤压膀胱颈至耻骨联合后方，导致排尿困难和尿潴留、子宫颈前唇水肿。

阴道检查胎头矢状缝位于骨盆入口横径，且后移靠近骶岬，盆腔后方空虚、子宫颈前唇水肿。

2．分娩机制　胎头前顶骨紧紧嵌顿于耻骨联合，后顶骨不能入盆，需要行剖宫产术终止妊娠。

3．处理　一旦确诊为前不均倾位，除个别骨盆宽大、胎儿小者可能经阴道分娩外，应尽快行剖宫产术终止妊娠。

（四）额先露

胎头持续以额部为胎先露入盆并以枕颏径通过产道时，称为额先露（brow presentation），属于暂时性胎位，往往进一步仰伸为面先露或俯屈为枕先露。

1．原因　额先露可见于子宫发育异常，如鞍状子宫、双子宫；骨盆入口狭窄，产妇腹壁松弛呈悬垂腹；巨大胎儿、胎头形状异常等。

2．诊断　依据临床表现和体格检查进行诊断。因持续性额先露，胎头以最大的枕颏径入盆，往往难以通过骨盆入口，临床表现为产程进展缓慢，胎先露迟迟不能衔接，继发宫缩乏力。

腹部于耻骨联合上可触及胎儿下颏或枕骨隆突。阴道检查可触及额缝，一端为前囟，另一端为鼻根及眼眶。

3．分娩机制　持续性额先露因径线过大，不能衔接及经阴道分娩。当胎头俯屈转为枕先露或仰伸转为面先露颏前位时，可经阴道分娩。

4．处理　若产前检查发现额先露，嘱孕妇取胎背对侧卧位，有助于胎头俯屈转为枕先露。若临产后持续性额先露，行剖宫产术。

（五）面先露

面先露（face presentation）常由额先露继续仰伸形成，以面部为先露，以颏骨为支点，分为颏前位和颏后位。

1．诊断　依据临床表现及体格检查进行诊断，必要时行超声检查辅助诊断。

面先露时，产妇可能出现产程进展缓慢或胎头下降停滞。颏后位时，腹部体格检查在胎背侧触及极度仰伸的枕骨隆突，并与胎背间存在明显凹陷，胎心遥远。颏前位时，胎体靠近产妇腹壁，胎心听诊清晰。

阴道检查可触及面部特征，而触不到颅骨。通过触诊胎儿口腔和下颏位置可确诊胎方位。当面部、口唇等水肿时，触诊需注意与臀先露相鉴别。前者口与两颧骨突出点呈三角形排列，而后者肛门与两个坐骨结节呈直线排列。如手指伸入肛门，可有括约肌感觉，并可能带出胎粪。

超声检查可协助诊断。

2．分娩机制　颏前位时，胎头以前囟颏径衔接于骨盆入口斜径上，下降至中骨盆平面遭遇阻力时，胎头仰伸，枕骨进一步贴近胎背，颏部成为胎先露，下降，并遇阻力而向骨盆前方旋转，使得前囟颏径与骨盆前后径一致，颏部继续下降至耻骨联合下时，胎头大部在骶骨凹陷，借助相对较宽的骶骨凹陷和可活动的骶尾关节，以颏为支点，胎头逐渐俯屈，依次娩出鼻、眼、额、顶、枕部。

颏后位时，仰伸的胎头嵌顿于耻骨联合后上方，不能继续仰伸下降，也不能俯屈，故不能经阴道分娩。

3. 处理　面先露均发生在临产后，且很少发生在骨盆入口上方。产程异常，发现颏前位时，若评估没有头盆不称和胎儿窘迫，可以经阴道试产，第二产程延长可行产钳术助娩，但需较大的会阴侧切。颏后位选择剖宫产术。

（六）臀位

胎体纵轴与母体纵轴一致，胎先露为臀部或足部，称为臀位（breech position）。臀先露以骶骨为指示点描述胎方位。

1. 原因

（1）母体因素：如经产妇腹壁松弛，羊水过多胎儿活动空间较大或羊水过少胎儿活动空间受限；子宫发育畸形或子宫肌瘤；骨盆狭窄等。

（2）胎儿因素：如早产、双胎妊娠等。

（3）胎盘因素：前置胎盘或低置胎盘常合并臀位。

2. 分类

（1）单臀先露（frank breech presentation）：指胎儿双髋关节屈曲，双膝关节伸直，先露部为胎臀，也称为腿直臀先露。

（2）完全臀先露（complete breech presentation）：指胎儿双髋关节及双膝关节均屈曲，先露为胎臀及胎儿双足，也称为混合臀先露。

（3）不完全臀先露（incomplete breech presentation）：指胎儿以一足或双足、一膝或双膝、一足一膝为先露部。临产后膝先露常转为足先露。

3. 诊断　妊娠晚期孕妇往往有季肋部顶胀痛，产程容易出现宫缩乏力、产程停滞、胎膜早破等。

腹部检查宫底部可触及胎头，圆而硬，按压有浮球感。胎先露未衔接时，耻骨联合上可触及胎臀，不规则，宽而软。阴道检查不能触及胎头颅骨，可触及胎臀（可能触及肛门、骶骨等）或胎足，后者需与胎手相鉴别。

超声检查有助于明确诊断，并要注意排除胎儿畸形等。

4. 分娩机制

（1）胎臀娩出：胎臀以粗隆间径衔接于骨盆入口斜径上，下降遇到盆底阻力时，前臀向骨盆前方旋转45°，粗隆间径与骨盆出口前后径一致，胎臀继续下降，胎体适应产道侧屈，后臀先自会阴娩出，胎体稍伸直，然后前臀在耻骨弓下娩出，继而胎腿和胎足随胎臀自然娩出或由医师协助娩出。

（2）胎肩娩出：胎臀娩出后，胎体外旋转，胎背转至前方，胎儿双肩径衔接于骨盆入口斜径，随着胎肩下降并完成旋转，前肩转至耻骨联合下，胎儿双肩径位于骨盆出口前后径，后肩及后上肢随胎体侧屈，先自会阴娩出，然后前肩和前上肢娩出。

（3）胎头娩出：胎肩娩出时，胎头矢状缝衔接于骨盆入口斜径或横径上，胎头下降至骨盆底完成内旋转，枕骨朝向耻骨联合，当枕骨下凹抵达耻骨弓下时，以此为支点，胎头继续俯屈，而后依次娩出颏、面及额部，最后枕骨娩出。

5. 对母儿的影响　因胎臀不能充分压迫子宫下段，可影响子宫有效收缩，出现宫缩乏力、子宫颈扩张缓慢、产程停滞等，也使得阴道助产或剖宫产率增加。胎膜早破发生率高，胎儿发生脐带脱垂、脐带受压、胎儿窘迫的风险增加。胎头因没有塑形或宫口不能开全，可能发生娩出困难，导致新生儿窒息、骨折、臂丛神经损伤、胸锁乳突肌血肿、颅内出血和死产等风险增加。

臀先露围产儿死亡率显著高于头先露，可能与胎儿畸形、早产、低阿普加评分有关。

6．处理

（1）妊娠期：妊娠 30 周前，臀位胎儿有自行转为头位的可能，若妊娠 30 周后仍为臀位，可考虑干预，纠正胎方位异常。

膝胸卧位或侧卧位：孕妇取膝胸卧位，抬高臀部，每次 15 min，每日 2 次，可能使胎臀离开骨盆，利用重力作用转为头位。膝胸卧位结束，产妇可朝向胎背对侧侧卧，有助于胎儿俯屈和转位。

艾灸至阴穴［足小趾外侧趾甲角旁 0.1 寸（0.333 cm）］，每日 1 次，每次 15 ~ 30 min。

上述方法可连做 7 d 后评价效果。

外倒转术：目前，对上述方法纠正无效者，可尝试足月或接近足月（妊娠 36 ~ 37 周以上）时施行外倒转术。外倒转术的禁忌证：有绝对剖宫产术指征，如前置胎盘、胎心监护异常或胎膜早破等。对羊水过少或血压升高者，慎行外倒转术。外倒转术的风险包括胎心减速、胎盘早剥、胎膜早破、隐性脐带脱垂、胎母输血等。外倒转术的操作需要选择在有急诊剖宫产术条件下进行。建议采取椎管内麻醉镇痛并考虑使用宫缩抑制药，在超声监测下进行，操作后进行胎心监护，评估胎儿宫内状况。具体步骤包括在润滑剂作用下松动和上推胎臀以及顺时针或逆时针旋转胎体。

（2）分娩期

1）剖宫产术：对骨盆狭窄、软产道异常、胎儿体重超过 3500 g，胎头双顶径超过 9.5 cm、足先露、胎头过度仰伸者，行剖宫产术终止妊娠。高龄初产、既往有难产史或新生儿产伤史，应选择行剖宫产术。早产儿胎头相对于胎臀径线更大，容易出现胎头娩出困难、产伤及窒息，宜选择行剖宫产术。

2）阴道分娩：孕周超过 36 周，胎儿体重 < 3500 g，没有胎头仰伸者，可选择阴道分娩。

第一产程：防止过早发生胎膜破裂。可选择侧卧位，少做阴道检查，不推荐使用缩宫素引产。一旦胎膜破裂，立即听胎心，检查有无脐带脱垂。如发生脐带脱垂，若宫口未开全，胎心存在，立即行剖宫产术。如产程中出现宫缩乏力，可考虑使用缩宫素加强宫缩。当宫缩时阴道外口可见胎足时，不要误认为宫口已经开全，此时宫口往往仅开大 4 ~ 5 cm。为使子宫颈充分扩张，应消毒外阴后以手掌持无菌巾，在宫缩时堵住阴道口，使胎儿屈膝屈髋，促其臀部下降，以充分扩张子宫颈和阴道，有利于胎儿娩出。持续胎心监测或间隔 10 min 听诊胎心，注意产程进展和宫口是否开全。如出现不能纠正的产程异常或胎儿窘迫，及时行剖宫产术。

第二产程：做好接产准备，导尿，初产妇做会阴侧切术。做好新生儿复苏抢救准备。

臀助产术：胎头自然娩出至脐部后，接产者协助胎肩和胎头娩出。胎肩娩出手法又可分为滑脱法和旋转胎体法。①滑脱法：术者右手握持并上提胎儿双足，使胎体向上侧屈，后肩显露于会阴前缘，左手示指和中指深入阴道，顺其后肩及上臂滑行，协助肘关节屈曲，使得上举胎手按洗脸动作自胸前滑出阴道，同时后肩娩出。然后向下侧伸胎体，使前肩自然由耻骨下娩出。②旋转胎体法：术者握持胎臀，逆时针旋转胎体，同时稍向下牵拉，先将前肩娩出于耻骨弓下，然后顺时针方向旋转娩出后肩。

胎肩及上肢全部娩出后，将胎背转向前方，胎体骑跨于术者左臂，同时术者左手中指深入胎儿口中，示指和环指扶于两侧上颌骨，右手中指压低胎头枕骨助其俯屈，示指和环指置于两侧锁骨上（避开锁骨上窝），先向下方牵拉至胎儿枕骨结节抵达耻骨弓下，然后将胎体上举，以枕部为支点，使胎儿下颏、鼻、眼、额部依次娩出，最后枕部娩出。胎头娩出有困难时，可行后出胎头产钳术助娩。避免颈椎脱臼、锁骨骨折及胸锁乳突肌血肿等损伤。

胎臀牵引术：胎儿全部由接产者牵拉娩出，对胎儿损伤较大，一般禁用。

臀位分娩应注意，脐部娩出后一般应于 8 min 内结束分娩，以免脐带受压而致死产。胎头娩出时，避免颈部被过度牵拉造成臂丛神经麻痹、颅内出血等。

第三产程：积极预防产后出血，认真检查软产道，及时缝合修补，必要时应用抗生素预防产褥感染。

（七）横位

胎体纵轴与母体纵轴垂直，胎体横卧于骨盆入口上方，称为横位。胎先露部为胎肩，以肩胛骨为指示点描述胎方位。

1．原因　经产妇多见，腹壁松弛，胎体纵轴偏离母体纵轴，或存在羊水过多、骨盆狭窄、子宫发育异常、前置胎盘等。

2．诊断　根据体格检查和超声检查可明确诊断。

腹部体格检查耻骨联合上方空虚，宫底部也触不到胎头或胎臀。胎背朝向母体腹壁，考虑为肩前位；胎儿肢体朝向母体腹壁，考虑为肩后位。

宫口未开时，阴道检查往往胎先露高浮，难以扪及。宫口开大后，可能触及胎儿肩胛骨和腋窝。若胎手已脱出阴道口外，可通过握手法鉴别是胎儿左手或右手，并可运用"前反后同"原则判断胎方位，即肩前位时握住的是与胎方位相反的手，肩后位时握住的是与胎方位相同的手。如肩左前位，胎儿右手脱出，检查者以右手与之相握。肩左后位，胎儿左手脱出，检查者以左手与之相握。

超声检查可准确地诊断肩先露并判断胎方位。

3．对母儿的影响　肩先露时，胎体横置于骨盆入口上方不能下降，往往发生产程停滞。双胎妊娠第一胎儿娩出后，第二胎儿可发生肩先露，使得产程延长和停滞。

因肩先露不能压迫子宫下段，容易出现宫缩乏力、胎膜早破、脐带脱垂。随着羊水流出，胎体易被折叠，胎肩可被挤入骨盆入口，胎儿颈部进一步侧屈，使得胎头嵌顿于母体髂窝而胎臀折叠至宫腔上部，进而挤入骨盆入口的胎肩侧上肢脱垂入阴道，形成忽略性（嵌顿性）横位，阻碍产程进展。当宫缩较强时，可形成病理性缩复环。如不及时处理，可能发生子宫破裂，胎儿容易发生重度窒息和死产。

4．处理　产前及时纠正肩先露，方法同臀先露。不能纠正的肩先露，应提前住院待产。

初产妇，足月活胎，均选择行剖宫产术。

经产妇，足月活胎，通常也首选行剖宫产术。但若就诊时宫口开大 5 cm 以上，胎膜破裂但羊水尚未流尽，小胎儿可尝试全身麻醉下行倒转术以臀位分娩。

双胎第一胎儿娩出后，第二胎儿变为肩先露时，可行外倒转术或内倒转术，经臀位娩出。

如出现先兆子宫破裂或子宫破裂征象，不论是否有胎心，为抢救孕妇，均行剖宫产术。如子宫已破裂，若破口小，无感染者，可保留子宫行破口修补术；否则，应切除子宫。

如胎儿已经死亡，没有先兆子宫破裂，可尝试全身麻醉下行毁胎术，术后注意检查软产道有无裂伤，预防产后出血及产褥感染。

（八）复合先露

胎头或胎臀伴有上肢或下肢作为胎先露同时进入骨盆入口者，称为复合先露（compound presentation）。胎头与一手或一前臂的复合先露较多见，常见于早产儿。

1．原因　胎儿较小，胎先露与骨盆入口未能完全嵌合，可能使小肢体划入骨盆形成复合先露，可见于羊水过多、早产、双胎妊娠等。

2．诊断　主要依据阴道检查，同时发现胎头（或臀）与胎儿肢体。

3．处理　注意排除头盆不称。若有头盆不称或伴胎儿窘迫，应尽早行剖宫产术。若无头盆不称，胎先露未入盆时，可让产妇向脱出肢体的对侧侧卧，促进肢体自然回缩。若复合先露均已入盆，可待宫口开全或近开全时尝试还纳脱出的肢体，然后经腹部加压宫底助胎头下降经阴道分娩。若还纳失败，阻碍胎头下降，则行剖宫产术。

（张　超）

八、晚期产后出血

案例18-7

某患者，女性，33 岁。因"阴道分娩 5 d，阴道出血 2 h"急诊入院。患者 5 d 前经阴道顺产一男婴，婴儿体重 3200 g。自述分娩过程无特殊。产后阴道少量出血。2 h 前下床活动时突发阴道出血量多，色鲜红，有大量血块，伴头晕、出汗。由救护车转运至我院，为进一步诊治收入院。既往史：否认糖尿病、高血压及心脏病等慢性病病史，否认肝炎、结核等传染病病史，否认外伤、输血史，否认药物及食物过敏史。患者平素月经规律，G1P1，配偶身体健康。家族史：父母身体健康，否认家族遗传病史及肿瘤病史。体格检查：T 36.5 ℃，P 110 次 / 分，R 25 次 / 分，BP 80/65 mmHg。一般状况差，精神萎靡，面色蜡黄。心律齐，呼吸急促，腹软，无压痛及反跳痛。产科体格检查：会阴切口愈合尚可。宫底耻上三指，打开窥器，阴道可及活动性出血，色鲜红。辅助检查（外院）：血常规 Hb 80 g/L，PLT 110×10^9/L，凝血功能 PT 12 s，FIB 2.0 g/L。彩超：宫腔内可探及不均质回声团，大小为 5 cm×3 cm×2 cm。

思考：

1．该患者产后 5 d 阴道出血增多，应主要考虑出现了什么问题？主要的高危因素有哪些？

2．应与哪些疾病进行鉴别？

3．下一步应如何处理？

案例18-7解析

分娩 24 h 后，在产褥期内发生的子宫大量出血，称为晚期产后出血。以产后 1～2 周发病最常见，亦有迟至产后 2 个月余发病者。阴道出血多为少量或中等量，持续或间断；亦可表现为大量出血，同时有血凝块排出。产妇可伴有寒战、低热，且常因失血过多导致贫血或失血性休克。

【病因与临床表现】

1．胎盘、胎膜残留　为阴道分娩后晚期产后出血最常见的原因，多发生于产后 10 d 左右，黏附在宫腔内的残留组织发生变性、坏死、机化，当坏死组织脱落时，暴露基底部血管，引起大量出血。临床表现为血性恶露持续时间延长，以后反复出血或突然大量出血。检查发现子宫复旧不全，宫口松弛，有时可见有残留组织。

2．蜕膜残留　蜕膜在产后 1 周内脱落，并随恶露排出。若蜕膜剥离不全，长时间残留，影响子宫复旧，继发子宫内膜炎症，引起晚期产后出血。临床表现与胎盘残留不易鉴别，宫腔刮出物病理学检查可见坏死蜕膜，混以纤维素、玻璃样变性蜕膜细胞和红细胞，但不见绒毛。

3．子宫胎盘附着面复旧不全　胎盘娩出后，其附着面迅速缩小，附着部位血管即有血栓形成，继而血栓机化，出现玻璃样变性，血管上皮增厚，管腔变窄、堵塞。胎盘附着部边缘有内膜向内生长，底蜕膜深层残留腺体和内膜重新生长，子宫内膜修复，此过程需 6～8 周。若胎盘附着面复旧不全，可引起血栓脱落，血窦重新开放，导致子宫出血。多发生在产后 2 周左右，表现为突然大量阴道出血，检查发现子宫大而软，宫口松弛，阴道及子宫口有血凝块。

4．感染　以子宫内膜炎症多见。感染引起胎盘附着面复旧不良和子宫收缩欠佳，血窦关闭不全，导致子宫出血。

5．剖宫产术后子宫切口裂开　引起切口愈合不良造成出血的原因主要有：

（1）子宫下段横切口两端切断子宫动脉向下斜行分支，造成局部供血不足。术中止血不良，形成局部血肿或局部感染组织坏死，致使切口不愈合。多次剖宫产切口处菲薄，瘢痕组织多造成局部供血不足，影响切口愈合。因胎头位置过低，取胎头时造成切口向下延裂，因伤口对合不好而影响愈合。

（2）横切口选择过低或过高：横切口过低，子宫颈侧以结缔组织为主，血供较差，组织愈合能力差，且靠近阴道，增加感染机会；横切口过高，切口上缘宫体肌组织与切口下缘子宫下段肌组织厚薄相差大，缝合时不易对齐，愈合不良。

（3）缝合不当：组织对位不佳，手术操作粗暴，出血血管缝扎不紧，切口两侧角部未将回缩血管缝扎形成血肿，缝扎组织过多、过密，切口血液循环不良等，均可导致切口愈合不良。

（4）切口感染：因子宫下段横切口与阴道靠近，术前有胎膜早破、产程延长、多次阴道检查、前置胎盘、术中出血量多或贫血，易发生切口感染。

上述因素均可导致子宫切口愈合不良，缝线溶解脱落后血窦重新开放，出现大量阴道出血，甚至休克。

6．其他　产后子宫滋养细胞肿瘤、子宫黏膜下肌瘤、子宫颈癌等，均可引起晚期产后出血。

【诊断】

1．病史　若为阴道分娩，应注意产程进展及产后恶露变化，有无反复或突然阴道出血病史，若为剖宫产术，应了解手术指征、术式及术后恢复情况。

2．症状和体征

（1）阴道出血：胎盘胎膜残留、蜕膜残留引起的产后出血多在产后 10 d 内发生。胎盘附着部位复旧不良常发生在产后 2 周左右，可以反复多次阴道出血，也可以突然大量阴道出血。剖宫产术子宫切口裂开或愈合不良所致的阴道出血多在术后 2 ~ 3 周发生，常为子宫突然大量出血，可导致失血性休克。

（2）腹痛和发热：常合并感染，伴恶露增加、恶臭。

（3）全身症状：继发性贫血，严重者因失血性休克危及生命。

（4）体征：子宫复旧不良可扪及子宫增大、变软、宫口松弛，有时可触及残留组织和血块，伴有感染者子宫明显压痛。

3．辅助检查

（1）血常规：了解贫血和感染情况。

（2）超声检查：了解子宫大小、宫腔有无残留物、子宫切口愈合及切口周围血肿等情况。

（3）病原体和药敏试验：宫腔分泌物培养、发热时行血培养，选择有效的广谱抗生素。

（4）血 HCG 测定：有助于排除胎盘残留及绒毛膜癌。

（5）病理学检查：宫腔刮出物或子宫切除标本，应送病理学检查。

【处理】

针对病因进行处理。

1．少量或中等量阴道出血，应给予广谱抗生素、子宫收缩药及支持疗法。

2．疑有胎盘、胎膜、蜕膜残留者，静脉输液、备血及具备手术条件的情况下，操作应轻柔，以防子宫穿孔。刮出物应送病理学检查，以明确诊断。术后继续给予抗生素及子宫收缩药。

3．疑剖宫产术子宫切口裂开者，仅少量阴道出血也应住院，给予广谱抗生素及支持疗法，密切观察病情变化；若阴道出血量多，可行剖宫产探查或腹腔镜检查。若切口周围组织坏死范围小、炎症反应轻微，可行清创缝合及髂内动脉、子宫动脉结扎止血；若为切口假性动脉瘤形成，首选髂内动脉或选择性子宫动脉栓塞术；若组织坏死范围大，酌情行子宫次全切除术或子宫全切术。

4．肿瘤引起的阴道出血，应按肿瘤性质、部位做相应处理。

【预防】

1．产后应仔细检查胎盘、胎膜，注意是否完整，若有残缺，应及时取出。在不能排除胎盘残留时，应行宫腔探查。

2．行剖宫产术时，应合理选择切口位置；避免子宫下段横切口两侧角部撕裂并合理缝合。

3．严格无菌操作，术后应用抗生素预防感染。

（孙伟杰　魏玉梅）

第三节　分娩并发症

一、子宫破裂

案例18-8

某患者，女性，37岁，经产妇。因"停经38^{+2}周，腹痛3 h"急诊入院。患者平素月经规律。妊娠期核对孕周无误，规律进行产前检查，各项常规化验未见异常。妊娠22周行系统超声检查，胎儿结构未见异常，生物测量符合孕周。妊娠25周行口服葡萄糖耐量试验（OGTT）正常，血糖值分别为4.3 mmol/L、8.02 mmol/L、5.67 mmol/L。妊娠32周行骨盆测量正常。妊娠期血压正常，无头晕、头痛、视物模糊等不适。妊娠36周超声检查胎儿符合孕周，羊水量正常。妊娠36周后每周进行产前检查，行胎儿监护均为反应型。3 h前开始出现腹痛，程度剧烈，约5 min疼痛一次，持续约30 s，急诊收入院。既往身体健康。否认高血压、糖尿病等慢性病史。否认肝炎、结核病史。无外伤、手术、输血史，无药物过敏史。患者平素月经量中等，无痛经。25岁结婚，配偶身体健康。既往G3P2，剖宫产术2次，2013年自然流产1次。患者个人史及家族史无特殊。入院体格检查：T 36.5 ℃，P 84次/分，R 20次/分，BP 120/80 mmHg。心脏及肺未见异常。产科体格检查：宫高33 cm，腹围95 cm，胎儿头位，浅入，胎心率148次/分。辅助检查：胎心监护如图18-13所示。

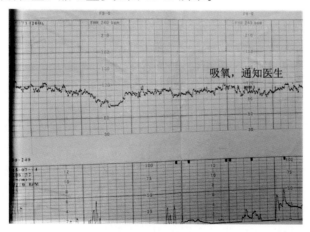

图18-13　胎心监护图

案例18-8（续）

思考：

1. 孕妇临产宫缩疼痛应注意哪些问题？对于瘢痕子宫，应警惕哪些问题出现？
2. 该胎心监护应如何判读？
3. 应如何进行下一步处理？

子宫破裂指在妊娠晚期或分娩期子宫体部或子宫下段发生破裂，是直接危及产妇及胎儿生命的严重并发症。

【病因】

1. 子宫手术史（瘢痕子宫） 是近年来导致子宫破裂的常见原因，如剖宫产术、子宫肌瘤剔除术、宫角切除术、子宫成形术后形成瘢痕，在妊娠晚期或分娩期由于宫腔内压力增高，可使瘢痕破裂。前次手术后伴感染、切口愈合不良、剖宫产术后间隔时间过短而再次妊娠者，临产后发生子宫破裂的风险更高。

2. 胎先露下降受阻 骨盆狭窄、头盆不称、软产道梗阻、胎方位异常、巨大胎儿或胎儿畸形（如联体儿等）等均可导致胎先露下降受阻，子宫下段过分伸展、变薄，发生子宫破裂。

3. 子宫收缩药使用不当 胎儿娩出前，缩宫素或其他子宫收缩药的剂量、使用方法或应用指征不当，或孕妇对药物敏感性具有个体差异，导致子宫收缩过强所致。

4. 产科手术损伤 子宫颈口未开全时行产钳术助产、中高位产钳术或胎臀牵引术等可造成宫颈裂伤延及子宫下段；毁胎术、穿颅术可因器械及胎儿骨片损伤子宫导致破裂；肩先露行内转胎位术或强行剥离植入性胎盘或严重粘连胎盘，也可引起子宫破裂。

5. 其他 子宫发育异常或多次宫腔操作等，局部肌层菲薄，导致子宫自发破裂。

【临床表现】

子宫破裂多发生于分娩期，部分发生于妊娠晚期。按破裂程度，分为完全性破裂和不完全破裂。子宫破裂发生通常是渐进的，多数由先兆子宫破裂进展为子宫破裂。胎儿窘迫是最常见的临床表现，大多数子宫破裂有胎心异常。子宫破裂常见的临床表现还包括电子胎心监护（EFM）异常、宫缩间歇仍有严重腹痛、阴道出血、血尿、宫缩消失、孕妇心动过速、低血压、晕厥或休克、胎先露异常、腹部轮廓改变等。

1. 先兆子宫破裂 常见于产程长、有梗阻性难产因素的产妇。表现为：①子宫呈强直性或痉挛性过强收缩，产妇烦躁不安，呼吸、心率加快，下腹部剧痛难忍。②因胎先露下降受阻，子宫收缩过强，子宫体部肌肉增厚、变短，子宫下段肌肉变薄、拉长，在两者间形成环状凹陷，称为病理性缩复环。随着产程进展，可见该环逐渐上升，平脐或脐上，压痛明显。③膀胱受压充血，出现排尿困难及血尿。④因宫缩过强、过频，无法触清胎体，胎心率加快或减慢或听不清。

2. 子宫破裂

（1）不完全性子宫破裂：子宫肌层部分或全层破裂，但浆膜层完整，宫腔与腹腔不相通，胎儿及其附属物仍在宫腔内，称为不完全性子宫破裂。不完全性子宫破裂多见于子宫下段剖宫产切口部瘢痕破裂，常缺乏先兆破裂症状，仅在不全破裂处有压痛，体征也不明显。若破裂口累及两侧子宫血管，可导致急性大出血。若破裂发生在子宫侧壁阔韧带两叶之间，形成阔韧带内血肿，多有胎心率异常。

（2）完全性子宫破裂：子宫肌壁全层破裂，宫腔与腹腔相通，称为完全性子宫破裂。完全性子宫破裂常发生于瞬间，产妇突感下腹部一阵撕裂样剧痛，子宫收缩骤然停止。腹痛稍缓和后，因羊水、血液进入腹腔刺激腹膜，出现全腹持续性疼痛，并伴有低血容量休克的征象。全腹压痛明显，有反跳痛，腹壁下可清楚地扪及胎体，子宫位于侧方，胎心、胎动消失。阴道检查可有鲜血流出，胎先露升高，开大的宫口缩小，若破口位置较低，部分产妇可扪及子宫下段裂口。上述表现可能继发于先兆子宫破裂的症状后，但子宫体部瘢痕破裂多为完全性子宫破裂，常无先兆破裂的典型症状。穿透性胎盘植入者发生子宫破裂时，可表现为持续性腹痛，多伴有胎心率异常，易误诊为其他急腹症或先兆流产。

【诊断】

典型的子宫破裂，根据病史、症状、体征，容易诊断。但若子宫切口瘢痕破裂，症状、体征不明显，应结合前次剖宫产术史、子宫下段压痛、胎心异常、胎先露上升、子宫颈口缩小等综合判断，超声检查能协助诊断。

【鉴别诊断】

1. 胎盘早剥 常伴有妊娠期高血压疾病病史或外伤史，子宫呈板状硬，胎位不清，阴道出血与贫血程度不成正比，超声检查常伴有胎盘后血肿或胎盘明显增厚，胎儿在子宫内。

2. 难产并发宫内感染 有产程长、多次阴道检查或胎膜早破等病史，患者表现为腹痛及子宫压痛，常有体温升高和白细胞计数增多，阴道检查胎先露无明显改变、子宫颈口无回缩。超声提示胎儿位于宫腔内、子宫无缩小。

3. 妊娠临产合并急性胰腺炎 常合并胰腺炎的临床表现，具体见急性胰腺炎。

【处理】

1. 先兆子宫破裂 应立即抑制子宫收缩，肌内注射哌替啶 100 mg，或静脉全身麻醉，尽快手术。

2. 子宫破裂 在抢救休克的同时，无论胎儿是否存活，均应尽快手术。

（1）子宫破口整齐、破裂时间短、无明显感染者，可行破口修补术。子宫破口大、不整齐、有明显感染者，应行子宫次全切除术。子宫破口大、裂伤累及子宫颈者，应行子宫全切术。

（2）手术前后足量、足疗程使用广谱抗生素控制感染。严重休克者应尽可能就地抢救，若必须转院，应输血、输液、抗休克后方能转送。

【预防】

1. 做好产前保健，有子宫破裂高危因素的患者，提前住院待产。

2. 严密观察产程进展，警惕并尽早发现先兆子宫破裂征象并及时处理。

3. 严格掌握子宫收缩药应用指征。应用缩宫素引产时，应有专人守护或监护，按规定稀释为小剂量缓慢静脉滴注，严防发生过强宫缩；应用前列腺素制剂引产应按指征进行，严密观察。

4. 正确掌握产科手术助产的指征及操作常规，阴道助产术后应仔细检查子宫颈及宫腔，及时发现损伤，给予修补。

（孙伟杰 魏玉梅）

二、产后出血

案例18-9

某孕妇，38 岁。妊娠期检查无特殊异常。妊娠 39 周，自然临产，宫口开全后会阴侧切以 LOA 位分娩一男活婴，出生体重 4000 g，胎儿娩出后 5 min 胎盘自然娩出，即刻阴道出血约 500 ml，仍有活动性出血。体格检查：BP 120/76 mmHg，P 84 次 / 分，腹部无压痛，宫底升高，子宫质软、轮廓不清，膀胱充盈，阴道内可见活动性出血，呈鲜红色，有血块，会阴侧切切口无延裂，阴道及子宫颈无裂伤。查胎盘、胎膜全，胎膜破裂口距胎盘边缘大于 7 cm。

某孕妇，34 岁。经会阴保护分娩一男活婴，出生体重 3500 g，胎儿娩出后数分钟出现阴道出血，颜色暗红。胎盘娩出后阴道出血量多，估计阴道出血量 500 ml，仍在继续出血。既往 G3P2，2 年前顺产一女婴，1 年前妊娠早期胚胎停育清宫 1 次。体格检查：BP 117/69 mmHg，P 89 次 / 分，会阴 I 度裂伤，子宫颈无裂伤。检查胎盘小叶缺失 3 cm×2 cm×1 cm，胎膜缺失 1/2，胎膜破裂口距胎盘边缘大于 7 cm。

某孕妇，29 岁。会阴侧切下行产钳术助产分娩一活女婴，出生体重 4000 g，胎儿娩出后即刻出现持续阴道出血，颜色鲜红，胎儿娩出后 5 min 胎盘自然娩出、完整，阴道出血 500 ml。

思考：

这三位产妇阴道出血，考虑由哪些原因导致？临床中如何进行诊断和鉴别诊断？不同的原因处理方法有什么不同？

问题：

1．如何根据临床特点判断产后出血的病因？

2．初步处理措施包括哪些？

案例18-9解析

【定义】

产后出血（postpartum hemorrhage，PPH）是指胎儿娩出后 24 h 内，阴道分娩者出血量 ≥ 500 ml，剖宫产术分娩者出血量 ≥ 1000 ml，是分娩期严重并发症，是导致我国孕产妇死亡的首要原因。严重产后出血是指胎儿娩出后 24 h 内出血量 ≥ 1000 ml。难治性产后出血是指经应用子宫收缩药、持续性子宫按摩或按压等保守措施无法止血，需要外科手术、介入治疗甚至切除子宫的严重产后出血。此外，如果短时间内出血速度过快，大于 150 ml/min，即使尚未达到 500 ml，也视为严重产后出血。国内外文献报道产后出血发生率为 5% ~ 10%，由于临床中实际失血量往往被低估，因此产后出血的实际发病率可能更高。产后出血定义的临床实践意义是孕产妇分娩及分娩后导致的大量失血所致的低血容量和（或）血流动力学改变所引起的一系列机体病理生理改变及脏器功能损害，严重者甚至导致孕产妇死亡。

【病因】

产后出血的原因为子宫收缩乏力、软产道裂伤、胎盘因素及凝血功能障碍。其中子宫收缩乏力占首要原因。四大原因可以合并存在，也可以互为因果。

1．**子宫收缩乏力** 任何影响子宫收缩和缩复功能的因素均可导致宫缩乏力性产后出血，常见原因如下：

（1）全身因素：精神过度紧张及对分娩的恐惧；过度疲劳，体质虚弱；合并慢性全身性疾病（如慢性高血压、糖尿病、甲状腺功能亢进症等）；高龄产妇及肥胖等。

（2）子宫因素：子宫肌纤维过分伸展（羊水过多、巨大胎儿及多胎妊娠等）；子宫肌壁损伤（剖宫产术史、肌瘤剔除史、多次妊娠分娩或流产等）；子宫发育不良；子宫畸形（双子宫、单角或双角子宫等）；子宫肌瘤等。

（3）产科因素：产程延长，产妇体力消耗过多；产程过快；前置胎盘；胎盘早剥；妊娠期高血压疾病；严重贫血或宫内感染导致子宫肌层水肿或渗血引起子宫收缩乏力。

（4）药物因素：过度应用镇静药、麻醉药（如哌替啶、芬太尼、舒芬太尼等）；过度应用宫缩抑制药（如利托君、阿托西班等）。

2．胎盘因素 高龄妊娠，既往子宫穿孔史、胎盘植入史、多次流产史、刮宫史等；其他高危因素包括子宫手术史、子宫内膜炎史、使用辅助生殖技术受孕、合并糖尿病、合并妊娠期高血压疾病等。尤其是多次宫腔手术操作史、前置胎盘及胎盘植入孕妇近年来有增多趋势，使得胎盘因素导致的产后出血发生率明显升高。

3．软产道裂伤

（1）外阴及阴道组织因水肿、炎症、瘢痕、外阴静脉曲张等导致弹性差；急产、产力过强、头盆不称、产程延长、胎先露异常、巨大胎儿、肩难产、手术助产等。

（2）会阴切开术缝合时止血不彻底，未及时发现子宫颈或阴道穹的裂伤。

（3）子宫破裂及子宫手术史、子宫内翻、多产等。

4．凝血功能障碍

（1）凝血因子缺陷：常见于甲型血友病和血管性血友病，维生素 K 依赖凝血因子（凝血因子Ⅱ、Ⅶ、Ⅸ、Ⅹ）及调节蛋白（蛋白 C、蛋白 S）缺陷；肝病引起的凝血因子合成障碍、病理性凝血因子抑制物产生。产科常见的凝血功能障碍是获得性疾病，如重症肝炎、肝功能异常、肝内合成凝血因子障碍。

（2）血小板减少：妊娠期血小板减少最常见的原因是妊娠期血小板减少症，约占 70%。妊娠期血小板减少症通常血小板轻度下降，血小板计数 > 70×10^9/L，一般并不增加出血风险。妊娠期血小板减少的其他常见原因有重度子痫前期、HELLP 综合征和免疫性血小板减少性紫癜（ITP）。罕见的病因包括 DIC、血栓性血小板减少性紫癜（TTP）、溶血尿毒症综合征（HUS）、其他免疫性血小板减少症、药物性血小板减少症。育龄妇女血小板减少的其他原因包括系统性红斑狼疮、甲状腺疾病、抗磷脂综合征、淋巴瘤和感染。

（3）弥散性血管内凝血：妊娠期高血压疾病伴合并症、死胎、严重感染、胎盘早剥、羊水栓塞是产科引起 DIC 最常见的疾病。

【临床表现、病因学诊断思路】

1．初步病因学诊断 根据出血发生的时间段及出血的特点等，快速做出初步的病因学诊断。

（1）经阴道分娩

1）胎儿娩出后立即发生阴道出血，量多，呈鲜红色，提示可能为软产道裂伤。

2）胎儿娩出后数分钟发生阴道出血，量多，呈暗红色，提示可能为胎盘部分剥离或胎盘部分粘连。

3）胎盘娩出后阴道出血，量多，呈暗红色，子宫软，张力低，可能为子宫收缩乏力或胎盘、胎膜残留。

4）胎儿或胎盘娩出后阴道持续出血，稀薄，血液不凝，提示可能存在凝血功能障碍。

5）阴道出血量不多，但临床表现存在失血症状，警惕隐匿性软产道损伤导致的血肿或子宫破裂致腹腔内出血。

（2）行剖宫产术分娩

1）出血量多，子宫软，甚至似布袋，提示子宫收缩乏力。

2）子宫切口裂伤，活动性出血。

3）胎盘剥离面广泛渗血，提示胎盘粘连或植入，也可因宫缩乏力导致。

4）切口及缝合针孔广泛渗血，警惕凝血功能障碍。

2．临床表现　心悸、憋气、头晕、乏力、烦躁、口渴、面色苍白、血压下降、脉搏细数、皮肤湿冷、脉压缩小等。

3．诊断　根据临床表现及体格检查，结合血常规、凝血功能、动脉血气分析等辅助检查进行诊断并评估休克的严重程度。

【产后出血失血量的评估】

产后出血失血量估计方法列于表 18-9。

表 18-9　产后出血失血量估计方法

称重法	失血量（ml）=［胎儿娩出后接血敷料湿重（g）- 接血前敷料干重（g）］/ 1.05（血液比重 g/ml）
容积法	使用产后接血容器收集血液后，放入量杯测量失血量
面积法	按纱布血液湿透面积粗略估计失血量
休克指数法（shock index，SI）	休克指数 = 脉率 / 收缩压（mmHg） SI = 0.5，血容量正常 SI = 1.0，失血量为 10%～30%（500～1500 ml） SI = 1.5，失血量为 30%～50%（1500～2500 ml） SI = 2.0，失血量为 50%～70%（2500～3500 ml）
血红蛋白测定	血红蛋白每下降 10 g/L，失血量为 400～500 ml。注意产后出血早期血液浓缩，血红蛋白无法准确反映实际出血量

准确估计产后出血量对于明确诊断产后出血至关重要。临床实践中，使用目测法估计出血量可能与准确测量的出血量相差 2～3 倍，甚至更多。对产后出血量的估计不足，将延误诊治，丧失最佳抢救时机，导致严重不良后果，甚至导致孕产妇死亡。

【处理原则与措施】

处理原则：针对出血原因采取迅速、有效的止血措施；补充血容量，纠正失血性休克；预防感染。

1．一般处理

（1）积极寻找出血原因，迅速采取力所能及的止血方式最大限度地减少出血，同时呼叫上级医师到位。如果短时间内出血量多，出血速度快，同时呼叫麻醉科医师、重症医学科医师等多学科团队共同参加抢救。

（2）立即建立双静脉通道，补充循环血容量。

（3）面罩给氧，必要时加压给氧。

（4）积极完成交叉配血及实验室检查（血常规、凝血功能、肝功能、肾功能等）并动态监测。

（5）准确测量出血量，监测生命体征。

（6）留置导尿管，记录液体出入量。

2．其他处理

（1）针对产后出血原因采取相应的止血措施。

1）子宫收缩乏力

子宫按摩或压迫法：可采用经腹按摩或经腹经阴道联合按压，按摩时间以子宫恢复正常收缩并能保持收缩状态为止，应配合使用子宫收缩药。

药物治疗：给予宫缩剂，必要时联合两种作用机制不同的子宫收缩药。

手术治疗：包括宫腔填塞、盆腔血管介入栓塞术、经腹子宫压迫缝合术及盆腔血管结扎术等。各种保守治疗方法无效时，为挽救生命，行子宫切除术。

整合思考题答案

整合思考题

1．子宫收缩药包括哪些？

2．每种药物使用的剂量、方法和注意事项有哪些？

2）软产道裂伤：按解剖层次从撕裂伤的顶端上 0.5 cm 开始缝合，避免遗留无效腔，避免缝线穿过直肠。对于裂伤至阴道穹或子宫颈撕裂向上延伸超过子宫颈阴道部，在麻醉下充分暴露，进行缝合，如果不能暴露撕裂顶端，按子宫破裂行开腹探查，在直视下处理高位撕裂伤。

3）胎盘因素：胎儿娩出后，若胎盘已经剥离，则立即娩出胎盘；若胎盘粘连，可徒手尝试剥离胎盘后取出，但如果剥离困难，可疑胎盘植入，切忌强行剥离，以免短时间内汹涌出血。如果可疑胎盘植入且胎盘位置低，可选择球囊压迫止血，酌情血管介入栓塞。如果大量出血且汹涌，果断决定开腹，在直视下手术止血，个体化选择子宫切除术的时机。给予抗生素预防感染。

4）凝血功能障碍：针对病因尽快纠正凝血功能异常。常用的血液制品包括新鲜冰冻血浆、冷沉淀、血小板、纤维蛋白原及凝血酶原复合物等。

（2）失血性休克的管理

1）密切观察生命体征，尽早发现早期休克，保暖、吸氧。

2）建立两条有效静脉通道，呼叫相关人员，早期采取限制性输液，晶体液不超过 2000 ml，胶体液不超过 1000 ml，且输液速度不宜过快。在严重产后出血的出血阶段，可以考虑低血压复苏，保证平均动脉压（MAP）为 55 ～ 65 mmHg。

3）根据出血量及临床症状、体征决定输血时机。在大量输注红细胞时，早期、积极地输注血浆及血小板，以纠正凝血功能异常而无须等待凝血功能检查结果。除非存在抗纤溶治疗的禁忌，应在出血早期应用氨甲环酸。

4）动态监测血化验结果，包括血清乳酸、动脉血气（碱缺失）、血细胞比容、血红蛋白，以评估组织灌注和氧合状况，纠正酸中毒及电解质代谢紊乱，尤其应重点关注钾离子及钙离子浓度。目标：Hb ＞ 80 g/L；PLT ＞ $50×10^9$/L；凝血酶原时间（PT）＜正常值的 1.5 倍；活化部分凝血活酶时间（APTT）＜正常值的 1.5 倍；纤维蛋白原＞ 2 g/L。

5）必要时留置中心静脉导管监测中心静脉压或行心脏超声检查，以指导输血、补液等液体管理。

6）抢救过程中注意无菌操作，并给予广谱抗生素预防感染。

【预防】

1．加强产前保健　妊娠期注意筛查和治疗贫血，可降低产后出血的发生率。妊娠期发生贫血需要明确贫血的原因，最常见的是缺铁性贫血，也可由于孕妇营养不均衡引起营养不良性贫血，包括 B 族维生素及叶酸缺乏等。如补充铁剂治疗无效，需进一步明确病因，排除珠蛋白生成障碍性贫血或其他血液系统疾病引起贫血的可能性。此外，早期识别产后出血的高危因素，如多胎妊娠、前置胎盘及胎盘谱系疾病等，建议分娩前转诊到有输血和救治条件的医院分娩。

2．产时预防　妊娠晚期或临产后执行产房安全核查制度，认真核对孕妇存在的高危因素，并针对高危因素进行相应的准备措施，包括药品（如两种作用机制不同的宫缩剂、血管活性药等）、相关物品（如球囊或宫腔填纱等）、血管介入栓塞、血液制品及 MDT 人员的准备等。产程中合理分娩镇痛，消除分娩时的紧张情绪。密切观察产程进展，避免产程延长。正确、规范地处理第二产程和第三产程。

3．产后预防　积极处理第三产程：预防性使用宫缩剂；胎盘有剥离征象时，协助胎盘娩出。如果胎盘剥离不全，警惕胎盘植入，不可强行剥离胎盘，以免短时间内发生汹涌出血。在剖宫产术中，胎儿娩出后不可急于娩出胎盘，应等待子宫收缩胎盘自行剥离后再协助娩出胎盘。剖宫产术产妇产后出血风险增加时，可在给予宫缩剂的基础上，加用氨甲环酸静脉滴注（0.5 ~ 1.0 g），但需注意出现严重不良反应（包括血栓形成）的风险。分娩后 4 ~ 8 h 延长缩宫剂的使用时间，可减少宫缩乏力导致的产后出血。产后 2 h 和有高危因素者产后 4 h 是发生产后出血的高危时段，应密切监测产妇生命体征，观察子宫收缩情况、宫底高度、阴道出血量及膀胱充盈情况等。新生儿早接触、早吮吸可促进子宫收缩，减少出血并促进子宫复旧。

【结合病理生理机制理解失血性休克液体复苏措施】

由于产后出血导致失血性休克，积极针对病因快速止血是前提，结合病理生理改变理解液体复苏容量管理是关键。人体失血后，微循环的改变分为 3 个时期：缺血期、淤血期、衰竭期。

1．失血性休克早期，交感神经兴奋，儿茶酚胺分泌、血管紧张素及加压素等增加，外周阻力及心肌收缩力增强，导致回心血量增加、心输出量增加、外周血管阻力增大。此外，血液重新分布，大量组织间隙液体回流入血管内，以补充循环血容量，同时出现组织间隙液体的丢失、电解质代谢紊乱及酸碱平衡失调。因此失血性休克早期心率加快，但血压可维持正常或偏高状态，因此以补充晶体液为主，主要目的是补充组织间隙液体的丢失及避免电解质代谢紊乱进一步加重。同时需要注意晶体液补充过多也会导致组织水肿或腹腔间室综合征。

2．如果患者病情进一步进展，发展到淤血性缺氧期。此时机体神经体液调节机制失代偿，表现为酸中毒，局部血管扩张，代谢产物增多，内毒素释放，白细胞滚动黏附于微静脉，组胺及激肽等释放致毛细血管通透性增加，血浆外渗，红细胞及血小板聚集，血流淤滞，黏度增加。此时回心血量急剧减少，外周阻力下降，真毛细血管大量开放，血液淤滞，静脉回流受阻；自身输液停止，毛细血管后阻力大于前阻力，血管内流体静脉压升高，血浆渗至组织间隙；心脏及脑血流量减少，平均动脉压＜ 50 mmHg，心脏及脑血管对血流量自身调节作用丧失。表现为血压下降、尿量减少、表情淡漠甚至昏迷等。此时容量管理的原则是确保组织携氧能力，提高胶体渗透压，纠正凝血功能障碍、酸中毒及电解质代谢紊乱，降低血液黏滞性，减少微血栓形成，以补充晶体液为辅。

3．如患者病情进一步进展，进入微循环衰竭期，此时血液不灌注、不流动，无法进行氧合代谢和气体交换，出现顽固性低血压，血管平滑肌对血管活性药无反应，升压药难以纠正低血压；微循环中出现大量血栓，弥散性血管内凝血，重要器官功能衰竭，此时已回天无力。

因此，强调失血性休克常从缺血性缺氧期开始，逐步发展，早期识别，针对病因止血及合理容量管理至关重要。关于复苏终点，传统复苏的最终目标是心率、血压、尿量恢复正常。但在满足上述目标后，仍可发生低灌注，长时间的低灌注可导致 MODS。CO_2 和氧耗、酸碱平衡、血乳酸值和特殊器官的监测等非常重要，但依然需要继续寻求判定复苏终点的最佳指标。

（赵扬玉 郭晓玥）

【产后出血处理流程图】

产后出血处理流程见图 18-14 至图 18-16。

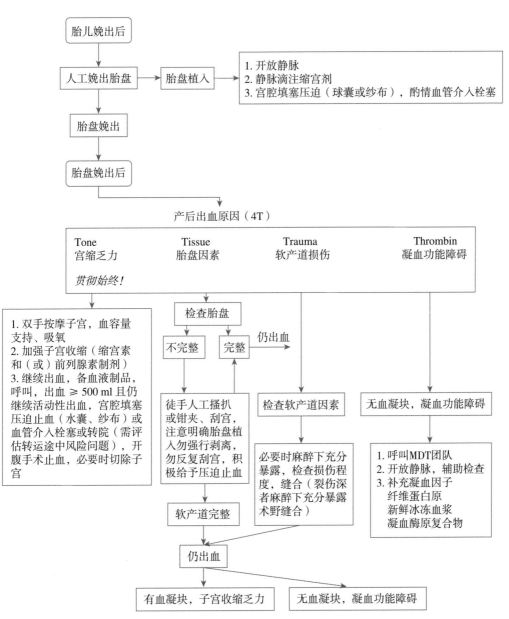

图 18-14 阴道分娩产后出血处理流程
（强调准确估计阴道出血量，使用计血器，及时、准确、快速称重）

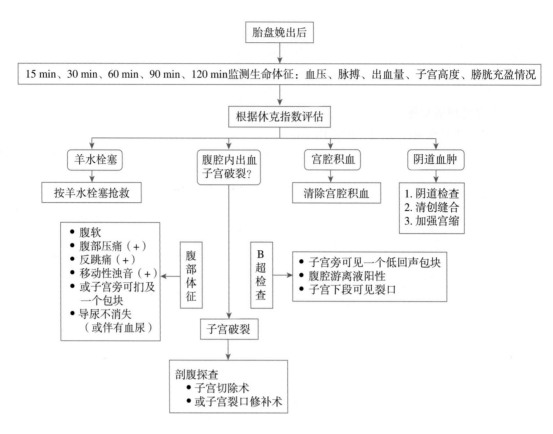

图 18-15　阴道分娩后根据生命体征的评估处理流程

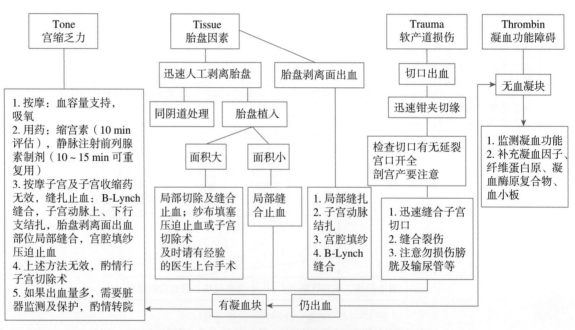

图 18-16　剖宫产术中出血原因分析和处理流程

三、羊水栓塞

羊水栓塞（amniotic fluid embolism，AFE）是产科特有的罕见并发症，其临床特点为起病急骤、病情凶险、难以预测，可导致母儿残疾甚至死亡等严重的不良结局。

【流行病学及病理生理】

在全球范围内，AFE 的发生率和病死率有很大差异，根据现有的文献，AFE 的发生率为（1.9 ～ 7.7）/10 万，病死率为 19% ～ 86%。近年来，由于医学的发展及救治能力的提高，AFE 孕产妇的病死率已有明显的下降，AFE 仍然表现为低发病率和高病死率。因为罕见，所以大多数临床医师没有救治 AFE 的经验，因为病情复杂和高病死率，所以临床医师难免"手忙脚乱"。

迄今为止，AFE 的发病机制仍不明确，现有的临床研究及动物实验均显示：在母体血液循环中发现羊水成分与 AFE 的发病并不一定有直接联系。目前公认的病理生理变化：母胎屏障破坏后，羊水成分进入母体循环，一方面是有形成分引起机械性阻塞，导致肺动脉高压、右心衰竭；另一方面是羊水中的胎儿抗原和羊水成分激活母体的炎症介质时，发生炎症、免疫等"瀑布样"级联反应，从而发生类似全身炎症反应综合征（systemic inflammatory response syndrome，SIRS），引起呼吸、循环衰竭和弥散性血管内凝血（DIC）。最终引起严重低氧血症、低血压及 DIC，甚至多器官功能衰竭等。

【临床表现】

AFE 通常发生于特定的时间：通常在分娩过程中或产后立即发生，大多发生在胎儿娩出前 2 h 及胎盘娩出后 30 min 内。约 70% 的 AFE 发生在产程中，11% 发生在经阴道分娩后，19% 发生于剖宫产术中及术后；极少部分发生在中期妊娠引产、羊膜腔穿刺术中和外伤时。

AFE 通常起病急骤。由于被累及的器官与系统不同，AFE 的临床表现具有多样性和复杂性。AFE 的典型临床表现为产时或产后突发的低氧血症、低血压和 DIC，部分患者有不典型的前驱症状。

1. 前驱症状　30% ～ 40% 的 AFE 孕产妇会出现非特异性的前驱症状，主要表现为憋气、呛咳、呼吸急促、心悸、胸痛、寒战、头晕、恶心、呕吐、乏力、麻木、针刺样感觉、焦虑、烦躁、精神状态的改变及濒死感等。

AFE 如果发生在胎儿娩出前，胎心电子监护可显示异常，包括胎心减速、胎心基线变异消失等，甚至可能是 AFE 的首发表现。

2. 呼吸、循环功能衰竭　AFE 首先表现为肺动脉高压及右心衰竭，随后可迅速出现呼吸衰竭、严重低氧血症及左心衰竭。孕产妇可出现突发呼吸困难、抽搐、意识丧失或昏迷。体格检查可见口唇发绀、心动过速、低血压休克、肺底部出现湿啰音。辅助检查可发现血氧饱和度下降、插管者的呼气末二氧化碳分压测不出、心电图可表现为右心负荷增加，心脏超声心动图可显示肺动脉高压、右心扩大等。病情严重者，可出现心室颤动、无脉性室性心动过速及心搏骤停，甚至猝死。

3. DIC　高达 83% 的 AFE 孕产妇发生 DIC，且 DIC 可为 AFE 的首发表现。临床表现为难治性产后出血，全身皮肤及黏膜出血、血尿、消化道出血、手术切口及静脉穿刺点出血等。

4. 急性肾衰竭等多器官功能损害　抢救存活的 AFE 孕产妇可表现为多器官受损，除心脏、肺功能衰竭及 DIC 外，肾和中枢神经系统最常受累，表现为肾衰竭或中枢神经系统功能受损。

【诊断】

目前尚无统一的 AFE 诊断标准和有效的实验室诊断依据，目前学术界公认的是：AFE 的诊断是临床诊断，符合 AFE 临床特点的孕产妇，即可诊断为 AFE，母体血中找到胎儿或羊水成分不是诊断的必要依据。建议诊断标准如下。

1. 对于典型的 AFE，诊断需全部符合以下 5 条：

（1）急性发生的低血压或心搏骤停。

（2）急性低氧血症：呼吸困难、发绀或呼吸停止。

（3）DIC：有血管内凝血因子消耗或纤溶亢进的实验室证据，或临床上表现为严重的出血，但无其他可以解释的原因。

（4）上述症状发生在分娩、剖宫产术、刮宫术或是产后短时间内（多数发生在胎盘娩出后30 min 内）。

（5）对于上述出现的症状和体征，不能用其他疾病来解释。

2．部分 AFE 孕产妇的临床表现并不典型。当其他原因不能解释的急性孕产妇心脏、肺功能衰竭伴以下 1 种或几种情况：低血压、心律失常、呼吸短促、抽搐、急性胎儿窘迫、心搏骤停、凝血功能障碍、孕产妇出血、前驱症状（乏力、麻木、烦躁、针刺感），可考虑为 AFE。

【鉴别诊断】

在进行 AFE 的鉴别诊断时，需根据孕产妇的临床表现进行细致、全面鉴别。AFE 在出现多器官功能损害时，需要鉴别的疾病包括：导致呼吸、循环衰竭的疾病，包括肺栓塞、心肌梗死、心律失常、围生期心肌病、主动脉夹层、脑血管意外、药物性过敏反应、输血反应、麻醉并发症（全身麻醉或高位硬膜外阻滞）、子宫破裂、胎盘早剥、子痫、脓毒血症等一系列复杂情况。

AFE 孕产妇在出现 DIC 时，需与严重产后出血引起的凝血功能异常相鉴别。严重产后出血导致的 DIC 通常表现为在出血量达到一定程度后，消耗性或稀释性凝血功能障碍。而 AFE 的DIC 往往表现为产后很快发生阴道出血且为不凝血，或大量阴道出血及与出血量不符的血压下降或氧饱和度下降。凝血功能的相关检查提示急性凝血功能障碍，特别是有低纤维蛋白原血症时，应高度怀疑 AFE。

鉴别诊断虽然复杂，但是 AFE 有其特定的发病时间，即在分娩过程中或产后出现心脏及肺功能衰竭，如果同时合并凝血功能异常，首先需要考虑的是 AFE。

【处理】

一旦怀疑 AFE，应立即按照 AFE 进行急救。即使在病因不清的情况下，一旦出现心搏骤停，首先需要立即开始高质量的心肺复苏，并推荐多学科联合救治。AFE 的治疗原则包括生命支持、对症治疗和保护器官功能、高质量的心肺复苏和纠正 DIC。

1．呼吸支持治疗　立即保持呼吸道通畅，充分给氧，尽早保持良好的通气状况是救治成功的关键，包括面罩给氧、无创面罩或气管插管辅助呼吸等。

2．循环支持治疗　根据血流动力学状态，在 AFE 的初始治疗中使用血管活性药和正性肌力药，以保证心输出量和血压稳定，并应避免过度输液。

（1）液体复苏：以晶体液为基础，常用林格液。在循环支持治疗时，一定要注意限制液体入量，否则很容易引发心力衰竭、肺水肿，且肺水肿也是治疗后期发生严重感染、脓毒血症的诱因之一。

（2）使用去甲肾上腺素和正性肌力药等维持血流动力学稳定：AFE 初始阶段主要表现为肺动脉高压及右心衰竭。针对低血压，应使用去甲肾上腺素或血管加压素等药物维持血压，如去甲肾上腺素 0.05 ～ 3.30 μg/（kg·min），静脉泵入。多巴酚丁胺、磷酸二酯酶抑制剂兼具强心和扩张肺动脉的作用，是治疗的首选药物，使用多巴酚丁胺 2.5 ～ 5.0 μg/(kg·min)，静脉泵入；磷酸二酯酶抑制剂（米力农）0.25 ～ 0.75 μg/（kg·min），静脉泵入。

（3）解除肺动脉高压：建议首先选用特异性舒张肺血管平滑肌的药物，如前列环素、西地那非、一氧化氮及内皮素受体拮抗药等，也可给予罂粟碱、阿托品、氨茶碱、酚妥拉明等药物。

（4）当孕产妇出现 AFE 相关的心搏骤停时，应首先、即刻进行标准的初级心脏生命支持（BCLS）和高级心脏生命支持（ACLS）等高质量的心肺复苏。复苏初期不需要明确 AFE 的诊断。对未分娩的孕妇，应取左倾 30° 平卧位或将子宫向左侧推动，防止负重子宫压迫下腔静脉。

（5）应用糖皮质激素：糖皮质激素用于 AFE 的治疗存在争议。基于临床实践经验，尽早使用大剂量糖皮质激素，应作为有益的尝试。氢化可的松 500 ~ 1000 mg/d，静脉滴注；或甲泼尼龙 80 ~ 160 mg/d，静脉滴注；或地塞米松 20 mg 静脉注射，然后再予 20 mg 静脉滴注。

（6）新的循环支持策略：AFE 发生后，对于血管活性药无效的顽固性休克孕产妇，进行有创性血流动力学支持可能是有益的。体外膜肺氧合（ECMO）和主动脉内球囊反搏等策略已经在多个病例报道中被证明是有效的。因此，在初步复苏干预无反应的情况下，可考虑上述有创性支持方法。

3．处理凝血功能障碍　凝血功能障碍可在 AFE 并发心血管系统异常后出现，也可为首发表现，推荐早期进行凝血状态的评估。AFE 引发的凝血功能障碍主要表现为 DIC，往往病情严重，应积极处理，快速补充红细胞和凝血因子（新鲜冰冻血浆、冷沉淀、纤维蛋白原、血小板等）至关重要，尤其需要注意补充纤维蛋白原。同时进行抗纤溶治疗，如静脉输注氨甲环酸等。如有条件，早期即按大量输血方案进行输血治疗可使抢救更有效；有条件者可使用床旁血栓弹力图指导血液成分的输注。

AFE 常伴有宫缩乏力，需要积极治疗，必要时使用子宫收缩药，例如缩宫素、麦角新碱和前列腺素。经阴道分娩者要注意检查是否存在子宫颈、阴道等产道裂伤。

临床上对于肝素治疗 AFE 引起的 DIC 的争议很大。由于 AFE 进展迅速，难以掌握何时是 DIC 的高凝阶段，使用肝素治疗弊大于利，因此不常规推荐肝素治疗，除非有早期高凝状态的依据。

4．产科处理　若 AFE 发生在胎儿娩出前，在抢救孕妇的同时，应及时终止妊娠，行阴道助产或短时间内行剖宫产术。当孕产妇发生心搏骤停时，若胎儿已达妊娠 23 周以上，立即进行心肺复苏，同时准备紧急行剖宫产术；如孕产妇心肺复苏 4 min 后仍无自主心率，可以考虑行紧急剖宫产术，这不仅可能会拯救胎儿的生命，而且在理论上可以通过去除孕产妇下腔静脉的压力，从而有利于其复苏。但当 AFE 孕产妇发生心搏骤停时，较难在孕产妇围死亡期做出剖宫产术的决定，须根据抢救现场的具体情况做出决策，并无统一的处理标准。子宫切除不是治疗 AFE 的必要措施，不应实施预防性子宫切除术。若产后出血难以控制，危及产妇生命时，果断、快速地切除子宫是必要的。

5．迅速、全面的监测　立即进行严密的监护，全面的监测应贯穿抢救过程的始终，包括血压、心率、呼吸、尿量、凝血功能、电解质、肝功能、肾功能、血氧饱和度、心电图、动脉血气分析、中心静脉压、心输出量等。经食管或胸超声心动图和肺动脉导管，可作为监测其血流动力学的有效手段。

6．器官功能支持与保护　AFE 急救成功后易并发急性肾衰竭、急性呼吸窘迫综合征、缺血缺氧性脑损伤等多器官功能衰竭及重症脓毒血症等。主要原因在于 DIC 时的广泛性血管内凝血所形成的血栓会加重组织缺氧的程度。因此，在 AFE 的救治过程中，需注意器官功能的保护，即心肺复苏后给予适当的呼吸、循环等对症支持治疗，以继续维持孕产妇的生命体征和内环境稳定，包括亚低温治疗保护神经系统、稳定血流动力学及维持足够的血氧饱和度、血糖水平的控制、血液透析和（或）滤过的应用、积极防治感染、胃肠功能的维护、微循环的监测与改善、免疫调节与抗氧化治疗等。

（孙伟杰）

整合思考题答案

整合思考题

1. 请列举分娩四要素及其对分娩的影响。

2. 如何识别异常分娩?

3. 导致产后出血的常见原因包括哪几个? 以阴道分娩者为例,如何鉴别?

4. 请介绍羊水栓塞的处理原则。

参考文献

[1] SMITH R. Parturition [J]. N Engl J Med, 2007, 356 (3): 271-283.

[2] 谢幸, 孔北华, 段涛. 妇产科学 [M]. 9 版. 北京: 人民卫生出版社, 2018.

[3] 凌萝达, 顾美礼. 难产 [M]. 2 版. 重庆: 重庆出版社, 2000.

[4] CUNNINGHAM F G, LEVENO K J, BLOOM S L, et al. Williams Obstetrics [M]. 25th ed. New York: McGraw-Hill, 2018.

[5] 曹泽毅. 中华妇产科学 [M]. 3 版. 北京: 人民卫生出版社, 2014.

[6] 中华医学会妇产科学分会产科学组. 新产程标准及处理的专家共识 (2014) [J]. 中华妇产科杂志, 2014, 49 (7): 486.

[7] SOCIETY FOR MATERNAL-FETAL MEDICINE (SMFM). Amniotic fluid embolism: diagnosis and management [J]. Am J Obstet Gynecol, 2016, 215 (2): B16-B24.

[8] 中华医学会妇产科学分会产科学组. 羊水栓塞临床诊断与处理专家共识 (2018) [J]. 中华妇产科杂志, 2018, 53 (12): 831-835.

学习目标

- **基本目标**
  1. 解释产褥期的定义。
  2. 解释产褥期女性体内变化和临床表现。
  3. 解释产褥感染的常见原因、诊断方法和治疗原则。

- **发展目标**
  理解产褥期感染的预防、识别和治疗原则。

案例19-1

某患者，女性，30岁。因"剖宫产术后7 d，发热伴腹痛1 d"来诊。患者于1周前因"宫内妊娠39周、产程停滞伴发热2 h"行剖宫产术，术后应用头孢菌素治疗3 d，体温正常出院。出院后，每日体温正常，阴道分泌物呈血性，量逐渐减少。母乳喂养。无性交史。1 d前体温38.5℃，物理降温后体温退至37.5 ℃。后体温再度升高至39 ℃，伴寒战、腹痛。入院体格检查：一般情况欠佳，轻度贫血貌。T 39.5 ℃，P 98次/分，R 18次/分，BP 100/70 mmHg，心率98次/分，心律齐。双肺呼吸音清。腹软，肝、脾肋下未触及，双下肢无水肿。产科体格检查：宫底脐下三指，压痛明显，阴道分泌物呈暗红色，略污浊，有臭味。辅助检查：血常规WBC 20.5×10⁹/L，中性粒细胞百分比91%，CRP 90 mg/L，Hb 90 g/L，PLT 130×10⁹/L。尿常规：尿蛋白（+）。凝血等其他化验检查无明显异常。

问题
1. 产褥期感染的高危因素有哪些？
2. 产褥期感染如何诊断？
3. 产褥期感染的治疗方案是什么？

案例19-1解析

一、正常产褥期

【定义】

从胎儿、胎盘、胎膜娩出至产妇全身各器官除乳腺外恢复或接近正常未孕状态所需的一段时期，称为产褥期（puerperium），一般为 6 周。

【产褥期母体各系统的变化】

1. 生殖系统的复旧

（1）子宫：胎盘娩出后，子宫逐渐恢复至未孕状态的过程称为子宫复旧（involution），需 6～8 周。胎盘娩出后，子宫立即收缩至孕前大小的一半，宫底在脐下 1 指，以后每日下降 1～2 cm，至产后 10 d 子宫降入骨盆腔内，产后 2 周在腹部无法触及子宫。在随后的数周内，哺乳的产妇子宫的复旧非常迅速。子宫体肌细胞的体积减小，数目并没有减少，分娩结束时子宫重约 1000 g，产后 1 周减至 500 g，产后 2 周为 300 g，6～8 周恢复到未孕时的 50 g，紧贴肌层的基底层蜕膜是新的子宫内膜层的发源地。约于产后第 3 周，除胎盘附着部位外，宫腔表面均由新生内膜修复。胎盘附着部位全部修复需至产后 6 周。

（2）子宫颈：子宫颈扩展后收缩缓慢，子宫颈外口呈环状如袖口，产后 2～3 d，宫口仍容 2 指。子宫颈外口（产后 1 周）及子宫颈内口（产后 10 d）恢复至未孕状态，产后 4 周时子宫颈完全恢复至正常形态。

（3）阴道：产褥早期阴道壁松弛及肌张力低，黏膜皱襞因过度伸展而减少甚至消失，约在产后 3 周重新出现黏膜皱襞。

（4）外阴：分娩后的外阴轻度水肿，于产后 2～3 d 自行消退。会阴部若有轻度撕裂或会阴切口缝合后，均能在 3～5 d 愈合。处女膜由数个残缺不全的组织构成，当瘢痕形成后，就变成了处女膜痕。

（5）盆底组织：盆底肌及其筋膜因分娩过度扩张使弹性减弱，且常伴有肌纤维部分断裂。若能于产褥期坚持做产后健身操，盆底肌有可能恢复至接近未孕状态，否则极少能恢复原状。

2. 乳房　如果哺乳，乳房是产褥期不能恢复的器官。产后在高催乳素及婴儿吸吮乳头等作用下，乳房开始泌乳。初乳（colostrum）是指产后 7 d 内分泌的乳汁。初乳与成熟乳相比，含有更多的矿物质及蛋白质，尤其是分泌型 IgA（sIgA），脂肪和乳糖含量少，极易消化。产后 7～14 d 分泌的乳汁为过渡乳，蛋白质含量逐渐减少，脂肪和乳糖含量逐渐增多。产后 14 d 以后分泌的乳汁为成熟乳，呈白色，蛋白质占 2%～3%，脂肪约占 4%，糖类占 8%～9%，无机盐占 0.4%～0.5%，还有维生素等。由于多数药物可经母血渗入乳汁中，故产妇于哺乳期用药时，应考虑药物对新生儿有无不良影响。

3. 血液及循环系统的变化　产后 48 h 内，由于子宫缩复，子宫胎盘血液循环停止，大量血液从子宫涌入体循环，同时下腔静脉血流增加；加之妊娠期过多组织间液回吸收，使血容量增加 15%～25%，每搏输出量增加 35%，心功能不好者易发生心力衰竭。妊娠期血容量于产后 2～3 周恢复至未孕状态。产褥早期血液仍处于高凝状态，有利于胎盘剥离面形成血栓，减少产后出血量。纤维蛋白原、凝血酶、凝血酶原于产后 2～3 周内降至正常。在产程中及产后会有显著的白细胞增多及血小板增多，白细胞可达 20×10^9/L，主要是粒细胞增多，淋巴细胞稍减少。红细胞沉降率于产后 6～12 周降至正常。产褥期贫血可能与妊娠期贫血、产后出血及产褥早期血液稀释有关。以后红细胞计数及血红蛋白逐渐增高。

4. 其他　呼吸系统、消化系统、泌尿系统和内分泌系统等在产后 6 周左右恢复至孕前水平。不哺乳的产妇一般在产后 10 周左右恢复排卵。哺乳的产妇平均在产后 4～6 个月恢复排卵，有的在哺乳期月经一直不来潮。产妇心理状态大多数是脆弱和不稳定的，容易产生产后忧郁综合征、产后抑郁症，甚至产后精神病等。

【产褥期的临床表现】

若产程延长致过度疲劳时，或乳房充血肿胀，导致体温可在产后最初 24 h 内略升高，一般不超过 38 ℃。产后的脉搏每分钟为 60～70 次，约于产后 1 周恢复正常。呼吸深慢，每分钟 14～16 次。血压于产褥期平稳，妊娠高血压产妇的血压于产后降低明显。在产褥早期，因宫缩引起下腹部阵发性剧烈疼痛称为产后宫缩痛（after-pains）。产后宫缩痛于产后 1 ~ 2 d 出现，持续 2 ~ 3 d 自然消失，多见于经产妇。产褥早期，皮肤排泄功能旺盛，排出大量汗液，以夜间睡眠和初醒时更明显，使妊娠期潴留的水分排出，于产后 1 周内自行好转。产后随子宫蜕膜（特别是胎盘附着处蜕膜）的脱落，含有血液、坏死蜕膜等组织经阴道排出，称为恶露（lochia）。在产后的最初几日，恶露中含大量血液，呈红色，即为血性恶露。3 ~ 4 d 后，恶露颜色变浅，即为浆液恶露，含有较多的坏死蜕膜组织、宫颈黏液、阴道排液。大约 10 d 后，由于白细胞增多及液体成分减少，恶露呈白色或黄白色，即为白色恶露。正常恶露有血腥味，但无臭味，持续 4 ~ 6 周，总量个体差异较大，若子宫复旧不全恶露量增多，血性恶露持续时间延长并有臭味。

【产褥期保健】

产褥期保健的目的是防止产后出血、感染等并发症，促进产后生理功能的恢复。产妇应合理营养，保持身体清洁，衣着应宽大、透气，注意休息，居室通风，室温适宜。建议适当活动，做好产后康复锻炼。若已恢复性生活，哺乳者建议使用工具避孕，不哺乳可选用药物避孕。做好产后访视和产后健康检查。产妇出院后社区医疗保健人员会在出院后 3 d、产后 14 d 和产后 28 d 分别做 3 次产后访视，了解产妇和新生儿的情况。产后 6 周产妇应携带婴儿到医院进行常规检查。

二、产褥感染

产褥感染（puerperal infection）是指分娩时及产褥期生殖道受病原体侵袭，引起局部或全身感染，发病率大约为 6%。产褥病率（puerperal morbidity）是指分娩 24 h 以后的 10 d 内，每日测量体温 4 次，间隔时间 4 h，有 2 次体温达到或超过 38 ℃。后者常由产褥感染引起，但也可由生殖道以外感染（如急性乳腺炎、呼吸道感染、尿路感染、血栓性静脉炎等）引起。

【病因】

1. 诱因　正常情况下，女性阴道对外界致病因子的侵入有一定的防御能力，正常分娩过程通常不会增加感染的机会。但是当机体免疫力及病原体毒力、数量之间平衡失调时，将会引发感染。因此，产妇体质虚弱、贫血、卫生状况不良、营养不良、羊膜腔感染、手术操作、产程延长、出血过多、多次阴道检查等，均可构成产褥感染的诱因。

2. 病原体种类　病原体包括需氧菌、厌氧菌、支原体与衣原体等。需氧菌中以乙型溶血性链球菌致病性最强；杆菌中以大肠埃希菌、克雷伯菌、变形杆菌多见；葡萄球菌中主要致病菌是金黄色葡萄球菌和表皮葡萄球菌。厌氧菌分为革兰氏阳性球菌、杆菌属、芽孢梭菌等。

3. 感染途径　分为外源性感染和内源性感染，前者主要是病原体进入产道所致，也可通过医务人员消毒不严或被污染衣物、各种手术器具、临产前性生活等途径侵入人体。

【病理及临床表现】

发热、疼痛和异常恶露是产褥感染的三大症状。但依据其感染部位、感染程度、感染扩散范围，可以表现为不同的临床表现，比如会阴、阴道、子宫颈、宫腔、切口（会阴、腹部、子宫部位）等感染。严重者可引发急性盆腔炎、腹膜炎、血栓性静脉炎、脓毒血症，甚至感染中毒性休克，危及生命。

1. 急性外阴、阴道、宫颈炎　以金黄色葡萄球菌和大肠埃希菌感染为主。会阴感染表现为会阴疼痛，坐位困难，可伴有低热。局部伤口红、肿、硬结，严重者裂开，有脓性分泌物。阴道炎症者表现为阴道黏膜充血、水肿、脓性分泌物增多。宫颈裂伤感染则可以上行引发盆腔深部感染。

2. 子宫感染　主要表现为急性子宫内膜炎和子宫肌炎。子宫内膜炎可表现为大量脓性分泌物自子宫颈口流出；子宫肌炎可表现为腹痛、脓性恶露、子宫体压痛明显。子宫感染者多伴有发热、寒战，血化验感染指标明显增高等表现。

3. 急性盆腔结缔组织炎和急性输卵管炎 可表现为下腹痛伴肛门坠胀感，发热、寒战、心率加快、头痛等全身症状。体征为下腹部压痛明显、反跳痛；严重者可形成"冰冻骨盆"。患者白细胞计数明显增高，中性粒细胞比例增高，核左移等。

4. 急性盆腔腹膜炎 一般全身中毒症状明显，高热、恶心、呕吐、腹胀等。体征为下腹部甚至全腹明显压痛、反跳痛及肌紧张，可出现局限性脓肿。

5. 血栓性静脉炎 盆腔内血栓性静脉炎可累及子宫静脉、卵巢静脉、髂内静脉、髂总静脉等。厌氧菌为常见病原菌。多单侧出现，以产后 1～2 周发病居多。表现为弛张热、下肢持续性疼痛、局部静脉压痛、下肢水肿等。

6. 脓毒血症 感染血栓脱落至血液循环中，可引发菌血症、严重脓毒血症、多器官功能衰竭，甚至危及生命。

【诊断】

1. 病史 应详尽了解妊娠期及分娩期的全过程，对产后发热者，应首先排除产褥感染。

2. 全身及局部检查 进行全身体格检查，并仔细检查腹部、盆腔以及伤口情况。

3. 辅助检查

（1）感染指标：白细胞总数及分类、C 反应蛋白、降钙素原等。

（2）影像学检查：腹部及盆腔超声检查，必要时行 CT、MRI 检查，确定感染部位及程度。

（3）确定病原体：及时通过宫腔分泌物、脓肿穿刺物、阴道穹后部穿刺物、腹腔穿刺物或引流物以及血液等进行细菌培养及药物敏感试验。

【鉴别诊断】

本病主要与急性乳腺炎、上呼吸道感染以及尿路感染等相鉴别。

【对母儿的影响】

重度感染者可引起产妇脓毒血症甚至感染中毒性休克，危及生命。此外，远期会造成盆腔及腹腔慢性炎症、不孕等。严重的子宫感染者，可能造成器官缺失。由于产妇严重感染或用药等情况，会影响母乳喂养，造成母婴分离等。如果由于妊娠期或分娩期因素引发者，要注意排除新生儿感染。

【治疗】

本病的治疗原则为积极给予广谱、足量、有效的抗生素，必要时手术干预。

1. 支持疗法 加强营养，增强抵抗力非常重要。必要时，纠正电解质代谢紊乱、输注血浆或新鲜血液。建议取半卧位，有利于引流和炎症局限。

2. 胎盘、胎膜残留的处理 积极使用抗生素治疗，同时建议清除宫内残留物。

3. 积极应用抗生素 未确定病原体前，应选用广谱抗生素。病原体确定且有药物敏感试验结果后，应及时调整为有效抗生素。

4. 抗凝治疗 如果为血栓性静脉炎，在使用抗生素的同时，建议使用肝素抗凝。需要监测凝血功能。

5. 手术治疗 会阴伤口或腹部伤口感染者，应及时切开引流。盆腔脓肿可行经腹穿刺引流术、经阴道后穹隆穿刺术或切开引流术。若子宫严重感染，经积极治疗无效，出现不可控制的出血、脓毒血症或感染中毒性休克时，应及时切除子宫，去除感染灶，挽救产妇生命。

【预防】

加强围产期保健，积极治疗感染，临产前 2 个月避免性生活及盆浴。合理均衡营养，增强抵抗力。正确处理产程，接产及助产时严格无菌操作，正确掌握手术指征，规范手术操作。必要时给予广谱抗生素预防感染。产后注意个人卫生，积极发现异常症状，及时就医。

参考文献

[1] 谢幸，孔北华，段涛．妇产科学 [M]．9 版．北京：人民卫生出版社，2018.

[2] 杨慧霞，狄文．妇产科学 [M]．北京：人民卫生出版社，2016.

[3] CUNNINGHAM F G，LEVENO K J，BLOOM S L，et al．Williams Obstetrics．25th ed．New York：McGraw-Hill，2018.

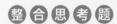

1. 某产妇，经阴道分娩后第 1 日，体温 37.8 ℃，P 65 次 / 分，出汗较多，阴道出血不多，宫底平脐，收缩好，最可能的诊断是

    A．产后宫缩痛　　　　　　B．乳汁淤积　　　　　　　　C．正常产褥

    D．尿潴留　　　　　　　　E．子宫复旧不良

2. 产后 2 h 内应观察的内容是

    A．阴道出血情况　　　　　B．子宫收缩情况　　　　　　C．饮食情况

    D．膀胱充盈情况　　　　　E．有无便秘情况

整合思考题答案

（陈　倩）

第五篇

生殖系统用药、特殊检查及相关内镜技术

第二十章 生殖系统用药

学习目标

- **基本目标**
  1. 列举妊娠期常用药物的类别和用法。
  2. 说出妇科常用抗生素的类别。
  3. 理解性激素的分类、使用的适应证和禁忌证。
  4. 了解生殖及计划生育常用药物的类别。

- **发展目标**
  1. 结合本书第十六章第一节胚胎及胎儿发生学内容，理解妊娠期用药对胎儿发育的潜在影响。
  2. 结合本书第四章及第五章内容，复习生殖轴及功能调节中性激素的作用，理解本章节中性激素等药物作用的原理。

第一节 妊娠期药物

妊娠期间的用药需要兼顾对母儿两方面的影响。在有明确的用药指征的前提下，应基于循证医学证据选择有效且安全的药物，尽量减少对胎儿的影响，适时、适量用药。

一、抗高血压药

1. 拉贝洛尔（α、β肾上腺素受体拮抗药） 口服 50 ~ 150 mg，每日 3 ~ 4 次。静脉注射：初始剂量 20 mg，10 min 后如未有效降压，则剂量加倍，最大单次剂量 80 mg，直至血压被控制，每日最大总剂量 220 mg。静脉滴注：50 ~ 100 mg 加入 5% 葡萄糖溶液 250 ~ 500 ml，根据血压调整滴速，血压稳定后改为口服。

2. 硝苯地平（钙通道阻滞药） 口服 5 ~ 10 mg，每日 3 ~ 4 次，24 h 总量不超过 60 mg。紧急时舌下含服 10 mg，起效快，但不推荐常规使用。缓释片 20 mg，口服，每日 1 ~ 2 次。

3. 酚妥拉明（α肾上腺素受体拮抗药） 10 ~ 20 mg 溶于 5% 葡萄糖溶液 100 ~ 200 ml，以 10 μg/min 的速度开始静脉滴注，根据降压效果调整滴注剂量。

4. 硝普钠（强效血管扩张药） 50 mg 加入 5% 葡萄糖溶液 500 ml，以 0.5 ~ 0.8 μg/（kg·min）的速度缓慢静脉滴注。妊娠期仅适用于其他抗高血压药无效的高血压危象孕妇，产前应用时间不宜超过 4 h。

二、硫酸镁

1. 预防及治疗子痫　负荷剂量硫酸镁 2.5～5 g，溶于 10% 葡萄糖溶液 20 ml 静脉注射（15～20 min），或者溶于 5% 葡萄糖溶液 100 ml 快速静脉滴注，继而以 1～2 g/h 的速度静脉滴注维持。

2. 保护中枢神经系统　负荷剂量 4.0 g，静脉滴注，30 min 滴完，然后以 1 g/h 的速度维持至分娩，不超过 48 h。

三、镇静药

1. 地西泮　2.5～5.0 mg，口服，每日 2～3 次，或者睡前服用，必要时地西泮 10 mg，肌内注射或静脉注射（> 2 min）。

2. 冬眠合剂　由氯丙嗪（50 mg）、哌替啶（100 mg）和异丙嗪（50 mg）3 种药物组成。通常以 1/3～1/2 量肌内注射，或以半量加入 5% 葡萄糖溶液 250 ml 静脉滴注。

四、糖皮质激素

1. 地塞米松　5 mg 或 6 mg，肌内注射，每 12 h 1 次，连续 4 次。
2. 倍他米松　12 mg，肌内注射，每日 1 次，连续 2 d。

五、子宫收缩药

1. 缩宫素

引产：起始剂量为 2.5 U，溶于乳酸钠林格注射液 500 ml 中，即 0.5% 缩宫素，从每分钟 4～8 滴开始，根据宫缩、胎心情况调整滴速。

产后促进宫缩：10 U 肌内注射或子宫肌层或子宫颈注射，以后 10～20 U 加入 500 ml 晶体液中静脉滴注，给药速度根据患者的反应调整，常规速度 250 ml/h，约 80 mU/min，24 h 总量应控制在 60 U 以内。

2. 卡前列素氨丁三醇（前列腺素 $F_{2\alpha}$ 衍生物）　250 μg 深部肌内注射或子宫肌层注射，必要时重复使用，总量不超过 2000 μg。

3. 米索前列醇（前列腺素 E_1 衍生物）

催引产：每次阴道放药剂量为 25 μg，首次用药 6 h 后，如仍无宫缩，可重复使用，每日总量不超过 50 μg。

产后促进宫缩：200～600 μg 顿服或舌下给药，24 h 总量不超过 600 μg。

4. 卡前列甲酯栓　1 mg 含服，或阴道上药，或直肠给药，24 h 总量不超过 3 mg。

5. 麦角新碱　0.2 mg 肌内注射或静脉注射，可每 2～4 h 重复一次，总量不超过 1 mg。

6. 地诺前列酮栓　催引产，为可控制释放的前列腺素 E_2（PGE_2）栓剂，放置于阴道穹后部。

六、宫缩抑制药

1. 硝苯地平（钙通道阻滞药）　起始剂量为 20 mg，口服，然后每次 10～20 mg，每日 3～4 次，根据宫缩情况调整，可持续 48 h。

2. 吲哚美辛（前列腺素抑制剂）　起始剂量为 50～100 mg，经阴道给药，或直肠给药，或口服，然后每 6 h 25 mg，可维持 48 h。妊娠 32 周前使用。

3. 利托君（β_2 肾上腺素受体激动药）　起始剂量 50～100 μg/min 静脉滴注，每 10 min 可增加剂量 50 μg/min，至宫缩停止，最大剂量不超过 350 μg/min，共 48 h。

4. 阿托西班（缩宫素受体拮抗药）　起始剂量为 6.75 mg，静脉滴注 1 min，继以 18 mg/h 的速度维持 3 h，接着以 6 mg/h 的速度持续静脉滴注 45 h。

七、止血药

氨甲环酸，每次 1 g，静脉滴注或静脉注射，用量为 0.75 ~ 2.00 g/d。

（宋　耕）

第二节　妇科常用药物

一、抗菌药物

（一）头孢类

妇科盆腔感染性疾病及需氧菌性阴道炎常使用头孢类抗生素。头孢类抗生素为分子中含有头孢烷酸的 β- 内酰胺类广谱抗生素，具有更广的抗菌谱、良好的杀菌作用、更低的耐药率、毒性反应及副作用小等优势。目前术前预防性抗生素应用第Ⅰ、Ⅱ代头孢菌素，第Ⅰ代头孢菌素包括头孢拉定、头孢氨苄等，能够耐青霉素酶且显著抑制革兰氏阳性菌，但是对革兰氏阴性菌的抑制效果差、肾毒性大。成人头孢拉定静脉滴注 0.5 ~ 1.0 g，每 6 h 1 次，每日最高剂量为 8 g。第Ⅱ代头孢菌素通过改变药物结构，提高了对革兰氏阴性菌的活性，但是针对革兰氏阳性菌的抗菌活性却下降，且对铜绿假单胞菌无抗菌活性，同时肾毒性也有所下降。常用药物包括头孢克洛、头孢呋辛等。成人头孢克洛静脉滴注 0.25 g，每 8 h 1 次，每日最高剂量为 4 g。目前临床针对盆腔感染性疾病，特别是盆腔脓肿，第Ⅲ代及第Ⅳ代头孢菌素应用较多。第Ⅲ代头孢菌素结构中引入甲氧基、氨基等对 β- 内酰胺酶更稳定的基团，对革兰氏阴性菌的抗菌活性更强；但是其抗革兰氏阳性菌的活性明显较第Ⅰ代和第Ⅱ代差，同时对常见的铜绿假单胞菌的作用弱，对肺炎链球菌的耐药性高，且其肾毒性基本消失，代表药物有头孢曲松、头孢克肟、头孢唑肟等。头孢曲松静脉滴注 1 ~ 2 g，每 24 h 1 次，最高剂量 4 g。第Ⅳ代头孢菌素对铜绿假单胞菌、葡萄球菌都有良好的抗菌活性，且对多数耐药菌和厌氧菌有效。其中头孢噻利因其独特的分子结构和作用机制，对抗甲氧西林金黄色葡萄球菌（MRSA）具有一定的抗菌活性。可根据致病菌药敏试验结果选择抗生素。可选择的抗生素包括头孢吡肟、头孢匹罗等。头孢吡肟静脉滴注，成人 1 ~ 2 g，每 8 ~ 12 h 1 次，疗程 7 ~ 10 d。

（二）大环内酯类

大环内酯类抗生素不可逆地结合到细菌核糖体 50S 亚基上，阻断转肽作用和 mRNA 移位过程，为蛋白质合成抑制剂，主要对革兰氏阳性菌有效，对革兰氏阴性菌的作用有限。对支原体、衣原体、军团菌、球菌及厌氧菌、分歧杆菌及铜绿假单胞菌等感染的治疗效果均非常理想。其通过对中性粒细胞、吞噬细胞及细胞因子的功能产生影响，可用于非典型病原体引起的化脓性宫颈炎及盆腔炎治疗，代表药物有红霉素、罗红霉素、阿奇霉素。阿奇霉素静脉滴注 0.5 g，每日 1 次。

（三）四环素类

四环素类抗生素是主要抑制细菌蛋白质合成的广谱抗生素，高浓度具有杀菌作用。四环素类抗生素抗菌活性相似，但米诺霉素和多西环素对耐四环素菌株有强大的抗菌活性。四环素类抗生素通过干扰氨酰 tRNA 与核糖体的结合而抑制细菌蛋白质的合成。四环素类抗生素还可以与线粒体 70S 亚基结合，抑制线粒体蛋白质的合成。对难以治疗的新型耐多药革兰氏阴性菌和革兰氏阳性菌（包括具有四环素特异性耐药机制的细菌）具有更好的抗菌活性。常用药物包括米诺环素、多西环素。替加环素对广泛耐药的金黄色葡萄球菌和万古霉素耐药菌具有明显的抑制作用，是由耐药菌引起的严重感染性疾病的首选治疗方案。替加环素静脉滴注 50 mg，每 12 h 1 次。

（四）喹诺酮类

喹诺酮类药物的作用位点主要是细菌的促旋酶和拓扑异构酶Ⅳ，二者是细菌生长所必需的酶，在细菌 DNA 复制、转录和翻译中发挥重要作用，而喹诺酮类通过与上述两种酶类形成喹诺酮药物 - 拓扑异构酶 -DNA 复合物，以阻断 DNA 的复制而发挥抑菌作用。喹诺酮类为抗革兰氏阳性菌、厌氧菌、分枝杆菌、军团菌、支原体和衣原体的广谱抗菌药。常用药物包括氧氟沙星、左氧氟沙星、环丙沙星、诺氟沙星等。左氧氟沙星静脉滴注受肾功能及年龄限制，无合并症成人 0.2 ～ 0.4 g，每日 1 次。

（五）氨基糖苷类

氨基糖苷类抗生素分子结构均具有多个氨基糖分子或者氨基环醇类，为极性化合物，能与细菌核糖体结合，干扰人体细菌蛋白质的合成过程，为静止期杀菌药，是目前治疗革兰氏阴性需氧杆菌严重感染的常见药物。对各种革兰氏阴性需氧杆菌，例如肠杆菌属、铜绿假单胞菌、变形杆菌属、志贺菌属、克雷伯菌属、枸橼酸杆菌属具有强大的抗菌活性；对沙雷菌属、沙门菌属、产碱杆菌属、不动杆菌属和嗜血杆菌属也有一定的抗菌作用。

（六）硝基咪唑类

硝基咪唑类具有抗厌氧革兰氏阳性菌和革兰氏阴性菌活性，硝基自由基与生物分子 DNA 或蛋白质（酶、受体）等发生多种作用，从而起到杀灭细菌的作用。

（梁旭东）

二、性激素

（一）孕激素

1．孕激素分类（按结构分类）

（1）黄体酮：天然孕激素。

（2）逆转孕酮：地屈孕酮。

（3）孕酮衍生物：美屈孕酮。

L358u
性激素

（4）17α- 羟孕酮衍生物：甲羟孕酮、甲地孕酮、醋酸环丙孕酮、醋酸氯地孕酮。

（5）17α- 羟去甲孕酮衍生物：己酸孕诺酮酯、己酸孕诺酮。

（6）19- 去甲基睾酮衍生物（雌烷）：左炔诺孕酮、炔诺酮。

（7）19- 去甲基睾酮衍生物（甾烷）：去氧孕烯、孕二烯酮、地诺孕素。

（8）19- 去甲基孕酮衍生物：地美孕酮等。

（9）螺旋内酯衍生物：屈螺酮。

2．孕激素使用适应证

（1）与雌激素联合或序贯应用，作人工周期、围绝经期及绝经后激素补充治疗。

（2）异常子宫出血。

（3）子宫内膜异位症和子宫腺肌病。

（4）痛经。

（5）单独或与雌激素联合用于避孕。

（6）晚期转移性子宫内膜癌。

（7）习惯性流产和先兆流产的保胎。

（8）乳腺癌的辅助治疗。

（9）黄体酮撤退试验探测体内雌激素水平。

（10）治疗黄体功能不足，辅助生育时的黄体支持。

3．孕激素使用禁忌证

（1）对药物制剂成分过敏者。

（2）不明原因的阴道出血者。

（3）严重肝功能障碍者，如肝肿瘤（现病史或既往史）、杜宾－约翰逊综合征（Dubin-Johnson syndrome）、Rotor 综合征、黄疸患者。

（4）妊娠期或应用性激素时发生或加重的疾病（或症状）者，如严重瘙痒症、阻塞性黄疸、妊娠期疱疹、卟啉病和耳硬化症患者。

（5）血栓性静脉炎、血管栓塞、脑卒中等血栓性疾病病史者。

（6）孕激素相关的脑膜瘤患者。

4．常用药物及规格

（1）天然孕激素

黄体酮针剂：20 mg/ 支。

黄体酮胶囊：商品名安琪坦、琪宁、益玛欣，100 mg/ 胶囊，50 mg/ 胶囊。

（2）合成孕激素

醋酸甲羟孕酮：商品名安宫黄体酮，2 mg/ 片，200 mg/ 片，500 mg/ 片。

甲地孕酮：1 mg/ 片，160 mg/ 片。

炔诺酮：商品名妇康片，0.625 mg/ 片。

孕三烯酮：商品名内美通，2.5 mg/ 胶囊。

地诺孕素：商品名唯散宁，2 mg/ 片。

（3）地屈孕酮片：商品名达芙通，10 mg/ 片。

（二）雌激素

1．雌激素在妇产科疾病中的应用

（1）雌激素缺乏的疾病：性分化与发育异常、青春期发育迟缓、闭经、绝经期综合征。

（2）非雌激素缺乏：异常子宫出血止血，宫腔粘连手术后，子宫内膜薄的内膜修复。

（3）其他：GnRH-a 治疗时反向添加疗法，稽留流产或流产后内膜修复，盆底等相关手术前阴道准备。

2．雌激素使用禁忌证

（1）已知或怀疑妊娠。

（2）原因不明的阴道出血。

（3）未经治疗的子宫内膜增生。

（4）已知或怀疑患有乳腺癌、子宫内膜癌。

（5）已知或患有其他与雌激素相关的恶性肿瘤。

（6）既往自发性发生或目前患有血栓栓塞性疾病。

（7）严重肝、肾功能损害。

3．常用雌激素类药物

（1）口服、经皮和肌内注射天然雌激素制剂

17β- 雌二醇：经皮，商品名爱斯妥凝胶；口服，商品名芬吗通（雌二醇片 / 雌二醇地屈孕酮片）。

戊酸雌二醇片：商品名补佳乐，1 mg/ 片。

结合雌激素：商品名红丽来，口服，0.3 mg/ 片，0.625 mg/ 片。

半水合雌二醇贴片：商品名松奇，每贴 = 1.5 mg 雌二醇，每日释放 50 μg，持续 7 d。

苯甲酸雌二醇软膏：商品名意泰丽，1.5 g 乳膏含 1.35 mg 苯甲酸雌二醇。

苯甲酸雌二醇注射液：2 ml/ 支，1 ml 含苯甲酸雌二醇 2 mg。

（2）阴道用雌激素制剂

结合雌激素软膏：每克软膏含结合雌激素 0.625 mg。

雌三醇乳膏：每克乳膏含雌三醇 1 mg。

普罗雌烯阴道胶囊：每粒或每克含普罗雌烯 10 mg。

（3）半合成雌激素制剂

炔雌醇片：0.005 mg/ 片，0.0125 mg/ 片，0.5 mg/ 片。

尼尔雌醇片：1 mg/ 片，2 mg/ 片，5 mg/ 片。

（杨　欣）

第三节　生殖与计划生育常用药物

一、生殖常用药物

辅助生殖常用药物包括促性腺激素释放激素（GnRH）类似物、促性腺激素（Gn）、人绒毛膜促性腺激素（HCG）、口服促排卵药等。

（一）促性腺激素释放激素（GnRH）类似物

人体 GnRH 来自下丘脑正中隆突神经元，呈脉冲式分泌，能刺激腺垂体的促性腺激素细胞释放卵泡刺激素（FSH）和黄体生成素（LH）。GnRH 类似物常用药物分为 GnRH 激动剂（GnRH-a）和 GnRH 拮抗剂（GnRH-A）。

GnRH 激动剂作用机制是与垂体的受体结合，最初会引起 FSH 和 LH 大量释放（flare-up 效应），然而，延长使用时间后，GnRH 激动剂 / 受体复合物占据主导地位，伴随着 GnRH 受体数量减少。因此，垂体对 GnRH 的刺激耐受，导致循环中促性腺激素降低。通常大约在 GnRH-a 治疗 2 周后出现垂体脱敏。利用这一原理在促排卵治疗准备过程中进行"垂体降调节"。

GnRH 拮抗剂方案作用机制：GnRH 拮抗剂通过竞争性机制阻断 GnRH 受体，从而阻止内源性的 GnRH 峰对垂体脉冲式的作用，针对性地抑制内源性 LH 峰而防止卵泡提前破裂。

（二）促性腺激素（Gn）

促性腺激素（gonadotropin，Gn）包括由下丘脑分泌的释放激素和由腺垂体及胎盘分泌的各种肽类和糖蛋白类激素。垂体分泌的促性腺激素包括 FSH（卵泡刺激素）和 LH（黄体生成素）。FSH 和 LH 通过激活卵巢颗粒细胞和卵泡膜细胞表面促性腺激素受体而发挥作用，促进卵泡生长发育。

从来源分类，外源性 Gn 药物分为尿源性及基因重组促性腺激素。尿源性促性腺激素是从绝经妇女尿液中提取的 Gn，包括人类绝经期促性腺激素（hMG）、尿源性人卵泡生成素（uFSH）。基因重组促性腺激素包括基因重组 FSH（rFSH）及 rLH。

（三）人绒毛膜促性腺激素（HCG）

HCG 是由胎盘的滋养层细胞分泌的一种糖蛋白类激素，能促进和维持黄体功能，使黄体合成孕激素，可促进卵泡生成和成熟，并可模拟生理性的黄体生成素的高峰而促发排卵。HCG 药物分为尿源性促性腺激素 [从孕妇尿液中提取的人绒毛膜促性腺激素（uHCG）] 及基因重组促性腺激素（rHCG）。

（四）口服促排卵药

口服促排卵药主要包括氯米芬（克罗米芬）及来曲唑。氯米芬的作用结构与雌激素相似，能与雌激素受体结合，反馈性诱导下丘脑分泌的促性腺激素释放激素和垂体分泌的促性腺激素（FSH、LH），刺激卵泡的生长发育。来曲唑是第三代芳香化酶抑制药，抑制雌激素的合成，反馈性诱导内源性促性腺激素（FSH、LH）分泌，促使卵泡生长。

（五）雌激素

女性体内的雌激素大部分由卵巢分泌，主要有雌二醇、雌三醇及少量雌酮，其中雌二醇最为重要，活性最强。在卵泡期，雌激素促使子宫内膜修复与增生；排卵后，雌、孕激素共同作用，使增殖期子宫内膜呈分泌期改变，有利于胚胎的着床与植入。与辅助生殖治疗相关的雌激素类药物主要有戊酸雌二醇及微粒化雌二醇，并可经口服、经阴道及经皮 3 种不同方式给药。

（六）孕激素

孕激素又称为孕酮、黄体酮，由卵巢黄体（或妊娠期卵巢黄体）和胎盘合体滋养细胞分泌。在月经周期的后半周期（排卵后），在雌激素作用的基础上，孕激素使子宫内膜继续增厚、充血，腺体增生并分支，促使子宫内膜的腺体由增殖期转变为分泌期，为受精卵植入做好准备，有利于受精卵的着床和胚胎发育。孕激素类药物是黄体支持和妊娠维持的最重要的激素类药物，主要分为天然孕激素和合成孕激素。生殖临床常用的为天然孕激素和反转孕激素衍生物（地屈孕酮）。给药途径有肌内注射、口服、经阴道、舌下含服、经鼻和直肠等，其中临床上常用方法为肌内注射、经阴道及口服给药。

（七）其他

生殖相关的常用药物还包括溴隐亭（甲磺酸溴隐亭片），其为多巴胺受体激动药，用于高催乳素血症患者。另外，部分合并代谢障碍的生殖内分泌疾病患者可能会应用二甲双胍片，增加机体胰岛素敏感性，降低胰岛素抵抗，维持血糖正常。

二、计划生育常用药物

（一）米非司酮

米非司酮（mifepristone）为新型抗孕激素，并有抗糖皮质激素的活性，而无孕激素、雌激素、雄激素和抗雌激素的活性。米非司酮与孕酮受体的亲和力比黄体酮强 5 倍，用于抗早孕、催经止孕、胎死宫内引产等。米非司酮具有抗受精卵着床、诱导月经及促进子宫颈成熟的作用，其催经止孕的机制主要是通过竞争内膜（蜕膜）的孕酮受体，阻断孕酮的作用。

（二）米索前列醇类药物

甾体激素类避孕药

前列腺素及其衍生物具有 E 类前列腺素的药理活性，可软化子宫颈、增强子宫张力和宫内压。与米非司酮序贯使用，可显著增高和诱发早孕子宫自发收缩的频率和幅度，可用于终止早孕。口服吸收迅速，1.5 h 后即可完全吸收，人口服 15 min 后，血浆活性代谢物米索前列醇水平可达峰值。单次口服 200 μg，平均血药峰值浓度为 0.309 μg/L。米索前列醇血浆蛋白结合率为 80%～90%。血药浓度达峰时间为 0.5 h，消除半衰期为 20～40 min。血浆蛋白结合率为 80%～90%。药物在肝、肾、肠、胃等组织中的浓度高于血液。以放射性元素标记的本品于口服后从尿中排出约 75%，自粪便排出约 15%，8 h 内尿中排出约 56%。临床中常用的有米索前列醇片、卡孕栓（卡前列酸栓）等。应用中要注意，有青光眼、哮喘等疾病的患者不能使用前列腺素类药物。

（三）依沙吖啶

依沙吖啶（ethacridine）又名雷弗诺尔、利凡诺，是一种强力杀菌剂，能引起离体和在体子宫肌肉的收缩，用于妊娠 24～27 周要求终止妊娠的中期引产，将 0.5%～1% 依沙吖啶 10 ml（50～100 mg）注入羊膜腔内，可以引起胎儿死亡，胎盘组织变性、坏死，诱发子宫收缩和子宫颈软化、成熟、扩张，促使胎儿及其附属物排出。临床效果可达 90%～99%。

（王　威）

参考文献

[1] 中华医学会妇产科学分会妊娠期高血压疾病学组．妊娠期高血压疾病诊治指南（2020）[J]．中华妇产科杂志，2020，55（4）：227-238．

[2] 中华医学会妇产科学分会产科学组．妊娠晚期促宫颈成熟与引产指南2014 [J]．中华妇产科杂志，2014，49（12）：881-885．

[3] 中华医学会妇产科学分会产科学组．产后出血预防与处理指南（2014）[J]．中华妇产科杂志，2014，49（9）：641-646．

[4] 杨欣．异常子宫出血诊治精粹 [M]．北京：北京大学医学出版社，2020．

[5] Jernme F．Strauss III，Robert L．Barbieri．生殖内分泌学．7版．（中文翻译版）[M]．乔杰译．北京：科学出版社，2019．

[6] 中华医学会计划生育学分会．临床诊疗指南与技术操作规范·计划生育分册 [M]．北京：人民卫生出版社，2017．

[7] 中国医师协会生殖医学专业委员会．孕激素维持妊娠与黄体支持临床实践指南 [J]．中华生殖与避孕杂志，2021，41（2）：95-105．

[8] LAHLOU N．Pharmacokinetics and pharmacodynamics of triptorelin [J]．Ann Urol（Paris），2005，39（Suppl 3）：S78-84．

[9] EFTEKHAR M，MOHAMMADI B，MANGOLI E，et al．Is there any correlation between Estradiol supplementation，as luteal phase support，and clinical pregnancy in ART cycles? a cross-sectional study [J]．Int J Reprod Biomed，2020，18（11）：969-974．

第二十一章 生殖系统特殊检查

学习目标

- **基本目标**

  1. 了解肿瘤标志物的定义、分类、临床应用。

  2. 掌握下丘脑、垂体、卵巢分泌激素的特点及临床应用。

  3. 了解产科超声在不同妊娠期的检查目的；妇科超声检查的方法及图像分析。

  4. 掌握输卵管造影的适应证、禁忌证、操作步骤、结果判断及术后处理。

- **发展目标**

  1. 了解生殖道脱落细胞的取材、制片、判读和结果分析。

  2. 了解基因检测指导妇科肿瘤治疗和在分子分型、遗传咨询中的应用。

第一节 产前筛查与产前诊断常用检查

一、产前筛查

1. **基于血清学的产前筛查** 通过不同孕周的母体外周血清蛋白含量检测，结合 / 不结合胎儿颈后透明层厚度（nuchal translucency，NT）分析胎儿常见非整倍体风险。如妊娠中期四联筛查 [妊娠 15 ~ 20 周 AFP + uE3 + HCG + 抑制素 -A（InhA）]，妊娠早期联合筛查（妊娠 11 ~ 13 周胎儿 NT 联合 PAPP-A + HCG），妊娠早、中期整合筛查（妊娠 11 ~ 13 周胎儿 NT 联合 PAPP-A + 妊娠 15 ~ 20 周 AFP + uE3 + HCG + InhA）。高危阈值的界定和策略的应用对应检测效率，期待假阳性率（false positive rate，FPR）低，同时检出率（detection rate，DR）高。

2. **基于孕妇外周血游离核酸的无创性产前筛查**（non-invasive prenatal testing/screening，NIPT/NIPS） 孕妇外周血胎儿游离 DNA 产前筛查与诊断，是指应用高通量基因测序等分子遗传技术检测妊娠期母体外周血中胎儿游离 DNA 片段，以评估胎儿常见染色体非整倍体异常风险。理论上，外周血中游离核酸为胎儿和母体来源，而胎儿所占比例，即胎儿组分（fetal fraction），可影响结果的准确性。检测通常在妊娠 10 周以后，以确保有足够的胎儿组分。母体血浆 cfDNA 筛查项目可检出约 99% 的唐氏综合征（DS），筛查阳性率为 0.2% ~ 0.3%，筛查假阳性率明显降低。但需注意，检测中如结果无法解读，可能出现检测失败，重复采样仍存在失败的可能。考虑到 NIPT 的成本及检测范围，目前我国采取的策略为，将 NIPT 作为传统筛查方式的补充，以减少血清学相关筛查策略的假阴性风险。

二、产前诊断

1．核型分析（karyotyping）　染色体核型分析是细胞遗传学的传统经典手段，可检测较大染色体片段的改变（易位、大片段缺失或非整倍体）。通常获取受检者的细胞，如羊水细胞、淋巴细胞等，进行体外培养，并在有丝分裂原的作用下刺激其分裂后，终止有丝分裂中期染色体极度浓缩时进行染色显带以识别其带型，进而评估染色体数目及结构的异常。

2．荧光原位杂交（fluorescence in situ hybridization，FISH）　将体外培养的淋巴细胞、羊水细胞、绒毛的分裂期细胞，或不经培养的来自血液、组织、绒毛和羊水组织的分裂间期胞核，固化在显微玻片上，采用针对染色体特定区域的荧光标记DNA探针进行杂交，与探针互补的分子序列就能够在荧光显微镜下得以识别。针对间期胞核的FISH技术常用于产前样本的非整倍体快速检出。

3．染色体微阵列分析（chromosomal microarray analysis，CMA）　相对传统细胞核型分析遗传检测技术，可用于拷贝数变异（copy number variation，CNV）的检测，即DNA片段的重复或缺失检测。分辨率可达传统核型分析的100倍。

4．全外显子组测序（whole exome sequencing，WES）　是利用二代测序技术，针对全基因组中外显子/蛋白编码区域进行测序的技术，目前已逐渐推广在临床应用。当前面提到的方法未能明确诊断时，某些特定产前病例，如骨骼系统发育异常或多发结构畸形时，通过WES检测，效率可进一步提高。

（潘　虹　马京梅）

第二节　生殖道脱落细胞学检查

生殖道脱落细胞主要来源于阴道、子宫颈，也有部分来源于宫腔、输卵管及腹腔上皮。目前主要用于子宫颈癌筛查，也称为子宫颈脱落细胞学检查。

1．取材时机　非月经期。检查前至少24～48 h禁止阴道性交、阴道冲洗、使用阴道棉条、阴道上药或者使用避孕药膏。

2．取材前准备　取材前应准备好取样刷和保存液。若做普通细胞学涂片，应准备刮板、载玻片、95%乙醇。

3．取材和制片　核对患者无误，充分暴露子宫颈。若分泌物过多，可用无菌棉球轻轻拭去，同时应避免损伤黏膜。以子宫颈外口为圆心，插入取样器，在子宫颈鳞-柱状交接部顺时针旋转3～5周，尽量减少对取材部位的损伤。充分涮洗或将毛刷头取下，放置于液基细胞学保存液中送检。若细胞学和HPV需要使用不同的取样器，则先取细胞学，然后取HPV标本，且两种取材应朝向不同的方向旋转。若制备普通涂片，应立即将取样刮板顺一个方向将标本均匀涂抹在载玻片上，不宜过厚或来回涂抹，面积不小于玻片的2/3，并用95%乙醇固定15～30 min。固定后，经制片和巴氏染色后，备细胞学医师判读。

4．细胞学判读　主要根据细胞核质比、细胞核及核膜的形态、异常细胞数量等判读。判读时首先评估标本满意度，如果细胞量少，不足以判读时，应重新取材。

5．细胞学结果　主要分为三类。①未见上皮内病变或恶性变；②其他：如子宫内膜细胞见于≥45岁女性；③上皮细胞异常：包括鳞状上皮异常或腺细胞异常。鳞状细胞异常包括：ASC（包括ASC-US和ASC-H），LSIL（包括HPV、轻度异型增生、CIN1，如图21-1所示），HSIL（包括中、重度异型增生、CIS、CIN2和CIN3），鳞状细胞癌。腺细胞异常包括：不典型腺细胞、不典型腺细胞倾向瘤变、颈管原位腺癌、腺癌。

6. 细胞学结果异常的处理 综合病史和临床体征，不能除外有子宫颈高级别病变或更严重疾病时，应转行阴道镜检查。

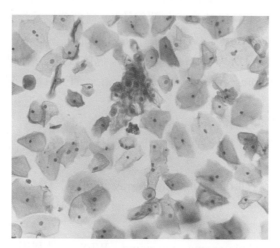

图 21-1 低度鳞状上皮内病变细胞（X20）

病变细胞核增大，深染，细胞核周围可见 HPV 所致的改变称为"挖空细胞"

（赵　昀）

第三节 肿瘤标志物与相关基因检查

一、肿瘤标志物

1. 定义 肿瘤标志物（tumor marker，TM）是指在肿瘤的发生和增殖过程中，肿瘤细胞本身特征性存在或分泌的，或受肿瘤细胞刺激后宿主细胞所产生的，能反映肿瘤发生、发展或可用于监测肿瘤病程变化和治疗反应的一些特异性物质，包括蛋白、激素、酶等，主要存在于肿瘤患者的组织、体液和排泄物中，能够用免疫学、生物学等方法检测。

2. 分类 目前常见妇科肿瘤标志物有血清学肿瘤标志物（serological gynecologic tumor markers）、尿液肿瘤标志物及肿瘤液体活检（liquid biopsy of gynecologic oncology）的标志物等。妇科血清学肿瘤标志物主要有糖类抗原，如糖类抗原 12-5（serological carbohydrate antigen 12-5，CA-125）、糖类抗原 19-9（carbohydrate antigen 19-9，CA19-9）、糖类抗原 72-4（carbohydrate antigen 72-4，CA72-4）以及人附睾蛋白 4（human epididymis protein 4，HE4）、癌胚抗原（carcinoembryonic antigen，CEA）、鳞状细胞癌抗原（squamous cell carcinoma antigen，SCC）、甲胎蛋白（alpha-fetoprotein，AFP）、抗米勒管激素（anti-Müllerian hormone，AMH）等。尿液肿瘤标志物主要有尿人绒毛膜促性腺激素（urinary human chorionic gonadotrophin，uHCG）；近年来有关肿瘤液体活检标志物的研究越来越多，主要有循环肿瘤细胞（circulating tumor cell，CTC）、循环肿瘤 DNA（circulating tumor deoxyribonucleic acid，ctDNA）、肿瘤来源外泌体（tumor cell-derived exosome，TEX）、循环肿瘤微小 RNA（circulating cell-free microRNA，cfmiRNA）、循环细胞外囊泡（circulating extracellular vesicle，EV）等（表 21-1）。

表 21-1　常用妇科肿瘤标志物及其临床意义

标志物名称	参考区间	临床意义
CA 12-5	0 ～ 35 U/ml	应用最广泛的卵巢上皮性肿瘤标志物，可用于辅助诊断、术后监测、预后判断等
CA 19-9	0 ～ 37 U/ml	常见于卵巢黏液性肿瘤、子宫内膜癌及子宫颈管腺癌，消化道肿瘤也可呈阳性
HE 4	0 ～ 150 pmol/L	在正常卵巢表面上皮不表达，而在卵巢上皮性肿瘤中高表达，常与 CA 12-5 联合检测
CEA	0 ～ 2.5 μg/L	广谱的肿瘤标志物，多种妇科恶性肿瘤均可表达阳性
SCC	0 ～ 1.5 μg/L	鳞状细胞癌检查的首选标志物
AFP	0 ～ 20 μg/L	升高常见于卵巢恶性生殖细胞肿瘤、未成熟畸胎瘤及一些消化道肿瘤等

3．用途　目前无任何一种肿瘤标志物为某一独特肿瘤专有，只有相对特异的标志物。如 CA12-5、HE4 联合检测已广泛用于卵巢癌的辅助诊断、预后判断及术后监测等。

二、肿瘤相关基因检查

1．肿瘤相关基因检查　基因检测是指通过特定设备对被检测者细胞中的 DNA 分子信息作检测，分析其所含有的基因类型和基因缺陷及其表达功能是否正常的一种方法，从而做出对疾病筛查、诊断、复发监测、靶向用药指导、疗效及预后等的技术。肿瘤相关基因检查（tumor genetic testing）对于肿瘤的早期筛查、遗传咨询、辅助诊断、预后判断、疗效评价、用药指导、复发和转移监测具有重要意义。

2．妇科肿瘤相关基因检查　妇科肿瘤常见基因检查主要包括：乳腺癌易感基因（breast cancer susceptibility gene 1/2，BRCA1/2）检测、同源重组修复缺陷（homologous recombination deficiency，HRD）检测、DNA 聚合酶 ε 催化亚基（catalytic subunit of DNA ploymerase epsilon，POLE）检测、微卫星不稳定性（microsatellite instability，MSI）检测、程序性死亡受体 1（programmed cell death protein 1，PD-1）检测、程序性死亡受体配体 1（programmed cell death-ligand 1，PD-L1）检测、肿瘤突变负荷（tumor mutation burden，TMB）及化疗相关基因突变等。

遗传性乳腺癌 - 卵巢癌综合征（hereditary breast and ovarian cancer syndrome，HBOC）：是由 *BRCA1* 或 *BRCA2* 基因突变引起的常染色体显性遗传综合征。患者 50 岁之前患乳腺癌风险高，患第二原发性乳腺癌风险高，可同时患有乳腺癌和卵巢癌。

子宫内膜癌分子分型（molecular phenotyping of endometrial carcinoma）：是根据分子特征，将子宫内膜癌组织进行分类的方法。2013 年美国癌症基因组计划运用整合基因组学将子宫内膜癌分为 4 种亚型：DNA 多聚酶 ε 基因超突变（POLE acculturated）组、微卫星不稳定高突变（microsatellite instability hyper mutated，MSI-H）组、低拷贝数变异体（copy number abnormalities-low，CN-L）组和高拷贝数变异体（copy number abnormalities-high，CN-H）组（图 21-2）。

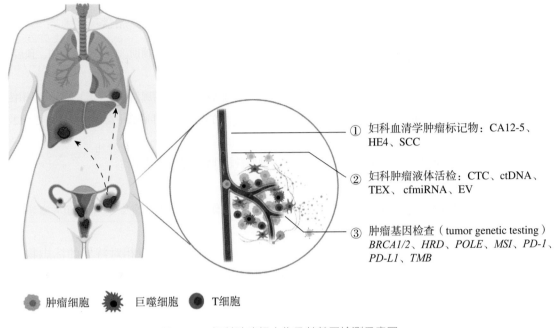

① 妇科血清学肿瘤标记物：CA12-5、HE4、SCC

② 妇科肿瘤液体活检：CTC、ctDNA、TEX、cfmiRNA、EV

③ 肿瘤基因检查（tumor genetic testing）BRCA1/2、HRD、POLE、MSI、PD-1、PD-L1、TMB

● 肿瘤细胞　✳ 巨噬细胞　● T细胞

图 21-2　妇科肿瘤标志物及其基因检测示意图

（昌晓红）

第四节　女性内分泌激素测定

女性内分泌激素的测定包括测定下丘脑、垂体、卵巢分泌的激素，对于某些疾病的诊断、疗效的观察、预后的评价具有重要意义。

1. 下丘脑促性腺激素释放激素测定

（1）GnRH 刺激试验（垂体兴奋试验）：促黄体素释放激素（LHRH）对垂体促性腺激素有兴奋作用。外源性注射 LHRH 后，在不同时期抽血测定促性腺激素的含量，了解垂体功能。

（2）氯米芬试验：用于评估下丘脑 - 垂体 - 卵巢轴的功能，鉴别下丘脑和垂体病变。

2. 垂体激素测定

（1）促性腺激素 FSH 和 LH：为腺垂体分泌，受 GnRH 和雌、孕激素的正反馈及负反馈调节。生育年龄女性 FSH 和 LH 随月经周期出现周期性变化。LH 陡峰是监测排卵的重要指标。

临床应用：①判断闭经原因；②监测排卵；③诊断多囊卵巢综合征；④诊断性早熟。

（2）催乳素（PRL）：为腺垂体催乳素细胞分泌的多肽蛋白激素。由于血 PRL 水平受睡眠、进食、药物、应激等因素的影响，一般上午 10 时取血测定较为可靠。

临床应用：垂体肿瘤伴 PRL 异常增高时，应考虑垂体催乳素瘤；PRL 水平降低多见于垂体功能减退。

3. 卵巢和肾上腺性激素测定

（1）雌激素：由卵巢、胎盘和肾上腺产生，可以从血、尿及羊水中测得。青春期后，卵巢产生的雌二醇（E_2）水平随卵巢内分泌周期性变化而波动。

临床应用：①评价卵巢功能；②判断闭经原因；③诊断有无排卵；④监测卵泡发育；⑤诊断性早熟；⑥监测胎儿胎盘单位功能。

（2）孕激素：主要由卵巢和胎盘产生。月经正常妇女卵泡期血孕激素含量极低，排卵后血孕激素迅速上升，月经前 4 d 逐渐下降至卵泡期水平。孕妇自妊娠时起血清孕激素水平随妊娠时间增加而稳定上升。

临床应用：①监测排卵；②了解黄体功能；③监测妊娠状态；④观察胎盘功能。

（3）雄激素：由肾上腺和卵巢产生。

临床应用：①协助诊断卵巢男性化肿瘤；②诊断和鉴别诊断两性畸形；③诊断多囊卵巢综合征。

4．胎盘绒毛组织激素测定

（1）人绒毛膜促性腺激素（HCG）：由胎盘合体滋养层细胞分泌。

临床应用：①诊断早期妊娠；②诊断异位妊娠；③诊断和监测妊娠滋养细胞疾病；④鉴别诊断性早熟类型。

（2）人胎盘催乳素（HPL）：由胎盘合体滋养细胞产生。

临床应用：①监测胎盘功能；②辅助诊断糖尿病合并妊娠。

（杨　艳）

第五节　产科影像学检查

由于产科影像学检查要兼顾孕妇及胎儿的安全性，所以目前可以运用于产科的影像学方法只有超声及磁共振成像。超声可以用于任何孕周，磁共振成像在妊娠 18 周前不能比超声提供更多的诊断信息，所以一般不会在妊娠 18 周前使用。不同的疾病磁共振成像最适宜的检查时间不同。

（一）超声在产科的应用

超声用于妇产科临床经历了 A 超、B 超、灰阶、实时、彩色多普勒血流评价，目前有三维超声及四维超声。这项日新月异的技术已经让超声成为产科医师的眼睛，从解剖结构到胎盘胎儿功能评价等诸多方面，全面评价胎儿及胎儿所处的宫内环境。超声在不同孕周检查的主要目的有所不同，可以得到相应的大量的诊断信息，但也在不同程度上存在局限性。

1．妊娠早期

（1）超声检查的目的：①确认宫内妊娠；②确认活胎；③对于多胎妊娠，确认胎儿数量及绒毛膜性；④确定孕周；⑤评价胎儿基本结构。

（2）超声检查的意义：对于大多数孕妇，妊娠早期超声可以明确诊断以上的内容，而且只能通过超声来明确诊断。妊娠早期，用胎儿冠 - 臀长标识胎儿生长，可以准确地核对孕周，确定胎龄。孕周越早的超声，核对孕周越准确。如果妊娠 9 周前末次月经推算的孕周与冠 - 臀长推算的孕周相差 5 d 以上，则应该以冠 - 臀长为依据核对孕周。妊娠早期可以检出无脑儿（图 21-3）、严重脑膨出、肢体缺如等严重的胎儿畸形，可以测量胎儿颈部透明层厚度来评价胎儿非整倍体风险及未来重大结构畸形的风险。

（3）超声检查的局限性：妊娠早期超声的准确性受到检查孕周的明显影响。检查孕周过早，尚不能明确孕囊位置，无法检出胎心，也容易将单绒毛膜双羊膜囊双胎误认为是单胎，能够确诊

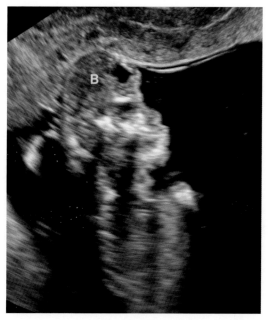

图 21-3　无脑儿声像图

胎儿无颅骨光环，脑组织暴露于羊水中。B.脑组织

部分胎儿及附属物异常的三维超声影像

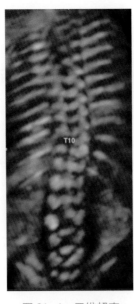

图 21-4　三维超声

显示胎儿第 10 胸椎右侧椎弓骨化中心及右侧肋骨存在，左侧椎弓骨化中心及左侧肋骨缺失，脊柱向右侧侧弯。T10. 第 10 胸椎

的畸形是有限的。

2．妊娠中、晚期

（1）超声检查的目的：①明确胎先露、胎方位、胎儿数量及绒毛膜性；②胎心搏动及胎心率；③基本胎儿生物测量及估计体重；④胎儿结构畸形筛查及结构畸形的诊断；⑤必要时测量子宫颈长度；⑥胎盘位置评价，评估胎盘植入的风险，评估羊水量；⑦妊娠晚期超声与胎心监护相结合，评价胎儿缺氧及酸中毒的风险。

（2）超声检查的意义：妊娠中、晚期超声可以准确判断胎先露、胎方位，对于绒毛膜性的判断不如妊娠早期准确。妊娠中期是对于胎儿结构畸形筛查及诊断最重要的时期，各国均参照国际妇产超声学会制定的妊娠中期超声筛查指南详细检查胎儿各系统结构，可以检出众多胎儿结构畸形。目前随着超声设备的不断改进、高频探头的使用、三维超声（图 21-4）、四维超声的运用，均使产前各种畸形的诊断更加精准，更有助于评价胎儿预后。超声对于胎盘植入的准确性达 90% 以上。

（3）超声检查的局限性：胎儿结构畸形的检出、胎儿体重的估计都受到孕妇腹壁厚度、胎位、羊水、胎体遮挡、胎盘位置等诸多因素的影响，可能误诊、漏诊。轻度的胎盘植入超声诊断的准确性下降。

（二）磁共振成像在产科的应用

磁共振成像对产科疾病的诊断不是一线的诊断方法，多数是作为超声的补充，可以用于胎儿神经系统疾病、胸部疾病、腹部疾病、胎盘植入等多种疾病的诊断，尤其是在神经系统疾病诊断方面具有优势。

（陈　倩　陈俊雅）

第六节　妇科超声检查

妇科超声检查是妇科疾病诊断常用的影像学检查手段，被认为是评估所有年龄女性疑似妇科疾病的首选影像学检查方法。妇科超声具有广泛的可获得性、成本低廉和无电离辐射等优势，是诊断子宫、卵巢和附件疾病唯一必要的影像学检查。目前用于妇科疾病诊断的超声探头频率为 1 ～ 9 MHz，其中腹部超声成像探头频率常为 1 ～ 5 MHz，腔内超声成像探头频率为 5 ～ 9 MHz。

（一）妇科超声基础检查方法

1．经腹超声检查（TAS）　选用凸阵或线阵探头，可以显示盆腔的全貌，检查范围广，有助于评估大的盆腔肿物以及相关腹盆腔疾病和结构（图 21-5）。

2．经阴道 / 直肠超声检查（TVS/TRS）　受检者检查前排空膀胱，取膀胱截石位，能更好地显示子宫、子宫内膜、卵巢及附件的解剖细节，尤其适合肥胖或盆腔深部器官的观察。不适宜阴道检查者行 TRS（图 21-6）。

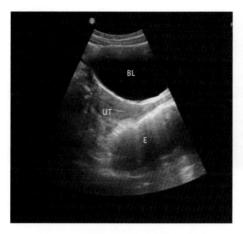

图 21-5 经腹超声显示正常前位子宫
BL. 膀胱；UT. 子宫；E. 肠管

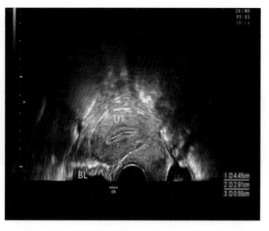

图 21-6 经阴道超声检查显示正常前位子宫
BL. 膀胱；UT. 子宫

（二）妇科超声特殊检查方法

1. 三维超声成像　是将二维图像通过计算机软件重建，形成立体的三维图像。对宫腔的评估更具优势，如子宫畸形、宫内节育器位置、宫腔占位性疾病等（图 21-7）。

2. 经会阴盆底超声检查　主要用于盆底功能障碍性疾病的诊断。检查前患者排尿及排便。以耻骨联合为观察参考点，由腹侧到背侧依次显示耻骨联合、耻骨后间隙、尿道、膀胱颈、膀胱后壁、阴道、子宫颈或阴道穹、直肠阴道间隙、直肠壶腹部、肛管、会阴体、肛直肠连接处，以及其后方的中高回声区——肛提肌板，是肛提肌的中心部分（图 21-8）。

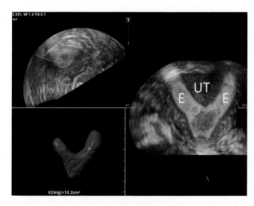

图 21-7 子宫畸形三维超声重建：不全纵隔子宫
UT. 子宫；E. 内膜

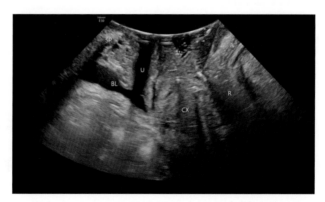

图 21-8 经会阴超声，静息状态下盆底解剖结构
SP. 耻骨联合；BL. 膀胱；U. 尿道；V. 阴道；CX. 子宫颈；A. 肛管；R. 直肠壶腹部

3. 超声造影　经非血管途径超声造影即子宫输卵管超声造影，是将造影剂经置入宫腔的导管注入子宫腔和输卵管内，显示子宫腔和输卵管腔的形态、位置，发现宫腔和输卵管病变、畸形以及评估输卵管通畅性的一种检查方法。经血管途径造影是经外周静脉快速推注造影剂。超声造影显示子宫、卵巢及肿瘤组织血流灌注特征，为疾病的诊断和鉴别诊断提供重要信息（图 21-9）。

妇科超声造影检查

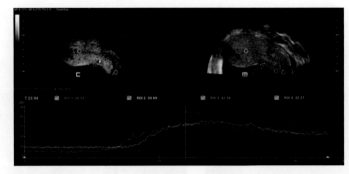

图21-9　正常子宫超声造影时间强度（TIC）曲线

玫红色. 正常宫壁；黄色. 子宫内膜；蓝色及粉色. 子宫颈前唇及后唇；TIC曲线显示子宫内膜与宫壁比较呈晚增强、低增强、同步消退，子宫颈与宫壁比较呈晚增强、等增强、同步消退

（耿　京）

4.子宫输卵管造影　子宫输卵管造影（hysterosalpingography，HSG）是指在X线透视下，经子宫颈管注入造影剂后评估宫腔、输卵管和周围腹膜腔的实时门诊检查，通常采用碘化水溶性造影剂。此检查损伤小，可对输卵管阻塞做出较正确的判断，同时具有一定的治疗作用。目前HSG仍是无创检查输卵管通畅度的金标准。

（1）适应证：HSG可评估输卵管通畅度、输卵管形态、阻塞部位和子宫腔的轮廓，因此其临床适应证包括评估女性不孕或疑似子宫异常、宫腔镜的操作前计划以及输卵管结扎术或输卵管复通术后的术后评估。

（2）禁忌证

1）主要禁忌证：妊娠、未诊断的活动性阴道出血、活动性盆腔感染（即使患者正在接受抗生素治疗）以及具有含碘造影剂所致重度反应史。

2）相对禁忌证：月经期、体温高于37.5 ℃。

（3）术前准备

1）月经干净3～7 d检查，当周期禁止性生活。

2）碘过敏试验：传统的泛影葡胺需做碘过敏试验；非离子型含碘水剂不需要做碘过敏试验。

（4）操作步骤

1）取膀胱截石位，常规消毒铺巾，双合诊检查子宫位置及大小。

2）使用窥器暴露子宫颈，钳夹子宫颈；将球囊导管连接于推注装置，使造影剂充满导管，排出气体，沿宫腔方向经子宫颈置入宫腔，球囊内注入1～1.5 ml生理盐水。回拉导管，撤出窥器。

3）缓慢注入造影剂，X线透视下观察造影剂充盈子宫腔、输卵管情况并摄片。

4）弥散片：水性造影剂20 min（油性造影剂24 h）拍摄。

（5）结果判断

1）正常子宫、输卵管：宫腔呈倒三角形，双侧输卵管全程显影、走行自然，远端可见造影剂溢出；弥散片见盆腔内造影剂均匀分布。

2）宫腔异常：子宫畸形引起的宫腔形态异常；子宫充盈缺损可见于宫腔占位，如黏膜下子宫肌瘤、息肉或粘连。

3）输卵管异常：输卵管结核常表现为输卵管形态不规则、僵直或呈串珠样；输卵管积水见输卵管远端扩张，呈气囊状，动态观察无造影剂溢出，弥散片仍可见造影剂聚集。

（6）术后处理：术后2周禁盆浴及性生活，不常规应用抗生素，但对有盆腔炎病史或发现输卵管积水的女性，应使用抗生素治疗。

（韩红敬）

第七节　乳腺常用检查

乳腺常用的检查主要是影像学检查，目前在临床上最为常用的影像学检查包括钼靶、超声及磁共振成像，在乳腺疾病良、恶性诊断上发挥着重要作用。但是这三种检查手段各有优点、缺点及适用人群，因而在临床的具体应用上要结合疾病特点及检查方法的特点做出正确及合理的选择。

（一）乳腺钼靶检查

乳腺钼靶检查是运用X线对乳腺进行的特有检查，在临床上不仅被用作诊断乳腺良、恶性疾病的常规手段，也是乳腺癌高危人群的常规筛查手段。做检查时，因为需要给予乳房持续数秒的一定的压力，因而可能会给患者带来一定的不适，尤其是对于乳房体积小、年纪轻的患者，可能不适感会更加明显，但只要检查前做好宣传教育，一般患者都可以耐受。由于乳腺腺体较致密的患者往往肿块的密度与正常组织的密度在X线下分辨区分率较低，因而钼靶有可能出现假阴性。典型的乳腺癌在钼靶上可以表现为边缘有毛刺的高密度肿块影，还有一些恶性病变会伴有数目较多的不定形性钙化。常规的钼靶检查需要拍摄从上至下的轴位像和从内向外的斜位像，与普通的胸部X线辐射量相比，钼靶的辐射量很低（图21-10）。

（二）乳腺超声检查

乳腺超声检查是一种无创、无辐射的影像学检查手段。检查时间短，检查成本低，尤其对于脂肪含量少、腺体成分多或体积小的乳房具有极大的优势。目前，现代的超声设备能够很好地分辨出2 mm左右的回声异常区域，还可以明确区分囊性和实性病变，超声探头可以不受体位及病变位置的限制，因而对于诊断特殊位置的乳腺肿物及乳腺癌腋窝淋巴结转移也更为准确和方便。同时在超声引导下行乳腺病变的穿刺活检也是目前乳腺疾病最常规和可靠的诊断手段。但是超声不适用于检测小的钙化，而且检查结果受超声医师的经验影响较大，这也是目前超声检查无法克服的缺点（图21-10）。

（三）乳腺磁共振成像检查

乳腺磁共振成像具有分辨率高、检查安全、无电离辐射及肿瘤检出率高等优势，双侧乳腺可以同时成像，且能够在任意方向成像，不受患者体型和病灶位置的影响。但是乳腺磁共振成像也存在一定的局限性，如由于检查敏感性高，造成诊断有一定的假阳性率，对于乳腺钙化灶不敏感，检查费用较高，耗时较长，需要注射造影剂因而存在有创操作及造影剂过敏的风险等。目前，临床上使用乳腺磁共振检查的适应证主要包括常规影像检查手段不能明确诊断的患者、保乳手术前除外多灶多中心病灶的患者、新辅助治疗前后评估治疗效果的患者、隐匿性乳腺癌患者等（图21-10）。

注：BI-RADS分级

BI-RADS分级是乳腺钼靶、超声及磁共振检查报告共用的诊断分级系统，BI-RADS是乳腺影像报告数据系统（breast imaging-reporting and data system，BI-RADS）的英文首字母缩写（表21-2）。

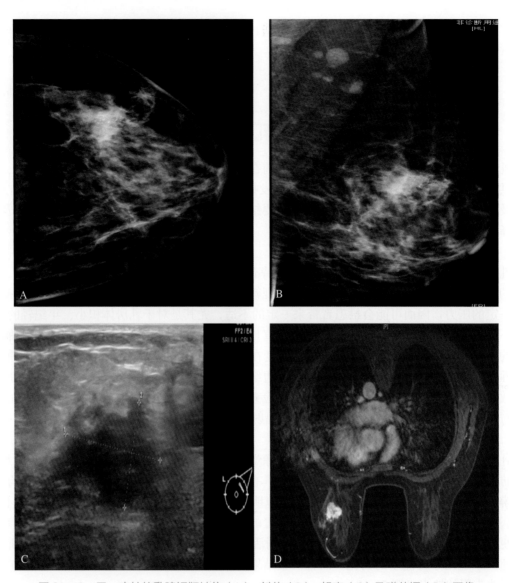

图 21-10　同一病灶的乳腺钼靶轴位（A）、斜位（B）、超声（C）及磁共振（D）图像

表 21-2　BI-RADS 分级

BI-RADS 0 级：需要结合其他检查
BI-RADS 1 级：阴性
BI-RADS 2 级：良性
BI-RADS 3 级：良性可能，需短期随访
BI-RADS 4 级：可疑恶性，建议活检
4A：低度可疑（3% ~ 8% 恶性可能）
4B：中度可疑（9% ~ 49% 恶性可能）
4C：高度可疑，但不肯定（50% ~ 94% 恶性可能）
BI-RADS 5 级：高度恶性可能
BI-RADS 6 级：已经病理确诊为恶性

（王　殊）

知识拓展

知识拓展/研究前沿/科学发现史

1. *BRCA* 基因检测在卵巢癌中的意义

BRCA1/2 基因突变被认为是家族性卵巢癌和乳腺癌（HBOC）发病的重要原因，且目前对遗传咨询的指导意义最大。美国国立综合癌症网络（National Comprehensive Cancer Network，NCCN）发布指南推荐，所有诊断为卵巢、输卵管或腹膜癌的妇女，不论其年龄和家族史如何，应接受遗传咨询并接受 *BRCA* 基因检测。目前对于罹患卵巢癌的 *BRCA* 基因突变携带患者，常规进行手术和化疗，选择 PARP 抑制剂类靶向药物。倾向对健康人群如携带 *BRCA* 基因突变，已完成生育的 35～40 岁女性推荐能降低风险的输卵管－卵巢切除手术（需向妇科肿瘤医师咨询决定）。

2. PD-1/PD-L1 抑制剂的基本作用原理

PD1 又称为"CD279"，是主要表达于激活的 CD4+、CD8+T 细胞、自然杀伤细胞、B 细胞等免疫细胞，由 T 细胞受体或 B 细胞受体信号通路诱导，并在肿瘤坏死因子刺激下增强，可抑制持续的、过度的免疫反应，是常见的免疫检查点蛋白。

PD-L1 为程序性死亡受体 1 的配体，广泛表达于 T 细胞、B 细胞、树突状细胞、巨噬细胞等免疫细胞，可在促炎性细胞因子激活下进一步上调，在免疫调节中发挥重要作用。

PD-1/PD-L1 抑制剂是针对 PD-1/PD-L1 免疫检查点研发的一些单抗类药物，其主要作用为阻断表达免疫检查点的肿瘤细胞与免疫细胞之间的作用，从而阻断肿瘤细胞对免疫细胞的抑制作用。

3. 垂体兴奋试验的方法、报告解读及临床意义

（1）方法：上午 8 时静脉注射 LHRH 100 μg（溶于 0.9% 氯化钠溶液 5 ml 中），于注射前和注射 15 min、30 min、60 min、90 min 分别取静脉血 2 ml，测定 LH 值，以了解垂体功能。

（2）结果分析：①正常反应，15～30 min 出现比基值升高 2～3 倍的 LH 峰值；②活跃反应，高峰值比基值升高 5 倍；③延迟反应，高峰迟于正常反应出现的时间；④无反应或低弱反应，LH 值无变动或稍有上升，但不足 2 倍。

（3）临床意义：①青春期延迟呈正常反应；②垂体功能减退，如希恩综合征、垂体肿瘤、空蝶鞍综合征等垂体损伤性疾病，呈无或低弱反应；③下丘脑功能减退，呈延迟反应或正常反应；④卵巢功能不全，FSH、LH 值均 > 30 U/L，GnRH 兴奋试验呈活跃反应；⑤多囊卵巢综合征，LH/FSH 比值 ≥ 2～3，GnRH 兴奋试验呈活跃反应。

4. 氯米芬试验的方法及临床意义

（1）方法：月经周期第 5 日开始口服氯米芬 50～100 mg/d，连服 5 d。服药后，LH 可增加 85%，FSH 增加 50%。停药后，LH、FSH 即下降。在停药后的第 5～9 日，再出现 LH 上升达排卵期水平，则诱发排卵，为排卵型反应；停药后 20 d 不再出现 LH 上升，为无反应。分别在服药第 1、3、5 日测 LH 和 FSH，第 3 周或月经前抽血测孕酮。

（2）临床意义：①下丘脑病变，对 GnRH 兴奋试验有反应，对氯米芬试验无反应；②青春期延迟，

通过 GnRH 兴奋试验，判断青春期延迟是否为下丘脑、垂体病变所致。

5. 子宫输卵管造影术需要在 X 线下检查，女性接受的放射剂量安全吗?

HSG 期间，女性性腺的平均受辐射剂量为 2.7 mGy，有效剂量为 1.2 mSv。孕前卵巢暴露于诊断水平的电离辐射对将来的生育力和妊娠结局尚没有可检测出的影响。同时，育龄女性在进行放射学检查前应先排除妊娠;选择月经周期的最初 10 d 检查，避免在未识别的妊娠期间实施检查。进而，诊断性影像学检查造成的胎儿辐射暴露量通常不足 0.05 Gy（5 rad），目前没有证据显示这一剂量的电离辐射会增加胎儿异常、智力障碍、生长受限或妊娠丢失的发生风险。

（参见"Society guideline links：Maternal medical complications" 和 "Society guideline links：Imaging in pregnancy"）

整合思考题

1. 子宫颈脱落细胞学可以用于子宫颈病变的确诊诊断吗? 为什么?

2. 如何看待肿瘤标志物检测结果?

3. 多种肿瘤标志物联合检测的意义是什么?

4. 雌激素测定的临床应用有哪些?

5. 人绒毛膜促性腺激素测定的临床意义是什么?

6. 产科最重要的影像学检查是什么?

7. 妊娠中、晚期超声检查的主要目的是什么?

8. 子宫输卵管造影术应该选择月经什么时间做? 为什么?

9. 子宫输卵管造影可以准确判断子宫畸形吗?

整合思考题答案

参考文献

[1] RITU NAYAR, DAVID WIBUR. The Bethesda System for Reporting Cervical Cytology：Definitions, Criteria, and Explanatory Notes [M]. 3rd ed. Switzerland：Springer, 2015.

[2] E.J. MAYEAUX, J. THOMAX COX, 原著. 现代阴道镜学 [M]. 3 版. 魏丽惠, 赵昀, 主译. 北京：北京大学医学出版社, 2016.

[3] 中国优生科学协会阴道镜和宫颈病理学分会（CSCCP）专家委员会. 中国子宫颈癌筛查及异常管理相关问题专家共识（一）[J]. 中国妇产科临床杂志, 2017, 18（2）：190-192.

[4] 崔恒, 谢幸. 正确认识和应用肿瘤标记物 [J]. 中国妇产科临床杂志, 2011, 12（5）：321-323.

[5] 孙淑根, 邱君君, 华克勤. 液态活检——细胞外囊泡在妇科领域的研究和应用进展 [J]. 现代妇产科进展, 2021, 30（7）：554-560.

[6] DALY M B, PAL T, BERRY M P, et al. Genetic/Familial High-Risk Assessment：Breast, Ovarian, and Pancreatic, Version 2. 2021, NCCN Clinical Practice Guidelines in Oncology [J].

J Natl Compr Canc Netw，2021，19（1）：77-102．

[7] JERNME F. STRAUSS III，ROBERT L. BARBIERI，著．生殖内分泌学．7 版（中文翻译版）
[M]．乔杰，译．北京：科学出版社，2019．

[8] 邓成艳，孙爱军，杨欣，等．女性激素临床应用与病历解读 [M]．北京：中国医药科技出
版社，2021．

[9] PRAYER D，MALINGER G，BRUGGER P C，et al. ISUOG Practice Guidelines：
performance of fetal magnetic resonance imaging [J]．Ultrasound Obstet Gynecol，2017，
49（5）：671-680．

[10] CAROVAC A，SMAJLOVIC F，JUNUZOVIC D. Application of ultrasound in medicine [J]．
Acta Inform Med，2011，19（3）：168-171．

[11] ACOG'S COMMITTEE ON OBSTETRIC PRACTICE. Methods for estimating the due date.
ACOG Committee Opinion No：700 [J]．Obstet Gynecol，2017，129（5）：e150-154．

[12] SALOMON L J，ALFIREVIC Z，BERGHELLA V，et al. ISUOG Practice Guidelines：
Practice guidelines for performance of the routine mid-trimester fetal ultrasound scan [J]．
Ultrasound Obstet Gynecol，2011，37：116-126．

[13] 陈常佩，李力，陆兆龄．妇科超声与临床 [M]．北京：人民卫生出版社，2017．

[14] 中国医师协会超声医师分会．中国超声造影临床应用指南 [M]．北京：人民卫生出版社，
2017．

[15] 陈倩．妇产科疾病超声诊断路径 [M]．北京：北京大学医学出版社，2016．

[16] CHALAZONITIS A，TZOVARA I，LASPAS F，et al. Hysterosalpingography：technique
and applications [J]．Curr Probl Diagn Radiol，2008，38（5）：199-205．

[17] 中华医学会放射学分会介入专委会妇儿介入学组．子宫输卵管造影中国专家共识 [J/CD]．
中华介入放射学电子杂志，2018，6（3）：185-187．

[18] 陈倩，杨慧霞．产科超声掌中宝 [M]．北京：北京大学医学出版社，2021．

第二十二章
生殖系统相关内镜技术

第一节　胎儿镜检查

（一）定义

胎儿镜检查（fetoscopy，FLP）是用于胎儿宫内检查和治疗的一种纤维光束内镜技术，通过将胎儿镜和（或）相关设备经孕妇腹壁、子宫壁进入羊膜腔，以直接观察胎儿并进行宫内诊断与治疗。

（二）设备及器械

FLP所需要的主要设备包括影像系统、光源系统、穿刺套管、胎儿镜/鞘设备、激光导丝、激光生成装置、羊水灌注系统和彩色超声诊断仪等。

目前应用的胎儿镜设备包括硬性或半硬性光纤内镜，直径1.7～3.5 mm，镜面角度0°～30°，直形或弧形胎儿镜镜鞘。此外，还有双极、射频刀、气管夹等相关设备。可根据手术类别、胎盘位置等具体情况来选择不同的手术器械。

（三）适应证及术式

1. 胎儿镜下胎盘吻合血管激光凝固术（fetoscopic laser occlusion of chorioangiopagous vessels，FLOC）　FLOC是双胎输血综合征（twin-to-twin transfusion syndrome，TTTS）的首选治疗方式。主要按照TTTS的Quintero分期来制订手术适应证：① Quintero分期Ⅱ～Ⅳ期；② Quintero分期Ⅰ期，并出现病情进展，如孕妇腹胀症状进行性加重，以及羊水异常有加重趋势者。同时参考TTTS的补充评估系统，例如胎儿心功能费城儿童医院（CHOP）评分等。术式包括非选择性血管交通支凝固术、选择性血管交通支凝固术和Solomon技术。

TTTS的Quintero分期标准：

Ⅰ期：受血胎儿羊水池最大深度 ≥ 8 cm（20周以上 ≥ 10 cm），供血胎儿羊水池最大深度 ≤ 2 cm。

Ⅱ期：供血胎儿膀胱不充盈。

Ⅲ期：多普勒超声检查结果改变（脐动脉舒张期血流缺失或反流，静脉导管血流a波反向，脐静脉血流搏动）。

Ⅳ期：一胎或双胎水肿。

Ⅴ期：至少一胎胎死宫内。

除此之外，胎儿镜检查也被应用于单绒毛膜双胎选择性宫内生长受限、双胎贫血 - 红细胞增多序列征的治疗中，但是目前其治疗效果尚存在争议。

2. 胎儿镜下气管球囊封堵术治疗先天性膈疝　先天性膈疝的胎儿在宫内堵塞其气管，可使肺内液体潴留而肺膨胀，疝入胸腔的脏器回纳，从而促进肺发育，降低胎儿死亡率。胎儿气管封堵术适用于严重左侧膈疝、右侧膈疝伴肝疝入、肺 / 头围比值（LHR）＜ 1.0 者，有助于改善胎儿存活率。妊娠 34 周可行胎儿镜取出气囊，或在超声引导下刺破气囊，或在分娩时刺破气囊。该手术目前仍处于不断探索中。

胎儿镜下气管球囊封堵术

2021 年 7 月，新英格兰医学杂志发表了 2 篇关于胎儿镜下气管球囊封堵术（fetoscopic endoluminal tracheal occlusion，FETO）治疗膈疝的随机对照研究，分别为重度左侧膈疝和中度左侧膈疝。重度左侧膈疝的研究，手术组和期待组各 40 例，手术组于妊娠 27 ~ 29 周行 FETO，结果表明手术组出院时和出生后 6 个月的存活率均为 40%，高于期待组 15% 的存活率，手术组早产和胎膜早破发生率高于期待组。中度左侧膈疝的研究表明，手术组存活率较期待组没有显著升高，而早产和胎膜早破发生率升高。

3. 胎儿镜下激光治疗后尿道瓣膜症　后尿道瓣膜常导致泌尿系统梗阻、肾损害和肺发育不良。妊娠期使用胎儿膀胱镜，通过机械或激光等方法切除后尿道瓣膜，改善新生儿预后。

4. 胎儿镜下单绒毛膜多胎选择性减胎术　胎儿镜下脐带结扎或脐带激光凝固可用于选择性减胎。随着超声引导下射频消融减胎术的广泛应用，目前胎儿镜下减胎主要适用于单羊膜囊双胎合并脐带缠绕者。

5. 胎儿镜检查的其他适应证　包括白化病的产前诊断、胎盘绒毛膜血管瘤凝固术、羊膜带松解术等。

（四）禁忌证

禁忌证包括宫内感染、凝血功能异常、先兆流产、胎儿有严重的结构异常或者染色体异常、胎盘位置不理想等。

其中，先兆流产和胎盘位置不理想为相对禁忌证，如先兆流产的原因是由于 TTTS 引起羊水过多，行 FLOC 可从根本上解决先兆流产的病因。

（五）操作过程

1. 在超声下选择穿刺位置　根据手术适应证及术式的要求选择穿刺位置。如 FLOC 术，首先确定胎盘位置，穿刺点应在条件允许情况下远离胎盘及子宫下段。然后确定胎儿脐带胎盘插入位置，穿刺位置尽量暴露两个脐带插入点之间区域。超声实时引导，尽可能避开胎盘及孕妇腹壁血管。

2. 麻醉选择　根据情况可以选择局部麻醉或椎管内麻醉。

3. 操作方法　麻醉完成后，在选定穿刺部位做皮肤切口，超声引导下在皮肤切口处置入穿刺套管；必要时羊水取样进行产前诊断；置入胎儿镜行诊断和治疗。如为 FLOC 术，胎儿镜下寻找两胎儿间的隔膜、双胎脐带胎盘插入部位、供血胎儿及血管交通支（动脉 - 动脉交通支、动

脉 - 静脉交通支、静脉 - 静脉交通支），行交通支激光凝固（图 22-1）。

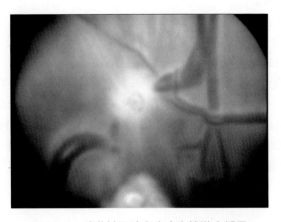

图 22-1 胎儿镜下胎盘吻合血管激光凝固

拓展思考：FLOC 术后
为什么会发生 TAPS？
如何处理？

（六）术后监测

术后监测的主要目的是观察治疗效果和预防术后并发症的发生。

FLOC 术后应每周复查超声，以了解胎儿生长发育、羊水情况、胎儿各种血流多普勒超声情况、胎儿心脏功能及子宫颈长度等。

（七）并发症

1. 胎儿并发症 有胎儿损伤、一胎或双胎胎死宫内、双胎贫血 - 红细胞增多序列征（TAPS）和 TTTS 复发、羊膜带综合征等。

2. 母体并发症 有未足月胎膜早破、流产、早产、感染、出血、肺水肿及镜像综合征等。

（孙 瑜）

第二节 宫腔镜检查

宫腔镜检查是指将宫腔镜沿女性生殖系统的生理通道置入宫腔，对阴道、子宫颈管、子宫腔和输卵管开口等，进行检查、评估、诊断和治疗等一系列操作的技术（图 22-2 ~ 图 22-4）。

（一）适应证

1. 宫腔镜检查 可疑宫腔内病变或形态异常，均为宫腔镜检查的适应证，具体如下：①异常子宫出血、阴道异常排液；②宫腔影像学检查异常；③不孕症相关检查；④子宫内膜癌和子

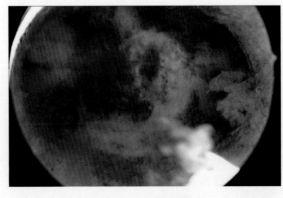

图 22-2 正常宫腔形态

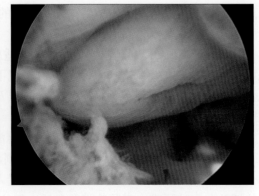

图 22-3 子宫内膜息肉

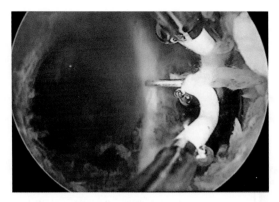

图 22-4　电针切开子宫纵隔

宫颈癌手术前分期；⑤宫内节育器异常或宫内异物；⑥宫腔操作后再次宫腔镜探查；⑦幼女阴道异物也可借助宫腔镜进行检查和取出。

2. 宫腔镜手术　①药物治疗无效或效果欠佳的 AUB，排除恶性病变；②宫腔与子宫颈管内膜息肉；③有症状、影响宫腔形态的子宫肌瘤（包括子宫颈肌瘤）；④有症状和（或）有生育要求的宫腔或子宫颈管粘连；⑤子宫畸形，有症状或引起不孕不育者；⑥阴道异物、宫腔异物、宫腔残留物需手术取出者；⑦子宫内膜异常增生，排除恶性病变，或需进一步明确诊断者。

（二）禁忌证

急性生殖道炎症，严重的内科、外科疾病，难以耐受手术和麻醉者；大量或活动性子宫出血，包括凝血功能异常性疾病，无后续治疗措施者；近期曾发生子宫穿孔者；子宫屈度过大或宫腔过度狭小，宫腔镜无法置入宫腔者；子宫颈瘢痕或质硬难以扩张者；已明确诊断为子宫颈浸润癌或子宫内膜癌者；宫腔过大、过深，宫腔长度超过 12 cm 者。

（三）临床应用

宫腔镜与腹腔镜和经阴式手术，成为妇科常见疾病的主要微创治疗手段，在临床应用越来越广泛。目前，临床开展较多的宫腔镜手术包括：宫腔镜下定位活检、宫腔镜下异物取出术、宫腔镜下宫腔粘连分离术、宫腔镜下纵隔切除术、宫腔镜下输卵管插管与通液术、宫腔镜下子宫内膜息肉切除术、宫腔镜下子宫肌瘤切除术、宫腔镜下剖宫产瘢痕修补术等。

（四）并发症

宫腔镜手术的术中和术后近期并发症包括子宫穿孔、体液超负荷、术中及术后出血、静脉气体栓塞和感染等；远期并发症包括宫腔粘连、医源性子宫腺肌病、宫腔积血等。

（祝洪澜）

第三节　腹腔镜检查

腹腔镜（laparoscopy）是用于诊治腹腔内疾患的一种内镜（图 22-5）。1946 年法国内科医师 Palmer 将胃镜引入妇科领域，1947 年腹腔镜应用于妇科临床，以其创伤小、恢复快而逐渐取代开腹手术，特别是机器人辅助腹腔镜系统的问世，使腹腔镜手术有了更广阔的发展空间。根据用途，将其分为诊断镜、治疗镜和手术镜；根据腹壁穿刺孔的数量，将其分为单孔（单切口）和多孔（3～5 个切口）；根据是否形成人工气腹，将其分为有气腹和无气腹（悬吊式）。目前以手术镜、有气腹和多孔应用最多。

（一）适应证

1. 最佳适应证　急腹症（异位妊娠、卵巢囊肿蒂扭转或破裂等）；附件包块（卵巢良性肿

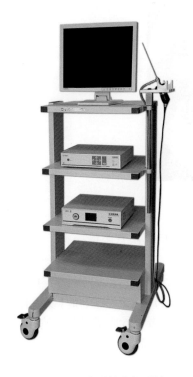

图 22-5   腹腔镜主机系统

瘤、输卵管系膜囊肿、附件炎性包块等）；子宫内膜异位症；慢性盆腔痛和不孕症等。

2. 选择性适应证   子宫肌瘤；子宫腺肌病；早期妇科恶性肿瘤（子宫内膜癌、子宫颈癌、卵巢癌）；盆底功能障碍性疾病；生殖器官发育异常；妊娠期附件包块以及其他需要切除子宫或盆腹腔肿物的手术。

（二）禁忌证

1. 绝对禁忌证   严重心肺功能不全；全身凝血功能障碍；既往多次腹部手术史，高度怀疑盆腹腔重度粘连；腹部疝或膈疝；弥漫性腹膜炎；患者一般情况差，不能耐受腹腔镜手术。

2. 相对禁忌证   盆腹腔肿物过大致操作空间受限，无法暴露术野，难以完成手术操作；妊娠期腹腔镜手术，推荐妊娠 26 ～ 28 周以下；晚期恶性肿瘤。

（三）临床应用

腹腔镜、宫腔镜和经阴式手术，成为妇科常见疾病的主要微创治疗手段，在临床应用越来越广泛。目前，临床开展较多的腹腔镜手术包括：输卵管切除术、输卵管成形术、输卵管吻合术、卵巢囊肿剥除术、卵巢打孔术、附件切除术、盆腔粘连松解术、子宫肌瘤 / 腺肌瘤剥除术、子宫切除术（腹腔镜辅助经阴道子宫切除术、全子宫 / 次全子宫 / 根治性子宫切除术等）、盆腹腔淋巴结切除术、大网膜切除术、子宫 - 骶棘韧带固定术、阴道悬吊术、盆底重建术及宫颈环扎术等。

（尹　玲）

第四节   阴道镜检查

阴道镜检查是使用光学目镜，同时或单独采用数码技术，并辅以生理盐水（或无菌用水）、3% ～ 5% 醋酸、复方碘溶液作用，在特定光源的照射下放大观察下生殖道，尤其是子宫颈和阴道区域，协助识别异常情况，特别是肉眼不能识别的癌前病变，进而指导定位活检，采集组织标本送病理学诊断。阴道镜检查的首要作用是指导确定活检部位，同时在阴道镜下观察病变范围和分布，并明确子宫颈转化区类型，有利于精准治疗下生殖道病变。

（一）适应证

1. 筛查异常

（1）HR-HPV 阳性的 ASC-US。

（2）连续 2 次（至少间隔 6 个月）细胞学结果 ASC-US。

（3）所有细胞学判读为 ASC-H、LSIL、HSIL、AGC、AIS 及癌者。

（4）无临床可疑病史或体征的细胞学阴性且 HR-HPV 阳性持续 1 年者。

（5）细胞学阴性，HPV-16 或 HPV-18 阳性者等。

2. 体征可疑   肉眼可见的子宫颈溃疡、包块（肿物）或赘生物；肉眼可疑或其他检查可疑癌者。

3. 病史可疑   不明原因的下生殖道出血；宫内己烯雌酚暴露史；性伴侣生殖器官湿疣或上

皮内瘤变或癌；子宫颈或阴道上皮内病变治疗后随访；外阴或阴道壁存在 HPV 相关疾病等。

（二）禁忌证

阴道镜检查无明确禁忌证。阴道、子宫颈急性炎症影响上皮的观察，为相对禁忌证。

（三）操作过程

首先观察外阴和阴道口情况，然后放置窥器并观察阴道壁和子宫颈情况。依次使用生理盐水（或无菌用水）、3%～5% 醋酸充分浸润观察区域至少 30 s（若为 3% 醋酸，需要 1 min），并酌情使用复方碘溶液。在可疑异常区域多点活检送病理学诊断。

知识拓展

（赵　昀）

第五节　输卵管镜检查

利用输卵管镜（falloposcope）可直接检查输卵管黏膜病变，并可同时行输卵管内粘连分离。

（一）适应证

1．输卵管性不孕。

2．不明原因不孕。

（二）手术步骤

1．应用宫腔镜显示输卵管开口；引导线经输卵管开口插入输卵管直至遇到阻力或已插入 15 cm；包绕着引导线的导管沿着引导线插入输卵管，其插入深度与引导线相同；撤出引导线，经导管插入输卵管镜；后撤输卵管镜并逆行观察输卵管管腔。

2．经阴道水介腹腔镜检查时用抓钳固定输卵管伞端，输卵管镜从伞端进入壶腹部，并到达峡部和壶腹部的连接处。

（三）正常输卵管镜下所见

1．输卵管开口　开口松弛时，为圆形或卵圆形，边缘锐利。月经增生晚期及黄体期，由于子宫内膜较厚，使输卵管开口变小而不易看到，分泌期内膜还可伸入输卵管间质部内使插管变得困难。由于膨宫液的作用，间质部的纵行皱襞变浅。

2．输卵管间质部　除在子宫输卵管结合处稍弯曲外，其余部分基本为直形。上皮呈淡红色至品红色，有 4～6 条扁平的纵行皱襞。

3．输卵管峡部　可见少量扁平的皱襞，镜下呈低矮的丘陵状。近间质部的部分峡部输卵管可见腺体开口，其形态一致，排列规律。

4．输卵管壶腹部　上皮皱襞呈纵向，除可见粗大的初级皱襞隆起外，还可见小的次级皱襞隆起，呈白色云状突起，形如不规则的山脉，漂浮于输卵管液中，呈不规则的波浪运动。由于次级皱襞上小血管的影响，使上皮呈现品红-大红色。

5．输卵管伞端　与腹腔相通，可见较多的上皮漂浮于腹腔液中。

（四）异常输卵管镜下所见

1．输卵管炎　管壁凹凸不平，呈不均匀的红色斑点，白色皱襞少而薄弱，且皱襞的丘陵形态紊乱。

2．输卵管积水　输卵管内腔扩大，内壁光滑，皱襞少而低矮。在极薄的红色表面上见到暗红色斑点，局部因缺血而呈苍白色，或因上皮细胞脱落而显露血管网。

另外，可见输卵管内腔的狭窄、粘连、梗阻、碎片、息肉状结构及伞端闭锁等。

（五）输卵管镜在生殖医学中的应用

输卵管镜在直视下观察输卵管通畅性和输卵管管腔的功能状态，较以往其他输卵管检查方法能提供更多、更详细的输卵管的功能状态的资料，但由于其容易折断，不易保存，临床上尚未能广泛应用。

（六）并发症

输卵管穿孔发生率为 3% ~ 10%。

输卵管出血多数可自行停止。

（马彩虹）

第六节　乳管镜检查

乳管镜是一种将超细光导纤维插入乳管进行观察的微小内镜设备，最早在 20 世纪 80 年代应用于临床。从最初的全硬镜发展至今，目前临床上使用的主要是半硬镜和全软镜。乳管镜系统包括纤维镜、摄像系统、冷光源系统、显示系统、计算机控制记录系统，可实时采集静态及动态影像记录。乳管镜的镜长及外径，不同公司的产品会有不同，镜长一般为 6 ~ 9 cm，外径多为 0.55 ~ 1 mm。乳管镜检查主要针对有乳头溢液的患者，能够辅助诊断乳头溢液的病因，对导管内病变进行较精准的定位，避免了传统疗法的盲目性和风险。

（一）检查前准备

1. 血常规、出凝血功能、传染病、血压、心电图检查。

2. 向患者及家属交代检查的目的、过程，使其有充分的心理准备，并交代检查可能出现的相关并发症，签署知情同意书。

（二）适应证

乳管镜适用于各种乳头溢液。

（三）禁忌证

1. 麻醉药过敏、乳腺局部急性炎症或乳头有感染者。

2. 乳腺导管手术术后。

（四）操作步骤

1. 体位　一般取平卧位。

2. 消毒、麻醉　先对整个乳房进行消毒，然后在乳晕周围注射局部麻醉药。

3. 乳管扩张　准确选择病变乳管，用扩张探针逐级扩张，避免暴力扩张乳管形成假道。

4. 镜检　遵照寻腔进镜的原则，及时调整进镜方向，保持进镜方向与乳管走行一致，防止穿透或损伤乳管壁。观察各级乳管，注意管腔有无狭窄、扩张，观察弹性、色泽，有无充血、糜烂、僵硬。观察管腔内病变的大小、数目、颜色及表面特征（图 22-6，图 22-7）。在操作过程中，可以适当注入生理盐水或空气，以保持视野清晰，但要注意压力不宜过高，防止乳管破裂。乳管镜出入操作应轻柔、缓慢，保护光纤及镜头。

（五）检查后注意事项

检查结束后，应排净乳管内的生理盐水或空气，乳头涂抹抗生素软膏，覆盖无菌纱布，当日禁浴。

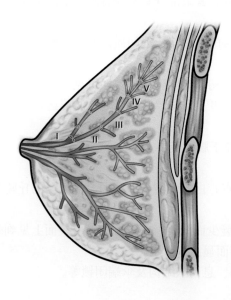

图 22-6　乳腺导管分级示意图

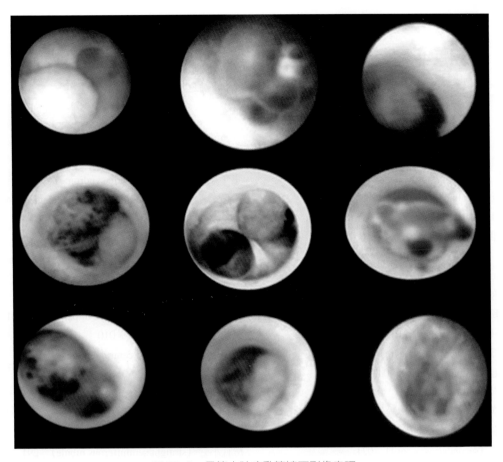

图 22-7　导管内肿瘤乳管镜下影像表现

（六）检查常见并发症及处理

1. 感染　多因无菌操作不严格所致，需要给予对症（抗感染）处理。

2. 皮下气肿　多因暴力操作造成乳管破裂所致，一般嘱患者禁浴，无须特殊处理，几日内可以自行吸收。

（王　殊　刘　淼）

中英文专业词汇索引